Gesundheit durch Heilkräuter

RICHARD WILLFORT

t.
TRAUNER

Gesundheit durch Heilkräuter

RICHARD WILLFORT

Erkennung, Wirkung und Anwendung der wichtigsten einheimischen Heilpflanzen

Farbtafeln vom akadem. Maler Ludwig Schwarzer, Linz

Textzeichnungen
von Gisela Wegscheider, Wilfried Hopf
und W. Steinheimer

FSC www.fsc.org MIX Paper | Supporting responsible forestry FSC® C004378

29. Auflage 2024

ISBN 978-3-99113-012-3
Coverbild: AdobeStock.com

Gesamtherstellung:
PB Tisk, a.s., CZ-261 01 PŘÍBRAM

Inhaltsübersicht

Verzeichnis der Farbtafeln und Bildnisse

Bildnisse:

Vorwort

Dem Wunsche meiner großen Lesergemeinde sowie der so zahlreichen Zuhörerschaft in meinen Vorträgen und Kursen über Heilkräuter- und Naturheilkunde entsprechend, habe ich mein Heilpflanzenbuch „Gesundheit durch Heilkräuter" wesentlich erweitert. Ergänzungen ergaben sich allein schon durch die vielen neuen Erkenntnisse in der Pflanzenbiologie und Pflanzenheilkunde. Auch haben Heilanwendungen aus der Volksheilkunde ihre wissenschaftliche Bestätigung und Anerkennung gefunden.

Die große Zahl der begeisterten Urteile aus dem Leserkreise und die vielen Anerkennungen und positiven Besprechungen der Fachwelt bestärken meine Vorstellung von der Mission dieses Werkes, ein richtiges Volksbuch der pflanzlichen Naturheilkunde zu sein. Fremdausdrücke und wissenschaftliche Abstraktion habe ich in dem Bestreben, mich allgemein verständlich zu machen, vermieden, ohne dabei eine strenge Sachlichkeit und präzise Ausdrucksform aufzugeben.

Die Heilpflanzen stehen in Gottes herrlicher Natur für die Gesunderhaltung des menschlichen Organismus, zur Heilung und Behebung von Krankheiten bereit. Das aber ist der tiefere Sinn dieses Buches: Die Menschen sollen wieder zurückkehren zu den heilsamen Quellen der Natur, ihre reiche Fülle an heilenden Werten erkennen und richtig gebrauchen lernen.

Die Heilkräuter sollen wieder den gebührenden Platz im Haushalt der Menschen zur Erhaltung und Wiedergewinnung des Wohlbefindens einnehmen.

Die Verwendung von Heilkräutern schließt die Beanspruchung der Hilfe des Arztes nicht aus. Wir benötigen sein objektives Urteil, das Erkennen der Krankheit, sein Wissen um die tiefen und oft verborgenen Ursachen von Störung und Leiden. Kein Arzt wird die Anwendung der heilenden Kräuter ablehnen; er wird sie vornehmlich dann in seine Behandlung einbeziehen, wenn er unser Vertrauen zu ihnen kennt.

So möge denn diese neue Auflage der Idee zur Erhaltung und Wiedergewinnung der Gesundheit durch Heilkräuter mehr denn je förderlich sein und der großen Mission dieses zum Wohle der Menschheit geschriebenen Buches neue Freunde gewinnen. Mögen vor allem die Frauen, als Hüterinnen der Gesundheit ihrer Lieben, die heilenden Kräfte unserer einheimischen Pflanzen erkennen und sinnvoll anwenden lernen, auf daß sich deren einziges und wahres Glück erfülle: Umgeben zu sein von einer gesunden, frohen und zufriedenen Familie.

Richard Willfort

Zum Geleit

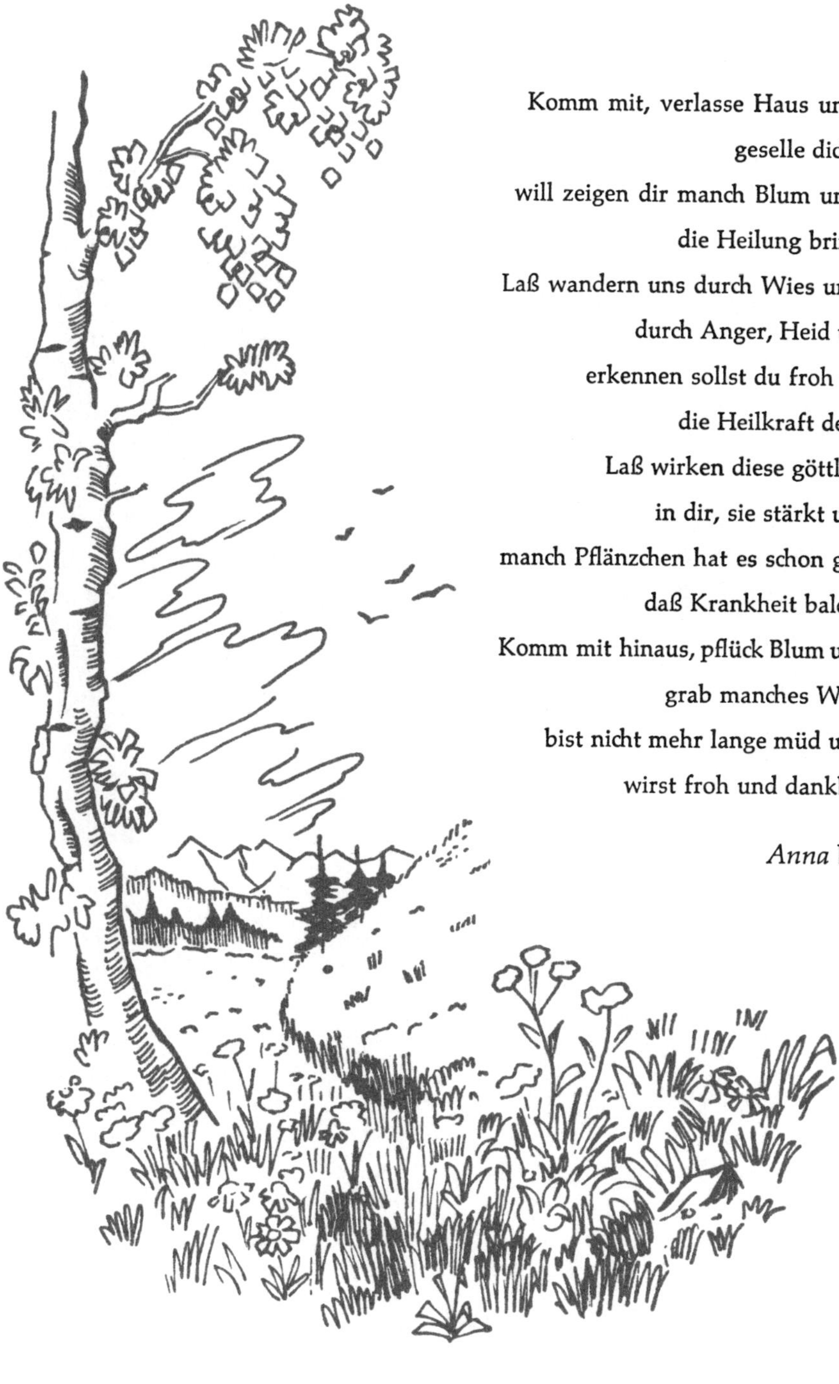

Komm mit, verlasse Haus und Raum,
gesellе dich zu mir,
will zeigen dir manch Blum und Baum,
die Heilung bringen dir!
Laß wandern uns durch Wies und Wald,
durch Anger, Heid und Flur,
erkennen sollst du froh und bald
die Heilkraft der Natur!
Laß wirken diese göttlich Kraft
in dir, sie stärkt und heilt,
manch Pflänzchen hat es schon geschafft,
daß Krankheit bald enteilt!
Komm mit hinaus, pflück Blum und Blatt,
grab manches Würzelein,
bist nicht mehr lange müd und matt,
wirst froh und dankbar sein!

Anna Willfort

Ein kurzer geschichtlicher Rückblick über die Entwicklung der Heilpflanzenkunde

Die Kunde über die Heilkraft der Pflanzen läßt sich bis auf die ältesten Tage der Menschheit zurückverfolgen. Der Glaube an die Heilkraft der Pflanzen hatte seinen Ursprung in der heiligen Scheu vor den Wunderkräften der Natur und fand seinen ersten Niederschlag im Dämonenglauben und in der Magie. Mythos, Sage und Märchen rankten sich um die heilenden Pflanzen, uralte Überlieferungen und oft schwer verständlicher Aberglaube sind die ersten Erscheinungsformen primitiver Volksheilkunst. Je mehr eine Pflanze von Mythos und Sage umwuchert war, um so größer war der Glaube des Volkes an die Pflanze und deren Heilkraft. Dies war bei fast allen Völkern der Erde der Uranfang der Heilpflanzenkunde, so bei den alten Chinesen, Indern, Ägyptern, Persern, Griechen, Germanen, wie auch außerhalb des eurasischen Kontinentes. Als die geistige Entwicklung der Menschheit die Schrift erfand, das Erschaute und Erkannte nun festgehalten werden konnte, wurde sogleich die Natur beschrieben und die ersten Erkenntnisse aus diesem Wunderreich festgehalten. Es darf uns daher nicht überraschen, wenn wir in den ältesten Schriften der Menschheit bereits Aufzeichnungen über die Heilkraft der Pflanzen vorfinden.

Das älteste Heilpflanzenbuch dürfte das Werk des chinesischen Kaisers SHIN-NONG sein, der etwa um 3700 vor Christi lebte. Er war mehr Arzt als Herrscher, der seinen Untertanen ein naturgemäßes Leben auch vorlebte. Shin-nong beschrieb in seinem Werk über 200 Heilpflanzen seiner Heimat und krönte sein Lebenswerk mit der Erkenntnis: „Die Kraft deines Körpers liegt in den Säften der Kräuter".

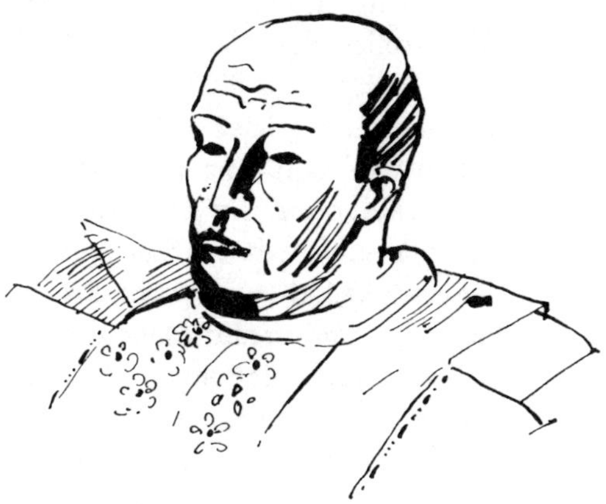

Shin-nong

Berühmt ist die Rezeptsammlung „Papyrus Ebers" aus Ägypten, aus der Zeit um 1500 vor Christi, wo über 700 pflanzliche Arzneimittel aufgezählt sind, oder das „Buch der Lebensweisheit" aus dem Altindischen, in welchem über 1000 pflanzliche Heilmittel beschrieben werden.

Die Erfahrungen dieser Völker gingen wieder auf andere Völker über. So finden wir bei den Juden in religiösen Gesetzen eine Reihe von heilfördernden Vorschriften pflanzlichen Ursprunges. Im Alten Testament gibt es eine Vielfalt von

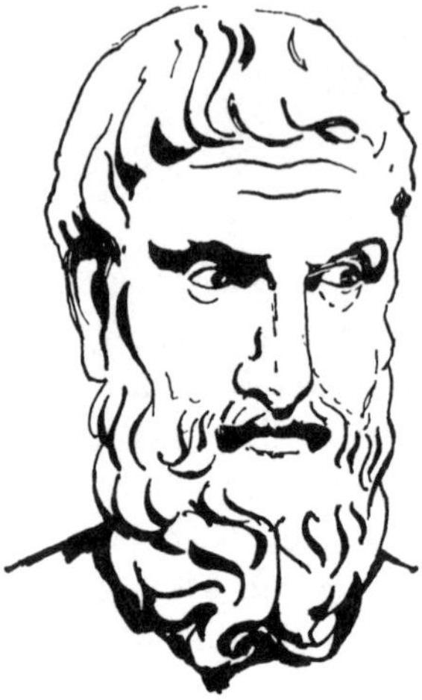

Hippokrates

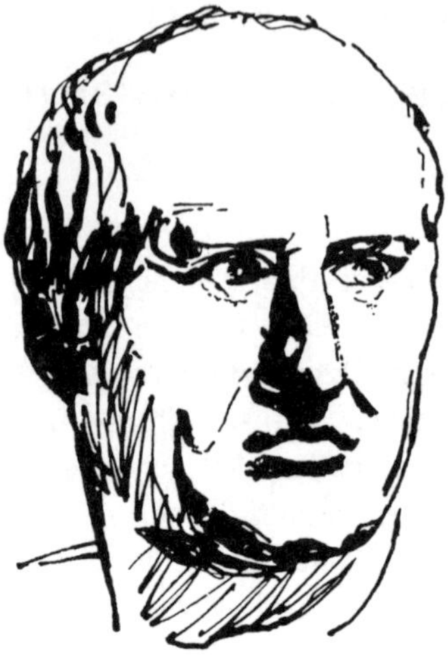

Marcus Portius Cato

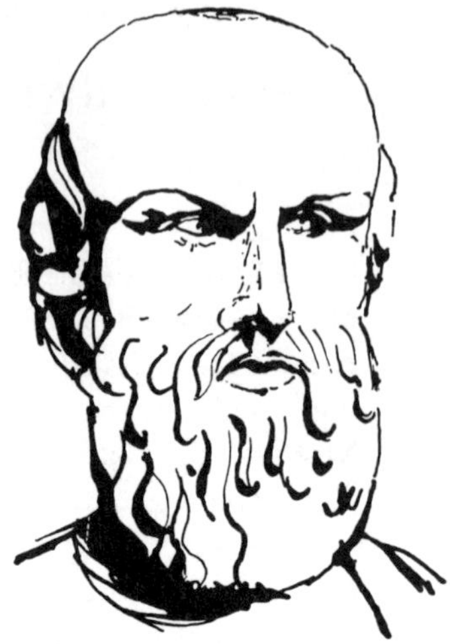

Dioskurides

Hinweisen auf die Heilkraft der Pflanzen und des Honigs. König David singt im 51. Psalm:

„Entsündige mich mit Ysop, daß ich rein sei!", eine Gebetsbitte, die noch heute im katholischen Gottesdienst vorkommt.

Leider ist uns aus dem reichen Schatz der ältesten Heilpflanzenliteratur nur sehr wenig erhalten geblieben, da diese Aufzeichnungen sich unter den 700 000 Schriftrollen der Alexandrinischen Bibliothek befanden, die bei der Zerstörung dieser größten Bibliothek des Altertums im Jahre 47 v. Chr. verbrannten. Auch die sogenannte Kleine Alexandrinische Bibliothek im Serapistempel wurde im 4. Jahrhundert n. Chr. zerstört. Die wenigen Hinweise über die reichhaltige Heilpflanzenliteratur, ein Erfahrungsschatz gar vieler Jahrhunderte, entnehmen wir aus dem vorgenannten Papyrus Ebers und aus Aufzeichnungen von Chronisten dieser Zeitepochen. Aufschlußreich sind auch die Bilddarstellungen in den Grabkammern der verschiedenen Pyramiden und sonstiger Grabstätten, wo viele Heilpflanzendarstellungen deutlich zeigen, daß die Heilpflanzen im Leben der Völker eine große Rolle spielten.

Bei den Griechen des Altertums können wir die Anwendung von Heilpflanzen bis in die sagenhafte Vorzeit verfolgen. Der Centaur Cheiron heilte die Wunde des Achilles mit Schafgarbe und der von Medea als Gift- und Heilpflanze benutzte Eisenhut sei der Überlieferung nach aus dem Geifer erwachsen, den der Höllenhund Cerberus auswarf, als ihn Herkules auf Befehl des Augias aus der Unterwelt emporgeholt hatte. Man könnte noch viele solche Beispiele anführen. Berühmte Ärzte und Naturphilosophen lehrten die Gesunderhaltung des Körpers durch Anwendung von Heilkräutern.

So u. a. der griechische Arzt HIPPOKRATES (460—377 v. Chr.), der als der Begründer der wissenschaftlichen Heilkunde angesehen wird. Im „Corpus Hippocraticum", der hippokratischen Schriftensammlung, sind etwa 200 Heilpflanzen genau beschrieben. Bedeutungsvoll ist sein Eintreten für eine richtige Ernährung, da er eine der Hauptursachen der Krankheiten in einer falschen Ernährung sah. „Eure Nahrungsmittel sollten Heilmittel und eure Heilmittel sollten Nahrungsmittel sein!" Sein Ausspruch wurde zum Motto fast aller Werke über biologische Ernährung der Gegenwart.

Der Philosoph und Naturforscher THEOPHRAST VON ERESOS, 370—285 vor Christi, Schüler des Aristoteles, bringt zwar in seinem Pflanzenwerk noch viel Aberglauben und kritiklos übernommene Volksüberlieferung hinein, er kann jedoch als einer der ersten Botaniker gelten, der die Grundlagen zur Pflanzenmorphologie (Gestalt- und Formenlehre der Pflanzen) und Pflanzenphysiologie (Lehre von den Lebensvorgängen der Pflanzen) schuf (sein Bild auf Seite 121).

Die alten Römer hatten viel Verständnis für die Heilpflanzen, übernahmen viel Wissensgut von den Griechen und erweiterten das Wissen auf diesem Gebiete beachtlich. So sei das Werk von MARCUS PORTIUS CATO DEM ÄLTEREN genannt, der von 234—149 vor Christi lebte. Er war einer der größten Universalmenschen seiner Epoche. Nicht nur als berühmter Staatsmann und Historiker ging er in die Geschichte ein, er befaßte sich sehr viel mit Botanik und da wieder mit der Lehre von den Heilpflanzen. So schrieb er u. a. sehr interessante Abhandlungen über den Anis, Knoblauch, Dill, Kümmel, Quendel und die Zichorie.

Während der Herrschaft von Kaiser Nero, um 50 nach Christi, lebte der im ganzen Orient herumreisende Arzt und Naturforscher DIOSKURIDES, der auch als erster Militärarzt in der Geschichte genannt wird. In seinen medizinischen Werken kommen umfangreiche Kapitel über die Heilpflanzen vor und waren diese Werke noch 16 Jahrhunderte nach seinem Tode im Orient, besonders bei den arabischen Ärzten sehr geschätzt. Seine etwa 800 Heilpflanzenabhandlungen waren lange Zeit verschollen, wurden aber 1453 in Konstantinopel im Original neu entdeckt. Sie bildeten die Unterlage für das berühmte „New Kreuterbuch" des italienischen Arztes und Botanikers Dr. Andreas Matthiolus (1501—1577) von dem noch später die Rede sein soll.

Die Natur wird nie den Menschen folgen, sondern die Menschen haben die Gesetze der Natur zu befolgen!

Dioskurides

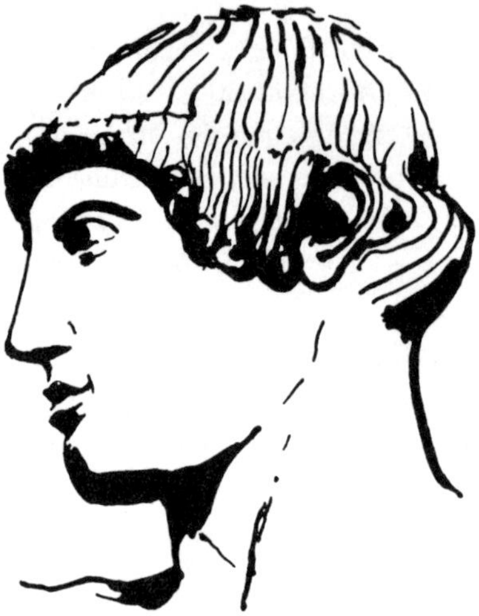

Plinius Secundus

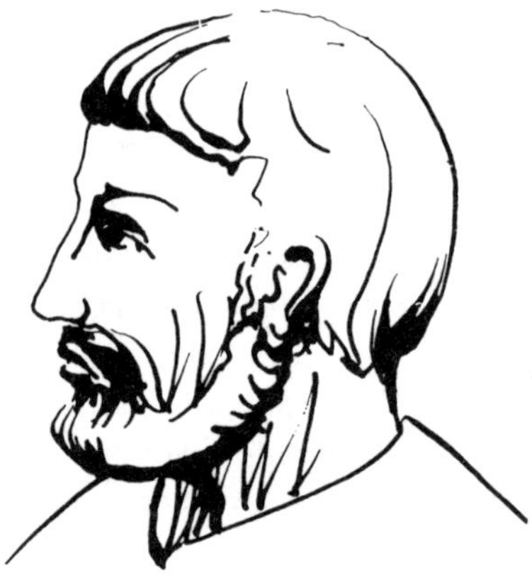

Galenos

Als das größte Werk auf diesem Gebiete müssen wir noch das 37bändige naturwissenschaftliche Werk von PLINIUS SECUNDUS (23—79 n. Chr.) bezeichnen. Von diesem Sammelwerk „Naturalis historia" behandeln allein 12 Bände nur Heilpflanzen! Seine Werke, die größtenteils erhalten geblieben, sind deshalb so wertvoll, weil sie viele geschichtlich interessante Ausführungen über die Pflanzen enthalten, die auch kulturhistorisch von Bedeutung sind. Das arbeitsreiche Leben dieses Mannes fand bekanntlich beim Untergang von Pompeji und Herculaneum durch den Vesuvausbruch ein furchtbares Ende.

Schließlich sei noch eines großen Ordners und Meisters der Pharmakologie dieser Epoche gedacht, des zu Pergamon geborenen Arztes GALENOS (129—199 n. Chr.) des Leibarztes Kaiser Marc Aurels. Er faßte das ärztliche Wissen seiner Zeit in Werken zusammen und entwickelte genaue Arzneimitteldosierungen. Seine Kräuterzusammensetzungen fanden noch über 1000 Jahre nach seinem Tode vollste Anerkennung und noch heute bezeichnet man als „Galenica" rein pflanzliche Tinkturen, Salben und Extrakte, im Gegensatz von unverarbeiteten Drogen oder synthetisch hergestellten Substanzen.

Bei den Germanen waren die Heilpflanzen in sehr hohem Ansehen. Viele waren den Göttern und Göttinnen ob ihrer Heilkraft geweiht. In den ältesten Schriften finden wir immer wieder Hinweise auf die Heilkraft dieser oder jener Pflanze, sei es in den Götter- und Heldensagen der älteren Edda oder im Nibelungenliede, um nur zwei Beispiele zu nennen.

Für die Entwicklung der Heilpflanzenkunde in Verbindung mit praktischen Anweisungen, war von größter Bedeutung die Reichsverordnung KARLS DES GROSSEN (742—814), über den Anbau von Heil- und Gewürzpflanzen sowie über den Anbau und die Pflege von Obstbäumen und Beerensträuchern in den Wirtschafts- und Bauerngärten, die unter dem Namen „Capitulare de villis" bekannt sind. Diese Anordnungen zeigen einen großen Weitblick des Verfassers und wurden von den Nachfolgern weiter ausgebaut. Besonders die aus dem Süden ausgewanderten Mönche mit ihren zahlreichen Klostergründungen in den Gebieten nördlich der Alpen ließen sich diese Anordnungen sehr angelegen sein. Die Entwicklung der Heilkräuterkunde nahm durch die Klöster einen ungeahnten Aufstieg. Viele große Namen und altehrwürdige Stätten müßten hier genannt werden, viele Namen und Stätten, die mit der Kultur des Abendlandes aufs engste verbunden sind. Dies zu würdigen, ist mehr Aufgabe eines Geschichtswerkes. Die von den Mönchen, besonders von den Benediktinern mitgebrachten Erfahrungen und die für sie neuen Anschauungen der germanischen Heilkunde vereinigten sie zur sogenannten Mönchsmedizin. Die Mönche legten in ihren Klöstern Kräutergärten an und viele ursprünglich in Südeuropa vorkommende Heilpflanzen verbreiteten sich über die Klostergärten in die Bauerngärten und wurden so in unseren Landen heimisch. Anis, Fenchel, Lavendel, Melisse, Pfefferminze, Rosmarin, Salbei, Ysop sind u. a. Heilpflanzen, die diesen geschichtlichen Weg über die Alpen zu uns nahmen. Zwei solch geradezu klassische klösterliche Heilkräutergärten seien als Beispiel genannt, da ist der Kräutergarten vom Kloster St. Gallen zu nennen, wo aus dem Jahre 820 ein handschriftlich angefertigter Plan eines Kräutergartens vorliegt und der heute noch bepflanzt wird. Ein weiterer berühmter Kräutergarten ist heute noch im Kloster Schaffhausen zu sehen, wo alle jene Heilpflanzen gezogen werden, die der bekannte bayrische Botaniker Leonhard Fuchs, um 1550, in seinem „New Kreuterbuch" beschreibt.

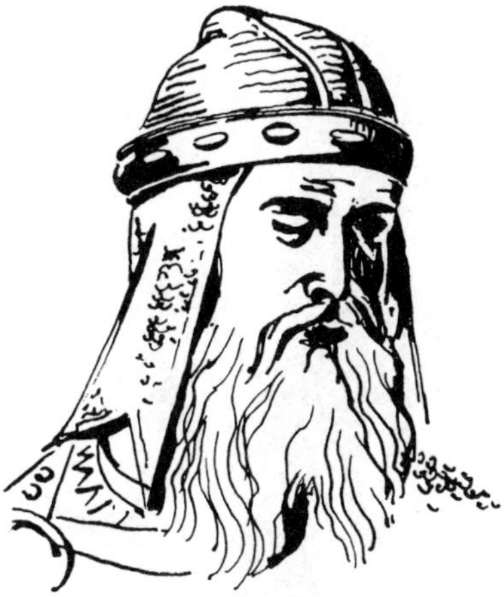

Kaiser Karl der Große

Großen Einfluß auf die Entwicklung der Heilkräuterkunde hatte die Medizinische Schule von Salerno, gegründet im Jahre 984. Von den wichtigsten Schriften dieser Schule seien die Werke Compendium Salernitanum und Regimen Sanitatis genannt, wo ausführliche Heilpflanzenbeschreibungen vorkommen. Arnold de Villanova, Autor hervorragender Kräuterwerke war einer der großen Schüler dieser Lehrstätte. Für die Weiterentwicklung der Heilkräuterkunde erwarb sich die Äbtissin Hildegard von Bingen am Rhein (1098—1179), die als Heilige Hildegard bekannt wurde, große Verdienste durch ihre Werke „Causae et Curae" und „Physica". In diesen teils lateinisch, aber auch bereits teils deutsch verfaßten Werken kann der Anfang einer deutschen Pflanzenkunde gesehen werden. Die naturwissenschaftlichen Schriften dieser großen „deutschen Prophetin", haben der Heiligen den Ruf einer ersten schriftstellerisch tätigen Ärztin und einer hervorragenden Kennerin zeitgenössischer Naturkunde längst eingebracht.

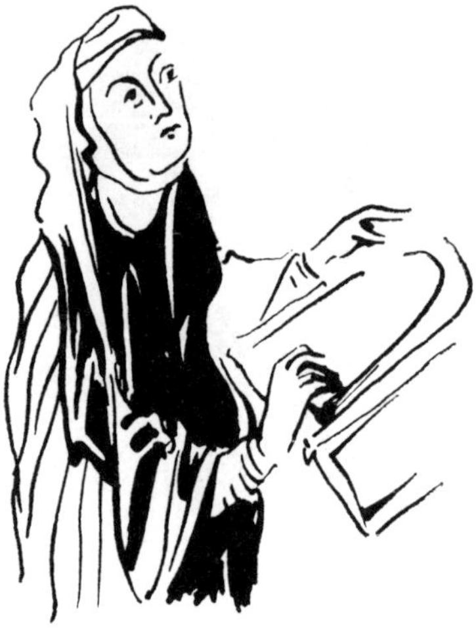

Äbtissin Hildegard von Bingen

Einer besonderen Erwähnung bedarf auch das große naturwissenschaftliche Werk des Dominikanermönches und Bischofs von Regensburg, ALBERTUS MAGNUS, Graf von Bollstädt, (1193—1280) der wegen seiner ganz bedeutenden Gelehrsamkeit „Doctor universalis" genannt wurde. Neben seinen Schriften über Physik, Alchimie und allgemeine Naturwissenschaften ist sein Hauptwerk die „Erläuterungen zu Pseudo-Aristoteles", worin er das gesamte Wissen um die Heilkraft der Pflanzen zusammenfaßt, ein Standardwerk der Heilpflanzenkunde. Bildlich dargestellt ist er in einem sehr gut erhaltenen Fresko aus dem 14. Jahrhundert des Tomasso da Modena, in der Kirche zu San Nicolo in Treviso.

Von den mittelalterlichen Kräuterkennern muß auch „der Schielende" WALAFRIED STRABUS (Strabo), Abt vom Kloster Reichenau, genannt werden, der in Versen die Heilkraft der Pflanzen pries. Das älteste „Wörterbuch der Heil- und Kräuterkunde" stammt wiederum von SIMON DE CORDO, um 1330, ein Wegbereiter der sogenannten Signaturlehre, in der die Heilwirkungen der Pflanzen aus sinnbildlichen und äußeren angenommenen Eigenschaften abgeleitet werden.

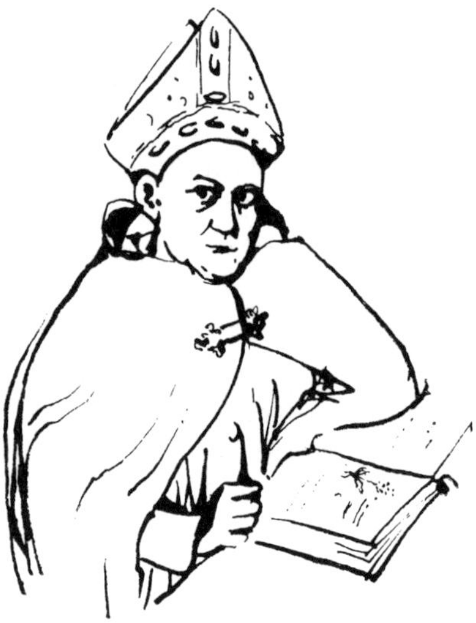

Albertus Magnus

Während die Werke eines Albertus Magnus durch die sehr ausführliche wissenschaftliche Systematik nicht diese Verbreitung fanden, wurde dem Werke „Buch der Natur" des CONRAD VON MEGENBERG, Domherr zu Regensburg um 1370, infolge seiner populär-wissenschaftlichen Darstellung eine weitaus größere Verbreitung zuteil. Dies um so mehr, als das große Werk, gänzlich in deutscher Sprache verfaßt, als die erste deutsche Naturgeschichte angesprochen werden kann. Sehr interessant sind seine Abhandlungen über die Heilkräuter.

Die Erfindung des Buchdruckes und des Holzschnittes verbesserten nicht nur die Auflagezahlen, sondern in erster Linie die technische Herstellung der Heilpflanzenwerke der Folgezeit.

Drei Namen seien hier besonders genannt, die gerne als die „Väter der Botanik" rühmlich bezeichnet werden: der Stadtarzt von Bern, Otto Brunfels (1489—1543), der urwüchsige und originelle Kanonikus und Botaniker Hieronymus Bock, genannt Tragus (1498—1554) und Leonhard Fuchs (1501—1566), der berühmte Botanikprofessor zu Ingolstadt und Tübingen.

Otto Brunfels, ehemaliger Kartäusermönch und zuletzt gefeierter Arzt in Bern, hatte ein umfassendes Wissen auf dem Gebiete der Heilkräuterkunde. Sein Werk „Contrafayt Kräuterbuch" erzielte schon damals Liebhaberpreise, da zum ersten Male die einheimischen Heilpflanzen in Holzschnitten sehr gut abgebildet waren.

Mit über 500 Bildern war reich illustriert das Werk von Hieronymus Bock, der die einheimischen Heilpflanzen sehr genau beschrieb. Das Werk von Leonhard Fuchs (Fuchsius) ist eine Prachtausgabe von einem Kräuterbuch und enthält Bilder von unübertrefflicher Naturtreue. Aus dem kleinen Landarzt in Bayern wurde ein angesehener Universitätslehrer für Medizin und Botanik, stand bei Karl V. in hoher Gunst und war auch dessen Leibarzt. Er starb als Professor in Tübingen und Linné benannte eine unserer schönsten Zimmerpflanzen nach ihm Fuchsie.

An der Schwelle der Neuzeit kommt noch einmal die ganze mittelalterliche Heilkunst jahrhundertealte Erfahrung gepaart mit astrologisch-alchimistischer Spekulation zum Durchbruch in den Werken eines Theophrastus Bombastus von Hohenheim, genannt Paracelsus (1493—1541). Dieser große Arzt und Naturforscher brachte nicht nur die mittelalterliche Signaturlehre zum Erblühen, er

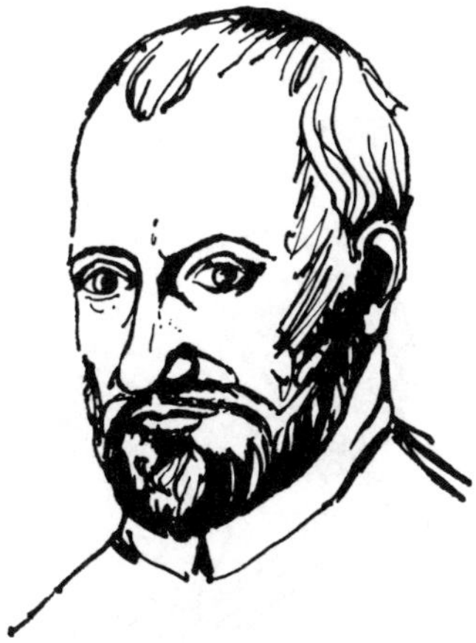

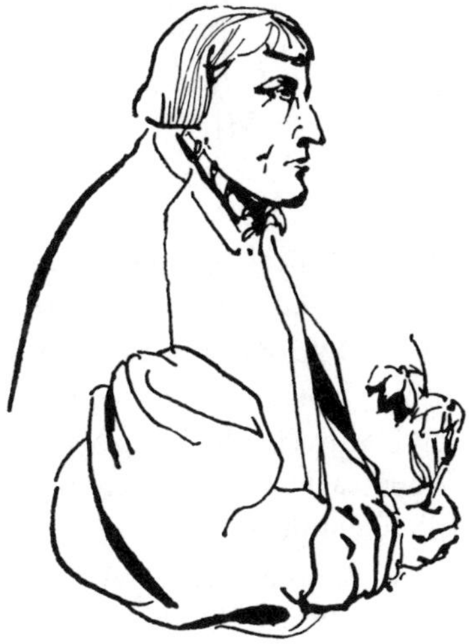

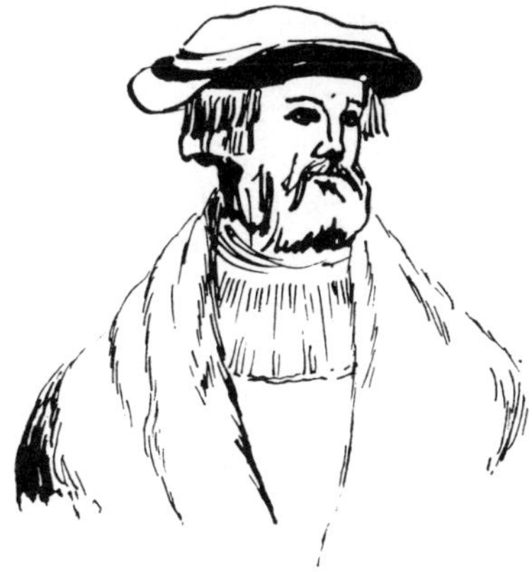

Von oben nach unten: Conrad von Megenberg, Hieronymus Bock, Leonhard Fuchs

bahnte auch in seinen Kombinationen von pflanzlichen Heilmitteln mit Metallen und Erden die chemische Medizin an, die von dort an langsam aber unaufhaltsam ihren Anfang nahm. — Als Sohn eines Schweizer Arztes studierte Paracelsus auf verschiedenen Universitäten Medizin und führte ein unstetes Wanderleben. Er suchte sein Wissen über die Naturheilkunde beim einfachen Volk, bei Bauern, Hirten und „Anbrauchern" zu ergänzen und erweiterte seine mineralogisch-chemischen Kenntnisse in Hüttenwerken und Bergwerken. So erwuchs aus ihm einer der genialsten und universellsten Ärzte aller Zeiten. Nach Wanderfahrten durch ganz Europa kehrte Paracelsus nach Deutschland zurück und wirkte schließlich als Professor in Basel.

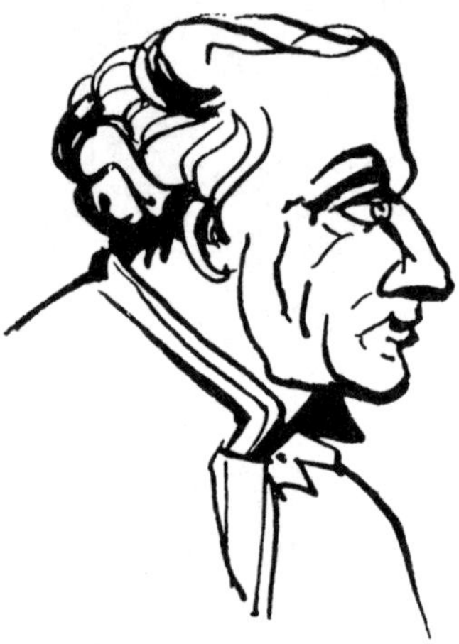

Paracelsus

Als erster hielt er seine Vorlesungen in deutscher Sprache, was bei den Zünftigen eine gewaltige Entrüstung hervorrief. Seine Auffassung über die Bestimmung und Ethik des Heilberufes war eine hochideale: „Der Arzt muß ein wahrhafter Mann sein und nicht eigenen Nutzen suchen!" Trotz seiner großen Erfolge und der Vielzahl seiner Werke starb er fast mittellos in Salzburg. Daß die materialistischen Ärzte Paracelsus nicht verstanden, liegt in einer ganz anderen Einstellung zum Leben, und wenn fast vierhundert Jahre hindurch dieser große Arzt von der Nachwelt als Kurpfuscher und Scharlatan verurteilt wurde, so erkennt die Gegenwart in immer größerem Maße dessen Werk und Wirken. Man errichtet ihm Denkmäler und medizinische Gesellschaften führen seinen Namen. „Die Natur ist eine große Harmonie in der nur fortschreitende organische Entwicklung besteht, und Krankheit entsteht, wenn diese Harmonie im menschlichen Körper gestört wird." Die Heilkräuter schätzte Paracelsus besonders hoch und war der Ansicht, daß ihre Kraft und Wirkung durch nichts anderes zu überbieten sei. Daß aber seiner Überzeugung nach, die letzte Ursache der Heilkraft der Pflanzen aus dem Walten und der Güte Gottes entspringt, wird nur zu oft in dieser materialistischen und gnadenlosen Zeit von den Menschen nicht mehr begriffen. (Ein Jugendbildnis Paracelsus' neben Seite 240)

Weitere wertvolle Werke entstehen, u. a. die „Kommentare zu Dioskurides" des italienischen Arztes Petrus Andreas Matthiolus (1501—1577), des Leibarztes Kaiser Ferdinands I. Dieses Werk wurde zu einem der größten buchhändlerischen Erfolge der damaligen Zeit. Der „Venetianischen Ausgabe" in lateinischer Sprache folgte zu Prag und Frankfurt je eine deutschsprachige Ausgabe als „New Kreuterbuch". Durch viele Generationen war der „Matthioli" die Kräuterfibel. Die Kräuterrezepte werden noch heute vielfach angewendet, und wenn auch das Werk in Bibliotheken kaum mehr aufscheint, so ruht es heute noch in mancher bäuerlichen Truhe, um in kranken Tagen hervorgeholt zu werden. Nicht mindere Erfolge hatten die Werke des Jakob Tabernaemontanus (1530—1590) des Leibarztes des Pfalzgrafen Johann Kasimir zu Heidelberg, oder die des Züricher Arztes und Naturforschers Conrad Gessner (1516—1585) der die Pflanzen bereits nach Beschaffenheit der Blüten und Samen in eine gewisse Ordnung brachte. Die Behandlung aller Krankheiten durch Heilpflanzen stand im höchsten Ansehen und Matthiolus konnte mit Recht in seiner Einleitung im „New Kreuterbuch" behaupten, „daß die Erkundung von Heilpflanzen als eine notwendige, ja göttliche Kunst bei den Verständigen in höchster Acht und Würdigung seit jeher gehalten worden ist".

Viele Namen in weiterer Folge wären zu nennen, die alle die Heilkraft der Pflanzen erkannten, doch hören wir immer mehr von Kombinationen pflanzlicher Heilmittel mit Metallen und Erden. Die chemische Medizin nahm langsam aber unaufhaltsam ihren Anfang.

In Thomas Sydenham (1624—1689), einem berühmten englischen Arzte, entstand ein Erneuerer der hippokratischen Lehren und Förderer der Naturheilkunde. „Die Natur des Menschen ist sein bester Arzt!", war die Erkenntnis seines arbeitsreichen Lebens. Im 18. Jahrhundert beginnt auf dem Gebiete der Medizin durch das Ausweiten der Chemie ein langsames Zurückdrängen der einfachen Hausmittel aus der Pflanzenwelt.

Wir können noch viele Werke auf dem Gebiete der Heilpflanzenkunde feststellen, wie u. a. „Materia medica" des großen Botanikers und Arztes Karl von

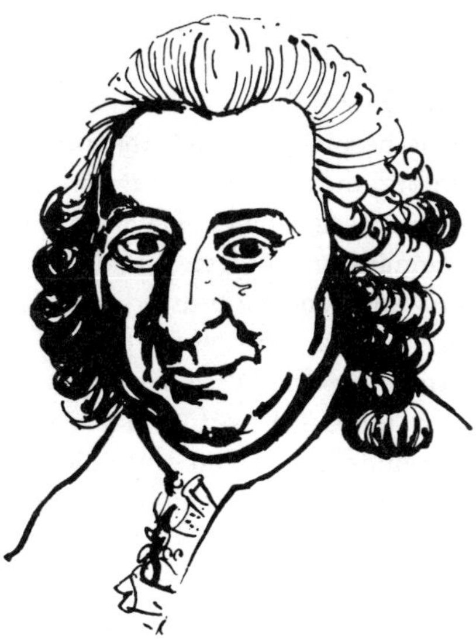

Karl von Linné

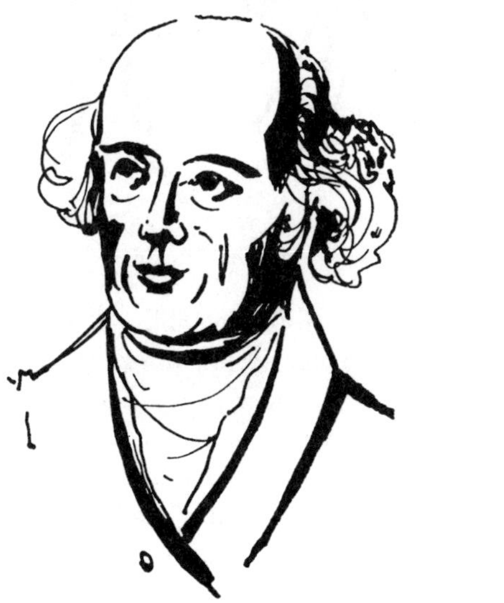

Samuel Hahnemann

Linné (1707—1778), der als Professor der Botanik an der Universität von Upsala wirkte und die wissenschaftliche lateinische doppelnamige Benennung der Pflanzen einführte. Auch war er der Begründer des nach ihm benannten „Linné'schen Systems", wonach alle Pflanzen nach den Merkmalen der Geschlechtsorgane geordnet werden.

Das Werk des Leibarztes der Kaiserin Maria Theresia, Franz Stoerck, um 1790, verdient ebenfalls genannt zu werden.

Einzelne Ärzte blieben den althergebrachten Heilmethoden aber weiterhin treu und wir finden weiterhin immer wieder Bekenntnisse zur heilenden Pflanzenwelt.

Samuel Hahnemann (1755—1813), der mit seiner genialen Entdeckung „Ähnliches heilt Ähnliches" (Similia similibus curantur!) zum Begründer der Homöopathie wurde, bereicherte seine neue Heilmittellehre mit vielen Heilkräutern.

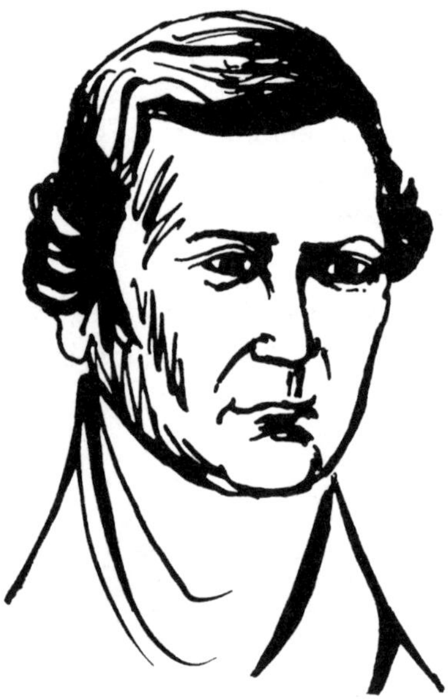

Vinzenz Prießnitz

Bei Hufeland, Rademacher, Heim u. a. finden wir immer wieder Hinweise auf die Heilkraft der Pflanzen. Noch eines großen deutschen Naturheilarztes müssen wir gedenken, an Vinzenz Priessnitz (1799—1851), dem Begründer der Prießnitz-Heilweise. Aus einem Ausspruch von ihm entnehmen wir ein tiefes Bekenntnis zu der heilenden Pflanzenwelt:

„Alles was heilbar ist, kann durch Wasser und Kräuter geheilt werden. Ein guter Hausbrunnen voll frischen Wassers und eine Wiese voll Heilkräuter sind die besten Apotheken der Welt!"

Mit Beginn des 19. Jahrhunderts wurden jedoch durch den Ausbau der chemischen Wissenschaft und die Entwicklung der experimentellen Pharmakologie die Heilpflanzen beinahe gänzlich verdrängt und bildeten fast nur noch den Grundstock der sogenannten Volksheilkunde. Die neuen Erkenntnisse der Wissenschaft wurden nicht ausgewertet, um auf Grund genauester Analysen den Wert oder Unwert der Heilpflanzen festzustellen, sondern es wurden zumeist die oft jahrtausendealten Erfahrungen mit den Heilpflanzen einfach bagatellisiert, und an Stelle der Heilpflanzen bekamen die chemisch-synthetisch hergestellten Präparate und Arzneien immer mehr Ansehen und Verwendung.

Wir wollen die epochalen Errungenschaften der synthetischen Chemie absolut nicht übersehen, ohne die heute neuere Krankheitserscheinungen nicht mehr oder kaum noch bekämpft werden könnten, doch steht immerhin fest, daß die

Kenntnis über die Heilkräuter immer mehr verlorenging und selbst der Medizinstudent immer weniger von den Heilpflanzen zu hören bekommt.

Erfreulicherweise können wir nun neuerdings die Feststellung machen, daß sowohl Ärzte als auch Patienten immer mehr Interesse für eine natürliche Behandlung der Leiden und Beschwerden mittels Heilpflanzen zeigen. Die Ursache liegt darin, daß man nun doch zugeben muß, daß die Heilpflanzen in der Wirkung vielen chemisch-synthetischen Präparaten und Arzneien weit überlegen sind und vor allem aber keine nachteiligen Nebenerscheinungen auslösen, bzw. die einen oder anderen Nebenerscheinungen auf ein Minimum reduziert werden. Der Gehalt an lebenswichtigen Vitaminen, Fermenten, pflanzlichem Eiweiß und so vielen anderen biologisch wertvollsten Stoffen gibt den Heilpflanzen eine erhöhte Heilkraft. Diese biologischen Heilstoffe können nicht mehr übergangen werden, auch wenn sie von den Chemikern, als „Ergänzungsstoffe" vereinigt, für unwichtig und nebensächlich angesehen werden. Sie fehlen aber den chemisch-synthetischen Heilmitteln gänzlich und sind selbst in kleinsten Mengen so ungeheuer wichtig! Dabei ist ferner zu bedenken, daß noch lange nicht alle biologisch wertvollen Stoffe, die in den Heilpflanzen enthalten sind, erforscht wurden, daß hier noch durch intensives Forschen so manches Geheimnis der Natur zu entreißen ist.

Der so rapid anwachsende Konsum an chemischen Präparaten und Pillen wird nicht nur zur Sorge der Ärzte und Krankenkassen, auch der einfachste Mann aus dem Volke verspürt, daß die noch so moderne Chemie allein nicht in der Lage ist, dem natürlichen Organismus des Menschen auf die Dauer Heilung und restlose Genesung von den Krankheiten zu bringen. Immer lauter wird der Ruf „Zurück zu den Heilpflanzen", und wenn wir auch erkennen, daß nicht jede Krankheit mittels Heilpflanzen geheilt werden kann, Heilpflanzen eine nun einmal notwendig gewordene Operation nicht verhindern können, so steht doch anderseits fest, daß wir durch Heilpflanzen unserem Körper wertvollste biologische Aufbaustoffe zuführen, ihn stärken und widerstandsfähiger machen, das Blut reinigen, die Organe entschlacken und viele bereits entstandene Leiden und Krankheiten durch die richtige und vor allem rechtzeitige Anwendung von Heilkräutern geheilt werden können.

Ein bedeutender Vorkämpfer für die Parole „Zurück zur Heilpflanze" war der in diesem Buche oft genannte Kräuterpfarrer SEBASTIAN KNEIPP (1821—1897), der als unermüdlicher Vorkämpfer für die Anwendung der Heilpflanzen stets eintrat und wertvolles Wissensgut um die Heilkraft der vielen Pflanzen wieder der Vergessenheit entriß (Sein Bild neben Seite 576).

In seinem Werk „So sollt ihr leben" tritt Kneipp aber auch als Erzieher für eine gesunde Lebensweise auf. Er wird zum Reformer der vielfach unnatürlichen Lebensweise, indem er nicht nur eine Wandlung in unserer Ernährung fordert, sondern auch in unserer Kleidung, in unserem Wohnen, kurz, in unseren Lebensgewohnheiten alles Unnatürliche und Krankmachende ausmerzt. Damit wird er zum Begründer jener großen Lebens-Reformbewegung, die heute schon weite Kreise der Bevölkerung erfaßt hat.

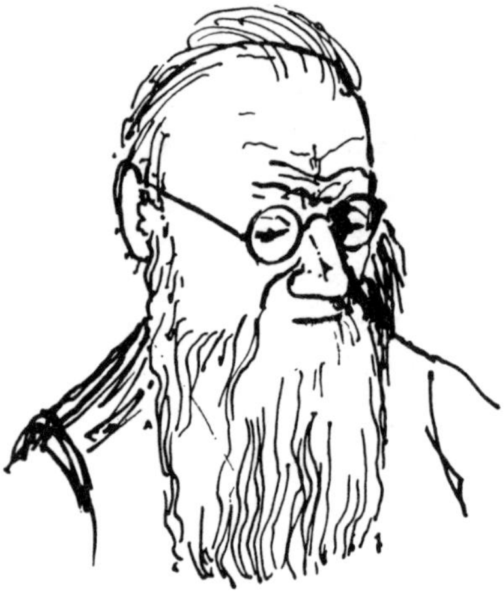

Kräuterpfarrer Künzle

In Pfarrer JOHANN KÜNZLE (1857—1945) ersteht in jüngster Gegenwart nochmals ein großer Befürworter für die Heilkräuter: „Ihr habt die Apotheke um euch, sie steht überall, auf den Bergen, auf den Wiesen und Matten, in den Wäldern!" Eindringlich mahnt er in seiner allgemein verständlichen Sprache, die Heilkräuter mehr zu beachten und sie richtig anzuwenden. — Wir müssen aber noch weiterer Persönlichkeiten der Gegenwart gedenken, in deren Werken die große Bedeutung der Pflanze als Nahrungs- und Heilmittel erläutert wird.

DR. MAX BIRCHER-BENNER (1867—1939) der bedeutende Schweizer Naturarzt, der als Ernährungsphysiologe sich eingehend mit dem Einfluß der Pflanzen auf unsere Ernährung befaßte und zu den Erkenntnissen kam, daß „die Ernährung nicht das Höchste im Leben, aber der Nährboden ist, auf dem das Höchste gedeihen kann." Als Krönung seiner Forschung kommt er zu dem Schluß: „Nur im Reiche der Pflanzen werden die Federn gespannt, welche die Uhr des Lebens treiben."

ARE WAERLAND (1874—1955), der geniale schwedische Ernährungsforscher, weist besonders eindringlich auf die vielen Ernährungssünden der Menschen hin, die alle unweigerlich zum Siechtum und Frühtod führen. „Ein Volk, das lebt um zu essen, wird untergehen. Ein Volk, das ißt um zu leben, wird unschlagbar der Gründer des neuen Lebensstils, einer neuen Kultur und eines neuen Menschentums." Im Sinne des hippokratischen Satzes, daß unsere Nahrungsmittel gleichzeitig Heilmittel sein sollen, rückt die Pflanze in den Vordergrund unserer Ernährung, da sie in der idealsten Weise alle Aufbaustoffe enthält, die der menschliche Körper zum Ablauf seiner Lebensfunktion benötigt.

Noch viele bedeutende Namen gäbe es aufzuzählen. Die Schriften von PROFESSOR DR. W. HEUPKE über Obstkuren bei Kranken und Gesunden u. a., dann das „Große Buch der Naturheilkunde" von PROF. ALFRED BRAUCHLE, mit vielen Anweisungen über Pflanzensäfte, Kräutertees und pflanzliche Heilmethoden.
Von den weiteren zahlreichen Befürwortern und Verfechtern für eine naturgemäße Heilbehandlung durch Heilkräuter sei abschließend der NATURARZT DR. SCHIERBAUM genannt, der den Heilpflanzen das höchste Lob spendete:

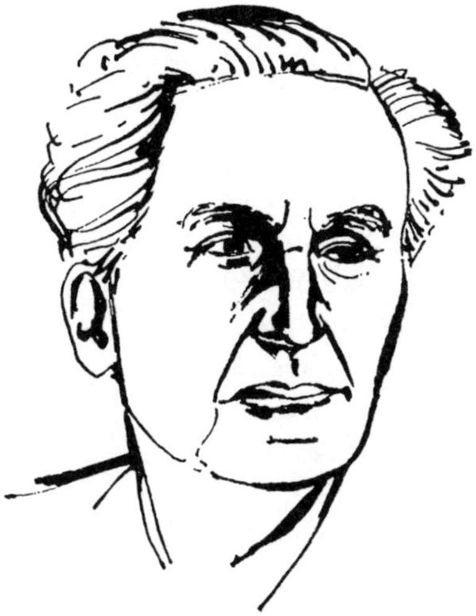

Are Waerland

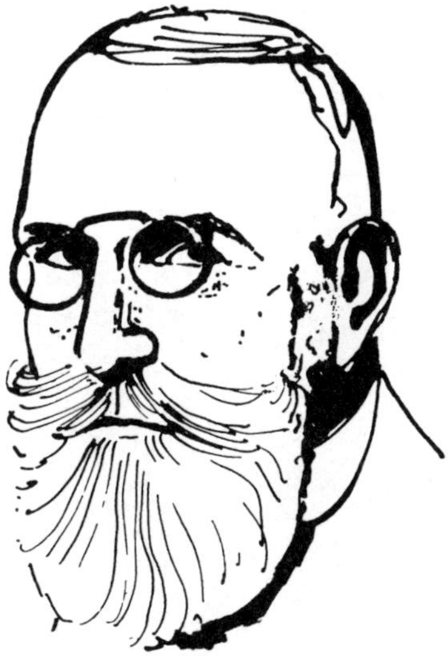

Max Bircher-Benner

„Alle chemischen Fabriken der Welt arbeiten nicht so exakt und vollkommen, wie eine einzige jener kleinen Pflanzen, die dein Fuß achtlos zertritt, und wenn alle Pillen und Tabletten nutzlos genommen werden, dann versagen die Heilkräuter noch lange nicht, denn eine einzige Pflanze heilt bisweilen eine veraltete Krankheit in wenigen Tagen!"

Wollen wir dieser naturverbundenen Erkenntnis stets eingedenk sein, die unsere Losung bekräftigt

GESUNDHEIT durch HEILKRÄUTER

Kapitel I

Die wichtigsten ungiftigen Heilpflanzen

1 Alant Inula helenium L.

Synonyme: Helenium grandiflorium Gilib. — H. vulgare Bauhin. — Aster helenium Scop. — A. officinalis All. — Corvisartia helenium Merat

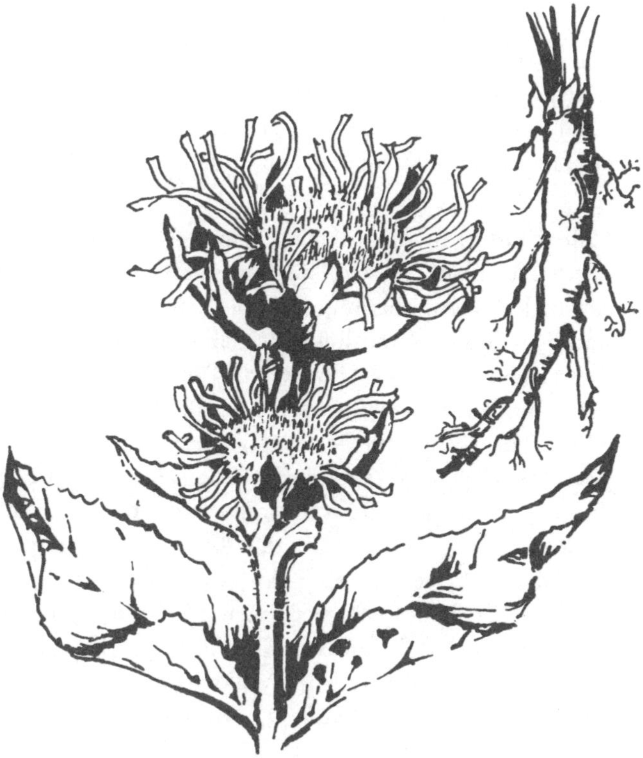

Volksnamen: Aletwürze — Altwurz — Darmwurz — Edelherzwurz — Edelwurz — Glockenwurz — Großer Heinrich — Helenenkraut — Krätzenwurz — Odinskopf — Oltwurz — Schlangenwurz — Ulenkwurz

Botanik: Die Pflanze ist ausdauernd und wird etwa 50 bis 130 cm hoch. Die Wurzel ist lang, auch knollig verdickt, faserig, innen weiß, außen braun.
Der Geruch der Wurzel ist schwach, der Geschmack bitter, getrocknet bedeutend milder. Der Geruch der Wurzel ist getrocknet veilchenartig.
Die Laubblätter sind oben kurzhaarig, unterseits graufilzig; sie sind stumpf gezähnt. Die Stengelblätter haben eine herzförmige Form, manchmal eiförmig, sitzend. Die Blüten sind gelbe Blütenköpfe.

Blütezeit: Juni bis September.

Standort: Aus Zentralasien eingewandert, ist seine heutige Heimat das mehr südliche Europa, kommt jedoch vereinzelt, verwildert sogar bis Norwegen vor. In Österreich, Deutschland, Holland, Belgien und Frankreich wird der Alant vielfach gärtnerisch angebaut. Er verdient in jedem Hausgarten ein Plätzchen. Alant braucht einen tiefgründigen, sandigen Lehmboden, der nicht mit frischem Stallmist gedüngt sein darf. Sonnige Standorte haben einen wesentlichen Einfluß auf die Wurzelbildung. Alant leidet sehr unter Trockenperioden; fleißiges Gießen ist nötig, will man eine ergiebige Wurzelernte erzielen.

Heilkräftiger Pflanzenteil: Der Wurzelstock (Rhizoma Enulae, oder Radix Helenii, bzw. Radix Enulae) wird von den 2--3jährigen Pflanzen im Spätherbst (November bis Mitte Dezember) ausgegraben. Die Wurzel wird der Länge nach durchschnitten, auf einen Faden aufgefädelt und im Schatten zum Trocknen aufgehängt.

Heil- und Wirkstoffe: An heilenden Inhaltsstoffen wäre vor allem das Inulin hervorzuheben. Der höchste Inulingehalt mit zirka 40—45 % ist in den Herbstmonaten. Daneben enthält die Wurzel ätherisches Öl, Alantsäure (Alantolsäure), Kampfer, geringe Mengen von harzigen Stoffen, ferner Azulen, Pektin, Wachs, wie auch einen nicht näher benannten Bitterstoff.

Heilwirkung: In Zentralasien, seiner Urheimat, war und ist der Alant eine sehr geschätzte Heilpflanze. Hsün Fu Hua nennen ihn die Chinesen und bringt nach fernöstlicher Anschauung das Blut in Bewegung, behebt Stauungen, löst hartnäckigen Schleim und heilt als Salbe Muskelrisse und Brüche. Hippokrates lobt die Alantwurzel als „Arzneitrank für den Uterus" (= Gebärmutter). Die Naturärzte des Mittelalters empfehlen die Wurzel gegen Blähungen, Lungenleiden, Mittel zur Förderung des Auswurfes und zur Förderung der Harnausscheidungen. Im Mittelalter spielte der Alantwein, Vinum Enulatum oder Potio sancti Pauli genannt, als Heiltrank eine bedeutende Rolle, der als universelles Mittel gegen fast alle Krankheiten des Kopfes, der Lunge, des Magens, ja sogar gegen die Pest und Seuchen aller Art, in großen Mengen verbraucht wurde. Um das Jahr 1420 gab es in Regensburg eine sehr gutgehende „Herzoglich-bayerische Alantweinsiederei", die für die Herzöge eine beachtliche Einnahmequelle war. Sowohl die Erfahrungen der Volksheilkunde, als auch die früheren Heilanzeigen der mittelalterlichen Medizin, wurden von der modernen Heilkunde als zutreffend bezeichnet.

Die leichte Abkochung der Wurzel wird mit Erfolg zu Waschungen bei Hauterkrankungen, Hautunreinigkeiten und zu Umschlägen bei Hautjucken, Krätze (Scabies), verwendet.
Der Alanttee hat eine Reihe von Heilanzeigen: er wird angewendet zur Steigerung des Stoffwechsels, gegen die Zuckerkrankheit, gegen Magenschwäche, Darmverschleimung, Darmentzündung (Enteritis), Durchfall (Diarrhöe), Gelbsucht (Ikterus), gegen Verschleimung der Atmungsorgane, u. a. auch die Blutarmut wird günstig beeinflußt, denn Alant gilt als eine blutreinigende und blutvermehrende Heilpflanze.

Zur Bereitung von Alanttee nehmen wir 1/2 Teelöffel der feingeschnittenen frischen oder getrockneten Wurzel für 1 Tasse im Aufguß. 2—3 Tassen am Tage werden schluckweise ungesüßt getrunken. Bei Blutarmut, Verschleimung der

Atmungsorgane und zur allgemeinen Stärkung kann man den Tee mit Honig süßen. 1 Teelöffel Honig für 1 Tasse Tee. Eine Teemischung aus gleichen Teilen Alantwurzeln, Thymian (Nr. 124), Brennesselblätter (Nr. 16) und Lungenkraut (Nr. 84) ergibt einen sehr guten Kräutertee bei Keuchhusten und Bronchialkatarrh, etwas gesüßt mit Honig.

Alanttee behebt die Urinbeschwerden, längere Zeit getrunken.

Anwendung in der Volksheilkunde: Neben dem Tee wird das Kauen der frischen, gut gereinigten Wurzel, vor den Hauptmahlzeiten zur Appetitanregung empfohlen. — Die frischen Alantblätter (im Mai, Juni oder Juli gepflückt) wirken wundheilend auf Wunden oder nässende Flechten aufgelegt. — Nach Ansicht der Volksmedizin bewirkt der Kampfergehalt eine Eindämmung der Lungentuberkulose, die Ausbreitung der Tuberkulose-Bazillen wird verhindert. Eine Teekur mit Alantwurzeln bringt den Lungenschwindsüchtigen auch tatsächlich eine fühlbare Erleichterung.

Der Alantwein wird gegen Blutbrechen und körperlichen Verfall sehr empfohlen. Der Alanttee in Form von Umschlägen verwendet, wirkt augenstärkend.

ALANTSALBE: Die gut gereinigte und feingeschnittene Wurzel wird mit etwas Wasser unter ständigem Zerstoßen und Umrühren zu einem Brei leicht gekocht. Noch warm, wird Schweineschmalz beigemengt, die gut verrührte warme Mischung durch ein Tuch in den zur Aufbewahrung vorgesehenen Tiegel geseiht. Die erkrankten Hautstellen werden mit dieser Salbe bestrichen und ein Schutzumschlag darübergegeben.

ALANTTINKTUR: 50 g feingeschnittene Alantwurzeln, 20 g Wermut (Nr. 134), 30 g Tausendguldenkraut (Nr. 123) und 50 g süße Orangenschalen werden in 1.5 Liter 60 %igen Ansatzbranntwein durch 10—12 Tage bei guter Zimmerwärme angesetzt und schließlich abgeseiht. Der Rückstand wird gut ausgepreßt. Am Tage dreimal je 15—20 Tropfen, immer vor den Mahlzeiten eingenommen. Anzuwenden gegen Magenschwäche, Appetitlosigkeit und Verschleimung der Atmungsorgane.

ALANTWEIN: 40 g frische Wurzeln, sauber rasch gewaschen, in Scheiben geschnitten, mit 50 g Weingeist (80 %igen) übergossen und durch 24 Stunden zugedeckt stehen lassen. Daraufhin mit 1 Liter gutem Weißwein an der Sonne oder in Herdnähe durch 3—4 Tage ansetzen, schließlich auspressen und durch ein Stück Leinen filtrieren. Dieser Alantwein, stamperlweise vor den Hauptmahlzeiten eingenommen, nimmt die Appetitlosigkeit, behebt Magenschwäche und allgemeine Körperschwäche nach Operationen oder längerer Krankheit.

Anwendung in der Homöopathie: Die homöopathische Essenz (Dosierung laut beiliegender Vorschrift oder über Anordnung des Arztes) gegen Reizhusten und bei abnorm schmerzhafter Monatsblutung (Menstruation), bringt Linderung und Heilung.
Auch bei Lungenschwäche wird die homöopathische Essenz unter ständiger ärztlicher Kontrolle, angewendet.

Anwendung in der Tiermedizin: Die Teeabkochung oder die Salbe wird gegen Wunden und Verletzungen, sowie gegen Hauterkrankungen (Krätze), sehr erfolgreich auch beim erkrankten Hausvieh angewendet.
Der Tee als Aufguß bereitet, wird dem Vieh gegen Husten und Verschleimung eingegeben.
Die kleingeschnittene Wurzel in das Futter vermengt, hebt die Freßlust der Haustiere. Nur darf man die Beimengung der Wurzeln nicht übertreiben, da sonst das Vieh das Futter nicht annimmt.
Rinder und Pferde, die hie und da Alantee als Trank bekommen, sind widerstandsfähiger gegen tuberkulöse fiebrige Erkrankungen.

Anbau von Alant: Der Anbau ist sehr leicht zu bewerkstelligen. Die standörtlichen Bedingungen, wie sie beim „Standort" beschrieben wurden, sind zu beachten. Ältere Wurzeln werden durch Wurzelteilung verjüngt. Alant ist wärmebedürftig, an windgeschützten, sonnigen Plätzen gedeiht er besonders schön.

Anmerkung: Der Alant galt im Altertum und Mittelalter als ein dämonenvertreibendes Kraut und wird auch heute noch wegen dieser Eigenschaft über so mancher Stalltüre bzw. Hoftor befestigt. Der Alant wird im sogenannten „Weihbuschen" zur Kräuterweihe am Mariahimmelfahrtstag (15. August) zur Kirche getragen und geweiht. Der Weihbuschen hat soviele Alantblüten zu enthalten, als Menschen und Großvieh am Hofe anwesend sind. Ferner enthält so ein Weihbuschen noch weitere 8 Heilkräuter, Arnika (Nr. 6), Kamille (Nr. 60), Königskerze (Nr. 69), Ringelblume (Nr. 101), Salbei (Nr. 108), Schafgarbe (Nr. 110), Wermut (Nr. 134) und Wacholderzweige (Nr. 127), die den Weihbuschen umkränzen. Diese 9 Heilkräuter geben den sogenannten „Neunerleibuschen", der von der Bäuerin nach der Weihe aufgehoben wird. Nach alter Überlieferung sei ein Kräutertee aus Teilen von diesen Kräutern besonders heilsam.

2 Andorn Marrubium vulgare L.

Synonyme: M. album Gilib. — M. lanatum Kunth.

Volksnamen: Berghopfen — Brustkraut — Dauerrang — Doort — Weißer Dorant — Gotteshilf — Helfkraut — Lungendank — Mariennesselkraut — Marobel — Marubel — Mutterkraut — Schwindsuchtkräutel

Botanik: Das Kraut ist ausdauernd und wird etwa 30—40 cm hoch. Aus der spindelförmigen Wurzel erhebt sich der Stengel, vom Grunde an ästig, stumpfvierkantig und ist wie die Blätter flaumig, in der Jugend spinnwebenartig weiß behaart. Die Laubblätter sind gestielt, ungleich gekerbt, fast immer stark runzelig, anfangs dicht später locker behaart, an der Oberfläche fast immer kahl. Die Blüten sind kurz gestielt, in Scheinquirlen angeordnet, blattachsenständig und reichblütig.
Der Kelch ist röhrig mit 10 Zähnen, die Krone weiß, flaumig behaart.

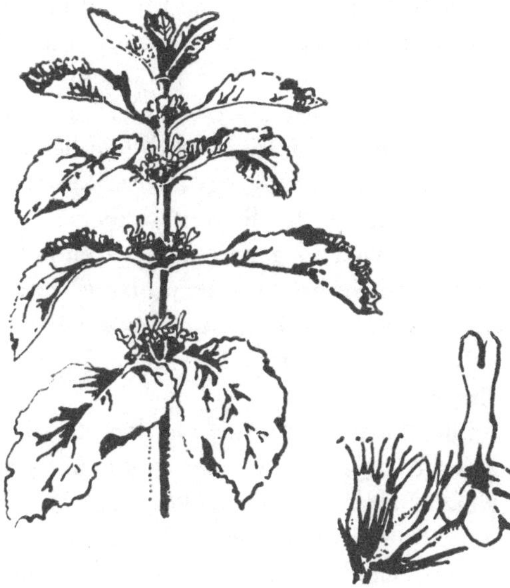

Geruch der Pflanze ist schwach, eigentümlich, der Geschmack aromatisch, etwas scharf, balsamisch, bitter und salzig.

Blütezeit: Juni bis September.

Standort: Die ursprüngliche Heimat des Andorn war Zentralasien und das Mittelmeer, doch ist er seit dem Mittelalter in Mittel- und Nordeuropa eingebürgert. Er bevorzugt Magerwiesen, trockene Weiden, Ödland, gedeiht gerne entlang von Dorfwegen und auf Schuttgelände. Sehr wohl scheint er sich auf überdüngten Plätzen, so auf Viehlagerplätzen zu fühlen.

Heilkräftiger Pflanzenteil: Das blühende Kraut ohne Wurzel (Herba Marrubii alba) wird am besten von Juli an bis etwa Mitte September gesammelt und wird im Schatten getrocknet. An

Heil- und Wirkstoffen enthält das blühende Kraut den Bitterstoff Marrubin, ätherisches Öl, Gerbstoff, Harze, viel Salze, Fett, Wachs und Pflanzenschleim. Zwei weitere Bitterstoffe werden vermutet.

Heilwirkung: Der Andorn zählt zu den ältesten Heilkräutern und war besonders in Ägypten sehr geschätzt. Bei den Römern wurde der Andorn zur Heilung malariaartiger Erkrankungen gepriesen. Der Saft mit Honig gemischt, galt als berühmtes Lungenmittel. Paracelsus, Matthiolus, Hufeland, Kneipp waren große Befürworter des Andorns, der dennoch fast gänzlich in Vergessenheit geriet. Erst durch namhafte Ärzte und Biologen der Gegenwart (Flamm, Seel Leclerc u. a.) wurde der Andorn wieder bekannt und geschätzt.

Der Andorn ist vor allem ein gutes Lungenmittel und wird angewendet bei alten, trockenen Katarrhen, bei Keuchhusten, Bronchitis, wie auch zur Behandlung tuberkulöser Lungenkatarrhe. (Flamm, Eckstein). Weitere Heilanzeigen sind: chronischer Krampfhusten, besonders bei älteren Leuten, das typische Altershüsteln, Kehlkopfsiechtum, Blutarmut und allgemeine körperliche Schwäche. Der Bitterstoff bewirkt nicht nur eine merkliche Steigerung des Appetits, es tritt auch eine bessere Lebersekretion sowie Gallenausscheidung ein, so daß man den Andorn auch bei Gelbsucht und bei Leberschwellung bestens empfehlen kann. Außerdem wird eine bessere Darmentleerung ausgelöst, die Extreme Stuhlverstopfung bzw. Durchfall werden ausgeglichen, eine Normalisierung des Stuhlganges ist die weitere Folge.
Wenn so viele Organe günstig beeinflußt werden und eine allgemeine Sekretion und Normalisierung eintritt, ist es nur verständlich, daß bei verzögerter oder bei verminderter Periode, gerade bei bleichsüchtigen und schwächlicheren Patientinnen, auch hier ein regelmäßiger und störungsfreier Ablauf der Periode eintritt.
Schließlich muß berichtet werden, daß neuerdings dem Andorn eine weitere Heilanzeige zugeführt werden konnte. Andorn kann auch als Heilpflanze in der Herzbehandlung unbedenklich aufgenommen werden und zwar bei Herzrhythmusstörungen und wirken Tinkturen als auch Extrakte von Andorn auf eine unruhige, nervöse Herztätigkeit merklich beruhigend.

Andorn wird zumeist als Tee angewendet, 1 Teelöffel im Aufguß für 1 Tasse, 2—3 Tassen am Tage, mit Honig gesüßt bei Anwendung als Lungen- oder Herztee, ansonst ungesüßt, schluckweise. Der ungesüßte Tee dient äußerlich zu Bädern und Abwaschungen bei Hauterkrankungen.

Anwendung in der Volksheilkunde: Der Frischsaft mit Honig vermischt, teelöffelweise eingenommen, löst den Husten. Der Frischsaft verdünnt getrunken, ist ein bewährtes Mittel für die verhärtete Milz.

Anwendung in der Homöopathie: Die homöopathischen Tinkturen und Essenzen, 10—15 Tropfen dreimal am Tage, gegen die angeführten Krankheiten.

3 Angelika-Engelwurz-Arten Angelica

a) Zahme Angelika Angelica archangelica L.

Synonym: Archangelica officinalis Hoffm., mit einigen Unterarten und Abarten.

Volksnamen: Edle Angelika — Artelkleewurz — Engelwurz — Brustwurz — Dreieinigkeitswurzel — Engelbrustwurz — Erzengelwurz — Gartenangelik — Geistwurz — Giftwürze — Glückenwurzel — Heiligengeistwurz — Heiligenwurzel — Luftwurz — Theriakwurz — Waldbrustwurz — Wrangenwurz — Zahnwurzel

Botanik: Als Doldengewächs hat die Angelika eine gewisse Ähnlichkeit mit Kümmel (Nr. 73) oder Anis (Nr. 4). Der Stengel ist eine runde, gerillte, hohle, durch einen Wachsüberzug bläulich bereifte Röhre, bis zu 2 Meter Höhe erreichend. Nach oben ist der Stengel ästig verzweigt. Die unteren Blätter sind sehr groß, zwei- bis dreifach gefiedert, auf der Unterseite bläulichgrün. Die oberen Blätter sind bedeutend kleiner und einfach fiederteilig.

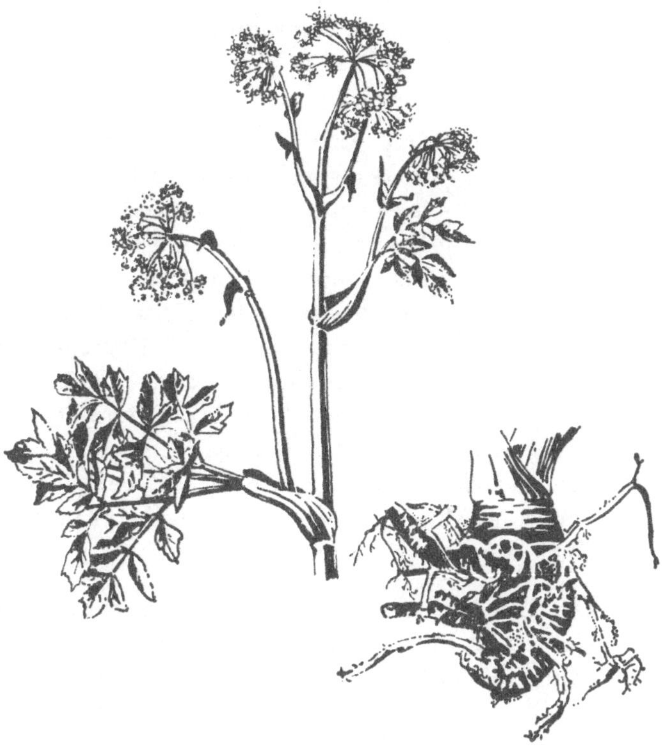

Die Blüten auf den Doldenstrahlen sind grünlichweiß und duften honigartig. Die Doldenstrahlen haben kurze, borstige Hüllblättchen.

Die Farbe des Wurzelstockes ist braun bis rötlichbraun, der Geruch ist stark würzig, angenehm, der Geschmack ist süßlich, dann scharf und bitter.

Blütezeit: Juli, August.

Standort: Selten als Wildpflanze, zerstreut auf feuchten Wiesen vorkommend, sowie an Flußläufen der deutschen Tiefebene. Weiter nördlich häufiger in den skandinavischen Gebirgen. Eine nordische Pflanze, die heute sehr viel angebaut wird. Anbaugebiete sind hauptsächlich in Deutschland, Belgien, Frankreich, vereinzelt auch in Holland.

Heilkräftiger Pflanzenteil ist vor allem der Wurzelstock (Radix Angelicae), der im Spätherbst des 2. Jahres nach erfolgter Aussaat ausgegraben wird. Die sorgfältig gesäuberten Wurzeln sollen zur Vermeidung des Verlustes an Aroma niemals in künstlicher Wärme getrocknet werden. Der Wurzelstock wird in der Regel der Länge nach gespalten, die Wurzeln oft zu Zöpfen geflochten und luftig am besten auf zugigen, rußfreien Dachböden aufgehängt.

Die Blätter (Folia Angelicae) werden vor und noch zu Beginn der Blüte gesammelt und im Schatten getrocknet.

Die Samen (Semen Angelicae) sind im Spätherbst (November bis Anfangs Dezember) zu sammeln und vorsichtig zu trocknen. Das ätherische Öl der Blätter und Samen gilt als noch feiner als das der Wurzeln. An

Heil- und Wirkstoffen verzeichnen wir Harz, Wachs, Bitterstoff, an organischen Säuren die Angelikasäure, ferner Apfel-, Baldrian-, Essig-, Oxal- und Bernsteinsäure, ferner Cumarinformen wie das Angelicin, nicht zuletzt Pektin, Rohrzucker und ein ätherisches Öl mit einem sehr gewürzhaft-aromatischen Geruch.

Heilwirkung: Eine Abart unserer europäischen Angelikawurzel wurde bei Erkrankungen der Verdauungsorgane, als Nierenmittel, als Herz- und Kreislaufmittel bereits im Kräuterbuch des Kaisers Shing-nong (3500 v. Chr.) sehr gepriesen. Tang-Kuei wurde sie genannt und der Name blieb bis heute im ganzen Fernen Osten. Die europäischen Arten der Angelika sind in den nordischen Ländern seit den ältesten Zeiten Kulturpflanzen und wurden auch als pflanzliche Nahrung verwendet. Die Lappen bereiten aus den aufgeblühten Dolden, mit kochender Rentiermilch übergossen einen Brei. Dieser topfenartige Brei wird in Rentierdärme gefüllt und diese zum Trocknen aufgehängt. Nach Wochen und Monaten werden die Därme in Scheiben geschnitten und gilt diese wohlschmeckende, käsartige Speise als sehr verdauungsfördernd. War die Angelikawurzel im Mittelalter eine berühmte Heilpflanze, so wurde sie in den Pest- und Cholerazeiten zur wahren „Engelwurz".

Die Angelikawurzel wird somit bei Erkrankungen der Verdauungsorgane, hauptsächlich als Mittel gegen Blähungen (Carminativum) und als appetitanregendes Mittel (Stomachicum) verwendet, Daneben werden sehr gute Heilerfolge erzielt bei Magenkatarrh bzw. Magenentzündung (Gastritis), Darmentzündung (Enteritis), Dickdarmentzündung (Colitis), bei Aufgeblähtheit des Bauches durch Gase (Meteorismus) und sogar bei Magen- und Zwölffingerdarmgeschwüren (Ulcus ventriculi, bzw. Ulcus duodeni) im Anfangsstadium. (Dr. Madaus). Daneben können wir auch von einer Förderung der Nierentätigkeit berichten, die durch das ätherische Öl ausgelöst wird.
Die Aufzählung der Heilkräfte dieser Wurzel ist aber noch nicht erschöpft,

denn abschließend müssen wir noch berichten, daß sie auch als auswurfförderndes Heilmittel bei allen Katarrhen, Lungen- und Halsleiden sehr gute Dienste leistet.

Man kann die Wurzel getrocknet als Tee oder gepulvert verwenden. Bei der Teebereitung nehmen wir 1 Teelöffel voll der kleingeschnittenen Wurzel, die man mit 1 Tasse Wasser kalt ansetzt und nach einer Weile ganz kurz aufkocht. Sehr wirkungsvoll ist auch der kalte Ansatz: am Abend kalt ansetzen, am Morgen abseihen und den abgeseihten Ansatz etwas anwärmen und schluckweise trinken. Von der gepulverten Wurzel nehmen wir 1 Messerspitze Pulver, 3—4 mal täglich. Die Anwendung der Wurzel als Kräuterbad bei rheumatischen Beschwerden sowie bei nervösen Erschöpfungszuständen, hat sich gut bewährt.

Aus der Wurzel wird auch ein Destillat, der Angelika Spiritus, (Spiritus Angelicae) hergestellt, leider immer seltener zu erhalten. 10—15 Tropfen, 2—3 mal täglich eingenommen, sind ein innerliches antiseptisches und krampfwidriges Mittel, äußerlich wiederum als sehr gutes Einreibungsmittel bei rheumatischen Schmerzen zu gebrauchen.

Die Angelikasamen — 1 Teelöffel für 1 Tasse im Aufguß, nach Bedarf — sind ein schweiß- und urintreibendes Heilmittel.

Die Blätter werden als Tee, so wie der Wurzeltee verwendet und dienen als Beigabe bei der Herstellung von magenstärkenden Kräuterschnäpsen.

Anwendung in der Volksheilkunde: Der frische Saft wird mehrmals auf Geschwüre und Abszesse geträufelt, worauf diese heilen.

Bei typhusartigen Durchfällen, kaue man fleißig die Wurzel.

Bei Entzündungen des Brust- und Rippenfelles wird in der Volksheilkunde die Wurzel der Angelika als Tee oder als Einreibung verwendet.

Bei Kinderkrämpfen gebe man den Kindern Angelikatee schluckweise ein.

Bei Alkohol- oder Nikotinvergiftung verwendet die Volksheilkunde einen Teeabsud von der Angelikawurzel.

Um die Wirkung zu erhöhen verwendet die Volksheilkunde bei Magenbeschwerden, Appetitlosigkeit, Magenkrämpfen und Magenschwäche einen Mischtee mit Wermut oder mit Enzian (Nr. 134 bzw. Nr. 26). Bei Stuhlverstopfung eine Mischung mit Faulbaumrinde (Nr. 31) zu gleichen Teilen, jeweils 1 Teelöffel der Mischung für 1 Tasse im Aufguß, 1—2 Tassen am Tage zuckerlos, schluckweise getrunken.

ANGELIKAWEIN: 60 g Angelikawurzel, fein geschnitten, mit 1 Liter Weißwein durch 1—2 Tage ansetzen. Nach 24 bzw. 48 Stunden 2 g Anis (Nr. 4) dazugeben und wieder 1—2 Tage ziehen lassen und schließlich abseihen. Bei Magen- und Verdauungsbeschwerden trinke man 1—2 mal am Tage 1 Eßlöffel von diesem Wein.

Anwendung in der Homöopathie: Angelica, dil D 1–3, 3 mal täglich 10–15 Tropfen werden in der Homöopathie gegen Verschleimung der Lunge und des Magens, gegen Schlaflosigkeit nervöse Beschwerden, Hysterie, bei asthmatischen Beschwerden und bei Gicht und Rheuma empfohlen.

Anwendung in der Tiermedizin: Angelikawurzeln als Tee eingegeben oder in kleinsten Mengen in das Futter eingestreut, verwendet man bei den Haustieren bei Krämpfen, Nervenstörungen und bei Verdauungsschwäche.

b) Wilde Angelika Angelica silvestris L.

Volksnamen: Angolkenwurzel — Baumtropfen — Wilde Brustwurz — Wilde Engelwurz — Gugenkraut — Läusekraut — Ledpfeifenkraut — Spitzgugen — Waldbrustwurz

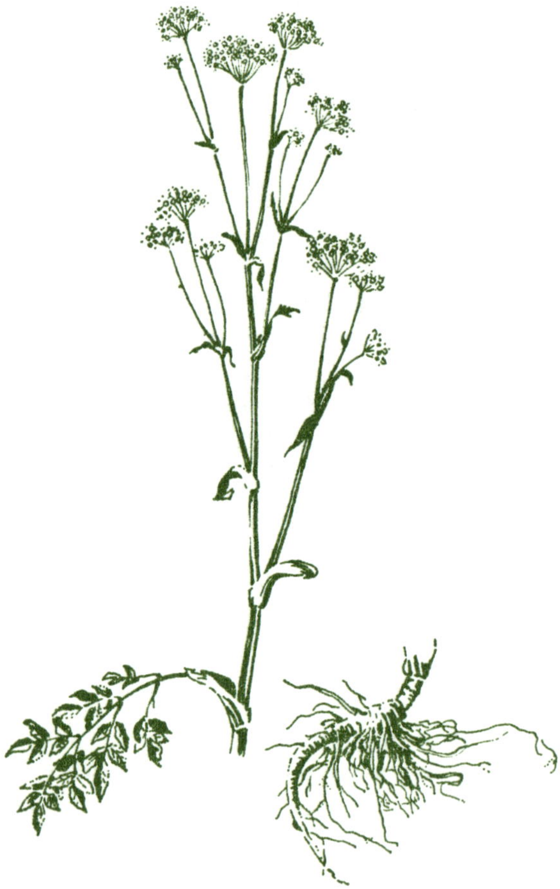

Botanik: Die Blätter sind dunkelgrün, die Blüten rein weiß, sehr ähnlich der vorigen Art, nur kleiner. Auch die Wurzeln sind bedeutend kleiner, schmäler und außen grau aussehend. Der *Geruch* und *Geschmack* der frisch geernteten Wurzeln, wie der ganzen Pflanze ist eher etwas abstoßend und widerlich. Dagegen ist der Geruch und Geschmack der gut getrockneten Wurzel fein aromatisch.

Blütezeit: Juli, August.

Standort: Die wilde Angelika ist auf feuchten Waldblößen, an Ufern von Bächen, in feuchten Gräben, aber auch an mehr trockeneren Stellen anzutreffen. Nach Ansicht der Volksheilkunde sind die Wurzeln von trockenen Standorten noch kräftiger in der Heilwirkung.

Heilkräftiger Pflanzenteil: Die Wurzel (Radix Angelica silvestris) wird zeitlich im Frühjahr gegraben, sorgfältig gereinigt und genau so getrocknet wie die Zahme Angelika. Auch die

Heil- und Wirkstoffe sind die gleichen, doch sind die Autoren der mittelalterlichen Kräuterbücher durchwegs der Meinung, daß die Wilde Angelika noch kräftiger sei.

Heilwirkung: Da beide Arten — sie werden zumeist gerne verwechselt — in den Mittelmeergegenden nie vorkamen, waren sie im klassischen Altertum den Griechen und Römern unbekannt. In dem Glauben, daß auch diese Heilpflanzen, wie so viele, aus dem Süden in unsere Gegenden kamen, hielten eine Reihe von Ärzten und Botanikern, die Angelika-Arten für das Silphium bzw. für das Smyrnion der alten Griechen und Römer. Erst Matthaeus Sylvaticus klärt in seinem im 14. Jahrhundert erschienenen Werk diesen Irrtum auf und wird die Engelwurz zum ersten Male in der Arzneitaxe der Stadt Frankfurt angeführt. Als Radix Angelica silvestris war sie lange Zeit offizinell, geriet aber fast ganz in Vergessenheit und wurde erst durch Kräuterpfarrer Kneipp wieder bekannt. Er lobte den Tee von der Wurzel, die er für ausgesprochen giftwidrig hielt und „alle schlechten Stoffe aus dem Blute ableite". Der Tee behebe weiters das Magenbrennen, Aufstoßen, löse den Schleim in der Luftröhre und in der Lunge. Im übrigen sind alle Heilanzeigen bei der erstgenannten Angelika, auch für die Wilde Angelika gültig.

4 Anis Pimpinella anisum L. — Tafel 1, Figur 1

Synonyme: Anisum vulgare Gärtn. — Carum anisum Baill.

Volksnamen: Anais — Arnis — Brotsamen — Enes — Enis — Einis — Jenes — Römischer Fenchel

Botanik: Die Wurzel ist einjährig. Der Stengel, etwa 1/2 m hoch werdend, ist rund und tiefrillig. Die untersten Blätter haben drei rundliche, eingeschnittene Blättchen, die mittleren Blätter sind gefiedert, die obersten dagegen sind in schmale Lappen geteilt. Die Blüten sind weiß und in Dolden angeordnet. Die Frucht ist eiförmig, nach oben sich verjüngend, von der Seite ein wenig zusammengedrückt, 3 bis 6 mm lang und etwa 3 mm dick, außen hellgrüngrau, mit reichlichen Borstenhärchen versehen, doch weichhaarig, und besitzt schließlich 10 helle, nicht besonders hervorstehende Rippen.

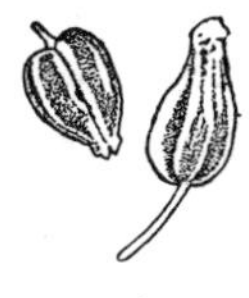

Verhängnisvoll könnte eine Verwechslung mit den beiden sehr giftigen Schierlings-Arten (Nr. 164 a/b) werden. An zwei leicht erkennbaren Merkmalen ist

jedoch der Anis von den beiden Schierlings-Arten zu unterscheiden: an dem Geruch und Geschmack der Pflanze und an der Form und Farbe der Früchte.
Da jedoch bei uns der Anis fast nur gebaut vorkommt, ist eine Gefahr der Verwechslung selten. Ferner wird noch auf die vergleichende Zusammenstellung beim Roßfenchel (Nr. 104) hingewiesen.

	4. Anis	164 a. Gefleckter- Schierling	164 b. Wasser- Schierling
Geruch und	würzig, kräftig, angenehm	widerlich, an Mäuseharn oder an spanische Fliegen erinnernd	stinkend, betäubend
Geschmack der Pflanze	würzig, süßlich	bitter, scharf und salzig	petersilartig
Frucht	eiförmig, nach oben sich verjüngend. 10 helle nicht bes. hervorstehende Rippen Weichhaarig! hellgrüngrau	rund, etwas v. d. Seite zusammengedrückt. Die 5 Längsrippen wellig gebogen Kahl! Graugrün-bräunlich	breit-eiförmig, zwischen den breiten, stumpfen Rippen je ein dunkelbrauner Ölgang. Kahl! Braungelb

Blütezeit: Je nach Lage Mai — August.

Samenreife: August, September.

Standort: Der Anis ist in den östlichen Mittelmeerländern beheimatet, gedeiht aber auch bei uns sehr gut auf sandigen Lehmböden, bei warmem, feuchtem Klima. Er ist frostempfindlich.

Heilkäftiger Pflanzenteil sind die reifen Samen. (Fructus Anisi vulgaris, auch Semen Anisi, oder Semen Absinthi dulcis)
Sie sollen nur bei trockenem Wetter geerntet werden. Anis darf höchstens nach drei Jahren wieder auf dem gleichen Feld angebaut werden. Der Fruchtertrag von 100 m^2 Anbaufläche ist etwa 6 bis 10 kg. Als
Heil- und Wirkstoffe enthalten die Anissamen ätherisches Öl, Fett, Eiweiß, Fruchtzucker. Das ätherische Öl besteht hauptsächlich aus Anethol.

Heilwirkung: Der Anissamen wirkt blähungstreibend, krampfstillend, magenstärkend und verdauungsfördernd. Kneipp stellt die blähungstreibende Wirkung des Anis über diejenige des Fenchels (Nr. 32). Er wirkt auch erwärmend. Anis

fördert bei den Frauen die Milchabsonderung und beschleunigt die Monatszeit. Die beruhigende Wirkung des Anis geht zum Teil mit der Muttermilch auf den Säugling über. Anis wirkt harntreibend und führt bei den Kindern auch die Würmer aus. Das oft ärgerliche „Schnackerln" oder Schlucksen hört sofort auf, wenn man eine Tasse warmen Anistee getrunken hat.
Bei Mandelentzündung wirkt vorzüglich ein lauwarmes Gurgelwasser aus einer gleichen Mischung von Anis, Salbei und Pfefferminze. Das Anisöl (Oleum Anisi) zu 2 bis 6 Tropfen, auch in Weingeist gelöst eingenommen, kräftigt den Magen und wirkt krampfstillend. Als Salbe angewendet, erzielt man gute Erfolge gegen Kopfläuse und Krätze. Man vermenge einen Teil Anisöl mit zehn Teilen Schweinefett.

BEREITUNG DES ANISTEES: Man nehme 1 Teelöffel Anis für 1 Tasse im Aufguß, 10 Minuten ziehen lassen, abseihen. Tagsüber 2 bis 3 Tassen schluckweise trinken.

Anwendung in der Homöopathie: Anis wird als Beruhigungsmittel, ferner gegen Appetitlosigkeit, Zahnungsdiarrhöen, Magenverschleimung u. a. homöopathisch verwendet. (Dil. D1—2: dreimal täglich 10 Tropfen.)

Aus alten Kräuterbüchern: Anis eröffnet, stärkt und erwärmt die Eingeweide. — In Wein oder Wasser gesotten und getrunken, oder äußerlich warm in einem Säcklein aufgelegt, nimmt er alle Blähungen des Bauches, stillt das Grimmen, Aufstoßen und Glucksen.
Anis ist gut bei schleimigen Gebrechen der Lunge, Leber und der Gebärmutter.
Anis nützt den Keuchenden, bewegt den Harn und soll den Wassersüchtigen gegeben werden.
Anis ist sehr gut für Kinder, die an Fraisen leiden. — Mit Anis setzt man auch einen guten Wein an, der gegen faules Zahnfleisch, stinkenden Atem und Magenbeschwerden hilft.
Der Rauch von gebranntem Anissamen, durch einen Trichter in die Nase gezogen, lindert das Kopfweh. — Einige Tropfen Anisöl auf Bißwunden oder Insektenstiche wirken heilend.
Gestoßenen Anis mit warmen Rosenöl (Nr. 102 a) vermengt, darin einen Bauschen getränkt und auf das Ohr gelegt, nimmt die Schmerzen.

Anwendung in der Tiermedizin: Die blähungstreibende und krampfstillende Wirkung des Anis, in Form eines warmes Tees eingegeben, wirkt auch bei den Haustieren wohltuend. Anisöl wird vielfach als Einreibungsmittel bei Tieren angewendet, um sie von den lästigen Läusen und Milben zu befreien. Anis zu Pulver gestoßen, gibt man den Haustieren bei Lungenentzündung ein; Pferden und Rindern 60 bis 90 g, Schweinen 10 bis 15 g, dem Hunde 2 bis 5 g.
Um neue Tauben an den Schlag zu gewöhnen, bestreiche man die Innenwände des Schlages mit etwas Anisöl.

5 Apfelbaum Pirus malus L.

Sammelname für die Kultursorten: Malus domestica Borkh.

Volksnamen: Affalter — Affolter — Höltje — Surappel — Sürkel — Sürken; die wilde Art: Hagapfel — Hölteke — Holzapfel

Botanik: Der Apfelbaum ist so allgemein bekannt, daß sich seine nähere Beschreibung erübrigt. Schon im Altertum wurde der hohe Wert der Äpfel erkannt, und wurden diese auch zu Heilzwecken verwendet. Karl der Große ordnete in den deutschen Ländern, um das Jahr 800 nach Christi, die Pflanzung von Apfelbäumen an. Um das Jahr 1600 zählte man bereits 200 Apfelsorten, heute gibt es deren über 2000!
Nach ihrer Reifezeit werden Früh- (= Sommer-), Herbst- und Winteräpfel unterschieden. Nach ihrer Form werden sie in runde, zugespitzte, platte, gerippte, ungerippte, tief- oder flachgenabelte und schließlich nach der Farbe und Schalenbeschaffenheit in rote, gelbe, gefleckte, marmorierte bzw. in glatte, glänzende, rauhe und fettige Äpfel eingeteilt.

Auch der wildwachsende Holzapfel sollte noch mehr Beachtung finden.
Geruch und *Geschmack* sind je nach Sorte ganz verschieden; gemeinsam ist allen, ob süß, herb, säuerlich, mehlig oder saftig ein köstliches Aroma und viel zu wenig beachtete Heilwerte.

Blütezeit: Ende April, Mai.

Fruchtreife: Ende Juli bis Oktober, je nach Sorte.

Standort: Der zahme Apfelbaum stammt aus Asien und ist mit seinen vielen Spielarten überall bei uns eingebürgert. Der Wildapfelbaum zählt zur mitteleuropäischen Pflanzengemeinschaft des Waldes und der Heide. Er bevorzugt die lichten Laub- und Kiefernwälder von der Ebene bis in die Mittelgebirgshöhen.

Heilkräftige Pflanzenteile sind in erster Linie die Früchte. In der Volksheilkunde werden auch die frischen Blätter verwendet und bei Bedarf gepflückt.
Die Apfelschnitzel (Fructus Mali siccati), merkwürdigerweise bisher nur in Portugal offizinell, sind wenige Millimeter dicke, scheibenförmige Schnitten, mit der Schale, ganz, oder durch das ausgefallene Kerngehäuse, innen mit einem Loch versehen. Die getrockneten, weichen Scheiben haben einen feinen aromatischen Geruch und je nach Sorte einen süßen oder säuerlichen Geschmack.

Heil- und Wirkstoffe: In den reifen Früchten sind die Vitamine A, B und C ergiebig vorhanden. Daneben enthalten die Früchte, je nach Sorte, wechselnde Mengen von Lävulose, Dextrose und Rohrzucker, ferner Apfel-, Zitronen- und

Bernsteinsäure, Milch- und Oxalsäure, Pektinstoffe, Wachs, eine Reihe mineralogischer Spurenelemente (u. a. Phosphor!), Gerbsäure, Salizylsäure und andere.

Heilwirkung: Der Apfel ist nicht nur roh, sondern auch gekocht, gebacken oder eingemacht ein überaus gesundes Obst, er ist als Heilmittel anzusprechen und zwar als Heilmittel von nicht geringer Bedeutung.

Es gibt kaum ein besseres und natürlicheres Stuhlregulierungsmittel bei Stuhlverstopfung, als am Morgen nüchtern, roh oder leicht gebraten (jedoch ohne Fett und Zucker!) 1 bis 2 Äpfel regelmäßig gut gekaut zu essen. Äpfel dürfen aber niemals kalt genossen werden, da dies sowohl Magen- als auch Leberbeschwerden auslösen kann. Die gelegentlich behauptete Unverträglichkeit des Genusses von Äpfeln — es werden vor allem Magenbeschwerden und Sodbrennen angeführt — beruht nur darauf, daß die Äpfel entweder zu kalt oder zu rasch gegessen wurden. Äpfel aus einem kalten Lagerraum müssen vorerst an einem warmen Orte einige Zeit liegen, bevor sie genossen werden! Dies wird immer zu wenig beachtet. Auch müssen die Äpfel langsam und sorgfältig gekaut werden. Je feiner der Apfel gekaut wird, desto leichter ist er verdaulich!

Da bei den Äpfeln in der Schale sechsmal mehr Vitamin C enthalten ist wie in der Frucht, sollen Äpfel immer mit der Schale gegessen werden. Sie sind jedoch vorher immer mit lauwarmem Wasser und einer weichen Bürste wegen der oft anhaftenden Rückstände der Spritzmittel gründlichst zu reinigen! — Durch übermäßiges Backen und Braten geht viel Vitamin C verloren. Ein roher Apfelbrei, ganz leicht angewärmt, gehört zu den am leichtesten verdaulichen Speisen, die es überhaupt gibt! So widerspruchsvoll es klingen mag, ist der Apfel nicht nur ein vorzügliches Mittel gegen Stuhlträgheit, sondern dient ebenso vorzüglich zur Bekämpfung von Durchfall. Frisch geschabte Äpfel als alleinige Nahrung, durch mehrere Tage hindurch gegessen, sind ein ausgezeichnetes Mittel gegen Darmkatarrh, ja sogar gegen Ruhr oder andere infektiöse Darmerkrankungen. Selbst bei Paratyphus und schwersten Ruhranfällen wird nach dem Genuß roher Äpfel eine Minderung des Schleim- und Blutabganges bald zu beobachten sein. Auch bei Kleinkindern hat sich diese Heilbehandlung bestens bewährt. Es muß nur immer streng darauf geachtet werden, daß bei Apfeldiät-Tagen Zucker und alle Flüssigkeiten strengstens zu meiden sind. Nur so wirkt der Apfel dämpfend auf die Magen- und Darmbewegung, ausgleichend, umstimmend, reizlos gleitend und andererseits wieder zusammenziehend. Die Pektine im Fruchtfleisch des Apfels wirken im Darm wie ein Schwamm. Sie saugen Wasser und die giftigen Darmprodukte auf und beseitigen diese durch schnellen schmerzlosen Abgang. Der Gerbsäuregehalt

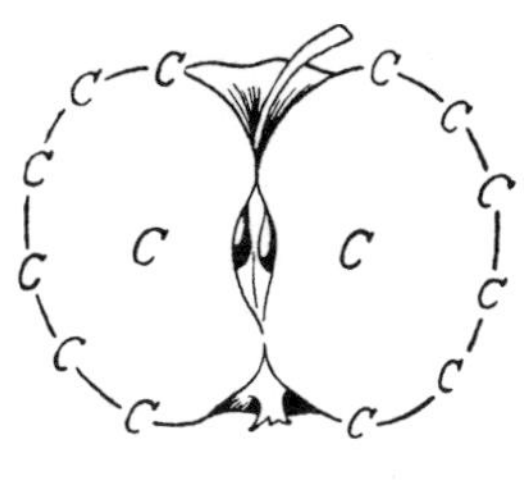

hemmt das Wachstum der Bakterien, und wird hiedurch das Abheilen der Darmerkrankungen einmalig gefördert. Man sollte aber nicht warten, bis ein Anzeichen für die eine oder andere Darmerkrankung vorhanden ist. Jeder sich noch so gesund fühlende Mensch sollte zumindest einmal im Monat einen sogenannten „Darm-Entgiftungstag" durchführen. Das Rezept hiezu ist ganz einfach:
Zum Frühstück trinke man ein Glas reinen alkoholfreien Apfelsaft mit dem Saft einer halben Zitrone gemischt. Der Saft wird lauwarm und schluckweise getrunken. Am Vormittag esse man 1 bis 2 Äpfel, roh, mit der Schale. Zu Mittag trinke man einen Apfelschalentee und füge dem lauwarmen Tee 2 Teelöfferl voll echten Honig bei. 1 bis 2 Stunden darauf esse man wieder 3 bis 4 Äpfel mit der Schale. Nachmittags trinke man um etwa 15 und 17 Uhr je ein Glas frischen Apfelsaft, und als Nachtmahl genieße man 1 Teller warmes Apfelmus mit 2 bis 3 Teelöfferl Honig vermengt.
Richtiger Apfelgenuß hat einen nicht zu bestreitenden tiefgehenden Einfluß auf den Gesamtstoffwechsel. Alle Erkrankungen, die durch eine Übersäuerung des ganzen Organismus ausgelöst werden, können, wenn die übrigen diätischen und sonstigen Verhaltungsmaßregeln genauest eingehalten werden, durch einen regelmäßigen und richtigen Apfeldiättag weitgehendst geheilt werden. Reichlicher Apfelgenuß wird empfohlen bei allen gichtischen und rheumatischen Erkrankungen, bei rheumatischen Leber- und Nierenleiden, bei Arterienverkalkung und bei frühzeitig beginnenden Alterserscheinungen. Freilich vermag der gelegentliche Genuß eines Apfels allein diese Leiden nicht zu lindern und müssen alle Verhaltungsmaßregeln, die der Arzt anordnet, ebenso genauest befolgt werden. Die blutreinigende Wirkung, die der Apfelgenuß oder der Genuß von reinem, frischem Apfelsaft auslöst, kann Ekzeme heilen. Der Phosphorgehalt ist nicht ohne Einfluß auf das Nervensystem. Der Apfelschalentee, nur mit Honig gesüßt, dient als nervenberuhigendes Getränk. Ungesüßt wird er Fettsüchtigen empfohlen. Für geistig abgespannte Menschen gibt es nichts besseres, als einen Apfel ungeschält in kleine Stücke geschnitten, mit 1/2 Liter sehr heißem Wasser überbrühen, 1 Stunde ziehen lassen und schließlich 2 bis 3 Teelöfferl Honig einrühren. Die Apfelstückchen werden gegessen und dann der Apfelsaft schluckweise getrunken.

Apfelkur zur Nikotin-Entwöhnung

Starke Raucher haben zumeist eine Abneigung gegen Äpfel. Dies hat darin seinen Grund, daß die nikotinenthaltenden Darmschleimhäute auf die Fruchtsäuren des Apfels einen Verdauungsvorgang auslösen, der als leicht störend empfunden wird. Überwindet man nun diese leichte Störung und unterwirft sich durch 2 bis 3 Tage einer reinen Apfeldiät, etwa 20 Äpfel am Tage, sonst keinerlei Speisen noch Getränke, so führt dies in sehr vielen Fällen zu einer Umkehrung der Abneigung gegen Äpfel. Diese Apfelkur löst eine krasse Abneigung gegen das Rauchen aus.

Offizinell werden die sauren (reifen und unreifen) Äpfelsorten zur Erzeugung des apfelsauren Eisenextraktes (Extractum Ferri pomatum) verwendet, einem vorzüglichen Mittel gegen die Bleichsucht.

Aus alten Kräuterbüchern bzw. Volksheilkunde: Gebratene Äpfel mit Honig, warm genossen, sind gut gegen Heiserkeit. Dies war in früheren Zeiten ein beliebtes Mittel der Sänger und Sängerinnen.

Bei Verbrennung siede man einen süßen Apfel mit Spitzwegerich bis er gut weich ist, tauche ihn in Milch und lege Scheiben hievon auf die Brandwunden. – Die frischen Blätter gepflückt, zerstoßen und übergelegt nehmen die hitzigen Geschwülste.

Der frische Saft aus den süßen Äpfeln reinigt nicht nur das Blut, sondern vermag die jetzt immer mehr auftretende Störung des Blutzuckermangels, der Hypoglykämie, zu beheben. Dieses Leiden, das vielfach auf eine unbiologische, völlig falsche Ernährung (und auch auf die jetzt so modern gewordenen „Abmagerungskuren"!) zurückzuführen ist, kann ganz leicht behoben werden, wenn der mangelnde Blutzucker durch süßen Apfelsaft — oder sonst einen süßen Obst- oder Beerensaft — wieder angereichert wird. Kein anderes Mittel wird so rasch ins Blut aufgenommen, als der in den süßen Obst- und Beerensäften reichlich enthaltene Fruchtzucker.

Saure Äpfel dagegen sind bei einem verdorbenen Magen gut.— Aus weinsauren Äpfeln wird eine Latwerge gekocht, die wohltuend gegen hitzige Fieber wirkt, den Durst löscht und den Magen stärkt. Frischer Apfelsaft mit ein wenig Safran (Nr. 107) vermischt und getrunken, treibt die Würmer aus dem Leib. Der reine, ungewässerte Apfelwein (Apfelmost) ist gut gegen die Wassersucht, gegen Hämorrhoiden, gegen Stein- und Gichtleiden.

Über den alkoholfreien Apfelsaft:
Ein erfrischendes und darüber hinaus ein überaus gesundheitsförderndes Getränk ist der alkoholfreie Apfelsaft. Viel seelisches und körperliches Leid würde der Menschheit erspart bleiben, wenn dieses Getränk in bester Qualität und zu möglichst billigen Preisen zur Verfügung stehen würde! Der alkoholfreie Apfelsaft kann als das beste Abwehrmittel im Kampfe gegen den Mißbrauch des Alkohols bezeichnet werden. Da die Bereitung von alkoholfreiem Apfelsaft gar nicht schwierig ist, wäre dieses Getränk zur Zeit der Obsternte in jeder Familie leicht selbst herzustellen. So würde der alkoholfreie Apfelsaft ein billiges Hausgetränk werden. Besonders in Jahren reicher Obsternten könnte der Erntesegen zum Teil in „flüssiges Obst" umgewandelt werden, und wäre somit nicht dem Verderb ausgesetzt, wie es leider noch oft vorkommt.
Zum Thema Alkoholismus siehe auch die diesbezüglichen Ausführungen bei der Weinrebe (Nr. 131).

Rezept für die Haltbarmachung von Süssmost, Obst- und Beerensäften bzw. Gemüsesäften:

Die sicherste und zugleich einfachste Haltbarmachung von Apfelsaft oder auch anderen Obst- und Beerensäften für den Haushalt, ist die sogenannte

„Sterilisation in der Flasche".

Die mit einer Sodalösung und einer Flaschenbürste gut gereinigten und wiederholt nachgespülten Flaschen werden in Wasser auf 75 Grad Celsius erhitzt. Ebenso die zu verwendenden, gut sitzenden neuen Korken. Auf die Flaschenreinigung — dies kann nicht genug betont werden — ist die größte Sorgfalt zu verwenden. Es dürfen keine Essigflaschen oder sonstigen Flaschen verwendet werden, in denen kohlensaure Getränke früher aufbewahrt wurden. Niemals alte, bereits verwendete Korke gebrauchen! Auch darf man die Korken nicht kochen, da sie dadurch spröde und somit luftdurchlässig werden. In die gut abgetropften, noch warmen Flaschen füllt man sofort bis etwa 3 cm unter dem oberen Flaschenrand den ganz frischen, in einer kleinen Obstpresse soeben gepreßten kalten Obstsaft ein, verkorkt bis auf eine einzige Flasche und sichert den Kork durch Niederbinden am Flaschenhals. Die so gefüllten und verschlossenen Flaschen und die eine offen gebliebene Flasche stellt man in einen Kessel oder geeigneten größeren Topf. Es ist dabei zu beachten, daß sich die Flaschen gegenseitig nicht berühren. Um dieses zu verhindern, gibt man zwischen die einzelnen Flaschen etwas Heu oder einen Lappen. Auf den Boden des Kessels oder Topfes legt man einen Holzrost, ein Holzbrettchen oder einen Bauschen Heu, da sonst die Gefahr besteht, daß die Flaschen beim Kochen des Wassers zerspringen. Der mit den Flaschen beschickte Behälter wird nun bis zur Höhe des Flascheninhaltes mit kaltem, reinem Wasser gefüllt. Die eine Flasche bleibt so lange unverkorkt, bis der Sterilisationsprozeß beendet ist. Der Behälter mit dem Flascheninhalt wird in der Folge erwärmt. In die offengebliebene Flasche versenkt man ein Thermometer (Flaschenthermometer) bis zum Boden, um während der Erwärmung jederzeit die Temperatur kontrollieren zu können. Zeigt das Thermometer 75 ° Celsius an, nimmt man die Flaschen, ohne die Korken zu berühren, heraus, verkorkt nun auch die bisher offengebliebene Flasche, in der das Thermometer eingeführt war, stürzt die Flaschen mit dem Halse nach unten vorsichtig in eine Kiste und deckt diese mit Decken gut zu.

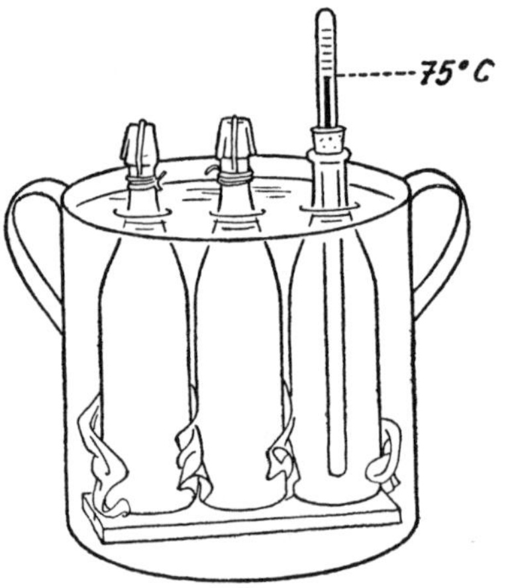

Das Umstürzen der aus dem heißen Wasserbad entnommenen Flaschen geschieht deshalb, um auch den Raum zwischen Saft und Kork noch zu sterilisieren. Nach dem Auskühlen der Flaschen werden diese gut abgetrocknet und durch Eintauchen des Flaschenhalses 1 bis 2 cm in flüssiggemachtes Paraffin, luftdicht verschlossen. Die Aufbewahrung der Flaschen erfolgt immer *liegend,* nach dem Flaschenhalse zu etwas geneigt. Die Aufbewahrung soll in einem kühlen, dunklen Keller erfolgen. Dieser so sterilisierte Obstsaft ist unbegrenzt haltbar. Die hier angeführte Methode der „Obstsaftsterilisierung in der Flasche" hat der Verfasser als die beste befunden. Sogar ein drei Jahre lang aufbewahrter Obstsaft mundete so frisch und belebend, als sei er soeben erst gepreßt worden. Die Vorschriften sind jedoch peinlichst genau zu befolgen. Von größter Wichtigkeit ist, daß der Sterilisationsprozeß *unmittelbar* an die Obstsaftbereitung anschließt, so daß der Obstsaft keine Gelegenheit hat, in Gärung überzugehen. Je unmittelbarer nach dem Pressen und je reiner und sorgfältiger der ganze Sterilisationsprozeß vor sich geht, desto größer ist die Gewähr, daß der Obstsaft in seiner köstlichen und so überaus gesundheitsfördernden Frische und auch Qualität erhalten bleibt!

Anmerkung:

1. Der wilde **Holzapfelbaum** (Malus silvestris Mill.), ist von größter Fruchtbarkeit. Die Frücht sind zwar nicht ohne weiteres genießbar; es läßt sich jedoch aus ihnen ein ganz vorzügliches Gelee bereiten, das an Aroma vielfach unsere oft überzüchteten „Edeläpfel" übertrifft. Das herbe Aroma dürfte darauf beruhen, daß der Wildapfel einen höheren Gehalt an Vitamin C hat. Da aber gerade die Zufuhr von Vitamin C für unseren Körper so überaus wichtig ist, sollte diese natürliche Vitaminquelle mehr Beachtung finden. Der Wildapfel sollte nicht nur in unseren Wäldern viel mehr eingesprengt werden, es wäre sogar von Bedeutung, einen richtigen Wildobstgarten ins Leben zu rufen.

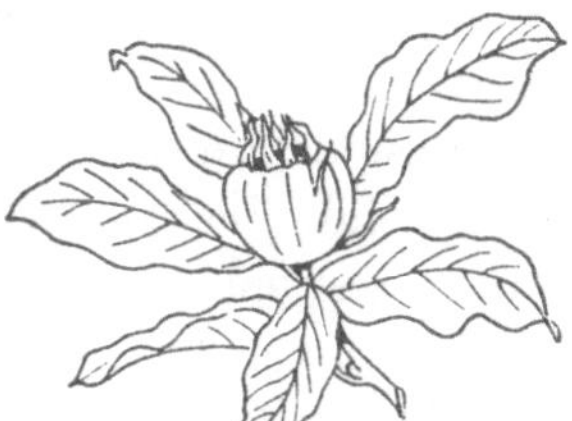

2. Etwas verwandt zum Apfelbaum ist der **Mispelbaum** (Mespilus germanica L.), der in der jüngsten Gegenwart sein hohes Ansehen jedoch immer mehr verliert. Leider hat der moderne Mensch nicht mehr viel übrig für dieses alte, deutsche, so gesunde Obst, hängt er doch mehr an dem Fremden, Überseeischen, und mißt den exotischen Südfrüchten mehr Nähr- und Heilwerte zu, als den seit Generationen wohlerprobten Naturprodukten der eigenen Heimat. Mispelfrüchte besitzen harntreibende Wirkung und sind bei Darmkatarrhen zu empfehlen. Diese Erkenntnis verdanken wir dem französischen Naturarzt Mercier, der ein warmer Förderer der Mispel war, dem es aber nicht gelang, den verlorengegangenen hohen Ruf des Mispelbaumes zurückzugewinnen.

Die kleinen apfel- oder birnförmigen Früchte haben, im Spätherbst nach dem ersten Reif erst geerntet, anfangs einen sehr herben Geschmack. Nach einigen Wochen Lagerung im Keller auf Stroh, erhalten sie einen sehr angenehmen Geschmack. Bei längerer Lagerung vollzieht sich ein Gärprozeß; der apfelartige Geruch wird stärker, desgleichen der süß-säuerliche Geschmack. Das Fruchtfleisch ist dann von teigartiger Beschaffenheit. Der Saft geliert rasch infolge des hohen Gehaltes an Pektin. Die Mispeln haben weiter noch Gerbstoff, Apfel-, Wein- und Zitronensäure. Der Gerbstoffgehalt löst eine zusammenziehende (adstringierende) und kräftige (tonische) Wirkung auf die Darmschleimhäute aus. Wir empfehlen daher sehr, die Früchte bei Durchfällen und Verdauungsstörungen (Dyspepsien). Es ist aber nicht zu befürchten, daß nach Abheilung des Durchfalles unmittelbar wiederum eine Verstopfung eintritt. Die Mispelfrüchte wirken regulierend auf die Darmtätigkeit.

Aus der Wildform, deren Zweigspitzen glänzende Dornen tragen, lassen sich dornenlose, veredelte und genau so heilsame Gartenmispeln leicht heranziehen. Vielleicht tragen unsere Ausführungen dazu bei, daß dieser so gesundheitsfördernde Baum nun doch die ihm gebührende Wertschätzung zurückerhält und wieder mehr gepflanzt wird.

3. Dem Apfelbaum nahe verwandt ist der **Birnbaum** (Pirus communis L.). Er scheint bereits in urdenklichen Zeiten aus Persien über Kleinasien nach Europa gekommen zu sein. Heute gibt es über 1500 Sorten.

Die Heilwerte der Birnen wurden schon frühzeitig erkannt, auch vereinzelte nachteilige Wirkungen wurden schon seit langem beobachtet und von der neuen Naturheilkunde bestätigt. Wenn bereits die heilige Hildegard von Bingen am Rhein (1098—1179) urteilt, daß rohe Birnen Blähungen und Beklemmungen in der Brust bei Herzkranken auslösen können, so mag dies für bestimmte Birnensorten tatsächlich zutreffen. Die Zellwandbestandteile der einzelnen Birnensorten sind von sehr verschiedener Zusammensetzung und daher verschieden bekömmlich. Die harten Zellen in manchen Birnen werden oft unangenehm empfunden und entstehen durch eine besondere biochemische Kalkverbindung. Rohe Birnen können mitunter den Verdauungskanal belasten, besonders bei Magen- und Darmerkrankten. Wir werden daher Patienten mit entzündlichen Erkrankungen der Verdauungsorgane und bei Neigung zu Blähungen nur gekochte Birnen in Form eines Birnenkompottes verabreichen. In dieser Form wirken sie dann sogar sehr bekömmlich und gelten als vorzügliche Diätspeise bei den genannten Leiden. Bei Kreislauf- und bei Nierenerkrankungen wiederum sind die Birnen von ähnlichem Nutzen wie das meiste andere Obst, da der hohe Gehalt an Kalium die Ausschwemmung von wassersüchtigen Anschwellungen sehr begünstigt.

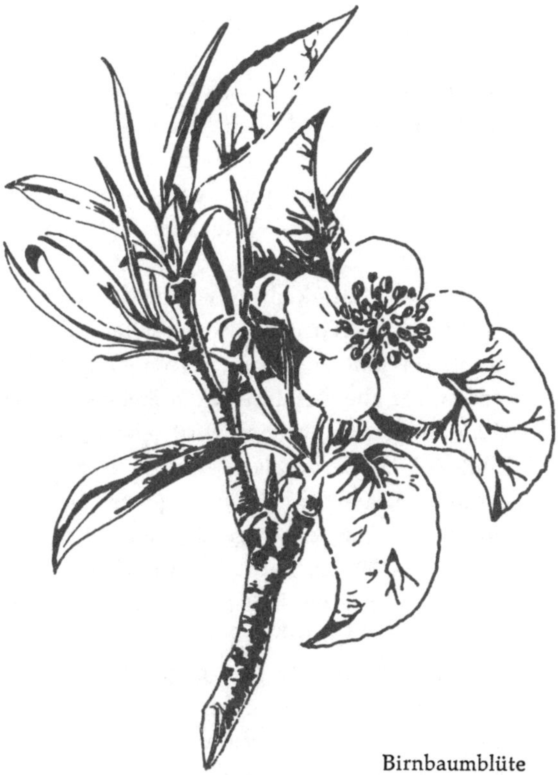

Birnbaumblüte

Aus diesen Ausführungen erkennen wir, daß die heilenden Pflanzen oder deren Produkte in richtiger Menge und in richtiger Verabreichung angewandt, zum unübertroffenen Heilmittel werden.

Nachfolgend lernen wir auch die jungen Knospen und Blätter des Birnbaumes als ein sehr gutes Naturheilmittel gegen Blasen- und Nierenkatarrhe sowie gegen Bettnässen schätzen. Gegen diese genannten Leiden werden u. a. die Blätter der **Bärentraube** (Arctostaphylos uva ursi, Spr.), Wilder Buchs, Moosbeere oder Steinbeere genannt, angewendet. Magenempfindliche Patienten vertragen jedoch wegen des zu hohen Gerbsäuregehaltes den Tee aus den Blättern dieser Pflanze nicht; Übelkeit, Appetitlosigkeit, ja sogar heftiges Erbrechen können sich als nachteilige Folgen einstellen. Aus diesen Gründen empfiehlt die moderne Naturheilkunde die Bärentraube nicht mehr in dem Maße wie sie in früheren Zeiten angewendet wurde. Wir haben in den Blättern und Knospen des Birnbaumes nicht nur einen vollwertigen Ersatz, sondern sind diese den Bärentraubenblättern sogar in vielen Fällen vorzuziehen. Die Knospen und Blätter von den verschiedenen Sorten der sogenannten Mostbirnbäume eignen sich hier besser als diejenigen von veredelten Birnbaumsorten.

Aus diesem Grunde wurde die Bärentraube nicht in die Heilpflanzenauswahl dieses Werkes aufgenommen.

Die Blätter der Preiselbeere (Nr. 96) sind für diese Leiden ebenfalls sehr gut geeignet und mögen die diesbezüglichen Ausführungen dort nachgelesen werden.

6 Arnika Arnica montana L. Tafel 1, Figur 2

Volksnamen: Altvatermark — Bergwurz — Bluttrieb — Donnerblume — Engelkraut — Fallkraut — Gamsbleaml — Gamswurz — Hansblumen — Kathreinwurz — Kraftrose — Kraftwurz — St. Lucius-Kraut — Magdalenakraut — Marienkraut — Mutterwurz — Ochsenblume — Sternblume — Stichkraut — wilder Wegerich — Wolf — Wolferlei — Wulferlei — Wundkraut

Botanik: Der dunkelbraune, ausdauernde Wurzelstock ist fast waagrecht und mit einigen Seitenwurzeln versehen. Die Wurzel kann wegen einer gewissen Ähnlichkeit mit der Wurzel vom *Teufelsabbiß* (Scabiosa succisa L.) verwechselt werden. Da aber letztere wie abgebissen aussieht, ist der Unterschied ganz deutlich. Von Wurzelgräbern wird jedoch die sehr zahlreich vorkommende Teufelsabbiß-Wurzel gerne als Arnika-Wurzel verkauft, wobei man die wie abgebissen aussehende Stelle durch einen glatten Schnitt entfernt. Man kaufe daher niemals Arnika-Wurzeln, die zugeschnitten sind! Der drüsenhaarige Stengel der Arnika wird 20 bis 30 cm hoch, ist einfach oder mit 2 bis 4 einköpfigen Zweigen versehen. Die unteren Blätter stehen dicht beisammen, sind kurzgestielt, zungenförmig, mit 5 deutlichen Nerven versehen. Die im Verlaufe des Stengels stehenden spärlichen Blätter sind gegenständig und weisen eine starke Verkümmerung auf. Die Blüte, eine sogenannte zusammengesetzte Blüte, hat eine leuchtend orangegelbe Farbe. Während die Scheibenblüten röhrig, kurz und fünfzähnig sind, erreichen die Strahlblüten eine Länge von 25 bis 27 mm und sind *am oberen Ende dreizähnig. 5 bis 12 deutlich sichtbare Nerven durchziehen die zungenförmige Strahlblüte in der ganzen Länge.* Da die Arnikablüte mit vielen ähnlichen Blüten verwechselt werden kann, ist die Farbe der Blüte, deren feiner aromatischer Geruch und vor allem die 5 bis 12 durchziehenden Nerven der Strahlenblüte der sicherste Anhaltspunkt in der Unterscheidung.

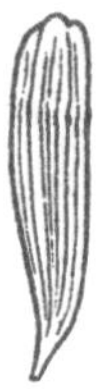

Der *Geruch* der Blüten ist aromatisch, harzig, würzig; der Geruch der ganzen Pflanze ist schwächer. Die getrocknete Pflanze riecht stärker, fast widerlich gewürzhaft. Der *Geschmack* ist bitter, scharf, auf der Zunge kratzend.

Blütezeit: Von Anfang Juni bis August, je nach der Höhenlage.
Standort: Die Arnika wächst auf ungedüngten, lichten Waldwiesen und Almen der Alpen und des Alpenvorlandes. Doch auch auf humösen, sandigen oder torfigen Wiesen der Niederungen findet man sie nicht selten, wobei dort die Pflanze die gleichwertigen Heilstoffe erzeugt.

Heilkräftige Pflanzenteile sind vor allem die Blüten (Flores Arnicae) vereinzelt das blühende Kraut (Herba Arnicae). Die Wurzel (Rhizoma Arnicae, fälschlich

Radix Arnicae) wird öfters gegraben, doch müßte dies entweder vor der Blüte oder im Spätherbst geschehen. Die gesammelten Blüten sind vom grünen Kelch und vom Blütenboden zu befreien und müssen rasch an der Sonne getrocknet werden. Die getrockneten Pflanzenteile müssen in dunklen Gefäßen aufbewahrt werden.

Heil- und Wirkstoffe: Arnika enthält das Arnicin, einen Bitterstoff, ätherisches Öl, Gerbsäure, Harze und ein flüchtiges Alkaloid. Die Wurzeln haben am meisten Arnicin und auch Gerbstoff. Ferner enthalten die Blüten Fettsäuren, Paraffin, Inulin, Gallussäure, Ameisensäure und Wachs.
Auch die Blätter vor der Blüte enthalten diese Heil- und Wirkstoffe, jedoch weniger Arnicin und ätherisches Öl.

Heilwirkung: Arnika ist in erster Linie ein Wundkraut und wird vom Altmeister Sebastian Kneipp sehr gelobt. „Die Tinktur von Arnika (Tinctura Arnicae) halte ich für das erste Heilmittel bei Verwundungen und kann es deshalb nicht genug empfehlen!“ Arnika wirkt schmerzstillend und fördert sehr die Heilung der Wunden. Besonders bei allen Verletzungen, die durch Stich, Schlag oder Stoß entstanden sind, sei Arnika bestens empfohlen. Nicht minder gut ist auch die Tinktur bei Quetschungen, Knochenbrüchen sowie Verstauchungen anzuwenden. Die Anwendung bei dieser Art von Verletzungen geschieht in Form von Umschlägen. Da jedoch infolge des Gehaltes an ätherischem Öl der mit Tinktur getränkte Umschlag auf die Haut entzündungserregend wirkt, ist die Tinktur als Umschlag mit Vorsicht und nicht zur öfteren Wiederholung zu gebrauchen. Man verdünnt die Tinktur mit 2 Teilen abgekochtem kaltem Wasser.
Auch bei Ermüdung der Kehlkopfmuskulatur sind einige Tropfen der Tinktur (10—15 Tropfen in etwas Wasser), ein- bis zweimal am Tage eingenommen, sehr nützlich.
Umschläge mit verdünnter Tinktur oder leichten Aufgüssen wirken sehr günstig bei Abszessen, Furunkeln, Fingernageleiterungen, Lymphstrangentzündungen nach infizierten Wunden bzw. Verletzungen, Zellgewebsentzündungen, ja selbst bei Venenentzündung. Der gute Heilerfolg ist auf die zusammenziehende und antiseptische (= fäulniswidrige) Wirkung des bereits erwähnten ätherischen Öls, als auch auf die in der Blüte enthaltenen Gerbstoffe zurückzuführen.
Zur Wundenreinigung mische man, je nach der Größe der Wunde, 2 bis 4 Eßlöffel Arnikatinktur mit 1/2 bis 1 Liter abgekochtem kaltem Wasser. Zur schnellen Aufsaugung bei Gehirn- und Hautblutung verwende man 20 g Tinktur, vermischt mit 20 g destilliertem Wasser.
Um bei längerer Anwendung (bei Schwellungen, Muskelzerrungen, Verstauchungen u. dgl.), äußerlich als Umschläge auf die Haut gebracht, Hautschädigungen zu vermeiden, soll man mehrmals täglich diese Hautpartien mit einem fetten Öl leicht einreiben.

Die innerliche Anwendung von Arnika als Teeaufguß oder als Tinktur (10 bis 15 Tropfen in etwas Wasser) wird als Reizmittel bei Kreislaufstörungen infolge von Herzmuskelschwäche oder auch bei Ohnmachtsanfällen empfohlen. In kleinen Mengen wirkt Arnika erweiternd auf die Blutgefäße, krampflösend und kreislaufregelnd. Bei Arterienverkalkung der Herzkranzgefäße, bei Gefäßkrämpfen, schlechter Herzdurchblutung ist Arnika, innerlich eingenommen, sehr zu empfehlen, doch dürfen alle diese innerlichen Gaben nur vom Arzt verordnet werden. Die Verordnungen sind genauest zu befolgen! Eine Überschreitung der ärztlich angeordneten Dosis kann Magenkrämpfe, Schlingbeschwerden, Stuhldrang, Diarrhöe, Kopfschmerzen, ja sogar einen Herzzusammenbruch auslösen.

Anwendung in der Volksheilkunde: In der Volksheilkunde steht die Arnika als Heilpflanze an erster Stelle. Als Wundmittel bei offenen Wunden, Blutergüssen, bei Verletzungen aller Art wird fast nur Arnika verwendet. Es ist ein richtiges Hausmittel auch im entlegendsten Bergbauernhaus, da es ja nicht nur für den Menschen, sondern auch für das Hausvieh anwendbar ist.
In der Volksheilkunde gilt der sogenannte „Arnikageist" als ein vorzügliches Einreibungsmittel bei rheumatischen Beschwerden, vor allem bei Hexenschuß.
Innerlich wird Arnika vorbeugend gegen Influenza und Grippe eingenommen.
Die Wurzel, fein gestoßen und gepulvert, davon 4 bis 8 g in einem Glas Wein verrührt und getrunken, stillt das Bauchgrimmen und die Rote Ruhr.
Arnika wirkt giftwidrig und wird bei Schwämmevergiftung empfohlen.
Auch die Volksheilkunde warnt vor übermäßigem Gebrauch; besonders bei Erregungszuständen oder großer Reizbarkeit soll Arnika nicht angewendet werden.

Anwendung in der Homöopathie: 10 bis 15 Tropfen der homöopathischen Verdünnung werden 3mal täglich bei Kranken von blutarmem, nervösem, rheumatischem und venösem Charakter angewendet.
Ferner bei allen Verletzungen. Arnika gilt auch hier als blutstillendes und aufsaugendes Mittel und als Belebungsmittel.
Weitere Anwendung: bei Muskelrheumatismus infolge Durchnässung oder Übermüdung, venösen Stauungen, Krampfadern, Schlaganfall, Arterienverkalkung mit Herzkrämpfen, bei Blutvergiftungen, Gehirn- und Rückenmarkerschütterungen, bei Fehlgeburten oder als Wochenbettmittel.

Anwendung in der Tiermedizin: Das getrocknete und zu Pulver zerstoßene Kraut wird dem Vieh eingegeben, wenn es sich freßunlustig zeigt oder zu Koliken neigt. Die verdünnte Tinktur wird bei Tieren zur Wundbehandlung und Wundenreinigung verwendet.

— **Attich** siehe unter Holunder, Nr. 52/b

7 Augentrost-Arten Euphrasia

a) Wiesen-Augentrost Euphrasia rostkoviana Hayne.

b) Heide-Augentrost Euphrasia stricta Wolf.

und etwa 20 weitere Arten, alle von gleicher Heilwirkung

Volksnamen: Augenbleaml — Augendank — Augenmild — Hirnkraut — Lichtkraut — Milchbische — Milchdieb — Nitnützle — Weißes Ruhrkraut — Weihbrunnkessel — Wiesenröserl

Botanik: Die einjährige Pflanze wird etwa 10—15 cm hoch, ist im oberen Teil verästelt und weichhaarig. Die Blätter sind gegenständig angeordnet, eiförmig, an der Spitze scharf gezähnt. Die weißen oder blaßvioletten Rachenblüten sind achselständig angeordnet und haben auf der dreilappigen Unterlippe kleine gelbe Flekken. Nach einer bäuerlichen Wetterbeobachtung fällt auf eine besonders reiche Augentrostblüte ein strenger Winter.

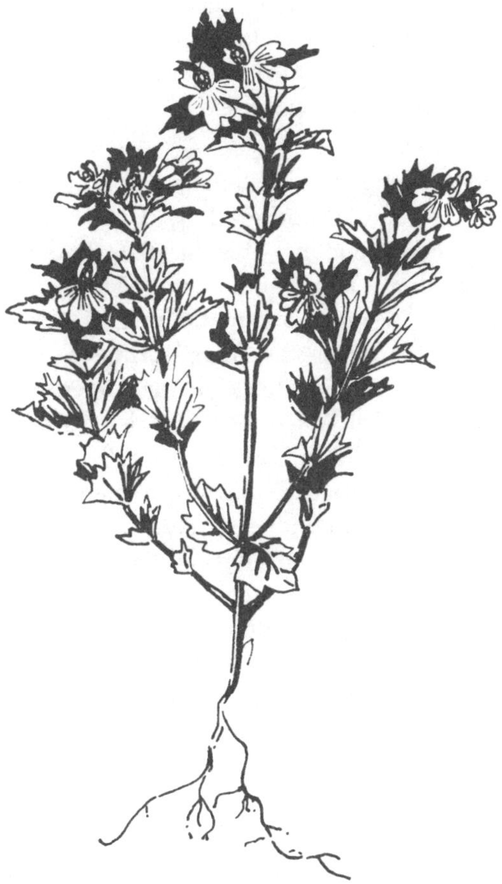

Die augenähnliche Blüte dieser Pflanze hat der alten Volksheilkunde den Anlaß gegeben, sie als Augenheilkraut zu erklären. Die einstige „Signaturlehre" (eine Lehre, daß gewisse Pflanzen durch ein „signum" = Zeichen heilmäßig erkennbar sind) hatte sich in vielen Fällen geirrt, hier aber hatte sie recht, denn der Augentrost ist tatsächlich eine sehr gute Heilpflanze für die erkrankten Augen. Botanisch ist die Pflanze auch deshalb interessant, da sie als sogenannter Halbschmarotzer, mit Saugwurzeln ausgestattet, sich an die Wiesengräser ihrer Umgebung anklammert und diesen die Mineralsalze abzieht. Daher der zutreffende Volksname „Milchdieb" oder „Nitnützle" u. a. Der *Geruch* ist angenehm, jedoch schwach. Der *Geschmack* würzig, etwas scharf, harzig.

Blütezeit: ab Juli bis gegen Anfang Oktober.
Standort: Der Augentrost gedeiht auf mehr trockenen Wiesen, Heiden und Waldblößen. In fast ganz Europa vorkommend, etwas seltener in den Alpen.

Heilkräftige Pflanzenteile: Wir sammeln das blühende Kraut (Herba Euphrasiae) ohne Wurzel von Juli bis gegen Ende September. Die Pflanze wird im Schatten getrocknet.

Heil- und Wirkstoffe: Der Augentrost birgt eine Reihe von Heilstoffen. Das Glykosid Rhynanthin, ätherisches Öl, fettes Öl, Harz, Bitterstoffe, Zucker, Salze, die Euphrastansäure, schließlich aromatische Substanzen. Der Augentrost ist keine harmlose Heilpflanze. Das Glykosid Rhynanthin kann verschiedene Vergiftungserscheinungen auslösen. Besonders die Verschlimmerung des Augenleidens nach Anwendung des Augentrostes ist immer auf eine Überdosierung zurückzuführen; nur bei genauer Befolgung der Anweisung der Dosierung ist ein Heilerfolg zu erwarten.

Heilwirkung: Die Heilpflanze ist anwendbar bei Augenentzündung (Conjunctivitis), Augenschwäche infolge Überanstrengung beim Lesen oder Schreiben, bei Lidrandentzündung (Blepharitis), Entzündung der Iris (Iritis), grünem Star (Glaukom), Hornhautflecken (Maculae corneae), Hornhautgeschwüren (Ulcus Cornae), Tränensackentzündung (Dacryocystitis); bei Heufieber oder Heuschnupfen, wenn die Augen „rinnen", ist die Anwendung ebenfalls angezeigt. Äußerlich als Umschlag auf die Augen, als auch innerlich als Tee eingenommen, darf man den Augentrost nur als schwachen Aufguß herstellen. Ein halber Teelöffel für 1 Tasse Tee im Aufguß, 1—2 Minuten nur ziehen lassen — ja nicht länger! — entweder getrunken oder als Augenbad angewendet bzw. als Umschlag. Bei empfindlichen Augen wird es angezeigt sein, diesen Teeaufguß als Augenbad noch mit abgekochtem, lauwarmem Wasser entsprechend zu verdünnen. Der frische Saft darf auch nur entsprechend verdünnt angewendet werden bzw. kann das verdünnte Destillat direkt in die Augen geträufelt werden. Augenstärkend wirkt ein lauwarmer Umschlag auf die schwachen, tränenden Augen gelegt. Der Tee als Augenbad oder als Umschlag, darf nicht ein zweites Mal für die Augenbehandlung verwendet werden. Er ist stets frisch zu bereiten.
Weniger bekannt ist, daß der Augentrost auch heilsam wirkt bei den Erkrankungen der Atmungsorgane, wie bei Schnupfen, Husten, Grippe und Bronchitis, nicht minder gut bei Verdauungsbeschwerden, Appetitlosigkeit, Magen- und Darmschmerzen. Der Teeaufguß wirkt magenstärkend. Als krampfstillendes und

nervenanregendes Heilkraut ist der Augentrost anwendbar bei nervösen Kopfschmerzen, Schlaflosigkeit und Hysterie. Fast unbekannt ist die Heilwirkung bei Vergiftungen durch Alkohol und Nikotin.
Zu den bereits aufgezählten Anwendungsformen sei noch ergänzend berichtet, daß der Augentrost frisch oder getrocknet, kleingeschnitten oder in Pulverform in die Suppe beigegeben werden kann. Auch hier wieder nur in ganz kleinen Gaben. Der Tee wird nur ungesüßt getrunken oder als Badewasser bzw. Umschlag verwendet.

Homöopathische Anwendung: Bei Fließschnupfen mit gleichzeitig starken Kopfschmerzen, bei Bindehautkatarrhen und verschiedenen Augenleiden, jedoch nur unter ärztlicher Kontrolle, bringen die homöopathischen Essenzen bzw. Tinkturen mit ihren Verdünnungen gute Heilerfolge.

Anwendung in der Volksheilkunde: Alle angeführten Anwendungen stammen aus der Volksheilkunde und haben deren Richtigkeit bestätigt.

Anwendung in der Tiermedizin: Bei den Haustieren sind bei Augenkatarrh, Augenentzündung, Bindehautkatarrh die Anwendungsmöglichkeiten mit Augentrost gegeben.
Durch den übermäßigen Konsum von Augentrost durch das Weidevieh – manche Wiesen sind mit Augentrost übersät – kann dies durch das Rhynanthin zu Vergiftungserscheinungen führen. Dunkelroter Urin, wie auch mißfarbige Milch sind sichtbare Zeichen derartiger Vergiftungserscheinungen. Das Weidevieh ist einzustallen, erhält nur Heu und lauwarmen Kamillentee. Die Milch ist während dieser Zeit nicht verwendbar. Durch Güllen der Wiesen verschwindet größtenteils der Augentrost.

Anmerkung: Die alpinen Formen des

Kleinsten Augentrostes, Euphrasia minima Jaqu.

mit gelben, weißen, violettblauen oder mehrfarbigen Blüten sind von gleicher Heilwirkung.

Je mehr der Mensch der Natur und ihren Gesetzen treu bleibt, desto länger lebt er, je weiter er sich davon entfernt, desto kürzer.

Hufeland

8 Baldrian Valeriana officinalis L. und Varietäten Tafel 1, Figur 3

Volksnamen: Augenwurz — Ballerian — Bertram — Bullerian — Dannmark — Dreifuß — Hexenkraut — Katzenkraut — Katzenwargel — Katzenwurz — Maria-Magdalena-Wurzel — Marienwurzel — Meuten — Mondwurz — Tollerjan — Walderian — Viehkraut — Wendwurzel

Botanik: Der ausdauernde Wurzelstock treibt nach allen Seiten lange, gelbbraune Wurzeln und Ausläufer. Der Stengel wird 30 bis 120 cm hoch, ist röhrig, schlank und aufrecht, leicht gefurcht. Die gefiederten Blätter sind gegenständig am Stengel; die Blättchen selbst sind lanzettich und gezähnt oder schmal, linear und ganzrandig. Die gipfelständige Trugdolde ist flach und dreiteilig. Die Blüten rosa bis zart purpurrötlich, manchmal weiß.

Geruch und Geschmack: Der frisch geerntete Wurzelstock ist fast geruchlos. Erst nach dem Trocknen verstärkt sich der Geruch zu dem charakteristischen Baldriangeruch. Manche Wurzelstöcke von etwas feuchteren Standorten bekommen einen durchdringenden, fast widerlichen Geruch.
Der Geschmack ist mehr bitterlich, kampferartig gewürzt und etwas scharf. Beim Trocknen der Wurzel muß man darauf achten, daß Katzen fern gehalten werden, da diese durch den Geruch in eine Art Verzückung geraten und unter jämmerlichem Geschrei sich darauf herumwälzen.

Blütezeit: von Anfang Juni bis Ende Juli, vereinzelt bis Ende August.

Standort: Über ganz Europa verbreitet. Der Baldrian wächst gerne in feuchten Gebüschen, Hecken, auf Wiesen, jedoch auch auf steinigen, trockenen und höher gelegenen Lagen. Die Pflanzen von trockenen Standorten sind immer vorzuziehen, da diese aromatischer und wirkungsvoller sind.
Der Baldrian kann auch gärtnerisch kultiviert werden. Da die Pflanze Katzen anzieht, ist eine Baldrian-Kultur entsprechend einzufrieden.

Heilkräftiger Pflanzenteil ist in erster Linie der Wurzelstock (Richtig: Rhizoma Valerianae, doch auch Radix Valerianae). Aus den Wurzeln wird auch das Extrakt (Extractum Valerianae) und der weingeistige Auszug (Tinctura Valerianae) gewonnen. Der Wurzelstock wird im September und Oktober ausgegraben. An

Heil- und Wirkstoffen beinhaltet die Wurzel ätherisches Öl, (Oleum Valerianae), das wieder aus einer Reihe von Stoffen besteht, u. a. einer Isovaleriansäure, die diese charakteristische beruhigende Wirkung auslöst. Ferner Gerbsäure, Apfel-, Ameisen- und Essigsäure, Gummi, Schleim, Zucker, Harz, Stärke und verschiedene Salze. Über eine Reihe von Wirkstoffen besteht noch Unklarheit.

Heilwirkung: Die Baldrianwurzel ist ein Hauptmittel gegen nervöse Störungen, nervöse Erschöpfung, geistige Überarbeitung und Schlaflosigkeit. Baldrian wird Frauen bei Erregungszuständen, krankhaftem Nerven- und Seelenzustand besonderer Art (Hysterie), Migräne, nervöser Benommenheit, krampfartigem nervösem Erbrechen und bei Störungen in den Wechseljahren (Klimakterium) besonders empfohlen. Da bei allen Nervenleiden die Heilerfolge noch von vielen anderen Umständen abhängig sind, kann so manche Behandlung mit Baldrian allein nicht den gewünschten Erfolg bringen. Dies setzt jedoch den Heilwert der Pflanze nicht herab!
Der berühmte deutsche Naturarzt Hufeland sagte vom Baldrian: „Er ist eines der besten Nervenmittel, das ich kenne, zur Stärkung und Regulierung des Nervensystems, wo er als Tee, am Morgen und Abend, täglich getrunken wird. Ich habe dadurch langwierige Nervenschwäche, Hysterie und Krämpfe aller Art verschwinden gesehen." Auch viele andere berühmte Naturärzte, wie Rademacher und Kneipp u. a. bestätigen die hervorragende Heilwirkung des Baldrians.

Bei nervösen, unruhigen Kindern mit Neigung zu Darmkoliken kann ebenfalls eine Baldriantee-Kur nur von Nutzen sein. Überhaupt bei Verdauungsstörungen nervöser Art durch ungenügende Absonderung der Verdauungssäfte im Magen und Darm, bei nervös verursachten krampfartigen Zuständen mit Übelkeit, bei „nervösem" Erbrechen sowie bei kolikartigen Gasstauungen wirkt der Baldriantee als ein vorzügliches magenstärkendes Mittel.
Baldrian ist ein sehr gutes Naturheilmittel gegen die aus neurotischen Zuständen resultierende Furchtsamkeit und krankhafte Ängstlichkeit; er ist darüber hinaus ein vollkommen unschädliches und bewährtes Mittel zur Abgewöhnung von Alkohol- und Nikotinmißbrauch. Der Konsum dieser Suchtgifte nimmt ja in unseren Tagen der Hast, Erregung, Unruhe und damit nervlicher Überbelastung bedenklich zu!
Der Gehalt der Pflanze an ätherischem Baldrianöl regt in kleinen Gaben das Nervensystem an und wirkt darüber hinaus auf das Herz, den Kreislauf und auf die Körpermuskulatur. Baldrian ist daher auch ein Anregungsmittel bei allgemeiner Körperschwäche und Kreislaufschwäche.

Sehr zu empfehlen ist eine Mischung von Baldriantee mit anderen krampfstillenden und beruhigenden Heilpflanzen zu einer Teemischung von gleichen Teilen, so u. a. mit Anis (Nr. 4) oder Fenchel (Nr. 32) oder mit Kamille (Nr. 60) oder Hopfen (Nr. 53). Besonders die Mischung mit Hopfen ist bei schweren nervösen Schlafstörungen bzw. andauernder Schlaflosigkeit sehr angezeigt. Es wird schon nach wenigen Tagen eine Besserung eintreten, ein früheres langsames Einschlafen und immer mehr sich bessernde Dauer und Tiefe des Schlafes. Bei schwerer Schlaflosigkeit müssen die zuerst kleinen Dosen allmählich gesteigert werden. Eine schädliche Nebeneinwirkung ist keineswegs zu befürchten. Der

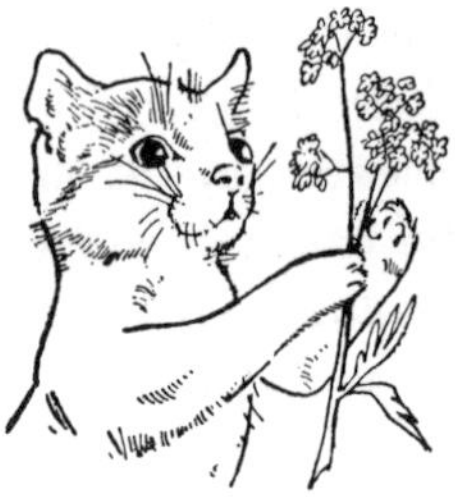

Baldriantee soll aber nicht zu lange regelmäßig genommen werden. Nach etwa 2 bis 3 Wochen soll man die Teekur auf einige Zeit unterbrechen, die man bei Bedarf dann wieder fortsetzen kann. Bei nervösen Herzbeschwerden sei folgende Teemischung empfohlen: Baldrianwurzel, Lavendelblüten (Nr. 78), Kamillen (Nr. 60) und Fenchel (Nr. 32) werden zu gleichen Teilen gemischt. Von dieser Teemischung verwende man 2 Teelöffel für 1 Tasse im Aufguß. Man trinke täglich 2 bis 3 Tassen, jedoch immer schluckweise. Für die Zubereitung des Baldriantees sind 2 Variationen üblich. Die einen bevorzugen die Bereitung des Tees in Form des gewöhnlichen Aufgusses, die anderen sind für kalte Zubereitung. Den besseren Heilerfolg soll man mit der Kalt-Zubereitung erzielen. 1 bis 2 Teelöffel feingeschnittene Baldrianwurzel (in der Volksheilkunde nimmt man statt dessen auch 2 Teelöffel getrocknete Blätter) werden am Morgen mit 1 Tasse kaltem Wasser angesetzt, läßt mindestens 8 Stunden ziehen und seiht dann ab. Am Abend vor dem Schlafengehen erwärmt man den abgeseihten Tee bis zur Trinkreife und trinkt denselben schluckweise warm.

In der Volksheilkunde wird die getrocknete Wurzel zu feinem Pulver zerstoßen und eingenommen. Man nimmt in diesem Falle 1 Messerspitze Pulver und trinkt einen Schluck Wasser nach. Dies 3mal am Tage.

Wer die Tinktur bevorzugt, nehme 3mal täglich 20 Tropfen auf ein Stückchen Zucker oder zu einem Schluck Wasser.

Vor zu großen Dosen sei aber bei der sonst so segensreichen Wirkung des Baldrians gewarnt. Der zu lange Gebrauch und die steigernde Menge kann die sogenannte „Baldriansucht" auslösen, die in weiterer Folge Lähmungserscheinungen und Herzbeschwerden hervorbringt.

Aus alten Kräuterbüchern und Volksheilkunde: Baldrianwurzel gesotten oder das Pulver mit Wein vermischt und getrunken, beseitigt das Seitenweh, nimmt die Blähungen, treibt den Harn und die Monatszeit der Frauen.

Baldrianwurzeln in Wasser oder Wein gesotten und am Abend einige Tropfen in die Augen geträufelt, macht einen klaren Blick. Das ganz frische Kraut samt der Wurzel zerstoßen, lege man bei Kopfschmerzen auf die Stirne. (Kopfumschlag.)

Baldrian war auch im Theriak enthalten, da ihm auch die Kraft gegen Seuchen zugeschrieben wurde.

Anwendung in der Homöopathie: Die homöopathische Tinktur Valeriana, 3mal täglich je 20—30 Tropfen mit etwas Zuckerwasser eingenommen, wird bei reizbarer Nervenschwäche, geschlechtlicher Erregung, Hysterie, Schlaflosigkeit, Neuralgie, Kopfschmerzen, Hexenschuß, Schmerzen und Steifheit im Kreuz, nervösen Herzbeschwerden, Magenkrämpfen, Blähsucht, Ohnmachtsanfällen und bei Störungen in den Wechseljahren angewendet.

Anwendung in der Tiermedizin: Baldrianwurzel wird als Tee oder Pulver oder kombiniert mit anderen Pflanzenteilen als „Viehpulver" den Haustieren eingegeben bei Krämpfen aller Art, Verdauungsstörungen, kolikartigen Gasstauungen, als magenstärkendes Mittel zur Förderung der Freßlust oder als beruhigendes Mittel.

Anmerkung: Ein Verwandter des Baldrian ist der **Speik,** Valeriana celtica L., Alpenbaldrian — Speiker — Speikkraut — Spiker — Spikkraut — Keltische Narde

Heilwirkung: Die in den höheren Alpenregionen auf tiefgründigen Matten, den sogenannten „Speikböden", gedeihende alpine Heilpflanze hat die gleichen Inhaltsstoffe wie der Baldrian und wird in der gleichen Weise in der Naturheilkunde angewendet. Bei den Alpenbewohnern gilt der Speik als noch wertvoller als der Baldrian der Ebene. Der Wurzeltee wird nicht gesüßt. In manchen Gebirgsgegenden wurde der Speik fast ausgerottet und mußte unter Naturschutz gestellt werden.

9 Bärlapp Lycopodium clavatum L. — Tafel 1, Figur 4

Volksnamen: Denkraut — Drudenfuß — Gäbeli — Gichtmoos — Gürtelkraut — Harnkraut — Hexenkraut — Harschar — St. Johannisgürtel — Katzenleiter — Kote — Krähenfuß — Löwenfuß — Neunheil — Saukraut — Schlangenmoos — Schoßwurz — Seihkraut — Teufelsklauen — Weingrün — Weinkraut — Wolfsklauen — Wolfsranke — Zigeunerkraut

Botanik: Die ausdauernde Pflanze hat moosartige, 1 bis 2 m lange, auf dem Boden dahinkriechende, beblätterte Stengel mit aufsteigenden, gegabelten Ästchen. An der dem Boden zugekehrten Seite entwickeln sich zahlreiche feine, kleine Wurzeln.
Der Bärlapp ist blütenlos. Die vierjährige Pflanze entwickelt auf den aufrechten Stielen, die weniger beblättert und dünner aussehen, meist gabelige Fruchtähren. In den Winkeln der dachziegelartig angeordneten Blättchen sitzen die Sporenbehälter. Diese enthalten die Sporen, die sich als ein sehr feines, blaßgelbes Mehl aus den Sporenbehältern schütteln lassen. Das staubartige Sporenmehl

wird im Volke vielfach „Hexenmehl" oder Blitzpulver genannt, da es mit leuchtenden Funken verspritzt, wenn man es gegen ein Feuer bläst. Die Sporen keimen erst nach etwa 5 bis 7 Jahren, worauf sich an diesen dann die Geschlechtsorgane entwickeln. Dies bezeichnet man als Generationswechsel.

Sporenreife: August, September.

Standort: Der Bärlapp wächst in ganz Europa in Nadelwäldern und auch auf Heiden, seltener auf trockenen Wiesen, kieselsäurehaltige Erde immer bevorzugend.

Heilkräftige Pflanzenteile sind die Bärlappsamen (Semen Lycopodii). Aus ihnen wird die flüssige Aufweichung (Emuio Lycopodii) bereitet. Die Bärlappsamen, botanisch richtig Sporen bezeichnet, führen auch die Namen Bärlappmehl oder Hexenmehl. Die Sporen werden zur Zeit der Sporenreife (August, September) aus den vorsichtig abgeschnittenen Fruchtähren ausgeklopft. Das Bärlappkraut (Herba Lycopodii) wird in der Volksmedizin verwendet. Es wird ab Mai bis September geerntet und im Schatten getrocknet. An

Heil- und Wirkstoffen finden wir beim Bärlapp das Alkaloid Lykopodin, ein sauer reagierendes fettes Öl, ferner Glycerin, organische Säuren, gesättigte Säuren, wie Palmitin, Stearin, Arachin, schließlich Hydrokaffeesäure, Zitronen- und Apfelsäure. Auch Proteinstoffe, Zucker, Harze und Aluminiumverbindungen wurden festgestellt.
Das Bärlappmehl, desgleichen das Kraut, ist fast geruch- und geschmacklos. Das Mehl soll in guter Qualität ein leichtes, fließendes, gelbliches Pulver sein. Es fühlt sich etwas fettig an und bleibt an den Fingern haften. Dies rührt daher, daß die Sporen ein fettes, rizinusölähnliches Öl enthalten. Dieses Öl wird nie ranzig.

Heilwirkung: Die Sporen dienen vor allem als Puder beim Wundsein kleiner Kinder sowie bei hartnäckigen, meist nässenden Hautausschlägen sowohl bei Kindern als auch bei Erwachsenen. Dieses Naturheilmittel, bereits in den mittelalterlichen Kräuterbüchern empfohlen, wird vereinzelt auch heute noch gerne verwendet. Fettleibige sollen dieses Streupulver zum Einstreuen zwischen den Leisten- und Schenkelfalten zur Beseitigung der übelriechenden Transpirationserscheinungen regelmäßig verwenden.
Seltener ist die innerliche Verwendung des Bärlappmehles. So wird dieses mit Milchzucker verrieben, gegen gewisse Blasenleiden eingenommen, besonders gegen Blasenkatarrhe bei älteren Menschen, wenn sie beim Urinieren über starkes Brennen in der Harnröhre oder über Blasenschmerzen klagen. Desgleichen werden Krämpfe in den Harnleitern behandelt und auch bei Steinleiden soll eine Erleichterung nach dem Einnehmen von Bärlappmehl festgestellt worden sein.

Da nach größeren Dosen von Bärlappmehl eine erhöhte Urinausscheidung erfolgt und damit die Harnsäureausscheidung steigt, wäre eine gelegentliche Anwendung bei Gicht und Rheumatismus in Erwägung zu ziehen.

Anwendung in der Volksheilkunde: In der Volksheilkunde wird vielfach das ganze Kraut verwendet und davon ein Tee bereitet. Sowohl der Sporen- als auch der Kräutertee dürfen niemals kochen, sondern es darf die Menge von 1 Teelöffel für 1 Tasse nur mit eben gekochtem Wasser überbrüht werden. Der Tee findet Anwendung für alle Erkrankungen der Harn- und Geschlechtsorgane, bei Nierengrießbildung und bei Nierenkoliken. Ein weiteres Anwendungsgebiet in der Volksmedizin ist die Behandlung chronischer Hautausschläge. Ebenso gilt der Bärlapp als ein sehr geschätztes Mittel gegen Skrofulose und Rachitis.

Anwendung in der Homöopathie: In der Homöopathie hat der Bärlapp noch heute eine große Bedeutung, und die vielseitige Anwendung zeigt, daß diese Heilpflanze in ihrem Werte wohl erkannt wird. Die Tinktur (Lycopodium, dil D 3 - D 8) blaßgelb und fast geruchlos, wird bei Bläschenausschlag, Borkenflechte mit nächtlichen Brennschmerzen sowie bei eiternden und nässenden Flechten angewendet. Bei periodischen Furunkeln und alten bösartigen Fußgeschwüren; bei Kopfschmerzen, besonders wenn sie periodisch auftreten, Ausfallen der Haare nach schweren Krankheiten, wie Wochenbettfieber oder Typhus. Bei Augenentzündungen der Neugeborenen, Ohrenfluß mit Schwerhörigkeit, chronischem Ohrensausen und Nasenbluten, Nasenbluten von Tuberkulosekranken, bei Zahnschmerzen, Caries der Zähne (Zahnfäule), Zahnfleischblutung, Entzündungen des Rachens, des Mundes und bei Soor. Bei brandiger Halsentzündung, Angina, Scharlach, Geschwüren aller Art, bei Koliken und Leistenbrüchen, wenn bei letzeren angesammelte Gase die Ursache sind. Bei chronischer Hartleibigkeit, Erkrankungen der Harnwerkzeuge, Blasenkrampf der zahnenden Kinder, bei Blutharnen, Grieß- oder Sandabgang, bei Tuberkulose mit salzigem Auswurf und Blutspeien und eiternder Lungensucht. Bei Hodenschmerzen, Hodenverhärtungen, Weißfluß, chronischem Rheumatismus, Knochengicht, Gelenksentzündungen mit Veränderung der Gelenksformen (Arthritis deformans). Außerdem bei chronischem Magenkatarrh der Trinker, bei Hämorrhoiden, Leberentzündung, krankhaften Wucherungen des Bindegewebes besonders der Leber, Bettnässen, sexueller Schwäche der Männer mit Reizbarkeit und schließlich bei Krampfadern.

Anwendung in der Tiermedizin: Bärlapp ist in der Tiermedizin ein ausgezeichnetes Mittel, um die Unfruchtbarkeit der Haustiere zu beheben. Man gebe 15 bis 20 Tropfen der Bärlapptinktur auf ein Stück Brot und verabreiche dies einige Monate lang durch 8 bis 10 Tage dem betreffenden Haustier.
Ferner ist es anzuwenden gegen Schwindel, Knotenauftreibungen, Krämpfe und

krankhafte Abmagerung, Egelsucht, Harnruhr, Husten, Ruhr, Augenliderknoten, Beulen, Knochenfraß, Lungensucht und Wassergeschwülste.
Wenn man während der Säugezeit in der oben beschriebenen Weise dem Mutter- und Jungvieh täglich Bärlapp eingibt, bleiben die Tiere viel widerstandsfähiger gegen Krankheiten, und besonders die jungen Tiere werden kräftig und gesund.

In Schweden, Südbayern und Tirol wäscht man Pferde und Rinder mit einer Abkochung des

Tannen-Bärlapp (Lycopodium selago L.)
um sie von den Läusen zu befreien. Innerlich darf aber diese Bärlapp-Art nie dem Vieh eingegeben werden, da sie Erbrechen auslösen würde.

Anmerkung: Der in den Alpenländern bis zur Schneegrenze vorkommende

Alpen-Bärlapp (Lycopodium alpinum L.)

mit dem Volksnamen Teufelshosenband, wird in der Volksheilkunde der Alpenbewohner und auch in der Tiermedizin genau so verwendet wie der Keulenförmige Bärlapp.

— Bärlauch siehe unter Lauch-Arten, Nr. 77/a

10 Basilienkraut Ocimum basilicum L.

Synonyme: Basilicum indicum — B. citratum Rumpf.

Volksnamen: Basilge — Basilikum — Basilkraut — Braunsilge — Königskraut — Krampfkräutel — Nelkenbasilie — Suppenbasil

Botanik: Das einjährige Kraut ist buschig verzweigt und wird etwa 40—60 cm hoch. Die Blätter sind langgestielt, etwa eiförmig, ganzrandig oder etwas gezähnt. Die Blüten sind mehrfarbig, weiß, rosa oder purpur, in achselständigen Trugdolden, an den oberen Stengelzeilen oder an den Zweigenden. Die Blumenkrone ist zweilippig.

Geruch und *Geschmack* sind würzig, angenehm.

Blütezeit: Ende Juni bis September.

Standort: Ursprünglich in Indien beheimatet, wurden Pflanzenteile in den Grabkammern der Pyramiden um das Jahr 3500 v. Chr. gefunden. In Rom galt zur Zeit der Cäsaren, Basilikum als ein sehr geschätztes Heil-, Gewürz- und Zierkraut. Durch die Mönche im 12. Jahrhundert nach Mitteleuropa gebracht, akklimatisierte sich das Basilikum bald und wird heute vielfach gärtnerisch angebaut. Wildwachsend kommt es nördlich der Alpen kaum vor. Die Pflanze bevorzugt humus- und nährstoffreichen Boden in sehr sonniger, windgeschützter Lage. Basilikum ist sehr kälteempfindlich, darf sogar nur mit lufttemperaturwarmem, nie mit frischem Brunnenwasser begossen werden.

Heilkräftiger Pflanzenteil: Man sammelt das blühende Kraut (Herba Ocimi basilici oder Herba basilici) bei praller Mittagssonne durch Abschneiden über der Bodenoberfläche. Man kann auch die Blätter allein abernten. Zumeist sind zwei Ernten, im Juli und in der zweiten Septemberhälfte möglich. Die erste Ernte liefert heilsamere Drogen. Die Trocknung der ganzen Pflanze erfolgt nur im Schatten, in kleinen Bündeln, an luftigen Stellen (rußfreien Dachböden) aufgehängt. Die einzelnen Blätter werden zum Trocknen auf Holzrastern aufgelegt. Die völlig trockene Droge wird kleingeschnitten und muß in luft- und lichtdichten Behältern aufbewahrt werden. Wird dies nicht befolgt, verliert Basilikum bald die Heil- und Würzkraft. An

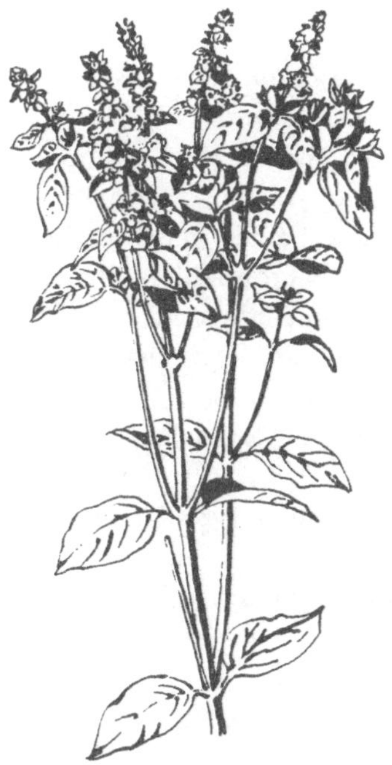

Heil- und Wirkstoffen wurden bisher ein ätherisches Öl, Cineol, Methylcavicol, Gerbstoff, ein Glukosid und ein saures Saponin festgestellt. Eine Reihe von Inhaltsstoffen sind noch nicht näher erforscht.

Heilwirkung: Das Basilienkraut bzw. die Blätter sind als ein blähungstreibendes Mittel und nicht minder als ein magenstärkendes und appetitanregendes Mittel zu loben. Wir werden Basilikum mit Erfolg anwenden bei Magenkatarrh, Darmentzündung, Magendarmkatarrh, bei Vergiftungerscheinungen im Magen-Darm-Abschnitt, bei Magenkrämpfen, Erbrechen, bei Blähungen und bei Stuhlverstopfung.
Fast gänzlich unbekannt ist die Heilanwendung bei Keuchhusten, wobei wir die Heilwirkung auf Lungenerkrankungen ausdehnen können. Sogar im Anfangsstadium von tuberkulösen Krankheitserscheinungen können wir mit einem beachtlichen Erfolg rechnen, doch muß das Leiden stets vom Arzt kontrolliert werden.
Abschließend sei noch erwähnt, daß das Basilienkraut auch heilsame Anwendungsmöglichkeiten bei vielen Erkrankungen der Harnorgane liefert, so bei Nierenentzündung, Blasenkatarrh, bei Harnbrennen oder schmerzhaftem Urinieren. Bei Weißfluß wird ebenfalls eine Heilung erfolgen.

Als Tee mischen wir Blüten, Blätter und die obersten, ganz zarten Stengelteilchen zusammen, oder wir verwenden die Blätter allein. Ein Teelöffel für eine Tasse im Aufguß, 2—3 Tassen am Tage schluckweise und ungesüßt getrunken. Nur bei der Anwendung als Husten- oder Lungentee dürfen wir mit Honig süßen.

Anwendung in der Homöopathie: Die gleichen Krankheitserscheinungen können auch homöopathisch mit dem Präparat "Basilicum, dil D1", täglich 3mal je 10 Tropfen, behandelt werden.

Anwendung in der Volksheilkunde: Bei Nierenentzündung empfiehlt die Volksheilkunde eine Teemischung von Basilienkraut und Birkenblätter (Nr. 13), zu gleichen Teilen, im Aufguß, 1 Teelöffel für 1 Tasse, 2—3 Tassen täglich, schluckweise und ungesüßt.
Von den vielen Arten Basiliensalbe oder auch „Königliche Salbe" genannt, sei eine empfohlen: 9 Teile Frischsaft vom Basilikum, 3 Teile Erdnußöl (Anhang D/1), 3 Teile Wachs, 3 Teile Kolophonium, 3 Teile Hammeltalg und 2 Teile Terpentin, alles leicht angewärmt, gut vermengt und in einem licht- und luftdichten Gefäß aufbewahrt, gilt als eine sehr gute Wundsalbe.
In der Naturheilkunde wird Basilikum als Tee genossen, als sexuelles Anregungsmittel (Aphrodisiakum) empfohlen.
Äußerliche Anwendung als Teeumschlag bei schlecht heilenden Wunden, Eiterungen und Quetschungen.
Basilienblätter in Kornbranntwein angesetzt, dieser als Umschlag auf eiternde Wunden gebracht, alle 2—3 Stunden erneuert, wirkt eiterentziehend und wird keine Blutvergiftung entstehen.
Als Gurgelmittel bei Halsschmerzen und Heiserkeit ist der Basilientee sehr beliebt.

Anwendung in der Tiermedizin: Bei kolikartigen Krämpfen wurden früher die Pferde mit Basilienschnaps eingerieben.
Basilikum ist eine ausgezeichnete Bienenweide und sollte um jede Bienenhütte viel Basilikum stehen. Basilikumtee mit Honig gesüßt, in flachen Schüsseln vor der Bienenhütte aufgestellt, ist eine wertvolle Bienentränke. Die Bienen bleiben gesund und sind bei Bienenruhr kaum anfällig. Der Honig, mit dem wir den Basilikum-Bienentee süßen, soll jedoch von anderen Bienenstöcken stammen.

Anwendung in der Küche: Basilikum ist ein beliebtes Küchengewürz. Die frischen Blätter, fein zerkleinert, werden in Suppen, Fleisch- und Fischgerichten beigegeben. Auch bei der Bereitung von sauren Gurken kann man etwas Basilienkraut beigeben. Den aromatischesten Duft haben die Blätter bei Beginn der Blütezeit.

11 Beinwurz Symphytum officinale L. Tafel 1, Figur 5

Volksnamen: Beinwell — Glotwurzel — Hasenbrot — Hasenlaub — Himmelsbrot — Honigblum — Kuchenkraut — Lotwurz — Milchwurz — Schärzwurz — Schmalwurz — Schmeerwurz — Soldatenwurzel — Speckwurz — Wallwurz — schwarze Waldwürze — Wottel — Zuckerhaferl

Botanik: Die mehrjährige Wurzel geht sehr tief in den Boden, ist dick, spindelförmig, ästig, saftig, außen dunkelbraun bis schwärzlich, innen hellgelb bis weiß. Der Stengel ist saftig, ästig, rauhhaarig, 30 bis 100 cm hoch. Die Wurzelblätter sind groß, gestielt, zungenförmig und rauhborstig. Die Stengelblätter laufen wie die Zweige weit am Stengel herab und sind ebenfalls rauhborstig. Die Blüten haben eine schmalglockige Form, stehen endständig in einseitigen eingerollten Trauben von schmutzigweißer bis rosa oder violetter Farbe.

Geruch und Geschmack: Die Wurzel ist fast geruchlos, manchmal schwach würzig, der Geschmack leicht würzig, kampferartig, schleimig, schwach klebrig und zusammenziehend.

Blütezeit: Mai bis August.

Standort: Die Beinwurz wächst in ganz Mitteleuropa an feuchten Stellen, Gräben, längs der Ufer von Gewässern und auf feuchten Wiesen. Der Landwirt sieht sie nicht gerne auf seinen Wiesen, da sie sehr viel Bodenkraft verbrauchen und vom Weidevieh, der Rauhborstigkeit wegen, gemieden werden. Als Tiefwurzler läßt sich die Beinwurz schwer ausrotten.

Heilkräftige Pflanzenteile: Man sammelt die Wurzeln (Radix Consolidae oder Radix Symphyti) im Frühjahr oder Herbst. Zwischen März und April, je nach Winterausgang einerseits, oder im Oktober und November anderseits, haben die Wurzeln den höchsten Allantoin-Gehalt. Bei der Frühjahrsernte der Wurzel soll die Pflanze noch nicht blühen. Die Beinwurz dürfte in keiner Kräuterecke des Hausgartens fehlen! Die Wurzeln werden mit einer Spitzschaufel ausgestochen. Ausziehen wäre vergeblich, da die im Boden sehr tief festsitzende Wurzel leicht abbricht. Zur Bereitung der „Schwarzwurzelsalbe" verwendet man die frisch ausgegrabene Wurzel. Man kann aber auch die Wurzel trocknen und später den Brei oder die Salbe bereiten. Die sehr saftige Wurzel läßt sich jedoch nur schwer trocknen und wird beim Trocknungsprozeß leicht schimmelig. Auch nur leicht angeschimmelte Wurzeln dürfen nicht verwendet werden, da sich bei der Schimmelbildung der wertvollste Heilstoff, das Allantoin, sofort zersetzt. Man schneidet die Wurzel, nachdem sie ein wenig eingetrocknet ist, der Länge nach in einige Stücke und trocknet diese in Ofennähe vorsichtig nach. Bei feuchtem Wetter sehr vorsichtige Trocknung im nicht zu warmen Backrohr.

Heil- und Wirkstoffe: Die Wurzel enthält das Allantoin, ferner Cholin, Schleim, Gerbstoff, Harz, Zucker, Gummi, Asparagin, ein Alkaloid, das Symhito-Cynoglosin, ferner Consolidin und Consolicin.

Heilwirkung: Keine der einheimischen Heilpflanzen enthält den Heilstoff Allantoin in so reicher Menge wie die Beinwurz, jenen Heilstoff, der für die Zellbildung am meisten benötigt wird. Allantoin bringt schwer heilende Wunden selbst bei Eiterbildung zur Abheilung. Das ebenfalls in der Wurzel enthaltene Cholin wirkt auf den Kreislauf, indem die Gefäße in der Haut erweitert werden und dadurch die Durchblutung bei gleichzeitiger Vermehrung der roten Blutkörperchen gesteigert wird. Weitere Heilstoffe ergänzen die so günstige Heilwirkung. Da das rein chemisch hergestellte Allantoin die Wundheilung nicht anregt und schon gar nicht eitrige Wunden zum natürlichen Abheilen bringt, kann mit Recht geschlossen werden, daß in dem Allantoin der Beinwurz nicht wägbare biologische Kräfte enthalten sind, die in chemischen, anorganischen Produkten fehlen. So ist die Beinwurz eines der besten Wundmittel bei äußeren und inneren Wunden, bei Verletzungen aller Art, Schnittwunden, Rissen, Quetschungen, Knochenbrüchen und Blutergüssen. Vielgerühmt und altbewährt ist die Anwendung der sogenannten warmen Breiumschläge, die ganz einfach herzustellen sind. Je nach der Größe der Wunde oder des Blutergusses werden 2 bis 4 Eßlöffel der getrockneten und gepulverten Wurzel in einer Porzellanschüssel unter Zugabe kleiner Mengen heißen Wassers sorgfältig zu einem Brei verrührt. Der warme Brei wird auf einen Leinwandstreifen gestrichen und dieser nun aufgelegt. Diese Auflagen werden alle 2 bis 4 Stunden erneuert. Neben den bereits aufgezählten Fällen eignen sich die Auflagen eines warmen Wurzelbreies bei skorbutischen Geschwüren, Geschwülsten, Krampfadergeschwüren, Gesichtsrose, bei rheumatischen Muskelverdickungen, Gichtknoten, Verhärtungen der Brustdrüsen, Narbenschmerzen, Knochenschmerzen, bei schmerzenden Amputationsstümpfen, Zellgewebsentzündungen, Knochenentzündungen, Knochenerweichung und Beinhautentzündung.
Statt des Breiumschlages kann auch die sogenannte SCHWARZWURZELSALBE angewendet werden. Die frisch gesammelten und gut gereinigten Wurzeln werden ganz fein geschnitten und in reinem Schweinefett ausgelassen. In heißem Zustande wird das Fett durch ein Leinentüchlein geseiht und zum Schluß gut ausgepreßt, wobei das abtropfende Fett sogleich in den zur Aufbewahrung bestimmten Behälter hineinfließt. Die gewonnene Salbe wird im Bedarfsfalle wie der Breiumschlag angewendet. Diese Salbe hält sich über ein Jahr und sollte in keinem Bauernhaus fehlen, da sie für die Wundbehandlung von Mensch und Tier unentbehrlich ist. Wird auf eine noch so verschmutzte Wunde die Schwarzwurzelsalbe gestrichen, verhindert dies die Entstehung einer Blutvergiftung und heilen die tiefsten Fleischwunden fast narbenlos zu. Die Salbe darf in keinem Metallgefäß aufbewahrt werden!

Nicht minder gute Heilwirkungen werden erzielt, wenn man die Beinwurz innerlich anwendet. Man gebrauche sie gegen verschiedene Beschwerden des Verdauungsapparates, gegen Magenkatarrh mit oder ohne Durchfall, Ruhr, Nierenerkrankungen sowie bei übermäßig starker Monatsregel der Frauen. Ferner gegen Magenblutungen, Bronchialkatarrh, Lungenentzündung, Bluthusten, Blutspucken, Grippe, Rippenfellentzündung u. a.
Zum innerlichen Gebrauch wird ein Teeaufguss bereitet; 2 Teelöffel der kleingeschnittenen Wurzeln für 1 Tasse im Aufguß ohne Zucker, 2 bis 4 Tassen am Tage werden schluckweise warm getrunken. Der Tee kann auch auf folgende Art bereitet werden: 3 gehäufte Teelöffel der feingeschnittenen frischen oder getrockneten Wurzeln werden in 2 Tassen Wasser durch 10 Stunden kalt angesetzt und dann abgeseiht. Auf die abgeseihten Wurzeln gibt man nun 1 Tasse Wasser, läßt einmal aufkochen und seiht dann sogleich ab. Diese heiße Teemenge wird nun mit den gewonnenen 2 Tassen kalten Tees vermischt und untertags schluckweise getrunken.

Bei Magengeschwüren sei nachstehender Mischtee empfohlen:

100 g Beinwurz, frisch oder getrocknet,
50 g Ringelblumen (Nr. 101),
50 g Vogelknöterich (Nr. 126).

Je 1 Teelöffel von dieser Teemischung im Aufguß für 1 Tasse. Am Tage 3 bis 4 Tassen ungesüßt schluckweise trinken.

Aus alten Kräuterbüchern und Volksheilkunde: So wie die oben beschriebene Salbe aus Schweineschmalz hergestellt wird, bereitet man auch eine Salbe mit Dachsfett, die gegen Kröpfe und Bruch Anwendung findet.
Der Teeaufguß aus den frischen Wurzeln getrunken und die Wurzeln gegessen, gilt als blutverbessernd und wird Zuckerkranken angeraten.
In der Schweiz werden die Blätter der blühenden Pflanze in Omelettenteig getaucht und im heißen Fett herausgebacken. Diese Speise gilt als sehr gesundheitsfördernd, blutreinigend und blutbildend.

Die sogenannte Schwarzwurzel-Honigmischung wird auf verschiedene Arten bereitet; entweder wird der ausgepreßte Saft aus den Frischwurzeln mit dem Honig vermengt, oder es wird ein warmer Wurzelbrei hergestellt und dieser dem Honig beigegeben. Diese Arznei wird allen Kranken mit inneren Blutungen empfohlen und ganz besonders Lungenkranken. Selbst Tuberkulose können durch die Anwendung dieses Naturheilmittels geheilt werden.

In der Volksheilkunde wird auch vielfach der Beinwurz- oder Schwarzwurzelwein bereitet. 2 bis 5 Stück frische oder getrocknete Beinwurzeln, je nach Größe, werden in 1 Liter gutem Weißwein etwa 5 bis 6 Wochen angesetzt. Dieser Wein dient zur inneren Stärkung bei Lungenblutungen, bei Blutverlusten nach schweren Operationen und größeren Wunden sowie bei Blutarmut.

Die Beinwurztinktur der Volksheilkunde wird wie folgt hergestellt: 200 g Beinwurzwurzeln werden klein geschnitten und in 1 Liter 96prozentigem Weingeist durch 20 Tage in einer gut verschlossenen Flasche angesetzt. Die Flasche soll stets in Zimmerwärme stehen. Nach Ablauf der 20 Tage werden die Wurzeln abgeseiht und ausgepreßt. Der ausgepreßte Saft kommt zum Tinkturansatz, dieser schließlich wird mit 1/4 Liter abgekochtem, doch ausgekühltem Wasser verdünnt. Die Tinktur dient zur Wundenbehandlung. Ein Leinentüchlein wird mit dieser Tinktur getränkt und auf die Wunde aufgelegt oder es wird die Tinktur als Einreibung, nach vollständiger Schließung der Wunde, zur Anregung der narbenlosen Verheilung angewendet.
Bei innerlichen Blutungen, bei Magengeschwüren, blutigem Durchfall oder Ruhr nimmt man 20 Tropfen der Tinktur auf ein Stück Zucker ein.
Die Wurzel in Rotwein gesotten und diesen getrunken, stillt das Blutharnen, innere Blutungen und ist auch Schwindsüchtigen anzuraten.
Ein Pflaster aus Wurzeln und frischen Blättern über frische Wunden gelegt, heftet diese zusammen und die Wunden heilen rascher zu. Solche Umschläge lindern auch Hautentzündungen und bringen Erleichterung bei Quetschungen.

Anwendungen in der Homöopathie: In der Homöopathie wird aus der frisch gegrabenen Wurzel (Radix Consolidae) eine Essenz hergestellt, die äußerlich bei Knochenbrüchen und sonstigen Verletzungen zur Anwendung gelangt. Knochenhautentzündungen werden ebenfalls damit behandelt.
Die homöopathische Tinktur (20 Tropfen auf 1/2 Tasse Wasser) wird zur Mundspülung bei Eiterfluß der Kieferknochen, bei Erkrankungen der Schleimhäute mit Eiterungen des Zahnfleisches sowie bei skorbutischen Geschwüren angewendet. Ferner hat diese Tinktur auch gute Erfolge bei Knochenentzündung, Zellgewebsentzündung, Knochenerweichung, Knochenschwellungen, Knochenschmerzen nach Beinoperationen, bei Beinabnahmen, Quetschungen, Verrenkungen, Verstauchungen, Nervenschmerzen nach Verletzungen und bei Behandlung von Oberschenkelgeschwüren.
Bei Nervenschmerzen nach Verletzungen und bei Wundfieber nehme man die homöopathische Tinktur innerlich ein, 10 Tropfen auf 1/2 Eßlöffel Wasser.

Anwendung in der Tiermedizin: Sowohl der Wurzelbrei als auch die „Schwarzwurzelsalbe", der innerliche und äußerliche Gebrauch der Tinkturen und Essenzen ist genauso beim Hausvieh möglich und sollten diese Heilmittel daher stets in jedem Bauernhaus vorhanden sein.

Anmerkung: Die Beinwurz, die wegen der schwarzen Wurzel zumeist „Schwarzwurz" genannt wird, darf aber nicht verwechselt werden mit der

1. **Spanischen Schwarzwurzel,** Scorzonera hispanica L., deren ebenfalls schwarze Wurzeln ein wohlschmeckendes Gemüse geben. Während die Beinwurz bei uns

wildwachsend vorkommt, wird die Schwarzwurzel für den Küchengebrauch bei uns nur in Gemüsegärten gezogen. Sie kommt in der freien Natur in unseren Gegenden nicht vor; sie ist im Orient beheimatet.
Diese Schwarzwurzel gibt zwar ein sehr gesundes und nahrhaftes Gemüse ab, hat aber nicht die Heilkräfte der Beinwurz und kann als Ersatz für dieselbe daher nicht verwendet werden. Dagegen hat die

2. **Dickwurzelige Beinwurz,** Symphytum tuberosum L., von niedrigerem Wuchs und weiß-gelblichen Blüten und mehr in feuchten Wäldern vorkommend, die gleichen Inhaltsstoffe und kann genau so wie die erstgenannte arzneiliche Beinwurz verwendet werden.

12 Berberitze Berberis vulgaris L.

Volksnamen: Bubenlaub — Dreidorn — Essigscharl — Geißenlaub — Hasenbrot — Kuckucksbrot — Reselbeere — Sauerdorn — Spießdorn — Spitzbeeri — Weinscharln — Weinzäpferln — Zizerlstrauch

Botanik: Die Zweige dieses Strauches sind in der Jugend rutenförmig und von rötlicher Farbe. Sie verholzen später und erhalten eine schmutzig-graue Rinde. Die Blätter verwandeln sich zum Teil in dreiteilige Dornen. Die Kurztriebe entwickeln Laubblätter, in deren Achseln die herabhängenden, gelben Blütentrauben entspringen. Die Beerenfrüchte sind walzig und leuchtend rot.

Geruch und Geschmack: Der Geruch des Strauches ist schwach, die Wurzelrinde schmeckt stark bitter und färbt beim Kauen den Speichel gelb. Die reifen Beerenfrüchte haben einen angenehm säuerlichen Geschmack.

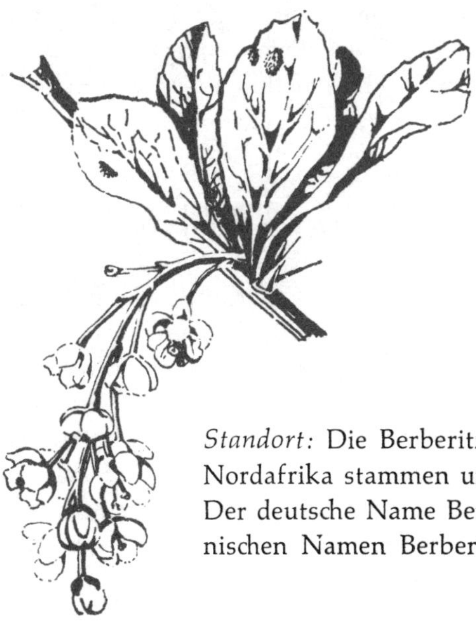

Blütezeit: Die leuchtend gelben Blütentrauben blühen im Mai und Juni.

Beerenreife: Im August und September. Während die unreifen Beeren etwas giftig sind, können die völlig gereiften Beeren bedenkenlos genossen werden. Sie sind alkaloidfrei.

Standort: Die Berberitze dürfte aus dem Lande der Berber in Nordafrika stammen und kam durch die Araber nach Spanien. Der deutsche Name Berberitze ist ein Lehnwort aus dem lateinischen Namen Berberis, womit die Römer die Herkunft des

Strauches andeuteten. Der vom Weidevieh wegen der Dornen gemiedene Strauch ist als „lebende Hecke“ sehr gut geeignet. Auf der Unterseite der Blätter werden die Wintersporen des Getreiderostes (Puccinia graminis) ausgebildet. Als Wirtspflanze dieses Getreideschädlings wird der Berberitzenstrauch in den Getreideanbaugebieten nicht geduldet und dort systematisch ausgerottet. Sein Standort bleibt daher auf die sonnigen Hänge oder lichten Wälder der alpinen Zonen beschränkt, wo er sehr gut gedeiht. Dort verdient er auch weitgehendste Anbauförderung.

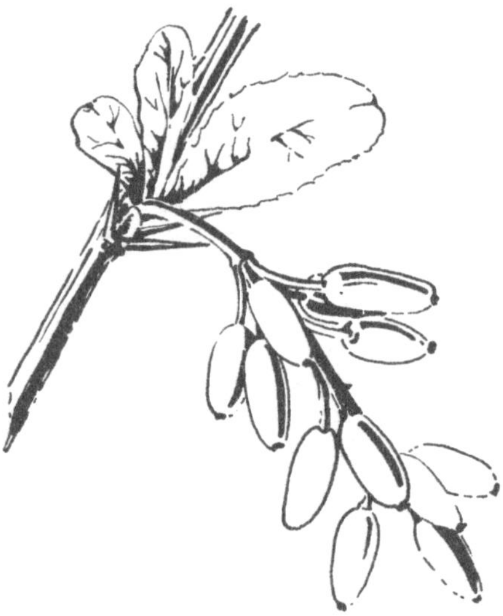

Heilkräftige Pflanzenteile: Die Beeren (Fructus Berberidis) und die Wurzelrinde der Wurzeln (Cortex Berberidis radicis). Erstere werden im August bis September geerntet, die Wurzeln dagegen im Spätherbst (November) oder im ersten Frühjahr (März). Die reifen Beeren werden an der Luft oder an der Sonne getrocknet. Bei feuchtem Wetter können sie im Backrohr bei mäßiger Wärme vorsichtig getrocknet werden. Sie dienen zur Marmeladebereitung. Die nach dem Einsammeln geschälte Wurzelrinde wird aufgefädelt und im Schatten getrocknet.

Heil- und Wirkstoffe: Die reifen Früchte enthalten nur Fruchtsäure, aber keine Wein- und Zitronensäure, ferner Pectose, Gummi und eine noch nicht näher erforschte aromatische Säure. In der Wurzelrinde entdeckte man eine Reihe von Alkaloiden, vor allem das Berberin und die Alkaloide Berbamin, Oxyacanthin und Oxyacanthin-Vinethin. Weitere Wirkstoffe in der Wurzelrinde sind das Palmathin, Jatrorrhizin, Columbanin, Zucker, Stärke und Hemizellulose.

Heilwirkung: Dem Berberin werden eine ganze Reihe von Heilwirkungen zugeschrieben, so eine Förderung der Gallensekretion, durch eine gefäßerweiternde Funktion eine Kreislaufverbesserung bei gleichzeiiger Blutdrucksenkung. Gallenstauungen, Gelbsucht, Leberschwellungen und sonstige Lebererkrankungen werden behoben sowie auch die Stuhlträgheit aus diesen Leberleiden resultierend. Anderseits wird Berberitze bei Durchfällen, besonders bei den charakteristischen Durchfällen tuberkulöser Lungenkranker empfohlen. Berberitze ist gleichwertig in der diesbezüglichen Heilwirkung der aus Ostafrika eingeführten Colombowurzel (Radix Colombo) und bedeutende Pharmakologen haben nach eingehenden Forschungen diese Gleichwertigkeit bestätigt. Das Berberin löst

außerdem eine Förderung der Nierentätigkeit aus, darf jedoch bei fieberhaften Nierenentzündungen nicht angewendet werden!
Weitere Heilanzeigen sind: Gallenblasenentzündung (Cholecystitis) verbunden mit starken Rückenschmerzen, Hämorrhoiden, chronische Wassersucht, krankhafte Urinverhaltung und Harnleiterschmerzen.
Bei Opium- oder Morphiumsüchtigen kann die Berberitzenrinde Heilung von diesen so verheerenden Süchten bringen. Die Entwöhnungkur erfolgt mit einer Rindenteekur mit steigernder und fallender Dosis unter klinischer ärztlicher Kontrolle.

Der Rindentee wird durch kurzes Aufkochen von einem halben oder ganzen Teelöffel getrockneter Wurzelrinde und Ziehenlassen durch 5 Minuten, hergestellt. 1—2 Tassen am Tage, zuckerlos und schluckweise trinken.
Der frische Berberitzensaft aus den geernteten Früchten oder der reine bzw. mit Zucker leicht eingekochte Saft (Sirup) wird gegen Skorbut und gegen Lungen-, Leber- und Darmerkrankungen angewendet; ein alkoholischer Extrakt dient bei den chronischen Erkrankungen dieser Art.
Der frische Saft zur Pinselung des Zahnfleisches stärkt nicht nur dieses, festigt die wackeligen Zähne und bringt Zahnfleischblutungen rasch zum Abklingen.

Anwendungen in der Volksheilkunde: Die Volksheilkunde hat seit jeher dem Berberitzenstrauch die ganze Aufmerksamkeit gewidmet und lernte ihn schätzen. Die vorgenannten Heilanzeigen stammen alle ursprünglich aus der Volksheilkunde. Weitere Heilanzeigen:
Berberitzensaft mit Zucker eingekocht und im Bedarfsfalle löffelweise eingenommen, gilt als Heilmittel bei Schwangerschaftserbrechen.
Fruchtessig aus den Berberitzenfrüchten bereitet, 1 Teelöffel bei Bedarf eingenommen, ist ein mild wirkendes Abführmittel.

Anwendung in der Homöopathie: Aus der getrockneten Wurzelrinde wird eine homöopathische Tinktur hergestellt. Diese Tinktur (Urtinktur bis dil D_6) wird nicht nur als Abführ- und Fiebermittel gelobt, sie wird auch verordnet bei Rheumatismus, Gicht, Leberleiden und gegen Gallensteine. Die Tinktur erleichtert die Schmerzen beim Durchgang von Gallensteinen. Magen- und Darmstörungen, Hexenschuß sowie Stoffwechselstörungen ergänzen die Heilanzeigen.

13 Birken-Arten

Betula

a) Warzige Birke Betula verrucosa Ehrh.
Synonym: B. pendula Roth.

b) Weichhaarige Birke Betula pubescens Ehrh.
Beide Arten früher zusammengefaßt als Betula alba L.

Volksnamen: Besenbaum — Frühlingsbaum — Maibaum

Botanik: Die Blätter der Warzigen Birke sind kahl und treten die Blattnerven nicht stark über die Blattfläche hervor. Die Blätter der Weichhaarigen Birke dagegen sind fein behaart und sind unterseits mit deutlich hervortretenden Nerven versehen. Die bis 26 m hohen Bäume sind allgemein bekannt durch ihre weiße Rinde, die sich zumeist in waagrechten Streifen abschälen läßt.
In der Naturheilkunde sind beide Arten im Heilwert völlig gleich. Die Blätter haben einen feinen, schwachen Geruch, der Geschmack ist bitterlich, harzig.

Blütezeit: März, April.

Standort: Die Birken stellen an Boden und Klima die geringsten Anforderungen; sie sind auch gegen Frost- oder Dürreextreme weitgehend unempfindlich. Mit Ausnahme der Mittelmeerländer kommen sie in Europa fast überall vor, bilden örtlich auch Waldbestände, vor allem in den nördlichen Teilen des Kontinents.

Heilkräftige Pflanzenteile sind die Blätter (Folia Betulae), die Blattknospen (Gemmae Betulae), der Birkensaft und die Birkenrinde (Cortex Betulae). Von Bedeutung ist die Birkenkohle und der Birkenrindenteer (Pix betulae).
Während die Blattknospen zeitlich im Frühjahr (März) gesammelt werden, kann man die Blätter ab Mai bis Mitte Juli ernten.

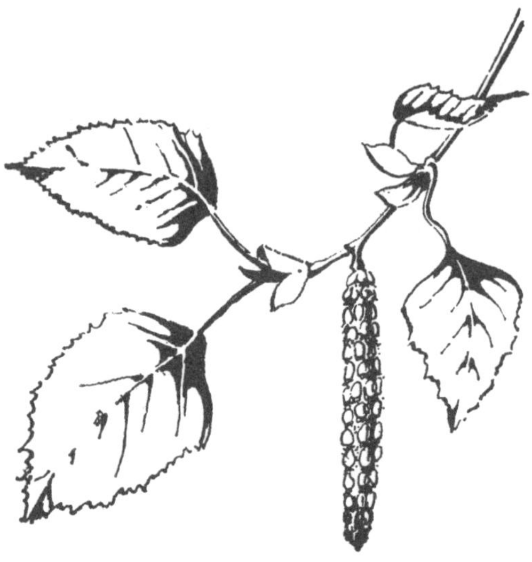

Für die Birkensaftgewinnung ist wiederum die erste Maihälfte die günstigste Zeit. Die Birkenrinde wird ebenfalls im Mai und auch im Juni geerntet. Für die Teergewinnung wird das Holz bei den üblichen Schlägerungen ausgesucht.
Die Knospen und die Blätter können sofort frisch oder getrocknet angewendet werden. Die Trocknung erfolgt nur im Schatten. Der Birkenfrischsaft wird von den Stämmen erst dann gewonnen, wenn diese in 1 Meter Höhe vom Erdboden einen Mindestdurchmesser von 20 cm haben. Etwa 20—30 cm über dem Boden

wird der Stamm 2—3 cm tief angebohrt, in das entstandene Loch ein Glasröhrchen oder eine Rinne eingeschoben und der sogleich ausfließende Saft in einem Glasgefäß — ja nicht Blechgefäß — aufgefangen. Nach der Entnahme der gewünschten Saftmenge wird das Loch mit Baumwachs gut verschlossen. Vor der beabsichtigten Saftentnahme vergewissere man sich der Erlaubnis des Waldbesitzers oder Försters, da die Saftentnahme ohne Zustimmung als Forstfrevel ausgelegt werden kann. Bei der großen Vitalität der Birken löst die Saftentnahme (selbst an ein und demselben Baume alle zwei Jahre) keine Nachteile aus. Wir wählen auch keine wertvollen Bäume mit geradem Wuchs aus sondern gesunde, jedoch krummwüchsige Stämme, die über kurz oder lang ausgeforstet und als Brennholz verwendet werden.

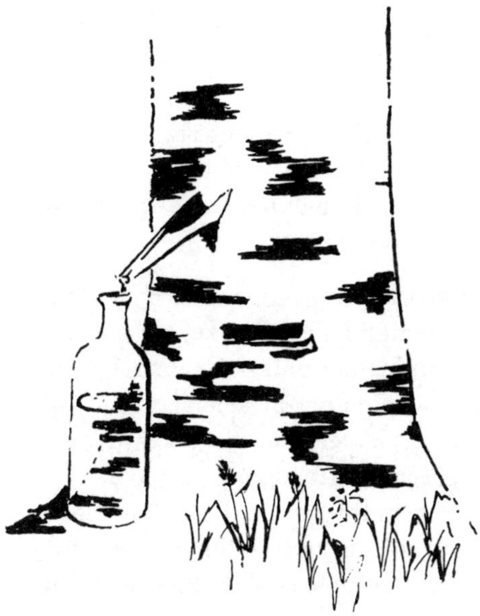

Heil- und Wirkstoffe: Die Birkenblätter haben einen hohen Gerbstoffgehalt, daneben nicht minder Saponin, Bitterstoffe, Betulabin, Betuloretinsäure, Harz, Vitamin C, etwas ätherisches Öl, Dikarbonsäure. Mineralstoffe wie u. a. Kaliumsalz und Calcium. Die Birkenknospen enthalten zwar ein wertvolles ätherisches Öl, jedoch kein Vitamin C! Sie werden in der Volksmedizin vielfach für noch wirkungsvoller gehalten als die entfalteten Blätter, doch steht fest, daß erst nach der Entfaltung der Blätter aus der Knospe das Vitamin C gebildet wird. Auf dieses so wichtige Vitamin wollen wir aber doch nicht verzichten!
Die Birkenrinde enthält das Birkenrindenöl, Betulinsäure und Betularesinsäure. Aus dem Birkenholz wird das Birkenteeröl (Oleum Rusci) gewonnen.

Heilwirkung: Die Teeaufgüsse der Birkenblätter — der Tee darf nie gekocht werden! — wirken vor allem sehr harntreibend. Es wurden erhöhte Harnmengen um das 5—6fache der ursprünglich durchschnittlichen Menge festgestellt. Diese Entwässerungen haben besonders Bedeutung, wo Wasseransammlungen sich nachteilig auswirken, wie bei Nierenentzündungen, bei Kreislaufstörungen und auch bei Lebererkrankungen. Daß durch diese gesteigerten Wasserausscheidungen die Ansammlungen von Harnsäure im Blut und in den Geweben ebenfalls zur Ausscheidung kommen, hat zur Folge, daß die rheumatischen und gichtischen Leiden mit ihren Gelenksschmerzen rasch abklingen. Daneben werden Erkrankungen der Blase — vor allem chronischer Blasenkatarrh — und die Schwierig-

keiten des Urinierens behoben. Es treten bei diesen Teekuren keine nachteiligen Folgen auf. Wir werden aber den Birkenblättertee nicht zu unserem ständigen Haustee wählen. Wir haben ja aus der so reichen Fülle an Heilpflanzen Gelegenheit genug, für eine Abwechslung zu sorgen und nicht immer ein und denselben tee zu trinken! Der Birkenblättertee, durch einige Zeit täglich getrunken, 2—3 Täßchen, ungesüßt, vermag selbst Nierensteine aufzulösen und den Nierensand schmerzlos abzuleiten (Hugo Schulz).
Die Wirkung des Birkenblättertees noch zu steigern durch Hinzugabe von doppeltkohlensaurem Natron ist unbedingt abzulehnen. Der Birkenblättertee kann Zuckerkranken im Anfangsstadium nur bestens empfohlen werden. 2—3 Tassen Tee im Aufguß, schluckweise und zuckerlos getrunken.

Bei Gicht (Arthritis urica), Schrumpfniere (Nephrosklerose), chronischem Blasenkatarrh und bei Gallensteinen (Cholelithiasis), werden neben der Teekur zusätzlich noch Birkenblätter Voll- und Teilbäder empfohlen. Hauterkrankungen, wie Flechten, Krätze und sonstige Hautunreinheiten werden neben einer gründlichen Blutreinigungskur durch öftere Waschungen bzw. Bäder mit Birkenblätteraufgüssen erfolgreich behandelt. Erst die gleichzeitige Blutreinigungskur wird die Bäderkur noch wirksamer gestalten. Bei schweren oder chronischen Hautleiden werden die Bäder oder Waschungen mit Birkenrindenabsud vorzunehmen sein. Neben diesen Teekuren bzw. Bädern wäre auch eine mehrwöchentliche Heildiät bzw. Heilfasten unter ärztlicher Kontrolle sehr zu empfehlen!

Dem frischen Birkensaft wird seit altersher eine besondere Heilkraft zugeschrieben. Stamperlweise, mehrmals am Tage getrunken, ist er ein sehr gutes Naturheilmittel gegen Gelbsucht, Erkrankungen der Harnwege, skorbutischer Schwäche und sonstiger Mangelkrankheiten infolge Vitamin-C-Mangels, gegen Krätze, Flechten, Hautunreinigkeiten wie auch wassersüchtigen Anschwellungen. Der frische Saft — nicht der gärende! — wirkt blutreinigend und tonisch. Er enthält 2 % Traubenzucker. Äußerlich angewendet dient der frische Saft zur Wundheilung, zur Behandlung der Mundfäule und zur Entfernung der Sommersprossen. Sehr bekannt ist die Verwendung des Birkensaftes als haarwuchsförderndes und haarkräftigendes Haarwasser. Es gesundet der Haarboden, die Schuppenbildung und der Haarausfall gehen zurück. Bei chronischem Haarausfall oder Ausbleiben der Heilwirkung durch Birkensaft liegen tiefere Ursachen vor, die ärztlich festzustellen und zu behandeln sind.

Spezialrezepte:

WASSERSUCHTTEE: Birkenblätter, Rosmarin (Nr. 103), Hagebutten (Nr. 102), Brennesselblätter (Nr. 16), je 10 g; Zinnkraut (Nr. 138) und Wacholderbeeren (Nr. 127), je 20 g werden gut vermischt. Von dieser Teemischung 1 Teelöffel für 1 Tasse im Aufguß, 1—2 Tassen am Tage, mit etwas Honig gesüßt, schluckweise getrunken.

Teemischung bei Gicht und Rheuma: Birkenblätter, Faulbaumrinde (Nr. 31) und Brennesselblätter (Nr. 16) werden zu gleichen Teilen gemischt. Dosis und Anwendung wie bei dem vorherigen Rezept.

Teemischung bei Griess- und Steinleiden: Birkenblätter, Quecke (Nr. 97), Ehrenpreis (Nr. 22) und Wegwarte (Nr. 129) zu gleichen Teilen mischen. Von dieser Mischung 1 Teelöffel für 1 Tasse im Aufguß, 2—3 Tassen am Tage, schluckweise, ungesüßt.

Anwendung in der Homöopathie: Die homöopathische Essenz Betula dil D_1, 3mal täglich je 10 Tropfen genommen, ist gegen alle genannten Leiden anwendbar.

Anwendung in der Volksheilkunde: Die Birke gilt in der Volksheilkunde als ein besonders wertvoller heilender Baum. Gegen Magen- und Darmkolik empfiehlt die Volksheilkunde 2—3 Eßlöffel frischen Birkensaft mit 1/8 Liter gutem Weißwein vermischen, gut erwärmen aber nicht kochen und schluckweise trinken.
Ein halber Teelöffel gepulverte Birkenkohle mit etwas Weingeist oder Kornbranntwein anfeuchten und dies einnehmen, ist ein bewährtes Hausmittel bei ruhrartigen Erkrankungen.
Der Aufguß von 1 Eßlöffel frischer Birkenknospen auf 2 Tassen Wasser, den Tee mit Honig richtig süßen, wird als hustenlindernder Heiltrank gelobt.
Auf schlecht heilende Wunden, Abszesse und Geschwüre lege man frisches Birkenlaub und befestige dieses mit einem Verband. Alle 2—3 Stunden das Birkenlaub erneuern.
Als „Frühlingskur" empfiehlt die Volksheilkunde eine Teemischung von Birkenblättern, Schwarzen Johannisbeerblättern (Nr. 57), Himbeer- und Walderdbeerblättern (Nr. 49 bzw. 27) zu gleichen Teilen. Für 1 Tasse Tee 2 gestrichene Teelöffel im Aufguß, 2—3 Tassen am Tage, mit Honig gesüßt, schluckweise trinken.
Durch Schwelen der Birkenrinde gewinnt man den Birkenteer. Dieser wird äußerlich zur Behandlung von Hautkrankheiten verwendet.

Anwendung in der Tierheilkunde: Der Birkenrindentee als Absud wird vielfach zur Wundenreinigung bei Verletzungen der Haustiere verwendet. Schlecht heilende Wunden erhalten entweder einen frischen Birkensaftumschlag oder die Wunde wird mit Birkenteer behandelt. Auch die Pferderäude wird mit Auflagen von Birkenteer geheilt. Die Aktinomykose, eine Pilzerkrankung bei den Rindern, wird ebenfalls mit Birkenteer, aus der Birkenrinde gewonnen, zum Abheilen gebracht. Birkenblätter und Birkenknospen werden in Kornschnaps, dem sogenannten „Vorlauf" angesetzt. Dieser starke Ansatz dient als Einreibung bei Gelenksschwellungen der Haustiere.

Anmerkung: Die **Zwergbirke,** Betula nana L., auf Hochmooren der Alpen und in den Gebirgen des Nordens vorkommend, ist ein Kleinstrauch mit kleinen, runden und grobgekerbten Blättern. In der Volksheilkunde gelten diese Blätter als besonders heilsam bei Zuckerkrankheit.

— **Birnbaum** siehe unter Apfelbaum, Nr. 5

— **Bockshornklee** siehe unter Kleearten, Nr. 67/a

— **Bohne (=Fisole)** siehe unter Hülsenfrüchte, Nr. 55/a

14 Bohnenkraut Satureja hortensis L.

Synonyme: S. viminea Burm. non L. — Thymus cunila Krause. — Clinopodium hortense O.

Volksnamen: Bauernkräutchen — Fleischkräutel — Gartenhysop — Käsekraut — Pfefferkraut — Satrei — Saturei — Schmecket — Schmöcherli — Suppenkräutel

Botanik: Einjährig, selten überwinternd, mit stark verzweigter Wurzel. Stengel bis 40 cm hoch werdend, mit meist buschig verzweigten Ästen, am Grunde auch verholzend. Die Laubblätter sind schmal, ganzrandig, stumpf.

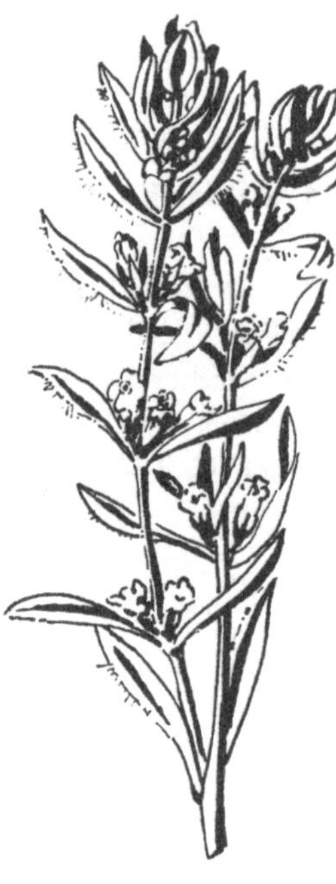

Die Blüten sehr kurz gestielt, der Kelch glockig, grün oder etwas violett, die Krone lila, rosa oder weiß, feinflaumig, die Staubblätter kaum aus der Krone hervorragend.

Geruch und Geschmack: Dieser ist pfefferartig, daher vielfach in der Küche als sehr guter Pfefferersatz verwendet.

Blütezeit: Ende Juni bis Anfang August.

Standort: Frei in der Natur kommt das Bohnenkraut auf den felsigen Hängen und Geröllhalden im östlichen Mittelmeer vor. In Mitteleuropa als Gewürzpflanze kultiviert, hie und da verwildert auf Äckern, Eisenbahndämmen und auf Friedhöfen. Für die Kultur sind lockere, nährstoffreiche Böden notwendig. Die Pflanze ist sehr wärmebedürftig. Vollsonnige Lagen sind für den Anbau günstig. Das Bohnenkraut ist auch sehr frostempfindlich. Bei Trockenperioden reichlich gießen, jedoch nur mit lufttemperaturwarmem Wasser.

Heilkräftige Pflanzenteile: Wir verwenden das Kraut (Herba Saturejae = Herba Cunilae sativae) oder nur die Blätter (Foliae Saturejae). Bei der Ernte ist zu beachten, daß wir zwei Erntezeiten bei dieser Pflanze haben. Die beste Heil- und Würzkraft liegt in der Zeit kurz vor dem Blütenknospenansatz. Die zweite Ernte können wir in der Zeit der Vollblüte vornehmen. Die Pflanze wird über dem Erdboden abgeschnitten, in kleinen Bündeln in einem schattigen, luftigen Raum getrocknet. Rußfreie luftige Dachböden eignen sich sehr gut.

Vollständig getrocknet, werden die Pflanzen — außer den dicken, holzigen Stengelpartien — kleingeschnitten und in luft- und lichtdichten Glasbehältern aufbewahrt. An
Heil- und Wirkstoffen verzeichnen wir zwei verschiedene ätherische Öle, Carvacrol, Cymol, Phenole, ferner Roheiweiß, Fette und Zucker.

Heilwirkung: Das Bohnenkraut eignet sich als Heilpflanze nicht nur zur Heilung von Durchfällen aller Art, auch Magen- und Darmkrämpfe klingen ganz kurz nach dem Einnehmen des Tees ab, desgleichen der Brechreiz. Man verwendet 2—3 Teelöffel des getrockneten Krautes zur Herstellung eines Aufgusses für 2—3 Tassen, die zuckerlos, schluckweise getrunken werden.
Interessant ist, daß das Bohnenkraut auch für den Zuckerkranken eine Rolle spielt, da durch das Teetrinken das starke Durstgefühl — typisch für dieses Leiden— merklich zurückgeht. Als Diabetikertee wird der Tee ebenfalls als Aufguß bereitet und unbedingt zuckerlos getrunken. Der Kranke kann bei starken Durstgefühlen am Anfang 3—4 Tassen unter Tags schluckweise trinken. Sobald die Durstgefühle zurückgehen, wird der Teegenuß eingeschränkt.

Anwendung in der Volksheilkunde: Das Bohnenkraut wird in der Volksheilkunde als Tee gegen Würmer, gegen Leber- und Gallenerkrankungen erfolgreich angewendet. Der Tee gilt vor allem als blähungstreibend und krampflösend.

Anwendung in der Tiermedizin: Bohnenkrauttee ist eine überaus gesunde Bienentränke und bei der Bienenruhr unerläßlich. Das Bohnenkraut sollte ebenfalls um das Bienenhaus angepflanzt werden und ist die Pflanze in der Blütezeit eine sehr beliebte Bienenweide. — Bohnenkrauttee erhalten die Haustiere bei Durchfällen sowie bei Krämpfen aller Art.

Anwendung in der Küche: Die Anwendung des Bohnenkrautes als Pfefferersatz ist nur zu begrüßen, da der Pfeffer als Würze leider vielfach übertrieben wird. Das Volk empfindet den Pfeffer ohnehin als etwas Ungutes, Fremdes und wenn man einen unliebsamen Menschen weit weg haben möchte, so wünscht man ihn dorthin, „wo der Pfeffer wächst". Die aus dem Pfeffergenuß sich ergebenden nachteiligen Folgen (Überreizung der Darmschleimhäute, Durstgefühl und dadurch zumeist erhöhter Alkoholkonsum) finden bei der Anwendung des Bohnenkrautes als Pfefferersatz jedoch nicht statt.
Besonders zu empfehlen ist das Bohnenkraut als Würze bei Bohnen-, Linsen- und Erbsengerichten und sollte auch beim Kohlgemüse nicht fehlen, um die fallweise blähungstreibenden Eigenschaften dieser Speisen merklich zu mindern und nachteilige Verdauungsvorgänge zu verhüten.
Eine gesundheitsfördernde und geschmacksverbessernde Würze liefert das Bohnenkraut — allein oder in Mischung mit etwas Salbei (Nr. 108), Thymian (Nr. 124) und Wacholderbeeren (Nr. 127) — bei „Schöpsernem" (=Schafbraten), Kaninchen- oder Hasenbraten.

15 Boretsch Borago officinalis L.

Volksnamen: Biretsch — Borgel — Borungen — Boraken — Blauhimmelstern — Burisblüah — Gegenfraßbleaml — Gurkenkönigskraut — Gurkenkraut — Herzblumen — Herzfreud — Liebäuglein — Wohlgemuth — Wohlmutsblumen

Botanik: Die 30—50 cm hohe Pflanze hat einen saftigen, runden Stengel und breite elliptische Blätter, die gleich dem Stengel mit rauhen Haaren besetzt sind. Im Schlunde der blauen Blumenkrone befinden sich 5 Schüppchen.. Die fünf, der Krone aufgewachsenen, mit länglichen Anhängseln versehenen Staubblätter neigen sich zu einem schwärzlichen Kegel zusammen. Der Fruchtknoten der überhängenden Blüte hat nur einen Griffel.

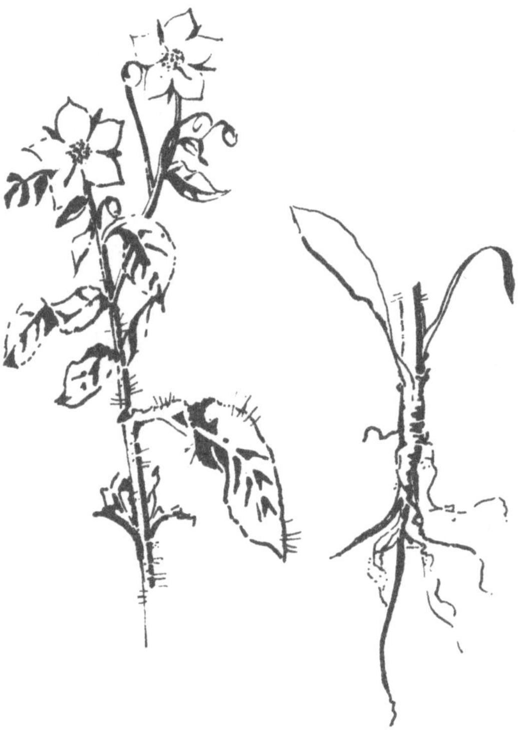

Geruch und Geschmack: Der Geruch der ganzen Pflanze ist gewürzhaft und etwas zwiebelähnlich, der Geschmack ist würzig, angenehm.

Blütezeit: Juni bis August.

Standort: Der Boretsch stammt aus Kleinasien, kam im Altertum über Griechenland nach Südeuropa, wo er gar bald nicht nur als Bienenweide, sondern auch als Heilpflanze geschätzt wurde. Die Römer bevorzugten den Boretsch als Salatbeigabe. Durch die Mönche kam er in die mitteleuropäischen Klostergärten, von dort alsbald in die bäuerlichen Hausgärten. Boretsch kommt auch verwildert vor, namentlich in Süddeutschland auf Brachfeldern, Schuttplätzen, salpeterreiche Böden bevorzugend. Als sehr beliebtes Küchenkraut wird er vielfach in Gemüse- oder Hausgärten angebaut.

Heilkräftige Pflanzenteile sind die Boretschblätter (Folia Boraginis) und die Blüten (Flores Boraginis), im Juni und Juli gesammelt und im Schatten getrocknet.

Heil- und Wirkstoffe: Wenn auch manche pharmakologische Untersuchung außer einem hohen pflanzlichen Schleimstoffgehalt nur geringe Mengen ätherischen Öles, Asparagin, Gerbstoff und kleinste Mengen von salpetersauren Salzen und

Tafel 1

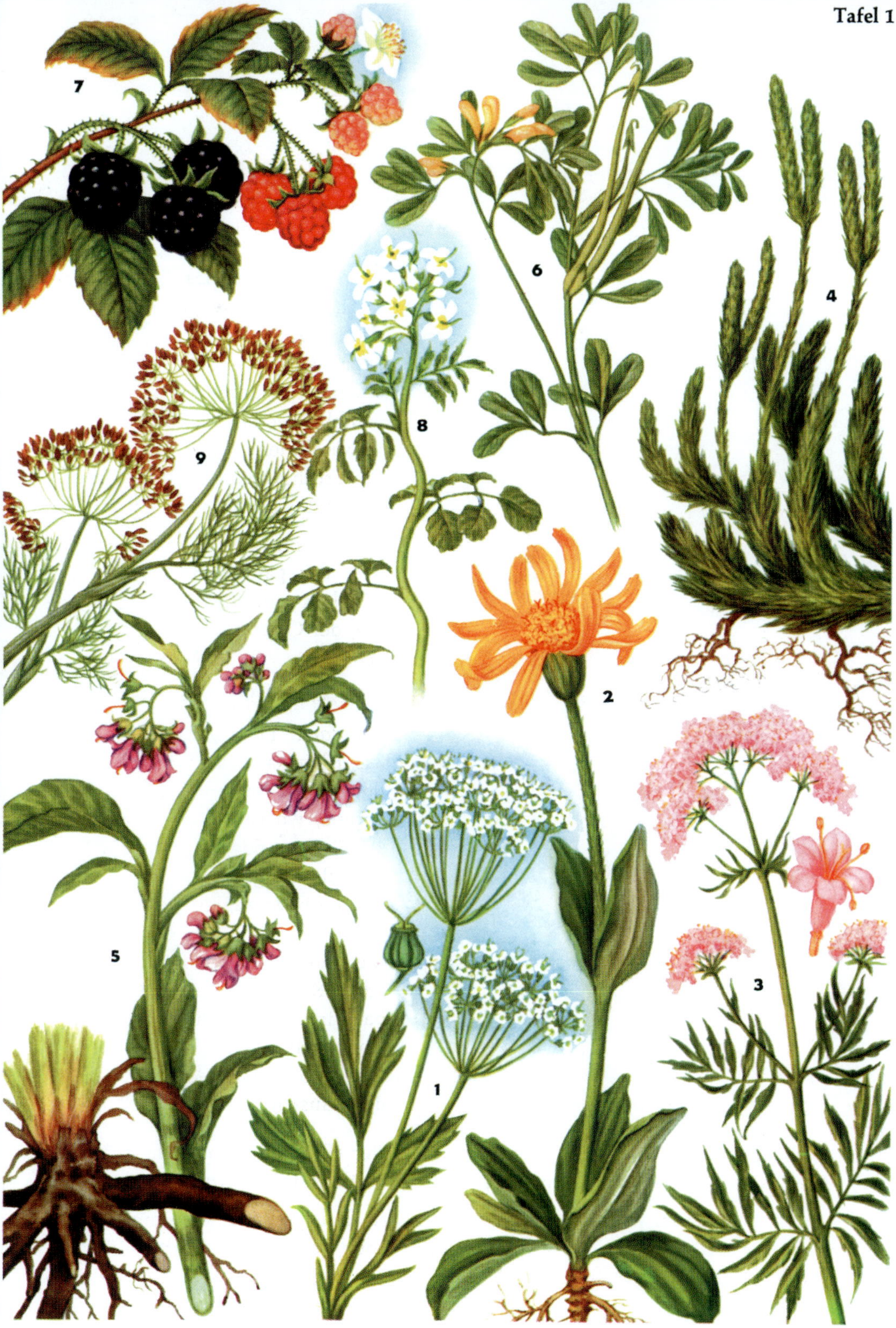

1. Anis, 2. Arnika, 3. Baldrian, 4. Bärlapp, 5. Beinwurz, 6. Bockshornklee, 7. Brombeerstrauch, 8. Brunnenkresse, 9. Dill

einem Kalziummalat feststellen zu können glaubt, berechtigt dies keinesfalls, die Heilkräfte dieser Pflanze nicht ganz anzuerkennen bzw. sie zu bagatellisieren. In einer Reihe von europäischen Staaten, so in Frankreich, Spanien, Portugal und Rumänien ist der Boretsch offizinelles Heilkraut und steht bei den aus Siebenbürgen stammenden Volksdeutschen in hohem Ansehen. Auch im Namen Boretsch ist eine sehr wichtige Heilwirkung angedeutet: Boretsch ist eine Verstümmelung des lateinischen Namen Borago. Dieser Name ist wieder entlehnt aus dem Alt-Arabischen abo-rag = „Vater des Schweißes".

Heilwirkung: Allein schon die alten Volksnamen, wie „Herzfreud", „Liebäuglein" oder „Wohlgemuth" deuten Heilwirkungen an. Der Boretsch gehört seit altersher in der Volksheilkunde zu den vier herzstärkenden Heilpflanzen, Waldmeister (Nr. 128), Veilchen (Nr. 125), Rose (Nr. 102) und Boretsch. Boretsch eignet sich sehr gut bei nervöser Herzschwäche und nervösem Herzklopfen. Dem Boretsch, auch Gurkenkraut genannt, wird auch eine giftwidrige Wirkung nachgesagt. Sind Giftstoffe im Körper angesammelt, werden diese durch Schweißausbrüche abgeleitet. Diese Heilpflanze wirkt fieberstillend, erfrischend und belebend, Voraussetzungen also, daß der Kranke von den schweren melancholischen und hypochondrischen Gedanken los wird und sich wohler und zuversichtlicher fühlt. Dies mag auch den berühmten heilkundigen Hieronymus Bock (1554) veranlaßt haben, in seinem Kräuterbuch zu berichten, daß die „holdseligen Borangenblumen mögen in Speis und Trank fröhlich benützet werden, denn sie stärken das Herz und Hirn, erwecken die Verzagten und die traurigen und melancholischen Menschen zur Freude und munterem Sinn und läutern das Geblüt."

Kräutertee für Blutreinigung, gegen Verstopfung und Verschleimung: Man mische 2 Handvoll Boretschblüten und -blätter, je 1 Handvoll Löwenzahnkraut (Nr. 83), Odermennig (Nr. 91) und Quecke (Nr. 97). Von dieser Mischung nehme man 1 Eßlöffel voll für 3 Tassen Wasser, als Aufguß bereitet, ungesüßt und schluckweise trinken.

Anwendung in der Volksheilkunde: Nach Meinung der Volksheilkunde beeinflußt Boretsch, als Tee genossen, sehr günstig die verhärtete Leber.
Feucht-warme Umschläge auf die entzündeten Augen gelegt, lindert die Schmerzen und heilt die Entzündung der Augen.

Anmerkung: Die Blüten des auf Brachfeldern und Schuttplätzen oft wuchernden Boretsch können mit dem auf gleichem Standort zahlreich vorkommenden Natternkopf (Echium vulgare L.) verwechselt werden. Unterscheidung: Boretschblüten haben mit länglichen Anhängseln versehene Staubblätter. Die Staubblätter der Natternkopfblüten haben dagegen keine Anhängsel und ragen weit aus der Blumenkrone heraus!

16 Brennessel Urtica dioica L.

Volksnamen: Große Nessel — Nettel — Donnernessel — Hanfnessel — Saunessel — Senznessel — Senznettel

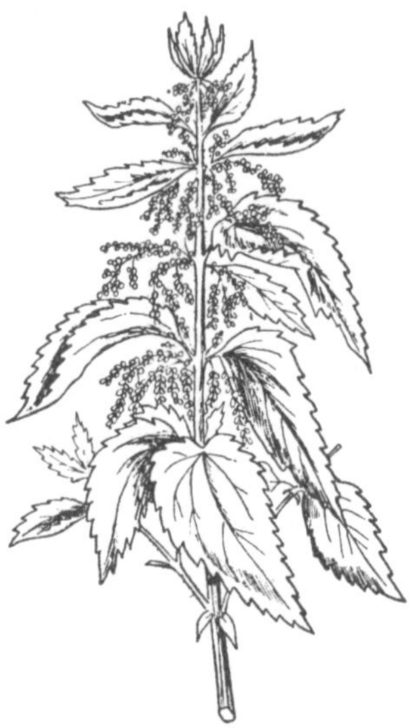

Botanik: Die Brennessel hat einen ausdauernden Wurzelstock und ist zweihäusig. Der Stengel wird 70 bis 150 cm hoch und ist vierkantig. Sowohl der Stengel als auch die Blätter sind mit Brennhaaren besetzt, die mit einer harten, spröden Spitze enden. Die Brennhaare sind innen hohl und mit *Wirkstoffen* gefüllt. Bei geringster Berührung stechen die Spitzen dieser Brennhaare, brechen ab, der Inhalt des hohlen Haares ergießt sich auf die Haut und erzeugt das bekannte Brennen. Die Blätter sind herzförmig, länglich und grob gesägt. Die Blütenzweige tragen in der Regel entweder nur männliche oder nur weibliche Blüten. Diese sind unscheinbar, grün und windblütig. Die Frucht ist ein kleines, einsamiges Nüßchen.
Neben dieser, der sogenannten Großen Brennessel gibt es u. a. noch die **Kleine oder Garten-Brennnessel,** Urtica urens L., mit kleinen, eiförmigen Blättern.
Beide Arten sind jedoch, je nach Standort, in Blattform und Behaarung vielgestaltig, so daß eine Reihe von Variationen festzustellen wäre. Der praktische Heilpflanzensammler braucht aber diese feinen botanischen Unterschiede nicht berücksichtigen, da alle bei uns vorkommenden Brennessel-Arten und -Variationen die gleiche wertvolle Heilwirkung besitzen.

Geruch und Geschmack: Die Brennessel hat einen eigenartigen Geruch, der nicht als ausgesprochen unangenehm zu bezeichnen ist, jedoch einen etwas unangenehmen Geschmack.

Blütezeit: ab Juli bis Herbst. *Samenreife:* Herbst.

Standort: Die Brennessel-Arten kommen in ganz Europa vor, wo Menschen hausen. Sie wachsen in der Nähe der Wohnungen und Stallungen, an Zäunen, Hecken, an Mauern, meist auf überdüngtem Boden.

Heilkräftige Pflanzenteile: Sowohl das ganze Kraut, blühend oder nichtblühend (Herba Urticae), oder die Wurzeln (Radix Urticae) werden von Mai bis gegen Ende Juli gesammelt. Alle Pflanzenteile werden im Schatten getrocknet und erst nach dem Trocknen kleingeschnitten. Als

Heil- und Wirkstoffe seien genannt: die reichlich vorhandenen mineralischen Spurenelemente Eisen, Magnesium, Natrium, Kalium, Kieselsäure, Calcium, Phosphor. Ferner die auf den richtigen Blutzuckergehalt einwirkenden Hormone, das wichtige Enzym Sekretin, ferner Gerbsäure, Stärkemehl, Gallussäure und das Vitamin A. Das sognannte „Nesselgift“, mit dem wir als Kinder schon so unangenehme Bekannschaft gemacht haben, ist jedoch keine Ameisensäure, wie bisher angenommen wurde, sondern setzt sich u. a. aus einem histaminähnlichen und weiteren Wirkstoffen zusammen. Trotz dieser Fülle an Heil- und Wirkstoffen, die doch die Wichtigkeit dieser Pflanze als Heilkraut unterstreichen, hat die Biologie im Verein mit der Bio-Chemie die Brennessel noch nicht restlos erforscht.

Heilwirkung: Wenn die Brennessel auch vom römischen Dichter und Naturforscher Plinius dem Älteren, gestorben 79 nach Christi, als die „am meisten verhaßte aller Pflanzen“ bezeichnet wurde, stand sie zu dieser Zeit dennoch schon im hohen Ansehen, da der griechische Naturphilosoph Phanias ein ganzes Buch zu ihrem Lobe schrieb, Das erste dichterische Loblied wird der Brennessel durch den römischen Dichter Catull, 57 nach Christi, zuteil, der in einem Gedicht die Brennessel verherrlichte, nachdem sie seinen tüchtigen Schnupfen und Husten heilte.
In der altgermanischen Mythologie war die Brennessel ein Symbol des Blitzgottes, dessen Strahl ebenfalls sengt und brennt. In vielen Gegenden wird die Brennessel noch Donnernessel genannt, was auf Donarnessel deutet. In der neueren Volksdeutung heißt es, der Blitz kenne die Nesseln so gut wie der Mensch und hüte sich, in einen Brennesselbusch zu fahren.
Im Volksglauben und in der Volkspoesie spielt die Brennessel bis in unsere Tage hinein noch immer eine gewisse Rolle. In manchen Alpengegenden legt man in den Bauerngehöften beim Herannahen eines Gewitters einige Brennesseln ins Herdfeuer, „damit der Blitz nicht ins Haus schlage“. Vielfach wird die Wirkung der Brennhaare auch mit der Liebesleidenschaft in Beziehung gesetzt, die ja oft mit verzehrender Glut im Herzen brennen soll. Im Altertum hatte man den sogenannten Liebestränken Brennesselsamen beigefügt und in dem altdeutschen Manuskript von der „Sprache der Blumen“ heißt es, „wer heiß brennende Liebe im Herzen fühlt, soll die sengenden Nesseln tragen“. Interessant ist die Tatsache, daß in früheren Zeiten die Bierbrauer bei Herannahen eines Gewitters einen großen Busch Brennessel auf die Gärbottiche legten, um zu verhindern, daß das Bier während des Gewitters sauer werde.
Der Brennessel wurden stets die höchsten Heilkräfte zugeschrieben und wurde auch immer versucht, ihr Ansehen zu heben. Der altdeutsche Botaniker Otto Brunfels nahm Veranlassung, gerade in der Brennessel die Macht Gottes zu bewundern, da „dieser einem ansonst so verachteten Kraute die Fähigkeit verliehen habe, sich selbst zu wehren und damit sie so zur Demütigung der Stolzen und Großen, den prächtigen Lilien und Narzissen vorgezogen habe.“

Einer unserer größten deutschen Meister, Albrecht Dürer (1471–1528), schätzte die Brennessel als Heilpflanze so hoch ein, daß er dies in einem prachtvollen Gemälde bekundete, wo ein Engel eine Brennessel zum Throne des Höchsten bringt.
Das zutreffendste Lob spendete aber der Brennessel der bekannte Naturarzt und Dichter des „Struwwelpeter", Dr. Heinrich Hoffmann (1809–1894), als er ihre Heilkraft in folgenden Versen pries:

Brennessel, verkanntes Kräutlein, Dich muß ich preisen,
Dein herrlich Grün in bester Form baut Eisen,
Kalk, Kali, Phosphor, alle hohen Werte,
Entsprießend aus dem Schoß der guten Mutter Erde,
Nach ihnen nur brauchst Du Dich hinzubücken,
Die Sprossen für des Leibes Wohl zu pflücken,
Als Saft, Gemüse oder Tee sie zu genießen,
Das, was umsonst gedeiht in Wald, auf Pfad und Wiesen,
Selbst in noch dürft'ger Großstadt nahe Dir am Wegesrande,
Nimm's hin, was rein und unverfälscht die gütige Natur
Dir heilsam liebend schenkt auf ihrer Segensspur!

Die Brennessel zählt zu den besten Blutreinigungsmitteln unter den Heilpflanzen. Sie ist ein wichtiges Heilmittel zur Behandlung von Erkrankungen der Harnwege. Entzündungen der Harnwege, krankhafte Urinverhaltung werden geheilt, daneben Nierenentzündung, Wassersucht, Nieren- und Harngrießbildung, selbst Nierensteinbildung behoben. Die stuhlgangfördernde Wirkung bringt verhockte Stoffe zum Abgang, der Stoffwechsel wird angeregt, Bleichsucht und Blutarmut behoben und schließlich die Widerstandskraft gegen alle Anfälligkeit, sei es Neigung zu Erkältungen oder die Anfälligkeit zu rheumatischen und gichtischen Erkrankungen, gestärkt. So wird diese unbeliebte, ja verachtete Pflanze zu einer segensreichen Heilpflanze, die leider besonders von der Stadtbevölkerung noch immer viel zu wenig geschätzt wird. Die Heilkräfte dieser Pflanze sind aber noch lange nicht vollständig aufgezählt. Wir müssen auch erwähnen, daß der Brennessel eine blutstillende Wirkung nachgewiesen werden kann, da sie Blutbrechen, Bluthusten, Blutharnen und eine zu starke Periode der Frauen zu heilen vermag.
Der reiche Gehalt an Vitamin A, an verschiedenen Mineralsalzen, pflanzlichen Hormonen und nicht zuletzt das Enzym Sekretin, das zur Vermehrung der roten Blutkörperchen so günstig beiträgt, macht die Brennessel besonders geeignet zur Durchführung der sogenannten Frühjahrskuren, in Form von frischem Preßsaft oder Salaten. Dadurch werden die Niedergeschlagenheit und die Übermüdung im Frühjahr rasch beseitigt und sogar Mangelkrankheiten können nicht aufkommen. In jüngster Zeit wurde noch eine wichtige Heilwirkung der Brennessel

wissenschaftlich nachgewiesen. Brennesselextrakte vermögen den Blutzuckergehalt zu senken. Dies dürfte auf den Einfluß des Enzymes Sekretin auf die Bauchspeicheldrüse zurückzuführen sein. Die Anwendung der Brennessel kann auf verschiedene Weise erfolgen. Am wirkungsvollsten wird in der neueren Zeit der regelmäßige Genuß des frischen Preßsaftes gehalten, doch sollte der Frischsaft unmittelbar nach dem Pressen eingenommen werden. Keinesfalls aber darf der Preßsaft in Gärung übergegangen sein. Bei dunkler und kühler Aufbewahrung kann er ausnahmsweise einige Tage lagern. Der Preßsaft kann beim Einnehmen mit etwas Wasser verdünnt werden, um ihn angenehmer im Geschmack zu empfinden.

Im frischen Brennesselsaft haben wir (laut Ebba Waerland) ein wirksames Vorbeugungs- bzw. Heilmittel gegen die Schäden durch radioaktive Verseuchung der Luft. Diese löst eine mitunter gefährliche Vermehrung der Leukocyten (der weißen Blutkörperchen) aus und wird diesen leukämieartigen Erscheinungen durch Einnahme des frischen Brennesselsaftes weitgehend entgegengewirkt bzw. diese geheilt. Man trinke fallweise, bei radioaktiver Strahlung täglich 3—4 Gläschen frischen Brennesselsaftes. Der Brennesselsaft gehört für die Wintermonate richtig konserviert und zwar durch die „Sterilisation in der Flasche", wie dies im Kapitel beim Apfelbaum (Nr. 5) geschildert ist. Genau so, wie man Obst-, Beeren- und Gemüsesäfte konserviert, kann man nach dieser Methode auch den Brennesselsaft konservieren.

Wird die Brennessel als Tee bereitet, so geschieht dies im Aufguß. 2 Teelöffel des feingeschnittenen Krautes für 1 Tasse Wasser, 2 bis 3 Tassen am Tage, ungesüßt oder mit Honigbeigabe, sobald er auf Trinkreife abgekühlt ist.
Im Frühjahr bereitet man aus den ganz zarten Blättern und Sprossen entweder ein spinatartiges Gemüse, den „Brennesselspinat", oder man brüht die Blätter und Sprossen ganz leicht ab und benützt sie zu einem Salat oder zu einer Salatgarnierung.

Sehr zu empfehlen ist die Mischung von frisch gepflückten Brennessel- und Spinatblättern zu gleichen Teilen. Spinat löst bei Kindern und bei magenschwachen Personen oft Blähungen aus. Dies ist vielfach auf eine unrichtige Düngung der Gemüsebeete zurückzuführen. Die Gemüsepflanzen dürfen niemals auf frisch gedüngte Beete gepflanzt werden. Auch das sogenannte „Güllen" während des Wachstums ist völlig zu verwerfen. Wir erzielen zwar überdurchschnittlich große Pflanzen, doch sind die gegüllten Gemüse nicht bekömmlich. Besonders der Spinat bekommt dadurch einen mehr oder minder aufdringlichen unangenehmen Geruch und Geschmack und löst Blähungen und Magenindispositionen aus. Durch Vermischen der Spinatblätter zu gleichen Teilen mit Brennnesselblättern wird dieser Nachteil nicht nur aufgehoben, wir erhalten einen viel bekömmlicheren und dabei wohlschmeckenden Spinat.

Anwendung in der Homöopathie: Während für die obgenannten Heilzwecke alle Brennesselarten angewendet werden können, schreibt die Homöopathie für die Bereitung der homöopathischen Präparate, vor allem der Essenz, nur die Verwendung der sogenannten Kleinen Brennessel (Urtica urens L.) vor.
Die Essenz und die entsprechenden Verdünnungen finden Anwendung zur Behandlung von Nierensteinleiden, Neigung zu Grieß-, Sand- und Steinbildung, für alle rheumatischen Erscheinungen, Gichtanfälle, Harnblasenkatarrh, alle Arten von Harnerkrankungen, Bettnässen, Harnverhaltung, Milzschwellungen, besonders nach Malaria oder Infektionskrankheiten.
Ferner bei chronischen Durchfällen oder hartnäckiger Verstopfung, Nesselsucht oder nesselsuchtartigen Ausschlägen im Gesicht, scharfer Ausdünstung der Haut, abnormer Schweißbildung, schmerzendem Urinieren mit dunklem Urin, brennend und scharf; schließlich bei Folgen von zu starker oder schwacher Periode und solchen von Abstillen und unterdrückter Milchsekretion.
Äußerlich wird die Essenz für Umschläge bei Brandwunden angewendet.

Anwendung in der Volksheilkunde: Der Absud der kleingeschnittenen Wurzeln der Brennesseln, vermischt mit reinem Weinessig, gilt als Haarwuchsmittel gegen frühzeitigen Haarausfall und gegen Kopfschuppenbildung. Der Brennesselessig wird innerlich (teelöffelweise) und gleichzeitig äußerlich als Haarwasser angewendet. Er wird hergestellt, indem man die kleingeschnittenen Brennesselwurzeln in einem starken Weinessig durch einige Wochen ansetzt, die gut verschlossene Flasche ständig an die Sonne stellt und dann den Inhalt abseiht. Irgendeine Essigessenz oder sonstiges künstliches Essigprodukt darf aber auf keinen Fall verwendet werden.

Der Brennesseltee als wochenlange Kur (täglich 2 bis 3 Tassen) wird in der Volksheilkunde gegen Leber- und Gallenleiden, Milzerkrankungen, sogar Milztumor (!), Verschleimung des Magens und der Atmungsorgane, Magenkrämpfe, Darmgeschwüre, Magengeschwüre, Verdauungsstörungen, Lungenerkrankungen, Lungentuberkulose angewendet. Bei Lungenleiden wird reichlich Honigzusatz zum Tee empfohlen.

Die Volksheilkunde wendet auch den sogenannten Brennesselschnaps an, indem frische Brennesselblätter, etwa 2 Handvoll gehäuft, mit 1 Liter Kornschnaps angesetzt werden und 4 bis 8 Wochen in der Wärme oder an der Sonne der Destillation unterzogen werden. Von diesem Schnaps nehme man bei Magenbrennen, Magenblutungen, Sodbrennen, Magengeschwüren, Darmgeschwüren je 1 Stamperl nüchtern am Morgen und am Abend 1 Stunde nach dem Nachtmahl. Mit diesem Ansatzschnaps werden auch Wunden ausgewaschen, eiternde Abszesse, Furunkel und Hautunreinigkeiten gereinigt und bei starker Kopfschuppenbildung der Haarboden damit eingerieben.

Anwendung in der Tiermedizin: Brennesseltee wird dem kranken Haustier bei Koliken eingegeben. Aus kleingeschnittenen Brennesselwurzeln, ausgelassen in Fett, wird eine Salbe hergestellt, mit der das Fell der Pferde bestrichen wird, um dem Tier ein frisches und gesundes Aussehen zu verleihen.
Getrocknete Brennessel können gar nicht genug in das Heu vermengt werden, da dies bei den Kühen die Milchsekretion anregt. Brennesselheu ist eines der gesündesten Futtermittel!

17 Brombeerstrauch Rubus fruticosus L. Tafel 1, Figur 7

in zahlreiche Arten und Formen durch die moderne Systematik aufgespalten

Volksnamen: Brambeere — Bramel — Brämel — Brombesing — Bromedorn — Bromelbeere — Brumenbeere — Braunbeere — Frombeere — Hirschbollen — Kratzbeere— Kratzelbeere — Moren — Nurr — Rahmbeere

Botanik: Der 1 bis 3 m hoch werdende Strauch hat einen ausdauernden, waagrechten Wurzelstock, welcher unterirdische und oberirdische Zweige treibt. Die letzteren liegen im ersten Jahr am Boden, schlagen da, wo sie ihn berühren, Wurzeln und sind unfruchtbar. Im zweiten Jahr erheben sie sich vom Boden, tragen Blüte und Frucht und sterben dann zumeist wieder ab. Die fünfkantigen, mit nach unten gekrümmten Stacheln besetzten Stengel tragen die Blätter so, daß man, von einem Blatt ausgehend, zwei Umläufe um den Stengel machen muß, um zu einem Blatt zu kommen, welches gerade über dem steht, von dem man ausgegangen ist. Man trifft bei diesen 2 Umläufen 5 Blätter an und bezeichnet diese Blattstellung als 2/5 Blattstellung.
Die unteren Blätter sind fünfzählig, gefiedert, die oberen dreizählig. Die großen eiförmigen, zugespitzten Fiederblätter sind oben glatt, unterseits dicht weißfilzig und haben mit Stacheln besetzte Blattstiele. Die zahlreichen weißen Blüten stehen in Trugdolden. Aus jedem Fruchtknoten geht eine kleine, fleischige Steinfrucht hervor, die einen von einer harten Steinschale umhüllten Samen birgt und mit dem übrigen zu einer blauschwarzen, unten ausgehöhlten Brombeerfrucht zusammenschließt. Man unterscheidet etwa 300 verschiedene Brombeerstraucharten. Die bei uns vorkommenden Arten haben kleine Unterschiede, die den Botaniker interessieren, für uns aber bedeutungslos sind, da sie alle die gleiche Heilwirkung haben.
Die Blätter und obersten Gipfel schmecken zusammenziehend, die reifen Beeren süß, sehr aromatisch und wohlschmeckend. Der Brombeer- wie auch der Himbeerstrauch wird in Gärten kultiviert, die duftigsten Früchte mit dem charakteristischen Aroma wachsen aber nicht in den Gärten, sondern draußen in der freien Natur, im Walde, der heilsamen Schatzkammer unserer Heimat.

Blütezeit: Juni bis September.

Fruchtreife: Ab August.

Standort: Auf Waldschlägen, an Waldrändern und an breiteren, lichten Waldwegen. Die Blätter zeigen den Wassergehalt des Standortes deutlich an. An trockenen Standorten mit tiefem Grundwasserspiegel ist die Blattunterseite filzig behaart, an feuchten Standorten mit hohem Grundwasserspiegel fehlt die Behaarung der Blattunterseite fast gänzlich.

Heilkräftige Pflanzenteile: Gesammelt werden die jungen und zarten Blätter (Folia Rubi fruticosi) und auch die obersten Blütengipfel im Frühjahr, von April bis Ende Mai. Die Brombeerblätter müssen stielfrei gesammelt werden. Benötigt man die Wurzeln, so werden diese bereits im Februar, spätestens im März ausgegraben. Die Trocknung erfolgt im Schatten. Die Beeren (Fructus Rubi fruticosi) sammelt man zur Reifezeit, wobei zu beachten ist, daß diese nicht von kleinen Würmern oder Käfern befallen sind. Die Früchte werden eingemacht bzw. in Weingeist angesetzt. Blätter, Gipfel und Wurzeln bedürfen einer sehr sorgfältigen Trocknung und müssen sehr trocken aufbewahrt werden, um ihr Aroma nicht einzubüßen. Vereinzelt werden auch die Beeren getrocknet. Dies muß sehr sorgfältig und langsam durchgeführt werden. An

Heil- und Wirkstoffen verzeichnen wir ein ätherisches Öl, Gerbstoff, Pektin, Bernstein-, Apfel-, Oxal-, Milch- und Salizylsäure. Beachtlich ist der Gehalt an Vitamin C.

Heilwirkung: Die Blätter wirken zusammenziehend und sind ein sehr gutes und völlig harmloses Mittel gegen Diarrhoe. Wer jedoch an Verstopfung leidet, soll den aromatischen Brombeerblättertee ohne Beimischung anderer Heilkräuter meiden. Sehr gute Heilerfolge ergeben sich bei roter Ruhr. Besonders zu empfehlen sind die Brombeerblätter als Tee bei blutigem Durchfall der Säuglinge im Zusammenhang mit tuberkulöser Neigung. Bei Magenblutung, Darmentzündung und vor allem bei chronischer Blinddarmreizung ist der Tee, durch längere Zeit getrunken, von sehr guter heilender Wirkung. Dies gilt auch bei Weißfluß.
Brombeerblättertee wirkt schleimlösend und fördert dessen Auswurf. Seine blutreinigende Wirkung hat zur Folge, daß Hautausschläge, Flechten und sonstige Hautunreinigkeiten abnehmen und abheilen. Auch bei Bleichsucht wird der Genuß von Brombeerblättertee empfohlen. Der Tee ist schließlich von Bedeutung für werdende Mütter, da er zur Auflockerung der Weichteile vor der Geburt beiträgt.
Die Wurzeln, getrocknet und kleingeschnitten, geben einen Tee für Wassersüchtige.

Schließlich bilden die Früchte, am Abend frisch oder eingemacht genossen, nicht nur einen genußreichen Abschluß des Tages, sondern wirken beruhigend, wenn durch Nervosität stundenlanges Wachliegen den erquickenden Schlaf verkürzt. Die Brombeerblätter und jungen Schößlinge bilden einen Teil eines Haustees, der es verdienen würde, an Stelle des russischen Tees getrunken zu werden. Dieser Haustee hat vor dem oftmals zu viel genossenen russischen Tee den Vorzug der besseren gesundheitsfördernden Wirkung und Bekömmlichkeit. Das Rezept dieses Haustees wird am Schlusse dieser Ausführungen gebracht.

Aus alten Kräuterbüchern und Volksheilkunde: Alle diejenigen / so die Speis nit könen behalten / vnd sich stets thun erbrechen / denen sind Braunbeer nützlich / die frucht gessen / auch das grüne laub zerstossen / vnd pflasterweise auff den Magen gelegt.
Die wurtzel in wein gesotten / oder gepuluert (= gepulvert) eingenommen / vermahlet den Lendenstein.
Auß der Brombeerblüt wird im Welschland ein wasser distillieret / welches für die schmertzen der Augen sehr dienstlich ist.
Brombeerlaub oder die newen schösslen in wein gesotten / den Mund darmit gespuelet warm / säubert vnd heylet alle Mundfäule vnd befestet die zähn. (Aus „New Kreutterbuch" von Dr. Matthiolus, 1570)

In der **Volksheilkunde** verwendet man Brombeerblättertee auch zum Klistier bei Dickdarmentzündung (Colitis) und durch Hämorrhoiden verursachte Blutungen.
Als Blutreinigungstee wird nachstehende Teemischung empfohlen:

100 g Brombeerblätter,
100 g Brennesselblätter (Nr. 16),
50 g Holunderblätter (Nr. 52/a),
50 g Löwenzahnwurzel (Nr. 83).

Von dieser Teemischung nehme man gut 1 Teelöffel voll für 1 Tasse im Aufguß. Man trinke 2 bis 3 Tassen am Tage schluckweise, auf den ganzen Tag verteilt.
Den werdenden Müttern sei nachstehender Kräutertee empfohlen:

50 g Brombeerblätter,
100 g Himbeerblätter (Nr. 49),
50 g Schafgarbenkraut (Nr. 110),
10 g Zimtrinde.

Von dieser Teemischung nehme man 1 Teelöffel für 1 Tasse im Aufguß. Man trinke 1 bis 2 Tassen am Tage schluckweise.

Rezepte für die Bereitung von Haustees aus inländischen Pflanzen: Der ausländische Tee, wie der englische Tee mit seinen über 100 Marken und Namen sowie der sogenannte „Russische" Tee, kostet uns Jahr für Jahr wertvollste Devisen, für die im Inlande eine Reihe nützlicher Einrichtungen, der Volksgesundheit dienend, finanziert werden könnten.

Durch Mischungen und richtige Zubereitung von einheimischen Kräutern und Pflanzenteilen lassen sich die wohlschmeckendsten und weitaus gesünderen Haustees leicht bereiten, die obendrein nichts kosten, wenn man nicht die Mühe scheut und seinen Teebedarf selbst aus dem Walde holt.
Ein herrlich mundender Kräutertee ist zum Beispiel:

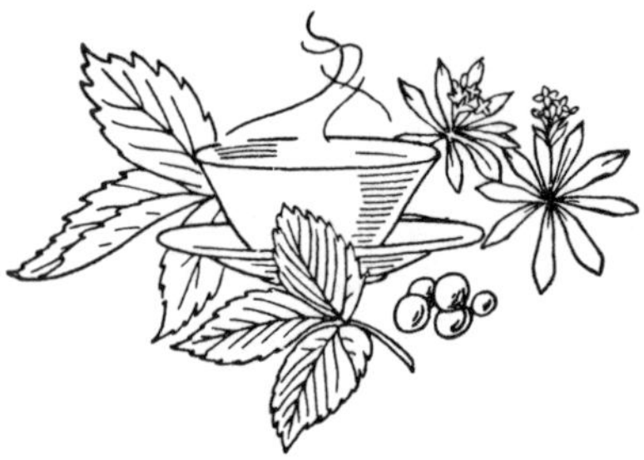

10 Teile Himbeerblätter (Nr. 49),
2 Teile Brombeerblätter (Nr. 17),
5 Teile Erdbeerblätter (Nr. 27) und
1 Teil Wacholderbeeren (Nr. 127).

Die getrockneten Blätter werden fein geschnitten, die getrockneten Beeren zerquetscht und zerkleinert, und man nimmt für 1 Tasse 1 Teelöffel dieser Mischung, die mit heißem, jedoch nicht kochendem Wasser überbrüht wird. Man läßt 5 bis 10 Minuten ziehen, seiht ab und trinkt den Tee entweder ganz ungesüßt oder mit wenig Zuckerzusatz, am besten mit Rohzucker. Verwendet man statt Zucker Honig, verleiht dieser dem Getränk einen feinen Geschmack.
Man kann diesem Haustee eine persönliche Note verleihen, wenn man dieser Mischung in kleinster Menge Waldmeisterkraut (Nr. 128) oder Thymiankraut (Nr. 124), Weichselkirschenblätter (Nr. 66/c) oder ganz wenige Blätter der Schwarzen Johannisbeere (Nr. 57/b) beimischt.
Ein feines, eigentümliches Aroma erhält dieser Tee auch durch Beigabe von getrockneten Apfelschalen (Nr. 5). Eine Vorschrift für die einzelnen Beigaben läßt sich hiefür nicht geben, das probiert man am besten selbst aus und legt sich dann ein Rezept zurecht.

Man erhält aber, will man schon unbedingt ein wenig „ausländisches" Aroma bei dem heimatlichen Kräutertee erreichen, einen feinen „Chinesischen" Tee durch nachstehendes Rezept:
3 Teile Himbeerblätter (Nr. 49), 1 Teil Brombeerblätter (Nr. 17) werden im Frühjahr gesammelt und zum Trocknen aufgelegt. Sobald sie etwas abgewelkt, also noch nicht dürr sind, werden sie mit einem Nudelwalker fest zerdrückt und mit etwas lauwarmem Wasser eingespritzt. Hierauf werden die Blätter in ein reines, leinenes Tüchlein eingeschlagen und so an einem warmen Ort (Herdnähe) durch 3 bis 4 Tage der Gärung (Fermentation) überlassen. Die Blätter erhalten so einen eigenartigen Duft, der wieder verschwindet, wenn die Blätter anschließend gut getrocknet werden. Nach erfolgter guter Trocknung — die Blätter müssen nun ganz resch sein — werden sie zerkleinert und in einem ganz dicht schließenden Glasgefäß aufbewahrt, worauf sich das „Teearoma" wieder einstellt. Der Tee darf niemals in einer Blechschachtel oder einem Metallgefäß aufbewahrt werden, auch ist kalkreiches Wasser nicht zu verwenden. Kalkreiches Wasser muß vorerst gekocht werden, um ausgekühlt und in ein neues Gefäß

übergossen als „Teewasser" verwendet werden zu können. Ganz trockene Aufbewahrung ist unerläßlich!

WEITERE REZEPTE für herrlich mundende und bekömmliche Haustees von gleichzeitig blutreinigender Wirkung:

10 Teile Walderdbeerblätter (Nr. 27),
5 Teile Himbeerblätter (Nr. 49),
5 Teile Schlüsselblumen (Nr. 113),
5 Teile Schlehdornblüten (Nr. 112) und
5 Teile Brombeerblätter (Nr. 17).

Oder:

10 Teile Himbeerblätter (Nr. 49),
8 Teile Schlüsselblumen (Nr. 113),
6 Teile Schafgarbenkraut (Nr. 110),
4 Teile Brombeerblätter (Nr. 17),
2 Teile Waldmeisterkraut (Nr. 128) und
1 Teil Wacholderbeeren (Nr. 127).

Die Bereitung ist auch hier, wie schon öfter erwähnt, 1 Teelöffel für 1 Tasse im Aufguß, 5 Minuten ziehen lassen, abseihen. Ja nicht den Tee kochen! Das ganze Aroma und die gesunden Wirkstoffe würden verlorengehen. Mit Rohzucker oder Honig nach Geschmack süßen.

18 Brunnenkresse Nasturtium officinale R.Br. Tafel 1, Figur 8

Volksnamen: Bornkassen — Kersche — Paderkerse — Wasserkerse — Bachkresse — Wassersenf — Weiße Kresse

Botanik: Die ausdauernde Wasserpflanze wird 30 bis 70 cm lang und besitzt eine kriechende, reich bewurzelte Grundachse. Der Stengel ist hohl, die Blätter gefiedert, glatt und dunkelgrün, mit 5 bis 15 Blättchen. Die weißen Blüten stehen traubig und bringen anstehende, etwas gebogene Schötchen hervor.

Der *Geruch* der geriebenen Pflanze ist scharf, der *Geschmack* ist bitter und scharf.

Blütezeit: Juni bis September.

Standort: Die Brunnenkresse wächst überall in Bächen, Brunnen, Quellen und Wassergräben. Sie wird vielfach in eigenen Wasserbehältern gezogen.

Heilkräftiger Pflanzenteil ist das frische Kraut (Herba Nasturtii), das man von März bis Mai oder auch im Sommer bis in den Herbst hinein sammeln kann, wenn die Pflanze nicht geblüht hat.

Heil- und Wirkstoffe: Diese sind größtenteils nur in der frischen Pflanze vorhanden, wodurch die Konservierung durch Trocknung nicht möglich ist. Die frische Pflanze enthält in allen oberirdischen Teilen das Senfölglukosid Glukonasturtin. Es liefert durch eine fermentative Aufspaltung (Myrosin) neben Traubenzucker ein ätherisches Öl mit dem Hauptbestandteil Phenylaethylsenföl. Das genannte Senföl löst, auf die Schleimhäute oder auf die Haut gebracht, Reizerscheinungen aus. Neben reichlich Kaliumnitrat, Eisen, Arsen und Jod, wurden die Vitamine A, C und D nachgewiesen. Auch geringere Mengen Gerbstoff und Zucker sind vorhanden.

Heilwirkung: Die Brunnenkresse ist eine blutreinigende und blutverbessernde Heilpflanze. Sie wirkt magenstärkend, harntreibend und regt die Magensäfte an. Außerdem wirkt sie stark schleimlösend, so daß sie selbst alten eitrigen Auswurf und alten, zähen Schleim auswirft. Ihre zahlreichen Mineralstoffe, Eisen- und Jodgehalt beeinflussen den Stoffwechsel günstig und regen das Drüsensystem an. Der hohe Gehalt an Vitamin C macht sie für die Bekämpfung aller skorbutischen Krankheitsbilder, von skrofulösen Krankheitszuständen und der Zahnfäule geeignet. Man verabreicht die Brunnenkresse am besten als Salat. Besonders gegen Ende des Winters und zu Beginn des Frühjahrs, wenn noch keine frischen Gemüse zur Verfügung stehen, ist der Genuß der Brunnenkresse sehr angezeigt. Neben der Salatzubereitung ist auch die Einnahme von Frischsaft möglich. Man kann am Tage 2 bis 3mal je 1 Tee- bis Eßlöffel voll, mit der fünffachen Menge Wasser verdünnt, einnehmen.

Der reine Saft darf nicht eingenommen werden, da dies Entzündungen im Magen und Hals auslöst. Man soll Brunnenkresse nicht täglich einnehmen, eine Kur mit Unterbrechungen soll nicht länger als vier Wochen dauern. Frauen dürfen in der Schwangerschaft Brunnenkresse nicht verwenden!
Nicht nur die Magensaftsekretion, auch die Gallenblasensekretion wird durch die Brunnenkresse sehr günstig angeregt. Da das Senföl durch die Niere größtenteils ausgeschieden wird, tritt eine stärkere Nierendurchblutung ein, wodurch sich die erhöhte Urinausscheidung erklärt.
Schließlich wurde (durch Leclerc) festgestellt, daß die Harnzuckerausscheidungen durch die Einwirkung des Brunnenkressensaftes vermindert werden.

So vielseitig heilend die Brunnenkresse wirkt, muß aber mit Nachdruck vor einer zu großen Dosierung und vor zu langer Anwendung gewarnt werden, da es zu entzündlichen und langwierigen Nierenreizungen kommen kann.
Äußerlich angewendet (feuchte Saftumschläge) werden Hautkrankheiten und Hautunreinigkeiten geheilt. Auch der kreisförmige Haarausfall an einzelnen Stellen (Alopecie areata), durch einen Pilz verursacht, wird durch die äußerliche Anwendung des Brunnenkressensaftes geheilt.

Anwendung in der Homöopathie: Die Essenz mit ihren Verdünnungen wird gegen Fieber und gegen Nervenschmerzen mit Erfolg gebraucht.

Anwendung in der Volksheilkunde: Der pulverisierte Samen der Brunnenkresse wird als Niespulver, bei Schlafkrankheiten und bei Zungenlähmung angewendet. Beginnende Lungenschwindsucht kann durch Gebrauch, bei regelmäßigen Unterbrechungen, geheilt werden.
Sehr beliebt ist in der Volksheilkunde die Anwendung des Brunnenkressensirups, hergestellt aus 1/3 frischen Preßsaft und 2/3 abgekochtem und ausgekühltem Zukkerwasser, als Mittel für die Blutreinigung und Anregung des überflüssigen Schleimabganges.

Als Frühjahrssalat wird gerne Brunnenkresse mit Brennesselblätter (Nr. 16), Löwenzahnblätter (Nr. 83) und Kopfsalat (Nr. 70) vermischt. Diese Salatmischung kann gar nicht genug empfohlen werden!
Das frische Kraut, zerstoßen und aufgelegt, vertreibt die Sommersprossen, Räude und Hautunreinigkeiten.
Brunnenkresse ist die beste Speise für alle Wassersüchtigen und für Lebererkrankte.

19 Dill Anethum graveolens L. Tafel 1, Figur 9

Synonyme: Pastinaca graveolens Bernh. — Ferula graveolens Sprengel. — Angelica graveolens Stendl.

Volksnamen: Däll — Dille — Gurkenkräutel — Kappernkraut — Till

Botanik: Der Dill ist einjährig, hat einen stilrunden, glatten, dunkelgrün und weißlich gestreiften, bläulich zart gefleckten Stengel, der bis 1 m hoch wird. Die Blätter sind etwas bläulichgrün, doppelt gefiedert, dem Fenchel ähnlich, nur nicht so dicht, mit fadendünnen Blättchen. Die Blütendolden sind gelb, groß, flach und ohne Hüll- und Hüllenblätter. Die Samen sind eirund und gerippt. Wegen allfälliger Verwechslung mit dem verwandten, jedoch sehr giftigen Schierling siehe die vergleichende Zusammenstellung beim Roßfenchel (Nr. 104).
Die ganze Pflanze hat gewürzhaften Geruch und Geschmack.

Blütezeit: Von Juni bis Ende August.

Samenreife: Von Anfang August bis Ende September.

Standort: Dill wächst in Südeuropa frei in der Natur unter dem Getreide. In unseren Gegenden wächst er nur angebaut. Aus Gemüsegärten durch die Vögel vertragen, gedeihen die Samen auch frei, doch verwildern die Pflanzen bald.

Heilkräftige Pflanzenteile sind in erster Linie die Samen (Fructus Anethi), die zur Reifezeit gesammelt werden. Die Blätter und Blüten sammelt man während der Blütezeit bis zur Samenreife. Als wichtigster

Heil- und Wirkstoff ist in den Dillsamen ein ätherisches Öl mit 50—60 % Carvon enthalten. Da die vielen Heileffekte nicht allein durch das ätherische Öl ausgelöst werden, ist mit Recht anzunehmen, daß noch eine Reihe von Heil- und Wirkstoffen in der Pflanze enthalten sind, die bisher noch nicht erforscht wurden.

Heilwirkung: Dill ist keine offizinelle Pflanze, doch wird sie als Heilpflanze schon seit dem Altertum bei den Völkern sehr geschätzt. In den Pharaonengräbern zu Theben aus der Zeit um 1500 v. Chr. fand man Tongefäße nicht nur mit Weizenkörnern sondern auch mit Zweigstücken und Früchten vom Dillkraut. Im Capitulare Karl d. Gr. (812 n. Chr.) wird der Anbau von Dill empfohlen und sein Vorkommen in Mythos, Sage und Brauchtum läßt erkennen, daß der Dill seit jeher eine vielbeachtete Heilpflanze war.
Dill ist nicht nur ein gesundes Gemüse (Dillensoße), oder ein Würzkraut (bei eingemachten Gurken), sondern birgt auch Heilkräfte, die denen des Fenchels (Nr. 32) oder des Kümmels (Nr. 73) nicht nachstehen.

Aus der Praxis der Volksheilkunde und aus alten Kräuterbüchern: Dillsamen und die obersten Schosse mit der kaum oder vollerblühten Dolde, mit gutem Weißwein oder Wasser abgebrüht, getrunken, stillt das schmerzhafte Bauchgrimmen und Würgen im Magen, zerteilt die Winde und Blähungen, fördert wohltuend den Stuhlgang, treibt den Harn und fördert den stillenden Müttern die Milchabgabe.
Aber nicht nur für die Mutter ist der Dillentee wichtig, auch der kleinste Erdenbürger, das Baby, benötigt gar bald und oft den warmen Dillentee, wenn ihn Bauchgrimmen oder Blähungen plagen. Ist Vati nervös oder leidet an Schlaflosigkeit, so erhält er einen Dillentee mit Honigbeigabe. Dill ist ein richtiges Hausmittel für die ganze Familie.
Der Tee aus Dillsamen, ungesüßt getrunken, ist ein angenehmes und prompt wirkendes Mittel bei Schlucksen und Erbrechen. Man nehme 1 Teelöffel Dillsamen für eine Tasse im Aufguß.
Bei Nabelbrüchen der Kleinkinder werden Dillenkraut-Umschläge, möglichst warm oder die Dillendampfbäder empfohlen.
Ein Sitzbad aus dem leichteren Absud von grünem Dillenkraut und auch Samen dazugegeben, lindert rasch die Gebärmutterschmerzen, Magen- bzw. Darmkoliken.
Das Kauen von Dillsamen nimmt den üblen Mundgeruch.
Wermutkraut (Nr. 134) und Dillensamen mit heißem Wein abgebrüht, ziehen lassen, abgeseiht und warm schluckweise getrunken, ist ein vorzügliches Haus-

mittel gegen alle Magenbeschwerden und regt den verlorenen Appetit wieder an. Zerstoßener Dillsamen in Olivenöl gut angewärmt, damit einen Wattebausch getränkt und aufgelegt, zerteilt die Geschwülste und zeitigt die Geschwüre auf. Die obengenannten Umschläge helfen auch sehr gut bei Drüsenstockungen oder bei skrofulösen Augenentzündungen.

EIN WOHLERPROBTER BERUHIGUNGSTEE, der auch die Schlaflosigkeit bannt: Dillsamen und Anissamen (Nr. 4) je 40 g, Kamillenblüte (Nr. 60) und Hopfen (Nr. 53) je 20 g, gut vermischen. Von diesem Tee je 1 Teelöffel voll für 1 Tasse im Aufguß. Wenn derselbe lauwarm ist und abgeseiht, 1 Teelöffel Honig hinzufügen.
Zur Abwechslung trinke man nachstehendes Teegemisch:
Dillsamen, Fenchelsamen (Nr. 32) und Pfefferminzblätter (Nr. 95) mische man zu gleichen Gewichtsteilen und bereite einen Teeaufguß. Am Abend zum Schlafengehen trinke man eine Tasse warm und schluckweise, mit Zucker oder etwas Honigbeigabe.

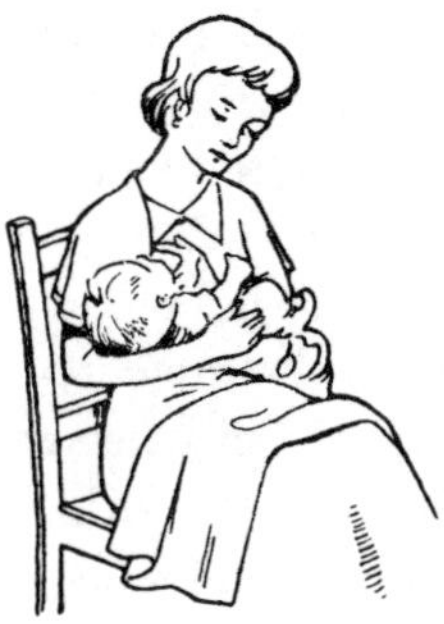

MISCHTEE ZUR MILCHFÖRDERUNG BEI STILLENDEN MÜTTERN:

50 g Anissamen (Nr. 4),

50 g Dillsamen und

50 g Majorankraut (Nr. 86)

1 Teelöffel für 1 Tasse im Aufguß, 2—3 Tassen am Tage, Honigbeigabe und schluckweise trinken.

20 Distel-Arten Cnicus — Onopordon — Carduus — Carlina

Die Disteln bilden eine sehr artenreiche Pflanzengruppe. Rund 10 000 verschiedene Distelarten sind auf der ganzen Erde anzutreffen. Sie stehen zumeist beim Landwirt im schlechtesten Rufe, da er in ihnen nur die lästigen Unkräuter erblickt, die alljährlich viel Schweiß und Arbeit kosten, um sie von den Äckern fernzuhalten bzw. sie auszurotten. Die wenigsten Menschen aber wissen, daß diese als Unkräuter so verachteten Pflanzen in ihren Reihen sehr wertvolle Heilkräuter aufzuweisen haben.
Von den nicht wenigen Arten in unseren Gegenden seien 4 Vertreter ausgewählt, da sie für den Heilkräuterfreund von besonderer Bedeutung sind.

a) Benediktendistel Cnicus benedictus L.

Synonyme: Carlina benedictus Benth. — Centaurea benedicta L.
Volksnamen: Benediktenkraut — Benediktenwurz — Bernhardinerwurzel — Bit-

terdistel – Bornwurz – Heildistel – Kardobenedikte – Kardobenediktenkraut – Spinnendistel – Spinnsamen

Botanik: Das distelartige Kraut mit zottig und klebrig behaarten Stengeln und Blättern wird bis 40 cm hoch. Die Blütenköpfe sind einzeln, endständig und von Hochblättern hüllenförmig umgeben. Die Blütenkrone ist gelb, der Hüllkelch eiförmig, spinnwebenartig behaart. Die Früchte sind stielrund von einem doppelten Pappus gekrönt, der jedoch an der Droge oft abgefallen ist.

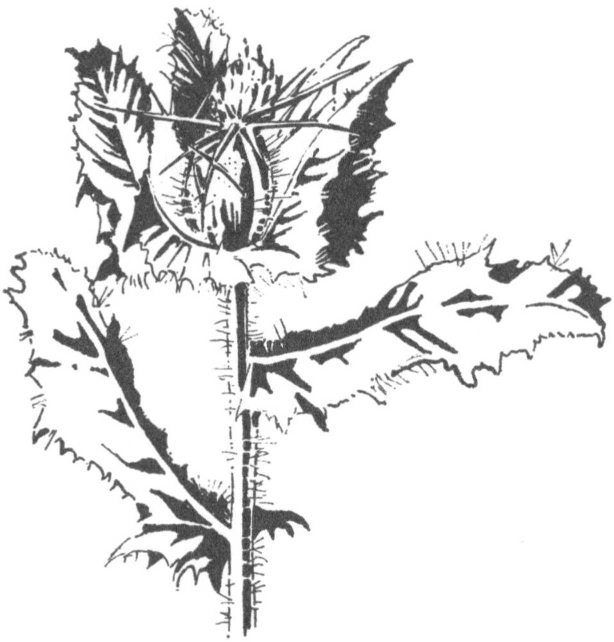

Die Pflanze schmeckt sehr bitter, der Geruch ist aromatisch.

Blütezeit: Juni bis August.

Fruchtreife: August bis September.

Standort: Die Benediktendistel war ursprünglich im Mittelmeerraum heimisch, kommt aber schon seit langem verwildert oder kultiviert in Mitteleuropa und auch in den Überseegebieten vor. Auf Äckern kann sie für den Landwirt zu einem sehr lästigen Unkraut werden.

Heilkräftiger Pflanzenteil: Gesammelt wird das blühende Kraut ohne Wurzel (Herba Cardui benedicti), seltener die Früchte unmittelbar nach der Reife im Herbst.
Die Pflanze wird im Schatten getrocknet und dann kleingeschnitten. Als

Heil- und Wirkstoffe seien genannt, der glykoside Bitterstoff Cnicin, wodurch diese Distel als Bitterstoffpflanze charakterisiert erscheint, ferner ätherisches Öl, Gerbstoff, Schleimstoff, Farbstoffe und Gummi. Reichliche Mengen von Kalium-, Calcium- und Magnesiumsalzen sind abgelagert. Auch ausfällbares Eiweiß von geringer Giftigkeit wurde minimal festgestellt. Die Früchte enthalten neben den genannten Inhaltsstoffen noch außerdem reichlich fettes Öl.

Heilwirkung: Diese ist vielseitig. Die Benediktendistel wird sowohl innerlich als auch äußerlich angewendet. Bei allen Störungen der Verdauungsorgane, bei Gallen- und Lebererkrankungen, bei Gelbsucht (Ikterus), Magenkatarrh (Gastritis),

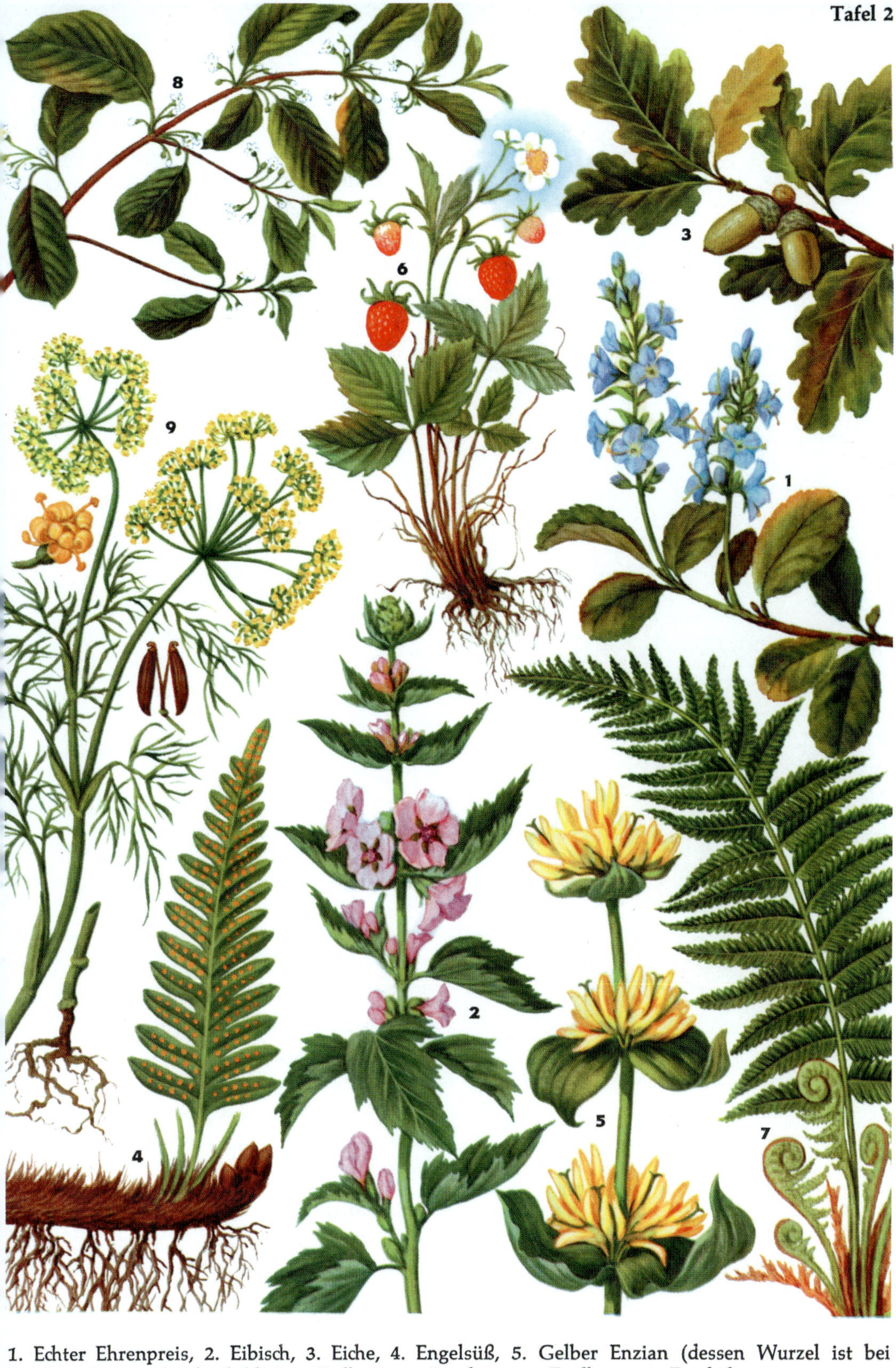

1. Echter Ehrenpreis, 2. Eibisch, 3. Eiche, 4. Engelsüß, 5. Gelber Enzian (dessen Wurzel ist bei Tafel 10, Figur 5 b, abgebildet), 6. Erdbeere, 7. Farnkraut, 8. Faulbaum, 9. Fenchel

Verdauungsstörungen (Dyspepsie), Blähungen (Flatulenz), Verstopfung (Obstipation), fieberhaften Erkrankungen und Schlaffheit des Magen-Darmkanals, bei Schwäche nach Magenoperationen, wird eine Teekur von täglich 2—3 Tassen Teeaufguß — 1 Teelöffel für 1 Tasse — zuckerlos und schluckweise getrunken, eine merkliche Besserung bringen. In leichteren Fällen wird bald eine völlige Genesung eintreten. Dieses Heilkraut wirkt auch blutverbessernd und blutreinigend, daher anwendbar bei Bleichsucht, Störungen infolge schlechter Blutbeschaffenheit, Blutarmut u. a. Ferner werden die Lungenorgane und das Herz sehr günstig beeinflußt, dies besonders bei Husten, Katarrhen, beginnender Lungenentzündung, Lungen- oder Herzasthma, Herzschwäche und Herzstörungen magen- oder darmbedingt. In allen diesen Fällen wird die Benediktendistel Erleichterung und Heilung bringen.

Die äußere Anwendung als feucht-warme Umschläge ist zu empfehlen bei krebsartigen Geschwüren (Dr. Madaus), schlecht heilenden Wunden, Frostbeulen, ja sogar bei Hauttuberkulose (Lupus). Neben der äußerlichen Anwendung muß man sich einer Teekur unterziehen, um das Blut zu reinigen.

Anwendung in der Volksheilkunde: Die gepulverte Pflanze auf die Wunden gestreut bzw. die krebsartigen Wunden in einem Absud oft gebadet, löst eine Abheilung der erkrankten Stellen aus.
Auch bei krebsartigen Geschwüren des Darmes und des Magens wird nach vielen Berichten seit altersher das Benediktenkraut in der Volksheilkunde angewendet. Bei unregelmäßigen Blutungen der Frauen bringt der Tee eine baldige Besserung. Das Benediktenkraut gilt ferner als Nerven-Heilkraut. Nervöse Schlafstörungen, Hysterie und nervöse Verdauungsbeschwerden werden durch die Teekur geheilt, in schweren Fällen wesentlich gebessert.

In der Volksheilkunde werden die Früchte gegen Seitenstechen angewendet. Martin Luther, ein Anhänger der Naturheilkunde, hörte von dieser Anwendung, trank viel von diesem Tee und wurde sein jahrelanges, ständiges Seitenstechen los.
In frischem Zustand gelten die Früchte, zerkaut, als Abführmittel (Purgans) und Brechmittel (Vomita).

Benediktenwein: Zwei Eßlöffel der kleingeschnitenen getrockneten Pflanze läßt man durch 8 Tage in 1 Liter Weißwein ziehen und seiht dann ab. Dieser Heiltrank wird zur Magenstärkung angewendet und auch zur Behebung der Brustverschleimung. Bei Nierenentzündung (Nephritis) ist diese Heilanwendung und die Teekur unbedingt zu meiden!

Anwendung in der Homöopathie: Die homöopathische Tinktur Carduus benedictus, dil D1, täglich 3mal je 10 Tropfen, bei Drüsenkrankheiten, Skrofeln, Geschwülsten und Verschleimung ist zu empfehlen.

b) Eselsdistel Onopordon acanthum L.

Synonym: Acanos spina Scop.

Volksnamen: Krebsdistel — Faule Knechte — Pudlhund

Botanik: Die zweijährige Distelstaude hat eine spindelförmige Wurzel und kann bis zu 2 Meter hoch werden. Die mit Dornen versehenen graufilzigen Blätter laufen mit ihrer Spreite am Stengel herab. Der Blütenboden ist bienenwabenartig ausgehöhlt, in jeder Vertiefung sitzt eine rote Blüte.

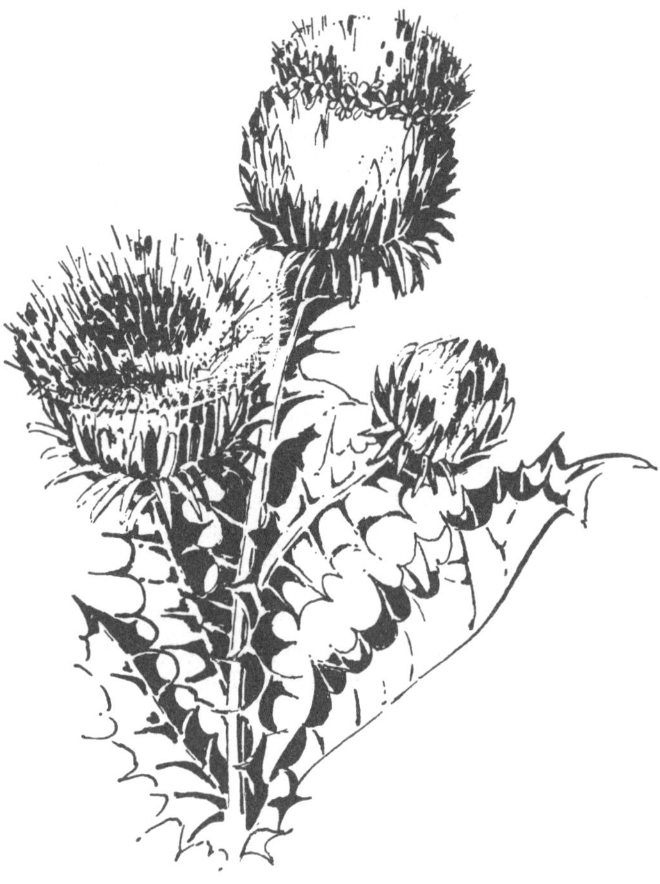

Blütezeit: Juli, August.
Standort: Entlang von Feldwegen und auf Schutthalden anzutreffen. Auf gut gedüngten Ackerböden verbreitet sie sich ungewöhnlich stark.

Heilkräftige Pflanzenteile: Die blühende Pflanze und die Wurzel. Zu Beginn der Blütezeit wird die Pflanze knapp über dem Boden abgeschnitten und im Schatten getrocknet. Nach dem Trocknen wird der dicke Hauptstengel entfernt und nur die Blätter und der obere Pflanzenteil kleingeschnitten. Die Wurzel wird zeitlich im Frühjahr ausgegraben (ausgestochen), nach sorgfältiger Reinigung aufgefädelt und im Schatten an zugiger Stelle zum Trocknen aufgehängt. Gelegentlich werden auch die Samen gesammelt, im Schatten getrocknet und in dunklen Gläsern aufbewahrt.

Heilwirkung: Schon im Altertum als Heilpflanze geschätzt, wurde die Krebsdistel im Mittelalter von den Naturärzten sehr empfohlen. Sie geriet jedoch mit

Beginn der Neuzeit gänzlich in Vergessenheit und verblieb ihr nur der schlechte Ruf als ein sehr lästiges Unkraut. Trotz der guten Heilerfolge ist sie in der Gegenwart nur in der Volksheilkunde gebräuchlich, sie wurde pharmakologisch auch kaum erforscht, noch klinisch erprobt. Von den heilenden Inhaltsstoffen weiß man nur von einem fetten Öl in den Früchten und daß die Blüten und Blätter Inulin enthalten.

Der Name „Krebsdistel" besagt, daß sie in der Volksheilkunde als Heilpflanze gegen verschiedene Krebsarten angewendet wird. So heilt der Saft aus der frischen blühenden Pflanze, ausgepreßt und sofort aufgetragen, Gesichtskrebs und andere Hautkarzinome. Bei vielen Befragungen in verschiedenen Gegenden wurde diese Distelart stets sehr lobend erwähnt, jedoch immer erklärt, man müsse sie gleichzeitig auch innerlich einnehmen und den frischen Saft aus der grünen Pflanze sofort auftragen. Bei Stehenlassen nur über Nacht sei der Saft bereits fast wirkungslos. Auch sei der frische Saft eingenommen noch viel wirkungsvoller als die Teeanwendung von getrockneten Pflanzenteilen. Die Trocknung der Pflanzenteile erfolge nur für die Wintermonate, wo keine frischen Pflanzenteile zur Verfügung stehen. Nicht minder gut ist die äußerliche und zugleich innerliche Anwendung des Frischsaftes bei Skrofulose, Geschwülsten und Geschwüren aller Art und bei Hauttuberkulose (Lupus).

Vom Preßsaft nimmt man täglich 2 Eßlöffel, verteilt auf 3 bis 4 Portionen.

Der Tee wird als Aufguß bereitet, 1 Teelöffel für 1 Tasse Tee, 2—3 Tassen am Tage, zuckerlos und schluckweise getrunken. Die Wurzel und die jungen Sprossen werden im Frühjahr vielfach als wohlschmeckendes Gemüse gegessen. Diese Speise gilt als blutreinigend.

c) Mariendistel Carduus marianus L.

Synonyme: Sylibum marianum Gaertn. — Mariana mariana Hill.

Volksnamen: Christi Krone — Fieberdistel — Frauendistel — Heilandsdistel — Magendistel — Stechkörner — Sticksaat

Botanik: Der ästige, braunglänzende Stengel ist mit Blättern reich besetzt, die gelbe Dornen tragen und weißlich gefleckt sind. Der etwas nickende große Blütenkopf hat purpurrote Blüten.

Blütezeit: Juli, August. *Samenreife:* August, September.

Standort: Ursprünglich in den Steppen Nordafrikas und in Südeuropa beheimatet, drang sie im Mittelalter bis Norddeutschland vor und wird auch manchmal kultiviert. Sie gedeiht sehr üppig auf warmen, trockenen, steinigen Plätzen, ist oft auch auf Bahndämmen anzutreffen, verschmäht aber nicht den Ackerboden.

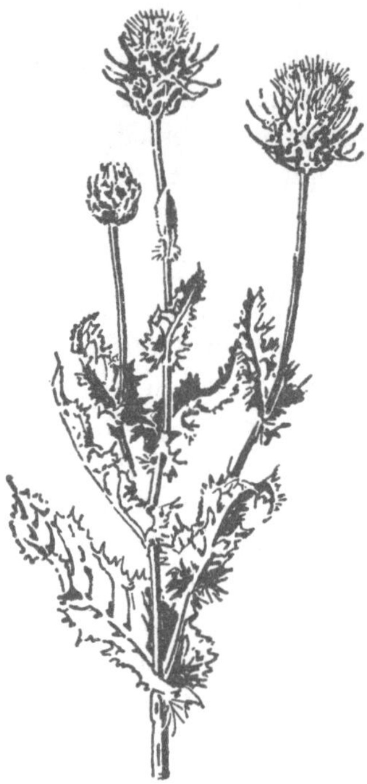

Heilkräftiger Pflanzenteil: Die Mariendistel stand im Mittelalter bei den Kräutervätern in hohem Ansehen und wurde geradezu berühmt durch den Naturarzt Rademacher, der sie als Heilmittel bei chronischen Leber- und Milzleiden, bei Husten, blutigem Auswurf, Gelbsucht und Gallensteinkolik mit viel Erfolg anwandte. Als heilkräftiger Pflanzenteil gelten die Früchte (Fructus Cardui Mariae) und das blühende Kraut (Herba Cardui Mariae). Kurz vor der Reife werden die Köpfe gesammelt und in luftigen, trockenen Räumen zum Nachreifen aufgehängt. Die Samen werden durch Ausklopfen gesammelt. An

Heil- und Wirkstoffen wurden in den Samen Gerbstoff, fettes Öl, Bitterstoff, Amine, Eiweiß, ferner Thyramin, Histamin und Agmatin festgestellt.

Heilwirkung: Mariendistelsamen (Früchte) sind als ein vorzügliches Naturheilmittel bei Gallen- und Leberleiden anzusprechen, besonders bei Leberstauungen, Leberentzündung (Hepatitis), bei Milzleiden, Gelbsucht und Gallensteinkoliken.
Die Anwendung erfolgt entweder als Teeaufguß, 1 Teelöffel voll der Droge für 1 Tasse, 2—3 Tassen tagsüber, zuckerlos und schluckweise getrunken oder 1 Teelöffel des gepulverten Samens, 4—5mal am Tage, etwas Wasser nachtrinkend, oder 15—25 Tropfen der Tinktur, ebenfalls 4—5mal am Tage.

Anwendung in der Volksheilkunde: Zu den vorgenannten Anwendungen wird in der Volksheilkunde die Heilpflanze noch bei Unterschenkelgeschwüren (Ulcus cruris), bei fressenden, bösartigen Geschwüren der Haut (Ulcus rodens), bei Krampfadern (Varices), angewendet, teils durch Bestreuen der kranken Stellen mit dem gepulverten Samen oder durch Umschläge von Pflanzenaufgüssen bzw. durch Teekuren.

Anwendung in der Homöopathie: Die Samentinktur, Carduus Marianus, dil D1, 3mal täglich je 10—15 Tropfen, gegen Gelbsucht, Leberschwellung, Blutungen, bitteren Mundgeruch und Hämorrhoiden.

d) Silberdistel Carlina acaulis L. Synonym: Carlina caulenscens Lam.

Volksnamen: Eberdistel — Eberwurz — Große Eberwurz-Distel — Jägerbrotwurzel — Karlsdistel — Weiße Roßwurzel — Wetterdistel — Barometerwurz — Sonnrosen — Frauendistel — Wasserwurz

Botanik: Diese auffallende Distelart ist mit ihrem großen, glänzend-weißen und sternförmigen Blütenkopf und den an dem Erdboden zu einer Rosette angeordneten grünen Blättern schon sicherlich von jedem Wanderer in der Natur gesehen worden. Sobald Regenwetter oder dichter Nebel im Anzug ist, schließen sich die silberglänzenden und stechenden Hüllblätter. Daher der Name Wetterdistel. Der Landmann oder der Wanderer kann sich auf diese wetterankündigende Eigenschaft verlassen. Eberdistel oder Eberwurz wird sie auch genannt, da die tiefe Pfahlwurzel von den Schweinen gerne ausgescharrt und gefressen wird. Die Wurzel ist außen braun, innen heller und zerklüftet, getrocknet von einem süßlichen, pilzähnlichen Geruch und scharf aromatischen Geschmack. An

Heil- und Wirkstoffen wurden festgestellt ein ätherisches Öl, ferner Inulin, Harz, Gerbstoff und ein Labenzym.
Die Wurzel wird im März, April oder im Herbst (Oktober) gegraben.

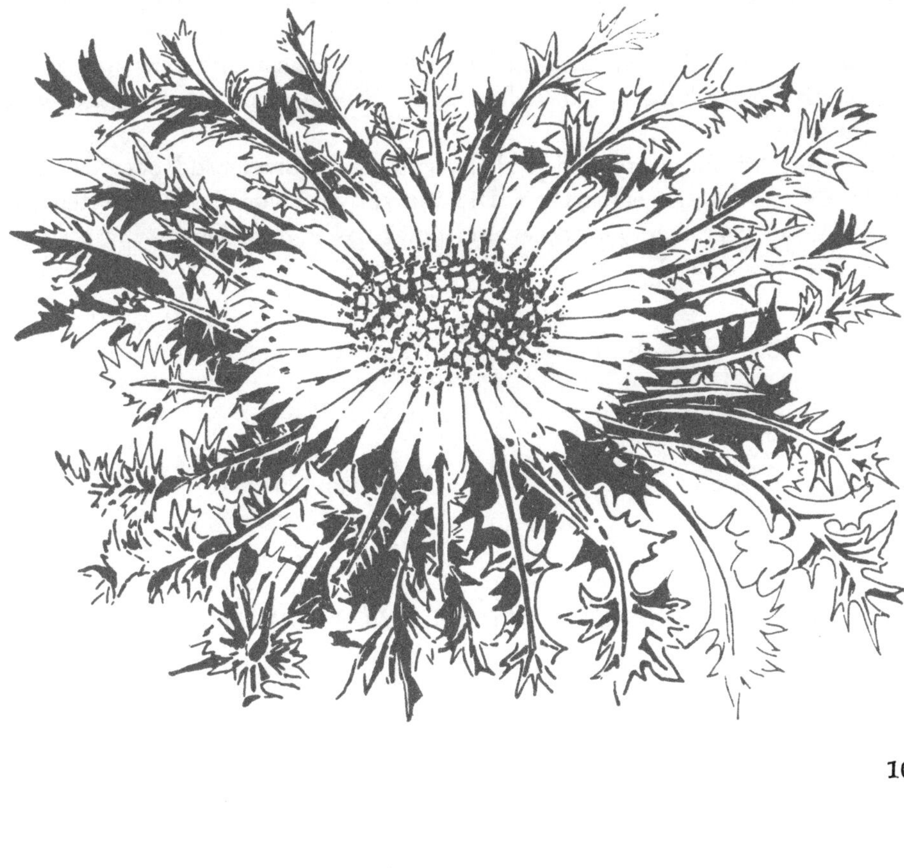

Heilwirkung: Die nur in der Volksheilkunde angewendete Heilpflanze wird wegen des Gerbstoffgehaltes der Wurzel als wassertreibend, gedärmreinigend und harnfördernd gelobt. Zur Wundenreinigung wird sie gerne angewendet. Weitere Anwendungsbereiche sieht die Volksheilkunde in der Bekämpfung verschiedener Wurmleiden, seien sie verursacht durch Eingeweide- oder Bandwürmer.
Der von der Wurzel bereitete Tee, 1 Teelöffel der kleingeschnittenen Wurzel für 1 Tasse in leichtem Absud wird schluckweise am Tage in der Menge von 2—3 Tassen zuckerlos getrunken.
Mit der in Essig gesottenen Wurzel bereitet man ein Mundspülmittel, wenn man in den Wurzelabsud Salbei (Nr. 108) durch 5 Minuten ziehen läßt, abseiht und nun den Mund fleißig spült. Zahnschmerzen klingen rasch ab, auch Beinhautentzündung geht zurück. Auch dient diese Bereitung zum Reinigen der Wunden. Schlecht heilende Wunden, tief sitzende Geschwüre oder bösartige Flechten werden durch Waschungen und warm-feuchte Umschläge mittels eines Absudes der Wurzel in einem starken Weißwein behandelt. Ein guter, starker Weinessig kann zur Bereitung dieses Absudes ebenfalls verwendet werden.
Mit dem Ansatz von 2—3 Wurzeln in 1/2 Liter gutem Branntwein, durch 8—10 Tage, erhält man eine Tinktur, den sogenannten und von den Gebirgsbewohnern sehr geschätzten Silberdistelgeist. 1—2mal am Tage davon 1 Stamperl getrunken, ist ein bewährtes Naturheilmittel bei allen Magenunstimmigkeiten.

Anwendung in der Tiermedizin: Mit dem Silberdistelgeist oder dem Weinabsud waschen die Gebirgsbauern und Viehhirten die Wunden und offenen Geschwüre der Haustiere.
Auch gegen Würmer werden den Haustieren der Wurzelabsud oder der verdünnte Silberdistelgeist eingegeben. Die Wurzel wird von den Viehhirten auf den Almen ausgegraben, getrocknet und unter das Futter kleingeschnitten vermengt. Dies erhält die Tiere gesund.

Die Natur hat immer recht und die Fehler und Irrtümer sind immer die der Menschen.

Johann Wolfgang von Goethe

21 Eberesche Sorbus aucuparia L.

Synonyme: Aucuparia silvestris Med. — Pirus aucuparia Gaertn. — Mespilus aucuparia All.

Volksnamen: Aberesche (d. h. unechte Esche) — Amselbeer — Drosselbeere — Ebisch — Ebsche — Faulbaum (darf nicht verwechselt werden mit dem unter Nr. 31 genannten Faulbaum!) — Gimpelbeer — Hawauresche (= Haferesche, da Fruchtreife zur Haferernte) — Judenkirsche — Moosesche — Stinkholz — Vogelbeere — Wilde Esche — Wielesche (von „wüelen" = üppig wachsen)

Botanik: Die Blätter dieser Holzpflanze sind unpaarig gefiedert, im Herbst blutrot gefärbt; die Blättchen sind von lanzettlicher, gesägter Form. Die weißen Blüten, zu einer vielblütigen Doldentraube vereint, haben einen starken, fast widerlichen Duft. Die Früchte sind erbsengroß, kugelig, leuchtend rot und von herb-saurem Geschmack.

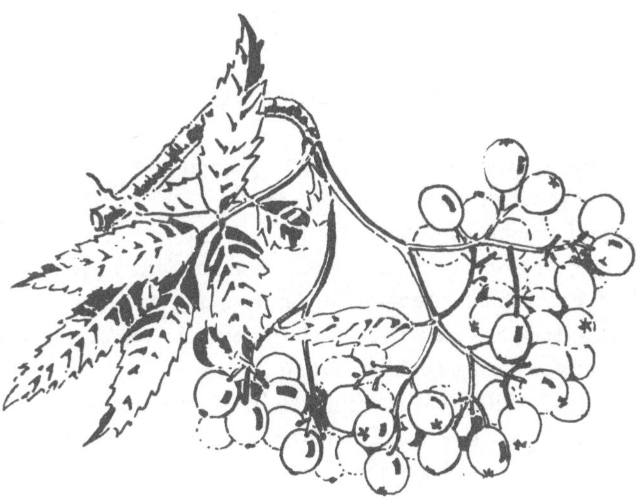

Blütezeit: Mai, Juni.

Fruchtreife: September, Oktober.

Standort: Ein sehr anspruchsloser Baum, der überall gedeiht, freistehend, an Waldrändern und Schlägen und als Alleebaum vielfach gepflanzt wird.

Heilkräftige Pflanzenteile: Man sammelt in erster Linie die Früchte (Fructus Sorbi aucupariae oder Fructus Sorborum). In der Volksheilkunde werden auch die Blüten (Flores Sorbi aucupariae) vielfach verwendet. Die Früchte werden frisch geerntet eingenommen oder als Gelee oder der frische bzw. konservierte Saft aus den Beeren genossen.
Die Blüten werden in der Volksheilkunde, nur frisch gepflückt, als Teeaufguß empfohlen.

Heil- und Wirkstoffe: Die Eberesche birgt eine Reihe von wichtigen Heilstoffen und sollte viel mehr in der Heilbehandlung Anwendung finden. Vor allem ist der hohe Vitamin-C-Gehalt der Früchte von großer Bedeutung sowie deren Gehalt an Gerbstoff, Sorbitansäure, Zitronen-, Apfel-, Bernstein- und Weinsteinsäure. Auch Spuren der giftigen Parasorbinsäure wurden nachgewiesen. Das Sorbit, ein sechswertiger Alkohol, ist das Ausgangsprodukt für kosmetische und pharmazeutische Präparate.

Heilwirkung: Für innerlichen Gebrauch ist das Sorbit unter dem Namen „Sionon" als Diabetikermittel bekannt geworden. Wässrige Sorbitlösungen werden bei Wassersucht und zur Herabsetzung des cerebrospinalen Druckes oder zur Minderung des intraokularen Druckes bei grünem Star (Glaukom) angewendet. Diese Heilmittel sind jedoch nur mit genauer ärztlicher Anordnung einzunehmen. Das Ebereschenkompott bzw. Gelee oder der Fruchtsaft gilt als vorzügliches Heilmittel, um den Vitamin-C-Mangel mit all den nachteiligen Folgen zu beseitigen.

Anwendung in der Volksheilkunde: Die Beeren der Eberesche werden in der Volksheilkunde vielseitig verwendet.
Gut ausgereifte Beeren, jedoch in leicht gärendem Zustande, sind ein Abführmittel und wirken auch harntreibend.
Das Kompott, Gelee oder der Saft (frisch oder sterilisiert), wirkt günstig bei Heiserkeit als Gurgelmittel.
Ferner empfiehlt die Volksheilkunde den Genuß der frischen Beeren bzw. den Genuß des frischen Saftes bei schmerzhafter Verhärtung des Magens, Bei Überlastung der Gedärme infolge mangelhaftem Stuhlgang.
Bei Bronchitis, Lungenentzündung sowie bei allen mit Fieber verbundenen Affektionen der Lunge und des Rippenfelles soll regelmäßig, mehrmals am Tage, teelöffelweise der frisch ausgepreßte Saft aus den Beeren eingenommen werden. Der Saft soll für diese Zwecke mit etwas Honig gesüßt werden.
Der Frischsaft der Beeren ist ein heilsames Naturheilmittel bei Nierensteinen (Nephrolithiasis), Harnbeschwerden, sei es, daß das Urinieren nur sehr zögernd oder schmerzvoll vor sich geht. Eine wirkungsvolle Teemischung für diese zuletzt genannten Leiden ist die Kombination von Ebereschenbeeren (frisch oder getrocknet), Berberitzenrinde (Nr. 12), Bärlapp (Nr. 9), zu gleichen Teilen. 1 Teelöffel der Mischung für 1 Tasse im Aufguß, etwa 10 Minuten ziehen lassen, ungesüßt oder mit Honig gesüßt, 1—2 Tassen am Tage schluckweise getrunken.
Bei Vitamin-C-Mangel: die frischen Beeren kauen oder als Tee genießen. 1 gehäufter Teelöffel Beeren in 1 Tasse kaltem Wasser durch 8—10 Stunden ziehen lassen, dann anwärmen jedoch nicht kochen lassen, abseihen, mit Honig gesüßt, untertags schluckweise getrunken. Je nach dem Grade des Leidens 2—3 Tassen am Tage genossen.
Bei Lungenkatarrh bzw. Lungenentzündung empfiehlt die Naturheilkunde den Blütentee von den frisch gepflückten Blüten. Die getrockneten Blüten sind fast wertlos. 1 gehäufter Teelöffel der Blüten im Aufguß, 5 Minuten ziehen lassen, abseihen, mit Honig richtig süßen, 2—3 Tassen am Tage schluckweise getrunken.

Aus Mythos und Geschichte: Die Eberesche war ein altgermanischer Heilbaum. In der germanischen Mythologie dem Gotte Donar geweiht, so wie die Ziegen. In manchen Gegenden, wo noch Ziegen gehalten werden, pflegt man die Ziegen noch heute mit Ebereschenlaub bei Krankheit zu füttern. Dies führen Brauchtumsforscher als Relikte altmythologischen Brauchtums zurück. Die planmäßige Pflanzung von Ebereschen als Alleebäume geht auf eine Anordnung Kaiser Karls d. Gr. zurück. Neben den Zweigen des Haselstrauches werden auch die Zweige der Eberesche als Wünschelrute zum Aufsuchen von Wasseradern oder Quellen vielfach verwendet.

Anwendung in der Küche: Ein gesundes und sehr wohlschmeckendes Kompott, Gelee oder Mus als Nachtisch oder als Brotaufstrich besteht aus einem Gemisch von Äpfeln (Nr. 5) und Ebereschenbeeren zu gleichen Teilen. Diese Speise ist äußerst gesund, fördert als Nachtisch die Verdauung und kann mit Honigzugabe noch verbessert werden.

— Eberraute siehe unter Wermut, Nr. 134, Anmerkung

— Edelrauten siehe unter Wermut, Nr. 134, Anmerkung

22 Echter Ehrenpreis Veronica officinalis L. Tafel 2, Figur 1

Volksnamen: Allerweltsheil — Bunger — Frauenlist — Grindheil — Grindkräutl — Grundheil — Heil aller Schäden — Hühnerraute — Köhlerkraut — Männertreu — Veronika — Veronikakräutel — Steh auf und geh weg — Viehkraut — Wundheilkraut — Zittli

Botanik: Der ausdauernde Wurzelstock treibt niederliegende, fast holzige Stengel, welche behaart sind. Die Enden der Stengel erheben sich etwa 20 bis 30 cm vom Boden. Die gegenständigen Blätter sind kurz gestielt, verkehrt eiförmig, graugrün, kleingesägt und weichhaarig. Die Blütentrauben stehen in den Blattachseln und haben kleine blaßblaue Blüten. Die Frucht ist eine verkehrt dreieckige Kapsel.
Das blühende Kraut hat einen schwachen, gewürzhaften Geruch, ist aber getrocknet vollkommen geruchlos. Der Geschmack ist balsamisch, etwas bitter und zusammenziehend.

Blütezeit: Mai und Juni.

Standort: Über ganz Europa verbreitet, gedeiht der Ehrenpreis in lichten Wäldern, auf Heiden, trockene Standorte bevorzugend. Besonders aber liebt er abgebrannte Schläge und die Umgebung von Holzkohlenmeilern.

Heilkräftiger Pflanzenteil ist das blühende Kraut (Herba Veronicae), das während der Blütezeit, ohne Wurzel, gesammelt und im Schatten, einzeln ausgelegt, getrocknet wird. Erst die sehr gut getrocknete Pflanze darf kleingeschnitten werden.

Heil- und Wirkstoffe: Das große Lob, das dem Ehrenpreis seit jeher gezollt wird — siehe Volksnamen! — läßt die Vermutung zu, daß in dieser Pflanze auch entsprechend viele Heil- und Wirkstoffe enthalten sind. Außer Bitterstoff, Gerbstoff, etwas ätherischem Öl, etwas Fett und Zucker, ist in der Pflanze nur noch das Glukosid Aucubin in geringem Ausmaße enthalten. Der Saponingehalt ist umstritten. Und dennoch ist der Ehrenpreis ein hervorragendes Heilkraut.

Heilwirkung: Der Ehrenpreis ist ein Wundkraut, wirkt innerlich stärkend und ist ein Brust-, Harn- und Schweißmittel von hervorragender Wirkung.
Wenn im Mittelalter bis herauf in die Gegenwart der Ehrenpreis geradezu als ein Universalmittel für fast alle Krankheiten gepriesen wurde, so anerkennen wir dies heute bei der Kenntnis über die Wirkstoffe, die diese Heilpflanze birgt, insofern, als der Ehrenpreis als ausgezeichnetes Magenmittel, Blutreinigungs- und Lungenmittel sowie als Leber-, Milz-, Nieren- und Blasenheilkraut den Gesamtorganismus aufs günstigste beeinflußt. Die heilende Wirkung auf alle diese wichtigen Organe des menschlichen Körpers verliehen zu Recht dem Ehrenpreis den Namen „Heil aller Schäden".
Sehr zu empfehlen ist der frische Saft der blühenden Pflanze als Blutreinigungsmittel bei Hautleiden, Ekzemen, Abszessen und dergleichen, teelöffelweise 2- bis 3mal am Tage eingenommen.

Aus alten Kräuterbüchern und aus der Praxis der Volksheilkunde: In dem „Kreutterbuch" von Hieronymus Bock, Straßburg, 1577, heißt es wörtlich:
„ein führtrefflich bewerte artzney für alle giftige pestilenzische Fieber / darvor muß das Gifft vom hertzen räumen vnd mit schwitzen ausfahren / eherenpreiswasser vertreibet den Schwindel / bringt gut gedechtnus / zertheilet die zähen feuchtigkeit / reinigt das geblüt / erwörmt den magen / eröffenet die leber / dempfft die lung vnd milz / reiniget die nieren / mutter vnd blasen / treibet aus das gifft / die gelsucht / den lendenstein / vnd allen gifftigen unrat / im gantzen leib."

Der Naturarzt Weinmann, 1762, schrieb:
„— — macht die berauschten Leute wieder nüchtern und soll das Pulver bei fettleibigen Frauen die Sterilität aufheben."

Sebastian Kneipp wieder stellte fest, daß der Ehrenpreis „ein Schutzmittel gegen die Schwindsucht und gegen Gichtleiden sei, da er den Körper von Schleim befreie".
Wenn manche Naturärzte anderer Länder das Lob über den Ehrenpreis nicht teilen, so mag dies seine Ursachen ausschließlich in Standortsbedingungen haben.

Die hohe blutreinigende Wirkung des Ehrenpreises, längere Zeit regelmäßig genommen, hat wiederholt gegen Aussatz geholfen.

Ehrenpreis eignet sich gut für die Behandlung von chronischen Ekzemen, besonders wenn sie mit einem lästigen Juckreiz verbunden sind. Das im Alter oft auftretende Hautjucken wird mit einer Teekur wesentlich gebessert.
Ehrenpreis wird nicht immer allein eingenommen, sondern oft in Verbindung mit anderen Heilpflanzen. Hier einige Beispiele:

TEEMISCHUNG FÜR BRUST- UND LUNGENLEIDEN:

100 g Ehrenpreis,
50 g Lungenkraut (Nr. 84),
50 g Königskerzenblüte (Nr. 69),
50 g Spitzwegerichblätter (Nr. 119).

1 Teelöffel dieser Mischung für 1 Tasse im Aufguß, 2 bis 3 Tassen am Tage schluckweise, mit Rohzucker oder Honig gesüßt, trinken.

TEEMISCHUNG BEI LEBERLEIDEN:

50 g Löwenzahnwurzeln (Nr. 83),
25 g Wegwarteblüten (Nr. 129),
25 g Waldmeister (Nr. 128),
50 g Ehrenpreis.

1 Teelöffel dieser Mischung für 1 Tasse im Aufguß, abseihen, 2 Tassen am Tage, ungesüßt, schluckweise trinken.

TEEMISCHUNG BEI ALTERSJUCKEN, EKZEMEN ODER HAUTLEIDEN:

100 g Ehrenpreis,
50 g Nußblätter (Nr. 90),
50 g Stiefmütterchen (Nr. 120),
50 g Holunderblätter (Nr. 52/a).

1 Teelöffel dieser Mischung für 1 Tasse im Aufguß, abseihen, 2 bis 3 Tassen am Tage, ungesüßt, schluckweise trinken.

In der Volksheilkunde wird der Ehrenpreis auch als Wundkraut sehr geschätzt. Man bereitet hiezu einen Teeaufguß und reinigt damit lauwarm die Wunden. Zusätzlich wird ein feuchter lauwarmer Umschlag auf die Wunden gelegt.
Das blühende Kraut wird vielfach in Kornbranntwein angesetzt (1 gute Handvoll kleingeschnittenen frischen blühenden Krautes in 1 Liter Kornbranntwein), durch 2 bis 3 Wochen an der Sonne destillieren und dann abseihen. In der Volksheilkunde wird diese so gewonnene Tinktur bei rheumatischen Leiden entweder als Einreibung oder innerlich, 3mal am Tage 15 Tropfen auf Zucker, eingenommen.
Bei der Teebereitung nehme man für 1 Tasse nur 1/2 Teelöffel reinen Ehrenpreistee, da er sonst zu bitter schmeckt und Widerwillen auslöst.

Anmerkung: Verwandt sind:

1. Die Bachbunge (Veronica beccabunga L.), die in ganz Europa an feuchten Standorten, an Quellen, Bächen und Wassergräben gedeiht.

Botanik: Die Pflanze wird bis zu 50 cm hoch und hat einen stielrunden Stengel. Die schmal gesägten, eiförmigen oder breit-elliptischen Blätter sind kahl. Die azurblauen Blüten stehen in schief abstehenden Trauben.

Blütezeit: Je nach Standort von März bis Juni.

Heilkräftiger Pflanzenteil: Das blühende Kraut.

Heilwirkung: Die Bachbunge wurde früher in der Volksmedizin vielfach gegen Blasenstein, Lungenleiden und Blutungen aus dem Zahnfleisch angewendet. Im Mittelalter stand sie im höchsten Ansehen.
Der frische Preßsaft gilt als abführendes und harntreibendes Mittel und wird im Frühjahr als blutreinigende Kur teelöffelweise eingenommen. Magenempfindliche Personen verdünnen den Saft mit abgekochter, jedoch ausgekühlter Milch. Die frischen zarten Blätter werden aus dem gleichen Grunde allein oder gemischt mit Brennessel (Nr. 16), Brunnenkresse (Nr. 18), Gundelrebe (Nr. 40), Holunderblättern (Nr. 52/a) und Löwenzahnblättern (Nr. 83) u. a. zu einem „Frühlingssalat" bereitet.

Anwendung in der Homöopathie: Auch in der Homöopathie wird die Bachbunge gerne angewendet. Aus dem blühenden Kraut bereitet man eine Essenz gegen Skrofulose und Harnverhaltung. Täglich 3 mal 10 Tropfen.
Dieses an Bitterstoff, Gerbsäure sowie dem Heilstoff Aucubin reiche Heilkraut würde es verdienen, der Vergessenheit entrissen zu werden. Leider wurde auch die Pflanze bisher noch nicht auf weitere Heilstoffe und Heilwirkungen näher untersucht.
Der allseits bekannte

2. Gamander-Ehrenpreis (V. chamaedrys L.) kann wie der Echte Ehrenpreis verwendet werden, ist jedoch in seiner Heilwirkung schwächer.
Die gleiche Heilkraft wie der Echte Ehrenpreis besitzt der

3. Alpen-Ehrenpreis (V. alpina L.), der in den österreichischen Alpenländern unter dem Volksnamen „Ebenauskräutl" eine sehr geschätzte Heilpflanze ist. Die 2 bis 15 cm hoch werdende Pflanze ist stark behaart und hat kleine dunkelblaue Blüten. Sie gedeiht in den Gebirgen Süd- und Mitteleuropas und nordwärts bis Grönland.

Anwendung in der Tiermedizin: Alle beschriebenen Ehrenpreis-Arten werden in der Tiermedizin häufig gegen Geschwülste und Räude bei den Haustieren gebraucht. Das Rezept „Teemischung für Brust- und Lungenleiden" wird ebenfalls bei den erkrankten Haustieren angewendet.

23 Eibisch Althaea officinalis L. Tafel 2, Figur 2

Volksnamen: Altee — Allee — Tee — alte Eh — Eibsche — Heilwurz — Hilfwurz — Ipsche — Ibisch — Samtpappel

Botanik: Der Wurzelstock ist ausdauernd, weiß und fleischig. Aus diesem sprießen zuerst grüne, rundliche, nicht filzige Wurzelblätter, erst dann mehrere, bis zu 1 bis 2 m hohe Stengel mit dreilappigen und samthaarigen Blättern hervor. Die Blüten stehen zahlreich in den Blattwinkeln, sind mittelgroß und von hellrötlicher bis weißer Farbe. Die Früchte sind ähnlich wie bei der Malve (= Käspappel, Nr. 63); der Kelch jedoch ist stets vielspaltig, während er bei den Malven nur dreispaltig ist.

Blütezeit: Von Juni bis Ende August.

Standort: Der Eibisch (nicht zu verwechseln mit der ähnlich klingenden Eibe!) ist in Südeuropa heimisch und wird bei uns gerne in Bauerngärten gepflanzt. Er liebt tiefgründigen und feuchten Boden. In der Nähe von sonnigen Waldrändern findet man die strauchartig aussehende Pflanze oft verwildert vor.

Heilkräftige Pflanzenteile: Sowohl die Wurzeln (Radix Althaeae), Blätter (Folia Althaeae), als auch die Blüten (Flores Althaeae) werden gesammelt. Die Wurzeln werden zeitlich im Frühjahr oder nach der Blüte im Herbst gegraben. Die Blüten werden während der Blütezeit gepflückt. Die Blätter dürfen nicht im Frühjahr gesammelt werden, sondern grundsätzlich erst nach der Blütezeit, da sie während der Wachstumsperiode und der Blütezeit den geringsten Gehalt an Pflanzenschleim besitzen. Es wurde in letzter Zeit einwandfrei festgestellt, daß dieser heilwirksame Pflanzenschleim erst nach der Blütezeit in den Blättern zunimmt. Die Volksmedizin empfiehlt auch das Sammeln des Samens, der 2 bis 3 Wochen nach der Blüte schon abgenommen werden kann. Bei der sich lang hinziehenden Blütezeit der Pflanze erhält man die ersten Samen bereits Anfang Juli, während die Spätblüten den Samen erst Ende September oder gar erst Anfang Oktober liefern. Der Geruch der Wurzel ist eigentümlich und schwach, der Geschmack schleimig. An

Heil- und Wirkstoffen besitzt der Eibisch hauptsächlich pflanzlichen Schleim, ferner Stärke, Zucker, Pektin, Gerbstoff, fettes Öl, Asparagin, Mineralsalze und einen leicht lecithinähnlichen Stoff. In letzter Zeit wurde ein Enzym, ein flüchtiger Riechstoff, Apfelsäure und reichlich Phosphor nachgewiesen.

Heilwirkung: Schon im Altertum war die Eibischwurzel sehr geschätzt. Auch Hufeland, der berühmte Naturarzt, zollte ihr hohes Lob und wandte sie besonders bei Lungenleiden an. Kneipp dagegen war kein Freund dieser Heilpflanze und schrieb über sie: „Ich bin für dieselbe nicht besonders eingenommen, da sie meinen Erwartungen zu wenig entsprochen hat. Schon beim Sieden erhält man eine schlüttrige (= zähflüssige) Masse, die nach kurzer Zeit schleimig wird und den Appetit nehmen und verderben muß. Derlei Medizinen empfehle ich nie." Dieses so ungünstige Urteil über den Eibisch entstammt aus Kneipps irriger Ansicht, daß der Eibischtee gesotten werden muß. Gerade der Eibisch mit seinen besonderen pflanzlichen Schleimstoffen darf nie gekocht werden, nicht einmal mit sehr heißem Wasser überbrüht werden! Die Eibischwurzeln werden durch 8 Stunden kalt angesetzt, abgeseiht und dann erst leicht trinkwarm angewärmt. Man rechnet 3 Teelöffel für eine Tasse. Das gleiche gilt für die Blätter, Blüten und die Samen, die den kleingeschnittenen Wurzeln beigefügt werden können. Man kann aber auch einen Tee nur aus den Blättern oder Blüten herstellen, der jedoch ebenfalls nur auf dem Wege eines kalten Ansatzes bereitet werden darf. Für den Blättertee nimmt man 1 bis 2 Teelöffel pro Tasse. Der Autor hält die Mischung von Wurzeln, Blättern und Blüten zu etwa gleichen Teilen am wirkungsvollsten. 1 bis 2 Teelöffel für 1 Tasse zum kalten Ansatz durch 8 Stunden. Anschließend wird der Tee leicht angewärmt und abgeseiht. Bei einer Kräuterteemischung mit anderen Kräutern muß man den Eibisch zuerst gesondert kalt ansetzen, abseihen und diesen Eibischtee zu dem warmen Tee aus der Mischung der übrigen Heilpflanzen geben. Dieser richtig zubereitete Eibischtee wirkt sehr günstig bei Husten, Keuchhusten, Bronchitis und bei Lungenkatarrh. Sehr gute Erfolge wurden auch bei Bronchialasthma vermerkt, ja sogar bei beginnender Lungentuberkulose. Für diese Zwecke wird der Tee mit Honig gesüßt und schluckweise getrunken.

Eine weitere ausgezeichnete Heilwirkung erzielt man mit Eibisch bei vielen Erkrankungen der Harnorgane und des Verdauungsapparates. So werden Blasenkatarrh, schmerzhaftes Urinieren oder das Unvermögen den Urin zu halten, Weißfluß bei den Frauen und verschiedene leichtere Fälle von Geschlechtskrankheiten mit Erfolg durch Eibisch geheilt.
Eibischtee ist ein sehr guter Frauentee; er heilt regelmäßig genommen, Gebärmutterentzündungen.

Von den Erkrankungen des gesamten Verdauungsapparates, die mit Eibisch behandelt werden können, seien genannt:
Dickdarmentzündungen (Colitis), Durchfall, Ruhr, Brechdurchfall der Säuglinge u. a. Der ungesüßte Tee wird schluckweise getrunken.

Auch äußerlich findet die Eibischwurzel eine Reihe von Anwendungsmöglichkeiten. So bereitet man zum Zeitigen und Ausreifen von Karbunkeln und Furunkeln einen Brei, bestehend aus feingeschabten Eibischwurzeln mit Honig gut vermengt. Dieser Brei wird auf ein Leinentüchlein gestrichen und dieses aufgelegt. Die Auflage ist alle 2 bis 3 Stunden zu erneuern. Der Eibischwurzelbrei, mit oder ohne Honig vermengt, nimmt auch die Entzündungen der Augen und ist eine sehr schmerzstillende und heilende Auflage auf Brandwunden.

Der Eibischtee, kalt bereitet und lauwarm angewärmt, wird auch als Mund- und Gurgelwasser gelobt.

Anwendung in der Volksheilkunde: Außer den obgenannten Heilmethoden findet der Eibisch in der Volksheilkunde noch in einigen Varianten Anwendung. So wird die Wurzel in Wein gesotten und dieser getrunken, oder die Wurzel wird warm gegessen (bei Lungenschwäche und auch bei Bauchkoliken).
Bei schmerzhaftem Harnen wird eine warme Auflage feingeschabter Eibischwurzeln auf die Blase gelegt.

Als ein Mischtee bei Erkältungen und Lungenleiden wird empfohlen: man bereite 3 Tassen Eibischtee als kalten Ansatz. Dann bereite man nachstehenden Mischtee aus folgender Kräutermischung:

20 g Anissamen (Nr. 4),
40 g Huflattichblätter (Nr. 54) und
40 g Lungenkraut (Nr. 84).

Von dieser Mischung nehme man 2 Teelöffel für 1 Tasse, bereite diesen Tee im Aufguß, seihe ihn ab und gieße den kalt angesetzten und abgeseihten Eibischtee hinzu. Schluckweise trinken, mit Honigzusatz.

Der reine Eibischsamentee gilt in der Volksmedizin als Mittel gegen Gries- und Steinleiden.

Die frisch zerquetschten Blätter aufgelegt sind gut bei Insektenstichen.
Lauwarmer Eibischtee dient als Klistier bei Darmträgheit bei Kleinkindern und bei Erwachsenen.

Anwendung in der Homöopathie: Dil. D1, 3mal täglich je 10 Tropfen gegen alle genannten Leiden.

Anwendung in der Tiermedizin: Bei Euterverhärtung werden warme Auflagen von Eibischwurzeln das Leiden ehest zum Abklingen bringen.

Dem Hausvieh wird gegen den Milzbrand reichlich Eibischtee eingegeben; desgleichen bei Husten- und Lungenerkrankungen.
Die abszeßerweichende Heilkraft des Eibisch kommt auch dem Hausvieh in Form von Umschlägen zugute.

Schließlich wird dem Vieh warmer Eibischtee bei Darmerkrankungen, Durchfall und Koliken eingegeben.

Anmerkung: Ein aus dem Orient stammender und in unseren Gärten häufig zu findender Verwandter ist der

Roseneibisch (Althaea rosea L.)

dessen Blätter an Efeublätter erinnern. Die rosenartig gefüllten oder einfachen Blüten weisen die verschiedensten Farben auf.

Heilwirkung: Die geruchlosen Blüten der einfachen dunkelrotbraun blühenden Unterarten werden im Sommer gesammelt und können genauso verwendet werden wie die vorgenannten Eibischblüten.
Sowohl der Eibisch als auch der Roseneibisch werden vielfach in Gärten gepflanzt. Man dünge aber niemals im Frühjahr. Zwar werden sehr große und äußerlich schöne Pflanzen, die Heilstoffe sind jedoch ganz gering vorhanden. Man gräbt und düngt ein Plätzchen im Garten im Herbst um und versetzt im Frühjahr vor dem Austreiben vom alten Platz auf diesen neuen Standort die Wurzelstöcke.

24 Eichen-Arten Quercus

Tafel 2, Figur 3

a) Sommer- oder Stieleiche, Quercus pedunculata E.

b) Winter- oder Traubeneiche, Quercus sessiliflora Salisb.

Volksnamen: Augusteiche — Eke — Eik — Heister — Ferkeleiche — Masteiche — Oachen — Wechsel- oder Fraueneiche
Volksnamen für die Frucht: Eichel — Ecker — Eikel

Botanik: Die Eiche entwickelt sich zu einem großen mächtigen Baume und kann ein Alter von über 1000 Jahren erreichen. Die wichtigsten und augenfälligsten Unterschiede der zwei genannten Arten bestehen in den Stielen der Blätter und Früchte, der Blütezeit und dem Laubabfall.

Merkmale	Sommereiche	Wintereiche
Blattstiele	kurzgestielt	langgestielt
Fruchtstiele	langgestielt	kurzgestielt
Blütezeit	Anfang bis Mitte Mai	Mitte bis Ende Mai
Blattabfall	im Herbst	erst im kommenden Frühjahr

Beide Arten sind einhäusig. Die Früchte sind eiförmig und sitzen in je einem Schüsselchen.

Fruchtreife: September bis Oktober.
Standort: Beide Arten zählen zu den europäischen Waldbäumen. Während die Sommereiche die Niederungen und Täler bevorzugt, liebt die Wintereiche mehr höhere Lagen.

Heilkräftige Pflanzenteile: Als Heilpflanzen sind beide Arten vollkommen gleichwertig. Man sammelt die Rinde (Cortex Quercus) von den dünnen Ästchen oder jüngeren Zweigen, von Mai bis Juni.
Die Früchte, Eicheln genannt (Glandex Quercus) werden im September und Oktober gesammelt. Der Geruch der Rinde ist eigentümlich herb, der Geschmack herb, zusammenziehend, lohartig und bitter.
Die Eichenrinde wird geschält und im Schatten getrocknet. Die wirksamste Rinde ist die von möglichst jungen Zweigen und Ästchen. An

Heil- und Inhaltsstoffen enthält die Rinde reichlich Gerbstoff, Eichengerbsäure, Ellagsäure, Gallussäure, Quercin, Quercit, ferner Zucker, Pektinstoffe und Stärke.
Bei den Eicheln finden wir Gerbstoff, etwas Eichengerbsäure, Quercin, Quercit, Zitronensäure, Gallussäure und fettes Öl.
Vor allem die gerbstoffhaltigen Bestandteile und die Eichengerbsäure der Eiche ergeben ein reichhaltig heilsames Anwendungsgebiet. An der Spitze der Ausführungen sei die Verwendung des Eichenrindentees gegen die entzündlichen Erkrankungen der Magen- und Darmschleimhäute genannt, wobei zur Bekämpfung von Darmkatarrhen in tiefer gelegenen Darmabschnitten der Eichenrindentee besonders wirksam ist. Dieser Tee wirkt auch leicht stopfend, wenn die Durchfälle auf eine Darmentzündung zurückzuführen sind. Bei rein nervösen Darmbeschwerden ist jedoch der Eichenrindentee nicht angezeigt. Bei Magen- und Darmgeschwüren kann der Eichenrindentee sehr empfohlen werden, da die blutstillende und gewebsverdichtende Wirkung bald eine wesentliche Erleichterung und Abheilung herbeiführt.

Aber nicht nur bei akuten Magen- und Darmentzündungen, sondern auch bei allen chronischen Entzündungserscheinungen der Niere, bei Gelbsucht und Leberschwellung und bei jener Art von Zuckerkrankheit, die durch schwere Magen- und Darmentzündungen entfacht wird und bei Abklingen derselben wieder zurückgeht, kann der Eichenrindentee bestens empfohlen werden.

Der Teeabsud von Eichenrinden ist die beste und sicherste Erste Hilfe bei Vergiftungen durch Herbstzeitlose (Nr. 151), Nachtschatten (Nr. 158), giftige Pilze bzw. Schwämme und Stechapfel (Nr. 168). Auch schwere Nikotinvergiftung kann wirkungsvoll damit bekämpft werden.
Der Eichenrindentee hat schon Vielen bei Bluthusten, Blutbrechen und sonstigen inneren Blutungen geholfen, wenn alle anderen Mittel versagt haben.

Warme Sitzbäder mit Eichenrindenabkochung sind bei Mastdarmvorfall angezeigt und wird die Heilwirkung erhöht, wenn anschließend an das Bad mit einer verdünnten Abkochung von Eichenrinde ein Klistier vorgenommen wird. Auch Mastdarmfisteln werden durch diese Heilbehandlung zum Abklingen gebracht.

Will man die stopfende Wirkung des Eichenrindentees bei innerlichem Gebrauch schwächen, so füge man der Eichenrinde die halbe Menge Faulbaumrinde (Nr. 31) bei.

Bei Hämorrhoiden, Afterfisteln oder bei Weißfluß sei ein Klistier angeraten, das aus einer Teemischung von gleichen Teilen Eichenrinde, Kamille (Nr. 60) und Salbei (Nr. 108) besteht.

Zum äußerlichen Gebrauch eignet sich der Eichenrindenabsud ebenfalls gegen eine ganze Reihe von Leiden und Beschwerden. So werden vor allem Wunden, Eiterungen und Geschwüre sehr erfolgreich durch Bäder und Umschläge oder durch beide Behandlungsarten geheilt. Bei Fußschweiß werden tägliche Bäder empfohlen, doch helfen diese Bäder nur dann, wenn den Ursachen des abnormen Fußschweißes nachgegangen und diese Ursachen behoben werden. Frostbeulen werden durch warme Eichenrindenbäder günstig beeinflußt und die Schmerzen gelindert.

Bei leichten Brüchen bereiten Säckchen mit gefüllter, gemahlener Eichenrinde, feuchtwarm aufgelegt, Erleichterung und Abheilung.

Die Umschläge bzw. Bäder können wir bereits bei Kleinkindern vornehmen, bei Ausschlägen oder wenn sie skrofulöse Anzeichen aufweisen.

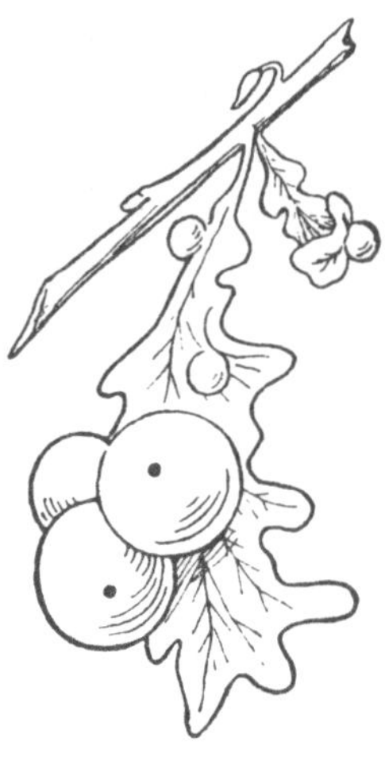

ANWENDUNG DER GALLÄPFEL: Galläpfel sind nichts anderes, als die durch den Stich der Gallwespe erzeugten Auswüchse auf den Stielen und Blättern der Eichen. Die zu Pulver gestoßenen Galläpfel streut man auf blutende Wunden und wird durch die zusammenziehende Kraft des reichlichen Gerbstoffes, der in den Galläpfeln enthalten ist, die Blutung der Wunden bald aufhören. Dieses Pulver beseitigt auch das faule Fleisch auf alten Wunden; dieselben schließen sich in der Folge narbenlos zu.

Gegen heftiges Erbrechen siede man Galläpfel in 1/2 Liter Essig und 1/2 Liter Regenwasser gemischt, tauche Tücher darein, drücke sie etwas aus und lege dieselben möglichst warm auf den Magen.

Bei Blei-, Kupfer- und Zinnvergiftung nehme man reichlich Galläpfelpulver ein. Die Galläpfel sind offizinell (Gallae).

RICHTIGE ZUBEREITUNG VON EICHELKAFFEE: Der Eichelkaffee wird besonders bei der Englischen Krankheit der Kinder, bei Skrofeln sowie bei Ruhr und Blasenleiden empfohlen. Alle Personen, die an übermäßiger Magerkeit leiden, zu Drüsenschwellungen, Ekzemen und Augenkatarrhen neigen, sollten den Eichelkaffee mindestens 1- bis 2mal wöchentlich regelmäßig trinken, wodurch bald eine Besserung eintreten würde.

Bei fortgeschrittenen Leiden ist eine öftere Anwendung angezeigt. Da die Bereitung jedoch sehr oft völlig unrichtig erfolgt, sei hier die richtige Zubereitung wiedergegeben.

Im Herbst, wenn die Eicheln reif sind, also von selbst abfallen, werden sie gesammelt, die Kerne geschält, in kleine Stückchen in Größe von Kaffeebohnen geschnitten und bei nicht zu heißem Feuer geröstet. Die Aufbewahrung geschieht am besten in einem dichtverschlossenen und dunklen Glas. Es ist nicht ratsam, die Eicheln vor dem Rösten mit kochendem Wasser abzubrühen, um ihnen das Bittere zu nehmen. Es geht nicht nur der charakteristische Geschmack, sondern auch der Gehalt an Nähr- und Heilstoffen verloren. Die Eicheln enthalten außer dem Gerbstoff große Mengen von Stärke, Zucker, Eiweiß und Fett. Die zerkleinerten Eicheln werden wie Kaffeebohnen geröstet, aber nicht schwarz, sondern nur gut braun. Zu stark geröstete Eicheln verlieren den Geschmack und die Heilkraft. Auch werden die Eicheln nicht gemahlen, sondern in einem Mörser zu grobem Pulver gestoßen. Das Zerstoßen im Mörser muß unmittelbar nach dem Rösten erfolgen, da die Eicheln bald zäh werden. Das Eichelpulver wird mit heißem Wasser aufgesetzt und etwa 10 Minuten lang gekocht, abgeseiht, dann mit Zucker und zuletzt erst mit Milch vermengt.

Anwendung in der Volksheilkunde: Gegen geschwollene Füße wird ein Mischtee, bestehend aus gleichen Teilen Eichenrinde, Wermut (Nr. 134) und Zinnkraut (Nr. 138) empfohlen. Man verwendet einen Eßlöffel von dieser Mischung für 1 Tasse im Aufguß und nimmt diesen Mischtee eßlöffelweise ein.
Eichelwasser gegen Milzerkrankung: Eicheln werden im reifen Zustande geschält und mit dem Messer fein geschabt. Das Geschabte wird mit etwa der 3fachen Menge Branntwein 1 Tag lang angesetzt und dann abgeseiht. Hievon nehme man täglich 3mal am Tage je 2 Teelöffel voll. Dieser Ansatz wird in der Volksmedizin als ein gutes Mittel geschätzt, um milz- und nierenkranken Säufern die Wassersucht zu heilen.

Eichenlohbäder werden bei Ekzemen und sonstigen Hautunreinigkeiten empfohlen.
Eine Abkochung von jungen Eichenrinden, davon wiederholt am Tage Umschläge um den Hals gemacht, wird als kropfheilendes Mittel gepriesen.
Gegen die lästige Schuppenflechte nehme man innerlich Eichenrindentee ein und bade außerdem die befallenen Hautstellen sehr fleißig mit einem Eichenrindenabsud.

Bei starkem Durchfall wird ein Mischtee aus gleichen Teilen Eichenrinde und Roßkastanienrinde (Nr. 105) hergestellt, 2 Teelöffel dieser Mischung kurz aufgekocht, abgeseiht und schluckweise getrunken. Kein Zucker- und Honigzusatz!

Anwendung in der Tiermedizin: Eichenrindentee wird dem Vieh gegen bösartiges Drüsenfieber, gegen Nervenfieber, Wurmkolik und Durchfall eingegeben. Stuten, die zwar normal aufnehmen, doch nicht trächtig werden, erhalten am Tage 1/2 bis 1 Liter Eichenrindentee.
Umschläge von Eichenrindenabsud sind gegen den gefährlichen Milzbrand-Karbunkel von bester Wirkung.

Anmerkung: Weiter bei uns vorkommende Eichen-Arten, wie u. a. die

1. **Färber-Eiche,** Quercus tinctoria Willd.

2. **Rot-Eiche,** Quercus ruba L. oder die

3. **Sumpf-Eiche,** Quercus palustris L.

haben in der wissenschaftlichen Medizin und in der Volksheilkunde keine Anwendungsgebiete.

25 Engelsüß Polypodium vulgare L. Tafel 2, Figur 4

Volksnamen: Baumfarn — großes Bittersüß — Eichfarn — Erdfarn — Höme — Insüß — Korallenwurzel — Schnackenkraut — Otternkraut — Süßwurzel — Süßfarn — Steinfarn — Tropfwurz — Steinlakritze — Wrangenwurzel

Botanik: Die sogenannte Wurzel ist der dahinkriechende knotige Strunk. Er liegt über dem Boden hin- und hergebogen, hat braungelbe Schuppen und man bemerkt zwei Zeilen von Blattnarben. Die lederigen Blätter überwintern, haben einfache, abwechselnde Fiederteile, runde Buchten, gegen die Spitze fein gezähnt. Die Pflanze ist blütenlos. Die Fruchthäufchen auf der Unterseite der Blätter sind deutlich erkennbar und in zwei Reihen angeordnet.

Geruch und Geschmack: Der Strunk riecht ranzig und schmeckt zuerst süß, dann bitter und fast widerlich.

Sporenreife: Die Sporen reifen von Juni bis gegen Ende August.

Standort: Das Engelsüß kommt fast in allen Wäldern Europas vor, bevorzugt gute Walderde und Kalkböden und gedeiht gerne auf halbvermoderten Baumstümpfen.

Heilkräftiger Pflanzenteil ist der Strunk (Rhizoma Polypodii), der ab September gesammelt wird. Er muß entweder sofort frisch verwendet oder kleingeschnitten und in einem dunklen Raum getrocknet werden. Auch muß die Droge in dunklen Gläsern, sehr trocken, aufbewahrt werden. Blechdosen eignen sich absolut nicht zum Aufbewahren, sondern nur dunkle und sehr gut verschließbare Glasgefäße.

Heil- und Wirkstoffe: Der Strunk enthält Gerbstoff, Glyzyrrhin, reichlich Schleim, Zucker, Fett, Harz und etwas ätherisches Öl. Die Pflanze würde es verdienen, noch näher untersucht zu werden.

Heilwirkung: Früher war der Strunk des Engelsüß offizinell (Radix Polypodii). Er gilt als ein Mittel zur Förderung der Gallenabsonderung und Stuhlgangförderung. Engelsüß ist heute fast nur noch in der Volksheilkunde üblich. In den Alpengebieten genießt diese Heilpflanze hohes Ansehen.

Anwendung in der Volksheilkunde: Engelsüß wird bei Heiserkeit, Erkrankung der Luftwege und Husten gerne als Brusttee eingenommen, da es schleimlösend wirkt. Auch wird Engelsüß als ein sehr wirksames Mittel gegen die Gicht, Gelbsucht und Podagra angewendet.

Der Wurzelextrakt gilt als eines der besten Mittel gegen das Wechselfieber und auch Würmer werden damit bekämpft. — Als Abführmittel trinkt man den Tee. Von diesem Tee nehme man 3 Teelöffel voll, setze ihn mit 1 Tasse kaltem Wasser durch etwa 8 Stunden an und seihe dann ab. Der abgeseihte Teerückstand wird hierauf mit heißem Wasser abgebrüht. Man läßt 1 Stunde ziehen, seiht ab, und mischt beide Tees zusammen. Diese Teemischung trinkt man schluckweise unter Tags.

Es ist leider ein weitverbreiteter Irrtum, daß der Tee gekocht werden müsse. Auch in der Volksheilkunde besteht diese irrige Ansicht. Durch das Kochen des Tees wird das Glyzyrrhin vollständig zerstört und ist der Tee wertlos.

Gegen Heiserkeit, Husten, Keuchhusten und Nasenpolypen wird ein Teeaufguß bereitet, von dem man 2 bis 3 Tassen am Tage schluckweise trinken soll. Bei Nasenpolypen wird außerdem der warme Teeaufguß wiederholt am Tage in die Nase aufgesogen.

Äußerlich wird der Teeaufguß für die Wundenreinigung verwendet.

Nasse Umschläge werden von der Volksheilkunde bei Verrenkungen und Hautschrunden empfohlen.

In der Volksheilkunde gilt der auf Eichenstämmen wachsende Strunk als der heilkräftigste.

Bei beginnender Geisteskrankheit verwendet man einen Ansatz von Engelsüßwurzeln in Kornbranntwein. Dieser Ansatz muß an der Sonne etwa 8 bis

10 Tage destillieren. Man gibt von diesem Ansatz dem Kranken täglich 20 bis 30 Tropfen 3mal in Abständen ein.
Gegen Melancholie wird die Wurzel in Wein angesetzt und gibt man hievon dem Kranken 2 bis 3mal am Tage ein Stamperl voll.

Anwendung in der Tiermedizin: In den Alpenländern steht das als wurmtreibendes Mittel beim Vieh verwendbare Engelsüß noch heute bei der Landbevölkerung in hohem Ansehen. Bei Schweineseuchen wird die zerkleinerte Wurzel dem Futter beigemengt. Die purgierende Wirkung treibt die Krankheitserreger aus dem Tierkörper und die Tiere gesunden rasch. Man soll Engelsüß bei Tierseuchen auch den gesunden Tieren verfüttern, um dieselben gegen die Anfälligkeit widerstandsfähiger zu machen.

— Engelwurz siehe unter Angelika-Arten, Nr. 3

26 Enzian-Arten Gentiana

Tafel 2, Figur 5

Gelber Enzian Gentiana lutea L.

Volksnamen: Anzianwurzen — Bitterwurz — Butterwurz — Branntweinwurz — Darmwurzen — alte Eh — Enzigan — Enznerwurz — Gelbsuchtwurzen — Genzigan — Halunkenwurz — Heil aller Schäden — Hochwurz — Istrianswurzel — Janzene — Jänzene — Janzerwurz — Sauwurz — Weißenzen — Zergang — Zintalwurz — Zinzalwurz

Botanik: Die krautige Pflanze erreicht eine Höhe von 80 bis 120 cm und hat eine ausdauernde Wurzel, die bis zu 50 Jahre alt werden kann. Sie wird sehr lang, dick und ästig, ist außen braun bis dunkelgrau, *innen gelb.* Der Unterschied von der leicht zu verwechselnden Germerwurzel ist beim Germer (Nr. 146) eingehend beschrieben. Der Stengel ist stielrund, innen hohl und in den oberen Teilen gerieft. Die Blüten sind in Quirlen angeordnet, gegen den Gipfel zu 3 bis 10 Stück in den Blattachseln gelegen. Die Blüten sind leuchtend gelb, radförmig, fast bis auf den Grund fünfspaltig und ausgebreitet. Zum Unterschied der anderen Enzian-Arten reagieren die Blüten des Gelben Enzians nicht auf Stoß-, Licht- und Temperaturreize.

Blütezeit: Juli und August, manchmal noch im Herbst. Der Gelbe Enzian blüht meist erst im zehnten Jahr.

Standort: Die Enzian-Arten sind typische Gebirgspflanzen und sind auf den Bergwiesen und Almen unserer Alpen, aber auch im Alpenvorland anzutreffen.

Der Gelbe Enzian bevorzugt keine besondere Bodenunterlage, er gedeiht auf den sogenannten Kalk-, Gneis- oder Granitböden. Zahlreiche Versuche haben ergeben, daß gerade der wertvolle Gelbe Enzian auch in Gartenerde sehr gut gedeiht und die gleichen Heil- und Inhaltsstoffe enthält wie der im Gebirge wildwachsende Enzian. Der Anbau von Gelbem Enzian kann daher empfohlen werden.

Die Gartenerde darf aber nicht mit Jauche gedüngt werden. Die Wurzel aus tiefgründiger Gartenerde geerntet, kann bis zu 1 Meter lang und bis zu 4 Kilo schwer werden.

Heilkräftiger Pflanzenteil: Gesammelt wird die Wurzel (Radix Gentianae) von älteren Pflanzen im Herbst oder zeitlich im Frühjahr. Die frische Wurzel riecht etwas scharf und leicht widerlich, die getrocknete Wurzel dagegen riecht etwas gewürzhaft. Der Geschmack ist anfangs süßlich, später bitter und lange anhaltend. Die Wurzel soll rasch trocknen. Man wird daher gut tun, größere dicke Wurzeln der Länge nach auseinanderzuschneiden, durchzufädeln und an einem zugigen Ort aufzuhängen. Die alte Methode, daß Wurzelstöcke nach dem Graben sofort übereinandergeschichtet werden und man sie leicht angären läßt, bis eine Rötung entsteht, hat sich als falsch erwiesen. Es wurde einwandfrei bewiesen, daß durch diese leider noch immer vorkommende Methode bei dem sich entwickelnden Gärungsprozeß eine nachteilige Zersetzung des Zellsaftes entsteht und dadurch die Heilkraft der sonst so einmalig heilkräftigen Wurzeln sehr stark zurückgeht.

Heil- und Wirkstoffe: Wir zählen den Enzian zu den sogenannten Bitterstoffdrogen (Amara), da der Bitterstoff den höchsten Anteil in der Zusammensetzung der Heil- und Wirkstoffe besitzt. Daneben hat die Wurzel eine Reihe von Glycosiden, so Gentiopikrin, Gentin, Gentiamarin; ferner fettes Öl, Gummi, Gentiansäure, Gentianose, Trisaccharide, Mineralsalze, u. a. Aus der Wurzel wird die einfache Enziantinktur (Tinctura Gentianae), oder der Extrakt (Extractum Gentianae) erzeugt. Die getrocknete und zerkleinerte Wurzel für die Teebereitung ist immer in den Apotheken und Drogerien erhältlich.

Heilwirkung: Der Gelbe Enzian zählt zu den ältesten Heilpflanzen in der Geschichte. Der deutsche Name Enzian geht über den lateinischen Namen Gentiana auf den illyrischen und kräuterkundigen König Gentis zurück, der im Altertum lebte und den Enzian als Pestkraut empfohlen hatte. Neben vielen anderen Naturärzten sang unser berühmter Kräuterpfarrer Kneipp dem Enzian ein hohes Lied. Kneipp meinte einmal: „Wer ein noch so kleines Gärtlein hat, der soll drin haben einen Enzianstock, einen Salbeistock und einen Wermutstock; dann hat er sogleich eine Apotheke in der Hand."

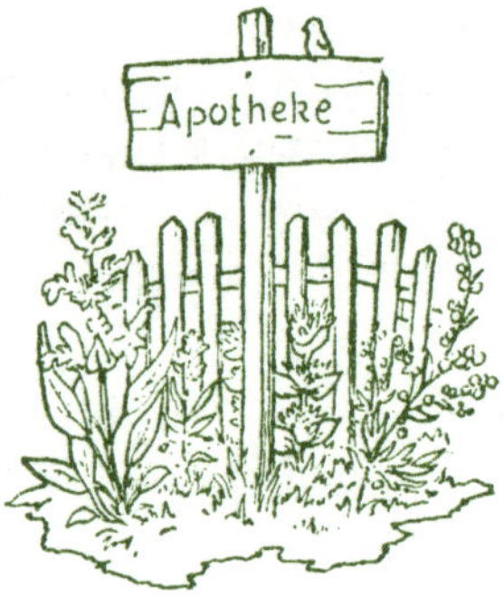

Dieser Rat sollte viel mehr befolgt werden. Die Enzianwurzel gilt als eines der ersten und besten Magenmittel. Kneipp lobt besonders das Extrakt; 20 bis 30 Tropfen auf 5 Eßlöffel Wasser, durch längere Zeit täglich genommen, fördert die Verdauung, behebt das Magendrücken, nimmt die Übelkeiten und behebt rasch Ohnmachtsanfälle.

Aus der Wurzel werden die bitteren Magentropfen (Tinct. amara) und das Lebenselixier (Tinct. Aloes composita) erzeugt.

Enzianwurzel gepulvert, bis zu 2 Gramm, 1 bis 2mal am Tage genommen, beseitigt in Bälde jede Verdauungsstörung und fördert den Appetit. Auch der Absud der Wurzeln tut sehr gute Dienste. Bevorzugt wird der Enzianwein, 30 bis 40 g der Wurzel auf $1^1/_2$ Liter Weiß- oder Rotwein, durch 14 Tage ziehen lassen. Magenschwache Personen trinken $^1/_{16}$ bis $^1/_8$ Liter davon am Tage einige Zeit hindurch. Aus den Enzianwurzeln wird auch der Enzianschnaps gebrannt, der nicht jedermanns Sache ist, aber den kranken und schwachen Magen stärkt, das Seitenstechen nimmt, das geronnene Blut verzehrt und ein wirkungsvolles Vorbeugungsmittel gegen Influenza bzw. Grippe ist. Der Enzianschnaps ist unentbehrlich für den Hochgebirgstouristen, da in Augenblicken der drohenden Ermattung, bei Hunger und bei Kälte ein Schluck genügt, um die Muskeln anzuregen und den Magen zu stärken.

Enzian trägt zur Besserung der Blutzusammensetzung bei durch Vermehrung der roten und weißen Blutkörperchen im richtigen Verhältnis. Enzian stärkt bei Blutarmut und Bleichsucht, bei Herz- und Nervenschwäche und gilt als ein fieberwidriges Mittel. Bei mangelhafter Magensaft-Salzsäureproduktion und schlechter Magenentleerung, bei saurem Aufstoßen, Sodbrennen, bei chronischer Verstopfung ist Enzian eine große Hilfe und bringt eine baldige Heilung dieser Krankheitszustände.

Die heilsame Wirkung des Enzians wird durch unrichtige Dosierung und Beigabe minderwertiger Drogen bei sogenannten „Magenbitter" fast aufgehoben. Von den vielen Erzeugnissen verdient nach unserer eingehenden Kontrolle in der Herstellung und Rezeptzusammenstellung der „Amarin" die beste Empfehlung. (Siehe Seite 674).

Aus alten Kräuterbüchern und Volksheilkunde: Wer leberleidend oder magenkrank ist und keine Speise bei sich behalten kann, dem soll man gepulverte Enzianwurzel mit Wein zu trinken geben, vorausgesetzt, wenn kein Fieber dabei ist.

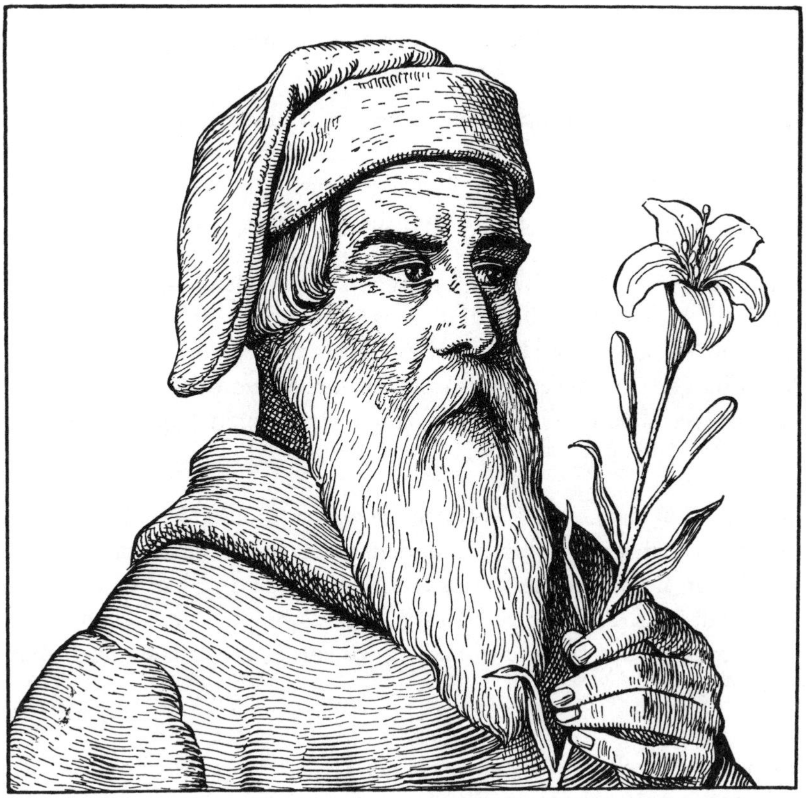

Theophrast von Eresos

Schüler des Aristoteles, wird mit Recht als „Vater der Botanik“ bezeichnet.
370—285 vor Christi

„Die Pflanze ist das edelste Heilmittel!“

Enzian zu Pulver gestoßen und 5 g davon mit Wasser oder Wein eingenommen, ist gut wider das tägliche Fieber, wider das schwere Atmen und wider das Keuchen.

Enzianpulver in einem Schluck Wein, oder die Wurzel gesotten und die Brühe warm getrunken, löst alle Verstopfung der Leber und Milz, tötet die Würmer, reinigt die Nieren, treibt den Harn, stillt das Bauchgrimmen, kräftigt den Magen, räumt die Brust vom Schleim und fördert die Monatszeit der Frauen.

Enzian ist auch eine Wundwurzel ersten Ranges, denn sie heilt alle tiefen, unreinen, zerrissenen Wunden und sonstigen Verletzungen, die man damit reinigt, nimmt vor allem die Hitze und Entzündung um die Wunden.
Auf Quetschungen streiche man frischen Enziansaft von der Wurzel oder streue das Enzianpulver darauf oder bereite einen verdünnten Umschlag mit Enziantinktur.

BEREITUNG DES ENZIANTEES: 1/2 Teelöffel feingeschnittener Wurzeln auf 1 Tasse entweder kalt durch etwa 7 bis 8 Stunden ansetzen, abseihen und schluckweise trinken, oder im heißen Aufguß bereiten. Die Wurzeln sollen nie kochen, da die Gefahr besteht, daß der Tee dann sehr bitter schmeckt und die meisten Heilstoffe zerstört werden. Nur alte, holzig gewordene Wurzeln darf man ganz kurz aufkochen.

Beachtenswerte Regeln: So segensreich die Heilwirkung des Enzians ist, sollen jedoch Personen mit erhöhtem Blutdruck diesen nicht anwenden. Auch sollen Frauen mit Beginn der Schwangerschaft den Enzian meiden.
Der Enzian ist ein sogenanntes Bittermittel, daher ist er immer mindest 1 Stunde vor dem Essen einzunehmen. Enzian nach dem Essen eingenommen, wirkt direkt verschlechternd auf die Verdauung!
Ferner ist bei ausgesprochen reizbaren Personen, bei denen auch eine Neigung zu Blutungen aus der Nase oder zu Magenblutung besteht, die Anwendung des Enzians, in welcher Art immer, nicht zu empfehlen!

Anwendung in der Homöopathie: Die Homöopathie erzeugt aus den frischen Wurzeln eine verdünnte Essenz, die zur Abheilung von chronischen Darm- und Magenkatarrhen, von Blähungen, Durchfällen und zur Heilung von Verdauungsschwäche eingenommen wird.

Anwendung in der Tiermedizin: Hier ist die Enzianwurzel ein beliebtes Mittel zur Förderung der Verdauung und des Kotabganges. Für diese Fälle gibt man Rindern und Pferden täglich 2 bis 3mal je 15 g Pulver, Schafen und Hunden 2 bis 3mal täglich je 10 bis 15 g Pulver mit warmem Kamillentee ein.

Anmerkung: Für alle die genannten Krankheiten kann auch die Wurzel des

1. **Punktierten Enzian,** Gentiana punctata L. oder des
2. **Roten Enzian,** Gentiana purpurea L. sowie des
3. **Ungarischen Enzian,** Gentiana pannonica Scop. verwendet werden. Diese Enzian-Arten wirken schwächer.
4. Auch die vielen **kleinen blauen Enzian-Arten** sind in der Heilwirkung merklich schwächer und werden nicht mehr angewendet.
5. Ein wichtiger Verwandter der Enzian-Arten ist der

Bitterklee, Menyanthes trifoliata L.

Volksnamen: Bachgräsli — Biberklee — Bitterblatt — Butterklee — Fieberklee — Gallkraut — Gottvergessentee — Hasenohr — Scharbocksklee — Wasserfieberkraut — Wasserklee — Ziegenlappen.

Botanik: Als „Klee" wird diese Pflanze nur der kleeartigen Blätter wegen bezeichnet, gehört jedoch botanisch zur Familie der Enziangewächse, der Gentianacee. Die Blätter sind dreizählig, mit einem langen, am Grunde scheidigen Stiel. Die Blättchen sind kahl, fast sitzend, eirund bis lanzettlich, ganzrandig, manchmal schwach gewellt. Die Blüten sind von weiß-rötlicher Farbe, mit weißen Härchen zottig gefranst.

Geruch und Geschmack: die fast geruchlose Pflanze hat einen sehr schwankend bitteren Geschmack.

Blütezeit: Mai, Juni.

Standort: Der Bitterklee gedeiht zerstreut, am Rande von Sümpfen und Teichen in Mooren und Erlenbrüchen, ebenso auf sumpfigen, nassen Wiesen.

Heilkräftiger Pflanzenteil: Man sammelt die Blätter (Folia Trifolii fibbrine) im Mai bis Juni. Selten sind bei einer Heilpflanze so zahlreiche pharmakologische Namen üblich, wie auch Folia Trifolii amari, Folia Trifolii palustris, Folia Trifolii aquatici, Folia Trifolii antiscorbutici, Folia Menyanthidis u. a. Die Trocknung hat an sehr zugigen Orten rasch zu erfolgen, die Aufbewahrung der zerkleinerten Droge am besten in dunklen Gläsern.

Heil- und Wirkstoffe: Es wurde der glykosidische Bitterstoff Menyanthin festgestellt, ferner fettes Öl, Cholin, Cholesterin, Zerlylester, Mangan, Palmitin, Ameisen-, Essig- und Buttersäure.

Heilwirkung: Der Bitterklee ist als Fiebermittel sehr geschätzt und wird auch gegen Migräne mit Erfolg angewendet. Ferner wirkt er als appetitanregendes und verdauungsförderndes Bittermittel, mit einem sehr guten Einfluß auf die Leber- und Gallenleiden, Blutarmut und Bleichsucht.

Die Bereitung als Fiebertee: 1 Teelöffel der Droge für 1 Tasse im Aufguß, bis zu 2 Tassen am Tage, schluckweise und zuckerlos getrunken.

Als Darm-, Magen-, Gallen- und Lebertee ist er am besten zu gleichen Teilen gemischt mit Salbei (Nr. 108), oder mit Tausendguldenkraut (Nr. 123), oder mit Wermut (Nr. 134) zu trinken, 2 bis 3 Tassen am Tage, im Aufguß, zuckerlos und schluckweise.
Zur Förderung des Appetits, wird 1 Tasse im Aufguß, mindest eine halbe Stunde vor den Hauptmahlzeiten ungesüßt und schluckweise getrunken. In den sogenannten Bittertinkturen (Tinctura amara) ist zumeist Bitterklee enthalten.

Anwendung in der Volksheilkunde: Der Bitterkleetee hat in der Volksheilkunde sehr zahlreiche Heilanzeigen. Neben den bereits genannten Heilwirkungen, wird er ferner angewendet bei Verstopfung, Blähungen und bei Magenverstimmung, bei Gelbsucht, Wassersucht und Schwächezuständen des Alters, bei allen Arten von Katarrhen, besonders bei trockenem Husten, als Blutreinigungsmittel innerlich eingenommen als auch äußerlich in Form von Umschlägen bei Hautausschlägen, Flechten, Ekzemen und dergleichen. Der Bitterklee gilt in der Volksheilkunde nicht nur als blutreinigendes, sondern auch als blutvermehrendes und blutverbesserndes Heilmittel und wird besonders bei beginnender Blutzersetzung als wirkungsvoll gelobt. Schließlich seien noch als volksheilkundliche Heilanzeigen die Verwendung bei Trigeminus-Neuralgie und bei Hypochondrie genannt.

Anwendung in der Homöopathie: Man nehme dreimal täglich je 10 Tropfen der homöopathischen Tinktur Trifolii fibrini, bei Magen- und Darmbeschwerden, besonders nach Genuß verdorbener, fettranziger Speisen.
Bei Leberstörungen hat sich die homöopathische Behandlung als erfolgreich erwiesen.

Anwendung in der Tierheilkunde: Die Bauern geben den Haustieren den Tee bei Magen- und Darmbeschwerden ein, der vom kranken Vieh sehr gerne angenommen wird.

Erbsen s. u. Hülsenfrüchte, Nr. 55

27 Wald-Erdbeere Fragaria vesca L. Tafel 2, Figur 6

Volksnamen: Besingkraut — rote Besinge — Darmkraut — Erbel — Erbern — Flohbeere — Hafelsbeer — Rotbeer — Waldbeeren
Botanik: Vom ausdauernden Wurzelstock kommen schnurförmige, an den Knoten wurzelnde Ausläufer, die neue Pflanzen bilden. Die Blätter sind gestielt und dreizählig. Die Blättchen sind fast eirund, gezähnt und behaart. Auf dem 5 bis 15 cm hohen Stengel erscheint der büschelige Blütenstand. Die Blüten sind weiß, die Früchte rot.

Geruch und Geschmack: Das Kraut ohne Blüte ist fast geruchlos, etwas herb, der Geschmack etwas grasig und bitterlich.

Blütezeit: April bis Juni. Im Herbst ist manchmal eine zweite Blüte möglich.

Fruchtreife: Je nach Standort von anfangs Juni bis in den Herbst hinein.

Standort: Fast überall an sonnigen Waldschlägen, Lichtungen, auf Böschungen und Waldwiesen.

Heilkräftige Pflanzenteile: Gesammelt werden die Blätter (Folia Fragariae), oder das Kraut (Herba Fragariae) ohne Blüten von Mai bis Juli.
In der Volksmedizin wird auch der Wurzelstock, zeitlich im Frühjahr oder im Spätherbst gesammelt. Blätter, Kraut oder die Wurzeln müssen im Schatten getrocknet werden. Die Früchte haben einen lieblichen Geruch und einen feinen, süßen Geschmack. Die Erdbeeren sind ziemlich reich an Vitamin C, doch schwankt der Gehalt sehr infolge Standorteinflüssen. Allgemein soll der Vitamin-C-Gehalt bei langen Sonnenlichteinwirkungen sowie bei Standorten, bei welchen die Tage warm, die Nächte dagegen sehr kühl sind, besonders hoch sein. Diese Beobachtung wurde bisher bei keinen Pflanzen gemacht. Die Früchte enthalten außerdem eine Reihe noch nicht näher erforschter Fruchtsäuren und Zucker. Die

Heil- und Wirkstoffe der Blätter bzw. des Krautes wurden noch kaum näher erforscht; außer Gerbstoff, Schleim, organischen Säuren, Kalk- und Eisenverbindungen, wurden bisher keine Heilstoffe ermittelt. Oder sind die genannten Heilstoffe so reichlich vorhanden, da die Pflanze so gute Heilerfolge auszulösen vermag?

Heilwirkung: Die einst in der Volksheilkunde so geschätzte Pflanze, geriet in der Gegenwart fast gänzlich in Vergessenheit. Erst Kräuterpfarrer Sebastian Kneipp hat die Wald-Erdbeeren als Heilpflanze sehr empfohlen und gibt den Rat, diese mehr zu beachten. Er empfiehlt den Erdbeerblättertee, zu dem man etwas Waldmeisterkraut (Nr. 128) beimengen soll. Dadurch bekommt der Tee

ein liebliches Aroma. „Man gebe Erdbeeren besonders Rekonvaleszenten, die große Schwäche und Entkräftung spüren; bei Grieß- und Steinleiden werden durch die ganze Erdbeerzeit täglich gleichmäßige Portionen von Erdbeeren empfohlen. Auch Leberleidende und solche Personen, die mit aus dem krankhaften Blut herrührenden Ausschlägen behaftet sind, sollen sich der Erdbeeren fleißig bedienen."
Der Blättertee wirkt harntreibend und zusammenziehend.

Der große Naturforscher Karl von Linné (1707 bis 1778) hat seine schweren Gichtanfälle nur mit Erdbeerkuren behandelt. Begeistert schildert er, daß die Anfälle nach reichlichem Erdbeergenuß bald nachließen. Seine Erdbeerkur gegen Gicht fand zahlreiche Nachahmer, die stets die Wirkung der Kur bestätigten.
Die Erdbeerkur kann auch zusätzlich bei Nierenerkrankungen und bei Harnsäurediathese angewendet werden. Da die Hälfte des Zuckers der Erdbeere als Fruchtzucker vorhanden ist, kann man Erdbeeren in die Diätkost der Zuckerkranken einschalten.
Von ganz besonderer Bedeutung wird die Erdbeere, wenn es gilt, die *Sprue* zu bekämpfen. Gegen diese Darmkrankheit, die in Indien, im Malaiischen Archipel und in China die dort lebenden Europärer befällt, ebenso aber auch in Mitteleuropa auftritt, hilft keine andere Obstkur so rasch und wirkungsvoll, wie die Erdbeerkur. Bei Sprue tritt bekanntlich eine empfindliche Störung in der Fettverdauung ein, so daß die Patienten abmagern, an Blutarmut leiden und schließlich schmerzhafte Nervenentzündungen zu erdulden haben. Die Haut bekommt eine graue Farbe und wird stark faltig. Je nach dem Stand der Erkrankung wird nun durch die Erdbeerkur eine völlige Heilung, in schwersten Fällen zumindest eine wesentliche Besserung des Leidens erzielt.
Die so köstlich mundenden Beeren bergen noch viele unbekannte Heilstoffe, die zu erforschen eine dankbare Aufgabe wäre.

Daß die Erdbeeren mit der so einmaligen Heilwirkung jedoch auch empfindlichen Menschen hie und da nicht bekömmlich sind, ja sogar die Nesselsucht (Urticaria) auslösen können, schmälert aber nicht ihren Ruhm als Heilpflanze. Wir sehen hier wieder deutlich, daß die Natur selten eine Regel ohne Ausnahme gelten läßt. Die Nesselsucht bei überempfindlichen Personen wird zumeist durch den Übergang des unveränderten Erdbeereiweißes ins Blut ausgelöst und müssen diese Wenigen die so sehr begehrten Früchte, ebenso Eier, Austern und Schokolade, meiden. Tritt nach Erdbeergenuß ein Nesselausschlag auf, so ist sofort durch eine eiweißarme Rohkost für eine Änderung in der Ernährung zu sorgen, desgleichen für einen guten Stuhlgang. Der Arzt ist auf alle Fälle zuzuziehen, damit er die tiefere Ursache des Nesselausschlages feststellt.

Anwendung in der Volksheilkunde: Seit jeher behauptet die Volksheilkunde, daß Erdbeeren stuhlfördernd und kräftigend auf den Gesamtorganismus wirken.

Wenn wir bedenken, daß in den Erdbeeren neben den übrigen Nährstoffen mineralische Stoffe, Kalk- und Eisenverbindungen enthalten sind, so hat die Feststellung der Volksheilkunde zweifellos seine Richtigkeit, denn die Salze wirken stuhlfördernd; ferner erhöhen die Zellwandbestandteile und Kerne die Tätigkeit des Darmes.
Außerdem erhöhen die im Körper abgelagerten Salze die Spannkraft des Körpers. Der so liebliche Geschmack der Erdbeeren verleitet uns, sie noch nach erfolgter Sättigung als Nachspeise zu nehmen. Sie sind durch ihre leichte Verdaulichkeit gut geeignet, um Gewichtszunahmen zu erzielen, wo dies nach längerer Krankheit und Körperschwäche als notwendig erscheint. Die Vermischung dieser so köstlichen Früchte mit Schlagobers und Zucker wird in diesen Fällen die erwünschte Wirkung nur noch rascher erhöhen.

Der Wurzelstock im Aufguß, 20 bis 25 g auf 1 Liter Wasser, ist ein leicht zusammenziehendes Mittel und sehr geeignet bei Durchfall. Die zerquetschten Blätter aufgelegt, kühlen Entzündungen, ziehen die kleineren Wunden zusammen und bringen diese zum Abheilen.
Der Tee aus den getrockneten Blättern wird in der Volksheilkunde sehr geschätzt als Blutreinigungstee, besonders wenn die Erdbeerblätter mit anderen Frühlingsblumen vermischt werden, wie Brombeerblätter (Nr. 17), Gänseblümchen (Nr. 37), Himbeerblätter (Nr. 49), Lungenkraut (Nr. 84) u. a. Auch soll der Erdbeerblättertee bei Magen- und Darmkatarrh, Diarrhöen und bei Hämorrhoiden ähnliche Heilwirkungen auslösen wie der Brombeerblättertee (Nr. 17).
Erdbeersaft wirkt wie Himbeersaft (Nr. 49) und tut besonders den kurzatmigen Personen gut.
Der frischgepreßte Erdbeersaft ist ein gutes Mittel bei Harnverhalten.
Der Aufguß der Blätter und Wurzeln ist gut bei Leberleiden, der reine Wurzeltee stillt das Nasenbluten.

Erdbeerblätter, um die Sonnwendzeit gepflückt, sind sehr heilkräftig und eignen sich zum Ansetzen in Branntwein. Mit dem verdünnten Ansatz oft den Mund spülen, ist gut gegen die Mundfäule. Diese Mundspülungen sollen auch bei Zahnfleischbluten angewendet werden und nehmen den übelriechenden Mundgeruch.

Anmerkung: Die mehr als 400 Gartenformen der Erdbeere eignen sich nicht für Heilzwecke.
Auch können wir nicht die Wald-Erdbeeren in den Hausgarten verpflanzen. Abgesehen von dem einmalig köstlichen Aroma der Früchte, gehen die Heilstoffe ebenfalls verloren.

— Erdnuß siehe unter Anhang D/1

28 Esche Fraxinus excelsior L.

Volksnamen: Ägselpelter — Asche — Ascher — Aschpen — Aspalter — Geisbaum — Krützesch — Langeschel — Tagesch — Wundbaum — Wundholz — fälschlich auch Zitterpappel genannt

Botanik: Die Esche ist ein prächtiger Baum und erreicht eine Höhe von 30 bis 40 Meter. Den Blüten fehlt der Kelch und die Krone, sie bestehen aus Staubgefäßen, die unten von kleinsten wolligen Schuppen umgeben sind. Die Früchte hängen in losen Trauben zierlich herab und sind geflügelt.

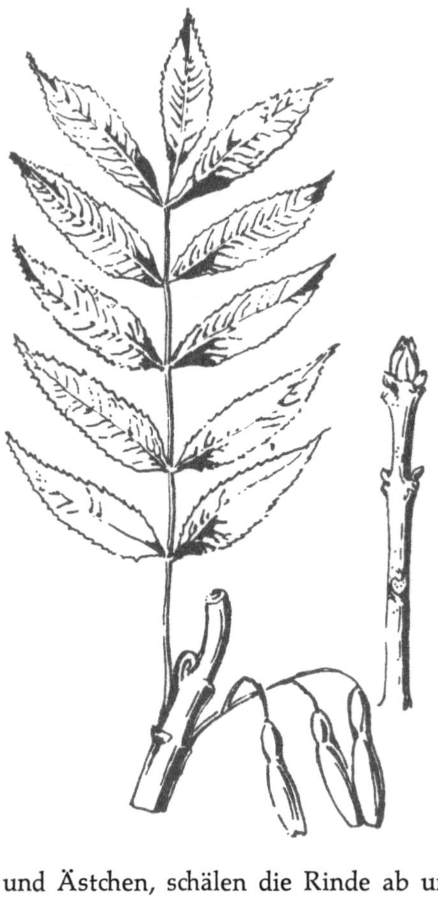

Der *Geruch* der Blätter ist schwach, der *Geschmack* zusammenziehend und bitter.

Blütezeit: April, Mai.

Samenreife: September, Oktober.

Standort: Die Esche ist in ganz Europa verbreitet; wir finden sie in Wäldern, an Fluß- und Bachufern, vielfach angepflanzt in Wildparks, Parkanlagen, entlang von Straßen und Alleen.

Heilkräftiger Pflanzenteil: Früher waren die Blätter offizinell (Folia Fraxini) und auch die Rinde (Cortex Fraxini).
Heute wird diese Heilpflanze nur noch in der Volksheilkunde angewendet, steht jedoch bei der Landbevölkerung in hohem Ansehen. Die Blätter werden ab Mai bis Ende Juli gesammelt. Verwendet werden die Fiederblättchen, die vom Hauptstiel abgestreift werden, da dieser ziemlich wertlos ist. Die Blättchen werden im Schatten getrocknet.
Die Rinde wird zur gleichen Zeit geerntet. Wir verwenden junge Zweige und Ästchen, schälen die Rinde ab und trocknen sie im Schatten. Auch die im September oder Oktober geernteten Samen werden im Schatten nachgetrocknet.

Heil- und Wirkstoffe: Innosit, Mannit, Quercitrin, Dextrose, Apfelsäure, Gummi, Gerbsäure und ätherisches Öl.

Heilwirkung: In der Volksheilkunde gilt der Eschenblättertee als stuhlgangförderndes, leicht abführendes und wassertreibendes Heilmittel. Der Tee wird vielfach gegen Rheumatismus angewendet.

Von Rademacher wird der Tee besonders bei Gicht empfohlen. — Eschensamen als Tee abgebrüht, wird bei Lebersucht, Wassersucht, Nierenleiden, Gries, Blasensteinen und Gelbsucht gelobt. — Das Destillat junger Sprosse wird wieder empfohlen als Heilmittel gegen Ohrenschmerzen und beseitigt, als ständige Einreibung verwendet, das Zittern der Hände. —

Die Eschenrinde ist ein altes Ersatzmittel für die Rinde des Chinabaumes (Cortex Chinae oder Cortex antifebrilis) und wird wie diese als Fiebermittel, gegen Würmer und als belebendes Mittel (Tonikum) angewendet.
Der Eschenblättertee wird durch Abbrühen von 1 bis 2 Teelöffel der geschnittenen Blätter mit einer Tasse heißen Wassers hergestellt. Man läßt 2—3 Minuten ziehen, seiht ab und trinkt als Tagesgabe 2—3 Tassen, zuckerlos, schluckweise. Ebenso wird der Eschensamentee hergestellt.

Den Eschenrindentee läßt man einmal kurz aufkochen und 2—3 Minuten ziehen. 1 Teelöffel für 1 Tasse, 1—2 Tassen als Tagesgabe, zuckerlos, schluckweise.

Hufeland lobte die Heilwirkung der Rinde, als Teeabsud zur Behandlung von Wunden. Alte, schlecht heilende Beingeschwüre ließ er wiederholt in einem Absud „mit vorzüglichem Nutzen" baden.
Alle Teesorten können durch eine kleine Beimischung von Pfefferminze (Nr. 95), oder etwas Majoran (Nr. 86) geschmacklich verbessert werden.

Aus dem Kräuterbuch des Dr. Matthiolus (1626):
„Die Rindenasche mit Wasser vermischt zu einem Brei und diesen aufgestrichen, vertreibt den Grind, die Räude und alle Hautunreinigkeiten / die Rinde auf frische, blutende Wunden gebunden, zieht sie zusammen / die Rinde in Essig gesotten und den Absud löffelweise eingenommen, sowie in den Absud einen Schwamm tränken, mäßig ausgepreßt, warm über den Magen gelegt, behebt das Außbrechen (= Brechreiz).

Aus Mythologie und altem Brauchtum: In der nordischen Mythologie war die Esche im hohen Ansehen. Sie galt als der Weltbaum Yggdrasil und aus dieser Esche sei der erste Mann, aus einer Erle dagegen die erste Frau hervorgegangen. Eschen wurden um die Kultstätten gepflanzt und von diesem Eschenlaub bekamen einmal im Jahr die Haustiere zu fressen, dies erhielt sie gesund. Im Mittelalter wurde das Eschenholz als sehr heilkräftig angesehen. Man goß in Bechern aus Eschenholz geschnitzt, Wein, ließ den Wein einige Stunden ziehen und trank ihn gegen Milz- und Leberleiden.

29 Estragon Artemisia dracunculus L. = Oligosporus condimentarius Cass.

Volksnamen: Biertram — Drabenkraut — Drachantkraut — Dragon — Dragonellikraut — Dragunwermut (da zum Wermut verwandt) — Eierkraut — Escadronkraut — Kaisersalat — Schlangenkraut — Trabenkraut

Botanik: Die kahle Staude wird 60—120 cm hoch, der Stengel zahlreich und buschig verzweigt. Die Laubblätter sind ungeteilt, lanzettlich bis lineal, fiedernervig, stachelspitz, ganzrandig oder schwach gesägt.
Die Blütenköpfe sind nickend, fast kugelig; die Randblüten weiblich, die Scheibenblüten zwittrig, unfruchtbar, die Krone gelb. Die Verbreitung vollzieht sich durch Ausschläge der Wurzelstöcke bzw. durch deren Teilung.

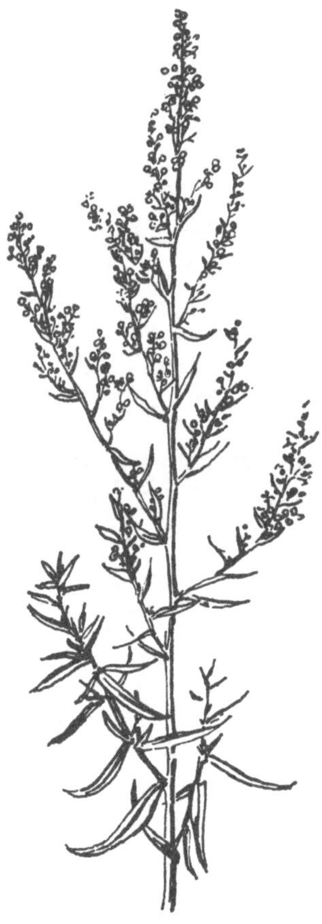

Geruch und Geschmack: Der Geruch der Pflanze ist durchdringend, eigenartig, aromatisch, der Geschmack aromatisch und angenehm.

Blütezeit: Mai bis Juli je nach Standort und Witterungsverhältnissen. Die Pflanze ist sehr sonnenliebend, Schatten oder kühle Witterung sowie Nässe verträgt sie nicht.

Standort: Die Estragonpflanze kommt aus dem Süden und wir finden sie in Südeuropa vielfach frei in der Natur. Bei uns in vielen Gegenden zu Küchenzwecken angebaut, auch nicht selten in Haus- und Gemüsegärten anzutreffen.

Heilkräftiger Pflanzenteil: Man sammelt das blühende Kraut (Herba Dracunculi) von Mai bis gegen Ende Juli. Es wird im Schatten getrocknet und kleingeschnitten in dunklen Gläsern aufbewahrt. Das Aufbewahren in Leinen- oder Tüllsäckchen, wie es die Hausfrauen vielfach tun, ist gerade beim Estragon falsch, da ein Großteil des Aromas verloren geht.

Heil- und Wirkstoffe: Aus den frischen Blütensprossen gewinnt man das leicht verflüchtigende Estragonöl (Oleum Dracunculi). Ferner wurden Bitterstoffe, Gerbstoffe und noch nicht näher bestimmte Säuren nachgewiesen.

Heilwirkung: Das Estragonkraut kennen unsere Hausfrauen doch hauptsächlich nur vom Estragonsenf her, der wegen seines typischen aromatischen Geruches und Geschmackes ebenso viele Anhänger wie Gegner hat. Auch über den Estragon-Kräuteressig sind die Meinungen geteilt.
Als Heilpflanze dagegen fällt alles Für und Wider weg und wir sollten die Heilkräfte dieser Pflanze schätzen lernen.
Der Tee aus den Blättern und Blütensprossen wird als Aufguß bereitet, 1/2 Teelöffel für eine Tasse, 1—2 Tassen am Tage, schluckweise und zuckerlos getrunken. Dies ist ein sehr gutes Mittel bei Appetitlosigkeit, besonders wenn durch eine längere Krankheit der Appetit verloren ging und sich so gar nicht recht einstellen will. Estragon findet seine ausschließliche

Anwendung in der Volksheilkunde: Die Heilkraft bei katarrhalischen Erkrankungen wird sehr gelobt. Bei Stoffwechselerkrankungen, bei Skorbut, als harnförderndes Mittel, als Heiltrank bei zu schwacher Nierentätigkeit und als menstruations = regelförderndes Mittel wird Estragon in der Volksheilkunde vielfach verwendet.
Eine Teekur bringt auch die Eingeweidewürmer zum Abgang.
Ältere Leute verwenden den Tee gerne bei Wassersucht.

Anwendung in der Küche: Ähnlich wie die Brunnenkresse (Nr. 18) und der Boretsch (Nr. 15) wird das Estragonkraut in der Küche als Gewürz zu Salaten, beim Einlegen der Gurken, als Estragonsenf und vielfach zur Bereitung des Bertram-Estragon Kräuteressig verwendet.

REZEPT FÜR DIE BEREITUNG DES ESTRAGON-ESSIG: Die frischen jungen Zweige mit den Blättern werden in Stücke geschnitten, bis zur Hälfte in eine 2-Liter-Flasche gebracht und der Rest mit gutem Weinessig gefüllt. Man stellt die Flasche durch 1—2 Wochen an die Sonne und filtriert dann in kleine Flaschen ab. Der so bereitete Estragon-Essig wird gut verkorkt und dunkel aufbewahrt und bei Gebrauch ganz nach Geschmack mit abgekochtem kaltem Wasser verdünnt.

Das Estragonöl findet hauptsächlich Anwendung in der Parfümerie.

Folge der Natur noch besser, störe die Natur nicht!

Jackson

30 Farnkraut Aspidium filix mas (L.) Sw. Tafel 2, Figur 7

Synonyme: Polypodium filix mas L. — Nephrodium filix mas C. Rich. — Dryopteris filix mas (L). Schott.

Volksnamen: Faden — Faren — Farnkrautmännlein — Farnwurzel — Fasen — Federfaden — Flöhkraut — Fünffingerwurz — Glückshand — Johanniswurz — Maukenkraut — Mausleitern — Otternkraut — Schabel — Schnackenkraut — Stockfarn — Teufelswisch — Wanzenwurz — Wedeln — Wurmfarn — Zwickkraut

Botanik: Der ausdauernde, mit braunen Stielresten bedeckte Wurzelstock liegt fast an der Erdoberfläche. Die jungen Blätter sind anfangs eingerollt und entfalten sich erst allmählich. Der Wedel ist doppelt gefiedert, Stiele und Rippen sind mit braunen Schuppen bedeckt. Die Teilblättchen sind selbst wieder in kleine gesägte Läppchen geteilt. Auf deren Unterseite sitzen die runden Fruchthäufchen in zwei Reihen. Die Pflanze ist blütenlos.

Geruch und Geschmack: Der Geruch der Wurzelstöcke ist eigentümlich, widerlich. Der Geschmack ist süßlich bis etwas bitter und zusammenziehend.

Samenreife: Die Sporen reifen von Juni bis August.

Standort: Das Farnkraut kommt in fast allen Wäldern Europas vor. Vielfach auf steinigen Hängen und Schlägen von der Ebene bis in die Hochregionen.

Heilkräftige Pflanzenteile: Man sammelt die Wurzelstöcke im Spätherbst. Die im Sommer gesammelten Wurzelstöcke sind fast völlig wirkungslos. Am Wurzelstock werden die Blattstiele, soweit sie markig sind, beibehalten und nur gestutzt. Die Wurzelfasern und Schuppen werden abgekratzt. Die Wurzelstöcke müssen im Dunkeln getrocknet werden. Die guten Stücke erkennt man an der grünlichen Bruchfläche.
Die Wirksamkeit der Wurzelstöcke ist sehr vom Standort abhängig und sind Wurzelstöcke von höheren Lagen immer vorzuziehen.

Heil- und Wirkstoffe: Die in den Wurzelstöcken enthaltenen Filixsäure (= Filicin) und Filmaron sind Nerven- und Muskelgifte. Diese beiden Gifte wirken lähmend auf die Muskulatur von Eingeweidewürmern, besonders Bandwürmern (Taenia) und auf den gefährlichen Hakenwurm (Ancylostomum). Von der richtigen Anwendung dieser beiden Giftstoffe hören wir im Kapitel „Heilwirkung". Weitere Heil- und Wirkstoffe sind das Albaspidin, Phloraspin, Aspinol, Stärke, Zucker und fettes Öl.

Heilwirkung: Die **Bandwurmkur** mit der Farnkrautwurzel führt oft zu keinem Erfolg oder zu Vergiftungserscheinungen. Schuld daran ist in beiden Fällen die nicht genaue Einhaltung der diesbezüglichen Vorschriften.

Die beiden Giftstoffe Filicin und Filmaron sind in ihrer Wirkung dadurch charakterisiert, daß sie zwar bei den genannten Darmparasiten eine sofortige Lähmung auslösen, nicht aber sofortige nachteilige Vergiftungserscheinungen beim Menschen selbst bewirken.
Erst bei längerer Anwesenheit im menschlichen Organismus werden diese Gifte sehr nachteilige Auswirkungen, vor allem eine Leberschädigung, auslösen. Weitere Vergiftungserscheinungen sind Kopfschmerzen, Übelkeit, Sehstörungen, Krämpfe und Bewußtseinstrübungen bis zu 4 Wochen.
Diese Vergiftungserscheinungen treten somit nicht nur bei Überdosierung auf, besonders, wenn der Wurmfarnextrakt überdosiert verwendet wird, sondern auch dadurch, daß diese Gifte nach ihrer Einwirkung auf die Würmer zu lange im menschlichen Organismus verbleiben!

Es ist daher unerläßlich — und dies wird leider zu wenig befolgt —, daß wir etwa 1 Stunde nach der jeweiligen Einnahme des Farnkraut-Wurmfarnmittels ein Abführmittel einnehmen, um eine restlose Darmentleerung zu bewirken, somit die gelähmten Würmer, als auch die genannten Giftstoffe aus dem Darm ableiten.

Die Wurmfarnkur ist daher richtig durchzuführen:

Als Einleitung vor der eigentlichen Behandlung hat man 2 Tage zuvor mit einer flüssigen Diät, nur Suppen oder Milch, zu beginnen. Als Suppen verwende man Gemüsesuppen (Poree- oder Zwiebelsuppen) aber keine Fleischbrühe.
Am 3. Tage vormittags nehme man ein Abführmittel (z. B. Faulbaumrinde, Nr. 31), streiche das Mittagessen oder die Jause und am Abend gibt es nur reichlich Heringsalat von gesalzenen Heringen mit viel Zwiebel (Nr. 140) und reichlich Knoblauch (Nr. 77/b). Alle diese einleitenden Maßnahmen schwächen die Würmer.
Die Einnahme der Farnkrautwurzel geschieht nun entweder in Form des fein gestoßenen **Pulvers** der Wurzel — am ungefährlichsten — oder in Form des **Wurmfarnextraktes,** beide aus der Apotheke beziehbar, die Dosierung nimmt der Arzt vor! Auch Gelatinekapseln aus der Apotheke beziehbar, können angewendet werden.
Man nimmt am 4. Tag, dem eigentlichen Beginn der Kur, am Morgen eine Tasse ungesüßten, schwarzen Kaffee ein und innerhalb des Vormittags und im Laufe des Nachmittags je eine ärztlich verordnete Dosis (Pulver oder Extrakt oder Kapseln) ein. 1 Stunde nach der jeweiligen Einnahme der Dosis wird ein rasch wirkendes Abführmittel empfohlen. Man nehme 1 Tasse Sennesblätter, auf keinen Fall Rizinusöl, ausnahmsweise echtes Karlsbader Salz. Der Arzt wird die entsprechende Dosis, ob der Patient ein Kind, ein Jugendlicher oder ein Erwachsener ist, bestimmen.

Man achte beim Wurmabgang, ob auch der Kopf des Wurmes abgegangen ist, wenn nicht, darf man diese Kur erst nach 2—3 Wochen wiederholen. Zur Verhinderung des Erbrechens trinke man 1/2 Stunde vor Beginn des Einnehmens des Wurmfarnmittels eine Tasse ungesüßten Mokka, unmittelbar nach dem Einnehmen einen Schluck unverdünnten Himbeersaft.
Wird die Kur genau befolgt, werden wir die Würmer mit diesem Naturheilmittel los und erleiden keinerlei Unpäßlichkeiten oder gar eine der oben angeführten Vergiftungserscheinungen.
Mit der Farnkrautwurzel werden auch sehr gute Heilerfolge bei beginnender Tuberkulose von Jugendlichen erzielt sowie bei skrofulösen Erkrankungen wie Drüsenschwellung, Gelenksschwamm u. a. Diese Heilbehandlung muß jedoch genau der Arzt verordnen und überwachen.
Den Schreibkrampf beseitigt man wirkungsvoll mit wiederholten Einreibungen mit dem ätherischen Extrakt aus der Wurzel.

Anwendung in der Volksheilkunde: In der Volksheilkunde gilt das Farnkraut als ein gutes Rheumamittel. Man bereitet Bäder aus einer Abkochung von frischen Stengeln und reibt anschließend noch mit dem Wurzelextrakt die schmerzenden Stellen ein. Nach dem Bad ist Bettruhe erforderlich.
In der Volksheilkunde wird auch als wirksames Mittel gegen Rheuma und Hexenschuß eine Bettunterlage unmittelbar unter dem Leintuch mit getrockneten Farnwedeln empfohlen. Diese Unterlagen müssen öfter erneuert werden.

Bei Krampfadern werden Fußbäder empfohlen. Man kocht in 3 Liter Wasser etwa 1/2 kg frische Wurzelstöcke und Blätter ab und bereitet damit wiederholte Fußbäder, so warm wie möglich. Dieses Badewasser kann man durch drei Tage verwenden und braucht nur immer aufgewärmt werden.

Anwendung in der Tiermedizin: Farnkraut-Wurmfarnextrakte haben einen guten Erfolg bei der Bekämpfung der Leberegelseuche ausgelöst, die schon große Schäden in der Viehwirtschaft auslöste.

Die Hinzuziehung eines Tierarztes ist unbedingt nötig.

Aus einem „Kreuterbuch" des 18. Jahrhunderts:
Im Sommer gepflücktes, gebündelt auf einem Dachboden aufgehängtes und gut getrocknetes Farnkraut, lege man zur Obsternte in die Obstregale im luftigen, trockenen Keller. Das nur in einer Schichte darauf gelagerte Obst hält sich lange gesund und frisch und wird nicht so rasch von Lagerungsschäden befallen. Diese Farnkrautunterlage muß im nächsten Jahr erneuert werden. (Vom Autor jahrelang erfolgreich befolgt.)

31 Faulbaum Rhamnus frangula L.

Tafel 2, Figur 8

Volksnamen: Buckbeere — Buckstrauch — Faulkersch — Gichtholz — Grindholz — Hundsbeere — Pulverholz — Scheißbeere — Stinkbaum — Stinkbeere — Stinkstrauch — Teufelsbeere — Vogelbeere — Zapfenholz

Botanik: Der Faulbaum wächst meist zu einem Strauch von 2 bis 3 m, seltener zu einem Baum von 7 bis 8 m Höhe empor. Die Rinde ist in der Jugend grün, wird dann später bräunlichgrau. Die Blätter sind verkehrt eiförmig, vorne zugespitzt, etwas gezähnt. Die Blüten sind unscheinbare, grünliche, zwittrige Gebilde, blattachselständig zu 2 bis 6 Stück angeordnet. Aus der Blüte geht eine anfangs grüne, später rötliche, bei der Reife schwarzviolette Steinfrucht mit grünlichbraunem Fleisch hervor. Der Faulbaum gilt als sogenannter Schwarzerlenbegleiter. Das gelbliche, kurzfaserig brechende Holz spielte einmal bei der Erzeugung von Schießpulver eine Rolle.

Geruch und Geschmack: Die Rinde hat einen eigenartigen Geruch. Sie färbt beim Kauen den Speichel gelbbraun und schmeckt schleimig, angenehm, süßlichbitterlich, faulig. Die frische Rinde wirkt stark brecherregend.

Blütezeit: Mai bis Juni.

Standort: Hecken, Raine, lichte Laubwälder, Auwälder, Bachufer.

Heilkräftiger Pflanzenteil ist die Rinde (Cortex Frangulae), die ab Mai bis Juli von den abgeholzten starken Ästen abgeschält und bei Sonnenzutritt in offenen Schuppen getrocknet wird. Die frisch geerntete Rinde wirkt stark brecherregend und darf nicht verwendet werden; sie muß mindestens ein Jahr lagern und erreicht erst nach dem 2. Jahr einen Höchstwert ihrer heilenden Wirkung. Nach dem 3. Jahr sinkt der Heilwert schnell ab.

Heil- und Wirkstoffe: Vor allem das Glukofrangulin, das die so einmalige abführende Wirkung der zwei Jahre lang gelagerten Rinde auslöst. Ferner verschiedene Oxymethylantrachinone (vermutlich ident mit dem Emodin des Rhabarbers), Rhamnocerin, Rhamnol, Arachinsäure, Bitterstoff, Harze, Zucker, Apfelsäure, oxalsaurer Kalk, mehrere noch unbekannte Verbindungen, ätherisches Öl und schließlich wurde das Vitamin C nachgewiesen.

Heilwirkung: Erst um 1300 wird zum ersten Male diese Heilpflanze erwähnt und geriet nach einer großen Wertschätzung in der Volksmedizin als billiger Ersatz des sehr teueren Rhabarbers in fast gänzliche Vergessenheit. Um das Jahr 1848 wird die Rinde offizinell als Cortex Frangulae eingeführt und ist seither wieder ein geschätztes Abführmittel.
Dieses Heilmittel hat den großen Vorteil, daß eine Gewöhnung sowie ein Versagen der Wirkung, im Gegensatz zu vielen anderen (besonders anorganischen)

Mitteln, nicht eintritt. Die Faulbaumrinde führt auch bei langem Gebrauch zu keiner Reizung der Darmschleimhaut, noch zu einer vermehrten Schleimabsonderung oder Erweiterung der Dickdarmgefäße. Sie kann daher bei Hämorrhoiden, Schwächezuständen des Darmes, bei Blutarmut, ja selbst bei bestehender Schwangerschaft unbedenklich verwendet werden. Die Faulbaumrinde ist allen anorganischen Abführmitteln vorzuziehen, selbst den pflanzlichen Mitteln wie Aloe oder Rizinus.

Faulbaumrinde kann bestens empfohlen werden bei Dickdarmerschlaffung und mangelnder Dickdarmbewegung bis zur chronischen Verstopfung und allen sich daraus ergebenden Beschwerden und Leiden, wie Dickdarmschmerzen, Völlegefühl im Leib, Leberschwellung, Leberanschoppung, Gallenflußstauungen, Gallenblasenentzündung, Eindickung der Galle und schließlich Gallensteinbildung. Nebenbei verursacht der Nichtabgang der Darmgifte Kopfschmerzen, Schwindelgefühle, Ohrensausen, Behinderung des Denkvermögens, Herzklopfen u. a. Alle diese Nebenerscheinungen werden ebenfalls behoben.

Faulbaumrindentee wirkt schließlich bei Bleikolik, Fettsucht, Wassersucht und Hämorrhoiden als heilend ohne nachteilige Nebenerscheinungen.

BEREITUNG DES ABFÜHRTEES: Man setzt 1 Teelöffel voll der zerkleinerten Faulbaumrinde mit 1 Tasse Wasser k a l t an und läßt ganz kurz aufkochen. Man trinke den Tee am Abend vor dem Schlafengehen. Mehr als 15 g soll aber die Tagesgabe nicht übersteigen. Größere Mengen oder zu starke Abkochungen würden choleraartige Durchfälle auslösen! Zu große Gaben könnten bei schwangeren Frauen auch eine Fehlgeburt zur Folge haben.

Anwendung in der Volksheilkunde: Beim Volke gilt die Faulbaumrinde als ein gutes wurmtreibendes Mittel.

Mit verschiedenen anderen Heilkräutern vermischt, wird die Faulbaumrinde als Blutreinigungstee getrunken.

Bei Mundfäule der Kinder wird die Rinde mit Essig gesotten und mit diesem lauwarmen Absud dann viele Mundspülungen vorgenommen.

Von der Rinde wird wiederum die innere Rinde abgeschabt und dient ein Absud dieser als Badewasser bei Grind und Krätze.

Die Rinde in reinem Apfelmost kurz aufgesotten, sofort abgeseiht und schluckweise getrunken, gilt als ein vorzügliches Hausmittel gegen Arterienverkalkung und gegen Neigung zu Schlaganfall.

32 Fenchel Foeniculum vulgare Mill. Tafel 2, Figur 9

Synonyme: Anethum foeniculum L. — Foeniculum capillaceum Gilbert — Foeniculum officinale All.

Volksnamen: Brotsamen — Enis — Femis — Fenikl — Fenis — Fenkel — Finchel — Frauenfenchel.

Botanik: Die zweijährige Wurzel treibt einen 1 bis 2 m hohen glatten, runden, bläulich feingestreiften und ästigen Stengel empor. Die Blätter sind bläulichgrün, doppelt gefiedert, die Blättchen fadendünn. Die großen Dolden sind goldgelb, ohne Hüllen. Die Früchte sind länglich, gerippt, etwas platt. Im übrigen wird auf die „Vergleichende Gegenüberstellung" beim Roßfenchel (Nr. 104) verwiesen!

Geruch und Geschmack: Der Geruch der Samen ist aromatisch, würzhaft. Der Geschmack ist dem Anis sehr ähnlich.

Blütezeit: Juli bis Oktober. — *Samenreife:* September bis gegen Ende Oktober.

Standort: Der Fenchel ist in Südeuropa beheimatet und wird bei uns mit Erfolg in Gärten gebaut. Infolge Samenverschleppung durch Vögel kommt der Fenchel hie und da verwildert im Freien vor.

Heilkräftige Pflanzenteile sind die Wurzeln, die von der zweiten Märzhälfte an bis Ende April gesammelt werden. Die Samen erntet man im Herbst. Auch wird das Kraut verwendet. Dieses kann während des ganzen Sommers eingeholt werden. Keine Pflanzenteile dürfen an der Sonne trocknen.

Heil- und Wirkstoffe: ätherisches Öl mit Terpene, Anethol und Fenchon, fettes Öl, Eiweißsubstanzen, Zucker u. a.

Heilwirkung: Der Fenchelsamen ist offizinell (Fructus Foeniculi) und kommt zum Eröffnungs- und Gesundheitstee (Species laxantes). Das Fenchelöl (Oleum Foeniculi) wird aus dem Samen destilliert. Der Fenchelsamen gehört zu den besten erwärmenden Samen neben Anis (Nr. 4) und Kümmel (Nr. 73).
Die Fenchelwurzel zählt man zu den vier großen eröffnenden Heilwurzeln. (Petersilie Nr. 94, Sellerie Nr. 115 und Spargel Nr. 118). Dies bewirkt der hohe Gehalt an ätherischen Ölen, die, ähnlich wie beim Anis, blähungstreibend, krampfstillend und gärungswidrig wirken. In kleinen Gaben bewirken sie eine Steigerung der Ausscheidungen der Schleimhäute des Magens und des Darmes. Auch die Ausscheidung der Bronchien wird gesteigert. Der Fenchel verdient daher nicht nur als ein ausgezeichnetes Magenmittel gewürdigt zu werden, er ist auch ein wertvoller Bestandteil von Hustenmitteln gegen Katarrhe der Luftwege.

Das reine ätherische Fenchelöl, aus den Früchten gewonnen, ist nicht nur, wie oft fälschlich angenommen wird, ein geschmackverbesserndes Mittel, sondern es besitzt hohe Heilwerte: als blähungstreibendes Mittel mit Zucker verrieben, oder als Zusatz zum Gurgelwasser zur Abheilung von Halskatarrhen, Halsschmerzen und Heiserkeit. Äußerlich angewendet als Bestandteil in antirheumatischen Einreibungen, löst das Fenchelöl gute Heilwirkungen aus.

Aus alten Kräuterbüchern und Volksheilkunde: Fenchel stärkt den Magen, reinigt von schlechten Säften und macht einen klaren Blick.
Fenchel in Wein gesotten ist gut für allerlei Leiden der Nieren und der Blase, treibt den Stein und hilft denen, die mit Not und Schmerzen nur harnen können. Fenchel fördert die Monatszeit der Frauen, ist gut für Leber und Milz und verteilt das geronnene Blut im Innern.
Fenchelsamen warm aufgelegt, zeitigt die Geschwüre.
Für die schwärenden Brüste siede man die Wurzeln des Fenchels in Wasser bis sie weich sind und lege sie dann lauwarm über.

Die Wurzeln in Wein gesotten und diesen dann warm schluckweise getrunken, ist den Krampfleidenden und Wassersüchtigen sehr zu empfehlen.
Dieser Wein, nicht minder aber der Fencheltee ist ein ausgezeichnetes Getränk für ältere Menschen. Altersbedingte Schwierigkeiten der Magen- und Verdauungsfunktion werden rasch behoben.
Fenchelsamen zerstoßen, mit warmer Milch gemischt, bekommt den Säuglingen gut, besonders, wenn sie die Mutterbrust nicht haben können.
In vielen Frauenkliniken ist der Fencheltee das erste Getränk der Neugeborenen und hat sich sehr gut bewährt. Anfangsschwierigkeiten der Magen- und Verdauungsfunktion der Säuglinge bleiben aus.

Fencheltee mit Honig gesüßt, ist ein bewährtes Volksheilmittel bei Keuchhusten und Bronchialasthma. Der Fenchel zählt zu den ältesten Heilpflanzen in der Geschichte der Heilkräuterkunde. Der Fenchel, hui Hsiang genannt, war einige Jahrtausende vor unserer Zeitrechnung bereits in der altchinesischen Heilkunde im höchsten Ansehen als Augenheilmittel und Heilpflanze des erkrankten Magens und Dickdarms.

Anwendung in der Homöopathie: Die homöopathische Fencheltinktur ist ein appetitvermehrendes, schleimlösendes und augenstärkendes Mittel. Bei den Müttern wirkt die homöopathische Tinktur milchvermehrend.

Anwendung in der Tiermedizin: Der dem Futter beigemengte Samen vertreibt die Freßunlust der Tiere.
Eine flache Schale Fencheltee, mit Honig gesüßt, stelle man den Bienen auf. Dies erhält sie gesund.

33 Fichte *Picea excelsa Lk.* — Tanne *Abies alba Mill.*

Synonyme: Picea rubra A. Dietr. — Abies excelsa Lam. — Picea vulgaris Link. — Pinus abies L.

Synonyme: Abies pectinata D. C. — Abies excelsa Link. — Abies taxifolia Desf. — Pinus picea L.

Tafel 3, Figur 1 und 2

Volksnamen *für die Fichte:* Feichten — Gräne — Krestling — Pechtanne — Rottanne — Schwarztanne

Für die Tanne: Edeltann — Kreuztann — Mastbam — Tännling — Taunabam — Taxbaum — Taxen — Wißholz — Wittdann

Botanik: Die *Fichte* wächst zu einem schlanken Baum mit pyramidenförmiger Krone empor. Der Stamm ist mit einer schuppigen, braunroten Rinde bedeckt. Die Nadeln stehen gedrängt um den Zweig herum. Die Fichte ist einhäusig; die weiblichen Blüten wachsen sich zu walzenförmigen, *hängenden* Zapfen aus. Die Fichte wird bis 50 m hoch, auch darüber.

Die *Tanne* wächst ebenfalls kerzengerade empor, doch ist die Krone schirmartig, nach oben sich verbreiternd. Der Stamm hat eine glatte, weißliche Rinde und schuppt sich nicht ab wie bei der Fichte. Die Nadeln der Tanne sind flacher, an der Spitze ausgerandet, auf der Unterseite mit zwei weißen Längsstreifen versehen; sie stehen nicht wie bei der Fichte gedrängt um den Zweig herum, sondern sind kammartig nach zwei Seiten des Zweiges ausgerichtet. Die Tanne ist ebenfalls einhäusig; die weiblichen Blüten wachsen sich zu einem stumpfen, walzenförmigen und *aufrecht* stehenden Zapfen aus.
Die Tanne wird bis 60 m hoch.

Der *Geruch* der Fichten- bzw. Tannensprossen ist angenehm, harzig; deren *Geschmack* ist etwas bitter, terpentinartig, harzig. Das Splintholz hat den gleichen Geruch und Geschmack.

Blütezeit: Beide Arten im Mai.

Samenreife: Beide Arten im September, Oktober.

Standort: Sowohl die Fichte als auch die Tanne sind europäische Waldbäume. Die Fichte geht im Gebirge bis zur Waldgrenze hinauf, während die Tanne die tiefgründigen Ebenen und schattigen, feuchten Täler bevorzugt.

Heilkräftige Pflanzenteile: Von beiden Arten sammelt man im Frühjahr die jungen Knospen (Gemmae oder Turiones Pini), solange sie in den braunen Schüppchen halbwegs eingehüllt sind. Diese jungen Knospen sollen sich mit dem Daumen und Zeigefinger noch leicht zerreiben lassen und geben einen stark balsamischen, harzigen Geruch von sich. Der Geschmack ist etwas bitter, harzig,

reizend. Das Harz und die ausgewachsenen Nadeln werden zwischen Juni und August gesammelt. Sowohl die jungen Knospen und Frühjahrsnadeln als auch die ausgewachsenen Nadeln verlieren durch Lagern rasch ihren relativ hohen Vitamin-C-Gehalt.
Bei der Teebereitung durch Aufguß, selbst von frisch geernteten Knospen und Nadeln, tritt ein Vitamin-C-Verlust von etwa 50 % ein. Nicht sogleich verwendete Knospen und Nadeln würden daher einen noch höheren Vitamin-C-Verlust erleiden.
Das Splintholz junger Zweige gewinnt man im Mai und Juni. Der Hauptbestandteil des Harzes ist das Terpentin. Dieses wird der größeren Ergiebigkeit wegen hauptsächlich von den Kiefern gewonnen; in der Heilwirkung sind jedoch das Harz und auch das Terpentin aller Nadelholzarten gleichwertig. Das Terpentin enthält etwa 15 bis 20 % ätherisches Öl (Oleum Terebinthinae) und etwa 70 % reines Harz (Resina Pini) nebst einigen anderen Inhaltsstoffen, wie Bornylacetat, Pinen, Limonen u. a.

Heilwirkung: Neben dem hohen volkswirtschaftlichen Wert der Nadelhölzer haben alle (Fichte, Tanne, Kiefer, Lärche, Wacholder) auch arzneilich eine ansehnliche Bedeutung und vielseitige Verwendung.
Aus den oben beschriebenen jungen Knospen bzw. jungen Nadeln und Triebspitzen bereitet man einen Aufguß (mit heißem, nicht mehr kochendem Wasser überbrühen und 5 bis 10 Minuten ziehen lassen) und trinkt diesen TANNENWIPFERLTEE, wie er im Volksmunde gerne genannt wird, am besten mit Honigbeigabe warm gegen lästigen Husten, Katarrh, gegen grippöse Erscheinungen und Influenza. Auch gegen Blasenkatarrh und als Blutreinigungstee wird er gerne verwendet. Sehr warm im Bett getrunken, wirkt der Tee schweißtreibend. Dieser Tee weist ferner sehr gute Erfolge gegen die sogenannte Frühjahrsmüdigkeit auf, einer Erscheinung gegen Winterausgang und Frühlingsbeginn, die durch bedingten Mangel an Vitamin C ausgelöst wird. Um diese Zeit, da noch keine Frischgemüse für die nötige Vitamin-C-Zufuhr sorgen, sprossen bereits die jungen Triebe unserer Nadelholzbäume. Daher können wir durch regelmäßigen Teegenuß des „Tannenwipferltees" die Frühjahrsmüdigkeit wirkungsvoll bekämpfen. Auch die übrigen Mangelkrankheiten, wie Zahnfleischblutungen, Skorbut, die Möller-Barlowsche Krankheit, lassen sofort nach, wenn dieser Tee regelmäßig getrunken wird. Zur Bereitung dieses „Tannenwipferltees" — für den man die Knospen und die jungen Triebe nicht nur der Fichte und Tanne, sondern auch der Kiefer und Lärche verwenden kann — nimmt man 1 bis 2 Teelöffel voll dieser Knospen und Triebe für 1 Tasse Wasser. Die Süßung erfolgt am besten mit Honig oder Rohzucker.
Von großer Bedeutung ist die *Verwendung des Terpentinöles* zu Heilzwecken. Dieses wirkt reizend und vermag, auf die unverletzte Haut gebracht, die Durchblutung der Haut zu steigern, ja sogar Entzündungen und Blasenbildungen

hervorzurufen. In diesem Sinne kann das Terpentinöl zur Steigerung der Hautdurchblutung mit entsprechender Tiefenwirkung herangezogen werden. Da die Einwirkung auf die Haut nicht nur reizend, sondern auch ableitend wirkt, werden wir terpentinölhaltige Einreibungen zur Bekämpfung des schmerzhaften chronischen Muskelrheumatismus, der Gelenks- und Sehnenentzündungen, nicht zuletzt aber auch zur Beseitigung von Stauungsödemen der Haut anwenden.

Als blasenziehendes Mittel können wir jedoch Terpentinöl nicht verwenden.
Wird das Terpentin unter die Haut gebracht, bildet sich eine Entzündung mit örtlichen Gewebszerstörungen. Bei Blutvergiftungsprozessen sowie bei eitrigen Infektionen bewirkt eine Einspritzung von Terpentin unter die Haut, infolge der dadurch ausgelösten Entzündungen, nicht nur eine erhöhte Durchblutung, sondern das Terpentinöl wirkt auch keimtötend (antiseptisch), bzw. hemmend auf die Ausbreitung der Krankheitserreger. Besonders bei schlecht heilenden Wunden ist gar bald eine sichtbare Wendung zum Besseren festzustellen.

Von der innerlichen Verwendung des Terpentinöles bzw. von terpentinölhaltigen Zubereitungen sei gesagt, daß diese die Durchblutung der Schleimhäute des Magen-Darmkanals fördern und auf die Gallen- und Nierentätigkeit anregend wirken. Die Harnausscheidung wird angeregt und der Urin erhält einen veilchenartigen Geruch. Das Terpentinöl wirkt auch wurmtreibend. Die innerlich einzunehmenden Gaben sind jedoch vom Arzt genau zu bestimmen, da bei Überdosierung Erbrechen, Durchfall, Nierenreizung und Schleimhautentzündung die Folgen sein können!

Das Terpentinöl bzw. die terpentinölhaltigen Zubereitungen werden auch zu Inhalationen bei Erkrankungen der Atmungsorgane empfohlen, so bei allen chronischen und eitrigen Erkrankungen der Luftwege, bei Bronchialkatarrh, Bronchitis, entzündlichen Lungenprozessen, ja selbst bei infektiösen Zerstörungen des Lungengewebes (Lungengangrän) und bei Lungentuberkulose, sofern es sich bei letzterer Krankheit nicht um zu fortgeschrittene fieberhafte Prozesse handelt.
Zur Inhalation nimmt man 1 Teelöffel Terpentinöl auf 1/4 Liter heißes Wasser. Auch kann man eine Handvoll Fichtennadeln einmal aufkochen und die aufsteigenden Dämpfe inhalieren.

Schließlich sei noch hingewiesen, daß die anregende und heilende Wirkung des Terpentinöles für Badezwecke in Form von Badeextrakten großen Zuspruch hat. Diese Bäderzusätze lösen eine verstärkte Durchblutung sowohl bei lokalen Erkrankungen mit einer mangelhaften Durchblutung, als auch bei tiefergelegenen Krankheitsprozessen aus, sei es bei schlecht heilenden Wunden, rheumatischen und gichtischen Erkrankungen, Muskelverhärtungen und Leberstauung, oder zur notwendigen Stärkung der Abwehrkräfte durch bessere Durchblutung des Gesamtorganismus, sowie zur restlosen Ausheilung von Lungenerkrankungen.

Die bessere Durchblutung des Gesamtorganismus bewirkt nicht zuletzt eine Stoffwechselförderung, Leistungssteigerung des Gesamtorganismus und damit erhöhtes Wohlbefinden.

Es darf nicht unerwähnt bleiben, daß eine Reihe von Badeextrakten sich als grobe Fälschungen erwiesen haben, die nicht nur wertlos sind, sondern auch gesundheitliche Störungen zur Folge haben. Derlei Badeextrakte erwirbt man nicht von unbekannten Vertretern oder Hausierern, sondern besorgt sie in der Drogerie oder Apotheke.

Man kann sich auch Fichtennadelbäder selbst bereiten, indem man dem Badewasser die abgeseihte ganz leichte Abkochung einiger Handvoll Fichten-, Tannen- oder Kiefernadeln, grüner Fichten-, Tannen- oder Kieferzapfen oder deren junge Zweigspitzen zusetzt.

Abschließend sei noch erwähnt, daß das Terpentinöl auch äußerlich in Form von Salben als natürliches Hautreizmittel verwendet werden kann, teils zur Anregung schlecht heilender Wunden, teils zur Behandlung von rheumatischen Leiden und anderen Muskelerkrankungen.
Auch hier erwerbe man nicht Erzeugnisse fragwürdiger Herkunft, sondern lasse sich vom Arzt beraten und besorge das Präparat in der Apotheke bzw. Drogerie.

Anwendung in der Homöopathie: In der Homöopathie werden aus den verschiedenen Nadelholzarten wie Fichte, Schwarzfichte, Schierlingstanne, sowie aus den verschiedensten Kiefernarten Tinkturen hergestellt, die für die oben genannten Krankheiten und Leiden ebenfalls anzuwenden sind.

Aus alten Kräuterbüchern und Volksheilkunde: Der Splint ganz junger Zweige, gekaut, wirkt harntreibend und wird dieses Mittel auch gegen Ausschläge, Skorbut oder gegen Würmer verwendet.

Ein vorzügliches Mittel für Erkältete, Bronchitiker, Lungensüchtige und Engbrüstige ist der Tannenwipferlsirup: Man sammle zeitlich im Frühjahr, womöglich von frischgefällten Bäumen, die gerade zum Austreiben anfingen, einige Kilogramm Fichten- oder Tannen- bzw. Kiefernknospen oder von allen drei Bäumen die Knospen, gieße Wasser darauf, so daß die Knospen gut bedeckt sind und erhitze diese Masse bei nicht starkem Feuer, möglichst rasch und unter ständigem Verrühren zu einem dicken Brei.

Für je 1 Kilogramm Knospen gebe man 1/4 Kilogramm Zwiebeln (Nr. 140), 1/4 Kilogramm Kandiszucker und 1/4 Kilogramm Honig hinzu, alles nochmals gut verrührend, bis eine sirupartige Masse entsteht. Diesen Sirup füllt man in weithalsige Gläser, am besten Einsiedegläser, Weck- oder Rexgläser, verschließe sie gut mittels Pergamentpapier oder Glasdeckel und bewahre sie kühl, dunkel und trocken auf.

Das so hergestellte Heilmittel sollte in jedem Haushalt bereitstehen und sogleich bei Beginn von Erkrankungen der Atmungsorgane oder bei Lungenschwäche, sowie bei Neigung zu Bronchialkatarrhen teelöffelweise eingenommen werden. Es würden in vielen Fällen langwierige Leiden vermieden werden. Ist der Sirup in den Gläsern hart geworden, so gebe man die Gläser vor Entnahme von Sirup in ein warmes Wasserbad. Der Sirup wird wieder flüssig. Wird trotz aller Sorgfalt der Sirup etwas schimmelig, entferne man eine dünne Schichte der Oberfläche und lege ein in Weingeist gut getränktes Pergamentpapier darauf. Die Meinung der Volksheilkunde, daß dieser so wertvolle „Tannenwipferlsirup" in der Heilkraft zeitlich unbegrenzt sei, somit einige Jahre aufbewahrt werden könne, ist allerdings nicht richtig. Er soll innerhalb eines Jahres verbraucht und jedes Jahr im Frühjahr wieder bereitet werden.

Anwendung in der Tiermedizin: Terpentinöl oder terpentinhaltige Präparate, flüssig oder in Salbenform, werden in der Tiermedizin zur Wunden- und Geschwürbehandlung erfolgreich angewendet.

Anmerkung: Aus dem Harz der **Schwarzfichte,** Picea nigra L., die aus Kanada und Nordamerika stammt und bei uns schon vereinzelt beheimatet ist, wird ein homöopathisches Präparat hergestellt, das bei Verdauungsstörungen nach Tabakmißbrauch, Gicht, Rheuma und Nervenreizung gute Heilerfolge erzielt.

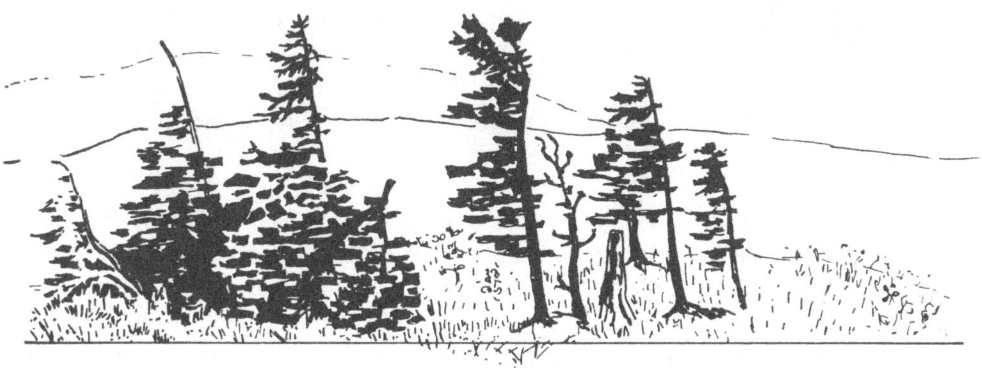

34 Fingerkraut-Arten Potentilla

a) Tormentillwurz Potentilla tormentilla Schr.

Synonyme: P. silestris Necker. — P. erecta (L.) R. — P. tetrapetala Haller. — Fragaria tormentilla Crantz. u. a.

Volksnamen: Bauchwehwurz — Blutbrechwurzel — Blutwurz — Fingerkrautwurz — Goldwurzel — rote Heilwurz — Rotwurz — Ruhrwurz — Siebenblattwurz — Siebenfingerwurzel u. a.

Botanik: Der unregelmäßige, knollige Wurzelstock ist außen dunkelbraun, die Schnitt- oder Bruchfläche weiß, die sich rasch lachs-blutrot verfärbt. Der Stengel ist aufrecht oder auch niederliegend, 20 bis 40 cm lang. Die Stengelblätter sind festsitzend und dreizählig gefingert, die Grundblätter dagegen zumeist fünfzählig gefingert, kaum entwickelt schon rasch welkend. Der Stengel als auch die Blätter sind fein behaart, in alpinen Standorten stärker behaart. Die Blüten sind vierzählig, gelb und von langen Stielen getragen.

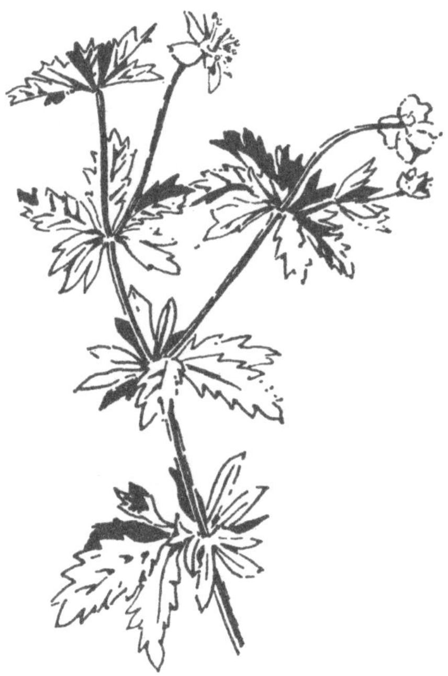

Geruch und Geschmack: Die Pflanze hat fast keinen Geruch, der Geschmack der Wurzel ist stark würzig, zusammenziehend.

Blütezeit: Juni bis August, in Hochlagen bis in den Herbst hinein.

Standort: In ganz Europa vorkommend, ausgenommen im südlichen Spanien und auf der südlichen Balkanhalbinsel. Wir finden die Tormentillwurz auf trockenen und nassen Wiesen, im Tiefland sowie in alpinen Regionen; sie ist ein Standortanzeiger für sogenannte Magerwiesen und gedeiht auch vereinzelt in feuchten Wäldern und Triften.

Heilkräftiger Pflanzenteil ist der Wurzelstock (Rhizoma Tormentillae), der zeitlich im Frühjahr (März) oder im Spätherbst (November) ausgegraben wird. Nach rascher, gründlicher Reinigung auf zugigen Dachböden zum Vortrocknen aufgehängt, werden die Wurzelstöcke in Trockendarren oder sehr vorsichtig im Backrohr bei mäßiger Wärme nachgetrocknet. Die getrocknete Wurzel wird kleingeschnitten oder pulverisiert angewendet. Da der Gerbstoffgehalt (15 bis 25 %, je nach Standort) durch den Trocknungsprozeß rasch abnimmt, soll man möglichst frische oder nur kurz gelagerte Trockendrogen verwenden. Sie ist der aus Südamerika stammenden und vielgepriesenen Ratanhiawurzel (Radix Ratanhiae) in der Heilwirkung vollkommen gleichwertig.

Heil- und Inhaltsstoffe: Die Wurzel enthält vor allem Gerbsäure, zum Teil auch in glykosidischer Bindung, den Farbstoff Tormentillrot, das Glukosid Tormentillin, ätherisches Öl, Ellagsäure, Chinovasäure, Gummi, Stärke, Harz und Kalziumoxalat.

Heilwirkung: Ob das „pentephyllon" = Fünfblatt des Dioskurides die Tormentillwurz ist, kann bezweifelt werden, da dieser so aufmerksame Pflanzenbeobachter nichts über die so auffallende rote Farbe der Wurzeln berichtet. In den mittelalterlichen Beschreibungen besteht kein Zweifel mehr, daß es sich um die Blutwurz handelt, die damals im höchsten Ansehen stand. Besonders in den Cholera- und Pestzeiten galt sie als die beste Heilpflanze gegen diese Seuchen.

„Eyn gemein regel / was man für eine artzney wider gifft und pestilentz bereitten will / soll alwegen der Tormentill nit vergessen werden." (Hieronymus Bock, um 1530)

Es gibt kaum eine Pestsage, wo nicht auch die Tormentill vorkäme.

Die vielen Anwendungsgebiete der Tormentillwurz, wie sie das Mittelalter kannte (Blutflüsse, Blutbrechen, Gelbsucht, Lungen- und Lebermittel, Gicht- und Wundheilmittel u. a.) wurden, nachdem die Pflanze teils in Vergessenheit geriet, wieder vom Kräuterpfarrer Kneipp eingeführt und von der modernen Heilkunde anerkannt und sehr geschätzt.

Die Tormentillwurzel, eine ausgesprochene Gerbstoffdroge, eignet sich sehr gut zur Heilung chronischer bzw. infektiöser Darmkatarrhe, Ruhr, Paratyphus, Dickdarmentzündung, Gelbsucht und Leberschwellung. Sie wird als eine der besten Mittel bei Darmtuberkulose bezeichnet. (Leclerc, Bentz, Weiß, Kroeber u. a.) Tormentillwurzel kann besonders bei jenen Darmerkrankungen bestens empfohlen werden, bei denen Durchfälle und Verstopfungen abwechseln, da sie eine keimtötende bzw. wachstumshemmende Kraft auf alle diesbezüglichen krankheitserregenden Darmbakterien besitzt. Wenn Säuglinge bereits an infektiösen Darmkatarrhen leiden, kann Tormentillwurzel in entsprechender Verdünnung verwendet werden. Den Frauen ist sie ein wohltuendes Heilmittel bei zu starker Periode.

Daß diese Heilpflanze in ihrer so vielseitigen Heilwirkung auch als Blutreinigungsmittel und zur Behandlung von Rheumatismus, Gicht und Zuckerkrankheit erfolgreiche Anwendung findet, wird uns nicht mehr verwundern, wenn wir ihre umfassende stoffwechselregulierende Heilkraft anerkennen. So können wir abschließend noch die Heilung von nässenden oder trockenen Ekzemen, Flechten, Entzündungen und Geschwürbildungen der Haut mittels dieser Pflanze

empfehlen, wie auch ein Gurgelwasser aus dieser Wurzel bereitet zur Abheilung von Zahnfleischentzündungen und Zahnfleischeiterungen (Paradentose), Hals- und Rachenkatarrhen.
Die Teebereitung erfolgt am besten, indem wir 1 Teelöffel der geschnittenen, frischen oder getrockneten Wurzel, mit 1 Tasse kochenden Wassers kurz aufkochen und 1—2 Minuten ziehen lassen, abseihen und ungesüßt trinken. Man kann auch die Teemenge vorerst durch einige Stunden kalt ansetzen, den kalten Ansatz einmal kurz aufkochen lassen und unmittelbar abseihen. Je nach dem Zustand der Erkrankung trinke man 1—2 Tassen am Tage, schluckweise.
Das Einnehmen in Pulverform ist ebenfalls möglich: messerspitzweise, mehrmals am Tage, jedesmal einen Schluck Wasser nachtrinkend.

TORMENTILLTINKTUR: 1 Teil feingeschnittene Wurzeln mit 10 Teilen Weingeist durch 4—6 Wochen, bei täglichem mehrmaligem Umschütteln, in Herdnähe ziehen lassen und schließlich abfiltrieren. Je nach Bedarf 10—20 Tropfen, 2—3mal täglich mit etwas Wasser vermischt einnehmen.

EMPFEHLENSWERTE KRÄUTERMISCHUNGEN: Zu gleichen Teilen mische man Tormentillwurz, Mistel (Nr. 89) und Zinnkraut (Nr. 138), wobei wir die leichte Abkochung der Tormentillwurzel zuerst bereiten und mit dieser Abkochung heiß die Mistel- und Zinnkrautteile abbrühen. Diese Teemischung ist bei den genannten Darmerkrankungen sehr geeignet.
Als Einlauf bei Darmblutungen oder chronischer Diarrhoe, mische man Tormentillwurzel mit gleichen Teilen Eichenrinde (Nr. 24) und Kamillen (Nr. 60). $1^1/_2$ Eßlöffel der Mischung in $^1/_2$—$^3/_4$ Liter Wasser kurz aufkochen, 5 Minuten ziehen lassen, auskühlen bis lauwarm geworden und als Klistiere anwenden.

Anwendung in der Volksheilkunde: Zur Abheilung von Hautausschlägen, Ekzemen, aufgesprungenen Lippen und Händen, Frostbeulen an den Füßen, wildes Fleisch (Akestom), bei Quetschungen und Blutergüssen verwendet die Volksheilkunde eine Salbe, die aus der Tormentillwurzel genau so wie die unter Nr. 11 beschriebene Schwarzwurzelsalbe bereitet wird.
Tormentillwurzeltee stillt das Nasenbluten durch Aufschnupfen des lauwarmen Tees.
Das Pulver von der Tormentillwurzel, vermischt mit dem Frischsaft vom Spitz- oder Breitwegerich (Nr. 119), hilft gegen das Bettnässen der Kinder oder alten Leute. Man nehme 2—3mal am Tage ein Likörglas voll ein.
Das Pulver der Wurzel in die Wunde gestreut, stillt das Bluten und die Wunde heilt schnell zu.
Eine Handvoll zerschnittene Wurzelteile in verdünnten Weinessig rasch aufgekocht, 5—10 Minuten ziehen lassen, damit naß-warme Umschläge auf Ekzeme, Hautausschläge, harte Geschwülste, Grind und Geschwüre bereitet, heilt diese bei wiederholter Anwendung.

Anwendung in der Homöopathie: Die homöopathische Essenz aus der frischen Wurzel hergestllt, wird gegen alle genannten Darmleiden, besonders bei chronischen Durchfällen, empfohlen.

Anwendung in der Tiermedizin: Wenn eine Kuh blutige Milch gibt, vermische man je eine Handvoll Tormentillwurzel, Odermennig (Nr. 91), Brennessel (Nr. 16) und Baldrianwurzeln (Nr. 8), übergieße die Kräutermischung mit Mostessig. Wenn die Kräutermischung den Essig aufgesaugt hat, vermische man diese ins Futter, wobei man in dieser Zeit nicht mit Grünfutter, sondern mit Heu füttere.
Wunden und Verletzungen wasche man zuerst mit Tormentilltee aus und bestreiche sie mit der oben beschriebenen Salbe.

b) Gänsefingerkraut Potentilla anserina L.

Synonyme: P. argentina Huds. — Argentina vulgaris Lam. — Fragaria anserina Crantz. — Dactylophyllum anserina Sp.

Volksnamen: Anserine — Dreckkraut — Gänserich — Ganspratzen — Handblatt — Krampfkraut — Martinshand — Maukenkraut (Mauke ist eine Pferdekrankheit) — Säukraut — Sauringel — Silberkraut — Stierlichrut — Wiederrick (anregend für die Wiederkäuer)

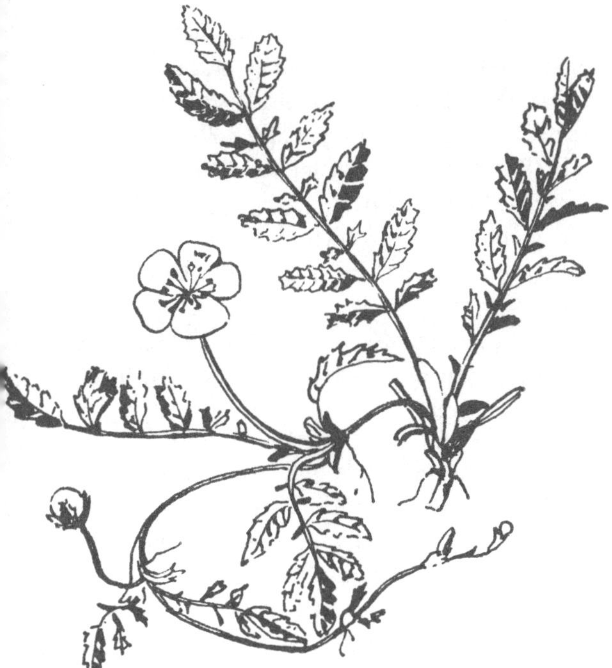

Botanik: Das Gänsefingerkraut hat nicht wie die anderen Arten gefingerte, sondern unterbrochen gefiederte Blätter, die eine grundständige Rosette bilden.

Unterseits sind die Blätter mit silbergrauen Haaren bedeckt. Der Stengel läuft am Boden wie ein Ausläufer dahin, wird bis 40 cm lang, von dem sich in Abständen die Blätter und langgestielten Blüten erheben.

Die Blüten bestehen aus 5 Außenkelch-, 5 Kelch- und 5 goldgelben Kronblättern mit 15—20

Staubgefäßen. Die Blüten schließen sich nachts ganz, bei Regen nur halb zu.

Der *Geruch* ist eigenartig, der *Geschmack* der ganzen Pflanze ist bitter, schleimig.

Blütezeit: Mai bis Juli.

Standort: Das Gänsefingerkraut bevorzugt Wiesen, grasige Waldplätze, Gräben, Wegränder, Dorfanger und Triften mit feuchtem, tonigem Untergrund. Es gedeiht bis in den hohen Norden. In Gärten gepflanzt, eignet sie sich nicht als Heilpflanze.

Heilkräftige Pflanzenteile: Man sammelt das blühende Kraut (Herba Potentillae anserinae) oder die Blätter allein (Folia Potentillae anserinae) zur Blütezeit oder die Wurzeln (Radix Potentillae anserinae) im Frühjahr (März, April) oder Herbst (Oktober). Der pharmakologische Name lautet auch Herba bzw. Radix Anserinae. Die Trocknung aller Pflanzenteile geschieht im Schatten.

Heil- und Wirkstoffe: Neben dem hohen Gerbstoffgehalt und dem Tormentol sind die übrigen Heil- und Wirkstoffe in der gleichen Weise vorhanden wie bei der Tormentillwurzel.

Heilwirkung: Als Heilpflanze des deutschen Sprachraumes finden wir das Gänsefingerkraut nicht in der Literatur des Altertums, sondern erstmalig in dem schönen Kräuterbuch „Gart der gesuntheit" von Peter Schöffer, herausgegeben 1485 zu Mainz.

Als Verwandte der Tormentillwurzel heilt die Pflanze in der gleichen Art alle dort aufgezählten Krankheiten und Beschwerden. Sie wirkt ausgesprochen krampflösend, nicht nur im Magen-Darmkanal, auch Muskelkrämpfe aller Art, Wadenkrämpfe, krampfartige Hustenkrämpfe werden geheilt, selbst krampfartige Herzbeklemmungen klingen ab (Dr. Madaus). Bei letzteren Beschwerden wird ein Mischtee aus Gänsefingerkraut, Melissenblättern (Nr. 88) und Kamillenblüten (Nr. 60), zu gleichen Teilen gemischt, empfohlen, 1 Teelöffel der Mischung im Aufguß, mit Honig gesüßt, 2—3 Tassen am Tage schluckweise getrunken.

Bei krampfartigen Nervenleiden (auch epileptischer Art) kann eine Teemischung von Gänsefingerkraut, Rosmarin (Nr. 103) und Baldrianwurzeln (Nr. 8), in der gleichen Weise bereitet, wohltuende Hilfe bringen.

Anwendung in der Volksheilkunde: Die Volksheilkunde hält große Stücke vom Gänsefingerkraut und verwendet den Tee aus dem getrockneten Kraut, mit oder ohne Wurzel, als Aufguß bereitet, gegen Unterleibskrämpfe der Frauen, Menstruationsbeschwerden, Weißfluß, Muskel- und Wadenkrämpfe.

Das Gänsefingerkraut ohne Wurzel wird auch mit sehr heißer Milch überbrüht und diese sehr heiß getrunken. Diesen Heiltrunk hat Kräuterpfarrer Kneipp vielfach erprobt und gegen die gleichen obgenannten Leiden empfohlen.

Anwendung in der Homöopathie: Die homöopathische Essenz wird mit Erfolg gegen Darm- und Herzkrämpfe angewendet. Auch Wadenkrämpfe werden homöopathisch behandelt durch innerliches Einnehmen und durch feuchte Umschläge.

Anwendung in der Tiermedizin: Das Gänsefingerkraut wird vielfach bei Koliken der Haustiere als Heiltrank eingegeben, gegen die Mauke (eine Pferdekrankheit), ferner bei krankhaftem Nachlassen des Wiederkäuens, um diese anzuregen. Gänsefingerkraut ist schließlich ein bewährtes Mittel gegen die Unfruchtbarkeit der Stiere.

c) Goldenes Fünffingerkraut Potentilla aurea L.

Synonyme: P. halleri S. — Fragaria aurea Crantz.

Botanik: Ähnlich wie vorige, doch mit lebhafteren goldgelben Blütenblättern, am Grunde mit einem dunklen Fleck versehen. Der Blütenboden ist kahl, die Blattränder glatt seidenhaarig.

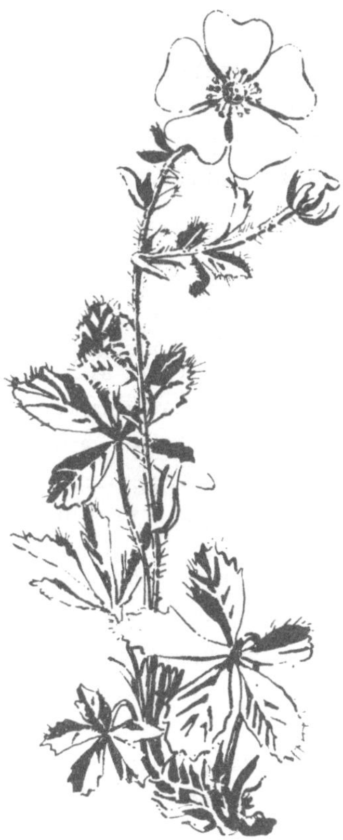

Blütezeit: Juni—August.
Geruch und Geschmack: eigentümlich, jedoch angenehm.

Standort: in den Alpen verbreitet, zumeist auf kalkarmer Unterlage. Fehlt im Norden.
Heilkräftige Pflanzenteile: Ernte, Konservierung, Heil- und Inhaltsstoffe wie bei den vorigen Fingerkraut-Arten.

Heilwirkung: Auch das Goldene Fünffingerkraut ist in seiner Heilwirkung von ähnlicher Art wie die Vorgänger. Es gilt in der Volksheilkunde als das kräftigere Kraut gegen die Zuckerkrankheit und wird als Teeaufguß einzeln oder als Mischtee mit Bohnenschalen (Nr. 55/a) und Heidelbeerblättern (Nr. 47), zu gleichen Teilen, empfohlen. In beiden Fällen, 2—3 Tassen am Tage getrunken, schluckweise und ohne jeden Süßstoff.

Anmerkung: Das

1. Großblütige Fünffingerkraut, Potentilla grandiflora L., und das

2. Kriechende Fünffingerkraut, Potentilla reptens L. — Tormentilla reptens L. — Fragaria reptens Crantz.,

waren in früheren Zeiten in der Volksheilkunde bekannt, sind jedoch völlig in Vergessenheit geraten.

Ihre Heilwerte sind geringer und haben wir in den vorangeschilderten Fingerkraut-Arten viel wirkungsvollere Heilpflanzen.

35 Flachs (=Lein) Linum usitatissimum L. Tafel 3, Figur 3

Volksnamen für die Pflanze: Flas — Flachsbeere — Glix — Haarlinsen — Leinbleaml.
Für die Früchte: Flachsbollen — Leinbollen — Leinsamen.
Namen der gebräuchlichsten Sorten: Drescherflachs — Dreschlein — Klanglein — Klenglein — Klengel — Leinsaat — Schließlein — Springlein — Stempenhaar

Botanik: Die einjährige Pflanze hat einen aufrechten glatten Stengel von 50 bis 70 cm Höhe, der mit wechselständigen, schmalen, lanzettlichen Blättern dicht besetzt ist. Die Blüten sind blau, bisweilen weiß, auch die Staubgefäße und der Griffel sind himmelblau. Die Frucht ist eine 6 bis 8 mm längliche, runde, kugelige Kapsel mit 8 bis 10 Samen. Dieser ist glatt, zusammengedrückt, länglich, glänzend und hellbraun. In Wasser gelegt, umgibt sich der Leinsamen mit einer schleimigen Schicht. Er ist geruchlos und schmeckt schleimig.

Blütezeit: Juli bis August.

Samenreife: August bis September.

Standort: Der Flachs, auch Lein genannt, ist eine der interessantesten und ältesten Kulturpflanzen der Menschheit. Die ursprüngliche Heimat ist unbekannt, dürfte aber sicherlich der Orient sein. Im 14. Jahrhundert vor Christi waren in Ägypten schon ausgedehnte Flachskulturen, aus den Pfahlbauten der Steinzeit wurden Früchte und Gewebe aus Flachs bei Grabungen gefunden, und in der Bibel wird eine Flachsmißernte zu den sieben Plagen gezählt, die über die Ägypter verhängt wurde. Der Leinsamen war in Europa die älteste Pflanzenfettquelle und vermutlich auch die älteste Heilpflanze. Bei uns wird er fast überall, außer im Alpengebiet, angebaut. Er stellt an den Boden fast keine Ansprüche, nur gegen Nässe ist er empfindlich.

Heilkräftiger Pflanzenteil: Gesammelt wird der reife Samen (Semen Lini) im August bis September, woraus das Leinöl (Oleum Lini) und der Preßrückstand (Placentes Seminis Lini), das ist der „Leinkuchen", gewonnen wird. Der Lein-

samenschleim (Mucilago Lini seminis) entsteht durch Übergießen des Leinsamens mit der 50fachen Menge lauwarmen Wassers. Durch halbstündiges Stehenlassen wird der Schleim aus der Zellschicht des Samens ausgesogen.
Sowohl der Leinsamen als auch das Leinöl und der sogenannte „Leinkuchen" dürfen nicht in Blechdosen aufbewahrt werden. Zur Aufbewahrung eignen sich nur dunkle, luftdicht schließende Glasgefäße. Der Leinsamen enthält an

Heil- und Wirkstoffen: Schleim, Linamarin, fettes Öl, Eiweiß, Lecithin und vor allem die wertvolle Linolsäure. Ferner wurden Enzyme, Sterine u. a. festgestellt.

Heilwirkung: Das Leinöl wird zu den eröffnenden Klistieren und bei Verbrennungen zur Mischung des heilsamen KALKLIMENTS — ½ Menge Leinöl, ½ Menge Kalkwasser — verwendet.
Bei innerlichem Gebrauch des Leinsamens verrührt man 1 bis 3 Eßlöffel von geschrotetem Leinsamen mit Wasser oder etwas Apfelmus oder mit saurer Milch. Diese Menge wird unter Tags in 3 Gaben eingenommen. Zur Teebereitung setzt man am besten 1 Eßlöffel voll mit 1 Tasse Wasser kalt an, kocht kurz auf und läßt 10 Minuten ziehen. Der Tee wird warm getrunken.

Sehr beliebt ist die sogenannte LEINÖLKUR bei Gallensteinkoliken, wobei man 50 bis 60 g Leinöl auf einmal einnimmt. Dabei lege man sich auf eine halbe Stunde auf die linke Seite. Die Gallensteine gehen schmerzlos in den Darmkanal und von dort ab.

Der Leinkuchen ist ein billiger und beliebter Heilstoff für breiige Umschläge oder Kataplasmen, da der Flachs zu den erweichenden Umschlagkräutern zählt.
Gepulverter Leinsamen, jedoch nur frisch oder entölt zu verwenden, wird zu den erweichenden und schmerzlindernden Umschlägen bzw. als heiße Packung bei Gallenblasenkolik und anderen Erkrankungen der Leber und Galle verwendet.

Die viel gebräuchliche Einnahme von Leinsamen als Abführmittel hat seinen Grund darin, daß die Schleimstoffe sowie das Öl quellend und gleitfördernd sind und die Darmeigenbewegung anregen. Der im Darm befindliche Kot wird erweicht und hiedurch die Entleerung schmerzlos erleichtert. Gleichzeitig werden Krankheitskeime im Darm aufgesaugt, der Kot verliert weitgehendst seinen üblen Geruch; der innerlich eingenommene Leinsamen wirkt entzündungshemmend und krampflösend. Desgleichen wird schmerzender Harndrang durch die Einnahme von Leinsamen günstig beeinflußt.

Nach den neuesten Erkenntnissen des norwegischen Biologen Prof. Paul A. Owren von der Universität Oslo, hat die im Leinöl vorhandene Linolsäure die Eigenschaft, die Bildung von Blutgerinnseln in den Arterien und Venen weitgehendst zu verhindern. Man soll täglich einen Eßlöffel Leinsamenöl einnehmen. Diese Ölkur ergäbe ein wirksames Mittel gegen den Herzinfarkt.

Aus alten Kräuterbüchern und Volksheilkunde: Gepulverter Leinsamen, frisch, mit Honig gut vermischt und teelöffelweise eingenommen, ist ein vorzügliches Brustmittel.
Leinsamen zermahlen und mit Honig vermischt, als Latwerge eingenommen, räumt die Brust vom Schleim, stillt das Husten und lindert die rauhe Kehle.
Der Leinsamen erweicht, lindert und zeitigt alle Geschwüre, Geschwülste, nimmt auch die Hitze und Spannung um die Geschwüre und Geschwülste.
Leinsamen in Wasser gesotten und davon das Wasser zu einem Klistier genommen, ist gut bei Darmkrämpfen oder bei Gebärmutterkrämpfen.
Frisches Leinöl, schluckweise warm getrunken, ist gut gegen Seitenstechen.
Bei Bauchkoliken nehme man rohes Flachsgarn, siede es in Wasser mit etwas Holzasche, drücke es aus und lege es möglichst warm auf den Bauch.
Leinöl dient zum Einreiben der schmerzhaften Hämorrhoiden und auch zum Einreiben der schrundigen Hände.
Leinsamen auf die heiße Herdplatte gelegt, und den Rauch durch einen Trichter in die Nase aufziehen, ist gut bei Schnupfen.
Mit Rosenwasser aufgeweichten Leinsamen auflegen, heilt narbenlos die Brandwunden.
Heißer Leinsamen in einem Leinensäckchen aufgelegt, lindert rasch die Schmerzen bei gichtischen oder rheumatischen Anfällen.

Anwendung in der Homöopathie: Aus der frisch blühenden Pflanze stellt die Homöopathie eine Essenz her. Diese findet Verwendung bei Asthma, bei Heufieber, wenn alle anderen chemischen Mittel versagen; bei Blasenkatarrh, Bettnässen bei Kindern oder alten Leuten und bei chronischem Durchfall.
Auch bei Zungenlähmung hat die homöopathische Essenz schon sehr gute Erfolge ausgelöst.

Nesselausschlag wird durch Umschläge mit der homöopathischen Essenz zum Abklingen gebracht.

Anmerkung: Ein Verwandter des Flachs ist der **Abführflachs,** Linum catharticum L. — Purgierlein — Wiesenflachs — Wiesenlein — Purgierkraut — Scheißbleamerl
Diese Leinart kommt frei in der Natur vor, hat viel weniger Blätter und blüht weiß.
Die Pflanze hat keinen besonderen Geruch; der Geschmack ist harzig, bitter und scharf.

Blütezeit: Juni bis Augugst.

Standort: Der Abführflachs gedeiht sowohl in den Triften, Wiesen und Grasplätzen der Niederung als auch in der Almregion.

Heilwirkung: Die im Schatten getrocknete Pflanze liefert eine kleingeschnittene Droge (Herba Lini cathartici), die in Form eines Aufgusses ($^1/_2$—1 Teelöffel für 1 Tasse) zuckerlos und schluckweise getrunken, ein beschwerdeloses, jedoch ziemlich kräftiges und sehr bitter schmeckendes Abführmittel ergibt. In der Volksheilkunde wird die Pflanze auch gegen Wassersucht und Eingeweidewürmer mit Erfolg verordnet.

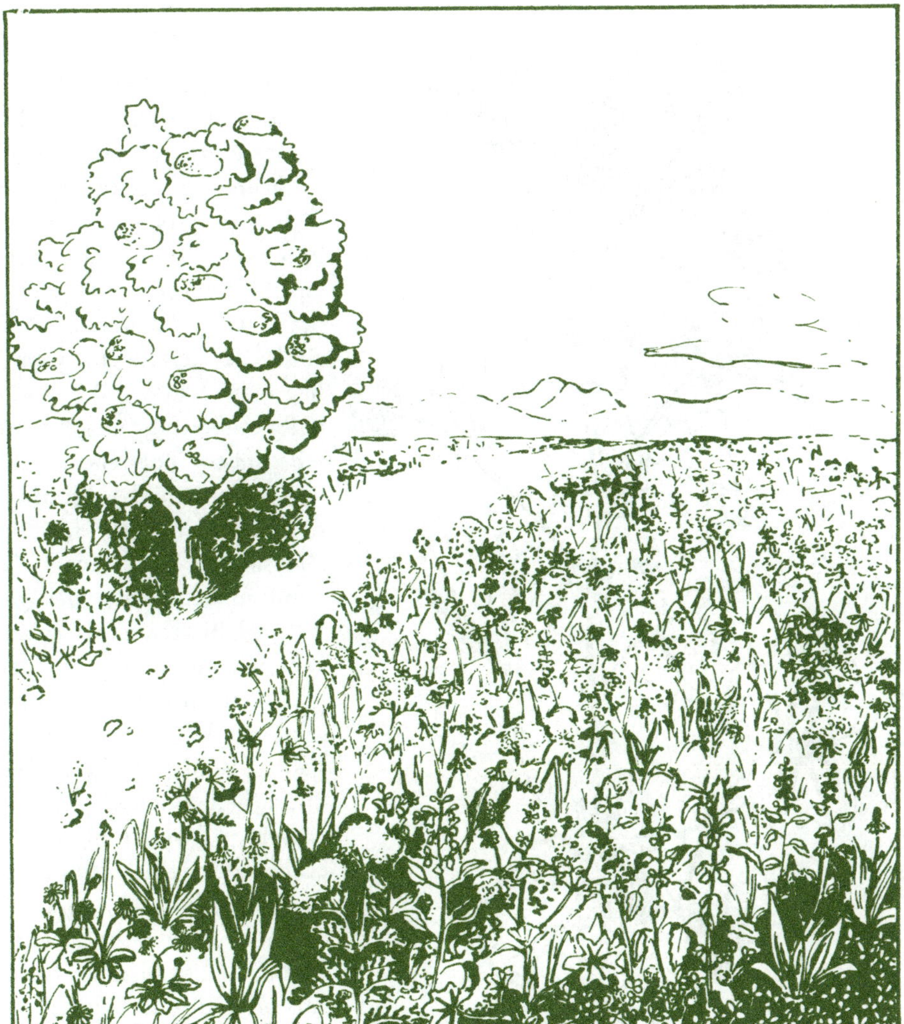

Wiese und Rain — ein heilendes Blütenmeer

36 Frauenmantel Alchemilla vulgaris L.

Volksnamen: Frauenhäubel — Frauenmäntli — Haubn — Herbstmantel — Herrgottsmäntelchen — Kroanfüß (= Krähenfüße) — Liebfrauenmantel — Löwenfußkraut — Mäntli — Marienkraut — Milchkraut — Muttergottesmantel — Neunlappenkraut — Ohmkraut (das altdeutsche „Ohm" = entzündete Hautstelle) — Regendachl — Regentropfen — Sinnau oder Sintau (aus dem altdeutschen „sin" = immer. Somit die immer Tau habende Pflanze) — Taubecherl — Taufänger — Taumantel — Tauschüsserl — Trauermantel — Weiberkittel

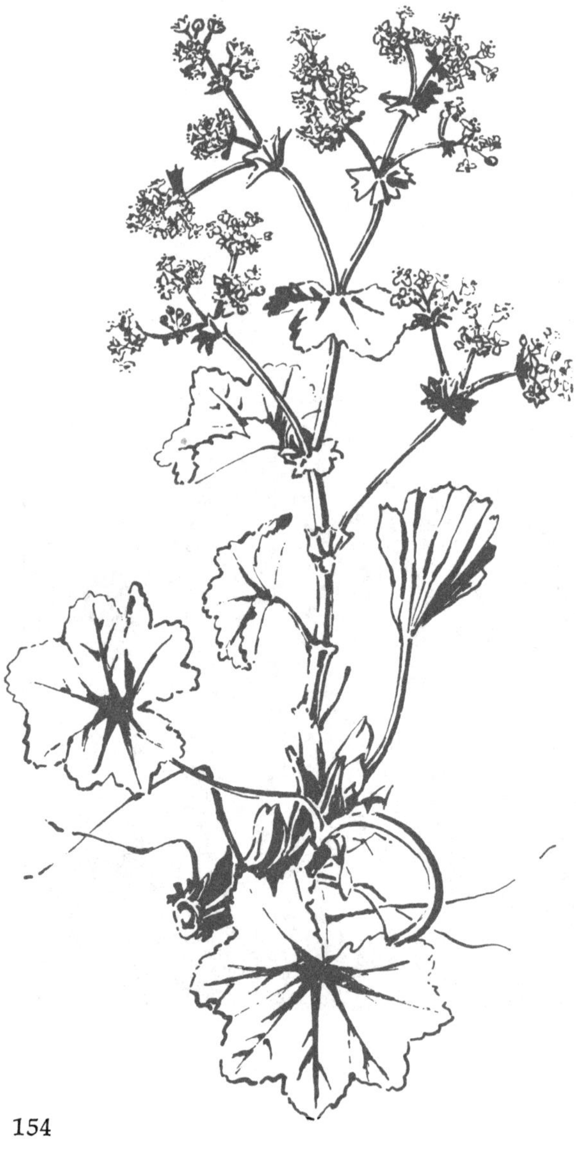

Botanik: Die kräftige, fast staudenartige Pflanze hat bis 50 cm hohe, grüne bis bläulichgrüne Stengeltriebe. Sie färben sich später rötlich bis bräunlich, sind kahl oder zottig behaart, je nach Standort. Charakteristisch sind die gefalteten, weichhaarigen Blätter, die 7—11 halbkreisförmige, gekerbte Abschnitte aufweisen. An den Zähnchen der Blattränder scheiden sich kleinste Wassertröpfchen aus, die dann in den Schoß der gefaltenen Blätter zeitweise zusammenlaufen und einen größeren, in der Sonne glitzernden Wassertropfen ergeben. Weil nun die mittelalterlichen Goldmacher in diesen Wassertropfen die wahre Flüssigkeit zum Goldmachen erblickten, sammelten sie diese Tropfen und nannten die Pflanze Alchimistenkraut oder Alchemilla. Die kleinen, hellgrünen Blüten sind in endständigen Trugdolden vereinigt.

Geruch und Geschmack: Die Pflanze ist fast geruchlos, der Geschmack ist bitterlich, etwas zusammenziehend.

Blütezeit: Mai bis August.

Standort: Sehr häufig auf feuchten Wiesen, an Gebüsch- und Waldrändern, an Bachufern, Straßen- und Wegrändern, doch auch in schattigen und trockenen Laubwäldern und an Böschungen vorkommend, sowohl auf kalkreichen als auch auf kalkarmen Böden gedeihend.

Heilkräftige Pflanzenteile: Man sammelt das blühende Kraut ohne Wurzel (Herba Alchemillae) oder nur die Blätter (Folia Alchemillae) in den Monaten Mai bis August.
Die Trocknung der Pflanzen oder Blätter erfolgt im Schatten, einzeln aufgelegt, luftig, am besten auf luftigen und rußfreien Dachböden.

Der Frauenmantel wurde, obwohl ein sehr beliebtes Heilkraut der Volksheilkunde, bezüglich seiner Heil und Wirkstoffe noch wenig untersucht. Neben Gerbstoffen und Bitterstoffen wurde Harz, pflanzliches Öl, Lecithin und ein Saponin festgestellt.

Heilwirkung: In der Heilpflanzenliteratur der Antike ist der Frauenmantel nicht zu finden. Bei den alten Germanen war er eine sehr geschätzte Heilpflanze und Frigga, der Göttin der Natur und Fruchtbarkeit geweiht. Erstmalig lesen wir vom Frauenmantel im „Gart der gesuntheit" (1485), im 16. Jahrhundert dann reichlich gerühmt in allen Kräuterwerken dieser Zeitepoche.

Der Frauenmantel ist vorzügliches Wundkraut, äußerlich und innerlich als Tee angewendet. Nicht minder wertvoll gilt er ferner als ein Frauenkraut, bei vielen Frauenleiden, Weißfluß, Unterleibsbeschwerden u. a. heilend. Er wirkt regulierend auf die Menstruation und wird gelobt als geburtsförderndes und geburtserleichterndes Heilkraut. Darüber hinaus hat er noch eine Reihe von Heilanzeigen in der Volksheilkunde.
Im besonderen hat sich der Frauenmantel u. a. bewährt als Stärkungsmittel der Muskulatur bei Kleinkindern in Form von Bädern, als wundheilende und wundzusammenziehendes Spülmittel nach Zahnziehen, als blutstillendes Mittel bei äußeren und inneren Verletzungen, vor allem bei inneren Verletzungen bei der Geburt. Warme Befürworter des Frauenmantels waren unsere Kräuterpfarrer Kneipp und Künzle, deren Verdienste es war, daß sie diese Heilpflanze der Vergessenheit entrissen und die volksheilkundliche Wertschätzung bejahten.

Die Anwendung als Tee erfolgt in Form des Aufgusses, 1 Teelöffel der Droge für 1 Tasse, etwa 5—10 Minuten ziehen lassen und zuckerlos wie auch schluckweise getrunken. 1—2 Tassen sind die gebräuchlichsten Tagesgaben.

Sehr beliebt ist eine Teemischung für SITZBÄDER bei Unterleibsleiden der Frauen. Frauenmantel, Eichenrinde (Nr. 24), Zinnkraut (Nr. 138) und Haferstroh (Nr. 42), je 50—60 Gramm in 5 Liter Wasser, einmal ganz kurz aufkochen und 10 Minuten ziehen lassen. Abgeseiht in das Sitzbad gießen und darin gut warm baden. Nach dem Bad in das vorgewärmte Bett. Auch Wunden und Geschwüre kann man mit diesem Kräuterbad behandeln.

Anwendung in der Volksheilkunde: Alle die genannten Heilanzeigen stammen eigentlich aus der Volksheilkunde. Weiter lobt die Volksheilkunde die Anwendung des Frauenmantels bei Wassersucht, Blutarmut, Arterienverkalkung, Rheuma, Gicht und Schlagfluß. Auch bei Zuckerkrankheit soll man den Frauenmantel durch längere Zeit anwenden.
Es muß mit Recht angenommen werden, daß noch eine Reihe von Heil- und Wirkstoffen in dieser Pflanze zu finden wären.

Homöopathische Anwendung: Die homöopathische Essenz, Alchemilla dil D2, 3mal täglich je 10—15 Tropfen, ist gegen alle genannten Leiden anwendbar.

Anwendung in der Tiermedizin: Frauenmantel ist nicht nur das Lieblingsfutter der Pferde, es kann auf der Wiese gar nicht genug Frauenmantel wachsen, so überaus gesundheitsfördernd ist er für alle Haustiere.
Weibliche Haustiere erhalten nach dem Werfen reichlich Frauenmanteltee eingeflößt.

Anmerkung: Der **Alpen-Frauenmantel,** Alchemilla alpina L., unter den Volksnamen Alpensinnau — Silbermantel — Schafsuppen — Schlußkraut u. a. hat seinen Standort in der Alpenregion, hauptsächlich auf Urgestein. Seine Heilkraft ist sehr standortsbedingt.
In der Volksheilkunde, hauptsächlich in den westlichen Alpenländern, wird er vielfach als Frauentee getrunken und als Tee gegen Fettleibigkeit gelobt.
Im übrigen ist er wie der Frauenmantel zu verwenden.

Alles, was der Erde entsprießet, trägt zur Vollendung der Schöpfung bei.

Ambrosius

37 Gänseblümchen Bellis perennis L. Tafel 3, Figur 4

Volksnamen: Angerbleamerl — Augenblümchen — Busserl — Dorotheastöckel — Gänseblume — Gänsekraut — Gänseliese — Gänsenagerl — Grasbleaml — Herzblümli — Himmelsblume — Katzenblume — Mägdelieb — Maiblume — Mairöserl — Margaritenblume — Margaretel — Märzblume — Maßliebchen — Matheisblümchen — Monatsblume — Mondscheinbleaml — Morgenblume — Müllerblume — Mümmeli — Mutterblümchen — Muttergottesblimla — Osterblume — Petersblümchen — Rainblume — Regenblume — Rekrutenröserl — Rockerl — Saubleaml — Schweinzerle — Seidenröserl — Tausendschön — Wasenbleamerl — Zeitlosenkraut

Botanik: Der ausdauernde Wurzelstock entfaltet eine Blattrosette knapp über dem Boden, mit verkehrt eiförmigen, gekerbten Blättern. Der Blütenschaft ist je nach der Jahreszeit 3 bis 15 cm hoch, die Korbblüte sitzt einzeln am Schaft und hat weiße, rot angehauchte Strahlblüten und gelbe Polsterblüten.

Geruch und Geschmack: Das Gänseblümchen riecht schwach, angenehm, der Geschmack ist säuerlich, bitter, leicht zusammenziehend.

Blütezeit: von den ersten Frühlingstagen bis zu den ersten Herbstfrösten.

Standort: auf allen Angern, Wiesen und Grasplätzen.

Heilkräftige Pflanzenteile: Gesammelt werden die Blüten und Blätter (Flores et Folia Bellidis), besonders im Frühjahr; sie können aber bis Ende August gesammelt werden.
Eine Reihe von Heil- und Wirkstoffen birgt dieses so unscheinbare Blümchen, so Saponin, Gerbstoff, Harz, ätherisches Öl, Zucker, Schleim, Eiweiß, Bitterstoff, Apfel-, Wein-, Essig- und Oxalsäure und schließlich ein fettes Öl.

Heilwirkung: Das Gänseblümchen scheint zwar im Arzneimittelverzeichnis nicht auf, doch ist es ein altbewährtes Heilkräutlein. Sowohl nach alter als nun auch nach neuester Auffassung in der Naturheilkunde wirkt das Gänseblümchen auflösend, kühlend, zerteilend, leicht abführend, schmerz- und krampfstillend, stärkend und nicht zuletzt auf den Stoffwechsel anregend. Das Gänseblümchen ist ein ausgezeichnetes Blutreinigungsmittel und kann für die sogenannten „Frühjahrskuren" bestens empfohlen werden. Die im Mittelalter so hochgeschätzte Heilpflanze würde verdienen, auch in der Gegenwart mehr Beachtung zu finden. Am wirkungsvollsten für die „Frühjahrskur" ist die Verwendung der jungen Sprossen im Frühjahr als Salat und der aus der ganzen Pflanze (ohne Wurzel) bereitete frische Preßsaft. Dieser Preßsaft muß jedoch täglich frisch bereitet werden. Man nimmt täglich 1 bis 3 Eßlöffel voll des Saftes mit der hal-

ben Menge Wasser ein. Äußerlich wird der Frischpreßsaft zu Einreibungen oder zu Umschlägen bei Verletzungen und eiternden Wunden gebraucht. Bei entzündlichen Geschwülsten und hitzigen Wunden wirken die frisch gepflückten Blätter des Gänseblümchens schmerzstillend und heilend.
Der Gänseblümchentee (1 bis 2 Teelöffel des blühenden Krautes mit 1 Tasse heißem, nicht mehr kochenden Wassers überbrüht) zeitigt Erfolge bei Erkältungskrankheiten, Erkrankungen des Magen- und Darmkanals, wenn Gärungsprozesse die Ursache sind; bei Schleimhautkatarrhen, Kolikschmerzen, Leberstörungen und schließlich bei Nieren- und Blasenleiden.

Aus alten Kräuterbüchern und Volksheilkunde: In alten Kräuterbüchern des Mittelalters lesen wir, daß das Gänseblümchen eine alte germanische Heilpflanze war. In der nordischen Mythologie der Göttin des Frühlings, Ostera geweiht, wurde ihr die Heilkraft über alle Erkrankungen des zu Ende gehenden Winters zugeschrieben. In der christlichen Mythologie wurde dieses liebliche Blümchen aufgenommen mit der Begründung, sie sei aus den Tränen Mariens entsprossen, die sie auf der Flucht nach Ägypten vergossen habe.
Dem Gänseblümchen drohte im Jahre 1793 die behördliche Ausrottung, da es für so schädlich galt. Zum Glück blieb es bei einer behördlichen Verordnung am Papier.

Das Gänseblümchen ist ein echtes Wundkraut, besonders bei Kopfwunden.
Eine gute SALBE gegen Gliederschmerzen: Man nimmt frische, ungesalzene Butter, zerstoße die Blätter vom Gänseblümchen und die halbe Menge Käspappelblätter (Nr. 63) und lasse diese in der heißen Butter gut ausprasseln. Das noch warme Fett seihe man durch ein Tüchlein direkt in den Tiegel, der für die Aufbewahrung dieser Salbe bestimmt ist. Mit dieser Salbe reibe man die schmerzenden Glieder täglich 2 bis 3mal gut ein.
Der frische Saft des blühenden Krautes, mit Honig vermengt eingenommen ist ein Hausmittel bei Erkrankung der Atmungsorgane. Der frische Saft mit etwas Weingeist vermengt und diese Einreibung bei Muskelkater verwendet, wirkt rasch.
Bei inneren Blutungen bereite man einen Teeaufguß von gleichen Teilen Blättern und Blüten des Gänseblümchens und Nußblätter (Nr. 90). Man trinke täglich 2 bis 3 Tassen schluckweise.

Anwendung in der Homöopathie: In der Homöopathie wird aus den frischen blühenden Kräutern eine Essenz hergestellt, die auf Muskelfasern der Blutgefäße besonders einwirkt. Sie wird daher bei allen katarrhalischen Erkrankungen sowie bei Muskel- und Gelenksrheumatismus angewendet. Äußerlich wird die Essenz bei Verletzungen, Quetschungen und Verrenkungen wie Arnika (Nr. 6) verwendet.

— Gänsefingerkraut siehe unter Fingerkraut, Nr. 34

38 Geißbart-Arten Spiraea

a) Wiesen-Geißbart Spiraea ulmaria L.

Synonyme: Filipendula ulmaria Maxim. — Ulmaria pentapetala Gilib. — Ulmaria palustris Moench.

Volksnamen: Beinkraut (Oberösterreich: Bein = Biene!) — Bärmutterkraut — Bocksbart — Wilder Flieder — Goaßstauden — falscher Holler — wilder Holler — Immenkraut — Krampfkraut — Mädesüß — Rehstauden — Schweißblüah — Spierstaude — Wiesenkönigin — Wiesensüß

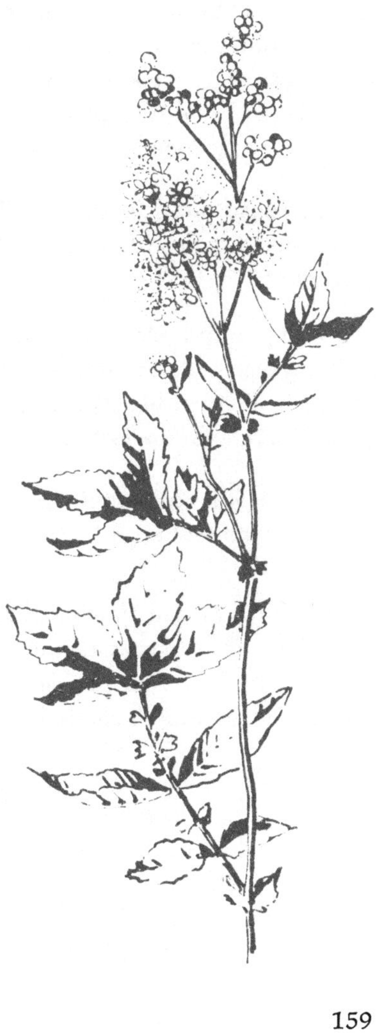

Botanik: Die ausdauernde, strauchartige Staude wird bis 1,5 m hoch, besitzt einen kriechenden Wurzelstock und hat kantige, in den oberen Teilen verästelte Stengel, die reich mit behaarten Blättern besetzt sind. Die kleinen gelblich-weißen Blüten stehen in rispigen Trugdolden angeordnet.

Geruch und Geschmack: Die Blüten duften angenehm, etwas ähnlich wie bittere Mandeln. Der Geschmack der Wurzel ist schleimig, etwas scharf und vanilleartig.

Blütezeit: Juni bis August.

Standort: Der Wiesen-Geißbart bevorzugt frisch-feuchte Wiesen, helle geräumige Gebüsch- und Staudenflächen auf kalkreichen wie auch auf kalkarmen Böden.

Heilkräftige Pflanzenteile: Man sammelt die Blüten, mit oder ohne den Blättern (Flores spiraeae) in der Blütezeit, die Wurzeln (Radix Spiraeae) zeitlich im Frühjahr oder im Herbst. Der alte pharmakologische Name lautet auch Flores bzw. Radix Barbae caprinae. Die Blüten und Blätter werden im Schatten getrocknet. Die Wurzeln sollen nach gründlicher Reinigung aufgefädelt und im Schatten an zugiger Stelle zum Trocknen aufgehängt werden.

An *Heil- und Wirkstoffen* enthält der Geißbart in den Blüten und Wurzeln, teils auch in den Blättern, ätherisches Öl mit Salizylsäureverbindungen. Auch Heliotropin und Vanillin ist im ätherischen Öl enthalten. Im blühenden Kraut ist freie Salizylsäure-, Zitronen- und Gerbsäure nachzuweisen. Im Wurzelstock ist ferner das Glukosid Gaultherin und reichlich Kieselsäure enthalten. Kampferähnliche Verbindungen, Terpene, Wachs, Fett und der Farbstoff Spiraein kommen in der ganzen Pflanze vor.

Heilwirkung: Die vegetabilen Salizylverbindungen machen die Pflanze zur Behandlung von gichtisch-rheumatischen Erkrankungen sehr geeignet. Die stark schweißtreibende Kraft dieser Salizylverbindungen bewirkt eine rasche Ableitung aller Giftstoffe und gilt der Geißbart als eine wertvolle blutreinigende Heilpflanze. Der Tee wird sehr empfohlen bei Wassersucht, Haut- und Bauchwassersucht, Blasen- und Nierenleiden und bei Würmern. Da der hohe Salizylgehalt nicht nur fäulnis- und gärungswidrig wirkt und die fiebrigen Körpertemperaturen herabsetzt, eignet sich der Geißbart sehr gut bei Erkrankungen des Magen- und Darmtraktes infolge Verdauungsstörungen und als fieberherabsetzendes Heilmittel.

Die TEEBEREITUNG erfolgt als Aufguß von 1—2 Teelöffel voll der Blüten oder des blühenden Krautes für 1 Tasse. 2—3 Tassen am Tage, schluckweise und ungesüßt getrunken.

Die kleingeschnittene Wurzel (frisch oder getrocknet) wird durch etwa 6 Stunden kalt angesetzt, dann einmal kurz aufgekocht, 1—2 Minuten ziehen lassen und abseihen. Bei gleicher Teemenge für 1 Tasse trinke man 2—3 Tassen am Tage, schluckweise und ungesüßt.

Auch der frisch ausgepreßte Saft aus der ganzen Pflanze kann verwendet werden, täglich 1 Eßlöffel Saft mit etwas Wasser, ohne jeden Zusatz eingenommen.

Anwendung in der Volksheilkunde: In der Volksheilkunde wird der Geißbart seit jeher als wassertreibendes Mittel gelobt und auch dann verwendet, wenn eine entzündliche Reizung der Niere vorliegt. Dies wurde von der wissenschaftlichen Medizin nun wiederholt als zutreffend befunden.

Ferner galt in der Volksheilkunde der Geißbart seit altersher als ein Naturheilmittel bei Hundebiß durch einen tollwütigen Hund. Dieses Mittel aus der Erfahrung der Volksheilkunde heraus ermittelt, wurde medizinisch bestätigt.
1 Teelöffel der klein zerschnittenen frischen Wurzel, mehrmals am Tage gut zerkaut eingenommen, durch 3—4 Tage, rettet vor den Folgen eines Bisses durch einen tollwütigen Hund (Dr. med. Künen).

Anwendung in der Homöopathie: Die rötlich-braune homöopathische Essenz aus der frischen Wurzel wird bei rheumatischen Herzbeschwerden, Nieren- und Blasenerkrankungen, Magen- und Darmkatarrh sowie bei Kopfschmerzen verbunden mit Blutandrang zum Kopfe und bei Schwindelgefühlen empfohlen.

Anwendung in der Tiermedizin: Bei wassersüchtigen Anschwellungen der Beine und des Bauches bei Haustieren wird der Geißbarttee eingegeben. Bei Kälberlähmung hat sich der Tee als Trank und Umschlag sehr bewährt.

b) Knolliger Geißbart

Spiraea filipendula L.

Synonym: Filipendula hexapetala Gilib.

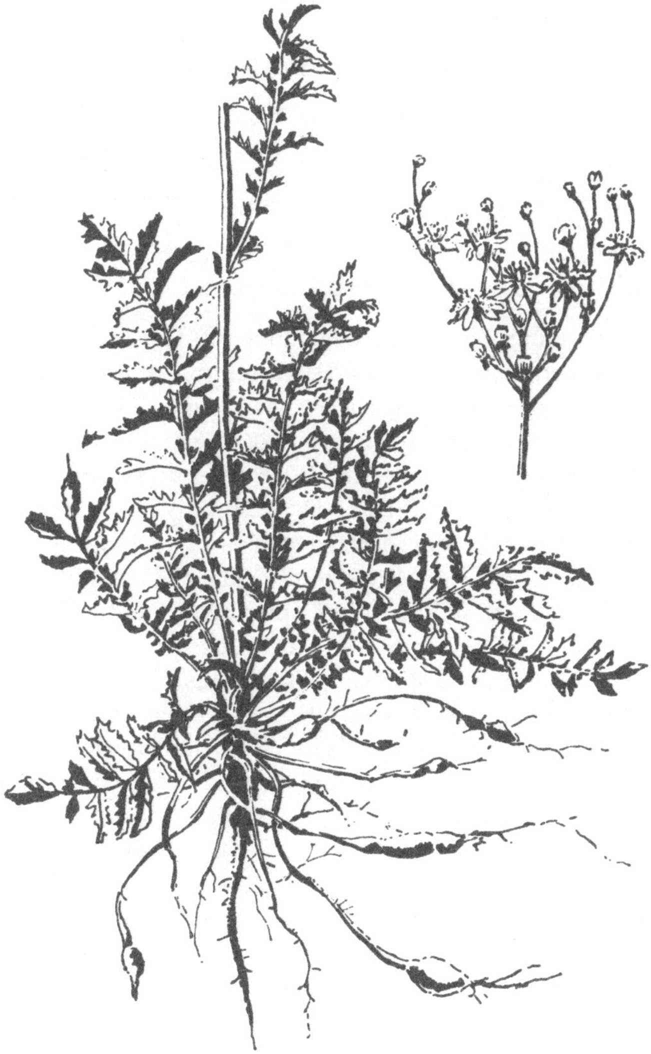

Volksnamen: Knollige Spierstaude — Erdeicheln — Filipendel — großer Steinbrech und zumeist auch die Volksnamen vom Wiesen-Geißbart

Der knollige Geißbart hat dünne Wurzeln mit spindelförmigen Knollen und weiße, jedoch außen purpurrote Blüten.

Die Wurzel war früher als Radix Filipendulae offizinell. Diese Geißbart-Art wird in der Volksheilkunde vom Wiesen-Geißbart nicht unterschieden und in gleicher Weise verwendet.

39 Gerste Hordeum

Tafel 3, Figur 5

a) **Gemeine Gerste,** Hordeum vulgare L.

b) **Sommer-Gerste,** Hordeum distichum L.

Volksnamen: Garsten — Gasten — schlechthin Gerstenkorn genannt

Botanik: Die Gerste wird bei uns als Winter- oder Sommergerste gebaut. Die Wintergerste ist vierzeilig, die Sommergerste zumeist zweizeilig. Bei dieser Getreideart sind die Körner mt ihren Hülsen verwachsen und tragen lange Grannen mit nach oben gerichteter Stachelspitze. Es gibt eine ganze Reihe von Gerstensorten und Anbauformen.

Blütezeit: Juni. — *Fruchtreife:* Juli, Anfang August.

Standort: Wird in ganz Europa, bis in den hohen Norden gebaut.

Heilkräftige Pflanzenteile sind die ausgereiften Früchte, die Gerstenkörner. Sie sind geruchlos und schmecken mehlig, süßlich.

Heil- und Wirkstoffe: Stärke, Stickstoffsubstanzen, pflanzliches Fett mit essentieller Fettsäure, Zucker, mehrere Enzyme u. a.

Heilwirkung: Neben der Bedeutung der Gerste für die Erzeugung von Brot- und Futtermehl sowie für die Malzbereitung besitzen die Gerstenkörner auch eine Reihe von Heilkräften. Die Rollgerste wird in besonderen Mühleneinrichtungen hergestellt, wodurch die Gerstenkörner enthülst und abgerundet werden.
Diese Rollgerstenkörner (Fructi Hordei decoticati) bilden beim Kochen den sogenannten Gerstenschleim. Der Gerstenschleim bildet nicht nur ein wichtiges diätetisches Nahrungsmittel für Hals- und Magenkranke, er dient auch, warm übergelegt, als ein Mittel zum Zeitigen der Geschwüre und Geschwülste. Die **Rollgerste,** im süddeutschen Sprachraum auch Gerstl, Graupen oder Grauperl genannt, haben durch die Ernährungsforschung eine weitere, sogar wichtige Bedeutung in der diätetischen Ernährung erhalten.
Wir unterscheiden bekanntlich 2 Arten von Fetten für unsere Ernährung: die bei Zimmertemperatur festen Fette (Schweinefett, Butter, Margarine) mit sogenannter „gesättigter" Fettsäure und die bei Zimmertemperatur flüssigen Fette oder Öle (Pflanzenöle) mit reichlich „ungesättigten" Fettsäuren. In den festen Fetten ist Cholesterin enthalten, eine fettähnliche Substanz, die den Fettstoffwechsel in unserem Körper ungünstig beeinflußt, bei zu großer Anhäufung im Blute gewisse Gefäßkrankheiten auslöst, unter bestimmten Voraussetzungen Leber- und Gallenleiden, Zuckerkrankheit, Herz- und Kreislaufstörungen und das vorzeitige Altern zur weiteren Folge hat.
Die „ungesättigten" = „essentiellen" Fettsäuren der pflanzlichen Fette bewirken eine beachtliche Senkung des Cholesteringehaltes im Blute.

Holländische Ernährungsforscher haben bei biologischen Untersuchungen von Lebensmitteln auch die Rollgerste als pflanzliches Lebensmittelprodukt vorgenommen und entdeckt, daß in diesem Nahrungsmittel bis zu 35 % ungesättigte Fettsäuren vorkommen, die den Rückgang des Cholesterins bewirken.

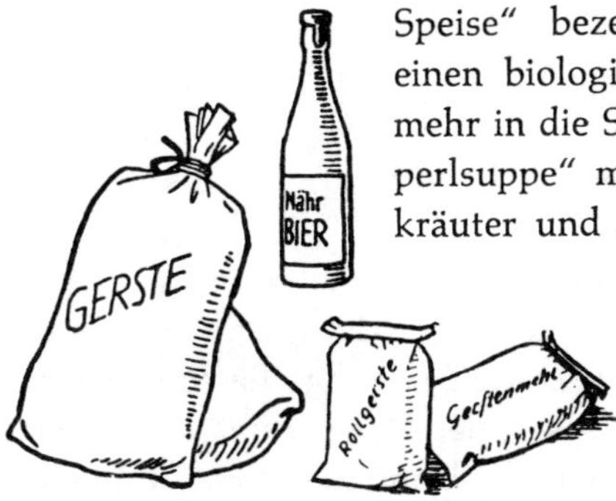

Die vollkommen zu Unrecht manchmal als „Arme-Leute-Speise" bezeichneten Graupen erhalten dadurch nun einen biologischen Wert und sollten in der Küche viel mehr in die Speisefolge eingeschaltet werden. Die „Grauperlsuppe" mit möglichst viel Rollgerste, durch Küchenkräuter und Küchengewürze besonders wohlschmeckend hergestellt, wurde so zu einer sehr empfehlenswerten Diätspeise, vorbeugend genossen, besonders aber für Wohlbeleibte und alle Patienten mit obgenannten Krankheitserscheinungen muß sie mit Nachdruck empfohlen werden.

Die ungeschälte Gerste wird zur Gewinnung des Malzes herangezogen, das einerseits für die Biererzeugung von Bedeutung ist, anderseits werden daraus hochwertige diätische Aufbaupräparate für Magenkranke und Rekonvaleszente hergestellt. Pfarrer Kneipp lobt die Gerste als Heilmittel und empfiehlt u. a. einen dicken Brei aus Gerstenmehl mit Milch angemacht als warme Auflage für hitzige Geschwüre.

Anwendung in der Volksheilkunde In der Volksheilkunde werden die Gerste und ihre Produkte vielseitig angewendet; hier seien einige bewährte Hausrezepte angeführt.

Gerstenkleie, Gerstenmehl, Essig und Butter zu einem Pflaster verrühren, einmal aufkochen lassen und warm auflegen, ist ein altbewährtes Hausmittel bei verrenkten Gliedern bzw. Gliederschmerzen.

Gerstenmehl mit Wein gekocht, zu einem Pflaster eingedickt und übergelegt, ist ein gutes Mittel gegen Geschwülste durch Insektenstiche.

Gerste in frischer Milch zu einem Mus gekocht und gegessen, bringt den stillenden Müttern, denen die Milch versiegt ist, wieder reichlich Milch.

Gerstenmehl in Butter geröstet, als Suppe bereitet, stopft bei Durchfall. Gerstenmehl mit Feigen und Honig gesotten und übergelegt, zerteilt die Geschwülste und verzehrt sie.

Gerstenmehl mit Essig gesotten und übergelegt, hilft wider Hautkrankheiten; einfach mit Essig vermengt und den Brei übergeschlagen, ist ein altes Hausmittel bei Gelenksrheumatismus.

Gerstenwasser (= Gerste in Wasser gesotten und abgeseiht) dient zum Gurgeln bei Halsschmerzen und auch zum Waschen der rauhen, aufgesprungenen Hände. Gerstenkörner auf einer heißen Herdplatte verbrannt, geben eine Asche zum Einstreuen auf fressende und eiternde Geschwüre.
3 Handvoll Gerstenkörner in echtem Weinessig aufkochen, 3 bis 4 Quittenäpfel klein geschnitten und daruntergemengt, alles zerstampft und warm aufgelegt, lindert rasch alle Schmerzen, sei es Bauchgrimmen, Kolik, Reißen in den Gliedern und Fußkrämpfe.
Malzbäder dienen gegen Hautkrankheiten, wie Flechten, Kopfgrind und sonstige Ausschläge.
Das Bier, aus Gerste, Hopfen und Hefe hergestellt, ist nicht nur ein Genußmittel und Erfrischungsgetränk, sondern ist auch ein Kräftigungs- und Heilmittel für Gesunde und Kranke. Dies gilt in erster Linie für die sogenannten Nährbiere. Bier regt, in mäßigen Mengen genossen, den Appetit und die Magensaftabsonderungen an. Es macht fette Speisen bekömmlicher und verhindert bzw. beseitigt das Sodbrennen nach dem Genuß von Hülsenfruchtgerichten. Das Warmbier wirkt lösend bei verschleimter Brust, treibt den Harn und beseitigt Nieren und Blasenbeschwerden.

Anwendung in der Tiermedizin: Die Rezepte für die Behandlung von fressenden und eiternden Geschwüren u. a. werden auch in der bäuerlichen Tiermedizin angewendet.

Anmerkung: Eine zur Gerste entfernt verwandte Getreideart ist die

Hirse Panicum miliaceum L.,

Botanik: Der kräftige, 60—100 cm hohe Stengel ist unten fingerdick und trägt ziemlich breite und lange Blätter. Die lockere Rispe ist etwas überhängend. Die Ährchen haben drei Hüllspelzen.

Blütezeit: Juli—August. *Ernte:* August—Mitte September, je nach Lage.

Standort: gedeiht auf jedem Boden, sogar auf dürftigem Sandboden. Sie ist etwas kälte- und nässeempfindlich.

Heilkräftiger Pflanzenteil ist das Hirsekorn. An Heil- und Wirkstoffen enthält das Hirsekorn neben Phosphor, Kali und Magnesium, sehr viel Kieselsäure u. a.

Heilwirkung: Die Hirsepflanze läßt sich bis in die Steinzeit der Alten Welt zurückverfolgen. Sie war nicht nur die Hauptnahrung schlechthin, sie war auch ob ihrer heilenden Kräfte eines der ältesten Naturheilmittel in der Volksheilkunde.

Der kräuterkundige Rivius schrieb um 1560 über die Hirse u. a.: „— — sie dienet denen / so si mit flüssigen Kranckheiten beladen sind (= Wassersucht) un treibet den harn / wie si auch den schweiss hefftig beweget. hirs ist von reinigender Würckung für die gedärm / war deß heyligen Ambrosii Artzney gewesen / damit er den armen Leuthen das Feber un Schwäche curieret hat."
Der Hirsebrei, immer mehr vom Haferbrei verdrängt, wurde in Europa durch den Reis gänzlich ausgeschaltet. Die moderne Pflanzenbiologie hat der Hirsepflanze wieder einen bevorzugten Platz unter den heilenden Pflanzen eingeräumt, die Hirse kann als Heildiät gar nicht genug empfohlen werden.
Wenn die Darmbakterien, auch Darmflora genannt, durch säureüberschüssige Nahrung nachteilig verändert werden oder durch Antibiotika ganz oder teilweise zerstört wurden, kommt es zu Darmerkrankungen, die am besten durch eine Heildiät behoben werden können. Hier haben wir in der Hirse als basenüberschüssiges Vollkornprodukt ein pflanzliches Heilmittel von heildiätischer Bedeutung. Die Hirse bietet den Darmbakterien den nötigen Nährboden, wodurch die fäulnisbildenden Bakterien verdrängt werden. Da unsere zumeist säureüberschüssige „Wohlstandsnahrung" eine gestörte Darmflora auslöst, wäre ein- bis zweimal wöchentlich ein Hirsegericht als Heildiätspeise sehr zu empfehlen.

Die Hirse hat sich darüber hinaus zur diätischen Unterstützung der **Kosmetik** bewährt. Unreiner Teint hat seine Ursache zumeist in übersäuertem Blut. Vorzeitiges Ergrauen der Haare ist nur zu oft u. a. auch auf einen Mineralstoffmangel zurückzuführen, desgleichen brüchige Fingernägel. Die konsequente Anwendung der Hirse als diätische Unterstützung der Kosmetik auf biologischer Grundlage wäre eine erfolgversprechendere Kosmetik, als die Anwendung meist sehr kostspieliger Salben und Pomaden. Kosmetik muß in erster Linie von innen heraus betrieben werden: Blutreinigung, Heildiät und sinnvolle Ergänzung aller fehlenden Vitalstoffe, wie sie eben nur die Pflanze bietet.
Hirse ist ein vorzügliches Heilmittel gegen rheumatische und gichtische Ablagerungen, Hirse reinigt nicht nur unser Blut von allen schädlichen Ablagerungen, es führt dem ganzen Organismus Aufbaustoffe zu, u. a. die so überaus wichtige Kieselsäure. Von den Haarspitzen bis zu den Zehennägeln benötigt der ganze Körper Kieselsäure und zwar die lösliche Kieselsäure. Gerade diese ist im Hirsekorn enthalten, ähnlich wie beim Zinnkraut (Nr. 138).

Das diätische Hirsegericht: Man nehme 1 kleinere oder größere Schale Gold-Hirse (eine einwandfreie, biologisch wertvolle Marke) und weiche sie durch 5 Stunden in der fünffachen Menge kaltem Wasser, wobei die Hirse sehr aufquellen wird. Nun erhitze man diesen Hirsebrei, dem man Wasser beifügen darf, falls das ganze Einweichwasser aufgesaugt wurde. Auf keinen Fall darf man Einweichwasser weggießen. Man füge auch dem Brei eine gute Handvoll kleingeschnittene Suppenkräuter bei, wie Karotten (Nr. 61), Sellerie (Nr. 115), Zwiebel (Nr. 140), Porree (Nr. 77/c) und Petersilie (Nr. 94). Erst am Schluß, wenn der Brei mit dem Suppengrün gar geworden ist, gebe man eine Prise (Meer-)Salz und ein wenig süßen Rahm dazu. Als Beilage zu diesem Diätessen soll man rohe grüne Salate essen.

Mögen diese kurzen Ausführungen dazu beitragen, daß die Hirse wieder ein Volksnahrungsmittel wird, so ganz im Sinne des großen Hippokrates, der uns Menschen schon vor rund 2400 Jahren den wichtigen Rat gab:

> „Eure Heilmittel sollen Nahrungsmittel
> und eure Nahrungsmittel sollen Heilmittel sein!"

Weitere heilende Getreidearten siehe unter *Hafer*, Nr. 42, *Mais*, Nr. 85, und *Weizen*, Nr. 133.

40 Gundelrebe Glechoma hederacea L. — Tafel 3, Figur 6

Synonyme: Calamintha hedercea Scop. — Nepeta glechoma Beut. — Hedera terrestris o. A. — Chamaeclema hederacea Moench.

Volksnamen: Stinkender Absatz — Blauhuder — Buldermann — Donnerrebe — Erdefeu — Grundrebli — Gundelrieme — Gunelreif — Gundermann — Heilrauf — Huder — Huderich — Udram — Udrang — Guck durch den Zaun — Zickelskräutchen

Botanik: Die vierkantigen, feinbehaarten Stengel liegen meist auf der Erde und treiben an den Knoten Wurzeln. Die Blätter sind gegenständig, gestielt, nierenförmig, die oberen mehr herzförmig. Die Blütenäste steigen 20 bis 30 cm in die Höhe. Der Blütenstand besteht aus sechsblütigen Quirlen, die sich in den Blattachseln befinden. Die Blüten sind blau mit einem oft rötlichen Anflug und dunkleren Flecken auf der Unterlippe.

Geruch und Geschmack: Das Kraut hat einen schwachen, würzigen Geruch und schmeckt etwas bitter und zusammenziehend.

Blütezeit: März bis Juni.

Standort: Die Gundelrebe wächst an Hecken, auf Brachäckern, feuchten Wiesen, Waldwiesen und Rainen. Sie bevorzugt gute und feuchte Böden.

Heilkräftige Pflanzenteile: Gesammelt wird das blühende Kraut (Herba Hederae terrestris oder Herba Glechomae) bzw. die Blätter und Blüten einzeln. Das Trocknen darf nur in ganz dünnen Lagen, am besten einzeln, an zugigen, rußfreien Dachböden im Schatten erfolgen.

An *Heil- und Wirkstoffen* ist die Gundelrebe reich ausgestattet: neben einem hohen Gehalt an Gerbstoffen, Bitterstoffen und organischen Säuren (Essigsäure, Weinsäure und Fettsäure), wie auch einem hohen Gehalt an salpetersaurem Kali und Kieselsäure, wurden auch ätherische Öle, Cholin, Harz, Zucker und Vitamin C nachgewiesen.

Heilwirkung: Die Gundelrebe hat einen besonderen Einfluß auf die Schleimhäute der Luftwege wie Rachen, Hals und Bronchien. Sie ist eine ausgezeichnete Heilpflanze für die Behandlung der verschiedensten Erkrankungen der Atmungsorgane, seien es Katarrhe, Brustbeschwerden, Lungenverschleimung, Bronchialreizungen, Rachenkatarrhe oder Bronchialasthma. Die Anregung zur Harnausscheidung machen die Gundelrebe zur geeigneten Heilpflanze bei katarrhalischen Reizungen der ableitenden Harnwege. Die Gundelrebe wirkt anregend auf den Gesamtstoffwechsel. Es wurde beobachtet, daß die Gundelrebe bei Nervenschwäche (Neurasthenie) und bei krankhaftem Nerven- und Seelenzustand (Hysterie) gute Dienste zu leisten vermag. Nicht zuletzt muß noch erwähnt werden, daß neuere Forschungen ergeben haben, daß die Gundelrebenzubereitungen bei Störungen im Magen-Darmkanal, entstanden durch Salzsäuremangel (Hypoacidität) im Magen- sowie bei Darmkatarrhen und auch bei Leberstörungen eine baldige Minderung der Beschwerden und schließlich deren Abheilung auslösen.

Aus alten Kräuterbüchern und Volksheilkunde: Gundelrebe in Wein gesotten und getrunken, bewegt den Harn, tötet die Würmer, beschleunigt der Frauen Zeit und treibt das im Körper angesammelte Gift durch den Schweiß heraus.
Obiger Trank öffnet die Leber und Milz, heilt die Gelbsucht und das Hüftweh.
Das Kraut samt den Blüten getrocknet, gepulvert eingenommen oder einen Trank daraus gemacht, ist gut den Schwachbrüstigen, ja selbst den Schwindsüchtigen, die Eiter und Schleim in der Brust haben.
Gundelrebe wird vielfach gegen den Stein gelobt.
In Wein oder Wasser gesotten und damit gegurgelt, heilt sie die Mundfäule, und damit gewaschen, den Grind.
Gundelrebenwaschungen sind angezeigt bei Geschwüren, Fisteln und alten, stets fließenden und sich nicht schließenden Wunden.
Die jungen Triebe sind vielfach ein Bestandteil der im Volke üblichen blutreinigenden Frühlingskräutersuppe. So eine FRÜHLINGSKRÄUTERSUPPE pflegte der Naturforscher Alexander von Humboldt (1769—1859), alljährlich im Frühjahr durch 2—3 Wochen täglich einzunehmen. Er hatte hiefür nachstehendes Rezept: 2 Handvoll (oder auch mehr) von einer frisch gepflückten Kräutermischung, bestehend aus Gundelrebe, Schafgarbenblättern (Nr. 110), Gänseblümchen (Nr. 37), Brunnenkresse (Nr. 18), Kerbelblättern (Nr. 64), Brennessel (Nr. 16) und Spitzwegerichblättern (Nr. 119) werden mit kaltem Wasser rasch abgespült und ganz fein geschnitten, mit kaltem Wasser angesetzt und einmal ganz kurz zum Aufkochen gebracht. Die Suppe wird mit etwas in Butter leicht gebräuntem

Mehl angerichtet und mit gerösteten Schwarzbrotschnittchen und Schnittlauch (Nr. 77/d) serviert.

In der Volksheilkunde wird der sehr kieselsäurehaltige Frischsaft der Gundelrebe in Verbindung mit Molkenkuren als Naturmittel gegen Lungenschwäche und Lungenblutungen angewendet.

Anwendung in der Homöopathie: Die homöopathische Essenz aus den frischen blühenden Pflanzen dient zur Behandlung von Darmkatarrhen und findet auch Anwendung zur Verdichtung der Gewebe bei Lungenkranken.
Man nehme 3mal täglich 10—15 Tropfen der Essenz.
Einige Tropfen der verdünnten Essenz in die Nase gesogen, behebt den Schnupfen und das Kopfweh über den Augen.
Die homöopathische Essenz wird gelobt gegen Milz- und Leberleiden sowie Skrofulose, Drüsenerkrankungen und Blutarmut.

Anwendung in der Tiermedizin: Die Gundelrebe wird hauptsächlich bei den Pferden angewendet, um die angesammelten Giftstoffe aus dem Körper auszuleiten. Waschungen der Haustiere mit dem Kräuterabsud helfen gegen Grind, Krätze und sonstige Hautausschläge.
Auch bei Drüsenerkrankungen der Haustiere bedient man sich der Gundelrebe. Interessant ist die Tatsache, daß noch heute in Lettland die Bäuerinnen mit Gundelrebebrühe die Milchgefäße auswaschen, damit die Milch nicht so rasch sauer wird.

41 Gurke Cucumis sativa L.

Volksnamen: Gorke — Gümmerle — Joreke — Jurche — Murgen — Kümmerli — Krazewez — Omurken — Umurken — Urmurke

Botanik: Der fleischige, steifborstige und kletternde Stengel hat einfache Ranken und läuft einige Meter über den Boden hin. Die zumeist langgestielten und herzförmigen Blätter sind fünflappig mit spitzen Ecken. Die männlichen Blüten stehen zu 4 bis 5, die weiblichen Blüten dagegen nur zu zweien in den Blattwinkeln. Die goldgelbe Blütenkrone ist glockig, die Früchte walzig, gekrümmt oder gerade mit einer anfangs grünen, später gelben Rinde.

Geruch und Geschmack: Der Geruch ist eigenartig, fein, das „Fleisch" der Gurken schmeckt sehr erfrischend, je nach Sorte gewürzhaft, süß, herb, zart.

Blütezeit: Juni bis August. Reife und Ernte: ab Juli im Freiland, in Glashäusern früher.

Die Gurke ist ein uraltes Kulturgewächs, ursprünglich in Ost-Indien beheimatet und dort schon vor 5000 Jahren als Nahrungsmittel bekannt. Die Gurkenkerne wurden in den ägyptischen Grabkammern der Pharaonen gefunden und in der Wüste Sinai sehnte sich das Volk Israel nach den saftigen Gurken Ägyptens. Erst um 600 v. Chr. kamen die Gurken nach Griechenland, bald darauf schätzten sie die Römer und konservierten sie als Erste in Salzwasser. Um 1500 dürften sie in deutschen Landen eingeführt worden sein und erfreuen sich seither bei uns großer Beliebtheit.

Heilkräftige Pflanzenteile sind die Gurkenfrüchte und die Samen. Man ernte die Gurken deren Schalen sich beginnen gelb zu färben, ein Zeichen, daß sie reif sind. Es werden viel zu viel grüne, unreife Gurken gegessen. Die Klagen, daß Gurkensalat schwer verdaulich sei, trifft in erster Linie bei Verwendung unreifer Gurken zu. Die Nähr- und Heilstoffe werden dann nur langsam im Magen aus den dünnen Scheiben aufgesaugt und die grünen unreifen Gurken von den Darmbakterien unter Gasbildung zersetzt. Wenn nun nach reichlichem Genuß von gesalzenem Gurkensalat, Wasser oder eine andere Flüssigkeit (kohlensäurehaltige Getränke!) konsumiert wird, nehmen die Zersetzungen einen sehr gefährlichen Umfang an und kommt es zu Darmkoliken, Darmverschluß bzw. Darmlähmung. Auch ist es vollkommen unrichtig, den Gurkensaft wegzugeben, oder gar die Gurken auszudrücken und den Saft wegzuschütten. Gerade im Gurkensaft sind die Heil- und Wirkstoffe enthalten!
In Salzlösung eingelegte, zumeist kleinere Gurkensorten, sind keine „gesunde“ Speise, wie dies oft behauptet wird. Der hohe Kochsalzgehalt ist nachteilig; für Herz- und Nierenkranke sind diese Salzgurken absolut abzulehnen!

Heil- und Wirkstoffe: An Vitaminen enthält die Gurke das A, B_1 und C Vitamin, ferner eine Reihe von Nährsalzen, insulinartige Stoffe, u. a.

Heilwirkung: Allein schon wegen der wasserausleitenden Wirkung ist die Gurke für Herz- und Nierenkranke sehr wichtig (Kakowski, Heupke, u. a.). Die harnsäurelösende Eigenschaft soll besonders von Patienten mehr beachtet werden, die an Nieren- und Blasensteinen leiden, wenn diese aus Harnsäure bestehen. Frisch ausgepreßter Gurkensaft schluckweise eingenommen, wirkt entschlackend, entgiftend und normalisiert und reinigt das noch so stark versäuerte Blut. Ungesalzener Gurkensaft hat einen sehr wohltuenden Einfluß auf den Darm, die Nieren, die Lungen und die Haut.
Bei Stuhlträgheit und Stuhlverstopfung ist richtig bereiteter Gurkensalat sehr nützlich, wenn die Störung nicht von einer Darmschleimhaut-Erkrankung stammt. Selbst bei chronischer Stuhlverstopfung (Chron. Obstipation) wird die Darmentleerung ausgelöst, der Stuhl verliert seine Härte, wird weicher, feuchter und geht der Stuhlgang schmerzlos vor sich (Prof. von Noorden).

Gurken als Saft oder als Salat genossen, sind für Zuckerkranke sehr angezeigt, der Zuckergehalt des Blutes wird herabgesetzt (Prof. Dr. Heupke).

Sehr wichtig ist der Gurkensaft in der *Kosmetik.*

Für die Hautpflege gibt es kaum ein besseres Naturmittel wie der frische Gurkensaft. Durch das Einmassieren und Eintrocknen des Saftes, vor allem in die Kopfhaut, das Gesicht und die Hände wird man alle Hauterkrankungen zum Abheilen bringen. Die hautbelastenden Ausscheidungsstoffe werden aufgelöst und Pickeln, Mitesser, Flechten und Sommersprossen wirksam bekämpft. Doch auch Hautentzündungen, Brandwunden und wundgelegene Stellen bei bettlägerigen Patienten erfahren eine Abheilung.

Die Saftgewinnung erfolgt am besten, indem man Gurken mit der Schale durch eine Entsaftungsmaschine laufen läßt, oder durch eine Faschiermaschine treibt und den Brei durch ein Stück Leinen ausdrückt. Der reine Gurkensaft schmeckt schal und ist nicht jedermanns Sache. Der Geschmack wird durch Beimengung von Karottensaft oder Selleriesaft wesentlich verbessert, auch Apfelsaft kann man zur Mischung verwenden.

Frauen in den Wechseljahren sollten mehr Gurkensaft trinken!

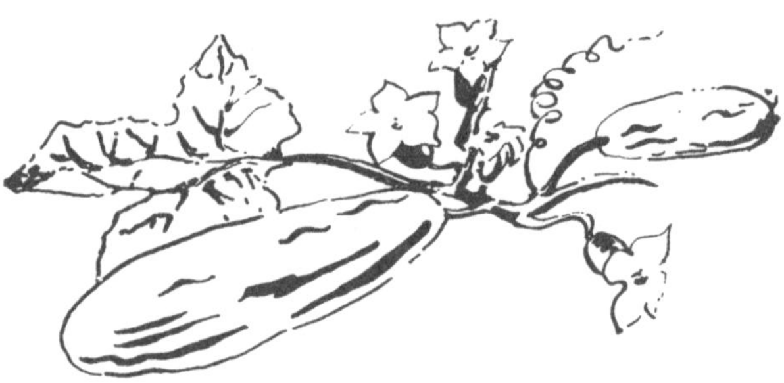

Der Gurkensaft ist ein altes und bewährtes Heilmittel gegen Blutwallungen.

Richtig zubereiteter Gurkensalat: Die Gurken werden nach gründlicher Reinigung, mit der Schale fein gehobelt, mit Zitronensaft und Öl, oder mit saurem Rahm zubereitet. Die Gurken werden nicht gesalzen, die Anmachschüssel dagegen mit einer Knoblauchzehe ausgerieben, wodurch der Gurkensalat einen feinen, lauchartigen Geschmack erhält. Nie künstliche Essige oder Essigessenzen verwenden; wenn schon etwas Essig benützt wird, so nur verdünnten Weinessig oder guten Mostessig ganz wenig beigeben. Gurkensalat gehört auch nicht papriziert und schon gar nicht gepfeffert und vor allem nie den Saft ausdrücken und weggießen! Wer gute Zähne hat, kann auch eine gut gereinigte Gurke wie einen Apfel verzehren. Beide gehören sehr gut gekaut! Frisch geschnittene dünne Gurkenscheiben mit der Schale, geben einen vorzüglichen Brotbelag, oder richtig bereiteter Gurkensalat mit Paradeis (Tomaten), ebenfalls fein geschnitten und vermischt, ist eine belebende und erfrischende Speise. Der etwas einseitige Gurkengeschmack wird wesentlich verbessert.

Gurken dürfen nur unmittelbar vor dem Bereiten als Saft oder Salat aufgeschnitten, gehobelt, oder für die Saftbereitung ausgepreßt werden. Der Saft oder der Salat darf nur ganz frisch genossen werden; größere Mengen bereiten für den Mittag- und Abendtisch, oder gar für den nächsten Tag (in den Eisschrank gestellt) ist vollkommen unrichtig, ja sogar gesundheitsschädlich.

Anwendung in der Volksheilkunde: Alle genannten Heilanwendungen stammen aus der Volksheilkunde.
Die Gurkenkörner, frisch oder im Schatten getrocknet, dienen als Teeabsud — 1 Teelöffel voll für 1 Tasse — zur Behandlung von Nieren- und Blasenleiden.
In der französischen Volksheilkunde wird der tägliche Genuß von $^1/_8$ Liter frischen Gurkensaftes gegen Schwindsucht empfohlen. Auch trinken die Französinnen Gurkensaft um die schlanke Linie zu bewahren.
In deutschen Landen und in Italien benützt man den frischen Gurkensaft ohne jede Zutaten, als augenstärkendes Mittel. Man taucht ein Tüchlein in frischen Gurkensaft und legt dieses über die Augen.
Die Griechinnen im klassischen Altertum kannten schon die Gurke als kosmetisches Mittel. Gurkensaft mit Mehl vermischt zu einem Brei und diesen aufgetragen und einige Stunden einwirken lassen, verschönt die Haut.
Am Balkan hält man sehr viel von der Heilkraft der Gurken. Man ist dort in der Volksheilkunde der Meinung, daß der frische Gurkensaft das beste Blutreinigungsmittel sei. Da man Nervosität und Gereiztheit auch auf ein schlechtes Blut zurückführt, sagt man am Balkan zu einem nervösen oder gereizten Menschen: „Trink Gurkensaft!"

— Gurkenkraut siehe unter Boretsch

42 Hafer Avena sativa L. Tafel 3, Figur 7

Volksnamen: Biwen — Flöder — Gäbelshaber — Haber — Hattel — Howern

Botanik: Der Hafer ist so allgemein bekannt, daß er keiner besonderen Beschreibung bedarf. Er ist ein sogenanntes Rispengras; die zwei- bis vierblütigen Ährchen hängen an den Ästchen einer ausgebreiteten Rispe. Die einzelnen Körner sind von den mit ihnen nicht verwachsenen Spelzen umschlossen. Hiedurch unterscheidet sich der Hafer von den anderen Getreidearten wie Weizen, Roggen und Gerste.

Geruch und Geschmack: Das Stroh hat den typischen Haferstrohgeruch und schmeckt fad, eigenartig, aber nicht gerade unangenehm. Die Haferkörner haben einen schwachen, nicht unangenehmen Geruch und einen süßlich mehligen Geschmack.

Blütezeit: Juli. *Fruchtreife:* August, September, je nach Lage.

Standort: Als europäische Kulturpflanze wird er fast überall gebaut. Er ist sehr genügsam und gedeiht im Gebirge bis zu 1700 m über dem Meere, gegen Norden reicht er etwa bis zum 70. Breitegrad (Tromsö).
Hafer versäuert den Boden stark. Der im Haferfeld oft in Massen auftretende Ackersenf, vom Bauer als lästiges Unkraut verrufen, entsäuert jedoch wieder den Boden. Unsere Anschauung über die „Un"-kräuter, bedarf noch mancher Wandlung!

Heilkräftige Pflanzenteile: Geerntet wird die Haferfrucht (Fructus Avenae) und das Stroh (Avena stramentum) zur Erntezeit. Wichtig ist, daß zur Gewinnung von Hafernährmitteln, die für die menschliche Ernährung nicht verwertbaren Spelzen entfernt werden, so daß der eigentliche Haferkern (Fructus Avenae exorticatus) mit all seinen so wertvollen Inhaltsstoffen freigelegt wird.

Heilwirkung: Der Haferanbau geht weit zurück, schon in der Bronzezeit war der Hafer neben Weizen und Gerste in Pfahlbauten zu finden. Als Kulturpflanze stammt er vermutlich aus Kleinasien. Im 2. Jahrhundert nach Christi war in Kleinasien bereits eine weitverbreitete Haferkultur, die sich zum Teil über Sizilien und Unteritalien, teils längs der Nordküste des Schwarzen Meeres nach Westen ausbreitete. Je weiter der Hafer nach Norden vordrang, um so intensiver wurde sein Verbrauch als wertvolles Futtermittel und als sehr geschätztes Nahrungsmittel für den Menschen.
Hafer war die überwiegende Getreidenahrung der Bevölkerung im Mittelalter und wurde dieser nicht nur in Form von Fladen, sondern auch in Form von Brei gegessen. Mit der zunehmenden Verbesserung und Verfeinerung der Lebensbedingungen, entwickelte sich aus dieser einfachen und gesunden Nahrung, unsere komplizierte und zumeist unbiologische Ernährung. Die Nachteile dieser für unseren Körper so falschen Ernährung zeigen sich immer deutlicher, manchmal sogar katastrophal. Aus dieser Erkenntnis ergab sich die Notwendigkeit, neben der Erneuerung der Lebensführung, uns vor allem auf dem Gebiete der Ernährung von den ungesunden Gepflogenheiten zu lösen und die Erkenntnisse der modernen Ernährungsforschung in die Praxis umzusetzen.
Die Standardforderung der modernen Ernährungswissenschaft geht dahin, uns und die Unsrigen gegen die Gefahren biologisch wertloser und gesundheitgefährdender Nahrungsmittel zu schützen und durch eine einfache, aber biologisch wertvolle Ernährung dem Körper die wichtigsten Aufbaustoffe zuzuführen.
Daß gerade der *Hafer* in diesem Streben nach biologisch wertvoller Ernährung immer mehr an Bedeutung gewinnt, ja sogar als Heilpflanze Anwendung findet, verstehen wir erst dann so richtig, wenn wir die Aufbaustoffe kennen lernen, die in so einem Haferkorn verborgen sind.

Ein von den unverdaulichen Spelzen entferntes Haferkorn enthält eine Fülle hochwertiger biologischer

Heil- und Wirkstoffe, wie pflanzliches Eiweiß und Fettstoffe, Lecithin, Kohlehydrate, Phytosterine, das Provitamin A (Carotin), die Vitamine B_1 (das Energie- bzw. Nervenvitamin), B_2 (das so wichtige Laktoflavin u. a. enthaltend), B_6 (für den Eiweiß- und Fettstoffwechsel unerläßlich), E (das sogenannte Sexualvitamin, sehr wichtig für die werdende Mutter), das Vitamin K, dessen Fehlen Störungen in der Magensaftsekretion auslöst.
An weiteren Heil- und Wirkstoffen enthält das Haferkorn die Pantothensäure, Niacin, Biotin und Folsäure; an Mineralstoffen Calcium, Phosphor, Eisen, Kupfer, Mangan, Zink, Aluminium, Kalium, Natrium, Magnesium, Schwefel, Chlor, Bor und Jode als wichtige Spurenelemente.

Von diesen Wirkstoffen haben besondere Bedeutung das pflanzliche Eiweiß des Haferkorns, da es für den im Wachstum befindlichen Körper des Kindes, aber auch für den Erwachsenen zum Aufbau der Drüsen, Muskeln und Sehnen unentbehrlich ist. Das Hafereiweiß hat eine sehr günstige Zusammensetzung der Aminosäuren, denen nicht nur hohe wachstumsfördernde Werte zugesprochen werden müssen, sondern auch einen wesentlichen Einfluß in die Vorgänge der Zellatmung auslösen. Ferner wurde nachgewiesen, daß hochwertiges Pflanzeneiweiß, wie es im Haferkorn vorkommt, für die roten Blutkörperchen geradezu unentbehrlich ist.
Daß von den Mineralbestandteilen der Kalk für die Festigkeit der Knochen und Zähne nötig ist, daß der Phosphor die Gehirnbildung des Kindes günstig beeinflußt, haben erst kürzlich wieder namhafte Forscher bestätigt. So manche Schwierigkeiten in der Aufnahmefähigkeit des Unterrichtsstoffes bei Kindern (ausgenommen gehirnlädierten Kindern) ist u. a. auch auf einen Phosphormangel zurückzuführen. Das später noch beschriebene Oslo-Frühstück oder das Bircher-Benner-Müsli schaffen hier Abhilfe.
Neben den anderen Spurenelementen ist das Eisen für die Blutbildung von großer Bedeutung, wobei dem Kupfer und dem Kobalt eine nicht geringe Mitwirkung zukommt.

Das für die Nerventätigkeit so wichtige Lecithin, die anderen Fettstoffe sowie die Phytosterine bewirken, daß die Hafernahrung „fettsparend" ist. Dies ist gerade ein besonderes Anliegen in der modernen Ernährungshygiene.
Aus diesen nur allerwichtigsten Ausführungen über die Inhaltsstoffe eines Haferkorns ersehen wir nur zu deutlich, welch eine eminente Bedeutung diese Getreideart für unsere Gesundheit hat. Mangelt es an dem einen oder anderen Wirkstoff, leidet der Mensch prompt an Mangelkrankheiten.

Bezüglich der technischen Gewinnung der Haferflocken und der übrigen Hafernährmittel muß berichtet werden, daß es das einmalige Verdienst der Firma C. H. Knorr ist, Arbeitsvorgänge ersonnen und geschaffen zu haben, daß die so wertvollen Haferkörner in den verschiedenartigsten Müllereimaschinen so behandelt werden, daß gerade die mineralstoffreichen Randschichten sowie der hohe Vitamingehalt des Keimes voll erhalten bleiben. In einem sehr komplizierten Verfahren bleiben die biologischen Kräfte der Haferkörner nicht nur voll erhalten, es kommt das Verarbeitungsgut während der Erzeugung und auch während des Verpackungsverfahrens mit Menschenhänden überhaupt nicht in Berührung, so daß auch die strengsten hygienischen Maßnahmen und nicht zuletzt die absolute Reinheit für die hohe Qualität aller Haferprodukte verbürgen.
Auch können die oft zu hörenden Zweifel, ob infolge Hitze- bzw. Kochvorgänge die angeführten so wertvollen Heil- und Wirkstoffe nicht zu Grunde gehen, dahin beantwortet werden, daß durch die wissenschaftlichen Forschungslaboratorien der Knorrwerke und die laufend durchgeführten Kontrollen anderer wissenschaftlicher Forschungslaboratorien, einwandfrei erwiesen ist, daß sowohl bei der Herstellung im Werk, als auch beim richtigen Zubereiten von Hafernährmitteln im Haushalte, *keine* Verluste an den Heil- und Wirkstoffen eintreten.
Die Kochzeit der Haferflocken beträgt höchstens 5 Minuten, die des Hafermarkes nur 3 Minuten bis zum Garwerden. Erst nach Überschreiten dieser Kochzeiten beginnen Verluste einzutreten und müssen daher diese angegebenen Zeiten von den Hausfrauen unbedingt eingehalten werden!

Es ist höchst interessant, daß im Haferkorn durch oxydationshemmende Faktoren, Vitaminverluste infolge Aktivität durch Sauerstoffeinwirkung während des Erhitzens innerhalb der genannten Zeit *nicht* eintreten. Besonders sei darauf hingewiesen, daß das Kochwasser bei der Zubereitung von Haferbreien oder -suppen *nicht* weggegossen werden darf, da gerade in diesem Kochwasser die wertvollsten Nähr-, Heil- und Wirkstoffe aufgelöst und unbeschädigt enthalten sind. Dieses Kochwasser bildet einen wesentlichen Teil der Hafer-Speisen und muß vollinhaltlich dem Körper zugeführt werden. Auch alle übrigen Spurenelemente bleiben ungeschädigt erhalten. Diese Feststellungen wurden völlig getrennt von dem berühmten Ernährungsforscher Prof. Conr. A. Elvehjem der Universität Wisconsin getroffen. Weitere höchste ärztliche Autoritäten, wie u. a. Geheimrat Prof. Dr. Carl von Noorden, die Universitätsprofessoren Dr. Clemens von Pirquet, Dr. E. Mayerhofer, Wien, u. a. bestätigen ausführlichst die einmalig hohen Werte des Hafers gerade wegen seiner bestmöglichsten Verwendbarkeit in der Krankenküche. In der Naturheilkunde haben sich Kneipp, Dr. Bircher, Heupke u. a. immer wieder für den Hafer als Diät- und Heilmittel eingesetzt. Bei der Aufzählung der Heilwerte sei damit begonnen, den *Hafer in der Kran-*

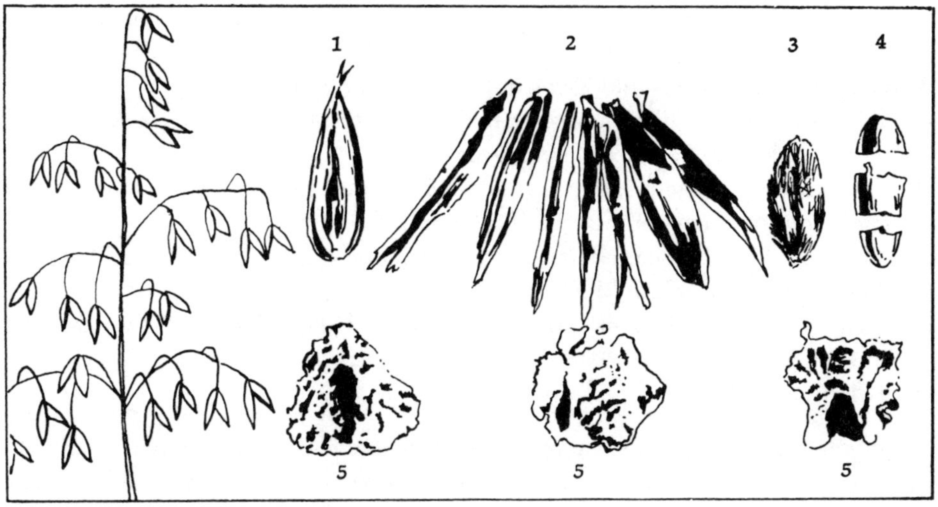

Vom Hafer zu den Haferflocken

1 Das geerntete Haferkorn — 2 Die Spelzen — 3 Das von den Spelzen entfernte Haferkorn — 4 Haferkorn, zu Grütze zerkleinert — 5 Die Haferflocken

kenkost-Ordnung anzuführen. Der Haferschleim zum Beispiel, in suppiger oder breiiger Zubereitung, ist nicht nur eine der gesündesten und leicht bekömmlichsten Speisen, er stellt auch ein hervorragendes diätisches Nahrungsmittel dar. Für magenschwache Rekonvaleszenten nach Magen- oder Darmoperationen gibt es kaum ein besseres Nahrungsmittel als den Hafer in den verschiedensten Zubereitungen. So kocht man u. a. Hafergrütze mit Milch zu einer breiigen Speise von beliebiger Dicke ein oder man kocht die Hafergrütze mit Wasser zu einem Brei, zu dem man erst beim Anrichten Milch oder kaltes Obers hinzufügt. Die Haferschleimsuppe ist bei Brust- und Halsleiden sehr zu empfehlen.
Bei körperlicher Schwäche nach langer Krankheit bereite man nachstehende Speise: Man gebe 1 Eßlöffel Hafergrütze bzw. Haferflocken in $^1/_2$ Liter Wasser, läßt $^1/_4$ Stunde stehen und fügt schließlich Honig und etwas Zitronensaft hinzu. Diese somit fertige Speise wird langsam ausgelöffelt.
Der nachstehende Trank ist sehr belebend und stärkend: 2 Liter Hafer werden 8 bis 10mal in frischem Wasser gewaschen, in 3 Liter Wasser dann bis zur Hälfte eingekocht und sofort abgeseiht. In den Absud wird nach dessen entsprechender Abkühlung Honig eingerührt. Dieser Trank wird unter Tags schluckweise getrunken. Genannte Speisen und Getränke können bei regelmäßigem Gebrauch sogar bei Schwindsucht einen merklichen Erfolg auslösen und tragen nicht nur bei, gefährliche Krisen zu überwinden, sondern wirken auch aufbauend auf den Gesamtorganismus. Sie leiten somit eine Genesung ein.

Die moderne Diätküche kennt eine ganze Reihe sehr abwechslungsreicher Hafer-Diätspeisen. Sie sind unentbehrlich geworden als Dauer- bzw. Aufbaukost zur Behandlung von Magen- und Zwölffingerdarmgeschwüren. Ferner
als Schonkost bei Gallenblasenerkrankung, Gelbsucht und bei abklingender Gelbsucht und allen Nebenerscheinungen,
als Schonkost bei Magenschleimhautentzündung und als Diätkost bei chronischer Darmverstopfung oder chronischem Durchfall,
als Schonkost bei Rheuma, Nieren- und Kreislauferkrankungen und nicht zuletzt als Diätkost bei Zuckerkrankheit.
Haferkuren für Zuckerkranke haben in vielen Fällen das Verschwinden des Zuckers im Harn bewirkt, wenn diese durch kein anderes Mittel zu erreichen war (Maurizio).

Es ist ganz unmöglich, auch nur die wichtigsten Hafer-Diätspeisen in diesem Rahmen zu bringen und wird auf die ausgezeichneten Diätkost-Hefte von Marlene von Exner verwiesen, worin eine Reihe diesbezüglicher Rezepte enthalten sind.

Die regelmäßigen HAFERSTROH-VOLLBÄDER sind bei Nieren-, Grieß- und Gichtleiden sowie bei allen rheumatischen Beschwerden, bei Hexenschuß, Lähmungen aller Art und bei Leberkrankheiten sehr nützlich.

HAFERSTROH-SITZBÄDER wiederum bringen bei Unterleibsschwäche der Frauen, bei Bettnässen, bei Darmkoliken und Blasenleiden fürs erste Linderung und bei regelmäßigem Gebrauch Heilung.

LOKALBÄDER AUS HAFERSTROH sind bei Grind, Hautflechten, Wunden, Frostbeulen, erfrorenen Gliedern und bei Augenleiden zu empfehlen.

HAFERSTROH-FUSSBÄDER, regelmäßig eine Zeitlang genommen, beleben chronisch kalte und stärken übermüdete Füße. Diese Fußbäder werden jenen Berufstätigen besonders empfohlen, die ihren Beruf größtenteils stehend oder gehend ausüben müssen.

Anwendung in der Homöopathie: Die homöopathische Tinktur aus dem noch grünen Hafer ist ein hervorragendes Belebungsmittel (Tonikum) bei allgemeiner Erschöpfung, bei geistiger Überarbeitung, Appetitlosigkeit, Schlaflosigkeit, bei sexueller Unfähigkeit (Impotenz). Ferner anzuwenden bei nervösen Diarrhöen, unfreiwilliger Samenentleerung während des Schlafes (Pollution), nach Grippe, Bronchitis, wie überhaupt nach allen infektiösen Erkrankungen.
Ein leider viel zu wenig bekanntes Mittel zur Tabakentwöhnung ist diese homöopathische Tinktur, 5mal am Tage 15 bis 20 Tropfen in etwas warmem Wasser eingenommen. Auch bei Opium- bzw. Morphiumentwöhnungskuren wurden schon gute Erfolge erzielt.

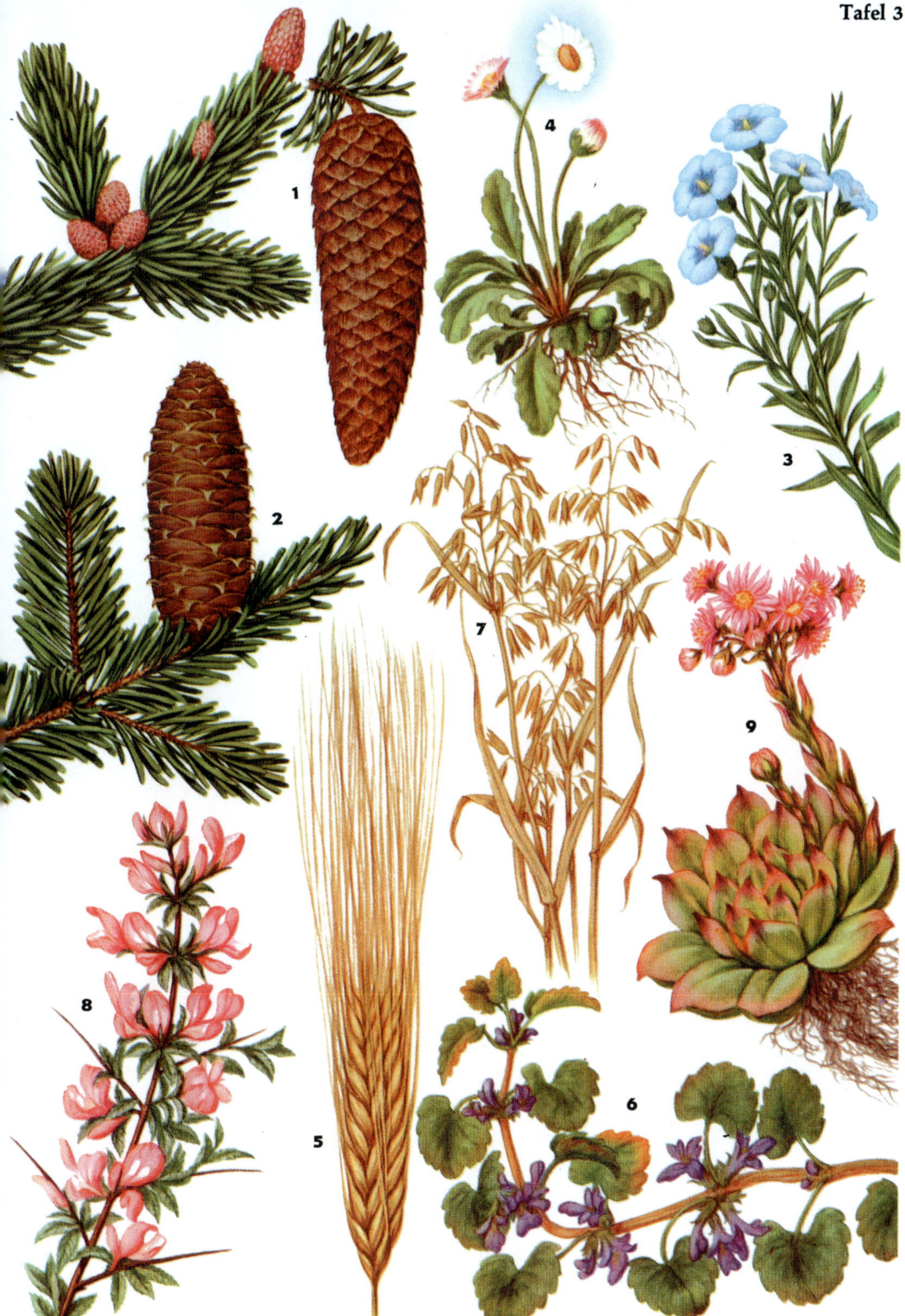

1. Fichte, 2. Tanne, 3. Flachs, 4. Gänseblümchen, 5. Gerste, 6. Gundelrebe, 7. Hafer, 8. Hauhechel, 9. Hauswurz

Aus alten Kräuterbüchern und Volksheilkunde: Hafermehlbrühe warm getrunken, ist gut bei Husten.
Das Hafermus stopft den Stuhlgang und nimmt die innere Hitze. Wider den Stein ist ein wirksames Mittel Hafer und etwas Wacholderbeeren (Nr. 127), gut zu wärmen und in einem leinenen Säcklein so warm als erträglich aufzulegen.
Gegen die Räude und den Grind bei Kleinkindern gibt es nichts Besseres als Haferstroh gesotten und die Kinder in dem Absud zu baden.

43 Harnkraut Herniaria glabra L.

Synonyme: H. vulgaris Spreng. — H. alpestris Aubry. — H. fruticosa Guan. — H. arenaria O. Kuntze.

Volksnamen: Bruchheil — Bruchkraut — Christenschweiß — Christusschweiß — Kuckucksseife — Nierensteinkräutel — Passionsblümchen — Tausendkorn

Botanik: Die einjährige Pflanze ist auch manchmal ausdauernd. Die frischgrüne, fast kahle Pflanze ist mehrstengelig. Die Stengel kriechen bis 30 und mehr cm lang werdend, auf dem Boden flach anliegend. Die Laubblätter sind gegenständig, bis 1 cm lang, kahl, undeutlich einnervig, mit 2 kleinen eiförmigen Nebenblättern. Die sehr kleinen Blüten sind grün, fünfzählig, fast ungestielt. Die schwarzen, glänzenden Samen haben eine linsenförmige Form.

Geruch und Geschmack: Das frische Kraut ist geruchlos, getrocknet von kumarinartigem Geruch. Der Geschmack ist herb und salzig.

Blütezeit: Ende Juni bis Ende September.

Standort: In Mitteleuropa fast überall auf trockenen Feldern, Heiden, Triften, besonders häufig nach der Ernte auf Brachfeldern auftretend, diese überziehend. Auch auf Wegrändern und Schlackenböden.

Heilkräftiger Pflanzenteil: Man sammelt das blühende Kraut (Herba Herniariae). Es muß sehr sorgfältig im Schatten getrocknet werden, da es sonst völlig wertlos ist. Die Aufbewahrung der kleingeschnittenen Droge hat in dunklen Gefäßen (Gläsern) zu erfolgen. Metallgefäße sind ungeeignet.

Heil- und Wirkstoffe: Neben Gerbstoff und einem ätherischen Öl kann man in der Pflanze ein saponinartiges Glykosid, das Glykosid Herniarin, das widerlich riechende Alkaloid Paronychin feststellen. Letzteres kann bei Überdosierung zentrale Lähmung auslösen.

Heilwirkung: Das Harnkraut ist ein vorzügliches Heilmittel bei Wassersucht, ferner bei selbst schweren Lungenkrankheiten, Nieren- und Blasenleiden. Besonders zu empfehlen ist das Harnkraut bei Entzündungen der Harnwege, Harndrang (Tenesmus urinae), krankhaftem Harnverhalten (Retentio urinae), Eiweiß im Harn (Albuminurie) und bei Stein- und sonstigen Absonderungen in den Harnorganen. Das Harnkraut wirkt krampflösend besonders bei Nieren- und Blasenleiden. Bei Blasenkatarrh erfolgt eine baldige Heilung. Nur eines ist sehr zu beachten: das Harnkraut darf bei Leber- und Gallenerkrankungen, besonders bei Gallensteinleiden, absolut nicht verwendet werden!

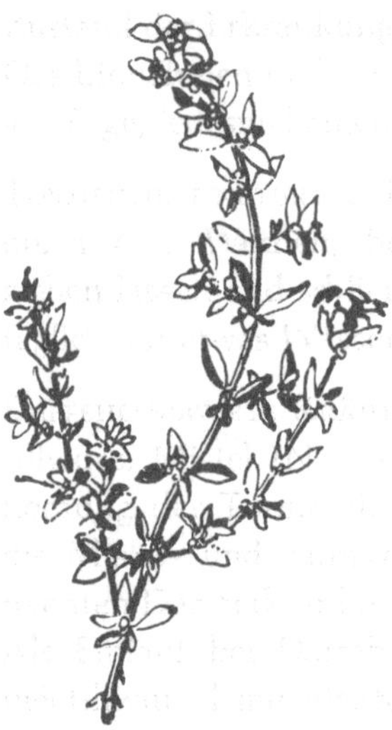

Dieses Heilkraut vermag auch bestimmte Geschlechtskrankheiten zu heilen. Art der Anwendung und Dosierung bestimmt jedoch ausschließlich der Arzt!

Der KRÄUTERTEE kann auf 2 Arten bereitet werden: entweder 2 Teelöffel zum kalten Auszug oder 1 Teelöffel zum heißen Aufguß pro Tasse, 1—2 Tassen täglich, zuckerlos und schluckweise getrunken.

Anwendung in der Volksheilkunde: In der Volksheilkunde ist das Harn- und Bruchkraut eine sehr beliebte Heilpflanze zur Behandlung der Lungentuberkulose, sei es im Anfangsstadium, oder sei es bereits im vorgeschrittenen Stadium. Auch für die Heilung aller übrigen Lungenleiden, seien es chronischer Husten, Bronchialkatarrh oder Lungenverschleimung empfiehlt die Volksheilkunde das Harnkraut.

Schließlich wird die Heilpflanze auch zur Wundenbehandlung herangezogen, wie auch zur Heilung von Brüchen. Entweder wird das frische Kraut äußerlich aufgelegt oder es werden feucht-warme Umschläge bereitet. Bei Brüchen wird zusätzlich eine Teekur empfohlen.

44 Hauhechel Ononis spinosa L. und Unterarten Tafel 3, Figur 8

Volksnamen: Aglarkraut — Eindorn — Einhagel — Gundeldorn — Hachelkraut — Heuhechel — Hasenblume — Heckelkraut — Heudorn — Höhldorn — Huldorn — Hofdorn — Katzenspeer — Lahmdorn — List — Listendorn — Ochsenbrech — Pflugsterz — Questenkraut — Schmalhef — Stachelkraut — Triefkraut — Weichsen — Witschge — Frauenstreit — Weiberkrieg — Weiberklatsch — Weiberzorn — Wetzsteinkraut — Wiwkrut — Witwerdörn

Botanik: Ein schwer auszurottendes Unkraut, dessen hin- und hergebogene Wurzeln tief in die Erde gehen. Sie leisten sogar dem Pflug Widerstand und können nur mit der Spitzhaue gerodet werden. Die Wurzel ist ausdauernd, die kleinstrauchartige Pflanze wird 40 bis 60 cm hoch. Der aufsteigende Stengel hat abstehende Ästchen, unter denen sich ein länglicher gerader Dorn befindet. Die Schmetterlingsblüte ist rosarot, der Erbsenblüte fast ähnlich.

Geruch und Geschmack: Der Geruch der Pflanze ist süßlich, holzartig, an Süßholz (Nr. 121) erinnernd. Die frisch ausgegrabenen Wurzeln verbreiten zumeist einen ausgesprochenen Bocksgeruch. Der Geschmack der Pflanze ist etwas unangenehm. Die Wurzel schmeckt eher scharf, herb, reizend.

Blütezeit: Von Juni bis September.

Standort: Hauptsächlich auf Brachland vorkommend, oft auch auf Äckern, Rainen und Weiden. Die Pflanze ist kalkliebend. Durch starkes Düngen und Jauchen bringt man dieses Unkraut am schnellsten zum Verschwinden.

Heilkräftige Pflanzenteile: Gesammelt werden die Wurzeln (Radix Ononidis), im Frühjahr oder Spätherbst, wobei mit Vorsicht vorzugehen ist, da Verletzungen durch die Dornen schwer heilen. Die Wurzeln werden an Bindfäden auf luftigen Dachböden zum Trocknen aufgehängt. Dickere Wurzeln werden der Länge nach entzweigeschnitten.

Heil- und Wirkstoffe: In der Wurzel wurden als Heil- und Wirkstoffe, ätherisches Öl, fettes Öl, Gummi, Stärke, Zucker, Eiweiß, Harz, Gerbstoffe, Zitronensäure, Phytosterin, einige Glukoside wie Onoin und Ononit u. a. festgestellt. Die nicht immer harntreibende Wirkung der Hauhechelwurzel ist nach neueren, teilweise noch umstrittenen Anschauungen auf den Saponingehalt zurückzuführen. Auf manchen Standorten scheint die Pflanze keine oder nur wenige Saponine zu erzeugen und löst dies auch eine verminderte harntreibende Wirkung aus. Nach Meinung des Autors, ist die harntreibende Wirkung der Hauhechelwurzel durchschnittlich sehr gut, jedoch zeitlich begrenzt. Zu Beginn der Teeanwendung ist eine sehr intensive Harn- bzw. Wasserausscheidung festzustellen, die jedoch rasch abklingt. Eine Erhöhung der Dosis bringt keine Steigerung der Ausscheidungen. Man muß vielmehr die Teekur abbrechen und nach einer Pause von 4—7 Tagen wieder fortsetzen. Nach dieser Zeit, es ist dies individuell verschieden, tritt eine erneute stärkere Harn- bzw. Wasserausscheidung ein.

Heilwirkung: Die Wurzel gilt in erster Linie als ein gutes harntreibendes Mittel. Sie ist ein bevorzugtes Mittel bei Neigung zur Harnsäurebildung und der in der Folge damit verbundenen Grieß- und Steinbildung. Bei allgemeiner Wassersucht und im besonderen bei Bauchwassersucht, bei Schwellungen infolge Flüssigkeitsansammlung im Gewebe (Oedemen), Nierenentzündung, Nierengrieß und Nierensteinen, bei Blasenkatarrh, Blasensteinen, Gicht, Rheuma und chronischem Gelenksrheumatismus, leistet die Hauhechelwurzel gute Dienste.

Für die Teebereitung nimmt man 2 Teelöffel der kleingeschnittenen Wurzel auf 1 Tasse Wasser im kalten Ansatz durch 8 Stunden, läßt dann kurz aufkochen und seiht sogleich ab. Kein Zuckerzusatz! Man stellte wiederholt fest, daß der Teegenuß die Verdauungsdrüsen anregt und dadurch eine aufkommende Darmträgheit behebt. Auch die Drüsen der Bronchialschleimhaut werden zu einer erhöhten Tätigkeit veranlaßt und bringt man dadurch Bronchialkatarrhe rascher zum Abheilen.
Die günstige Wirkung auf den allgemeinen Stoffwechsel verursacht schließlich eine gute Abheilung stark juckender trockener bis nässender Ekzeme.

Anwendung in der Homöopathie: Die Homöopathie verwendet die Essenzen und ihre Verdünnungen bei Nierensteinkoliken und bei Nierengrießbildung.

Anwendung in der Volksheilkunde: Hauhechel wird schon seit dem Altertum in der Volksheilkunde vielfach angewendet. Eine uralte volksmedizinische Weisheit lautet: „Nimm zeitweise Hauhecheltee, es reinigt das Geblüt!"
Die Wurzelrinde in Wein abgekocht und diesen getrunken „bricht den Stein mit Gewalt". Dieser Trank dient auch gegen die Gelbsucht.

Die Wurzel in Essig gesotten und den Absud warm im Mund gehalten, lindert das Zahnweh.

In den Essigabsud der Wurzel Leinentüchlein getaucht und damit feuchtwarme Umschläge gemacht, beschleunigt das Abheilen der schorfigen Wundkrusten.

Die Abkochung der Wurzel in Weißwein wird mit Erfolg als Einreibung bei Waden- oder Fingerkrampf verwendet.

Bei Harnbeschwerden nehme man 3 Teile Hauhechelwurzel und je 1 Teil Wacholderbeeren (Nr. 127), Petersilwurzel (Nr. 94) und Zinnkraut (Nr. 138). Von dieser Mischung nehme man 1 Teelöffel für 1 Tasse im Aufguß und trinke täglich 3 Tassen.

In der Volksheilkunde werden die frischen Blätter und Blüten als Auflagen bei nässenden Hautausschlägen und bei Hautjucken angewendet. Gleichzeitig soll ein Blutreinigungstee getrunken werden.

45 Hauswurz Sempervivum tectorum L. Tafel 3, Figur 9

Volksnamen: Dachwurz — Donnerkraut — Donnerlauch — Donnerbart — Hauslaub — Hauslauch — Hausrampfe — Rampfe — wilder Rhabarber — Scherzenkraut — Wetterwurz — Zittrichkraut — Zittriwurzen

Botanik: Die Pflanze ist mit ihrer dicken Blattrosette ausdauernd. Die Blätter sind dick, fleischig und mit einer stacheligen Spitze versehen. Im Sommer erhebt sich ein 10 bis 30 cm hoher Blütenstengel, der mit kleinen Blättchen schuppenartig bedeckt ist. Die trugdoldenartig angeordneten Blüten sind sternförmig, rosarot, bei manchen Abarten gelb bis rotviolett.

Geruch und Geschmack: Die Blätter sind geruchlos, deren Geschmack ist schleimig, grasig, etwas herb und säuerlich.

Blütezeit: Juli, August.

Standort: Die Hauswurz war ursprünglich eine südeuropäische Felsenpflanze. Karl der Große ordnete um das Jahr 800 wegen ihrer Heilwirkung die Anpflanzung an und seither ist sie über ganz Europa verbreitet. Man findet sie noch in Bauerngärten und auf den Stroh- und Ziegeldächern der Bauernhäuser. Die Pflanze ist unendlich genügsam.

Heilkräftige Pflanzenteile: Gesammelt werden bei Bedarf die frischen Blätter (Folia recens) von Anfang März bis gegen Ende Oktober. Der frische Saft (Succus recens) wird durch Auspressen der Blätter gewonnen.

Heil- und Wirkstoffe: Gerbstoff, Pflanzenschleim, fettes Öl, Harze, Kalziummalat, Ameisen- und Apfelsäure. Sicherlich sind noch weitere bisher noch nicht erforschte Heilstoffe in der Pflanze enthalten.

Heilwirkung: Die Heilpflanze ist zwar nicht offizinell, doch stand sie im Altertum und Mittelalter im hohen Ansehen. Außer in der ländlichen Bevölkerung bediente man sich kaum mehr der Pflanze. Erst die moderne Homöopathie nahm sich der Hauswurz an und hiedurch wird sie wieder mehr bekannt und geschätzt.
Die saftigen frischen Blätter werden zerquetscht, oder auch der reine Saft wird als kühlendes und zusammenziehendes Mittel auf Wunden, Entzündungen, Geschwüre, Brandwunden und auf die schmerzhaften gichtischen Stellen gebracht.
Als Tee (Aufguß) getrunken und gleichzeitig in Form eines leichten Absudes für Umschläge, verwendet man die frisch gepflückten Hauswurzblätter als ein bewährtes Mittel gegen Gürtelrose, bösartige Hautleiden, rissige Haut, Gebärmutterneuralgie, Hämorrhoiden und Würmer (Dr. W. Winkelmann).

In neuester Zeit wird der frische Saft aus der ganzen Pflanze, konserviert zu einer Tinktur, oder zu einem homöopathischen Präparat hergestellt, empfohlen bei Gebärmutterkrebs (Uteruscarzinom), bei Mundfäule und Halsentzündung (nach Münch, Stauffer u. a.).

Eine Hauswurzsalbe bereitet man, indem man in warmem flüssigem Schweinefett den frisch ausgepreßten Blättersaft verrührt und erkalten läßt. Diese Salbe ist sehr heilend bei Quetschungen, Unfallverletzungen, Wunden, Entzündungen, Brandwunden, Insektenstichen u. a. Ein weiteres Rezept ist unter „Volksheilkunde" angegeben. Die Heilwirkung beider Salben hält nur 1 Jahr hindurch an. Nach dieser Zeit nimmt die Heilwirkung beider Salben rasch ab.

Anwendung in der Volksheilkunde: Die Anwendung der Hauswurz in der Volksheilkunde war seit jeher sehr vielseitig.
So galt der Saft aus den frischen Blättern gepreßt, als ein Mittel gegen den Biß von Insekten. Ferner wendete man diesen Saft auch gegen Ruhr und ruhrartige Durchfälle und als wurmtreibendes Mittel an.
Bei Milzstechen oder Milzschmerzen koche man Hauswurzblätter in Milch und lege den Brei so warm als möglich über.

Der frische Saft dient für Umschläge bei blutenden Wunden, die Salbe für Brandwunden sowie für Ätzwunden durch Säuren.
Desgleichen soll der frische Saft bei beginnendem Rotlauf, bei skrofulösen Geschwüren und bei schlecht heilenden Wunden angewendet werden.
Äußerlich gebraucht man den frischen Saft bei Augengeschwüren, Ohrenschmerzen und Ohrenfluß.
Hühneraugen und Sommersprossen werden mit sichtlichem Erfolg mit dem frischen Saft der Hauswurz bekämpft.
Der Saft wird empfohlen zu Klistieren bei Fieberanfällen.
Bei Schwerhörigkeit infolge verhärtetem Ohrenschmalz träufle man den frischen Saft der Blätter ins Ohr. Dieser löst das Ohrenschmalz auf.
Als Fiebermittel legt man 1 bis 2 Blätter in ein Glas Wasser und trinke nach etwa 1/2 Stunde dieses für Fiebernde so durstlöschende und kühlende Getränk.
Der Saft der Hauswurz, mit etwas starkem Weißwein vermischt und getrunken, treibt die Spulwürmer aus.

Aus der „Hausmittel-Rezeptsammlung" der Philippine Welser, Gattin des 1557–1580 in Tirol regierenden Erzherzog Ferdinand:
„Hauswurz dick einkochen, Arnikasaft dazugeben, ganz wenig Pech (= Harz) und etwas Schweineschmalz zuletzt mitkochen, vom Feuer ziehen und solange verrühren bis alles kalt und steif ist. Die Salbe ist sehr gut bei Verletzungen und frischen Wunden."

Anwendung in der Homöopathie: Die Homöopathie bereitet aus dem Saft der frischen Blätter eine Essenz, die für Umschläge bei Wunden aller Art, bei Brand- und Ätzwunden, Geschwüren, Hautausschlägen, Flechten, skrofulösen Geschwüren, Hühneraugen und Warzen Anwendung findet.

Anwendung in der Tiermedizin: In den Alpengegenden gab es früher für die Wunden und Verletzungen beim Hausvieh viele Salben mit Hauswurz, Enzian und Wacholder bereitet.

Aus der Geschichte der Heilpflanzenkunde: Ein interessantes Kapitel in der Heilpflanzenkunde liefert die Hauswurz. Aus dem 9. Jahrhundert n. Chr. ist uns die sogenannte „Landgüterverordnung" (Capitulare de villis) erhalten geblieben, die von Karl dem Großen oder dessen Sohn Ludwig dem Frommen stammen soll. Der Anfang dieser Verordnung scheint von Karl dem Großen zu stammen, der Sohn dürfte sie dann ausgebaut haben. In dieser Verordnung werden u. a. 72 Pflanzen aufgezählt, deren Anbau und Pflege angeordnet wird. Die Verordnung schließt diese Aufzählung mit dem Satz: „und der Landmann hat auf seinem Hause die Hauswurz zu haben." Nach Auffassung der damaligen Zeit, schützt die Hauswurz das Haus, auf dessen Dach sie gedeiht vor dem Einschlagen des Blitzes und finden wir diese eigenartige Pflanze mit ihrer herrlichen Blattrosette heute, rund tausend Jahre nach dieser Verordnung, noch hie und da auf den Dächern von Bauernhöfen, Sölden oder Almhütten. Diese blitzschützende Eigenschaft bestätigte auch der Verfasser der ersten Naturgeschichte in deutscher Sprache, der Regensburger Domherr Konrad von Megenberg (1374) in seinem Werk „di maister / di sich fleizent der zauberei sprechen / daz sempervivum den donr un daz himelplatzen (= Blitzschläge) verjag / unnd daumb pflanzet ma ez auf den häusern." Otto Brunfels, der Verfasser eines berühmten Kräuterbuches um 1532, machte sich bereits über diese Volksanschauung lustig und spöttelte: „must freilich ein stumpffer und ein doller blytz sein / den solchiges klein kreutlin solt widerlegen." Die tiefe Ursache dieser Volksanschauung mag in der Naturbeobachtung liegen, daß die Hauswurz in ihrer exponierten Lage am Dache, den größten Unwettern ausgesetzt ist und unversehrt bleibt, anderseits die Tatsache, daß die Häuser auf deren Dächern die Hauswurz gedeiht, tatsächlich viel weniger vom Blitz getroffen werden. Die moderne Naturwissenschaft und Technik hat diesen alten Volksglauben zu ergründen versucht und scheint auch eine einleuchtende Ursache gefunden zu haben. Jedes Blatt der Hauswurz endigt in eine feine Spitze, die den elektrischen Spannungsausgleich zwischen Erde (Dach) und Luft erleichtert. Durch diesen ununterbrochenen Ausgleich kommt es gar nicht zur Funkentladung durch den Blitz. Diese Erkenntnisse brachten es mit sich, daß auch bereits der Blitzableiter in seiner bisherigen Bauart als überholt beurteilt wird und vom sogenannten „Blitzschutz" immer mehr verdrängt wird. Man zieht nicht mehr den Blitz an und leitet ihn ab, sondern schützt sich vor der Blitzentladung durch Anbringung einiger Büschel fein zugespitzter Drähte auf dem Dach, mit entsprechender Erdung, die den elektrischen Spannungsausgleich laufend auslösen. Dieses Büschel fein zugespitzter Drähte ist genau nachgeahmt der Blattrosette mit ihren spitzen Enden von der Hauswurz! Man muß nur immer wieder die feine Naturbeobachtung unserer Vorfahren bewundern, die ohne wissenschaftliche Vorbildung, ohne Labor und Instrumente, aus den ihnen verfügbaren natürlichen Hilfsmitteln die richtigen auswählten. Jedenfalls sehen wir auch wieder, daß es so gar nicht am Platze ist, bei so vielen Dingen einfach überheblich von einem Volksaberglauben zu sprechen.

Anmerkung:

Die **Alpen-Hauswurz,** Sempervivum alpinum Griseb.
ferner die
Berg-Hauswurz, S. monatum L.,
Gelbe Hauswurz, S. wulfeni Hoppe
und die
Spinnweben-Hauswurz, S. arachnoideum L.

hätten die gleichen Heilwirkungen, doch sind sie sehr selten in der Natur vorkommend und stehen unter Naturschutz.

46 Hederichkraut Sisymbrium officinale (L.) Scop. Tafel 4, Figur 1

Volksnamen: Raukenkraut — Wegraute — auch Wegsenf bzw. Raukensenf (wie der Hederich) genannt.

Botanik: Der heute noch bestehende Drogenname „Herba Erysimi" ist botanisch unrichtig und geht auf den alten, unrichtigen Linnéschen Namen Erysinum officinale zurück. Der Botaniker Scopoli, ein Zeitgenosse Linnés, stellte den Namen auf Sisymbrium officinale richtig.
Die Pflanze erreicht eine Höhe von 40—70 cm Höhe; der aufrechte Stengel ist so wie die Blätter zumeist violett angelaufen. Die Blätter sind gestielt, mit 2—3 paarigen, länglichen gezähnten Seitenabschnitten und spießförmigen, ungleich-gezähnten Endabschnitten. Die endständigen Kreuzblüten sind in aufrechten Trauben, klein, mit 4 gelben Kronblättern. Die Schoten sind aufrecht, zugespitzt, dem Stengel angedrückt. Die ganze Pflanze, wie auch die Blüte haben große Ähnlichkeit mit den anderen Kreuzblütlern, vor allem mit dem Hederich (Anmerkung) und wird mit der letztgenannten Pflanze auch ständig verwechselt.

Geruch und Geschmack: Die Pflanze riecht eigentümlich, etwas scharf; der Geschmack ist bitter, senfartig.

Blütezeit: Mai bis in den Herbst hinein.

Standort: auf Schutt, Ödland, an Wegrändern, oft sehr zahlreich. Das Hederichkraut gilt als lästiges Unkraut.

Heilkräftiger Pflanzenteil: Gesammelt wird das blühende Kraut, nicht zu tief abgeschnitten. Die unteren, meist braunen Blätter werden entfernt.

Heil- und Wirkstoffe: Der heilwirksamste Stoff ist das senfhaltige ätherische Öl. Ferner wurden ein Senfölglykosid und Myrosin, ferner auch Rhodanwasserstoff festgestellt. Auch wurde ein ganz leicht herzwirksames Glykosid mit digitalisähnlicher Wirkung nachgewiesen.

Heilwirkung: Das Hederichkraut war einmal eine sehr geschätzte Heilpflanze für Hals- und Brustleiden. In Frankreich wurde sie Herbe auchantre = Sängerkraut genannt, da die Sänger vor dem Auftreten, oder in den Zwischenpausen sich gerne eine Tasse Tee von diesem Kraut reichen ließen.
Die einzelnen Anwendungen wollen aus dem Kapitel Volksheilkunde entnommen werden.

Anwendung in der Volksheilkunde: Das Hederichkraut wird in der Volksheilkunde sehr gerne zur Heilung von Katarrhen der Atmungsorgane, besonders bei Kehlkopfentzündung angewendet und als sehr erfolgreich gepriesen. Bei allen akuten oder chronischen Kehlkopfkatarrhen, bei Heiserkeit, Stimmlosigkeit, bei Hals- und Brustleiden, Husten, Bronchialasthma, Brustverschleimung und Lungenkatarrh wirkt der Tee schleimlösend, entkrampfend und beruhigend.
Das Hederichkraut wird ferner angeraten bei Gelbsucht, Blasenkatarrh, bei Nierenstein und bei Skorbut.
Die Anwendung erfolgt als heißer Teeaufguß, 1 Teelöffel der getrockneten Droge für 1 Tasse Tee, 4—5 Minuten ziehen lassen, 3—4 Tassen unter Tags schluckweise trinken.
Bei Anwendung für alle genannten katarrhalischen Leiden kann der Tee mit Honig gesüßt werden.

Anmerkungen:

1. Ein weitschichtiger Verwandter des Hederichkrautes ist der

Hederich, Raphanus raphanistrum L.

Volksnamen: Düln — gelbes Eisenkraut — Eisenkrautweiblein — Kök — Kötke — Kütk — Raukensenf — Wegsenf

Botanik: Die einjährige Pflanze ist ein lästiges Unkraut und wird 30 bis 60 cm hoch. Der Stengel fühlt sich rauh an, ist zumeist leicht rötlichviolett angelaufen und hat abstehende Äste. Die Blätter sind gesägt, fiederspaltig, die untersten mit 7, die mittleren mit 5, die obersten mit 3 Lappen versehen, wobei der vordere Lappen immer größer ist als die übrigen. Die kleinen Blüten an der Spitze der Zweige sind gelb und erzeugen nach und nach einen ährenförmigen Fruchtstand, dessen Schoten mehr oder minder an den Stengel angedrückt sind.

Blütezeit: Juni bis September. — *Samenreife:* ab August.

Standort: Auf Brachland, Äckern, Weg- und Feldrainen.

Heilkräftige Pflanzenteile: Gesammelt wird das blühende Kraut von Mitte Juni bis Ende Juli. Die Schoten sammelt man zur Samenreife. Sie werden zwecks Gewinnung der Samen gut ausgeklopft. Der Geruch ist scharf, der Geschmack scharf und etwas bitter.

Heilwirkung: Das Kraut war früher offizinell (Herba Erysimi). Es ist ein vorzügliches Skorbutmittel und wird in dieser Eigenschaft als Ersatzmittel für Kren (Nr. 72) verwendet.

Anwendung in der Volksheilkunde: Als Teeaufguß hilft das Kraut bei leichtem Bronchialkatarrh, Heiserkeit und Husten, denn es besitzt eine auflösende Kraft. Hederichsamen zerstoßen und mit Honig zu einer Latwerge bereitet, räumt, löffelweise gegessen, die Brust vom Schleim, nimmt die Atemnot und beseitigt Hüftschmerzen.
Zerstoßener Hederichsamen, etwa 4 g in ein Glas Wermutwein gegeben und dies getrunken, beseitigt beginnende Gelbsucht.
In Weißwein die gleiche Menge zerstoßenen Samen aufgelöst und getrunken, erleichtert das beschwerliche Harnen und läßt die ausgebliebene Frauenzeit wieder kommen.
Hederichsamen zerstoßen und mit Wein getrunken hilft bei Schwammvergiftung. Zuerst ist ein Brechmittel einzunehmen.

2. **Rettich** Raphanus sativus L. und zahlreiche Sortennamen

Volksnamen: Bierrettich — Bierwurz — Furzwurzel — Radi — Retwurzel

Botanik: Der Rettich dürfte aus dem Hederich hervorgegangen sein. Diese Meinung ist zwar umstritten, doch halten eine Reihe von Botanikern den bei uns als so lästiges Ackerunkraut gedeihenden Hederich, als die Stammpflanze der Kulturpflanze Rettich.

Der Rettich unterscheidet sich vom Hederich durch seine fleischige Wurzel, die je nach gärtnerischer Züchtung sehr formenreich ist, und durch die glatte Samenhülse, die beim Hederich dagegen eingeschnürt ist. Die Farbe der Wurzel wechselt von weiß über grau bis schwarz. Der aufrechte, hohle Stengel trägt je nach Sorte verschieden geformte Blätter. Die weißen oder lila Blüten haben violette Adern.
Der Rettich ist eine uralte Kulturpflanze. Seine Abbildungen finden wir bereits auf den Wänden der Tempel und Grabstätten des alten Ägyptens. Rettich gehörte neben Knoblauch und Zwiebel zu den gesundheitsfördernden Speisen, welche die Arbeiter beim Bau der Cheopspyramide, etwa 2900 vor Christi, erhielten.

Geruch und Geschmack: Der Rettich riecht eigentümlich, flüchtig, leicht scharf und charakteristisch kressenartig. Der Geschmack ist je nach Sorte mehr oder weniger scharf, angenehm und anregend.

Blütezeit: Juni — August.

Standort: Der Rettich stammt vermutlich aus Asien und kommt heute nirgends mehr frei in der Natur vor. Er wird fast überall in vielen verschiedenen Sorten in Gärten und Großkulturen gezogen.

Heilkräftige Pflanzenteile sind die Wurzeln (Radix Raphani recens), die ab Juni bis in den Spätherbst hinein geerntet werden können. Man erntet jedoch nur jene Rettiche, die keine Blütenstengel, sondern nur Blätter hervorbrachten. Beginnen Blütenstengel hervorzukommen, so müssen diese möglichst frühzeitig entfernt werden.

Heil- und Wirkstoffe: die Wurzeln enthalten das schwefelhaltige Öl Raphanol, eine Reihe von Senfölverbindungen, ferner Mineralstoffe, Magnesium, Vitamine und Fermente.

Heilwirkung: Obwohl der Rettich im allgemeinen nur als ein Gemüse bewertet wird und ihm das Prädikat „Heilpflanze" zum Teil noch vorenthalten wird, mußte ihm die wissenschaftliche Medizin bereits eine Reihe von volksmedizinischen Heilanzeigen zuerkennen. So wird die Anwendbarkeit des Rettichs bei Erkrankungen der Gallenwege, bei Bildung von Gallengrieß und Gallensteinen medizinisch-wissenschaftlich bestätigt. Besonders der Frischsaft des Rettichs wirkt sehr gallentreibend und bringt die Entzündung der Gallenblase zum Abklingen.
Der Rettichsaft wird am besten dadurch gewonnen, daß man die Wurzel fein zerreibt und die zerriebene Masse gut auspreßt. Eine Saftkur beginnt man mit 100 g täglich, nüchtern roh getrunken, und steigert die Tagesmenge allmählich

auf 400 g. Je nach dem Grad des Leidens läßt man die Kur nach 1 bis 3 Wochen mengenmäßig wieder auf 100 g Tagesverbrauch zurückgehen, um nach Heilung die Kur zu beenden.
Es sind jedoch zwei Regeln besonders zu beachten:

1. Man soll Rettich auch als Gesunder nicht mit Salz einnehmen.
   Schon Kneipp warnt, den Rettich zu salzen.
   Gesalzener Rettich und dazu Bier getrunken, ist eines der ungesündesten Genußmittel!

2. Bei entzündlichen Zuständen des Magens und des Darmes soll man Rettich oder dessen Saft wegen des Gehaltes an Senföl und wegen der Schwefelverbindungen nicht gebrauchen.

Anwendung in der Volksheilkunde: Eine der beliebtesten Anwendungen ist die Verwendung des Rettichsaftes, mit Zucker oder Honig bereitet, zur Behandlung von Bronchialkatarrh und Keuchhusten.

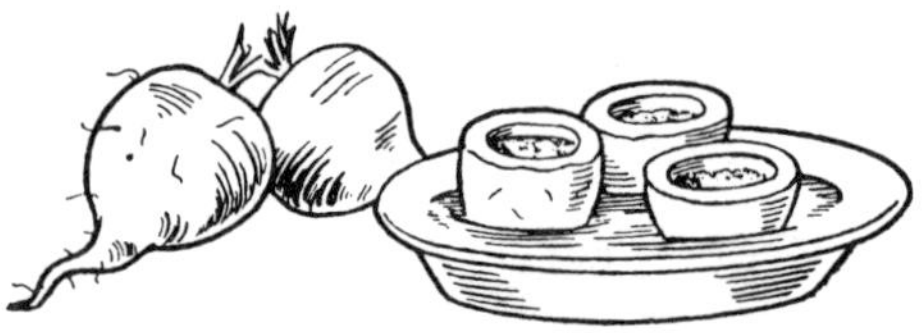

Zu diesem Zweck höhlt man einige Rettiche aus und macht am unteren Ende eine kleine Öffnung. Dann füllt man die ausgehöhlten Rettiche mit Rohzucker, Kandiszucker oder Honig und stellt sie in eine Schüssel. Der ausfließende Saft gilt als schleim- und hustenkrampflösend sowie als auswurffördernd. Der Keuchhusten klingt nach regelmäßigem Einnehmen dieses Saftes bald ab.
In der Volksheilkunde wird auch das Kochwasser von zerschnittenen Rettichen trinkwarm mit Honig, Kandiszucker oder Rohzucker vermengt und schluckweise getrunken. Die Heilwirkungen sind die gleichen.

Anwendung in der Homöopathie: Aus Schwarzem Rettich (Radix Raphani) wird eine Essenz bereitet, die gegen Abmagerung bei Erwachsenen, Schlaflosigkeit, Kopfschmerzen, Lebererkrankungen und bestimmte Hauterkrankungen mit Erfolg unter ärztlicher Kontrolle anzuwenden ist.

Die überaus gesundheitsfördernde Heilwirkung des Rettichs war nicht nur den alten Ägyptern bekannt, sie muß im zunehmenden Maße von der wissenschaftlichen Medizin anerkannt werden. Interessant ist die Feststellung des Chirurgen Dr. Kehr, der sich auf dem Gebiete der Gallenblasenoperation einen internationalen Ruf erwarb, daß das viel seltenere Auftreten von Gallenerkrankungen im süddeutschen Raume im Vergleich zum Norden, zweifellos auf die im Süden viel häufigere Verwendung des Rettichs in der Ernährung zurückzuführen ist.

47 Heidelbeere Vaccinium myrtillus L. Tafel 4, Figur 2

Synonyme: V. montanum Salisb. — V. angulosum Dulac. — Myrtillus niger Gilib. — M. sylvatica Babani.

Volksnamen: Äugerln — Bickbeere — blaue Besinge — Blaubeeren — Griffelbeere — Haselbeere — Heibeere — Heidbeere — Heilebeere — Heipelten — Herpel — Krähenaugen — Kranaugn — Kuhbeere — Kuhtecken — Mehlbeere — Moosbeere — Mostbeere — Pickelbeere — Roßbeere — Schwarzbeere — Schnuderbeere — Sentbeere — Waldbeere — Wehlen — Wolbeere — Worbeln — Zeitbeere

Botanik: Die Heidelbeere ist ein kleiner, 20 bis 30 cm hoher Halbstrauch und besitzt einen kriechenden Wurzelstock mit kantigen, zähen grünen Stengeln und Zweigen. Die Blätter sind kurzgestielt, klein gezähnt und eiförmig. Die Blüten stehen einzeln in den Blattachseln, sind kugelig, hellgrün mit rötlichem Schimmer. Die etwa erbsengroßen Beeren werden schwarz und blau bereift, oben kreisförmig abschließend.

Geruch und Geschmack: Die Beeren sind fast geruchlos bzw. von einem feinen herben Geruch, nach Waldesfrische duftend. Die frischen Beeren schmecken säuerlich-süß, die getrockneten eher etwas herb. Der Saft der Beeren dunkelblau bis beinahe schwarz färbend.

Blütezeit: April bis Juni (Juli).

Beerenreife: von Anfang Juli bis gegen Ende September.

Standort: Die Heidelbeere lebt herdenweise auf frischen, feuchten aber humusreichen Wald- und Heideböden. Sie ist ein Kalkflüchter bzw. wird auf Kalk steril. Die Heidelbeere ist ein wichtiger Humusbilder, verschlechtert aber gleichzeitig den Boden durch die Erzeugung von versäuertem Rohhumus und Ortssteinbildung.

Heilkräftige Pflanzenteile: Offizinell sind die Beeren (Fructus Myrtilli) und die Blätter (Folia Myrtilli).
Die Beeren werden zur Beerenreife gesammelt. Sie sind fast geruchlos bzw. von einem feinen herben Geruch. Die frischen Beeren schmecken säuerlich-süß, die getrockneten eher etwas herb. Die Blätter müssen *vor* der Fruchtreife gesammelt werden, da der Heilstoff im Blatt, das Myrtillin, zur Fruchtreife im Blatt nicht mehr vorhanden ist! Zumeist wird aber das Sammeln der Blätter erst anläßlich der Beerenreife „unter einem" durchgeführt; diese heilstofflosen Blätter führen dann zu einem Mißerfolg der Blätter-Teekur. So wertvoll der Heidelbeerblättertee für die Behandlung der Zuckerkrankheit ist, so erfolglos ist aber die Kur, wenn Blätter verwendet werden, die erst anläßlich der Beerenernte gesammelt wurden. Dies ist die Ursache, warum die Heidelbeerblätter bezüglich ihrer Heilwirkung bei Zuckerkrankheit in Mißkredit kamen.

Hier haben wir ein Beispiel, wie wichtig es ist, die angegebenen Sammelzeiten der Heilpflanzen und ihrer Pflanzenteile genauest zu beachten, da diese Vorschriften nicht von ungefähr sind, sondern auf Grund einer langen Naturbeobachtung und Erkenntnis der feinsten Naturvorgänge heraus empfohlen werden!
Für die Anwendungen in der Volksmedizin werden auch hie und da die Wurzeln gesammelt. Diese sind vor der Blütezeit auszugraben.

Heil- und Wirkstoffe: Die Blätter enthalten Gerbstoff, Arbutin, das Glykosid Myrtillin, Chinasäure, das glykosidartige Erikolin, Apfel- und Zitronensäure, Zucker und Gummi.
Die Früchte enthalten Gerbstoff, Zucker, Apfel- und Zitronensäure, Oxal- und Bernsteinsäure, Pektin und ein noch nicht benanntes Gemisch von Glykosiden, das jedoch nicht verwechselt werden darf mit dem Myrtillin der Blätter. Die Früchte enthalten reichlich das Vitamin C.

Heilwirkung: Die getrockneten und leicht aufgekochten Beeren sind ein gutes Mittel gegen die Diarrhöen, Hämorrhoidalblutungen und Harnsteine. Abkochungen von Beeren in konzentrierter Form sind das beste Mittel bei Bauchtyphus (Typhus abdominalis). Kneipp empfiehlt den Teeaufguß von Blättern und Beeren gegen Durchfall.
Bei Dickdarmentzündung (Colitis) kann der Heidelbeerwein bestens empfohlen werden. Der echte, herbe Heidelbeerwein ist nicht nur gegen Colitis, sondern auch gegen alle akuten oder chronischen Magen- und Darmerkrankungen sowie gegen Verdauungsstörungen, Appetitlosigkeit und Schwächezustände, die hieraus entstehen, bestens geeignet. Die sogenannten Gärungs- und Fäulnisdispepsien, das sind Verdauungsstörungen durch Gärungs- und Fäulnisvorgänge im Darm, werden durch den Heidelbeerwein rasch zur Ausheilung gebracht. Der Heidelbeerwein ist gegen diese aufgezählten Krankheiten und Leiden deshalb das beste Naturheilmittel, weil durch ihn die Zersetzungsprodukte und Giftstoffe des Darminhaltes angesaugt und abgeleitet werden. Der Alkoholgehalt dieses Beerensaftes verhindert oder hemmt zumindest beachtlich die Weiterentwicklung der krankheitserregenden Bakterien und Keime, ohne jedoch die so nützliche Darmflora ungünstig zu beeinflussen. Neben diesen hervorragenden Eigenschaften wirkt der naturechte Heidelbeerwein auf die Darmbewegung zusammenziehend und bewirkt, in kleinen Mengen, aber regelmäßig genommen, eine erhöhte Widerstandsfähigkeit gegen die obgenannten Magen- und Darmbeschwerden, ohne die geringsten schädigenden Nebenwirkungen oder gar eine Abstumpfung durch Gewöhnung auszulösen.
Der frische oder durch richtige Sterilisation konservierte Rohsaft ist nicht nur ein Trank von köstlichem, frisch-herbem Aroma, sondern auch ein hervorragendes Heilmittel von vielseitiger Heilwirkung.

Der Rohsaft ist einer der besten und natürlichsten Spül- und Gurgelmittel und heilt in dieser Anwendung die Rachen-, Kehlkopf- und Halskatarrhe. Ein voller Schluck dieses Frischsaftes längere Zeit im Munde belassen, wirkt heilend bei Zahnfleischentzündungen und hat einen gewissen vorbeugenden Einfluß auf das Entstehen der Mundfäule. Vor allem wirkt dieser Saft schmerzstillend und in der Folge heilend bei der Leukoplakie der Zunge, jenen kleinen entzündlichen weißen Fleckchen auf der Zunge, wie sie unter anderem bei Rauchern auftreten. Auch beseitigt dieser Saft den oft widerlichen „Rauchermundgeruch" und erzeugt, wenn regelmäßig getrunken und falls der Raucher nicht ein süchtiger Kettenraucher ist, einen gewissen Widerwillen gegen das Rauchen. Je länger diese Kur fortgesetzt wird, desto mehr steigert sich dieser Widerwille. Es werden zu diesem Zwecke ganz kleine Schlucke zu wiederholten Malen am Tage eingenommen und sollen diese vorerst etwas im Munde belassen werden.

Ferner hat eine regelmäßige Kur (alle 2 Stunden 1 Stamperl), verbunden mit einer strengen Diät, den Abgang der lästigen Spulwürmer (Askariden) zur Folge. Der Frischsaft, periodisch getrunken, oder die frischen Beeren durch einige Tage periodisch (alle 2 bis 3 Stunden) eingenommen, bringt nicht nur Verdauungsstörungen leichterer Art, wie sie besonders durch Hämorrhoiden ausgelöst werden, zum Verschwinden, sondern beseitigt auch oft üblen Geruch des Stuhls.

Daß die Heilwirkung der Blätter vom richtigen Zeitpunkte des Einsammelns abhängig ist, wurde bereits erwähnt, kann aber gerade bei den Blättern der Heidelbeere gar nicht oft genug betont werden. Richtig gesammelte Blätter sind in erster Linie ein klinisch erprobtes, ganz vorzügliches Heilmittel bei Zuckerkrankheit. Es gilt als einwandfrei erwiesen, daß das im Heidelbeerblatt enthaltene Myrtillin nicht nur die Zuckerausscheidung herabsetzt, sondern auch gänzlich aufzuheben vermag. Das Myrtillin der Heidelbeerblätter wird daher mit Recht das „pflanzliche Insulin" genannt.

Trotz dieser einmaligen Vorzüge der Heidelbeerblätter bei der Behandlung der Zuckerkrankheit darf sich jedoch die Heilbehandlung nicht allein auf den Teegenuß in unkontrollierter Form beschränken. Die noch so große und erwiesene Heilwirkung der Heidelbeerblätter schließt die ärztliche Überwachung der Krankheit *nicht* aus.

Die ständige Kontrolle des Blutzuckerspiegels und der Harnzuckerausscheidungen muß unter allen Umständen durchgeführt werden. Die Bereitung des Tees von Heidelbeerblättern geschieht in der Weise richtig, daß 1 Eßlöffel voll gut getrockneter und zerkleinerter Blätter mit einer Tasse Wasser, das eben gekocht hat, überbrüht wird. Nach etwa 10 Minuten seiht man den Tee ab und trinkt denselben ungesüßt und schluckweise. So verteile man die Menge von 2 bis 3 Tassen am Tage, setze jedoch zu den Mahlzeiten das Trinken je eine Stunde vorher und nachher aus.

Neben der Verwendung des Blättertees bei Zuckerkrankheit wird dieser auch zur Heilung von Harnröhrenkatarrh und Blasenschlaffheit (Blasenatonie) ange-

wendet. Bei längerer Zuckerkrankheit erscheint es vorteilhaft, den Heidelbeerblättertee nach einiger Zeit mit anderen einschlägigen Heilpflanzen zu mischen. Hiefür werden getrocknete Bohnenschalen (Nr. 55/a), Tausendguldenkraut (Nr. 123), Brennnessel (Nr. 16), Löwenzahn (Nr. 83), Schafgarbe (Nr. 110) und Brombeerblätter (Nr. 17) empfohlen. Die Beimischung von ein bis zwei dieser genannten Heilpflanzen erfolgt zu gleichen Teilen. Die Beeren werden entweder frisch genossen oder als Heidelbeermus (Marmelade) bzw. als Heidelbeerkompott konserviert.
Diese bilden besonders im Spätwinter und Frühjahr eine wertvolle Bereicherung der Vitaminzufuhren bei den Hauptmahlzeiten. Getrocknete Heidelbeeren empfiehlt Pfarrer Kneipp bei leichten Diarrhöen, bei schweren Fällen hilft sehr wirkungsvoll der Heidelbeerbranntwein. Besonders älteren Leuten, die an chronischen Diarrhöen oder Stuhlverstopfung leiden, wird der Heidelbeerschnaps, nicht aber der gesüßte Heidelbeerlikör, ganz mäßig genossen, angeraten.

Anwendung in der Volksheilkunde: Die Heidelbeerwurzel getrocknet und gepulvert in die Wunden gestreut, nimmt das faule Fleisch und bringt die Wunden rasch zum Abheilen.
Ein Pflaster aus gestoßenen, frischen Blättern, mit etwas Rosenöl vermischt hergestellt, lege man auf Geschwülste.
Man bereite den „Heidelbeergeist", indem man 3 bis 4 Handvoll Heidelbeeren, frisch oder getrocknet, mit 1 Liter Kornbranntwein durch 2 bis 3 Wochen ansetzt. Er lindert Kolikschmerzen und erwärmt den Unterleib.
Gegen Haarausfall empfiehlt die Volksheilkunde durch längere Zeit, täglich dreimal, Einreibungen am Kopf mit Heidelbeerblättertee vorzunehmen.
In der Volksheilkunde der nordischen Staaten, besonders in Lettland und Finnland wird gegen Keuchhusten ein Teegemisch von getrockneten Beeren und Blättern empfohlen.
Ein aus eingedicktem Heidelbeersaft und Honig hergestellter Heidelbeersirup wird vielfach den Lungenschwachen, Bronchitikern, ja sogar den Lungenschwindsüchtigen eßlöffelweise, mehrmals am Tage gereicht. Dieses Hausmittel löst auch sehr gute Erfolge bei chronischem Appetitmangel und Körperschwäche aus. Körperlich schwache Kinder erhalten bei richtiger Kuranwendung in Bälde ein blühendes Aussehen.

Aus Mythos und Geschichte: Die Heidelbeeren lieferten ein reiches Thema in Mythos, Volksaberglauben und Geschichte. Der Heilige Jakob sei der Schirmherr dieser Beeren und seien diese an seinem Namenstag, dem 25. Juli, besonders heilsam und wohlschmeckend. Nach einer anderen Version soll man die Beeren nur während des „Frauendreißiger", der Zeit zwischen dem 15. August und dem 8. September, ernten. Im „Weihbuschen", der am 15. August, dem Maria Himmelfahrtstage, geweiht wird, soll nie ein Sträußlein Heidelbeeren fehlen usw.

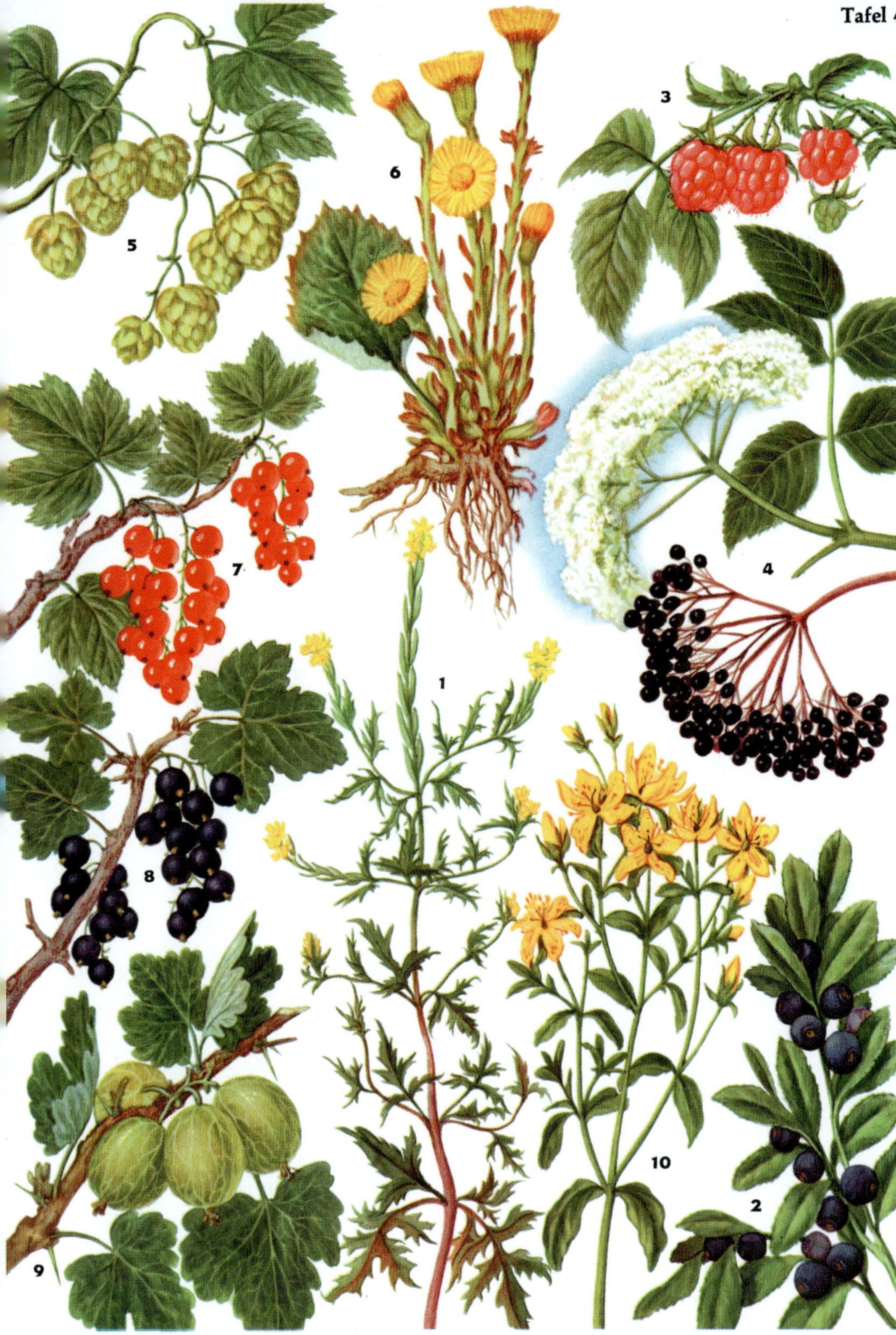

1. Hederichkraut, 2. Heidelbeere, 3. Himbeerstrauch, 4. Holunder, 5. Hopfen, 6. Huflattich, 7. Roter Johannisbeerstrauch, 8. Schwarzer Johannisbeerstrauch, 9. Stachelbeerstrauch, 10. Johanniskraut

Plinius Secundus berichtete, daß die Gallier die Gewänder der Sklaven mit Heidelbersaft färbten, um sie zu kennzeichnen.
Bei den Ärzten des Altertums war die Heidelbeere als Heilpflanze nicht bekannt. Erstmalig finden wir die „Waltbeeren" (Waldbeere) bei der Heiligen Hildegard (12. Jahrhundert) beschrieben und werden die Beeren gegen Husten und Lungenschwindsucht gelobt.
Der Dichter Heinrich Hoffmann von Fallersleben (1798—1874) gedachte der Heidelbeeren in poetischer Weise:

Frau Sonne hat es brav gemacht.
Sie hat die Beeren zur Reif gebracht,
die Heidelbeeren.

Wir wollen uns bücken
und fleißig pflücken
die Heidelbeeren.

Wir wollen verzehren,
Frau Sonne zu Ehren,
die Heidelbeeren,
die lieben, blauen Heidelbeeren.

Anmerkung:

1. Eine nahe Verwandte der Heidelbeere ist die

Rauschbeere, Vaccinium uliginosum L.

Volksnamen: Lausbeere — Moorbeere — Moosflacken — Nebelbeer — Schwindelbeeri — Sumpfheidelbeere — Tunkelbeere — Unsinnerle

Botanik: Die Rauschbeere ist praktisch von der Heidelbeere dadurch leicht zu unterscheiden, daß das Fruchtfleisch der frisch geernteten Rauschbeere nicht blau sondern blaßgrün ist. Beim Zerdrücken der Rauschbeeren werden die Finger nicht blau gefärbt, wie dies beim Zerdrücken der Heidelbeere der Fall ist.
Standort: Die Rauschbeere bildet oft in Höhenlagen (im Kanton Wallis bis zu 3000 m hoch vorkommend) Massenbestände, besiedelt aber auch alle Moore der Alpen, der deutschen Mittelgebirge und ist im hohen Norden ebenso üppig gedeihend, anzutreffen.

Heilwirkung: Über den Wert der Rauschbeere sind die Meinungen geteilt. Obwohl sie in den Alpenländern reichlich gesammelt und gegessen werden, wird anderseits behauptet, daß sie Magenbeschwerden, Schwindel und Übelkeiten auslösen. Daher die Volksnamen Rauschbeere, Schwindelbeere u. a.
Dies dürfte jedoch mit dem jeweiligen Standort zusammenhängen. Die Rauschbeeren aus sumpfigen Gebieten bzw. sumpfigen Mooren scheinen noch nicht näher untersuchte Giftstoffe zu enthalten, die bei trockenen Standorten fehlen. Die Bergbäuerinnen verarbeiten die Rauschbeeren zu Marmeladen und sind diese auch dann nicht mehr schädlich. Frisch genossen werden sie als sehr erfrischend (Vitamin C?) und als stuhlgangfördernd gelobt.

2. Eine weitere Verwandte der Heidelbeere ist das sehr bekannte

Gemeine Heidekraut, Calluna vulgaris Hull. (L.) Synonym: Erica vulgaris L.

Volksnamen: Besenheide — Besenkraut — Binnheide — Brandheide — Immerschön — Hoaden — Kuhheide — Rindsheide — wilde Sephi — Senden — Zetten

Botanik: Die drei Heidekraut-Arten, das gegenständliche Gemeine Heidekraut, das Frühlingsheidekraut (Erica carnea L.) und das Moor-Heidekraut (Erica tetralix L.) werden in der Volksheilkunde nicht unterschieden und gleicherweise angewendet.

Standort: Sehr häufig anzutreffen auf Hochmooren, Heiden, auf Waldblößen, auf Dünensand wie auch in den Alpen bis über 2000 m Höhe.

Heilkräftiger Pflanzenteil ist das blühende Kraut (Herba Ericae), frisch gepflückt oder im Schatten getrocknet, anzuwenden.

Heil- und Wirkstoffe: Das Heidekraut enthält an Heil- und Wirkstoffen Fumarinsäure, Gerbsäure, Zitronensäure, Ericolin, Karotin, Mineralstoffe, wie Kalk und Kieselsäure u. a. Es sind sicherlich noch eine Reihe unentdeckter Heilstoffe in dieser Heilpflanze.

Heilwirkung: Das Heidekraut wurde von den Kräutervätern des Mittelalters als Heilpflanze gegen Milz- und Steinbeschwerden, als blutreinigendes Mittel, gegen Rachitis und Magenkrämpfe u. a. sehr geschätzt. Als Heilpflanze geriet es völlig in Vergessenheit und erst Kräuterpfarrer Kneipp lobte wieder das blühende Kraut als Tee gegen die Harnsäurediathese, gegen Rheumatismus und unterstreicht die blutreinigende Wirkung.

Anwendung in der Volksheilkunde: Während die Schulmedizin das Heidekraut noch nicht hoch einschätzt, ist es um so höher im Ansehen der Volksheilkunde. Das Heidekraut gilt als wirksames Naturheilmittel gegen Rheumatismus, Blasen- und Nierenleiden, Nierensteine und Nierengrieß, Rachitis und wird als Blutreinigungsmittel bei Ekzemen und Hautausschlägen noch viel angewendet.

Äußerlich wird der Teeaufguß als Umschlag bei Augenentzündungen und bei Augenschmerzen verwendet.

Dem Blütentee — 1 Teelöffel für 1 Tasse im Aufguß, gesüßt mit 1 Teelöffel Honig — wird eine schlaffördernde Heilkraft nachgesagt.

3. Schließlich ist die

Preiselbeere, Vaccinium vitis Idaea L., zu der Heidelbeere verwandt. Sie ist unter Nr. 96 ausführlich beschrieben.

48 Herzgespann Leonurus cardiaca L.

Synonyme: Leonurus campestris Andrz. — Cardiaca vulgaris Moench., und zahlreiche Formen.

Volksnamen: Herzheil — Herzgold — Herzkräutel — Löwenschwanz — Wolfskraut — Wolfstrapp. Das Wort „gespann" ist aus dem mittelalterlichen Sprachschatz und bedeutet Krampf. Die Pflanze war gegen Herzkrämpfe in hohem Ansehen.

Botanik: Aus dem ausdauernden, dicht bewurzelten Wurzelstock wachsen mehrere vierkantige, hohle, gerillte, oft rötlich-violette Stengel empor. Die Laubblätter haben bis 4 cm lange Stiele, sind etwas herzförmig, bis gegen die Mitte hin handförmig und in 3—7 grobgesägte Lappen gespalten und weich behaart. Die Scheinquirlen sind dicht und reichblütig. Die Blüten sitzend, haben Vorblätter und einen trichterförmigen Kelch, die Krone ist fleischrot bis rosa gefärbt und zottig behaart.

Geruch und Geschmack: Die Pflanze riecht scharf, etwas widerlich. Desgleichen ist auch der Geschmack.

Blütezeit: Juni bis September, je nach Standort.

Standort: Das Herzgespann gedeiht am Rande von Dorfwegen, Zäunen, Hecken. Wir finden die Pflanze auch auf Halden und Brachland. Sehr häufig im Gebiet der pannonischen Flora. Das Herzgespann war früher als sehr geschätzte Heilpflanze in den Bauerngärten vielfach anzutreffen.

Heilkräftiger Pflanzenteil: Man sammelt das blühende Kraut ohne Wurzel (Herba cardiaca) und war früher als Herba cardica nicht nur offizinell, sondern auch ein sehr beliebtes Hausmittel, das vor allem in keinem ländlichen Haushalt fehlte. Die Pflanze wird im Schatten getrocknet und nach den allgemeinen Regeln aufbewahrt. An

Heil- und Wirkstoffen wurden bisher Apfel-, Weinstein- und Zitronensäure festgestellt, wie auch der sogenannte Leonurusbitterstoff. Ferner enthält das Herzgespann Phosphorsäure, Kalium, Calcium, Harz und einen nicht näher bezeichneten Gerbstoff. Die ganze Pflanze bedarf aber noch einer gründlicheren pharmakologischen Untersuchung.

Heilwirkung: Interessanterweise loben Theophrast und Dioskurides das Herzgespann nur als Magenmittel. Erst im mittelalterlichen „Gart der Gesundheit", später bei Fuchs und Matthiolus finden wir die Pflanze als Herzmittel gepriesen.

Das Herzgespann teilte mit so vielen Heilpflanzen das gleiche Geschick, es geriet fast völlig in Vergessenheit. Erst in jüngerer Zeit wurde der gute Ruf dieser Pflanze als Heilpflanze hauptsächlich durch die englischen Ärzte neu anerkannt. Vor allem setzte sich Pater warm für das Herzgespann ein.

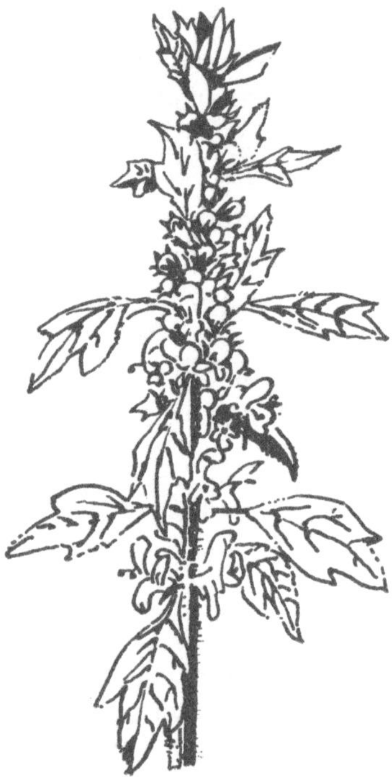

Das Herzgespann ist ein gutes Mittel bei nervösen Herzleiden, bei nervös bedingter Herzschwäche und bei Herzklopfen, durch einen aufgetriebenen Unterleib verursacht. Dadurch müssen wir auch den Anschauungen der Ärzte der Antike beipflichten, daß das Herzgespann ein Magenmittel ist. Magenblähungen und Magenkrämpfe werden ebenfalls durch dieses Heilkraut geheilt.

Nicht zuletzt muß erwähnt werden, daß das Herzgespann bei Atemnot, Engbrüstigkeit, Verschleimung der Atmungsorgane gute Erfolge aufweist. Bezüglich der krampfstillenden und nervenberuhigenden Heilwirkung hat das Herzgespann eine gewisse ähnliche Wirkung wie der Baldrian.

Als Dosierung empfehlen wir täglich 2 Tassen im Aufguß bereitet, zuckerlos und schluckweise zu trinken, wobei wir für 1 Tasse 1 Teelöffel der kleingeschnittenen Droge nehmen.

Anwendung in der Volksheilkunde: In der Volksheilkunde wird der Tee bei Magenbeschwerden und bei Kropfbeschweren vielfach lobend erwähnt.

Auch bei Hysterie, allgemeinen nervösen Beschwerden wie Gereiztheit, Unruhe, nervösen Angstzuständen und Schlaflosigkeit gilt Herzgespann als die zuständige Heilpflanze.

Sogar bei Säuferwahnsinn mit Unruhe und Zittern usw. verbunden (Delirium tremens) werden Heilerfolge berichtet.

Anmerkung: Eine Herzgespann-Art, das **Sibirische Mutterkraut,** Leonorus sibiricus L., war in der altchinesischen Medizin, I mu Tsao genannt, eine Heilpflanze in höchstem Ansehen und wird heute noch als Frauenkraut gegen Frauenleiden aller Art, gegen Weißfluß, übermäßige Blutungen und zur Behebung der Sterilität der Frauen angewendet.

49 Himbeerstrauch Rubus idaeus L. Tafel 4, Figur 3

Volksnamen: Ambas — Ampe — Haarbeere — Hendelbeere — Hindelbeere — Hintbeere — Hohlbeeren — Katzenbeeren — Madebeere — Mollbeeren — Mutterbeere — Niedelbeere — Runtzelbeere — Waldbeeren — Waldhexenschmier — Waldhimmelbreme

Botanik: Der 2 bis 3 m hohe Strauch hat einen ausdauernden Wurzelstock. Der Stengel ist zweijährig. Die Blätter sind groß, an den Blütenästen dreizählig, sonst meist fünfzählig. Die Blättchen sind an der Unterseite meist weißfilzig. Die Stacheln an den Stengeln sind borstenartig. Der Blütenstand ist eine Doldentraube. Die Blüten sind weiß, die Früchte der Brombeere ähnlich, jedoch rot.

Geruch und Geschmack: Die Blätter haben einen schwachen, angenehmen Geruch und einen etwas schleimig-würzigen Geschmack. Die Beeren haben einen lieblichen Geruch und einen köstlichen, süßen Geschmack.

Blütezeit: Mai, Juni.

Beerenreife: Juni bis August.

Standort: Der Himbeerstrauch liebt Waldschläge und sonnige Waldränder sowie sonnige Hänge. Er bevorzugt nur gute Böden und gilt daher als ein Standortanzeiger für sehr gute Waldböden.

Heilkräftige Pflanzenteile: Gesammelt werden in erster Linie die Beeren zur Reifezeit (Fructus Rubi Idaei).
Zur Blütezeit sammelt man die jungen Blätter und blühenden Triebspitzen (Folia Rubi Idaei).
Seit dem Mittelalter wird der Strauch auch in Gärten kultiviert. Die duftigsten Früchte mit dem einmaligen Aroma wachsen aber nicht in Gärten, sondern draußen in der freien Natur.

Heil- und Wirkstoffe: Frische Himbeeren enthalten je nach Sorte und Standort bis zu 80 % Saft, davon etwa 60—70 % Wasser, ferner Zucker (Lävulose), Gerbstoff, Pektin, Zitronen- und Apfelsäure, Stickstoffsubstanzen, Farbstoff- und Aromasubstanzen (= Cyanidinglukoside) sowie eine Reihe von noch nicht näher erforschten Spurenelementen. Die Blätter enthalten Gerbstoff, Milchsäure, Bernsteinsäure und ebenfalls eine Reihe von nicht näher erforschten Spurenelementen. Sowohl Früchte wie Blätter enthalten die Vitamine A und C.

Heilwirkung: Die Himbeeren, die nur noch in Holland, Frankreich, Spanien und Portugal offizinell sind, dienen vor allem zur Bereitung des HIMBEERSIRUPS (Syrupus Rubi idaei). Er wird durch vorsichtiges Einkochen des ausgepreßten

Saftes mit Zucker hergestellt. Das richtige Mengenverhältnis ist 7 Teile abfiltrierter Saft und 10 Teile Zucker.

Gezuckerter Himbeeressig (Acetum Rubi idaei cum Saccharo) wird aus 1 Teil Himbeersirup und 2 Teilen Weinessig hergestellt. Beide sind herzstärkend. Aus beiden wird eine Limonade bereitet, die für fiebrige Kranke eine wohltuende Stärkung und Erfrischung ist. Der reine Himbeersaft, verdünnt oder unverdünnt Himbeersirup oder Himbeeressig sind wohl die besten Getränke bei allen Krankheiten, die mit mehr oder weniger starkem Fieber verbunden sind. Wenn alle Nahrung vom Kranken abgelehnt wird, ein Glas Himbeersaft wird er kaum verschmähen. Bei keinem anderen Fruchtsaft, sei er noch so wohlschmeckend ist der Säuregrad, die Süße, der Anteil an Mineralstoffen und die kolloidale Struktur so harmonisch und gesundheitsfördernd vereint wie beim Himbeersaft. Bezüglich der Sterilisation von frisch gepreßtem Himbeersaft siehe das Rezept beim Apfelbaum (Nr. 5).
Die Himbeeren eignen sich wie die Heidelbeeren für die Diätkost der Zucker- und Nierenkranken. Auch für die Rheumatiker ist die Himbeere eine empfehlenswerte Diätfrucht. Die Beeren fördern den Stuhlgang und bekommen selbst bei schweren Magenerkrankungen gut. Gallenkranke sollten die Himbeere mehr in ihre Diätküche aufnehmen.
Himbeeressig ist ein ideales Gurgelmittel bei Halsentzündung. Der Himbeerblättertee ist ein wertvoller Bestandteil des Blutreinigungstees. Siehe diesbezügliche Rezeptvorschläge beim Brombeerstrauch (Nr. 17).

Aus alten Kräuterbüchern und Volksheilkunde: Der Aufguß von Himbeerblättern und der blühenden Gipfeltriebe hat die gleiche Eigenschaft wie der Brombeerblättertee (Nr. 17), ist jedoch milder.
Der Himbeerblättertee wird gerne gegen Hautausschläge und bei Keuchhusten empfohlen.
Die in Honig zerriebenen Blüten ergeben eine Salbe gegen Augenentzündungen und Gesichtsrose.
Himbeerlaub, frisch gepflückt und zerstoßen, auf die hitzige Leber oder den heißen Magen gelegt, nimmt die Hitze.
Ein Aufguß von den getrockneten Beeren und Blättern wird als schweißtreibendes Mittel und gegen Skorbut angewendet.
Himbeeren zu Gelees, Marmeladen und Kompott eingekocht, bilden eine wertvolle Bereicherung der vitaminärmeren Ernährung im Winter und bei Frühlingsanfang. Es gibt kaum ein erfrischenderes und belebenderes Gericht, wie den sogenannten „Obstsalat", ein Gemisch frischer Himbeeren, Erdbeeren und Johannisbeeren.
Dieser „Obstsalat" kann auch durch verschiedene andere einheimische Früchte und Obstarten ganz nach Geschmack ergänzt werden.

50 Hirtentäschel Capsella Bursa – pastoris (L.) Medik.

Synonyme: Thlapsi bursa pastoris L. — Th. polymorphum Gilib. — Bursa pastoris Wiggers. — Iberis bursa pastoris Crantz. — u. a.

Volksnamen: Bettseicherle — Beutelschneider — Blutwurz (nicht zu verwechseln mit der Blutwurz unter Nr. 34/a) — Burenschinken — Herzel — Herzelkraut — Kochlöffel — Löffeldieb — Säckelchrut — Schinkenkraut — Schneiderbeutel — Schülersäckel — Täschelkraut — Taschendieb

Botanik: Die ein- oder auch mehrjährige Pflanze hat eine spindelförmige Wurzel und wird 30–40 cm hoch. Die grundständigen und schmallänglichen Blätter bilden eine vielblättrige Rosette. Die Stengelblätter sind ungeteilt oder unregelmäßig gelappt. Die kleinen weißen Blüten stehen in Doldentrauben, die sich in lange Fruchttrauben verwandeln. Die verkehrt herzförmigen Schötchen, nach denen die Pflanze ihre Namen hat, werden 5 mm lang.

Geruch und Geschmack: Das Kraut ist fast geruchlos und hat einen etwas süßlichen, leicht widerlichen Geschmack.

Blütezeit: von März bis in den Spätherbst hinein.

Standort: In ganz Europa vorkommend und von hier aus überallhin als Kulturbegleiter und Unkraut verschleppt. Wir finden das Hirtentäschchen auf Wiesen, Weiden, Feldern, Brachland, Wegrändern, Gräben, Böschungen und auf Erdhaufen. Die Pflanze liebt stark gedüngte Böden.

Heilkräftiger Pflanzenteil: Man sammelt das blühende Kraut (Herba Capsella bursa) von April bis September. Es wird im Schatten getrocknet, kleingeschnitten und muß in dunklen Gläsern aufbewahrt werden. Zahlreiche und wertvolle

Heil- und Wirkstoffe sind in diesem „Unkraut" enthalten: Vor allem die Base Cholin sowie Azetylcholin und die karbozyklische Base Thyramin. Ferner Bursasäure, schwefelhältiges ätherisches Öl, Saponin, Kalium, Kalzium- und Natriumsalze, Gerbstoff und Zitronensäure.

Das Vorhandensein der beiden Basen und deren quantitative Menge ist nach neueren Forschungsergebnissen abhängig von der Anwesenheit eines Pilzes (Uromyces Thlapsii) auf der Pflanze. Da von dem mehr oder minderem Befall dieses Pilzes auch die Heilwirkung der Pflanze verschieden sein kann, ist es angezeigt bei der Ernte Frühjahr- und Sommerpflanzen zu sammeln und diese nach dem Trocknen und Zerkleinern gut zu vermischen. Hiedurch bekommen wir eine einheitliche Heilwirkung.

Heilwirkung: Unser heutiges Hirtentäschel ist nicht ident mit der Pflanze Thlapsi des Dioskurides. Er dürfte sicherlich die sehr ähnlich aussehende Tisdalie (Teesdalea undicaulis R. Br.) gemeint haben, die ursprünglich in den Mittelmeerländern beheimatet war. Das gegenständliche Hirtentäschel wurde erstmalig im „Gart der gesundheit" (1485) einwandfrei beschrieben und gelangte alsbald zu hoher Wertschätzung in der Volksheilkunde. In den weiteren Kräuterbüchern des Mittelalters wird das Hirtentäschel sehr gelobt als Heilpflanze von blutstillender Wirkung, gegen Bluthamen, zu starker Menstruation, Nasenbluten und zum Abstillen stark blutender Wunden. Als die Pflanze sich immer mehr verbreitete und auf den Kulturflächen in Massen auftrat, bekam sie den herabsetzenden Namen „Unkraut", verlor an Ansehen und geriet in Vergessenheit. Erst Kräuterpfarrer Kneipp brachte das Hirtentäschel als Heilpflanze wieder zu Ehren und stellte es in seiner Wirkung gleich hinter die des Zinnkrautes (Nr. 138). Zwar entdeckte man beim Hirtentäschel in der Folge die gute Heilwirkung bei Gebärmutterblutungen (Uterusblutungen), doch glaubte man bald darauf in der kanadischen Gelbwurz (Hydrastis canadensis L.) eine wirkungsvollere (ausländische!) Droge gefunden zu haben. So wurde das Hirtentäschel unserer Felder und Äcker abermals vergessen und erst im 1. Weltkrieg, als die aus Übersee eingeführten Drogen zu Ende gingen, erinnerte man sich wieder des Hirtentäschels. Weitere Forschungen ergaben, daß es der ausländischen Droge mindestens gleichwertig ist! So wurde, ergänzt durch weitere Forschungsergebnisse, das Hirtentäschel nun endlich zu einer anerkannten einheimischen Heilpflanze und wir brauchen nicht mehr Ausschau halten nach einer „wertvollen" Übersee-Heilpflanze.

Das Hirtentäschel wirkt in erster Linie gefäßverengend, gefäßverdichtend und eignet sich als sehr gutes Blutstillmittel. Bei den verschiedensten Blutungen werden wir das Hirtentäschel gebrauchen, so bei Magen-, Darm-, Nasen- und Wundblutungen. Auch bei Nierenblutungen und Lungenblutungen ist es zu empfehlen. Bei Gebärmutterblutungen ist es dem giftigen und so gefährlichen Mutterkorn (Nr. 157) vorzuziehen. Der Wirkstoff Thyramin bewirkt eine Auslösung und Verstärkung der rhythmischen Zusammenziehungen der Gebärmuttermuskulatur, so daß das Hirtentäschel als wehenanregendes Mittel zur Förderung des Geburtsvorganges bei Dosierung durch den Arzt, sehr gut zu verwenden ist.

Eine ähnliche Beeinflussung wird auch die Darmmuskulatur erfahren, so daß bei erschlaffter oder träger Darmbewegung, eine stuhlgangfördernde Wirkung durch das Hirtentäschel ausgelöst wird.

Wir haben aber nun noch eine weitere Heilwirkung des Hirtentäschels zu melden, wodurch es gerade zur wichtigen Heilpflanze unserer Tage wird. Eines

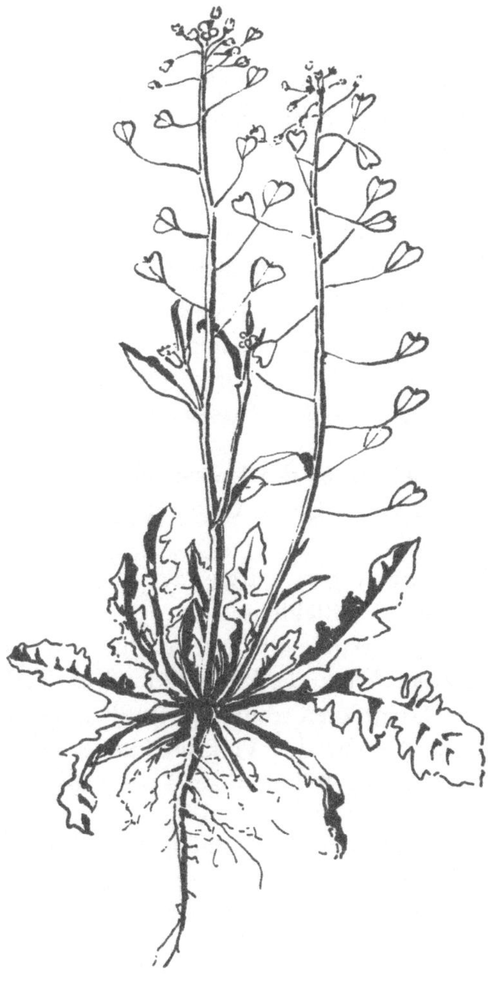

unserer weitverbreiteten Übel der Gegenwart sind die Kreislaufstörungen, ob nun durch zu geringen oder zu hohen Blutdruck ausgelöst. Im Hirtentäschel haben wir, ganz ähnlich wie bei der Mistel (Nr. 89) eine kreislaufausgleichende Heilpflanze, die sowohl bei zu niedrigem Blutdruck mit langsamer Herztätigkeit, als auch bei zu hohem Blutdruck mit Pulsbeschleunigung bestens zu empfehlen ist.
Hoffentlich tragen diese Aufklärungen dazu bei, daß wir gegen das bescheidene und „wertlose", da in Massen auftretende Hirtentäschel, nicht gleich ein abfälliges Urteil bereit haben, vor allem, daß wir wiederum in diesem „Unkraut" eine wertvolle Heilpflanze erkennen! Ferner lehrt uns das Hirtentäschel, daß laut Paracelsus „jedes Land seine Krankheit, aber auch jedes Land sein Heilkraut" hat. Wir brauchen nur ganz ausnahmsweise (bei ganz schweren und auch ganz seltenen Krankheiten) Ausschau halten nach Heilpflanzen aus fernen Ländern und Kontinenten.

ANWENDUNG: Als Tagesgabe bereiten wir von 4 Teelöffeln des getrockneten oder von 2 Teelöffeln des frischen Krautes einen Aufguß für 2 Tassen Tee als Tagesgabe, den wir ungesüßt und schluckweise trinken. Auch Frischsaft können wir 3—4 Teelöffel unter Tags einnehmen. Über ärztlichen Befund dürfen im Bedarfsfalle diese Tagesgaben erhöht werden. Kneipp empfiehlt das Kraut mit heißem Weißwein zu überbrühen und abgeseiht schluckweise zu trinken bei Leibschmerzen und inneren Blutungen.
Als Vorbeugungsmittel bei voraussichtlich zu starker Regel, sei den Frauen geraten, etwa 8 Tage vor Eintreten der Regel 1—2 Tassen Tee unter Tags schluckweise zu trinken. Bei zu starken Blutungen nehme man jede Stunde 1 Eßlöffel Tee ein; den Tee eisgekühlt einzunehmen, wie dies sogar empfohlen wird, ist abzulehnen.

Hirtentäschel kann mit anderen Heilkräutern vermischt werden, soweit sich deren Heilkräfte sinnvoll ergänzen. So kann man bei Nierenblutungen Hirtentäschel und Zinnkraut (Nr. 138), zu gleichen Teilen als Teemischung verwenden. Für 1 Tasse nehme man 1 Teelöffel Tee der Mischung, im Aufguß, zuckerlos getrunken.

Eine Teemischung bei Lungenblutung: Hirtentäschel, Mistel (Nr. 89), Vogelknöterich (Nr. 126) und Tormentillwurz (Nr. 34/a), zu gleichen Teilen als Teemischung verwenden. Die Bereitung erfolgt wie bei der vorhergehenden Rezeptangabe.

Bei Weißfluß bereite man eine Teemischung von Hirtentäschel und Weißer Taubnessel (Nr. 122/a) zu gleichen Teilen, als Aufguß, für 1 Tasse 1 Teelöffel der Mischung, 2—3 Tassen am Tage, ungesüßt und schluckweise getrunken.

Anwendung in der Volksheilkunde: Das Hirtentäschel wird in der Volksheilkunde gegen Gicht, Gelbsucht und gegen innere und äußere Blutungen angewendet.
Mit dem Aufguß gurgle man lauwarm, wiederholt am Tage, bei Halsgeschwülsten und bei Blähhals.
Die getrocknete Pflanze zu Pulver gestoßen und dieses auf frische Wunden gestreut, bringt die Wunden rasch zum Abheilen.
Bei Nasenbluten schnupfe man den Tee auf.
Nach Ansicht der Volksheilkunde soll man den Hirtentäscheltee bei Zuckerkrankheit, 2—3 Tassen am Tage, trinken.

Anwendung in der Homöopathie: Bei Magenblutungen, Gebärmutterblutungen, übermäßigen Regelblutungen, chronischem Blasenkatarrh, bei Harndrang und bei Bettnässen, nehme man 3mal täglich 10—15 Tropfen der homöopathischen Essenz.

51 Hohlzahn Galeopsis segetum Neck.

Synonyme: G. ladanum L. — G. dubia Leers. — G. villosa Huds. — G. elegans B. — G. ochroleuca Lam. — Ladanum luteum Gilib.

Volksnamen: Auszehrwurz — Blutkraut — Bluttee — Brandkraut — Brunnessel — Doan — Dahnnessel — Gelbes Distelkraut — Hahnenkopf — Haarige Kornwut — Mauschkraut — Tannesselkraut — Tannesseltee — Stachelnessli

Botanik: Die Pflanze ist einjährig und treibt einen 10—30 cm hohen, ästigen, an den Knoten nicht verdickten, vierkantigen Stengel empor. Der Stengel ist in seinen unteren Partien nicht selten rot angelaufen und ist in seiner ganzen

Länge behaart. Die Blätter eiförmig bis lanzettlich, sind seidig behaart und sitzen an langen behaarten Blattstielen. Die gelblich-weißen Blüten, Lippenblüten, mit einem auffallend gelben Fleck, sind ebenfalls weich behaart. Auf der Unterlippe der Blüte gewahren wir eine rotviolette Zeichnung.

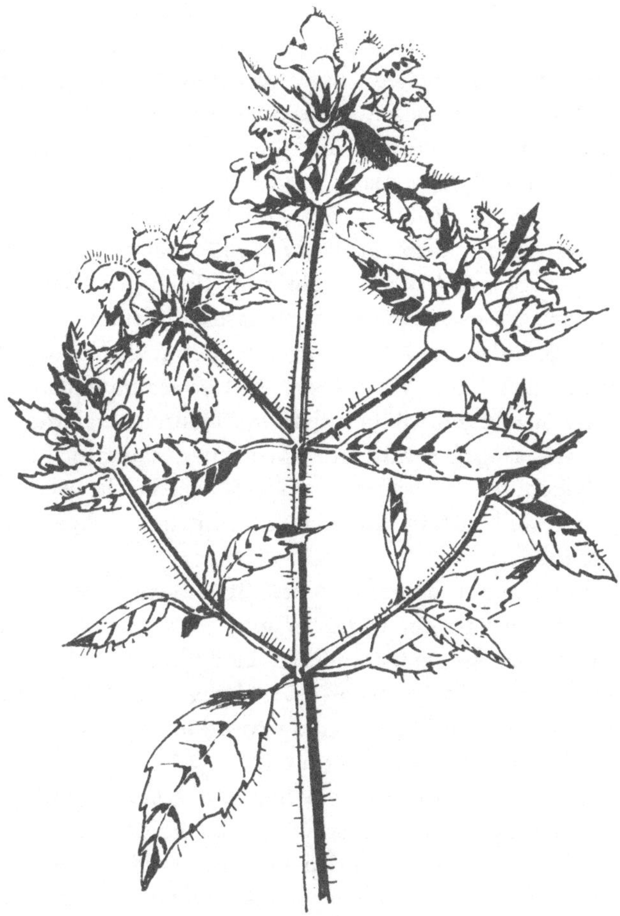

Geruch und Geschmack: Der Geruch ist schwach balsamisch, eigenartig, der Geschmack ist fade, etwas bitter, salzig.

Blütezeit: Juli bis Sept.

Standort: Die streng kalkfliehende Pflanze finden wir auf Geröll, Sand, Kies, gerne an Wegrändern, auf sandigen Fluren, selten auf Feldern, öfter in Steinbrüchen.

Heilkräftiger Pflanzenteil: Man erntet die Heilpflanze (Herba Galeopsidis) zur Blütezeit, sie kurz über den Boden abschneidend. Der Hohlzahn wird im Schatten getrocknet, am besten auf luftigen, rußfreien Dachböden. An

Heil- und Wirkstoffen ist vor allem Kieselsäure, ferner Phytosterin, Fett, Zucker, Gerbstoff, ein bitter schmeckendes Fructosid, ein Saponin und Pektin anzuführen.

Heilwirkung: Ob der von Dioskurides beschriebene Hohlzahn als der hier genannte Hohlzahn anzusehen ist, wird vielfach bezweifelt, obwohl seine damalige Anwendung als Lungenmittel zutreffend wäre. Matthiolus (1565) zählte den Hohlzahn zu den Nesseln, so daß wir in seinem Werk und bei den Autoren der weiteren Werke ihn als „gelbe Taubnessel" vorfinden.
Anfang des 19. Jahrhunderts wurde mit dem Hohlzahn plötzlich viel Reklame als Universaltee gemacht, der praktisch alle Krankheiten bis zur Lungen-

schwindsucht heile. Als sogenannter „Geheimtee" mit unbekannten Mischungen und unter vielen Namen wie „Blankenheimer Tee", „Auszehrungstee", als „Brockhaus Joanistee" usw. wurde viel Unfug getrieben, so daß behördliche Verbote gegen diesen Schwindel erlassen werden mußten. Charakteristisch — genau so wie vielfach heute — war die Tatsache, daß der Tee als „ausländischer" Tee besonderen Anklang fand und zu Phantasiepreisen leicht an den Mann gebracht wurde. Als der Schwindel aufkam, war es vorbei mit des Hohlzahns wahren Wert, denn niemand wollte mehr von diesem „Schwindelkraut" etwas wissen. So wird der Ruf einer an sich wertvollen Heilpflanze ruiniert und daß hie und da noch heute ein gewisses Mißtrauen gegen die Heilpflanzen besteht, daß Heilpflanzen selbst von Gebildeten grundsätzlich abgelehnt werden, rührt nicht allein vom Verlust der Naturverbundenheit her, sondern auch von den fallweisen argen Mißbräuchen mit Heilpflanzen, die über kurz oder lang bekannt werden. Dagegen hilft nur eines: man kauft *nie* Heilpflanzen von Agenten und unbekannten Hausierern, sondern bezieht sie, wenn man sie nicht selbst richtig erntet und richtig konserviert, nur im Fachgeschäft, in der Apotheke oder Drogerie.

Wenn wir nun den Hohlzahn mit wissenschaftlicher Gründlichkeit untersuchen, müssen wir zugeben, daß er eine wertvolle Heilpflanze ist, von der wir allerdings, wie bei jeder anderen Heilpflanze, keine „Wunder" erwarten dürfen, am allerwenigsten, wenn eine Krankheit schon chronisch geworden und die lebenswichtigen Organe aufs schwerste angegriffen sind.

Ähnlich wie beim Zinnkraut (Nr. 138), hat die lösliche Kieselsäure des Hohlzahns, im Verein mit dem Saponin eine Absonderung und Ausscheidung des angesammelten Lungenschleims zur Folge. Es wird nicht nur durch die Ausscheidung des Bronchialschleims eine Erleichterung geschaffen, es tritt zweifelsohne auch eine Besserung des Allgemeinbefindens ein, so daß mit der Wiedergewinnung des Appetits eine Steigerung der Körperkräfte ausgelöst wird. Analog wie beim Zinnkraut, hat der Hohlzahn auch eine blutvermehrende und blutverbessernde Heilkraft, so daß alle drei wesentlichen Heilfaktoren — Schleimlösung, Appetitsteigerung und Blutverbesserung — hier vereint, tatsächlich einen Heilerfolg bei akuten und auch bei chronischen Katarrhen, bei Lungenschwäche, Lungenspitzenkatarrh, wie auch bei infektiös-grippösen Erscheinungen erwarten lassen. Da nach Bohn der Hohlzahn unter den Pflanzen in der Zusammensetzung der Mineralstoffe, dem des menschlichen Blutes am nächsten kommt, können wir den Hohlzahn bei Blutarmut, bei Blut- und Milzerkrankungen nur empfehlen.

Man bereitet den Tee als Aufguß, 2 Teelöffel des Krautes mit 1 Tasse heißem, nicht mehr kochendem Wasser überbrühen und 5—10 Minuten ziehen lassen. Der Tee kann mit Honig richtig gesüßt werden. Man trinke 2—3 Tassen täglich schluckweise. Eine Steigerung der Dosis ist in besonderen Fällen angezeigt, soll aber nur über ärztliche Verordnung und Beobachtung geschehen.

Anwendung in der Volksheilkunde: Die aufgezählten Anwendungen stammen aus der Praxis der Volksheilkunde, die ihre wissenschaftliche Bestätigung fanden. In der Volksheilkunde wird der Hohlzahn auch als wassertreibendes Mittel gelobt.
Die Empfehlung des Teegenusses bei Furunkulose hat seine Berechtigung, da die blutreinigenden und blutverbessernden Eigenschaften des Hohlzahns hier sicherlich zur Auswirkung gelangen.

Anwendung in der Homöopathie: Die homöopathische Essenz aus der blühenden Pflanze wird bei Blasenschmerzen, Nierenleiden und bei Bauchwassersucht angewendet. Dreimal täglich 10 Tropfen.

52 Holunder-Arten Sambucus

a) Schwarzer Holunder Sambucus niger L. Tafel 4, Figur 4

Volksnamen: Alhorn — Elhorn — Eller — Flieder — Flier — Holder — Holderbusch — Holler — Keilken — Kisseke — Pisseke — Zibke

Aus Mythos und Geschichte: Es gibt wohl neben der Kamille kaum eine zweite Pflanze, die so zur Volksheilpflanze geworden ist, wie der Holunder. Nicht nur, daß er bei keinem Bauernhause fehlt, hat fast jeder noch so kleine Hausgarten in der Stadt seine „Hollerecke".
Die Heilkraft des Holunders ist überaus vielfältig, er zählt zu den ältesten Heilpflanzen, ja sogar in der Mythologie unserer Ahnen spielte er eine große Rolle. Er wurde nicht nur zum Wohnsitze der schützenden Hausgöttin, der Frau Holle, erhoben, sondern es wurden ihm neben der Heilkraft auch viele andere wunderwirkende Kräfte zugeschrieben.

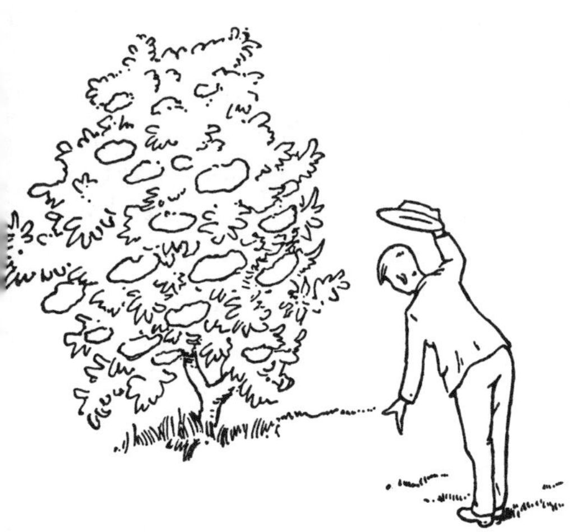

In den Steinzeit-Niederlassungen der Schweiz und in den Bronzezeit-Niederlassungen Oberitaliens fand man bei den Ausgrabungen Holundersamen und Holunderzweiglein, woraus geschlossen werden kann, daß bereits die prähistorischen Menschen die Beeren zu Mus gekocht genossen und die Rinde der Zweige angewendet haben. Theophrast von Eresos (370—285 v. Chr.) beschreibt den Strauch so genau, daß einwandfrei der Holun-

der zu erkennen ist und in den Schriften der Hippokratiker, sowie bei Dioskurides finden wir bereits eine Reihe von Heilanzeigen aufgezeichnet. Plinius Secundus (zur Zeit Christi), der unermüdliche Sammler alter Überlieferungen, berichtet über uralten Volksaberglauben und über Volksheilkunde und bei allen weiteren Autoren enden die Berichte immer in ein großes Lob über diesen Strauch. Neu ist bei Albertus Magnus (um 1250 n. Chr.) die Behauptung, daß die innere Rinde, von oben nach unten abgeschabt, ein Abführmittel, jedoch von unten nach oben abgeschabt, ein Brechmittel sei. Der sehr gewissenhafte und kräuterbegeisterte Bischof von Regensburg schrieb unter diesen Bericht, „et haec saepius est expertum" — und dies ist öfter erprobt worden! Interessant ist die Tatsache, daß diese Anschauung der Volksheilkunde bei verschiedenen Völkern vorkommt zu einer Zeit, wo noch keine Kontakte vorhanden waren.
So stand seit jeher der Holunder im höchsten Ansehen beim Volke, man wagte u. a. ihn nicht umzuhauen, da dies für den Frevler den sicheren Tod innerhalb dreier Tage bedeuten würde. Noch heute gilt im Volke das Sprichwort, daß man vor einem Holunder den Hut ziehen müsse, da er ein Dutzend Krankheiten zu heilen vermöge. Groß ist die Zahl der Volksbräuche und Volkssitten um den Holunderbaum. Wir wollen uns, so interessant es auch wäre, nicht näher mit demselben befassen und uns nur auf die Aufzählung seiner Heilkräfte beschränken. Allerdings können wir da mit dem Dichter feststellen:

Oh, wer zählt die Wunder alle
dieses Bäumchens wohl?
Rinde, Beere, Blatt und Blüte,
jeder Teil ist Kraft und Güte,
jeder segensvoll!

Botanik: Der Holunder wächst zu einem Strauch oder Baum von 3 bis 10 m Höhe. Der Stamm hat unten eine hellbraune, weiter oben eine grauweiße, etwas rissige Rinde, die warzig punktiert ist. Meist beginnen die Nebenäste schon tief unten. Das Holz umschließt den inmitten sich befindlichen Markstrang. Das Mark ist korkartig, weiß und sehr leicht. Die Blätter sind gegenständig, gefiedert und haben eiförmige, lang zugespitzte, dunkelgrüne und am Rande feingesägte Blättchen. Die Blüten sind weiß bis gelblichweiß und stehen in flachen Trugdolden. Aus ihnen erwachsen die anfangs grünen, dann braunrot werdenden, schließlich glänzend schwarzen, kleinen Beeren.

Geruch und Geschmack: Die Blüte riecht je nach Geschmacksempfindung angenehm oder unangenehm, jedenfalls stark duftend, in getrocknetem Zustande milder. Der Geschmack der Blüten ist gewürzhaft, etwas bitterlich. Die Blätter, Schossen und Mittelrinde und zum Teil die Wurzeln riechen eher etwas abstoßend und schmecken etwas bitter. Die Früchte schmecken roh eigentümlich würzig, zu einem Kompott zubereitet, lieblich.

Blütezeit: Juni. *Beerenreife:* September.

Standort: Der Holunder wächst im Freien gerne auf sonnigen Waldschlägen, Waldrändern oder in stark gelichteten Wäldern. Er ist besonders am Lande bei allen menschlichen Siedlungen anzutreffen und wächst in seiner anspruchslosen Art auch auf den Schuttplätzen.

Heilkräftige Pflanzenteile: Gesammelt werden die jungen *Schößlinge* und die jungen *Blätter* (Folia Sambuci) im Frühjahr, April bis Mai, die *Blüten* (Flores Sambuci) zur Blütezeit, jedoch nur bei sonnigem Wetter, die *Wurzeln* (Radix Sambuci), und zwar die Mittelrinde der Wurzeln, von Februar bis Ende November, von der *Rinde* (Cortex Sambuci) der Äste und des Stammes die abgeschabte Mittelrinde von Februar bis März und von Oktober bis November, und schließlich die gut ausgereiften *Beeren* (Fructus Sambuci) im September.
Der gekochte Saft aus den Beeren ist ein wahrer Labetrunk. Frische rohe Holunderbeeren, wenn auch noch so gut ausgereift, sowie der rohe Preßsaft sollen nicht eingenommen werden, da dies gesundheitliche Störungen hervorrufen kann. Übelkeit, Erbrechen und Durchfall können bereits 2 Likörgläser Frischsaft oder 2 Eßlöffel ausgereifte Beeren auslösen. Auch Schüttelfrost wurde nach dem Genusse der reifen rohen Beeren schon festgestellt. Die in der Volksmedizin noch hie und da zu hörende Ansicht, man könne Holunderbeeren roh an Stelle von Weintrauben zu einer Art steigernder Traubenkur verwenden, ist unrichtig; besonders magenempfindlichen Personen muß eine solche Kur abgeraten werden.

Die
Heil- und Wirkstoffe sind im Zuge der Beschreibung der Heilwirkungen der einzelnen Pflanzenteile aufgezählt.

Heilwirkung: Die *Holunderblätter* und die jungen Schossen im Frühjahr enthalten Emulin, Invertin, ziemlich viel Kaliumnitrat, Saccharose, den Heilstoff Sambucin und noch eine Reihe wirksamer noch nicht näher erforschter Heilstoffe. Geringer als bei den Blüten, aber immerhin noch leicht wirksam, besteht eine fördernde Einwirkung auf die Schweißdrüsentätigkeit. Auch wird die Harnabsonderung beschleunigt und damit die Ableitung der Giftstoffe aus dem Körper gefördert. Der Blättertee wird daher bei mangelhafter Urinausscheidung infolge einer gestörten Nierentätigkeit und zur Ableitung von Flüssigkeitsansammlungen im Körper empfohlen. Da aber in den Blättern und Schossen ein auf den Zuckerhaushalt des Blutes wirkender Heilstoff vorhanden ist, kann der Holunderblättertee auch unterstützend zur Heilung von Zuckerkrankheit verwendet werden. Der Holunderblättertee sollte wegen dieser und der blutreinigenden und blutverbessernden Eigenschaft bei Heilpflanzen-Teemischungen nie fehlen!

Die *Blüten* sind sehr wertvoll durch ihren Gehalt an ätherischen Ölen, Gerbstoff, Schleim, Cholin, Sambunigin, Harz, Zucker, Apfel-, Baldrian- und Weinsäure und Saponinen. Letztere regen besonders die Schweißdrüsentätigkeit an. Darum werden wir den Holunderblütentee vor allem bei allen jenen Erkältungserscheinungen verwenden, die durch ein kräftiges Ausschwitzen am schnellsten behoben werden. Die Ansicht, daß der Schweißausbruch nach dem Genuß des Holunderblütentees in erster Linie durch die Wärme des Tees ausgelöst werde, ist vollkommen irrig. Wenn auch gewisse Wärmeeinwirkungen das Schwitzen beeinflussen, so wurde gerade beim Holunderblütentee festgestellt, daß die Inhaltsstoffe einen viel erheblicheren Einfluß auf die Schweißtätigkeit haben und schon mittlere Wärmegrade des Tees genügen, um den gewünschten starken Schweißausbruch auszulösen. Der Holunderblütentee wird daher erfolgreich angewendet bei Bronchitis, Husten, Grippe, Keuchhusten, beginnender Lungenentzündung, Tuberkulosenbehandlung, bei heftigem Schnupfen, aber auch bei Masern, Scharlach, Atemnot, Asthma und allen rheumatischen Erkrankungen, wo durch intensives Schwitzen eine Ausscheidung der Krankheitsstoffe erzielt werden soll.
Die *Rinde* des Stammes und der Äste, und zwar die abgeschabte grüne Mittelrinde *sowie die Wurzeln* des Holunders enthalten ein Harz von intensiver abführender und harntreibender Wirkung neben einer Reihe anderer Heilstoffe. Richtig dosiert wirkt die Rinde bzw. Wurzel abführend und stark harntreibend. Größere Mengen lösen Erbrechen, starken Durchfall, Magen- und Darmentzündungen und sogar Nierenentzündungen aus.
Die richtige Dosierung — 1 schwachen Teelöffel für 1 Tasse, nicht mehr als 2 kleine Tassen am Tage, schluckweise in Abständen getrunken — befreit von Harnbeschwerden, Stauungen, Nieren- und Blasenstörungen, Wassersucht, Ödemen, Muskel- und Gelenksrheumatismus. Aber auch eine abführende Wirkung werden wir bei diesem Tee feststellen können; er wird bei hartnäckigem Stuhlgang, Stuhlverstopfung, Darmverschluß mit Kotbrechen u. a. empfohlen. Kneipp lobte den Wurzeltee sehr und meinte, „er sei unschätzbar für Wassersüchtige oder solche, die sich über Korpulenz zu beklagen hätten".
Die ausgereiften *Beeren* haben viele Heilstoffe in sich, wie Apfelsäure, Baldriansäure, Gerbsäure, Bitterstoffe, ätherisches Öl, Zucker, Wachs, Gummi, Harz u. a. und die Vitamine A_1, B, B_1, B_2, C sowie das neu entdeckte Vitamin J. Dieses hat eine besondere vorbeugende Kraft gegen Lungenentzündung und soll allen Lungenschwachen, Lungensüchtigen und Lungentuberkulosen reichlich zugeführt werden. Das Vitamin B_1, bei dessen Mangel die Mangelkrankheit Beri-Beri begünstigt wird und Nervenentzündungen, Wassersucht und Kreislaufstörungen sich rascher auswirken, ist in den Holunderbeeren besonders stark enthalten. Keine der Vitamin B_1 führenden Leitpflanzen, wie Spinat, Lattich, Erbsen, Linsen, Haselnüsse, Getreidekeimlinge, Reiskleie, Hefe und Sauerkraut (Nr. 71), hat solche Mengen dieses Vitamins, wie die reifen Holunderbeeren! So wenig ratsam der Genuß der rohen reifen Beeren ist, so gesundheitsfördernd, ja sogar

heilend wirken diese, wenn sie leicht gekocht werden. Das Holundermus ist nicht nur eine ganz köstliche Speise von lieblichem Duft, Aroma und Wohlgeschmack, es stellt ein ganz vorzügliches Mittel zur Anregung der Darmentleerung dar, wenn durch Entzündungen des Darmkanals oder krampfartige Zustände das Einnehmen eines stärker abführenden Mittels nicht ratsam erscheint. Besonders bei Kleinkindern ist dies ein völlig harmloses und doch dabei sicher wirkendes Stuhlgangsmittel. Sehr zum Nutzen sind die Beeren in Form des Muses oder in Form des gekochten dickflüssigen Saftes einzunehmen bei Neuralgien, Ischias und Hexenschuß. Eine Beerensaftkur von nur täglich 2mal 30 g gekochtem (kalt oder warm getrunkenem) Saft beschleunigt die Abheilung dieser Leiden wesentlich! Mit großem Erfolg wurde die Trigeminusneuralgie (eine Art Gesichtsneuralgie) mit Holundersaft behandelt.
Das höchste Lob gebührt dem *Holunderwein* aus reifen Beeren! Er ist einer der köstlichsten Beerenweine, ein wahres Tonikum, besonders nach körperlicher oder geistiger Überanstrengung, er regelt milde den Stuhlgang, läutert das Blut, stillt das Bauchgrimmen, die Darmkoliken (Colitis), macht Appetit und behebt Kreislaufstörungen. Als warmer Glühwein getrunken ist er das beste Gegenmittel, wenn eine Grippe, Bronchitis oder gar eine Lungenentzündung im Anzuge ist. Da der Holunderwein ganz einfach zu bereiten ist, sollte jede Hausfrau bemüht sein, jedes Jahr zur Beerenreife diesen Beerenwein anzusetzen. In genannten Bedarfsfällen kann er auch Jugendlichen, stark verdünnt, eingegeben werden. Die einfachste und für den Haushalt praktischste Herstellung des Holunderweines ist in einem eigenen Kapitel ausführlichst dargelegt.

Anwendung in der Volksheilkunde: Holunderwurzeln, in Wein gesotten, treiben mit Gewalt die Wassersucht. Schwächliche Personen gebrauchen sie in kleinen Gaben. Die frisch gepflückten Blätter zerquetscht und in soviel Milch leicht aufgekocht, daß durch Zerstampfen ein dicker Brei entsteht, gibt eine wohltuende Auflage bei Brandwunden und blutenden Hämorrhoiden.
Holunderblätter und -schossen frisch geerntet und in Schweinefett ausgeprasselt, fein zerstoßen und passiert, ergibt eine Salbe gegen gichtische Schmerzen.
Aus den jungen, gedörrten Schossen und Blättern bereite man ein Pulver und vermenge dieses reichlich mit einer Fleischbrühe oder Milchsuppe. Dies eröffnet die verschlossenen Gedärme.

Schwächliche, skrofulöse Kinder sollen einen Tee trinken, bestehend aus gleichen Teilen Holunderblättern und Nußbaumblättern (Nr. 90). Man nehme für 1 Tasse 1 Teelöffel der Mischung.
Holundermus, Holundersaft oder Holunderwein nimmt die nervösen Herzbeschwerden und verhindert, am Abend eingenommen, daß man bei Nacht das „Alpdrücken" bekommt. Diese Mittel beseitigen auch die Schlaflosigkeit und fördern die Verdauung.

Der reine Blütentee, lauwarm ins Ohr geträufelt, nimmt das Ohrenweh; einige Minuten warm im Munde behalten, lindert er die Zahnschmerzen.

Gebackene Holunderblüten: Die ganzen (läusefreien!) Dolden in einen Pfannkuchenteig getaucht und schwimmend in Schmalz gebacken, gilt als eine sehr gesunde Speise im Frühjahr und wird auch als stuhlgangfördernd bezeichnet.

Der sterilisierte Holundersaft oder der Holunderwein mit Schlehdornsaft (Nr. 112) vermengt, mit Zucker, Zimt und Nelken leicht gekocht, geben einen vorzüglichen Glühwein, der bei allen Erkältungskrankheiten, wie Schnupfen, Husten, Grippe, Bronchitis, nicht genug empfohlen werden kann.

Das sogenannte „Holundermus" — die reifen Beeren in Wasser gekocht und durch ein Sieb getrieben — ergeben, mit Apfelscheiben gekocht und etwas gesüßt, eine suppenartige Speise, die, kalt oder warm genossen, nicht nur vorzüglich mundet, sondern auch stuhlgangfördernd und blutreinigend wirkt.

Anwendung in der Homöopathie: Die Homöopathie empfiehlt „Sambucus, dil. D3" bei Wassersucht, übermäßigen Schweißabsonderungen, asthmatischen Erkrankungen und bei Erkältungskrankheiten.

Rezept für die Bereitung von Holunderwein: In einen entsprechend großen emaillierten Topf gebe man 7 Liter brunnenfrisches Wasser, schütte 2 kg Zucker hinzu und erhitze dieses Zuckerwasser, so daß es einmal aufwalle. Dann läßt man es auskühlen bis es lauwarm ist, schütte 3 Liter sorgfältig abgerebelte reife Holunderbeeren hinzu und erhitze das Ganze nochmals bis vor dem Aufwallen. Die Masse darf aber nicht kochen! Nach dem zugedeckten Auskühlen gebe man 2 dkg feingebröselten Germ (= Hefe) hinzu, verrühre gut und fülle das Ganze in einen (oder zwei) große Glasbehälter (Glasballon), verkorke, und führe durch den durchbohrten Kork ein Gärrohr ein. Das Gärrohr hat den Zweck, das Entweichen der sich bildenden Kohlensäure zu ermöglichen, anderseits das Eindringen der schädlichen Essigbakterien zu verhindern. Sowohl der Kork als auch das eingeführte Gärrohr müssen daher das Glasgefäß (Glasballon) gut verschließen. Will man sehr sorgfältig vorgehen, vergießt man mit warmem Kerzenwachs alles luftdicht ab. Um zu vermeiden, daß Insekten während der Gärung von oben in das Gärrohr eindringen, bindet man dasselbe mit einem dünnen Stoffstreifen (Gaze) ab. Im sogenannten „Knie" des Gärrohres muß immer Wasser sein, um das Eindringen der Essigbakterien zu verhindern. Hat das oft heftige Ausstoßen der Kohlensäure das Wasser hochgehoben und zum Auslaufen gebracht, ist es immer wieder zu erneuern. Die anfangs stürmische, dann sich beruhigende Gärung

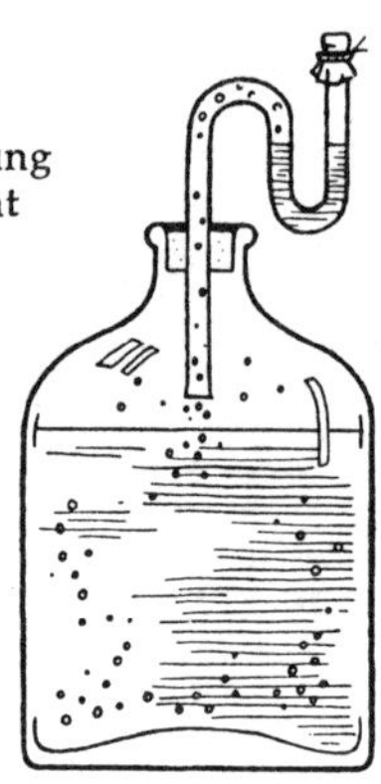

Gärrohr
Wasserfüllung
Wachsschicht
Kork
Gefüllter
Glasballon

kann man an den im Gärrohr aufsteigenden und glucksenden Kohlensäureblasen gut beobachten. Je rascher der Gärungsprozeß vor sich geht, desto sicherer ist es, daß der Holunderwein gut gelingen wird. Am besten geht die Gärung in einem Raume mit einer Temperatur um 20 Grad Celsius vor sich. Im kühlen Keller geht die Gärung viel zu langsam vor sich und kann womöglich stecken bleiben. Das Ergebnis wäre dann statt des Holunderweines ein Holunderessig! Auch zu hohe Temperaturen sind für die richtige Gärung nicht geeignet, da die Gefahr besteht, daß ebenfalls Essig statt Wein entsteht. In den ersten 8 bis 10 Tagen verläuft die Gärung ziemlich stürmisch, nach weiteren 8 bis 10 Wochen, der Hauptgärung, ist der Inhalt des Glasgefäßes (Glasballons) klar geworden. Nun ist es an der Zeit, den Wein vom sogenannten „Geläger" zu befreien und ihn sehr sorgfältig in peinlichst reine Flaschen abzuziehen. Diese werden in kühlen Räumen, diesmal am besten im Keller, gut verkorkt und liegend aufbewahrt.

Der Holunderwein wird wie jeder andere Fruchtwein durch längeres Lagern noch stärker und hält sich, richtig bereitet und gelagert, jahrelang. Waren die Beeren besonders süß und ergiebig, kann man das „Geläger" nochmals in gleicher Weise, jedoch mit etwas mehr Zucker (3,5 bis 4 kg) ansetzen. Man bekommt einen bedeutend leichteren Holunderwein, den man nach dem Abziehen in Flaschen als ersten verwenden soll, da er sich für eine längere Lagerung nicht eignet. Wichtig ist noch zu erwähnen, daß die Beigabe von mehr Zucker (beim ersten Ansatz) durch das sogenannte „Nachsüßen" bei ein und demselben Wein immer wieder neue Gärungsprozesse auslöst, wodurch man schließlich den sogenannten „Holunderlikör" erhält. Dieses oft übersüßte Getränk ist aber kein Heiltrank mehr und trägt auch oft dazu bei, daß ein solcher „Wein" bzw. „Likör" als Heiltrank enttäuscht, ja sogar einen verdorbenen Magen verursachen kann.

Schließlich sei erwähnt, daß weder bei der Herstellung von Holunderwein noch bei der gleichartigen Herstellung anderer Fruchtweine die jeweilige Frucht oder der Saft hieraus mit Blech- oder sonstigen Metallgefäßen oder -gegenständen (Schöpfer, Trichter u. dgl.) in Berührung kommen darf. Nicht nur die Farbe, sondern vor allem der Geschmack würden sehr darunter leiden.

b) Zwerg-Holunder — Attich Sambucus ebulus L.

Synonyme: S. humilis Lam. — Ebulum humile Garcke.

Volksnamen: Ackerholler — Buchholder — Feldholler — Krautholler — Laddich — Natterbeer — Schindholler

Botanik: Die Pflanze ist krautartig, wird bis zu 2 m hoch; die Stengel sterben im Herbst ab. Die gestielten und gefiederten Blätter haben 5 bis 9 lanzettlich zugespitzte und scharf gesägte Blättchen. Am Grunde des Blattstieles befinden sich

2 lanzettliche, gesägte Nebenblätter. Die weißen Blüten haben einen purpurroten Anflug und purpurrote Staubbeutel.

Geruch und Geschmack: Die Wurzel, von weißem Aussehen, ist fast geruchlos und ohne besonderen Geschmack. Die Früchte riechen eigentümlich, ihr Geschmack ist süßlich und herb. Die Blüten strömen einen unangenehmen Geruch aus. Will man in einem Raum Läuse, Wanzen oder Mäuse los haben, so braucht man nur durch 1—2 Tage einen Strauß Blüten vom Zwerg-Holunder aufstellen.

Blütezeit: Juni bis Mitte August je nach Standort.

Beerenreife: Ende August und September. Die säuerlich-süß schmeckenden, kleinen, glänzend schwarzen, beerenartigen Früchte haben einen violetten Saft und dreieckige Samen.

Standort: Wie der Holunder auf sonnigen Waldschlägen, Waldrändern oder stark gelichteten Wäldern. Auch entlang von Hohlwegen oder an Wegrändern. In so unmittelbarer Nähe der menschlichen Siedlungen wie der Schwarze Holunder ist er jedoch nicht anzutreffen.
Nur im Mittelalter war der Attich in jedem Burg- oder Schloßgarten anzutreffen, da die Troßknechte der Ritter ihn als ein gutes Heilmittel bei Pferdekrankheiten anwendeten.

Heilkräftige Pflanzenteile sind die Wurzeln (Radix Ebuli), die im März oder Herbst gegraben und nach erfolgter Reinigung und nach Vortrocknung vorsichtig in künstlicher Wärme nachgetrocknet werden.
Die Blätter und Beeren (Folia bzw. Fructus Ebuli) werden wie beim Schwarzen Holunder gesammelt und getrocknet. Die Blüten werden dagegen nicht angewendet.

Heil- und Wirkstoffe: In der Wurzel wird ein Blausäure abspaltendes Enzym nachgewiesen, desgleichen in den Blättern. Die Früchte enthalten Bitterstoffe, ätherisches Öl, Gerbstoffe, organische Säuren und Zucker.

Heilwirkung: Neben der homöopathischen Anwendung beschränkt man bisher die Verwendung dieser Heilpflanze nur in der Volksheilkunde.

Anwendung in der Volksheilkunde: Vor allem wird das Beerenmus als Abführmittel gerne angewendet, doch sollte man bei Kindern und schwächlichen Personen dieses Mittel meiden.
Seit altersher gilt das Beerenmus, Attich-Latwerge genannt, als eine harn- und windtreibende Arznei und hatte früher einmal eine gewisse Berühmtheit. Die Früchte wurden von den Kräuterärzten des Mittelalters als wertvoller als die des Schwarzen Holunders gehalten. In der Volksheilkunde werden sie als ein sehr

gutes Mittel gegen die Zuckerkrankheit gelobt. Durch die zahllosen chemischen Mittel auf diesem Gebiete geriet der Attich schon ganz in Vergessenheit. Eine leichte Wurzelabkochung in kleinen Mengen löst eine Vermehrung des Urins aus und wird besonders bei Harnsäurestauung und bei Wassersucht infolge Nierenerkrankung angewendet. Pfarrer Kneipp machte gute Erfahrungen mit dem Attichwurzeltee bei vorgeschrittener Wassersucht.
Der Blättertee wiederum wird in der Volksheilkunde bei Erkrankung der Luftwege und bei Lungenkatarrhen gelobt. Ein sehr beliebtes Mittel in der Volksheilkunde sind die in Wein leicht gekochten Blätter, abgeseiht und ausgekühlt mit Honig versetzt, gegen Hustenreiz und Brustverschleimung.
Für den Wurzeltee setzt man 1 Teelöffel der kleingeschnittenen Wurzel mit 1 Tasse Wasser kalt an, erwärmt den Ansatz und läßt ihn 2 bis 3 Minuten leicht kochen. Der Tee wird zum Schlafengehen schluckweise getrunken. Der Blättertee wird als Aufguß bereitet, 1 Teelöffel Tee auf 1 Tasse Wasser. Man trinkt 1 bis 2 Tassen am Tage ungesüßt und schluckweise.

Anwendung in der Homöopathie: Die Homöopathie verwendet eine Essenz, hergestellt aus den frischen reifen Beeren. Man nimmt 3mal 10 Tropfen am Tage zur Heilung von Wassersucht und Harnsäureansammlungen im Blute.

c) Roter Trauben-Holunder Sambucus racemosa L.

Der als Roter Holler, Hirschholler oder Bergholler bekannte Strauch ist dem Schwarzen Holunder sehr ähnlich, doch sind die Blüten gelblich, das Mark gelbbraun und die Beeren scharlachrot.

Heilwirkung besteht keine. Die Beeren machen schläfrig und lösen bei größerem Genuß sogar Erbrechen und Darmschmerzen aus. Kinder sind entsprechend aufzuklären!

Anmerkung: Der **Holunderschwamm,** Exidia auricula judae L., Synonym: Auricularia judae Schröt. — hat die

Volksnamen: Augenschwamm — Fliederschwamm — Hollerschwamm — Judasohr — Ogi-Schwümli (= Augenschwämmchen)
Von diesem, auf alten Holunderstämmen wachsenden, ohrmuschelartigen und zu den Basidienpilzen zählenden Pilz, wird der Fruchtkörper (Fungus Sambuci oder Fungus Auriculae Judae) während der ganzen Vegetationsperiode gesammelt. An

Heil- und Wirkstoffen wurde bisher Barosin, Fett und Mikose festgestellt.

Er gilt in der **Volksheilkunde,** gut gereinigt und etwas aufgeweicht auf die Augen gelegt, als Heilmittel bei schmerzenden, ermüdeten oder entzündeten Augen.

53 Hopfen Humulus lupulus L. Tafel 4, Figur 5

Volksnamen für den *angebauten Hopfen:* Hopf — Hoppen — Hupfen. Volksnamen für den *wild wachsenden Hopfen:* Bruch-, Busch-, Dorn-, Hecken-, Heide-, Rasen-, Strauch-, Wald-, Weiden-, Wiesen- oder wilder Hopfen

Botanik: Der Wurzelstock ist ausdauernd und weitverzweigt. Die Pflanze ist zweihäusig und schlingt sich als Schlingewächs an Gebüschen und Bäumen (die Kulturform auf eigens eingerammte Stangen) 3 bis 8 m hoch hinauf. Der Hopfen schlingt sich rechtswindend, eine seltene Form, da die Schlinggewächse sich fast immer links winden. Sowohl die Blätter als auch die Ranken sind rauh. Die Blätter sind gestielt und gegenständig, 3 bis 5lappig. Die männlichen Blüten sind hängende Rispen, die weiblichen Blüten stehen in Kätzchen. Der sich aus der weiblichen Blüte entwickelnde Fruchtzapfen ist eiförmig, hängend und gelblich-grün. Die innere Fläche der Schuppen trägt gelbliche bis rötliche Drüsen, die dem Hopfen den charakteristischen bitteren Geschmack verleihen. Die Kulturformen entwickeln ohne Befruchtung die Fruchtstände, die jedoch steril sind. Die Vermehrung geschieht daher auf vegetativem Wege. An Stelle des Samens vermehren sich die Drüsenhaare, die beim Ausklopfen der Fruchtzapfen als gelbes Pulver ausfallen, Lupulin genannt.

Geruch und Geschmack: Die Hopfenzapfen haben einen stark aromatischen Geruch, in größeren Mengen fast betäubend. Der Geschmack ist beißend, aromatisch, sehr bitter und zusammenziehend.

Blütezeit: Juli bis September. *Fruchtreife:* September.

Standort: Die wildwachsende Art kommt zumeist an Uferrändern, in Auwäldern vor. Die Kulturformen bevorzugen warme Standorte. Es gibt eine ganze Reihe von Hopfenrassen, doch machen sich bereits Degenerationserscheinungen bemerkbar. Der Hopfen wird bereits seit dem 8. Jahrhundert in Deutschland, Böhmen und Frankreich gebaut.
Die erste Aufzeichnung über Hopfen stammt von dem arabischen Arzt Mesue im 7. Jahrhundert n. Chr., der den Hopfensirup zur Blutreinigung empfiehlt.

Heilkräftige Pflanzenteile: Gesammelt werden die jungen Triebe zur Salatbereitung im März und April, die Blüten im Juli und August, die Hopfenzapfen (Strobuli lupuli) zur Erntezeit im September.

Heil- und Wirkstoffe: Die Hopfenzapfen, bzw. das aus ihnen ausgeklopfte Hopfenmehl, das Lupulin, enthält ätherisches Öl mit Caryophyllen, ferner Linalool, Myrcen, verschiedene Säuren, Gerbstoffe, Cholin, Lupulit und die α- und β-Hopfenbittersäure. Diese beiden Hopfenbittersäuren werden als Hu-

mulon und Lupulon bezeichnet. Für die Heilkunde ist das Lupulon der wichtigere Heilstoff. Außerdem soll das Hopfenmehl eine morphinähnliche Base, sowie ein Alkaloid besitzen.
Die Hopfenzapfen, bzw. das Hopfenmehl darf nur in dunklen, gut verschließbaren Gläsern aufbewahrt werden.

Heilwirkung: Die Hopfenzapfen haben eine tonische Wirkung, die auf den hohen Gehalt an Bitterstoffen zurückzuführen ist. Die Zapfen wirken appetitanregend, magen- und darmkräftigend. Sie sind zu empfehlen als Hopfenzapfentee bei nervösem Durchfall, nervösen Darmleiden (Darmneurosen), Blähungen (Flatulenz), Darmkrämpfen (Enterospasmen), u. a.

Die Bitterstoffe üben im Verein mit dem ätherischen Öl und noch einer Reihe weiterer Heilstoffe eine beruhigende Wirkung auf das Nervensystem aus; die Sinne werden beruhigt, die körperliche Unruhe nimmt ab, desgleichen die nervöse Pulsbeschleunigung. Es kommt zu einer Normalisierung der erhöhten Herztätigkeit. Der Hopfenzapfentee (1 Teelöffel zum heißen Aufguß) beseitigt alle diese genannten Erscheinungen und bringt dadurch auch wieder den normalen Schlaf. Sexuelle Überregbarkeit wird ebenfalls weitgehend abgebaut.
Hopfenzapfentee, 1—2 Tassen bei Bedarf am Tage ungesüßt und schluckweise getrunken, wird Jugendlichen angeraten, um die Onanie aufzugeben. Auch gonorrhoische Erektionen, unfreiwillige Samenergüsse (Pollutionen) und Blasenerkrankungen gelangen zur Abheilung.
Die starke harntreibende Wirkung des Hopfens hat nicht nur eine günstige Beeinflussung im Abbau der Wasseransammlungen im Körper, die ableitende Wirkung hat natürlich auch heilende Einflüsse bei allen gichtisch-rheumatischen Erkrankung. Das Hopfenmehl zeitigt die gleichen Erfolge. Man nimmt davon 1/4 bis 1 g, mehrmals am Tage. Am wirkungsvollsten hat sich der kalt angesetzte Tee der Hopfenzapfen bei allen Verdauungsstörungen erwiesen, besonders wenn dieser vor den Hauptmahlzeiten (mindest 1 Stunde vorher) schluckweise getrunken wird. Der warme Ansatz ist wieder günstiger für die beruhigende Wirkung, vor allem bei Schlafstörungen und sexuellen Erregungen.
Hopfen hat nach neueren Forschungsergebnissen eine gegenüber Nikotin entgegengesetzte Wirkung. Es wäre gesundheitlich viel wertvoller, statt immer nach dem gefährlichen Stimulans Nikotin zu greifen, mehr beruhigende Kräutertees zu konsumieren!

Eine weitere neuere Erkenntnis erbrachten klinische Versuche bezüglich der β-Hopfenbittersäure Lupulon. Dieses Lupulon erwies sich als tuberkelbazillentötend. Da auch der Giftgehalt des konzentrierten Lupulons gering ist, kann man — natürlich nur vom Arzt verordnet und unter dessen Kontrolle — bei tuberkulösen Erscheinungen das Lupulon in Gelatinekapseln mit gutem Erfolg anwenden.

Das bakterienfeindliche Antibiotikum in dieser Heilpflanze ist in seiner antiseptischen Wirkung fast 500 mal so stark, wie das bekannte Karbolwasser!
So wertvoll der Hopfen als Heilpflanze ist, so nachteilige Folgen können bei Mißbrauch eintreten. Überschreitungen der Dosis und zu langandauernde Anwendung können Benommenheit im Kopfe, Magenbeschwerden, ja sogar Lähmungserscheinungen auslösen! Der Hopfentee eignet sich nicht als Dauergetränk.

TEEMISCHUNGEN

NERVENTEE: Man mische zu gleichen Teilen Hopfenzapfen, Lavendelblüten (Nr. 78), Melissenblätter (Nr. 88) und Schlüsselblumen (Nr. 113)

BERUHIGENDER MAGENTEE: Man mische 3 Teile Hopfenzapfen, 1 Teil Melissenblätter (Nr. 88), 1 Teil Tausendguldenkraut (Nr. 123) und 1 Teil Kamillenblüten (Nr. 60)

TEE BEI SCHLAFLOSIGKEIT: 3 Teile Hopfenzapfen und 2 Teile Baldrianwurzel (Nr. 8). — Es wird auf die Hinweise beim Baldrian (Nr. 8) verwiesen.

ZUBEREITUNG DIESER TEEMISCHUNGEN: 1 Teelöffel der Mischung für 1 Tasse im Aufguß, 1—2 Tassen am Tage, ungesüßt und schluckweise, nach Bedarf trinken.

Anwendung in der Homöopathie: Die homöopathische Essenz ist bekannt als nervenberuhigendes Mittel; sie wird gerne als Schlafmittel und gegen Übereiztheit empfohlen. Bei schmerzhaften Blasenleiden wirkt die homöopathische Essenz schmerzlindernd und beruhigend.

Anwendung in der Volksheilkunde: Der Saft der frisch gepflückten Hopfenblätter und -triebe treibt mächtig zum Stuhlgang an. Er macht harnen und leitet die überschüssige Galle aus und nimmt Gebärmutterschmerzen.
Bei Blasensteinen lasse man den Dampf des Absudes von Hopfentrieben und Blumen einwirken.
Bei verstopfter Leber bereite man einen Salat von jungen Hopfentrieben.
Der weingeistige Ansatz frischer Zapfen, die Hopfentinktur, 3mal täglich 5 bis 8 Tropfen, wird bei Gicht und Gelbsucht empfohlen. Die jungen Triebe gegessen vertreiben Skorbut.

In der Volksheilkunde werden die Blätter als Heiltee gegen Skorbut, Milzvergrößerung, bei Blutkrankheiten und bei langwierigen Fiebern mit Erfolg angewendet. Äußerlich werden die frisch gepflückten und in einem Mörser gestoßenen Blätter als schmerzstillende Auflage bei Rheuma, Gicht, Quetschungen und Verrenkungen angeraten.

54 Huflattich Tussilago farfara L. Tafel 4, Figur 6

Volksnamen: Bachblümlein — Berglatschen — Brandlattich — Fohlenfuß — Hufblatt — Hoflörrich — Labassen — Ladderblätter — Lehmblümel — Loambleamel — Märzblume — Ohmblätter — Roßhub — Sandblümel — Sommertürl — Teebleaml — Tabakkraut — Zeitrösele

Botanik: Der ausdauernde, mehrköpfige Wurzelstock ist rübenförmig und besitzt unterirdische Ausläufer. Im Frühjahr erscheinen zunächst nur die weißfilzigen, schuppigen Blütenschäfte mit je 1 gelben Blütenkopf, etwa 10 bis 15 cm hoch. Die Blattanlagen schlummern noch unter der Erde und entfalten sich erst nach der Blüte, wenn die Blütenschäfte mit den haarigen Samenfahnen bedeckt sind. Die Blätter sind bodenständig, gestielt und haben eine Hufeisenform; sie sind eckig gezähnt und an der Unterseite graufilzig.

Geruch und Geschmack: Die Blätter haben einen schwachen Geruch; deren Geschmack wirkt zusammenziehend und ist etwas bitter und auch schleimig. Die Blüten duften schwach honigartig und schmecken wie die Blätter.

Blütezeit: März, April.

Standort: Der Huflattich liebt feuchte, tonige, lehmige Böden, nackte Böschungen, wie Eisenbahn- oder Uferböschungen. Der Standort muß jedoch sehr sonnig sein. Auf schattigen Standorten haben besonders die Blätter einen viel geringeren Heilwert. Dies ist beim Ernten zu beachten. Der Huflattich gilt als Standortanzeiger für Lehm-, Ton- und Tonmergelböden. Interessant ist, daß der Huflattich die einzige heimische Pflanze ist, die auf reiner Braunkohle gedeiht.

Heilkräftiger Pflanzenteil: Gesammelt werden die Blüten (Flores Farfarae) im März und April, die Blätter (Folia Farfarae) im Mai und in der ersten Junihälfte. Für die Teebereitung verwende man ein Gemisch von Blüten und Blättern. Werden in der Drogerie oder Apotheke Blüten und Blätter getrennt verkauft, nehme man beide Päckchen und vermische sie gut.

Heil- und Wirkstoffe: Sowohl die Blüten als auch die Blätter enthalten pflanzlichen Schleim, Gerbstoff, Bitterstoff und ätherisches Öl, ferner Kalium, Natrium, Calcium, Magnesium und Inulin, ein bitteres Glycosid, Gallussäure, Phytosterine sowie salpetersaure Salze.

Heilwirkung: Von den ältesten Naturärzten des Altertums bis zu Pfarrer Kneipp herrscht über den Huflattich ein einhelliges Lob, da er „wider alle Gebresten der Brust" (Matthioli). Er wirkt entzündungshemmend und bringt bestehende Entzündungen sofort zum Abklingen. Ferner ist seine schleimlösende Heilwirkung hervorragend. Er wird bei Heiserkeit, Rachenkatarrh, Bronchitis, Engbrüstigkeit, Bronchialasthma, Brustfellentzündung und selbst bei beginnender Lungentuberkulose mit bestem Erfolg angewendet. Wir finden daher die Blütenköpfchen als auch die Blätter bei allen sogenannten „Brustteemischungen". Die salpetersauren Salze machen den Huflattich auch sehr geeignet für Rauchinhalationen bei chronischer Bronchitis oder asthmatischen Anfällen von Atemnot. Diese Salze bewirken, daß die Schleimhaut des Gaumens glatt und schlüpfrig wird, wodurch die leichtere Beförderung des Bronchialschleimes zustande kommt. Huflattichblätter und -blüten werden seit jeher auch als blutreinigend angesehen und dienen zur Beseitigung der Skrofulose. Bei äußerlicher Anwendung werden die frischen Blätter zerstoßen. Der Absud der Blätter wird in Form von Umschlägen angewendet bei Venenentzündung, Unterschenkelgeschwür (Ulcus cruris), Brandwunden, Rotlauf (Erysipel) sowie bei allen Entzündungen und Schwellungen; ja selbst Geschwüre (Fußgeschwüre!) von bösartigem Charakter werden im Verein mit einer Blutreinigung erfolgreich behandelt. Für die Teebereitung nehmen wir 2 Teelöffel für 1 Tasse im Aufguß, täglich 2 bis 3 Tassen, und süßen am besten mit Honig oder Rohzucker. Auch der frisch gepreßte Saft der grünen Blätter wird, mit Honig vermischt, täglich 1 bis 2 Eßlöffel, eingenommen. Blätter und Blüten sind offizinell (Folia bzw. Flores Farfarae).

Schleimlösender Hustentee:
Man mische zu gleichen Teilen: Huflattichblätter und -blüten,
Königskerze (Nr. 69),
Lungenkraut (Nr. 84),
Spitzwegerichkraut (Nr. 119).

2 Teelöffel für 1 Tasse mit Honigzusatz. 3 Tassen täglich im Aufguß, schluckweise warm getrunken.

Mischtee bei Brust- und Rippenfellentzündung:

50 g Huflattichblätter und Blüten,
50 g Brennesselkraut (oder Blätter) (Nr. 16),
30 g Kamillenblüten (Nr. 60) und
20 g Anissamen (Nr. 4).

Von dieser Mischung nehme man 4 Teelöffel für die Tagesgabe von 3 Tassen, bereite diese am Morgen, süße mit Honig und trinke unter Tags schluckweise warm. Daneben Lehmumschläge!

Anwendung in der Volksheilkunde: Aus Huflattichblättern wird ein Sirup bereitet, der sich bei Lungenleiden bestens bewährte. Man füllt in einen irdenen Topf abwechselnd eine daumendicke Schicht Blätter und Rohzucker ein, bis der Topf randvoll ist. Man läßt über Nacht den Topf stehen, da sich dessen

Inhalt setzt, und füllt im gleichen Sinne nach. Dies auch noch einige Male bis am übernächsten Tage, bis der Topf endgültig randvoll ist. Nun bindet man den Topf (oder auch das Gurkenglas bzw. den Glasballon) mit 2 bis 3 Lagen starken Pergamentpapiers zu, gräbt im Garten an einer nicht begangenen, geschützten Stelle ein tieferes Loch, stellt das Gefäß hinein, legt ein Brettchen noch auf den Topf und schüttet wieder mit Erdreich zu. Die Stelle bezeichnet man sich zum Zwecke des leichteren Auffindens mit einem Stäbchen oder sonstigen Zeichen. Die gleichmäßige Erdwärme bewirkt nun, daß die Blätter einen Gärungsprozeß durchmachen. Nach 8 Wochen gräbt man den Topf aus und preßt den Inhalt gut durch ein leinenes Tuch. Der so gewonnene Huflattich-Sirup wird gekocht, ausgekühlt in Flaschen mit weitem Hals gefüllt und bei Bedarf, teelöffelweise, mehrmals am Tage eingenommen.

Bei Kopfschmerzen lege man frische Huflattichblätter mit der filzigen Unterseite auf die Stirne auf und wiederhole dies öfters.

Bei Ohrenschmerzen träufle man den frisch gepreßten Saft aus den Blättern tropfenweise ins Ohr.

Bei Venenentzündung bereite man aus frischen zerstoßenen Blättern vom Huflattich und frischem süßem Rahm eine salbenartige Masse und bestreiche damit oftmals am Tage die entzündeten Stellen.

Da die jungen Blätter viel Vitamin C enthalten, menge man die Blätter im Frühjahr zu den sogenannten Frühjahrssalaten hinzu.

In der französischen Volksheilkunde wird seit altersher der Huflattich als sehr gutes Naturheilmittel gegen Skrofulose geschätzt. Die französischen Ärzte Bodard und Dechamps erprobten und untersuchten wissenschaftlich diese volkstümliche Heilmethode und fanden im Huflattich ein spezielles Heilmittel gegen Skrofulose.

In der süddeutschen Volksheilkunde wird auch die Wurzel des Huflattichs hie und da angewendet und wird ihr eine schweißtreibende Wirkung nachgesagt. Man nimmt eine gute Messerspitze der gepulverten Wurzel mit etwas warmem Honigwasser ein.

Wer viel auf den Füßen steht und dem die Füße anschwellen, lege am Abend grüne Huflattichblätter auf oder nehme ein Fußbad aus dem leichten Absud von Huflattichblättern.

Aus Huflattichblüten bereite man eine Tinktur (eine Handvoll Blüten in 1 Liter Branntwein oder Weingeist durch 6 bis 8 Wochen ansetzen und dann abseihen), die man bei Verschleimung einnimmt. Je nach dem Grad der Verschleimung, 3 bis 5mal am Tage 8 bis 10 Tropfen auf ein Stück Zucker.

55 Hülsenfrüchte Phaseolus — Pisum — Lens

Die Hülsenfrüchte — Bohnen, Erbsen, Linsen — zählen durch den hohen Gehalt an Eiweiß und Kohlehydraten zu den nährstoffreichsten Gemüsen. Auch müssen ihnen Heilwerte zugesprochen werden. In der Geschichte der menschlichen Ernährung finden wir sie sehr früh als Nahrungsmittel in Verwendung und lassen sie sich bis in vorgeschichtliche Zeiten zurückverfolgen.

Während man die *Puffbohne* (Faba) in den Pfahlbauten der Schweizer Seen, in den ägyptischen Königsgräbern um 2000 vor Christi und in Troja fand, wie sie auch in der Bibel erwähnt wurde, war die *Gartenbohne* (Phaseolus) bis etwa 1550 n. Chr. im Mittelmeerraum und Europa unbekannt, da sie erst nach der Entdeckung ihrer Heimat Amerika, in Europa eingeführt wurde. Dafür fand man Gartenbohnen in den vorgeschichtlichen Gräbern in Arizona und Peru. Die *Erbsen* (Pisum) sind als Nahrungsmittel uralt; die ältesten Funde werden aus den Steinzeitniederlassungen in Ungarn, aus den Pfahlbauten an den Schweizer Seen und aus dem einstigen Troja gemeldet. Schließlich sind auch die *Linsen* (Lens) ein uraltes Nahrungsmittel, die ebenfalls in den Steinzeitsiedlungen, als auch in den ägyptischen Gräbern um 2200 v. Chr. nachgewiesen wurden. Die Bibel erwähnt ebenfalls die Linsen in der Geschichte über Jakob, der seinem Bruder Esau um ein Linsengericht das Erstgeburtsrecht abkaufte.
Die Hülsenfrüchte spielen im Capitulare Karl d. Gr. eine wichtige Rolle und so gäbe es noch viele interessante kulturhistorische Tatsachen zu berichten, doch müssen wir uns auf die Ernährungs- und gesundheitlichen Faktoren bei den genannten Hülsenfrüchten beschränken.

Gemeinsam ist ihnen der hohe Gehalt an pflanzlichem Eiweiß, das sie den an ihren Wurzeln befindlichen Knöllchenbakterien verdanken. Diese Knöllchenbakterien können nämlich den freien Stickstoff der Luft, der auch in die Erde eindringt, sich aneignen, in Aminosäuren überführen, aus welchen sich wieder das Eiweiß aufbaut. Die Kohlenhydrate der Hülsenfrüchte sind in Form von Galactanen, Glycuronsäure, Fructose, Glucose, Mannit und anderen Verbindungen vorhanden. Neben diesem Eiweiß und der Stärke ist in den Hülsenfrüchten Fett vorhanden und der wichtige Stoff für unser Nervensystem, das Lecithin.
Während in den getrockneten Hülsenfrüchten nur Spuren von Vitamin C enthalten sind, steigt der Gehalt an Vitamin C beim Keimen so, daß gekeimte Hülsenfrüchte Skorbut verhüten können.

Auch das Vitamin E, das Fruchtbarkeitsvitamin, bildet sich beim Keimen und wird durch Kochen nicht zerstört. Das Vitamin A ist geringfügig vorhanden, dagegen reich im getrockneten Zustand das Vitamin B_1, das bei einer Hitze von 100—120 Grad Celsius nicht sogleich zugrunde geht.

Da die Samenschalen reich an Rohfaser, Pektinstoffen und anderen schwer verdaulichen Verbindungen sind, soll man getrocknete Hülsenfrüchte nur als Mehl oder geschält und passiert verwenden. Nur in dieser breiigen, püreeartigen oder suppigen Form sind sie nicht nur am schmackhaftesten, sondern vor allem am bekömmlichsten. Auch muß noch viel mehr beachtet werden, daß in den getrockneten Hülsenfrüchten zwar viele Nährstoffe, aber wenig Mineralsalze enthalten sind. Die Ergänzung dieser muß daher durch Gemüse, Obst und Milch erfolgen.

Für *Fieberkranke* sind Hülsenfrüchte nicht angezeigt. Sie fördern den Temperaturanstieg und bewirken nachteilige Zersetzungserscheinungen im Darm.

Magen- und Darmkranke müssen getrocknete Hülsenfrüchte meiden, da sie gerade im erkrankten Magen oder Darm nicht nur unerwünschte Säurebildungen auslösen, sondern auch erhöhte Blähungen bewirken. Fein passierte Hülsenfrüchte mit blähungsmildernden Gewürzen, wie Kümmel (Nr. 73), Majoran (Nr. 86) oder Thymian (Nr. 124), oder frische grüne Erbsen werden von Magen- und Darmkranken in kleinen Portionen vertragen. Wenn nur Stuhlverstopfung, oder gar nur chronische Stuhlverstopfung vorliegt, sind Hülsenfrüchte sehr wertvoll. Sie liefern, ebenfalls passiert, einen reichlichen und weichen Stuhlgang, ohne Schmerz oder einen plötzlichen Durchfall auslösend.

Nierenkranke dürfen keine Speisen aus getrockneten Hülsenfrüchten einnehmen, da der Eiweißgehalt zu hoch ist. Dagegen dürfen Nierenkranke Speisen aus jungen Erbsen, salzlos zubereitet, genießen.

Auch *Herzkranke* müssen Hülsenfrüchte meiden. Die Gasbildungen beanspruchen die Herztätigkeit sehr nachteilig. Bei *Zuckerkranken* müssen getrocknete Hülsenfrüchte wegen des hohen Kohlehydratgehaltes eingerechnet werden. Ein Linsengericht an Stelle eines Haferbreies ist erlaubt, desgleichen können ganz mäßig (2 Eßlöffel) grüne Erbsen in die Speisenfolge hie und da eingebaut werden.
Grüne geschnittene Bohnen, roh, als Salat zubereitet, sind abzulehnen! Die in den rohen Fisolen vorkommenden Blausäureglykoside der Phaseoline haben schon tödliche Vergiftungen ausgelöst. Erst durch das Kochen werden die Blausäureglykoside zerstört. Dagegen ist unzutreffend die Hülsenfrüchte wegen ihres Gehaltes an Purinkörpern abzulehnen. Die Purinmengen sind in den Hülsenfrüchten so gering vorhanden, daß man sie sogar Gichtkranken verabreichen kann.

Dies wären die wichtigsten heildiätetischen Regeln bezüglich der Hülsenfrüchte; nähere Daten müssen in den einschlägigen Diätetikbüchern nachgelesen und angewendet werden.

a) Gartenbohne Phaseolus vulgaris L. und zahlreiche Varietäten.

Unter den Bohnen müssen wir zwei verschiedene Arten stets auseinander halten: die *Puffbohne* (Faba vulgaris L.) mit Varietäten, auch Pferde- oder Saubohne genannt und die *Garten-Bohne* (Phaseolus vulgaris L.) ebenfalls mit zahlreichen Varietäten. Über die Herkunft beider Arten wurden wir im vorangegangenen Abschnitt informiert.

Als Heilpflanze wollen wir uns mit der Garten-Bohne befassen, Fasel, Feldbohne, Fisole, gemeine Bohne, Schminkbohne, Schotenbohne oder Schwertbohne genannt. Von den vielen Varietäten halten wir die

Buschbohne Phaseolus vulgaris, var. nanus Aschers.,

Synonyme: Ph. compressus D. C. — Ph. romanus Savi.,
als die geeignetste, da sie die größten Heilwerte besitzt.

Volksnamen: Budenbohne — Chrücherli — Gruperli — Happara — Höckerle — Huckerchen — Kriechbohnen — Krupbohnen — Staudenbohne — Strauchbohne — Zwergbohne

Botanik: Die fast in jedem Hausgarten angebauten Bohnen sind wohl allgemein bekannt. Die Blätter sind formenreich, wie auch die Blüten je nach Varietät verschieden gefärbt. Alle Bohnenarten haben charakteristisch einen sich links windenden Stengel. Die Früchte können je nach Varietät 10—20 cm lang werden und dickfleischige oder dünne, grüne oder gelbliche Hülsenwände besitzen. Der

Geruch der Pflanze ist herb, eigentümlich, die Bohnen haben roh einen faden, mehligen *Geschmack*.

Blütezeit: von Juni an, den ganzen Sommer hindurch. Die

Fruchtreife ist je nach Varietät ab Juli bis in den Herbst hinein.

Standort: Die Bohnen lieben einen (im Herbst!) gut gedüngten frisch-feuchten, tiefgründigen Boden und ein sonniges Plätzchen im Garten. Reine Kalkböden sind nicht geeignet.

Heilkräftige Pflanzenteile: Für Heilzwecke sammelt man die Schalen der reifen Hülsen (Fructus Phaseolie sine Semine, oder Cortex Phaseoli Fructus), die beim Herausnehmen der Samen (Bohnen) abfallen. Da die Heil- und Wirkstoffe vor allem in der Hülsenwand sitzen, ist für Heilzwecke den fleischigen Sorten vor den großsamigen der Vorzug zu geben. Die Trocknung erfolgt im Schatten. An

Heil- und Wirkstoffen enthalten die Früchte Inosit und Zucker sowie das Vitamin C. Ferner enthalten die Früchte als auch die Hülsen vor der Samenreife eine Reihe von stickstoffhaltigen Verbindungen, Asparagin, Arginin, Tyrosin, Leucin, Lysin, Cholin, Trigonellin, Allantoin, Nucleinbasen und die so wertvolle lösliche Kieselsäure. Außerdem enthält die Bohnenhülse eine insulinartige Substanz, ein Glukokinin. Dieses Glukokinin, auch unter anderem in den Heidelbeerblättern (Nr. 47), im Kopfsalat (Nr. 70) und in den Brennesseln (Nr. 16) enthalten, ist ein wertvoller Heilstoff für den Zuckerkranken, da er den Blutzuckerspiegel zu senken und die Harnzuckerausscheidungen zu mindern vermag.

Heilwirkung: Die Heilwirkung der Bohnenschalen bezüglich der Senkung des Blutzuckerspiegels, war schon wiederholt verschiedentlich beurteilt worden. Wir sind der Meinung, daß bei geringeren oder kaum nennenswerten Heilerfolgen eine Reihe von Faktoren nicht nur beim Erkrankten selbst zu suchen sind, sondern auch bei der Pflanze, bzw. deren Ernte, Konservierung und Anwendung. Gerade bei den Bohnenschalen müssen die Vorschriften bezüglich Ernte- und Konservierungsmaßnahmen genauest beachtet werden, wobei wir nicht verkennen, daß ungünstige standörtliche Verhältnisse — z. B. zu nasser oder zu trockener Boden — aber auch die einzelnen Sorten sehr verschiedentliche Heilerfolge auslösen. Da es über 80 Bohnenvarietäten gibt, wäre es eine dringende Aufgabe, die heilkräftigsten zu ermitteln.

Nach sorgfältigen Untersuchungen (E. Otto) haben die unreifen grünen Bohnenschalen eine hohe Glukokininwirkung. Wir ergänzen diese Erkenntnis mit dem Rat, somit möglichst die ganzen Sommermonate hindurch die frischen grünen und unreifen Bohnenschalen, die sogenannten Fisolen, anzuwenden. Durch Anbau von Bohnen in zeitlichen Abständen erhalten wir von den ersten Sommerwochen bis tief in den Herbst hinein stets laufend die so wertvollen grünen Bohnenschalen (Fisolen), die wieder dann besonders reichlich Glukokinin enthalten, solange die Bildung der Bohnenfrüchte im Innern der Schalen nicht zu weit gedieh. Zuckerkranke müssen diese „Bohnen-Saison" weitgehendst ausnützen, um sich durch reichliche Fisolenkost (4—7 kg in der Woche) in Form vieler Gemüsezubereitungen auf biologischer Grundlage das Glukokinin einzuverleiben. Wir werden einen merklichen Erfolg feststellen: das Aceton im Blut und im Urin wird wesentlich gesenkt oder gar beseitigt, auch eine Senkung des Nüchternblutzuckers zwischen 20—40 % werden wir erreichen. Das Glukokinin wird durch Kochen nicht zerstört. Bohnenschalen als Fisolengemüse kann die fürsorgliche Hausfrau für die Wintermonate gar nicht genug in Weck- oder Rexgläsern konservieren. Die getrockneten Bohnenschalen, die wir vorsorglich für die Wintermonate selbst bereiteten oder besorgten, enthalten zwar weniger Glukokinin, unterstützen aber noch immer sehr unsere Bemühungen zur Beseitigung des Acetons bzw. Senkung des Nüchternblutzuckers.

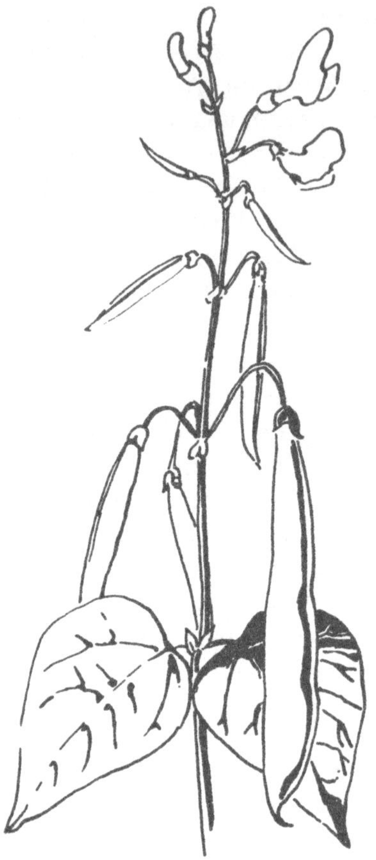

Hier müssen wir uns aber klar werden, daß wir nicht bei der Anwendung der getrockneten Bohnenschalen allein verbleiben dürfen, sondern durch Abwechslung mit anderen Heilpflanzen neue Heilwirkung anzuregen uns bemühen müssen. Die Abwechslung geschieht durch Hinzufügen anderer Heilkräuter, wie Heidelbeerblätter (Nr. 47), Schafgarbe (Nr. 110), Löwenzahn (Nr. 83) und Wacholder (Nr. 127) u. a., also Herstellung eines Mischtees, oder daß wir alle 8—10 Tage einen anderen Kräutertee einzeln anwenden, z. B. die bereits genannten Kräuter und ferner Mistel (Nr. 89), Tausendguldenkraut (Nr. 123), Wermut (Nr. 134) um nur einige zu nennen. (Siehe Kapitel III). Wir werden jene Kräuter bevorzugen, deren Wirkung wir individuell am besten verspüren, um dann wieder von vorne mit dem Bohnenschalentee fortzusetzen. Wir dürfen nicht müde werden, dies alles genauest zu befolgen, laufend den Arzt zu konsultieren und die Ernährungs- und sonstigen Anordnungen genauest einzuhalten. Je früher ein beginnendes Leiden erkannt und die beschriebenen Heilmethoden befolgt werden, desto sicherer ist die Heilung zu erwarten.
Der Bohnenschalentee ist aber nicht allein ein Heilmittel für den Zuckerkranken, er ist auch bei Wassersucht, chronischem Rheumatismus und bei Ischias mit Erfolg anzuwenden. Weitere Heilanzeigen sind bei Nieren- und Blasenleiden, Nierenentzündung nach Scharlach, Typhus, Diphterie, bei Eiweißausscheidungen in der Schwangerschaft, bei chronischer Erkrankung der Harnwege, bei Grieß- und Steinbildung in den Nieren. Der Bohnenschalentee unterbindet weitgehendst alle Harnsäurebildungen, löst bereits vorhandene Harnsäureablagerungen wieder auf und wird die Harnsäure durch den Urin abgeleitet. Man trinke 2—3 Tassen Bohnenschalentee täglich bei den genannten Leiden.

Schließlich muß auch der heilenden Anwendung des Bohnenmehls gedacht werden, so bei nässenden Ekzemen, Hautjucken und Hautausschlägen. Auf alle diese erkrankten Hautstellen wird reines, ohne jeden Zusatz versetztes Bohnenmehl aufgetragen und die Stelle leicht verbunden. Alle 2—3 Stunden werden die erkrankten Hautstellen mit lauwarmem Kamillentee (Nr. 60) gebadet bzw. abgewaschen und neues Bohnenmehl aufgestreut.

Bereitung des Bohnenschalentees: 1 Eßlöffel voll getrocknete Bohnenschalen werden in 1/4 Liter (1 Schale) kurz gekocht, abgeseiht und zuckerlos, schluckweise getrunken. Das stundenlange Kochen des Bohnenschalentees, wie es hie und da noch zu lesen ist, entspricht nicht mehr den neuen Erkenntnissen.
Zur Behandlung der Zuckerkrankheit wird neben der Teekur auch die sogenannte Bohnenschalensuppe bereitet. Es werden 2—3 Hände voll getrocknete Bohnenschalen in Wasser so lange gekocht, bis eine dicke Suppe von etwa einem halben Liter entsteht. Diese Tagesmenge an Suppe und 1—2 Tassen Tee genossen, entspricht etwa 3—5 Insulin-Einheiten. Bei schweren Erkrankungen, wo über ärztliche Anordnung Insulin-Injektionen erforderlich sind, wird sich die genannte Bohnenschalensuppe im Verein mit dem Bohnenschalentee als Kur regelmäßig angewendet, als insulinsparend auswirken.

Anwendung in der Volksheilkunde: Statt der Buschbohne verwendet die Volksheilkunde auch die sich hochrankende Gartenbohne, bei der Schalen von weißblühenden Pflanzen verwendet werden sollen. Sie sind in der Heilwirkung etwas schwächer; die Volksheilkunde hält sie für gleichwertig.
Bohnenschalentee ist ein altes Volksheilmittel, nicht nur bei Zuckerkrankheit, sondern auch bei Wassersucht, Rheumatismus und Gicht.
Bohnenmehl mit Gerstenmehl und Kamillen vermischt und aufkochen lassen, durchpassieren, daß ein salbenartiger Brei entsteht. Diesen Brei warm auf Geschwülste, Hautausschläge und Ekzeme gestrichen, heilt die ganzen Hauterkrankungen.
Der Bohnenblütentee ist ein uraltes Volksheilmittel gegen Nierensteine, Nierenkolik und Gicht. Man trinke 2—3 Tassen im Aufguß, schluckweise und zuckerlos.

Anwendung in der Homöopathie: Aus der Buschbohne bereitet man nach dem Verblühen eine homöopathische Essenz, die gegen Zuckerkrankheit, Harnsäureansammlungen und gegen Wassersucht angewendet wird.

b) Erbse Pisum sativum L. und Varietäten

Wegen ihres Gehaltes an Eiweißstoff sind die Erbsen nicht nur sehr nahrhaft, sondern auch in der Diät wichtig. Erbsenpüree wird zweckmäßig mit Milch aufgewertet, wodurch zwei Eiweißarten zusammenkommen, die einander gut ergänzen.

Anwendung in der Volksheilkunde: In der Volksheilkunde wird das Erbsenmehl als noch wirkungsvoller zur Behandlung von Ausschlägen, zum Aufzeitigen von Geschwüren in Form von feucht-warmen Breiumschlägen angesehen.

c) Linse Lens esculenta L. und Varietäten

Anwendung in der Volksheilkunde: Linsen in Wasser gekocht und diese Brühe mit Honig versüßt, ist ein Heilmittel gegen Würmer bei Kindern.

Linsen in Essig gesotten, zu Brei zerstoßen und diesen warmen Brei aufgestrichen nimmt die Entzündungen bei Ekzemen, Geschwüren und Geschwülsten.

Linsen in Wasser gesotten und die Brühe getrunken fördert den Stuhlgang, besonders wenn etwas Olivenöl beigemischt wird.

Linsen zerstoßen, das heiße Pulver in ein vorgewärmtes Leinensäckchen gefüllt und dieses aufgelegt, nimmt die rheumatischen und gichtischen Schmerzen.

56 Isländische Moosflechte Lichen islandicus L.

Synonym: Lobaria islandicus Hoffm.

Volksnamen: Almgraupen — Berggraupen — Geißtrauben — Hirschhornflechten — Kramperltee — Kramperlmoos — Lichen — Lungenkraut — Lungenmoos — Purgiermoos — Saumias — Rispel — Strübli

Botanik: Die Pflanze wird zumeist nur „Isländisches Moos" genannt und führt dies zur irrigen Ansicht, daß es sich um ein Moos handle. Dieser Name stammt aus der Zeit, wo man zwischen Moosen und Flechten botanisch keine Unterschiede machte. Die Pflanze ist nach heutiger Anschauung eine Flechte und sollte richtig nur „Isländische Moosflechte" benannt werden.

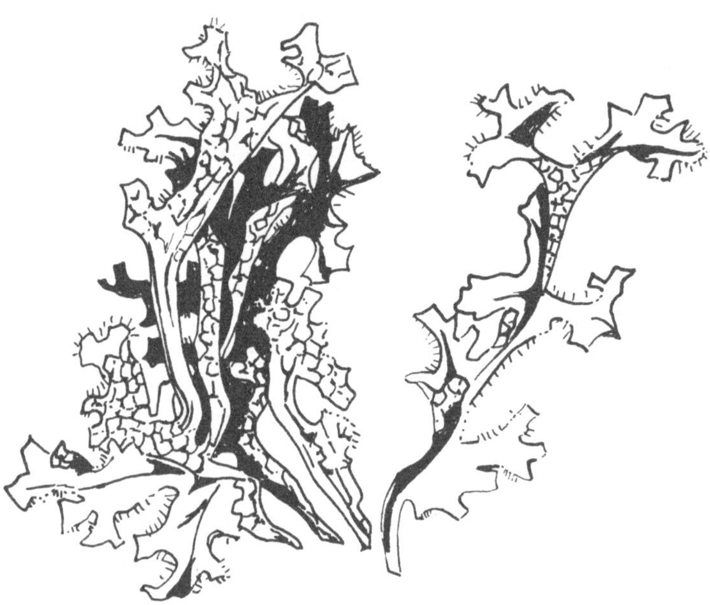

Die isländische Moosflechte hat keine Gliederung in Wurzel, Stengel und Blätter, sie ist eine sogenannte Lagerpflanze, bestehend aus einem etwa 10 cm hohen, blattartigen Gebilde, das durch kurze, fadenförmige Haftorgane am Erdboden befestigt ist. Die Oberseite der Pflanze ist olivgrün, von lederigem Aussehen, die Unterseite ist grün bis grauweiß, mit hellen grubenartigen Vertiefungen. Die Pflanze kann monatelang eintrocknen und deckt ihren Wasserbedarf aus der Luftfeuchtigkeit.

Geruch und Geschmack: Die Pflanze hat einen schwachen Geruch, der Geschmack ist fade, schleimig, bitter. Die isländische Moosflechte ist blütenlos.

Standort: Der geographische Vorname der Pflanze führt zur irrigen Ansicht, daß die Moosflechte nur auf Island vorkommt. Zu der geographischen Bezeichnung kam die Pflanze lediglich, da sie auf Island, wo sie auch vorkommt, erstmalig als Heilpflanze verwendet wurde. Sie gedeiht beinahe auf der ganzen nördlichen Halbkugel, gesellig auf buschigen Hängen, in lichten Wäldern der Alpen, an Waldrändern, auf mageren Wiesen, in Gräben, auf Mooren und feuchten Äckern der Ebene und im Gebirge bis zu einer Höhe von etwa 1500 Metern. Man findet sie auch zwischen Heidekraut und Moosen im hohen Norden, dort dient sie den genügsamen Rentieren als Futter. Doch auch den Menschen dort dient die Moosflechte als Nahrung. Die am Feuer getrockneten und dann zerstoßenen Pflanzenteile bilden einen Getreideersatz; man bereitet daraus eine nahrhafte Grütze. Sammelzeit: Mai bis September, nur bei sehr trockenem Wetter.

Heil- und Wirkstoffe: Die Isländische Moosflechte besitzt über 50 % Schleim, Vitamin B_{12}, ferner Flechtenstärke, bittere Flechtensäure, den Bitterstoff Cetrarin, Lichenin, Zucker, Gummi und noch nicht näher erforschte antibiotische Wirkstoffe. Sie gilt als die jodhältigste Landpflanze. An Mineralsubstanzen wurde hauptsächlich Kieselsäure festgestellt. Gering ist der Gehalt an ätherischem Öl. Das Vitamin B_{12} gilt als das wirksamste Mittel gegen Blutarmut.

Heilwirkung: Die isländische Moosflechte ist eine reizmildernde und schleimlösende Heilpflanze und sollte bei allen Erkältungskrankheiten viel mehr angewendet werden. Sehr gute Erfolge sind zu erzielen bei Bronchialkatarrh, Husten, Keuchhusten, Verschleimung, bei allen Lungenerkrankungen wie Lungenschwäche, Neigung zu Erkältungen bei geringstem Wettersturz oder klimatischen Ortsveränderungen.
Hufeland schätzte sehr die isländische Moosflechte bei schweren Lungenerkrankungen und empfahl sie nachdrücklichst bei Lungentuberkulose. Der Vorteil bei der Anwendung der Droge bei Lungentuberkulose liegt darin, daß hier zwei wichtige Heilfaktoren zusammentreffen. Nicht nur, daß die schwer erkrankte Lunge gründlichst vom Schleim, auch von zähem, schwer löslichem Schleim befreit wird, hat die isländische Moosflechte auch sehr beachtliche belebende (analeptische) Eigenschaften, Heilkräfte, die für den Tbc-Kranken sehr wichtig sind, da der zumeist eintretende Kräfteverfall aufgehalten wird. Bei eintausendfacher Verdünnung des Absudes hemmt dieser noch das Wachstum der Tuberkelbazillen! (Graupner)

Diese belebende, stärkende Eigenschaft der isländischen Moosflechte ist von Bedeutung bei Erschöpfungszuständen aller Art, wie etwa während oder nach schweren Krankheiten, nach Blutverlust durch Operationen oder Unfällen, nach Masern, nach schweren Infektionskrankheiten, nach Magen- und Darmerkrankungen, chronischer Onanie u. a.
Die Milchsekretion stillender Mütter wird sehr günstig beeinflußt, doch dürfen keine Entzündung der Brüste oder der Brustwarzen vorhanden sein.
Weitere Anwendungsgebiete für die isländische Moosflechte sind die Magen- und Darmerkrankungen, wie akute oder chronische Durchfälle bzw. Stuhlverstopfung, Verdauungsstörungen (Dyspepsien), Magen-Darmkatarrh (Gastro-Enteritis), Magenverschleimung bzw. Beseitigung der abnormen Gärungsprozesse. Die Gallensekretion wird normalisiert.
Als erwiesen gilt die Tatsache, daß die isländische Moosflechte eine ausgleichende Wirkung auf die Magensäure ausübt, sowohl die Übersäuerungs- als auch die Untersäuerungserscheinungen reguliert.
Sehr zu empfehlen ist die Anwendung der isländischen Moosflechte bei Blutarmut, da der Heilstoff Cetrarin die Vermehrung der roten und der weißen Blutkörperchen im richtigen Verhältnis anregt.
Wenn wir noch weiters berichten können, daß die isländische Moosflechte sogar die Brightsche Nierenkrankheit zum Abheilen bringt und daß es unter bestimmten, ärztlich festgestellten Voraussetzungen auch dem Zuckerkranken eine beachtliche Steigerung seines Allgemeinbefindens bringt, müssen wir dieser, zwar oft in Massen vorkommenden und doch so unscheinbaren Heilpflanze viel mehr Beachtung und Wertschätzung angedeihen lassen.
Diese vielseitigen und so überaus wertvollen Heilwirkungen der isländischen Moosflechte wurden in letzter Zeit durch klinische Untersuchungen und Beobachtungen wissenschaftlich einwandfrei immer wieder festgestellt. Diese Heilpflanze besitzt antibiotische Wirkungen (Dr. med. Winkelmann), etwa der Wirkung des Penicillins vergleichbar. Durch Bakterienkulturen auf Agar-Agar, einem Galertstoff aus Rotalgen, kann jederzeit der wissenschaftliche Beweis erbracht werden.
Allerdings muß mit Nachdruck betont werden, daß die unvernünftige und übertriebene Anwendung dieser so wertvollen Heilpflanze, auch sehr unangenehme Nachwirkungen auslösen kann; der überdosierte oder der zu langandauernde Gebrauch kann zu empfindlichen Reizungen des Magen-Darmkanals und auch zu Leberstörungen führen! Dosis und Dauer der Anwendung bestimmt daher am besten der Arzt auf Grund sorgfältiger Beobachtungen.

Allgemeine Gebrauchsanweisungen: Zur Teebereitung wird die isländische Moosflechte in der Regel gekocht und zwar 1 Teelöffel voll der Droge mit 1 Tasse Wasser einmal aufkochen und 10 Minuten ziehen lassen. Der Tee wird in der Regel ungesüßt, schluckweise, 2—3 Tassen am Tage getrunken.

Eine sogenannte „Galerte" aus der isländischen Moosflechte — ein ausgezeichnetes Erfrischungs- und Belebungsmittel für Kranke — wird hergestellt durch Einweichen der Droge über Nacht in kaltem Wasser, kurzem Abbrühen und schließlich Abseihen. Zur Geschmacksverbesserung kann etwas Schokolade, fein gerieben, beigegeben werden. Dieser durstlöschende Heiltrank, warm oder ausgekühlt getrunken, ist geeignet bei allen Erkrankungen mit Durstererscheinungen, wobei bei Zuckerkranken die Schokoladebeigabe nur mit Diabetiker-Schokolade erfolgen darf. Für Zuckerkranke empfehlen wir ein aus der Trockendroge herzustellendes Brot, das auch großen Nährwert besitzt. Als Tee kann die isländische Moosflechte auch zweimal verwendet werden. Man setzt die Droge über Nacht kalt an, seiht am Morgen diesen vorher etwas angewärmten Ansatz ab, setzt die abgeseihte Droge nochmals kalt an, läßt tagsüber ziehen, kocht Abends einmal rasch auf, seiht ab und trinkt diesen zweiten so gewonnenen Tee schluckweise warm oder ausgekühlt.
Eines ist jedoch unbedingt zu unterlassen: man darf die Droge nie, wie manchmal fälschlich empfohlen wird, durch Kochen mit Soda- oder Pottaschebeigaben von der bitteren Cetrarsäure befreien! Gerade diese Cetrarsäure ist eines der heilsamen Elemente der isländischen Moosflechte.

Anwendung in der Volksheilkunde: Der etwas ausgekühlte Tee kann nach Meinung der Volksheilkunde für feuchte Umschläge bei Kropf (Struma) über Nacht angewendet werden.
Nach einem isländischen Rezept der dortigen Volksheilkunde, wird ein Heiltrank nach überstandenen Krankheiten zur Kräftigung und Wiedererlangung der Körperkräfte wie folgt hergestellt: Man nimmt als Tagesgabe etwa 20 g der getrockneten Droge und weicht diese in kaltem Wasser durch 5—6 Stunden ein, schüttet dieses Wasser ab, preßt die aufgeweichte Droge aus, bereitet von diesem Teerückstand einen Teeabsud, dem ein halber Teelöffel Anis (Nr. 4) beigegeben wird und süßt nach dem Abseihen und Auskühlen nach Bedarf mit Honig. — Auch wird in der Volksheilkunde der Schweiz die getrocknete und pulverisierte Moosflechte als Wundstreupulver vielfach angewendet. Die isländische Moosflechte genießt als vielseitiges Naturheilmittel in der Schweizer Volksheilkunde hohes Ansehen.

Anwendung in der Homöopathie: Die Homöopathie erzeugt aus der getrockneten Droge eine geruch- und geschmacklose Tinktur und empfiehlt deren Anwendung bei Magen- und Darmkatarrhen, besonders wenn diese mit Durchfall verbunden sind und ferner bei Nierenentzündung.

Anwendung in der Tiermedizin: Der Tee als Heiltrank wird den Haustieren bei Freßunlust, Darmerkrankungen, Ruhr, Kolik sowie bei Husten und allen Lungenerkrankungen (einschließlich Tuberkulose) eingegeben. Bei Blutverlust nach

Verletzungen wirkt sich die isländische Moosflechte beim Vieh nur günstig aus. Als Wundstreupulver findet sie in der Tiermedizin vielfach Anwendung.

Anmerkung: Die isländische Moosflechte darf nicht verwechselt werden mit dem

Irländischen Moos, Chondrus crispus L., auch Perltang oder Carragenmoos bzw. Carragen genannt.
Das Irländische Moos ist eine ausgesprochene Meeres-Heilpflanze, hauptsächlich an der Atlantikküste Irlands und auch Frankreichs vorkommend.
In der Volksheilkunde der Küstenbewohner gilt diese Heilpflanze, nach sorgfältiger Zurichtung und Entfernung aller anhaftenden Meerestierchen, als eine der besten Heil- und Nahrungsmittel für Tbc-Kranke und Rekonvaleszente nach dieser Krankheit. Auch bei Erkrankungen der Atmungsorgane wie Husten, Bronchitis u. a. sowie bei Darmerkrankungen wird es angewendet.

57 Johannisbeersträucher Ribes

a) Roter Johannisbeerstrauch R. rubrum L. — Tafel 4, Figur 7

Volksnamen: Fürwitzel — Hansträubchen — Johannisträubchen — Meertrübeli — Ribisel — wilde Rosinen — wilde Weinbeerl — wilde Weintrauben — Zeitbeere

Botanik: Der Johannisbeerstrauch wird 1 bis 2 m hoch, je nach Lage und Bodenverhältnissen. Manche Sorten wachsen sich zu kleinen Bäumchen mit einem etwas brüchigen Holze aus. Die dünne Rinde rollt sich leicht auf und trocknet ein. Der ganze Strauch ist stachellos. Die Blätter sind 3 bis 5lappig, grob gesägt, auf der Unterseite ohne Öldrüsen. Die Blüten sind grünlich-gelb und stehen in hängenden Trauben. Die Beeren sind lebhaft rot, manche Abarten sind wasserhell oder gelblich oder dunkel purpurrot, vom getrockneten Kelchrest gekrönt, glänzend, durchscheinend, 5 bis 7 mm groß, sehr saftig und von 10 von außen sichtbaren in Meridianen verlaufenden Gefäßbündeln durchzogen. Die im Fruchtfleisch eingebetteten Samen sind von länglicher Gestalt.

Geruch und Geschmack: Der Strauch ist fast geruchlos. Die Beeren schmecken säuerlich-süß und erfrischend.

Blütezeit: April, Mai. *Beerenreife:* ab Johannis bis Juli.

Standort: Die Johannisbeere soll angeblich von der Insel Zante im Mittelmeer stammen und wurde im 15. Jahrhundert in Mitteleuropa eingeführt.

Nach neueren Forschungsergebnissen sollen die roten Johannisbeersträucher mehr in den nördlichen Teilen Europas, in Skandinavien und im nördlichen Rußland (Sibirien) ihre ursprüngliche Heimat gehabt haben. Frei in der Natur kommt der Strauch dort wie auch im Himalaya-Gebiet vor. den alten Griechen und Römern war der Johannisbeerstrauch unbekannt und erst zu Beginn des 15. Jahrhunderts wird er zum erstenmal in einer Schrift genannt. Hieronymus Bock schrieb 1539 „daz di wolschmekkend rothen Johanns Treublin würt inn königlich Lustgärtn gepflanzet".
Heute finden wir im kleinsten Hausgärtlein die Johannisbeersträucher. Der Bedarf an Johannisbeeren ist durch die Marmeladen- und alkoholfreie Getränkeindustrie so gestiegen, daß die Sträucher immer mehr in großräumigen Kulturen gepflanzt werden. Durch Samenvertragung der Vögel finden wir manchmal einen Strauch auf sonnigen Waldblößen.

Heilkräftige Pflanzenteile: Gesammelt werden die Beeren zur Reifezeit (Fructus Ribis), die als frisches Obst, selten getrocknet, als frischer oder sterilisierter Saft, bzw. als Johannisbeerwein Anwendung finden. An

Heil- und Wirkstoffen enthalten die Beeren reichlich das Vitamin C, beachtliche Mengen Hexosen (ein Sammelname für einfache Zuckerarten), dagegen keinen Rohrzucker. Ferner wurden an organischen Säuren Apfelsäure und große Mengen Zitronensäure nachgewiesen, schließlich Pektin, Invertin, Spuren von Methylsalizylat und ein roter Farbstoff.

Heilwirkung: Die Beeren steigern den Appetit, bewirken eine erhöhte Speichelabsonderung und regeln infolge der vielen unverdaulichen Kerne die Darmtätigkeit. Die Beeren bzw. der Frischsaft werden bei Skorbut oder bei Mangelkrankheiten bestens empfohlen, da reichlich Vitamin C enthalten ist. Der frische, ungesüßte Saft kann Zuckerkranken nicht genug empfohlen werden. Frische Johannisbeeren oder der frische Saft bringen auch das Unbehagen, durch einen verdorbenen Magen ausgelöst, rasch zum Abklingen. Der frische oder sterilisierte Saft ist nicht nur ein erfrischendes und belebendes Getränk für Gesunde und Fieberkranke, er bildet auch, beliebig verdünnt mit Wasser oder natürlichem Mineralwasser, einen vollwertigen und gesünderen Ersatz für Alkohol, um den Durst schwer arbeitender Menschen zu löschen. Gerade darin besteht u. a. der Alkoholmißbrauch, daß er als „durstlöschendes" Getränk regelmäßig getrunken wird.

Anwendung in der Volksheilkunde: Die Beeren werden an der Sonne getrocknet und gedörrt, und tun im Winter, gut gekaut, dem verdorbenen Magen wohl. Der frische Saft der Johannisbeeren stärkt das Zahnfleisch und ist ein vorzügliches Gurgel- und Mundwasser.

Bei Zungengeschwulst reibe man die Zungenspitze mit dem frischen Saft ein, nehme einen Schluck dieses Saftes auch in den Mund und lasse ihn eine Zeitlang auf die Zunge einwirken.

Herstellung von Johannisbeerwein (Ribiselwein): Dieser wird am einfachsten in der Weise hergestellt, daß man nicht wie beim Holunderwein die Beeren ansetzt, sondern zuerst die Beeren zerquetscht und abpreßt. Von 3 Liter Beeren erhält man zumeist 2 Liter reinen Saft. Da der Fruchtsaft sehr viel Fruchtsäure enthält, muß man zu 1 Liter reinen Saft 2 Liter abgekochtes Wasser zusetzen. Auch muß man auf je 1 Liter unverdünnten Saft 150 bis 180 g Zucker hinzufügen. Alles übrige bei der Weinherstellung ist wie bei der Holunderwein-Erzeugung (Nr. 52) und wolle man dort alles nachlesen.
Der echte, naturbelassene Johannisbeerwein ist nicht nur ein sehr bekömmliches Getränk, welches fallweise und in kleinen Mengen getrunken, das Wohlbefinden fördert, sondern behebt dieser Wein auch kleine Magenunstimmigkeiten und Verdauungsstörungen leichterer Art, er regt den Appetit an, besonders dann, wenn dieser nach einer Operation oder längerer Krankheit sich gar nicht einstellen will.
Streng ist darauf zu achten, daß sowohl die Beeren als auch der Fruchtsaft *nie* mit Metallgefäßen in Berührung kommen, da der Geschmack und die Farbe des Saftes bzw. Weines darunter leiden. Dies gilt für alle Obst- und Beerenfrüchte!

b) Schwarzer Johannisbeerstrauch Ribes nigrum L. Tafel 4, Figur 8

Volksnamen: Albeere — Albesing — Adebarkaßbeere — Alantsbesing — Apenbeere — Bocksbeere — Brännebeere — Gichtbeere — Salbeere — Soltebeere — Wendelbeere — Wanzenbeere — schwarze Zeitbeere — schwarze Hansträubchen — Meertrübli — Omeeren — Stinkstrauch

Botanik: Ein Strauch ähnlich dem vorigen. Die Blätter haben jedoch an der Unterseite Öldrüsen, die Blüten sind gelblichgrün, am Rande jedoch braunrot. Die Beeren sind anfangs braunschwarz und werden zur Reife tiefschwarz.

Geruch und Geschmack: Die ganze Pflanze hat einen eigenartigen Geruch, der an Wanzen erinnert. Durch das Trocknen der Blätter verliert sich dieser Geruch. Die reifen Beeren sind süßer als die der Roten Johannisbeere, haben einen eigenartigen Nachgeschmack, der sich durch das Einkochen oder durch die Saftkonservierung verliert. Auch der Sirup (Sirupus Ribis nigri) hat durch die Konservierung diesen eigenartigen Geschmack verloren.

Blütezeit, Beerenreife und Standort: wie bei der Roten Johannisbeere.

Heilkräftige Pflanzenteile: Man sammelt die Blätter (Folia Ribis nigri) im Juni, die Beeren (Fructus Ribis nigri) zur Beerenreife. Man erntet von den Blättern nur die Blattspreite, niemals die Stengel; man achte bei diesem Strauch besonders darauf, daß die Blattunterseiten nicht vom Kronrost, einem Pilz, befallen sind!
Die befallenen Blätter sind wertlos. Auch das Waschen oder das Ausschneiden der befallenen Stellen ändert daran nichts, da das befallene Blatt zur Gänze wertlos geworden ist.

Heil- und Wirkstoffe: Die Blätter enthalten ein ätherisches Öl, aus dem durch Spaltung Chinasäure und eine stark aktive Oxydase entsteht, d. s. sauerstoffübertragene Enzyme, die Stoffwechselvorgänge in der Pflanze auslösen. Ferner sind in den Blättern Gerbstoff, Emulsin, organische Säuren und der in allen Teilen der Pflanze vorkommende wanzenartig riechende Stoff, enthalten. Dieser leicht flüchtige Stoff wurde bisher noch nicht näher untersucht. Die Beeren enthalten nicht nur das Vitamin C, sondern auch das Vitamin J (das „Lungenvitamin" genannt) von hoher antibakterieller Wirkung, ferner Apfel- und Zitronensäure, Pektin und einen dunkelvioletten Farbstoff. Interessant ist, daß die Holunderbeeren (Nr. 52) den gleichen dunkelvioletten Farbstoff besitzen und ebenfalls das Vitamin J.

Heilwirkung: Durch die Vitamine C und J wird das Aufkommen von schweren Infektionen, vor allem Lungenentzündung, weitgehendst verhindert bzw. rasch zum Abheilen gebracht. Die Früchte oder der Saft allein werden gegen Nierenleiden und Kolikschmerzen angewendet. Der Ansatz von schwarzen Beeren in Weingeist, bekannt unter dem Namen „Cassis", hilft in erhöhtem Maße gegen Kolikschmerzen, wirkt tonisch und blutreinigend, da durch die erhöhte Urinausscheidung alle gift- und krankheitserregenden Stoffe ausgeleitet werden.
Dieser „Cassis" muß aber naturbelassen und nicht durch „Beimengungen" verbessert sein!
Die Blätter des Schwarzen Johannisbeerstrauches enthalten ein ätherisches Öl, das die Tätigkeit der Nieren anregt und bei allen gichtischen und rheumatischen Krankheitserscheinungen sowie bei Arterienverkalkung (Arteriosklerose) von heilendem Nutzen ist. Ferner wird der Blättertee empfohlen bei Wassersucht, bei schmerzhaftem Urinieren, bei Diarrhöen, Koliken, Migräne und krampfhaften Hustenanfällen. Für die Kinder, die an Keuchhusten leiden, gibt es kaum ein besseres Naturheilmittel als den konservierten alkoholfreien Saft der Schwarzen Johannisbeere. Wo Kinder im Hause sind, sollte dieser stets für die Wintermonate vorsorglich bereitstehen. Die gleiche Wirkung geht aber auch von den Blättern aus. Pfarrer Kneipp lobt den Blättertee sehr und berichtet, daß er selbst in schwierigen Fällen von Grieß- und Blasenleiden treffliche Dienste geleistet habe.

Für 1 Tasse Blättertee nehmen wir 1 Teelöffel der im Schatten getrockneten Droge, brühen mit heißem, nicht mehr kochendem Wasser ab und lassen 5 Minuten ziehen. Der Tee wird nur bei Anwendung als Keuchhustentee mit Honig gesüßt. Bei allen anderen Anwendungen wird der Tee ungesüßt getrunken. Man trinke 2—3 Tassen am Tage schluckweise. Wenn Keuchhusten bereits in der Nachbarschaft ist, wird die fürsorgliche Mutter den Kindern schon vorbeugend schwarzen Ribiselsirup eingeben. Keuchhustenanfälle stören nicht nur (meist um Mitternacht!) die Nachtruhe der übrigen Familienmitglieder, sondern führen auch zu Erschöpfungszuständen der erkrankten Kinder. Die Mutter wird daher vorsorglich bereits am Abend einen Tee bereiten, um diesen in einem Thermophor für den Bedarfsfall zur Hand zu haben. Ein- bis zwei Schlucke genügen, der Anfall klingt ab und das Kind schläft sogleich wieder ein.

Anwendung in der Volksheilkunde: In der Volksheilkunde wird der destillierte Schnaps aus Beeren und Blättern für Einreibungen bei gichtischen Anfällen gelobt.
Bei geschwollenen Mandeln oder bei Halsschmerzen wird das schluckweise Trinken des warmen Beerensaftes empfohlen. Der Blättertee soll zeitweise zur Ausscheidung der Harnsäure angewendet werden.

Anmerkung: Verwandt zu den beiden Johannisbeersträuchern ist der **Stachelbeerstrauch,** Ribes grossularia L. (Tafel 4, Figur 9), der ursprünglich als Wildstachelbeerstrauch im mittleren und nördlichen Europa sowie in Sibirien bis zur Mandschurei heimisch war. Erst etwa um das Jahr 1700 begann die Züchtung der Garten-Formen. Durch den Stachelbeermehltau kam zur Wende dieses Jahrhunderts aus Amerika die Stachelbeerpest über fast ganz Europa. Die heutigen Stachelbeersträucher stammen fast durchwegs aus Neuzüchtungen von Sorten, die mit immunen Sträuchern gekreuzt wurden.

Heilwirkung: Die reifen Stachelbeeren sind reich an Vitamin C und daher sehr wirksam gegen alle skorbutischen Erkrankungen.
Stachelbeeren wirken infolge des Kaliumgehaltes harntreibend.
Sowohl die reifen Früchte als auch der aus ihnen gepreßte frische Saft oder das Kompott können wie die anderen Obstsorten zu Obstkuren angewendet werden.
Der Genuß von unreifen Stachelbeeren und anschließend darauf Wasser getrunken, hat schon wiederholt schwerste Darmerkrankungen, ja sogar Todesfälle verursacht. Die Früchte geraten im Darm in Gärung, und die durch das Wasser verdünnten Verdauungssäfte können der Gärung nicht entgegenwirken. Die sich entwickelnden Gärungsgase führen zu einer übermäßigen Dehnung des Darmes und schließlich zu einer Darmlähmung (Ileus).
Kinder sind daher entsprechend aufzuklären!

58 Johanniskraut Hypericum perforatum L. Tafel 4, Figur 10

Synonym: H. officinarum Crantz.

Volksnamen: Alfblut — Christi Kreuzblut — Unserer Frauen Bettstroh — Frauenkraut — Wilde Gartheil — Hartheu — Herrgottsblut — Unseres Hergotts Wundenkraut — Jageteufel — St.-Johannis-Blut — Johanniswurz — Mannskraft — Teufelsflucht

Botanik: Der Wurzelstock ist holzig und verästelt. Er treibt mehrere 30 bis 70 cm hohe stielrunde Stengel empor, die mit zwei herablaufenden Leisten versehen sind. Die ungestielten, gegenständigen, eirunden Blätter sind mit zahllosen durchscheinenden Pünktchen übersät. Diese Pünktchen sind Drüsen, die mit ätherischen Ölen gefüllt sind und das Blatt wie fein durchstochen aussehend machen. Die gelben Blüten stehen am Ende der Äste in Trugdolden. Reibt man die Blüten zwischen den Fingern, fließt ein blutroter Saft heraus, der von einem roten Harz herrührt. Die Frucht ist eine Samenkapsel.
Der durch Zerreiben aus den Blüten ausfließende blutrote Saft gab seit altersher Anlaß für eine ganze Reihe von mythischen Sagen und geheimnisvollen Anwendungen.

Geruch und Geschmack: Die Blüten haben einen schwachen balsamischen Duft, der Geschmack ist harzig, bitter, etwas zusammenziehend.

Blütezeit: Von Johannis bis September, hauptsächlich im Juli.

Samenreife: Je nach der Blüte, August bis September.

Standort: Auf Waldschlägen, Waldrändern, sonnigen Heiden und Grasplätzen, gleichgültig ob Urgesteins- oder Kalkböden.

Heilkräftige Pflanzenteile: Gesammelt werden die Blütengipfel mit ihren Stielen zur Blütezeit, zumeist das ganze blühende Kraut (Herba Hyperici) vereinzelt in der Volksheilkunde die Samen zur Reifezeit.

Heil- und Wirkstoffe: Eine ganze Reihe von Heil- und Wirkstoffen machen das Johanniskraut zu einer sehr wertvollen Heilpflanze. Bitterstoff, Gerbstoff, ätherisches Öl und Kohlehydrate sind reichlich vorhanden. Auch Harz, Eiweiß, Pektin- und Myristinsäure, Hyperinrot und Hyperizin, Phytosterin und Stearin wurden festgestellt.

Heilwirkung: Das Johanniskraut hat eine gar vielseitige Heilwirkung und war bereits im Altertum sehr beliebt. Dioskurides beschrieb einige Heilwirkungen, Plinius Secundus erwähnt es lobend, nicht minder Galenos. Paracelsus war ein

großer Anhänger vom Johanniskraut und empfahl es als Wund- und blutreinigendes Heilkraut.
Kneipp, Bohn, Flamm, Eckstein und Madaus u. a. ergänzten die Heilwirkungen, so daß trotz aller anorganischen Heilmittel, das Johanniskraut weiterhin eine hervorragende Stellung in der Naturheilkunde behielt. Das Johanniskraut ist ein Wundkraut, hat schmerzstillende und zusammenziehende Eigenschaften, es wird als ein ausgezeichnetes Nervenmittel gelobt und wirkt krampflösend sowie schleimlösend. Vor allem sei das „Johanniskrautöl" gegen Brandwunden, frische, blutende Wunden, Muskelverletzungen, Blutergüsse, Quetschungen und zur Behandlung von Beulen, Geschwüren und Geschwülsten empfohlen. Das Johanniskrautöl, kurz benannt auch das Johannisöl wird als Hautpflegemittel sehr gelobt, so bei unreiner Haut, Schrunden, bei trockener, schuppiger Haut u. a.

Herstellung von Johannisöl: Das Johannisöl ist so bekannt und beliebt, daß bei dem Großbedarf auch minderwertige Erzeugnisse angeboten werden. Diese „Spezialitäten", zumeist in schöner Aufmachung, sind nicht selten verfälscht, mit Alkannin chemisch gefärbt und daher wertlos. Am sichersten fährt man, wenn man sich dieses Naturheilmitel selbst herstellt. Die Herstellung ist ganz einfach; Johannisöl sollte in jedem Haushalt bereitstehen, umsomehr, als die Heilkraft bis zu 2 Jahren anhält.
Von einer netten Wald- und Wiesenwanderung im Sommer, bringen wir Johanniskraut heim. Wir haben uns ja auch überzeugt, daß wir das richtige Johanniskraut ernten — es gibt bekanntlich einige Abarten, die keine Heilpflanzen sind — da wir die Blätter näher betrachteten, die wie fein durchstochen aussehen und die gelben Blüten zwischen zwei Fingern zerrieben, worauf diese blutrot gefärbt wurden. Daheim angekommen, gibt man sofort vorsichtig abgezupfte Blüten und Blätter vom Johanniskraut in eine geräumige Flasche mit weitem Hals und gießt etwa die 3- bis 4fache Menge feinstes Olivenöl darüber. Man verkorkt die Flasche gut und stellt sie etwa 6 bis 7 Wochen an die Sonne. Man schüttle öfters den Flascheninhalt. In regenreichen und sonnenarmen Sommern stellt man die Flasche in Herdnähe. Nach dieser Zeit wird das Öl eine leuchtendrote Farbe erhalten haben. Nun gießt man den ganzen Flascheninhalt durch ein Tüchlein und preßt die Pflanzenrückstände gut aus. Sollte sich nach nun nochmaligem Stehen eine wässerige Schicht zeigen, hebt man diese mit einem Gummischläuchlein ab. Damit hat man auf so einfache Art eines der besten Naturheilmittel stets im Hause.
Erwähnt sei noch, daß dieses Öl, teelöffelweise eingenommen, auch schmerzlos die Würmer abführt. Da es leicht stopfend wirkt, müssen Personen, die leicht zur Stuhlverstopfung neigen, bei dessen Anwendung anschließend bald ein stuhlgangförderndes Mittel einnehmen, wie sie in diesem Buche ja zahlreich angeführt sind. (Faulbaumrinde Nr. 31, Rhabarber Nr. 100, Wermut Nr. 134 u. a.)

Neben den bereits aufgezählten Anwendungsmöglichkeiten des Johannisöls als Wundmittel und Hautpflegemittel ist es auch ein vorzügliches Einreibungsmittel bei Hexenschuß, Gichtschmerzen, Rheumatismus, Verrenkungen und Rükkenschmerzen. Das Johannisöl kann auch innerlich — 10—15 Tropfen auf einen halben Teelöffel Wasser, nicht auf Zucker — angewendet werden bei Leibschmerzen, Koliken, Darmentzündung, Bettnässen der Kinder oder Erwachsenen und bei Lungenverschleimung.

Das Johannisöl ist stets dunkel aufzubewahren. Am besten man gießt das Öl nach Fertigstellung in eine dunkle Flasche.
Der Teeaufguß von den Blüten wird ebenfalls vielseitig angewendet, so bei leichterer Lungenverschleimung, Magenschleimhautkatarrhen, krankhaftem Bettnässen der Kinder oder älterer Leute, bei Kopfschmerzen, Gelbsucht, Nervenschwäche, nervösem Herzleiden, Schlaflosigkeit, Blutarmut, oder nach geistiger Überanstrengung. Der Johanniskrauttee ist ein vorzügliches Frauenmittel für alle Beschwerden des Unterleibs; er wird diesbezüglich viel zu wenig beachtet. Besonders sei den Frauen bei Gebärmutterkrämpfen, Entzündung der Gebärmutterinnenwand (Endometritis) und Menstruationsbeschwerden ein Teegemisch aus gleichen Teilen Johanniskraut und Mistel (Nr. 89) empfohlen. Wenn man dem Johanniskrauttee etwas Aloe beimischt, übt dieser Tee einen besonders guten Einfluß auf die Leber aus.
Bei Trigeminusneuralgie soll man nicht nur die betreffende Stelle mit Johannisöl durch längere Zeit leicht einreiben, zusätzlich soll auch eine Teekur vorgenommen werden. Diese äußerliche und innerliche Anwendung muß sofort wiederholt werden, wenn sich die Beschwerden neu einstellen.

Der Johanniskrauttee ist den jungen Menschen beiderlei Geschlechts in der Pubertät sehr zu empfehlen, da er auf das beginnende Sexualempfinden beruhigend einwirkt und jugendliche sexuelle Affekthandlungen (Onanie u. a.) weitgehend verhindert.
Zur Bereitung des Tees überbrüht man 1 Teelöffel des getrockneten blühenden Krautes, mit 1 Tasse eben gekochten Wassers und läßt zugedeckt 5 Minuten ziehen. Man trinke am Morgen nüchtern 1 Tasse schluckweise warm, desgleichen am Abend zum Schlafengehen.

Anwendung in der Homöopathie: Die Homöopathie bereitet aus der frischen blühenden Pflanze eine kirschrote Essenz, die bei Nervenleiden, Neurosen, Nervenentzündungen, Schlaflosigkeit, Schläfrigkeit und Abgespanntheit, Nervenschwäche, Schwindelerscheinungen durch Gleichgewichtsstörungen, Gehirn- und Rückenmarkserschütterungen und allen Nervenverletzungen die besten Erfolge zeitigt. Sie wird daher mit Recht die „Arnica der Nerven" genannt. Diese Essenz kann auch auf offene Wunden gebracht werden. Auch bei Wundstarrkrampf (Tetanus) wurden schon Heilerfolge erzielt.

Anwendung in der Volksheilkunde: Daß neben diesen vielen Heilanzeigen in der Volksheilkunde noch viele andere Heilanzeigen und Variationen in der Heilbehandlung üblich sind, liegt in der Beliebtheit dieser Heilpflanze und in ihrer vielseitigen Anwendbarkeit begründet.
So wird das Johannisöl auch bei Sonnenbrand angewendet.
Dem Öl wird auch nachgesagt, daß es die auftretenden Narbenschmerzen nach Operationswunden zum Abklingen bringt, wenn man einen getränkten Wattebauschen auf die Narben auflegt.
Der Samen aus den Samenkapseln wird in der Volksheilkunde noch vor seinem Ausfall gesammelt und dient, als Tee getrunken, gegen Durchfall.
Das gepulverte trockene Kraut, mit etwas Salz vermischt, wird als ein Mittel gegen Seitenstechen gelobt.
Die Johanniskrauttinktur — 2 Handvoll frischer Blüten in 1 Liter Branntwein durch 3 Wochen angesetzt — gibt eine Einreibung gegen das Gliederzittern der alten Leute und gegen Rheumatismus.

59 Kalmus Acorus calamus L.

Synonyme: A. aromaticus Gilib. — A. vulgans Simonk. — A. odoratus Lam. — A. vulgaris Kern.

Volksnamen: Ackermann — Ackermannswurzel — Ackerwurz — Bajonettstangen — Brustwurz — Gewürzkalmus — Kalmuswürze — Karmsen — Karmeswurzel — Magenwurz — Deutscher Ingwer — Deutscher Zitwer

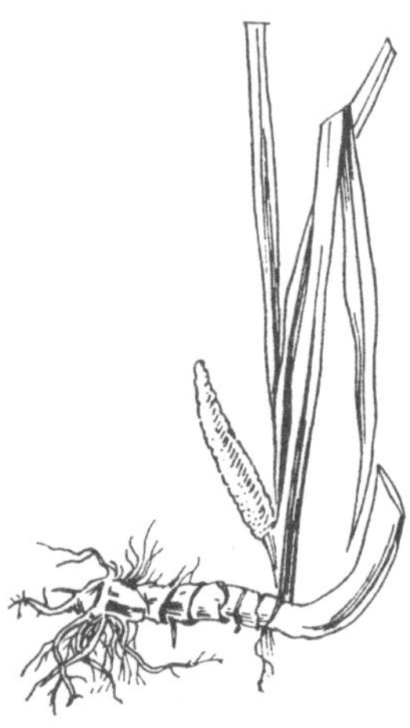

Botanik: Die Pflanze hat einen ausdauernden, waagrecht im Uferschlamm oder feuchter Ufererde kriechenden Wurzelstock. An seinem vorderen Ende entspringen zahlreiche, breit lineale, schwertförmige Blätter bis zu 1 m Höhe. Der drei- oder vierkantige Stengel trägt etwa in der Mitte einen kegelförmigen Blütenkolben von 5 bis 8 cm Länge und von gelblichgrüner Farbe.
Die Früchte sind rote Beeren, die aber in unseren mitteleuropäischen Gegenden selten reifen.

Blütezeit: Juni, Juli. — *Beerenreife:* Herbst.

Standort: Die aus Asien stammende Pflanze ist bei uns an Tümpeln und stehenden Gewässern heimisch geworden.

Heilkräftige Pflanzenteile: Der Kalmus ist eine uralte Heilpflanze. Im Kräuterbuch des Kaisers Shin-nong (3700 v. Chr.), wird er CH'ang — Pu, der Lebens-

verlängerer, genannt und als das beste Magenmittel gepriesen. In den altpersischen Schriften des 7. Jahrhunderts vor Christi, im Sanskrit oder der Weda der Inder (3. Jahrhundert v. Chr.), wird der Kalmus mehrfach lobend erwähnt. Während es sich in allen diesen Büchern tatsächlich um den Kalmus handelt, ist der biblische Kalmus im Hohen Liede Salomons (Kap. 4, Vers 14) umstritten, wenn er auch als die kostbarste Würze gepriesen wird.
Darüber und wie er in der Folge nach Europa kam, könnte man ein eigenes Buch schreiben. Die erste ausführliche Beschreibung und einwandfreie Abbildung für die europäischen Länder bringt Matthiolus (1570). Bald darauf gewinnt der Kalmus durch die Volksheilkunde in Stadt und Land eine bedeutende Rolle. Gesammelt werden die Wurzelstöcke (Rhizoma Calami), zeitlich im Frühjahr, bevor die Blätter kommen, oder im Spätherbst. Man reißt die Pflanze mit Hilfe eines Hakens aus dem schlammigen oder sumpfigen Teichufer, worin sie wurzelt, heraus, schneidet das Kraut und die Wurzelfasern ab, reinigt sorgfältigst die Wurzel, zerschneidet sie in fingerlange Streifen und trocknet sie.
Dies geschieht am besten durch Auffädeln auf einen starken Zwirnsfaden und Aufhängen desselben an einem zugigen Ort, immer aber im Schatten. Die Oberfläche der Wurzel ist braungrün, das Innere weiß, schwammig und weich. Nach dem Zerschneiden laufen die Schnittflächen zumeist rot oder rötlich an. Die Wurzel riecht sehr gewürzhaft, deren Geschmack ist bitter, gewürzhaft, getrocknet wesentlich milder.
Heil- und Wirkstoffe: Die Wurzel besitzt den Bitterstoff Acorin, das harzartige Akoretin, ferner ätherisches Öl und ein Kalamin-Cholin. Während des Trocknungsprozesses bilden sich geringe Mengen von Gerbstoff.

Heilwirkung: Offizinell sind die Kalmuswurzeln (Rhizoma Calami), der Wurzelextrakt (Extractum Calami), das Kalmusöl (Oleum Calami) und die Kalmustinktur (Tinctura Calami).
Die Kalmuswurzel ist in erster Linie ein Magenmittel und dient zur Behandlung von Magenkatarrh, Darmkatarrh, lang andauernder Magenschwäche, Appetitlosigkeit, bei Hungergefühlen, die jedoch bei der geringsten Nahrungsaufnahme in Widerwillen zum Essen umschlagen, bei Gärungserscheinungen im Magen und erschlaffter Magenmuskulatur. Daneben werden die Urinausscheidungen gefördert, Gasansammlungen behoben, die Gallensekretion sowie der Gallenabfluß normalisiert. Daß die Behebung aller dieser Leiden schließlich alle Stoffwechselstörungen beseitigt, den Blutumlauf hebt und die Blutarmut wesentlich verbessert, ist nur eine natürliche Folge.
Die Kalmuswurzel ist der aus Ostafrika oder aus Südamerika eingeführten Kondurangorinde (Cortex Condurango) überlegen.
Für alle genannten Leiden und Beschwerden nimmt man entweder den Kalmustee, 1 Teelöffel voll der feingeschnittenen Wurzel zum kalten Ansatz durch 8 Stunden, bzw. heißen Aufguß mit 5 Minuten ziehen lassen, oder 20 bis 30

Tropfen der Tinktur, oder 3 bis 5 g des Pulvers, alles dreimal täglich genommen.
Die getrocknete Wurzel gekaut, erzeugt bei Rauchern einen leichten Brechreiz und bringt so bei wiederholtem Gebrauch eine Entwöhnung von der Rauchsucht.
Der rohe Saft der Wurzel, tropfenweise aufs Auge geträufelt, wirkt augenstärkend.
Rückeneinreibungen mit der Kalmusessenz, die man am besten in der Apotheke fertig kauft, kräftigen die schwachen rachitischen oder skrofulösen Kinder sehr. Desgleichen wirkt rasch heilend die auf Geschwüre, offenen Knochenfraß und Knochenfisteln gebrachte Essenz. Man taucht ein Leinentüchlein in die Essenz und legt es auf die erkrankte Stelle auf.
Als Badezusatz wirkt die Kalmuswurzel sehr wohltuend und beruhigend bei überreizten Nerven oder bei nervöser Schlaflosigkeit, Nervenschwäche und auch bei Unterleibsleiden der Frauen. Zu diesem Zwecke bringt man 500 g grob geschnittene getrocknete Wurzeln in 5 Liter Wasser einmal zum Aufkochen und läßt dann 1/4 Stunde ziehen. Nach dem Abseihen in das Vollbad gießen und warm baden.
Nicht zuletzt sei darauf verwiesen, daß man die Kalmuswurzel in keinerlei Anwendungsform bei Durchfall (Diarrhoe) verwenden darf!

Anwendung in der Homöopathie: Aus den geschälten und getrockneten Wurzelstöcken wird die homöopathische Kalmustinktur gegen alle genannten Magenstörungen hergestellt.
Man nehme 10 Tropfen, 3mal täglich, bzw. über ärztliche Verordnung öfters.

Anwendung in der Volksheilkunde: Der Tee wird in der Volksheilkunde zur Gedächtnisstärkung gelobt.
Bei Magen- und Nierenschwäche wird ein Mischtee aus gleichen Teilen Kalmuswurzel und Wermut (Nr. 95) empfohlen. Man nehme 1 gehäuften Teelöffel für 2 Tassen Wasser im Aufguß. Diese 2 Tassen trinke man am Tage schluckweise.
Der Absud der Kalmuswurzel ist ein Haarwaschmittel, das den Haarboden kräftigt.
Gegen Ruhr wird empfohlen: 60 g Kalmuswurzel gepulvert, 4 g Koriander und 2 g schwarzer Pfeffer werden in 1/2 Liter Wasser auf etwa 3/10 Liter eingekocht. Nach dem Kochen wird sofort abgeseiht. Davon nehme man täglich 3mal 1 Teelöffel voll.
Zur Förderung der Monatszeit füge man den Sitzbädern einen Absud von Kalmuswurzeln bei.
Der Saft der frischen Kalmuswurzel mit Eiweiß gemischt und über das Auge gestrichen, 5 Minuten einwirken lassen und dann abwaschen, stärkt das Auge.

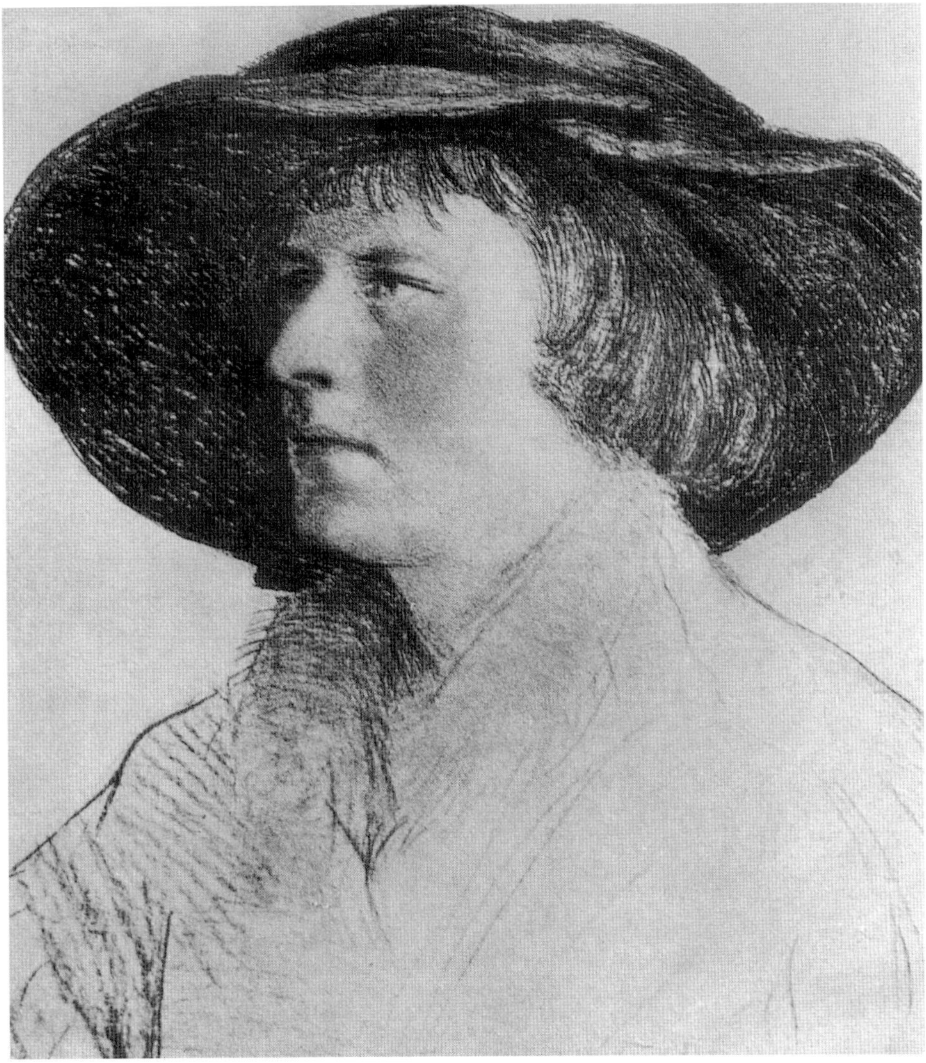

„Einem jeglichen lant wechst sein krankheit selbs / sein arznei selbs / sein arzt selbs. Also hab ich die ordnung für mich genommen / die kreutter in ein volkommen rezept zu bringen / also das ein hilf gefunden werde den kranken."

Theophrastus von Hohenheim, genannt Paracelsus

1493—1541

Jugendbildnis nach einer Rötelzeichnung von Hans Holbein d. J., Basel, 1515

Kalmusblätter im Zimmer ausgelegt, vertreiben die Insekten.
Um eine leichte sexuelle Störung im Anfangsstadium bei Männern zu beseitigen, setze man 20 g Kalmuswurzeln in 1 Liter reinem Apfelmost an und trinke durch 10 Tage täglich 1/4 Liter am Tage schluckweise.
Bei Magenschwäche, Magenbeschwerden und gegen Blähungen wende man an: *Kalmus-Extrakt*, 5 bis 10 Tropfen auf 1 Stück Zucker nach Bedarf, oder *Kalmusöl*, 3 bis 8 Tropfen auf 1/2 Stück Zucker 1mal täglich, oder *Kalmus-Tinktur*, 5 bis 10 Tropfen auf Zucker nach Bedarf, oder *Kalmus-Wein*, 1/10 Liter schluckweise bei Bedarf getrunken.

Kalmus-Wein oder Kalmus-Most: Man setzt 30 g getrocknete Kalmuswurzel entweder in 1 1/2 Liter gutem unverfälschtem Weißwein oder 1 1/2 Liter reinem Apfelmost durch 6 bis 8 Wochen an und seiht dann den Wein bzw. Most in eine neue Flasche ab. Diese Getränke sind stärkend für den Gesamtorganismus, im besonderen aber bei schwachem Magen ein unübertreffliches Tonikum.
Bei schlecht durchbluteten Händen oder Füßen — man hat ständig kalte Hände oder Füße — wirken warme Kalmus-Fuß- oder Handbäder sehr wohltuend und bringen die mangelhafte Blutzirkulation wieder in Gang.
Auch bei Frostbeulen oder bei sonstigen Erfrierungserscheinungen haben Kalmusbäder schon wiederholt sehr geholfen.

Bei Zahnschmerzen oder bei Erschlaffung des Zahnfleisches kaue man täglich am Abend ein Stück Kalmuswurzel, oder bereite einen Kalmustee für wiederholte Mundspülungen. Äußerlich wendet die Volksheilkunde den Kalmustee als Bad oder Umschlag bereitet bei Furunkeln, Abszessen und krebsartigen Geschwüren an.
Den frischen Saft einer soeben ausgegrabenen Wurzel auf Impfschäden geträufelt, bringt diese bald zur Abheilung.

Nicht zuletzt empfiehlt die Volksheilkunde den Kalmustee, nach Bedarf 1—2 Tassen getrunken, bei nervösen Herzbeschwerden.

Anwendung in der Tiermedizin: Die gepulverte Kalmuswurzel wird in das Futter in kleinen Mengen gestreut oder in das Viehpulver vermengt, um als Magenmittel den freßunlustigen Haustieren eingegeben zu werden. Auch schwache Jungtiere erhalten gepulverte Kalmuswurzeln in das Futter vermengt, damit sie kräftiger werden.
Mit der Kalmusessenz in Form von Umschlägen heilt man Wunden und Geschwüre.

60 Kamillen-Arten Matricaria — Anthemis

Echte Kamille Matricaria chamomilla L. Tafel 5, Figur 1

Synonyme: Chamomilla vulgaris Koch. — Leucanthemum chaemaemelum Lam. — Chrysanthemum chamomilla Bernh.

Volksnamen: Apfelkraut — Apfelblümlein — Ganille — Garnille — Gramillen — Haugenblume — Helmergen — Helmriegen — Hermel — Hermelin — Herminzel — Kamelle — Kammerblume — Kühmelle — Kummerblume — Laugenblume — Mägdeblume — Mariamagdalenakraut — Muskatblume — Mutterkraut — Remi — Romerei

Botanik: Die Kamille ist eine einjährige Pflanze, der Stengel wird 20 bis 50 cm hoch und verbreitert sich ästig. Die Blätter sind doppelfiederspaltig, die Fiedern schmal und fadenförmig. Die Blütenstiele sind gefurcht, am Ende hohl. Der kegelförmige Fruchtboden ist kahl und innen hohl. (Siehe Anmerkung!) Die Blütenköpfe haben weiße Strahlblüten, die nachts oder bei Regenwetter bzw. nach der Befruchtung nach abwärts gerichtet sind. Die Polsterblüten sind gelb.

Geruch und Geschmack: Der Geruch der Kamille ist sehr charakteristisch, würzig, balsamisch, ätherisch, ebenso der Geschmack, nur etwas bitterlich.

Blütezeit: Von Juni bis August, oft auch noch im September.

Standort: Die Kamille wächst gerne in Gemeinschaft des Getreides (Weizen, Roggen, Gerste) und wird deshalb vom Landwirt als Unkraut im Getreidefeld nicht gerne gesehen. Sie wächst auch, oft sehr zahlreich auftretend, in Kartoffel- und Rübenfeldern, manchmal auch in Kleefeldern. Den größten Heilwert besitzt die Kamille, die in Getreidefeldern gedieh. Sie besitzt den höchsten Gehalt des so wertvollen Kamillenöls (Oleum Chamomillae). Durch die überhandnehmende Kunstdüngung mit chemischen Düngestoffen und durch die chemische Unkrautbekämpfung wird die so wertvolle Getreide-Kamille immer mehr verdrängt. Gerade gegen diese chemischen Stoffe ist die Kamille empfindlich. Setzt sich die Kamille trotz der chemischen Bekämpfung noch eine Zeit auf einem chemisch behandelten Acker durch, so darf sie, wenn sie auch noch so frisch und wohlduftend ist, für Heilzwecke nicht geerntet werden. Der fleißige Heilpflanzensammler frage daher zuerst immer den Landwirt, ob er den Acker, auf dem die Kamillen wachsen, künstlich gedüngt bzw. ob ein chemisches Unkrautbekämpfungsmittel angewendet wurde.
Die Kamille ist ziemlich anspruchslos und gedeiht auch auf dürftigen Böden, auf Brachfeldern, Wegrainen und Angern. Solche Kamillen sind für Heilzwecke nicht so wertvoll, doch können sie als sogenannte „Badekamillen" für Badezwecke — in größeren Portionen — genommen werden.

Heilkräftige Pflanzenteile: Gesammelt werden nur die Blütenköpfe zur Blütezeit, laut Arzneiordnung (Offizinell: Flores Chamomillae vulgaris). Die Blütenknospen, die feinen Fiederblätter und die obersten, zarten Stengelpartien (solange man sie mit Daumen und Zeigefinger leicht abzupfen kann) sind vollwertig verwendbar.

Der Bedarf an Kamillen ist ungeheuer und steigt von Jahr zu Jahr. In Deutschland war z. B. im Jahre 1932 der Kamillenertrag 35.000 kg. Er stieg im Jahre 1937 auf fast 100.000 kg. Außerdem mußten tausende Kilogramm aus Ungarn und dem Balkan eingeführt werden. Bei uns sind die Verhältnisse nicht anders. Wenn man bedenkt, daß es noch so viele ungenützte Flächen gibt, sollten diese doch für einen Kamillenanbau verwendet werden, um bei schlechtem Boden wenigstens die „Badekamille" zu ernten, deren Einfuhr ebenfalls von Jahr zu Jahr aus dem Ausland vorgenommen werden muß. Viele kostbare Devisen könnten da eingespart werden!

Das Sammeln selbst ist sehr genau vorzunehmen. Gesammelt darf nur bei strahlender Sonne werden. Bei feuchtem oder nebeligem Wetter haben die Kamillen halb so viel Kamillenöl, auch eignen sich solcherart geerntete Kamillen nicht besonders zur Aufbewahrung. Zum Trocknen sollen die Kamillen nur an einem schattigen Ort und in ganz dünnen Lagen ausgebreitet werden. Sie sollen nach dem Trocknen möglichst wenig berührt werden, da sie im getrockneten Zustande leicht zerfallen. Wenn sie gut durchgetrocknet sind, müssen sie wiederum an einem trockenen Ort aufbewahrt werden, wo winterlicher nasser Nebel nicht eindringt. Die getrockneten Kamillen ziehen die Feuchtigkeit sehr an und beginnen dann ganz leicht zu schimmeln. Solche Kamillen sind vollkommen wertlos! Diese Ausführungen über den Standort und die Trocknung sowie Aufbewahrung der Kamillen sind deshalb so ausführlich behandelt, da erfahrungsgemäß hier die meisten Fehler gemacht werden, die dann den so einmaligen Heilwert der Kamillen herabsetzen. Wenn der Segen unserer Heilpflanzen noch immer viel zu wenig erkannt und gewürdigt wird, so liegt dies zum Teil auch darin, daß auf die Ernte, Konservierung und Aufbewahrung der Heilpflanzen noch zu wenig Bedacht genommen wird, wodurch der Heileffekt vielfach herabgedrückt wird. Man ist von der Heilwirkung vielleicht enttäuscht, bedenkt aber nicht, daß diese nicht an der Heilpflanze lag, sondern an den Menschen, die die Ernte, Konservierung und Aufbewahrung zu wenig sorgfältig oder gedankenlos vornahmen.

Heil- und Wirkstoffe: Als die wichtigsten wollen wir ein ätherisches Öl, Harz, Gummi, Bitterstoff, Wachs, Fett, phosphorsaure Salze und eine Reihe von organischen Säuren aufzählen. Das ebenso bekannte wie berühmte Kamillenöl, der Hauptheilstoff der Kamille, ist, frisch gewonnen, von tiefblauer Farbe. Die Blaufärbung löst der Kohlenwasserstoff *Azulen* aus. Je reichlicher nun das Kamillenöl im Verein mit dem Azulen in der Pflanze vorhanden ist, desto größer ist die entzündungswidrige Heilkraft der Kamille. Das Kamillenöl mit dem Azulen ist bei unserer bodenständigen und im Getreidefeld gewachsenen Kamille am meisten enthalten. Ausländische Kamillen haben die diesbezüglichen Höchstwerte bisher noch nie erreicht. Außer den genannten Heil- und Wirkstoffen können wir in der Kamille noch feststellen: ein noch nicht näher benanntes Glykosid, bittere Substanzen, ein Gemenge von Zerotin, Stearin, Palmitin und Linolsäure, Cholin, Triakotan, ein Phytosterol, Salizylsäure, der Methyläther des Umbelliferon und Umbelliferon selbst, ein Dioxykumarin und schließlich apfelsaure Salze, Schwefel und Calcium.

Heilwirkung: Wenn wir über den Heilwert der Kamille berichten sollen, fällt uns dies schwer, da wir ob der Fülle der vielen Heilwerte und Anwendungen kaum wissen, wo wir da beginnen sollen. Schon 1570 sagte der berühmte kräuterkundige Hieronymus Bock: „die gantz gemein Chamill / ist der Doctor Recipe eins / dann ohn dise blum koennen sie nit vil außrichten. Es ist bei allen menschen kein breuchlicher kraut in der artzney als eben Chamillenblumen / dann si werden beinahe zu allen presten gebrauchet."

Neben dem Holunder dürfte die Kamille nicht nur die bekannteste, sondern auch die beliebteste Heilpflanze im Volke sein. Sie ist die wissenschaftlich am meisten untersuchte und erprobte Heilpflanze.

Die hohe entzündungswidrige Wirkung hat in erster Linie eine große Bedeutung auf die Abheilung aller Entzündungen auf der Haut und den Schleimhäuten. Warme Kamillentee-Umschläge oder -Bäder sind daher aufs beste zu empfehlen bei allen Wunden mit Entzündungserscheinungen und sonstigen krankhaften Erscheinungen auf der Haut, seien es Geschwülste, Furunkel, Abszesse, Unterschenkelgeschwüre oder Fingernagelbetteiterungen. Bei entzündlichen Ekzemen wie den bekannten Altersekzemen, oder bei anderen, stets feuchten, sehr schwer heilenden Ekzemen und Krätzen (Bäckerkrätze!) sind beste Heilerfolge zu verzeichnen. Bei Schleimhautentzündung, Rachenkatarrh, Beinhautentzündung werden wir durch Spülungen mit warmem Kamillentee die Leiden bald zum Abklingen bringen. Bindehautkatarrhe werden mit feuchtwarmen Kamillenumschlägen behandelt, desgleichen Ohrenentzündungen. Ein warmer Schluck Kamillentee, eine Zeitlang im Mund behalten, erlöst uns fürs erste von noch so heftigen Zahnschmerzen.

Die Kamille ist eines der besten Frauen- und Kindermittel. Die schmerzstillende, beruhigende und krampfstillende Eigenschaft löst die Eklampsie, jene argen Krämpfe mit Bewußtlosigkeit, an denen Schwangere, Wöchnerinnen oder Kleinkinder zu leiden haben. Diese Eigenschaften macht die Kamille unentbehrlich bei allen nervösen Erscheinungen von Reizbarkeit, Überempfindlichkeit, bei Neuralgien, Trigeminusneuralgien, bei Rheuma, Hexenschuß, bei innerer Unruhe, Hast, Schlaflosigkeit, geistiger Abgespanntheit und Übermüdung usw.

Ferner ist die Kamille nicht wegzudenken bei der Behandlung aller Erkrankungen des Magens und Darmes, so bei Magenkrämpfen, Dickdarmentzündung, Diarrhöe, Darmentzündung (Enteritis), Magenkatarrh bzw. Magenentzündung (Gastritis), Magenblähungen, bei zu starker Magensäure (Hyperacidität), bei Beseitigung der Fäulnisgase und schließlich bei Nieren-, Leber und Gallenleiden. Bei letzteren drei Leiden werden, wenn diese zu Koliken führen, neben der Teeanwendung auch heiß-feuchte Umschläge angeraten. Die Aufzählung der Heilwirkungen der Kamille bei Erkrankungen des Magens und Darmes wäre nicht vollzählig, würde man nicht auch die heilende Wirkung auf die Magen- und Zwölffingerdarmgeschwüre (Univ. Doz. Dr. med. habil. Hans Seel, Berlin) erwähnen. Gerade der schluckweise und wiederholte Genuß des Kamillentees kann hier nicht nur schmerzstillend, sondern auch heilend wirken. Innerlich als Tee eingenommen und zusätzlich auch äußerlich in Form von feucht-warmen Umschlägen bringen Blasenschmerzen, Blasenkrämpfe und schmerzhaftes Urinieren zum Abklingen.

Auch haben sich feucht-warme Umschläge bei Aftereinrissen und zu Entzündungen neigenden Hämorrhoiden bestens bewährt. Klinische Beobachtungen haben ergeben, daß die Kamille so stark keimhemmend und keimtötend wirkt, daß selbst die eitrigen Absonderungen von krebsartigen Entartungen (Karzinome) sich zurückbilden und der üble Geruch dieser zerfallenden Gewebspartien wieder verschwindet. (Univ. Prof. Dr. Franz Eckstein, Freiburg).

Die hohe keimtötende und ableitende Wirkung der Kamille macht sie zu all dem noch zu einer blutreinigenden Heilpflanze erster Klasse!

Kinder, die durch Infektion im Kuhstall deutliche Anzeichen von Maul- und Klauenseuche zeigten, mußten sich als Sofortmaßnahme wiederholten Kamillenabsud-Spülungen (einen ganzen Tag hindurch, alle Viertelstunden) unterziehen. Eine restlose Ausheilung war die Folge! (lt. Prim. Dr. med. H. Brenner).

Zum Schlusse seien noch die wohltuenden Heilwirkungen der Kamille als Badekraut erwähnt. Wohltuend, schmerz- und krampflösend, belebend und stärkend zugleich sind Vollbäder, denen man einen Kamillenabsud hinzugießt: etwa 1/2 kg Kamillen in 5 Liter Wasser einmal aufkochen lassen, zugedeckt 10 Minuten ziehen lassen, abseihen und den Absud dem Vollbad beifügen. Oder man gibt die Kamillen in ein grobporöses Leinensäckchen und hängt dieses in die Badewanne. In gleicher Weise, nur mit geringerer Menge Kamillen, bereitet man Sitzbäder, die bei Blasenleiden, Scheideentzündungen, Gebärmutterkrämpfen wohltuende Wirkungen auslösen. Bei Schweißfüßen oder Schweißhänden werden entsprechend oft wiederholte Bäder ihre Wirkung nicht versagen.

Anwendung in der Homöopathie: Die Essenzen der Kamille werden in der homöopathischen Schule auch für die meisten oben erwähnten Erkrankungen verwendet. So u. a. bei Nervenschwäche und Krämpfen der Kinder und Frauen, seien es reizbare, ungeduldige, schreiende und störrische Kinder oder mürrische, eigensinnige, launenhafte, zur Hysterie neigende Frauen. Bei Neigung zu Krämpfen aller Art, bei abnormer Schmerzempfindlichkeit, Ohnmachten, Kopfschmerzen, Schlaflosigkeit, schweren Träumen, Alpdruck, bei heftigen neuralgischen Schmerzen, Magendruck, Magenkrämpfen, Krampfwehen und schmerzhaften Nachwehen, Kolik mit Blähsucht, bei Folgen von Ärger und Zorn, Erkältungen, bei Folgen von Mokkamißbrauch, Zahnfieber, Zahnungsbeschwerden der Kinder mit Erbrechen und Durchfällen, nach heftigen Gemütserregungen usw. usw.

Aus alten Kräuterbüchern und in der Volksheilkunde: Die Kamille ist eine so populäre Heilpflanze, daß die rein wissenschaftlich-medizinischen und die volksheilkundlichen Anwendungen sich größtenteils decken. Wir werden rein volksheilkundliche Heilmethoden kaum finden, da die ursprünglich mitten aus dem Volke stammenden Heilanzeigen und Heilmethoden von der medizinischen Wissenschaft fast zur Gänze bestätigt wurden. Es seien daher nur noch ganz kurz einige volksmedizinische Rezepte angeführt, die aus alten Kräuterbüchern entnommen sind.

Kamillenöl mit Branntwein gemischt und damit die gichtischen Glieder eingerieben, ein warmes Tuch zum Beschluß daraufgeschlagen (= umwickelt), hilft rasch.

Kamille ist ein vorzügliches Klistiermittel, als Absud verwendet, denn es erweicht den härtesten Unterleib.

Mit einem Kamillenabsud das Haupt gewaschen, stärkt das Gehirn.

Auf Wunden und Geschwüre kann man auch das frische Kraut auflegen, doch zerstößt man es vorerst oder walkt es aus.

Nach diesen Ausführungen kann wohl nicht bestritten werden, daß uns die Natur in den Kamillen ein unschätzbares Naturheilmittel gegeben hat. Trotzdem gibt es noch Menschen, die in naturfremder Einstellung lieber anorganische Medikamente den Kamillen vorziehen.

Die Kraft, das Weh im Leib zu stillen,
verlieh der Schöpfer den Kamillen.
Sie blühn und warten unverzagt
auf jemand, den das Bauchweh plagt.

Der Mensch jedoch in seiner Pein,
glaubt nicht an das, was allgemein
zu haben ist. Er schreit nach Pillen.
Verschont mich, sagt er, mit Kamillen,
um Gotteswillen!

Mit diesen Versen hat der Dichter Karl Heinrich Waggerl der heute vielfach naturfremden Einstellung zu den einfachen aber so wertvollen Heilpflanzen treffend Ausdruck verliehen *).

---

*) Otto Müller Verlag, Salzburg, „Heiteres Herbarium".

Anwendung in der Kosmetik und im Haushalt: Wenig bekannt ist die geruchsentziehende (desodorierende) Kraft der Kamille.
Diese desodorierende Kraft hat in der Körperpflege eine nicht unwesentliche Bedeutung, da der fallweise unangenehme Körpergeruch durch Waschungen und Spülungen mit Kamillentee beseitigt werden kann. Wird die unangenehme Körperausdünstung zu einer öfter vorkommenden Störung, wird der Arzt zu Rate zu ziehen sein, um die Ursache des Übels zu diagnostizieren und durch entsprechende Heilmittel zum Abklingen zu bringen.
Die Hausfrau sollte sich der desodorierenden Kraft der Kamille im Haushalt mehr bedienen. So kann in der heißen Jahreszeit der selbst kräftigste, plötzlich auftretende Fäulnisgeruch von rohem Fleisch durch Waschen und nachfolgendem Abspülen mit kaltem Kamillentee zum Verschwinden gebracht werden. Auch Geschirr, Bestecke, Kochgeräte, Putztücher oder auch Krankenwäsche, etc., etc., verlieren allfällige unangenehme Gerüche, wenn sie mit Kamillentee gewaschen und gespült werden.

Anwendung in der Tiermedizin: Die erweichende, krampfstillende und blähungstreibende sowie bazillentötende und entzündungswidrige Eigenschaft der Kamille kommt auch dem kranken Hausvieh zugute, als Tee, Klistier oder äußerlich zur Geschwür- und Wundenreinigung.

Anmerkung: Verwandte sind:

1. Römische Kamille, Athemis nobilis L.

Synonyme: Chamaemelum nobile — Chamaemelum hortense — Chamaemelum romanum

Volksnamen: Welsch Kamillen — Wälsche Öpfelblümli — Hemdknöpf — Kathreinenblume — dicki Gramille — Tüfelschrut

Botanik: Die ausdauernde Pflanze wird 20—30 cm hoch. Die Laubblätter sind doppelt fiederspaltig, flaumig bis fast kahl. Der Blütenboden ist verlängert kegelförmig. Die Köpfchen einzeln, gefüllt, endständig. Die Strahlblüten silberweiß und mehr breit, die Scheibenblüten gelb.

Geruch und Geschmack: Die Pflanze duftet durchdringend und hat einen aromatischen, etwas bitteren Geschmack.

Blütezeit: Juni—Juli. *Sammelzeit:* Juni—Juli.

Standort: Zumeist in Bauerngärten vorkommend, in unseren Gegenden frei in der Natur kaum gedeihend, nur in unmittelbarer Nähe von Gärten oder Kulturen.

Heilkräftiger Pflanzenteil: Die Blütenköpfe (Flores Chamomillae romanae oder Flores Leucanthemi romani) enthalten das römische Kamillenöl (Oleum Chamomillae romanae), einen kristallisierbaren Bitterstoff, im übrigen die gleichen Inhaltsstoffe wie die echte Kamille.

Heilwirkung: Wird wie die echte Kamille verwendet, hauptsächlich als krampfstillendes, schmerzstillendes und magenstärkendes Heilmittel.

Anwendung in der Volksheilkunde: Die römische Kamille ist in der Volksheilkunde ein sehr beliebtes Frauenmittel bei Menstruationskoliken und bei mangelnder oder unregelmäßiger Regel angewendet.

Anwendung in der Kosmetik: Die römische Kamille wird von den Frauen als Haarwaschmittel bevorzugt, zum Aufhellen von nachgedunkeltem blondem Haar.

2. Strahllose Kamille, Matricaria discoidea DC.

Synonyme: Matricaria suaveolens Buch. — Chamomilla discoidea Gay. — Chrysanthemum suaveolens Asch. — Pyrethrum defloratum Berol.

Volksnamen: Die Pflanze führt nur den Volksnamen falsche Kamille.

Botanik: Diese Kamillenart ist von einem kräftigeren und gedrungeneren, wie auch viel niedrigeren Wuchs. Zwar ist der Blütenboden auch hohl, doch ist die Blüte durch das Fehlen der Strahlenblüten charakterisiert. Ferner sind die gelblich-grünen röhrenförmigen Scheibenblüten vierzähnig, die der echten Kamille dagegen fünfzähnig und goldgelb gefärbt.

Blütezeit: Juni—August. *Erntezeit:* Juni—August.

Standort: Die ursprüngliche Heimat dieser Pflanze war Nordwest-Asien und die nördlichen Gebiete von Nordamerika. Sie kam um die Mitte des vorigen Jahrhunderts nach Europa und ist nun von der Adria bis Mittel-Norwegen weit und breit zu finden. Zum Unterschied der echten Kamille ist sie ganz selten in Getreidefeldern verbreitet und gedeiht hauptsächlich auf wüsten Plätzen, auf Schutt und steinigen Halden, vielfach auch am Rande von Wegen und Landstraßen.

Heilkräftige Pflanzenteile sind auch hier die Blüten (Flores Matricaria discoidae). Das ätherische Öl ist im Gegensatz zum aufdringlichen Geruch der ganzen Pflanze geruchlos, dem Öl der echten Kamille ähnlich, doch fehlt dem Öl die blaue Farbe, es hat *kein* Azulen. Das Öl ist rein gelb.

Heilwirkung: Diese läßt sich durch das Fehlen des Azulens mit dem Heilwert der echten Kamille nicht im entferntesten vergleichen. Und dennoch hat diese Kamillenart auch eine wertvolle Heilkraft. Sie kann an Stelle ausländischer Drogen sehr gut als Wurmmittel wirkungsvoll verwendet werden. Eine Reihe von Darmparasiten, wie die Spulwürmer (Ascariden), die Madenwürmer (Oxyguren) und die Peitschenwürmer (Trichocephaliden) werden vernichtet und ausgeleitet. Bei strenger Diät durch einige Tage trinke man täglich 2—3 Tassen Tee im Aufguß, ungesüßt und schluckweise. Eine Mischung zu gleichen Teilen mit Fenchel (Nr. 32) und Melissenblätter (Nr. 88) erhöht nicht nur die Wirkung, sondern verbessert auch den Geschmack des Tees. Von dieser Mischung nehme man für 1 Tasse einen Teelöffel.

3. Von den vielen anderen Kamillenarten seien nur noch die wichtigsten genannt: Die

Stinkende Hundskamille, Anthemis cotula L., die

Acker-Hundskamille, Anthemis arvensis L., und die

Geruchlose Kamille, Matricaria inodora L.

Sie haben alle keinen hohlen Blütenkopf. Die Acker-Hundskamille ist durch die auffallend kleinen Blüten, die anderen beiden Arten durch die Prädikate „stinkend“ bzw. „geruchlos“ charakterisiert.
Sie sind keine Heilpflanzen. Vielfach werden die drei letztgenannten Kamillenarten im Volke als giftig angesehen. Dies ist jedoch nicht der Fall.

Die nachfolgende Darstellung zeigt einen hohlen und gefüllten Blütenkopf.

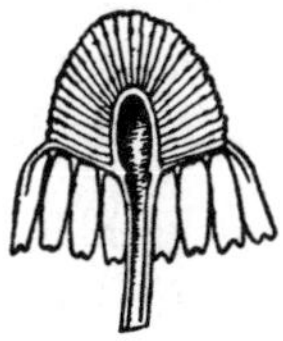

Echte Kamille und Strahllose Kamille

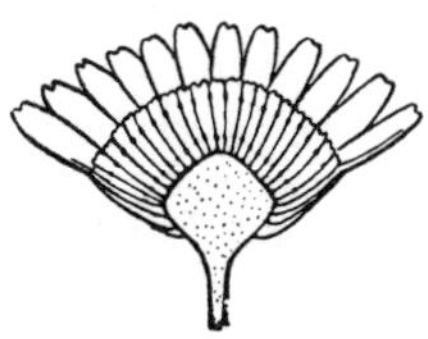

Römische Kamille, Geruchlose Kamille und Hundskamille

Man nimmt zur sogenannten „Daumenprobe“ eine Blüte zwischen beide Zeigefinger und Daumen, drückt einen Daumennagel in die Mitte der Blüte hinein, so daß die Blüte entzweibricht. Man gewahrt sofort den Unterschied: der Blütenboden ist entweder hohl oder gefüllt.

61 Karotte Daucus carota L.

Volksnamen: Eselsmöhren — Möhre — gelbe Möhre — Morich — Mörle — Mohrrüben — gelbe Rüben — Wurzeln — Wörteln

Botanik: Die wildwachsende Form hat spindelförmige, weiße, zähe Wurzeln, aus denen ein rauhhaariger, bis 1 m hoher, ästiger Stengel hervorsprießt. Die Blätter sind doppelt gefiedert, die Blättchen schmal und fiederspaltig. Der Blütenstand ist eine Dolde. Die Blüten sind weiß und haben in der Mitte zumeist ein schwarzrotes Blütchen. Die Früchte sind rauhhaarig.
Durch lange Züchtungen und Kreuzungen ist aus der wildwachsenden Form die fleischige und saftige Garten-Karotte oder Garten-Möhre entstanden. Auch fehlt in der Dolde das schwarzrote Mittelblütchen. Verhindert man das Blühen der Garten-Karotte, wird die Wurzel besonders stark und saftig.

Geruch und Geschmack: Beide sind sehr charakteristisch, fein würzig, je nach Sorte mild und süß.

Standort: Die wildwachsende Karotte kommt auf Wiesen, Äckern und Rainen vor. Die Gartenkarotte bevorzugt jeden gut gedüngten, frischen und lockeren Boden in sonniger Lage. Bei Mangel an Kalisalzen im Boden sinkt der Zuckergehalt. Die Mohrrüben wurden von den germanischen Völkern bereits vor ihrem Bekanntwerden mit der altrömischen Kultur unter dem althochdeutschen Namen morha angebaut. In den Schweizer Pfahlbauten fand man bereits Mohrrübensamen! In den Capitularen Karl des Großen wurden sie zum Anbau empfohlen, doch erst im Mittelalter wurden sie in größeren Kulturen angebaut. Heute gibt es über 30 Sorten.

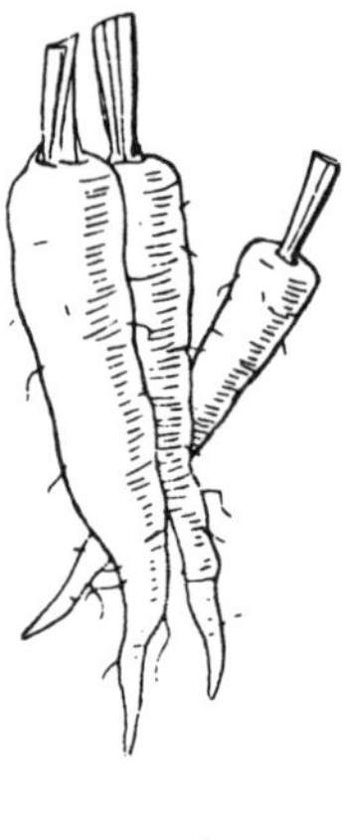

Heilkräftige Pflanzenteile: Gesammelt werden hauptsächlich von der Gartenform die Wurzeln (Radix Dauci), die ab Mitte August bis Mitte Oktober geerntet werden können. In der Volksheilkunde wendet man ganz vereinzelt auch die Samen der wildwachsenden Form an und sammelt diese im Herbst.

Heil- und Wirkstoffe: Die Karotte enthält neben einem sehr hohen Gehalt an Karotin, der Vorstufe vom Vitamin A, einen beachtlichen Anteil an Vitamin E, dem Fortpflanzungs- oder Fruchtbarkeitsvitamin und dem Vitamin H, das für die Regelung der Talgdrüsen, gegen Hautverfettung und gegen den frühzeitigen Haarausfall vorsorgt. Außerdem wurden in der Karotte die Vitamine B_1, B_2, B_6 festgestellt, ferner die Pantothensäuren, ätherisches Öl, Phytosterin, Stigmasterin, Glutamin, Apfelsäure, Pektin, Galaktan, Araban, Xantophyll, Pentosane, Menthylpentosane, Asparagin, Fett, Zellulose, Eiweißstoffe, Schleim und Stärke. Der aus feingeriebenen Karotten frisch gepreßte Saft ist durch schwebende Anteile rötlich gefärbt; die wässrige Flüssigkeit, das „Karottenserum" ist lichtgelb.

Heilwirkung: Karotten sind nicht nur ein wohlschmeckendes Gemüse, sondern haben Heilwirkungen, deren sich die Menschen leider noch viel zu wenig bewußt sind.

Karotten sind eines der besten Mittel, um Fäulnisvorgänge im Darm zu verhüten bzw. diese raschest zu beseitigen. Bei Magen-Darmkatarrh sind sie eines der besten Heilmittel und bringen den empfindlichsten Magen und Darm rasch wieder in Ordnung. Besonders bei Magen- und Darmerkrankungen der Säuglinge und Kleinkinder erzielte man in den Kinderkliniken die besten Erfolge. Man reibt 500 g geschälte Karotten und kocht sie mit 200 g Wasser dick ein, treibt den Brei durch ein Sieb und mischt 1 Liter dicke Fleischbrühe (Ochsenschwanzsuppe) hinzu. Dies ist eine sehr leicht verdauliche Speise und für darm- und magenkranke Personen anzuwenden.
Karottensaft saugt die überflüssige Magensäure auf und vertreibt schnell das Sodbrennen. Jedenfalls behebt 1/4 Liter Karottensaft das Sodbrennen ohne jeden Nachteil und wirkungsvoller als das chemische doppeltkohlensaure Natron.
Bei Entfettungskuren, bei Beseitigung von wassersüchtigen Anschwellungen und bei Nierenerkrankungen ist die Karottendiät von größter Bedeutung.
Auch ist wenig bekannt, daß rohe Karotten die Eingeweidewürmer aus dem Darm raschest vertreiben. Man esse zu diesem Zwecke durch einige Tage täglich 2 bis 3 rohe Karotten.
Wenn Säuglinge mit der Milchernährung keine Fortschritte mehr machen, gebe man ihnen statt Milch Karottenbrei. Die körperliche Entwicklung steigt, die Kinder bekommen ein frisches Aussehen, das Gewicht nimmt zu, und vor allem wird die Widerstandsfähigkeit gegen Infektionskrankheiten wesentlich erhöht. Wenn auch das Vitamin B und C nicht so reichlich in der Karotte enthalten ist, so ist die Vorstufe zum Vitamin A, das Karotin, reichlichst vorhanden, aus dem die Leber sich dann Vitamin A zu bilden vermag. Noch kennen wir nicht alle Heilstoffe in der Karotte, doch ist mit Sicherheit anzunehmen, daß noch weitere in diesem so köstlichen Gemüse vorhanden sind.

Kinder, denen sehr reichlich Karotten gegeben werden, können um Augen, Nase, Wangen und Ohren einen gelblichen Anflug bekommen, der mit Gelbsucht verwechselt werden kann. Dies löst jedoch nur der gelbe Farbstoff, der im Karotin enthalten ist, aus, ist vollkommen ungefährlich und verschwindet bei zeitweiligem Aussetzen der Karottenahrung sofort. Karotten bilden nicht nur für Säuglinge eine der wertvollsten Zubußen, sie sollten auch von der Schuljugend mehr genossen werden. Vorbildlich auf diesem Gebiete ist Norwegen, wo alle Schulkinder als obligate Schulausspeisung ein Frühstück bekommen, das unter dem Namen "Oslo-Frühstück" weltbekannt wurde. Haferflocken werden am Abend in kalte Mager- oder Vollmilch eingeweicht und über Nacht zugedeckt stehen gelassen. Am Morgen wird ein Stück Karotte auf der Glasreibe fein gerieben, diese Masse in den Haferflockenbrei eingerührt und das Ganze leicht angewärmt. Gesüßt wird dieser Frühstücksbrei, den die Schulkinder vor Unterrichtsbeginn in der Schule zu sich nehmen, mit Rohzucker oder fallweise mit Honig. Durch dieses biologisch so wertvolle Frühstück, hob sich rapid der Gesundheistzustand der Kinder, der infolge klimatischer Verhältnisse (lange Winter, wenig Sonne) und die einseitige Ernährung (Fisch und Brot) nicht gerade günstig war. Es besserten sich aber auch merklich die Lernerfolge und weiter wurde festgestellt, daß durch das regelmäßig eingenommene „Oslo-Frühstück" bei vielen aneinandergereihten Unterrichtsstunden die vorzeitig eintretende Ermüdung der Kinder unterblieb.

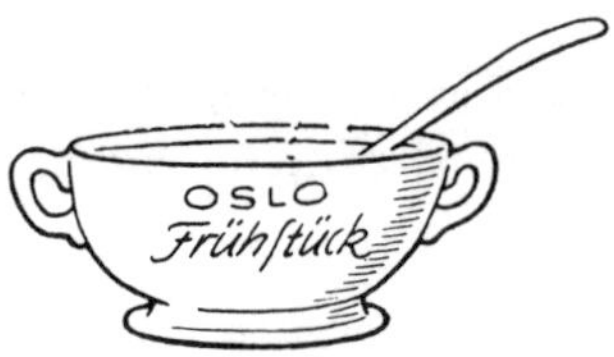

Ein Schulmann sagte einmal treffend: „Ein gutes Schulzeugnis hat seinen Ursprung im Frühstück der Schüler!" — Dieses „Oslo-Frühstück" sollte allgemein eingeführt werden.

Die Samen der wildwachsenden Karotte gehören zu den erwärmenden Samen und haben eine harntreibende und blähungsstillende Eigenschaft, wie Anis (Nr. 4), Fenchel (Nr. 32) und Kümmel (Nr. 73).

Aus alten Kräuterbüchern und Volksheilkunde: Gicht- und Rheumakranke sollten viel Karotten essen bzw. täglich aus den Karotten gepreßten rohen Saft trinken. Karotten-Frischsaft muß jedoch sofort nach dem Pressen verbraucht werden und eignet sich nicht zur Aufbewahrung, es sei denn, er wird sofort nach dem Pressen sterilisiert. Gicht- und Rheumakranke trinken als Tagesgabe 2 Tassen des Saftes.

Regelmäßiger Genuß von Karottensaft hat bei Zuckerkranken einen weitgehenden Einfluß auf die Zuckerausscheidung.

Bei schlecht heilenden Wunden lege man ein Stück einer frisch angeschnittenen Karotte mit der Schnittseite auf die Wunde. Auf Wunden, insbesondere auf Brandwunden, träufle man frischen Karottensaft oder zerreibe Karotten zu einem Brei und lege diesen Brei als Auflage auf die Wunden. Dieser Breiumschlag ist stündlich zu erneuern.

Karottensaft ist ein ganz hervorragendes Mittel gegen übermäßige Vergrößerung der Mandeln bei Kindern. Frischer Karottensaft schluckweise getrunken, vertreibt die Würmer bei den Kindern und verhindert die Polypenbildung.

Nach Ansicht der Volksheilkunde sollten auch Krebskranke, selbst im fortgeschrittenen Stadium sich einer Karottenkur unterziehen und zwar sollten sie ausschließlich mit Karottenrohsaft eine zeitlang ernährt werden. Diese Karottenkuren werden am Balkan, 1—1½ Liter täglich Karottensaft untertags schluckweise trinken, vielfach angewendet.

Karottenkuren sind bei Hauterkrankungen angezeigt, sie reinigen das Blut und führen die Giftstoffe ab.
Karottensaft mit Milch, 1/2 Tasse Karottensaft mit 1/2 Tasse Milch vermischen und schluckweise trinken, ist eines der besten Getränke für alte Leute. Es belebt sehr, stärkt das Gedächtnis und ist sehr leicht verdaulich.
Karottensaft wirkt harntreibend und gilt daher in der Volksheilkunde (besonders der Balkanvölker) als blutreinigend.
Rohe Karotten gegessen oder der Saft roher Karotten getrunken, fördert den Stuhlgang.
Das grüne Kraut, gut abgebrüht und wie Spinat zubereitet, schmeckt sehr gut und wird oft dem Spinat vorgezogen, der leicht Blähungen auslöst.
Früher stand der sogenannte Karottensirup in hohem Ansehen und galt als ein vorzügliches Brustmittel. Bei Erkältungskrankheiten, besonders bei Grippe oder Bronchitis, beginnender Lungenentzündung, Halsentzündung oder bei Kehlkopfentzündung, wurde bei alt und jung dieser Sirup viel und mit besten Erfolgen angewendet. Karotten werden säuberlich gewaschen, zerschnitten und ausgepreßt. Der frische Rohsaft wird unter Zugabe von Roh- oder Kandiszucker zu einem Sirup dick eingekocht. Dieser wird in weithalsige Gläser gefüllt, die mit Pergamentpapier gut verbunden werden. Der Sirup wird eßlöffelweise eingenommen.

62 Kartoffel Solanum tuberosum L.

Volksnamen: Erdapfel — Erdbirn — Erdtuffel — Tüffelken — Grundbeern — Grundbirn — Tuffel

Botanik: Die Kartoffelknollen sind die verdickten Enden des unterirdischen Wurzelstockes. Der Stengel ist fingerdick, krautig, 1/2 bis 3/4 m hoch und kantig. Die Blätter sind unpaarig gefiedert mit eiförmigen Blättchen und kleinen Zwischenblättchen. Die Blüten sind je nach Sorte weiß bis lilafarbig und stehen in langgestielten Trugdolden. Die Frucht ist eine gelblich-weißgrüne Beere. Die Vermehrung geschieht aber nur durch den unterirdischen Wurzelknollen, die Kartoffel.

Blütezeit: Juli, August, frühe Sorten auch schon im Mai.

Kartoffelernte: Je nach der Sorte von Ende Juni bis Oktober.

Standort: Die aus Amerika stammende und bei uns ganz heimisch gewordene Kartoffel gedeiht so ziemlich auf allen Böden. Es gibt über hundert Sorten, von denen etliche ganz bestimmte Böden bevorzugen.

Heilkräftiger Pflanzenteil: Gesammelt wird die Kartoffelknolle zur Erntezeit. Roh ist sie nicht genießbar, unreif sogar wegen ihres Gehaltes an Solanin schädlich. Gekocht ist sie ein so wichtiger Bestandteil unserer Ernährung, daß sie kaum mehr wegzudenken wäre. An

Heil- und Wirkstoffen enthält die Kartoffelknolle vor allem Stärke, Apfel- und Milchsäure, nur ein kleiner Teil der Kohlehydrate ist in Form von echtem Zucker und Dextrin vorhanden. Bei Frosteinwirkung werden die Zellwände für das Ferment Diastase durchlässig, dann bildet sich mehr Zucker, daher schmecken gefrorene Kartoffel süßlich. An Stickstoffsubstanzen enthält die Kartoffel beachtliche Mengen, die zum Teil aus Aminosäuren, zum anderen Teil aus vollwertigem Eiweiß bestehen. Kartoffel enthalten das Vitamin A, welches regenerierend wirkt, ferner das sogenannte Hautvitamin F und vor allem reichlich das Vitamin C. Als Nachtschattengewächs enthält die rohe Kartoffel schließlich das giftige Alkaloid Solanin. Durch das Kochen der nicht keimenden Kartoffel wird das Solanin vollkommen zerstört. Das Solanin kommt in gefährlichen Mengen in der rohen, keimenden Kartoffel vor und wird durch Kochen nicht zerstört.

Heilwirkung: Die Kartoffel verdient schon deshalb eine Heilpflanze genannt zu werden, da durch sie in Europa eine Massenkrankheit praktisch zum Verschwinden kam: der Skorbut oder auch Scharbock genannt. Skorbut war nicht nur der Schrecken der Seefahrer in früheren Zeiten gewesen, auch bei der Landbevölkerung waren die Skorbutendemien recht häufig. Erst durch die Massenverbreitung der Kartoffel kam es auch zu einem fühlbaren Rückgang dieser Krankheit, die im wesentlichen auf den Mangel an Vitamin C zurückzuführen ist. Die Kartoffel ist heute unser wichtigster Vitamin-C-Zubringer. Wenn auch dieses so wichtige Vitamin in den meisten Gemüsepflanzen enthalten ist, wird es durch das Kochen des Gemüses fast zur Gänze zerstört. Bei der Kartoffel verhält es sich anders. Zwar wird die Kartoffel auch gekocht oder gebraten, doch wird das reichlichst vorhandene Vitamin C durch Kochen oder Braten nur auf die Hälfte vermindert,

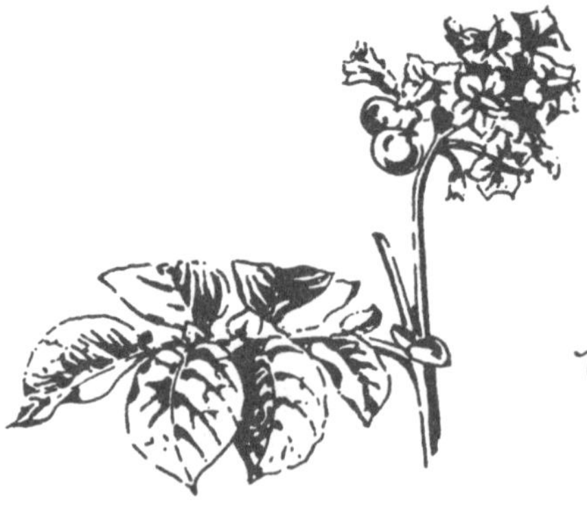

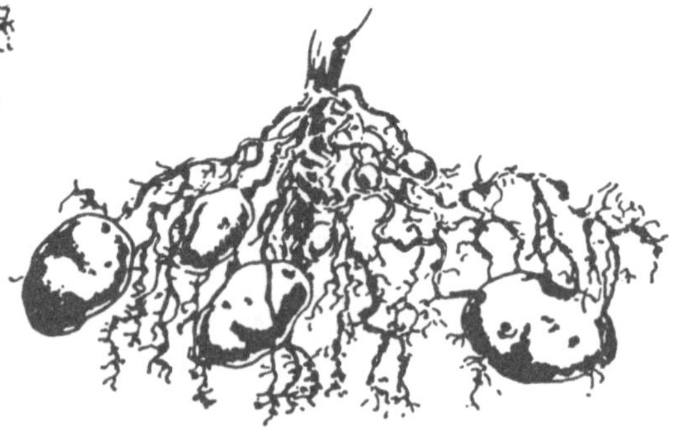

so daß das restliche verbleibende Vitamin C genügt, um das Auftreten von Skorbuterscheinungen zu verhüten. Neben dem hohen Nährwert — seit der Massenverbreitung der Kartoffel in Europa sind auch die periodisch auftretenden Hungersnöte völlig verschwunden — und der fast täglichen Vitamin-C-Zufuhr hat die Kartoffel in der Heilkunde eine solche Reihe wichtiger Heilanzeigen, daß sie mit vollem Recht eine Heilpflanze genannt werden kann.
Der rohe Kartoffelsaft, aus nicht keimenden, rohen Kartoffeln, vermag Magenschmerzen, vor allem die krampfartigen Magenschmerzen, wesentlich zu mildern, in leichteren Fällen sogar Schmerzfreiheit auszulösen. Ähnlich wie die Tollkirsche enthält die Kartoffel einen atropinähnlichen Stoff, der wesentlich verdünnter wie in der Tollkirsche im rohen Kartoffelsaft enthalten ist. Dieser atropinähnliche Wirkstoff vermag die krampfartigen Schmerzen zum Abklingen zu bringen, aber nicht zu heilen. Die Wirkung des rohen Kartoffelsaftes ist demnach nur eine schmerzbefreiende. Das oft lästige Sodbrennen kann durch ein kleines Täßchen mit rohem Kartoffelsaft von reifen Kartoffeln behoben werden; die Ursache des Sodbrennens jedoch wird damit nicht beseitigt.
Der Kartoffelbrei (Püree) dagegen bildet bei Magenkranken einen wichtigen Bestandteil seiner heilenden Diätkost. Der salzlose oder zumindest sehr salzarme Kartoffelbrei (als Diätkost ohne mit Fett geröstete Zwiebel verabreicht) saugt die übermäßige Magensäure auf und leitet sie ab.
Die Übersäuerung des Magens (Hyperacidität) ist oft die Ursache von Magen- und Darmentzündungen. Diese Leiden werden durch den Kartoffelbrei, durch längere Zeit eingenommen, geheilt. Der Vorteil dieser so einfachen Kur liegt darin, daß der Kranke der Kartoffeln nicht so rasch überdrüssig wird, und daß sich mit Milch, Butter, Rahm und Joghurt nicht nur der Nährwert steigern, sondern sich auch eine Abwechslung bieten läßt. Bei Zuckerkrankheit wurden Kartoffelkuren mit Erfolg angewendet.
Bei der Behandlung von chronisch krampfartiger Stuhlverstopfung haben sich Kartoffelkuren bewährt. Am Morgen erhält der Kranke Bratkartoffeln mit Kaffee, mittags und abends andere Kartoffelspeisen, meist in breiiger Form. In der Regel zeigt sich am 3. Tag reichlich normaler Stuhl, der ohne Schmerzen und Krämpfe zur Entleerung gelangt.
Der große Kaliumgehalt der Kartoffel fördert auch die Entwässerung, daher kann das überbeanspruchte Herz mit einer salzfreien Kartoffelkur wesentlich normalisiert werden.
Wo Mastkuren erforderlich sind, kann man durch Kartoffelspeisen dem Körper auch größere Mengen Fett zuführen, ohne daß die erhöhte Fettzufuhr dem Patienten widerlich würde. Zu 150 g Kartoffeln lassen sich leicht 40 g Butter und 60 g Schlagsahne reichen.

Anwendung in der Volksheilkunde: Rohe Kartoffelscheiben geben eine kühle, hitzeabziehende Auflage bei heißem Kopf und bei Kopfschmerzen.

Gesottene, warme und zerdrückte Kartoffeln ergeben einen wohltuenden Umschlag auf erfrorenen Gliedern und Frostbeulen.
Kartoffelstärke wird auch zu Klistieren verwendet.
Rohe, geriebene Kartoffeln auflegen ist das erste Mittel bei Verbrühungen oder Verbrennungen.
Bei rheumatischen Gliederschwellungen und Schmerzen oder bei gichtischen Anfällen helfen fürs Erste sehr gut die sogenannten Kartoffelbäder. Man übergießt roh geriebene Kartoffel in entsprechender Menge mit heißem Wasser und bade darin die schmerzhaften Stellen.

Zur besonderen Beachtung: So wohltuend und heilend die Kartoffeln sein können, so gefährlich kann deren Genuß, auch gekocht, werden, wenn sie keimen und grünen. In diesem Zustand verlieren die Kartoffel durch Kochen nicht das Solanin, das außerdem in erhöhtem Maße enthalten ist. Es kann der Genuß keimender Kartoffel zu mehr oder minder argen Magenbeschwerden führen. Erst 1—2 Stunden nach dem Genuß treten Übelsein, Erbrechen von gallig gefärbtem Mageninhalt, Verstopfung, Apathie und Erschöpfung ein. Es gab Fälle, wo erst am 8. oder 9. Tag nach dem Genuß stark keimender Kartoffel, bei vollem Bewußtsein und völliger Schmerzlosigkeit der Tod eintrat. Die Hausfrauen nehmen dieses Thema oft viel zu leicht. Gegen Winterausgang müssen die Kartoffel immer genau durchgesehen werden, nur ganz leicht keimende Kartoffel dürfen benützt werden, wenn die Stelle um die Keime herum sehr gründlich und tief ausgeschnitten wird. Auch müssen in diesem Falle die Kartoffeln stets vor dem Kochen geschält werden.
Selbst bei richtiger Lagerung erleidet die Kartoffel ab Mitte Februar Einbußen an Vitamin C, so daß ab dieser Zeit die Kartoffeln als ausschließliche Vitamin-C-Quelle nicht mehr geeignet sind. Der Vitaminausfall ist durch rohes Sauerkraut oder Fruchtsäfte planmäßig zu ergänzen! Besonders für Kinder und werdende Mütter muß hier für den vollen Vitamin-C-Ersatz gesorgt werden.

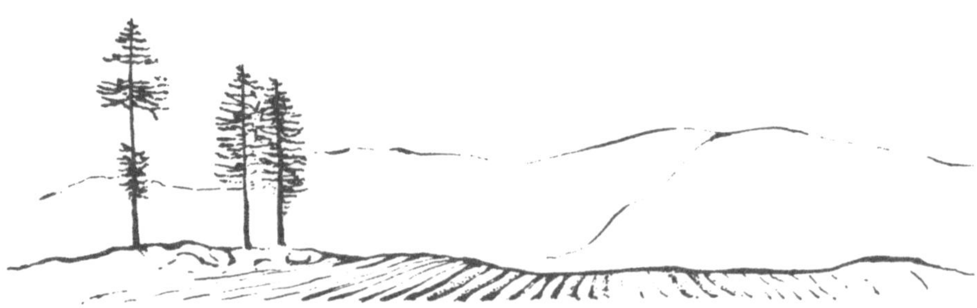

3 Käsepappel-Arten Malva

Tafel 5, Figur 2

a) Kleinblättrige Käsepappel Malva rotundifolia L. p. p. non Fries.

Synonyme: M. parvifolia — M. vulgaris

b) Großblättrige Käsepappel (Roßpappel) Malva silvestris L.

Synonyme: M. grandifolia — M. silvestris und Varietäten

Volksnamen: Gänsepappel — Hasenpappel — Kasköpfe — Kaskraut — Käslein — Katzenkäse — Katzenkrallen — Krallen — Krallenblum — Pappeln — Schafkas — Schwellkraut — Sizikappel — Wesing — Ziegerli — Zuckerplätzenkraut

Botanik: Der einjährige oder auch ausdauernde Wurzelstock treibt meist niederliegende, ästige, 30 bis 40 cm hohe Stengel mit langgestielten, herzförmigen, runden 5- bis 7lappigen Blättern.
Die Blätter der ersteren Art sind bedeutend kleiner als die der Roßpappel, etwa 3—5 cm lang, rundlich, herzförmig mit nierenförmigen Einschnitten. Sie sind oberseits fast kahl, unterseits dagegen reichlich behaart.
Die Blätter der Roßpappel werden 8—10 cm lang und darüber, meist fünflappig, die einzelnen Lappen schärfer eingeschnitten. Sowohl die Blattoberfläche wie auch -unterseite sind dicht behaart. Die Blätter beider Arten werden ständig verwechselt; sie besitzen die gleichen Heilwerte und ist eine Trennung nicht nötig.
Die Blüten sind je nach Art und Varietät bläulich bis rosarot, mit doppeltem Kelch und mit 3—5 dunklen Längsstreifen versehen.
Charakteristisch sind für alle Arten die kuchenartigen oder käschenartigen Früchte (Käschen), die bei der Reife in zahlreiche einsamige Fächer zerfallen.

Geruch und Geschmack: Die ganze Pflanze ist geruchlos und von einem faden, schleimigen Geschmack. Die Blätter riechen nach dem Trocknen sehr stark nach Mäuseharn.

Blütezeit: Juni bis Mitte September. *Samenreife:* August, September.

Standort: Die Käspappeln sind in ganz Europa Begleiter des Menschen. Wir finden sie an Wegen, Zäunen und auch an Schuttplätzen. Oft finden wir sie in den Bauerngärten.
Die Malven werden in vielen Varietäten in großen Kulturen gebaut, da der Bedarf ständig steigt.

Heilkräftige Pflanzenteile: Gesammelt werden die Wurzeln im März, April und Oktober, die Blüten während der Blütezeit, die Blätter von der zweiten Junihälfte an bis Mitte September. Die Samen werden je nach dem Ausreifen von August an bis September geerntet.

Die Blüten dürfen nur an ganz trockenen Tagen gesammelt und in dünnen Schichten, womöglich einzeln, im Schatten zum Trocknen aufgelegt werden. Sie können leicht mißfarbig und unansehnlich werden.
In gleicher Weise werden die Blätter — nur mit kurzem Stiel — gesammelt und getrocknet.

Heil- und Wirkstoffe: Obwohl die Käspappeln zu den ältesten Heilpflanzen zählen, sind ihre Heil- und Wirkstoffe noch nicht restlos erforscht. Alle Arten und Varietäten führen reichlich Schleim, Gerbstoff und ein ätherisches Öl. Das in den Blättern enthaltene Malvidin liefert die Syringasäure.

Heilwirkung: Die Malven sind uralte Heilpflanzen. Die Malven waren unter dem Namen Tung Kuei Tze schon vor über 5000 Jahren bei den Chinesen eine sehr geschätzte Heilpflanze zur Behebung von Verdauungsstörungen und zur Lösung des Schleims. Auch in der Bibel findet die Malve Erwähnung, als Moses den Fieberkranken Malventee zu trinken gab. Den Pythagoraeern galt sie als heilig. Dioskurides und Plinius heben ihre reizmildernde, schleimlösende und erweichende Wirkung hervor. Die Pappeln (das Wort kommt vom altdeutschen papp = breiartige Speise!) wurden natürlich in den Capitularen zum Anbau sehr empfohlen, in allen Kräuterbüchern des Mittelalters finden sie höchste Anerkennung.
Die Käspappeln aller Arten gehören zu den erweichenden Umschlagkräutern (Spezies emollientes). Man bereitet aus den Blättern schleimige Breiumschläge (Kataplasmen) auf Entzündungen, die bei wiederholter Anwendung diese rasch zum Abklingen bringen. Warme Klistiere, aus einer Abkochung der Blätter hergestellt, wirken wohltuend und heilend auf die entzündeten Gedärme. Die Blüten der großblättrigen Malve (Käspappel) sind offizinell (Flores Malvae silvestris), im Heilwert sind beide gleichwertig.
Zur Teebereitung dürfen weder Blätter noch Blüten gekocht, auch nicht heiß abgebrüht werden. Die Bereitung des Tees erfolgt genau so wie beim Eibischtee auf kaltem Wege und wolle dort (Nr. 13) nachgelesen werden. Die Schleimstoffe wirken hustenlösend, da sie die Schleimsekretion in allen Teilen der Atmungsorgane vermehren. Wir verwenden daher den richtig zubereiteten Tee bei Husten, Bronchialkatarrh, Heiserkeit, Kehlkopfentzündung, Lungenblähung (Emphysem) und Lungenkatarrh. Die erweichende und lösende Heilkraft zeitigt sehr gute Erfolge bei Stimmritzenkrampf (Laryngosspasmus).
Der lauwarme Tee ist ein reizmilderndes Gurgelwasser bei Heiserkeit, bei Halsgeschwüren und Halsentzündungen; bei Mund- und Zahngeschwüren ist er als Mundspülung geeignet.
Eine Teekur (zu gleichen Teilen Blätter und Wurzel) heilt rasch alle ruhrartigen Erkrankungen, Magen- und Darmkoliken, sowie die Harnverhaltung bzw. das schmerzhafte Urinieren.

Aus alten Kräuterbüchern und aus der Volksheilkunde: Das Kraut der Käspappel und die Wurzeln mit Anis (Nr. 4) und Fenchel (Nr. 32) in Wein gesotten und getrunken, legt die Blasen- und Darmschmerzen, erweicht den Stuhlgang und bringt den säugenden Müttern mehr Milch.
Das ganz Kraut mit Wurzeln und Samen mit Gerstenmehl (Nr. 39) in Wasser gesotten, alles zu einem Brei zerstampft und am Schluß etwas Rosenöl (Nr. 102/a) daruntergemischt, ergibt warme Auflagen auf harte und entzündete Geschwüre und Beulen. Die Entzündung klingt ab, die Geschwüre oder Beulen erweichen und zerteilen sich, die Schmerzen verschwinden.
Die Blüten in Weißwein oder Wasser gesotten, etwas Honig und ein wenig Alaun dazugemischt, erzeugt ein gutes Gurgel- und Mundwasser gegen Mundfäule und Geschwüre des Halses.
Die Wurzeln und Blätter gesotten, darin ein Tüchlein getaucht, leicht ausgewunden, ausgebreitet, die gekochten Blätter und Wurzeln daraufgelegt und das Tüchlein zusammengelegt, schafft eine warme Auflage bei Ohren- oder Augenentzündung; ja selbst bösartige Geschwülste (Tumore) werden damit erfolgreich zum Abklingen gebracht.
Bei Mandel- und Schleimhautentzündung hilft als warmes Gurgelwasser ein Aufguß einer Teemischung von gleichen Teilen Blättern der Käspappel, Holunderblätter (Nr. 52/a) und Blüten der Königskerze (Nr. 69).
Der heiße Aufguß der Blätter und Blüten, $1/2$ Stunde zugedeckt ziehen lassen, unabgeseiht, ist ein vorzügliches Badewasser bei offenen Füßen. Man nehme am Tage mindest 3 Bäder, doch ist das Badewasser stets zu erneuern.
Käspappelblätter in Olivenöl einmal aufgekocht, zerquetscht, und der warme Brei aufgelegt, ist wohltuend und heilend bei erfrorenen Händen oder Füßen. Der Absud des ganzen Käspappelkrautes samt der Wurzel wird abgeseiht und dem warmen Badewasser beigefügt. Dieses Bad wirkt schmerzlindernd bei allen inneren Krämpfen, fördert den Steinabgang, löst jede Verkrampfung, so insbesondere Blasen- und Gebärmutterkrämpfe.

Anwendung in der Homöopathie: Die Homöopathie erzeugt aus den frischen blühenden Pflanzen eine grünlich-braune Essenz. Der Geschmack dieser Essenz ist ziemlich bitter. Man verwendet sie äußerlich zu Umschlägen bei Augenentzündungen, Fingernagelbettentzündungen und verschiedenen Hautentzündungen. Innerlich wird sie eingenommen bei allen Erkrankungen der Luftwege, vor allem bei Bronchialkatarrh. Auch als Bestandteil des Gurgelwassers bei Halsentzündung wirkt sie erfolgreich.

Anwendung in der Tiermedizin: Besonders in der bäuerlichen Tiermedizin spielten früher die Käspappeln eine große Rolle zur Behandlung von Koliken, ruhrartigen Durchfällen oder zur Bereitung von warmen Auflagen auf Geschwüren und Beulen.

64 Garten-Kerbel Anthriscus cerefolium (L.) Hoffm.

Synonyme: A. chaerophylla St. Lager — Chaerefolium cerefolium (L.) Schinz et Thell. — Scandix cerefolium L. — S. tennifolia Salib.

Volksnamen: Karwel — Echter Kerbel — Gewürzkerbel — Kerbelkraut — Kirwel — Körbel — Körbelkraut — Körfel — Kuchelkraut — Küchengwürz — Kufelkraut — Suppenkerbel — Suppenkraut

Botanik: Die einjährige Pflanze hat dünne, spindelförmige, weißliche Wurzeln. Der Stengel wird 30—70 cm hoch, ist stielrund, sehr zart gerillt, über den Gelenken mit feinen, weißen Haaren flaumig behaart, sonst kahl.

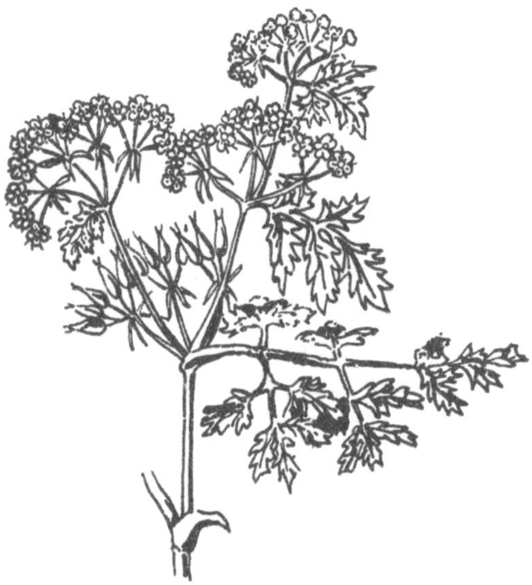

Die Laubblätter sind hellgrün, oben kahl, unterseits an den Nerven und Blattstielen borstig behaart. Die unteren Blätter sind gestielt, die oberen auf weiß-hautrandigen, wollig-zottigen Scheiden sitzend. Die Dolden sind fast sitzend, teils gestielt, 2—5strahlig. Eine Hülle fehlt zumeist, die Hüllchen aus 1—4 lanzettlichen spitzen Blättern gebildet. Die Blüten sind klein und weiß.

Geruch und Geschmack: Die ganze Pflanze hat einen süßlich aromatischen Geruch, der beim Trocknen fast zur Gänze verloren geht. Der Geschmack ist würzig, anisähnlich.

Blütezeit: von Mai bis Ende Juli, je nach Standort und Witterungsverhältnissen.

Samenreife: August—September.

Standort: Der Kerbel stammt aus Westasien bzw. Südeuropa, liebt sonnige Plätze. Bei uns nur als Flüchtling aus Gärten und Kulturen frei in der Natur vorkommend.

Heilkräftige Pflanzenteile: Gesammelt wird das blühende Kraut (Herba Cerefolii), manchmal auch die Samen (Semina Cerefolii). Beide werden im Schatten getrocknet und das getrocknete Kraut zerschnitten in Gläsern aufbewahrt. Die Samen sollen in dunklen Gefäßen — aber nicht in Blechdosen — aufbewahrt werden.

Heil- und Wirkstoffe: Das Kraut als auch die Samen enthalten ätherisches Öl, das Glykosid Apiin und einen nicht näher benannten Bitterstoff. Der Kerbel war früher eine sehr geschätzte offizinelle Heilpflanze und geriet in Vergessenheit, noch bevor die moderne Biochemie die Heilkräuter auf ihre Wirkstoffe untersuchte.

Heilwirkung: Kerbel wirkt leicht reizend, auflösend, zerteilend und harntreibend. Er wird nur in der Volksheilkunde angewendet.

Anwendung in der Volksheilkunde: Der frisch ausgepreßte Saft für sich allein oder gemischt mit Löwenzahn- (Nr. 83) und Schafgarbensaft (Nr. 110) wird in der Volksheilkunde angewendet zu Kräutersaftkuren gegen beginnende Lungenschwindsucht, Wassersucht, gegen Unterleibsstockungen der Frauen und zur Blutreinigung.
Auch gegen Skrofulose, Ekzeme, Abszesse, Milch- und Gichtknoten wird diese Saftkur angewendet.
Der Kerbeltee wird aus der frischen oder getrockneten Pflanze oder aus den Samen bereitet. 1 Teelöffel der Droge für 1 Tasse im Aufguß, 1—2 Tassen am Tage, schluckweise und ungesüßt getrunken.

Anmerkung: Der **Wiesen-Kerbel,** Chaerefolium silverstre L., (Synonyme: Ch. cerefolium Besser — Myrrhis silvestris Sprengel.) mit etwas widerlich-aromatischem Geruch und bitterlich scharfem Geschmack, auf allen gut gedüngten Wiesen massenhaft auftretend, ist von ähnlicher, nur schwächerer Heilwirkung. Gewarnt muß jedoch werden, die Wurzeln dieser Art als Suppengemüse zu verwenden, da der Genuß der Wurzeln oder der Suppe Kopfschmerzen und eine körperliche Müdigkeit und Schwere auslöst.

65 Kiefern-Arten Pinus

a) Weiß-Kiefer Pinus silvestris L. — Tafel 5, Figur 3

Volksnamen: Däle — Föhre — Forche — Kienbaum — Tälle

Botanik: Die Pfahlwurzel dringt tief in den Boden ein. Der Stamm wird 20 bis 35 m hoch. Die Äste breiten sich mit der Zeit schirmförmig aus. Stamm und Zweige sind in der Jugend mit einer rötlichen Rinde, später von einer graubraunen Borke bedeckt. Die langen, graugrünen, 5 bis 6 cm langen Nadeln stehen paarweise auf kurzen Ansätzen auf den Ästen. Die Blüten sind einhäusig. Aus den weiblichen Blüten bildet sich ein kleiner Zapfen, erst rötlich, später braun und holzig.

Geruch und Geschmack sind harzig und terpentinartig.

Blütezeit: Mai. *Samenreife:* Im Oktober des zweiten Jahres.

Standort: In ganz Europa heimisch, meist waldbildend.

Heilkräftige Pflanzenteile und **Heilwirkung:** wie bei der Fichte (siehe Nr. 33). Die Heilwirkung der einzelnen Pflanzenteile ist etwas kräftiger.
Die Kiefern gelten seit jeher als sehr geschätzte Heilpflanzen. Die Kiefern aus dem Himalaja waren in der fernöstlichen Volksheilkunde schon vor über 5000 Jahren wegen ihrer Heilkraft bekannt. In China hieß die Kiefer damals so wie heute „Sung" und werden die Nadeln zum Ausräuchern des Wohnraumes verwendet, in dem ein Mensch verstarb. Der feine Duft des Kiefernharzes locke nach Ansicht der Chinesen immer den Geist des Toten in sein Haus zurück und so weilt er immer inmitten der Hinterbliebenen. Aus dem Harz wurden mit Kräutern vermischt viele Salben zu Heilzwecken bereitet. Aus den grünen, kleinen Zapfen wird durch leichten Absud ein blutreinigender Tee hergestellt. Auch hier eine poesievolle, jahrtausendalte Deutung: das Blut müsse „duften" (= rein sein), um den Geist anzuregen.

Heil- und Wirkstoffe: Wie bei allen Nadelhölzern ist das ätherische Öl der wertvollste Heil- und Wirkstoff, der bei den Kiefern und hier wieder besonders bei den Bergkiefern, am ergiebigsten gewonnen werden kann. Es enthält Phelandren, Cadinen und Pinen. In den Nadeln sind beachtliche Mengen von Vitamin C nachzuweisen. Der Gehalt an Vitamin C ist sehr abhängig von der Kiefernart, vom Standort der Pflanze, dem Alter, der Jahreszeit der Nadelernte und dem Zerkleinerungsgrad der Nadeln. Nadeln im Frühjahr geerntet (April, Mai) haben einen sehr hohen Vitamin-C-Gehalt, Nadeln einmal unmittelbar vor der Teebereitung zerschnitten enthalten bis zu etwa 60 %, mehrmals zerschnitten bei 80 % mehr Vitamin C als nicht zerschnittene Nadeln. Die Kiefernnadeln — wie alle Nadeln von Nadelhölzern — sollen möglichst unmittelbar nach dem Ernten verwendet werden. Das Vitamin C geht durch den Trocknungsprozeß größtenteils verloren. Älter als 1 Jahr gelagerte Nadeln sind völlig wertlos.

REZEPTE AUS DER VOLKSHEILKUNDE: Kiefernsprossen werden zu Beginn des Frühjahres gesammelt. Davon wird ein Aufguß im Verhältnis 1 Teil Nadeln zu 10 Teilen Wasser bereitet, der entweder mit Honigzusatz als Tee bei veraltetem Luftröhrenkatarrh, Heiserkeit, Husten, leichter Bronchitis getrunken oder zu Inhalationen verwendet wird.

REZEPT FÜR DEN SOGENANNTEN „WALDSIRUP": 2 kg frische Kiefernsprossen werden in 9 Liter Wasser einmal aufgekocht und zugedeckt 2 Tage stehen gelassen. Die Masse wird dann durch ein Leinentuch filtriert und ausgepreßt. Die Flüssigkeit wird mit Zusatz von 1 kg Rohzucker und ½ kg Honig leicht aufgekocht und warm in Gläser (nicht Flaschen) gefüllt, die mit 2 Lagen Pergamentpapier zugebunden werden. Zu beachten ist, daß die jungen Sprossen nur bei Sonnenschein gesammelt werden sollen!

Mit dem echten Kiefernnadelextrakt reibt man bei Flechten die befallenen Hautpartien ein und läßt den Extrakt eintrocknen. Erst am nächsten Tag wäscht man den firnisartigen Überzug ab.

Bei Rheumatismus oder Gicht unterziehe man sich durch einige Tage im Frühjahr nachstehender Kur: Man sammle täglich frisch 30 g Kieferntriebspitzen und überbrühe diese mit 1 Liter heißer Milch. Nach 1/4stündigem Ziehenlassen abseihen und diese Menge untertags schluckweise trinken.

Bei Gallensteinkolik: 5 g frisches, eben ausgeronnenes Kiefernharz löse man in 20 g Äther auf und nehme 1mal am Tage 5 bis 10 Tropfen auf einem Stück Zucker ein.

Anmerkung: Weitere Kiefernarten, wie

1. **Schwarzkiefer** (Pinus nigricans Host.) oder eine Abart derselben, die

2. **Österreichische Schwarz-Kiefer** (Pinus nigricans austriaca)
sind genau so anzuwenden.

Die

b) Bergkiefer Pinus montana Mill.

auch Latschen genannt, ist am kräftigsten.

Das sogenannte Latschenöl oder Latschenkiefernöl ist für Inhalationen bei allen entzündlichen Zuständen der Luftwege sowie bei Lungenerkrankungen besonders wirksam.

Wenn ein Kleinkind an Knochenschwäche (Rachitis) leidet und gehbehindert ist, bereite man ihm täglich durch 2—3 Monate hindurch Bergkiefernnadel-Bäder, worin das Kind etwa 1/4 Stunde lang badet. Man gibt ungefähr 4—5 Handvoll eben mehrfach zerschnittene Nadeln (= Kries) in 5 Liter heißes, nicht mehr kochendes Wasser und läßt diesen Nadelaufguß auf der heißen Herdplatte etwa eine halbe Stunde lang ziehen. Der Aufguß darf nicht kochen, soll jedoch möglichst heiß bleiben. Nach dieser Zeit seiht man ab und gießt den Aufguß in das Vollbad.

Dieses stärkende Bad ist aber nicht nur für Kinder geeignet, auch erwachsene, durch lange Krankheit geschwächte Menschen, erlangen durch diese Bäderfolge wieder Kraft und Stärke. Gichtische oder rheumatisch veranlagte Menschen sollen besonders oft diese Bäder gebrauchen. Bei Erwachsenen-Bädern nimmt man die doppelte Nadelmenge, da ja mehr Badewasser benötigt wird.

Bei Lungen- oder Bronchialkatarrh-Erkrankten soll man zur wirksamen Verbesserung und Desinfizierung der Zimmerluft eine echte Latschenkiefer-Essenz zerstäuben. Dies wirkt auswurffördernd und erleichtert das Atmen.
Latschenkiefernöl (Oleum Pini pumilionis) kauft man am besten nur in der Apotheke oder Drogerie, da hier die Gewähr gegeben ist, daß man kein minderwertiges Ersatzmittel bekommt.

Anmerkung: Von der **Zirbelkiefer** (Pinus cembra L.) werden die sogenannten Zirbelnüsse in der Volksheilkunde gegen Lungenleiden angewendet. 4 Teile Zirbelnüsse werden fein zerschnitten und mit 3 Teilen Klettenwurzeln (Nr. 68) mit eben gekochter Ziegenmilch abgebrüht. Milch samt Inhalt wird in 1 bis 2 Partien untertags eingenommen.
Zirbelnüsse zerstoßen und in süßem Wein einmal kurz aufkochen, 1/2 Stunde ziehen lassen und dann das Ganze einnehmen, hilft dem Schwindsüchtigen, wieder zu Kräften zu kommen.

66 Kirschbaum-Arten Prunus

a) Traubenkirsche Prunus padus L.

Synonyme: Prunus racemosa Lam. — Padus vulgaris Berkh. — Padus racemosa Schneider — Cerasus padus DC. — Druparia padus Claiv.

Volksnamen: Alkirsche — Alexenbaum — Alsenbaum — Elsen — Elzen — Holzbeerbaum — Gichtbeerbaum — Luzienholz — Maibaum — Ölkirsche — Patscherpen — Schwarzelsen — Steinbaum — Stinkweide — Tintenbeer — Vogeltrauben — Wasserschlange — Weißelsen — wilde Zitene

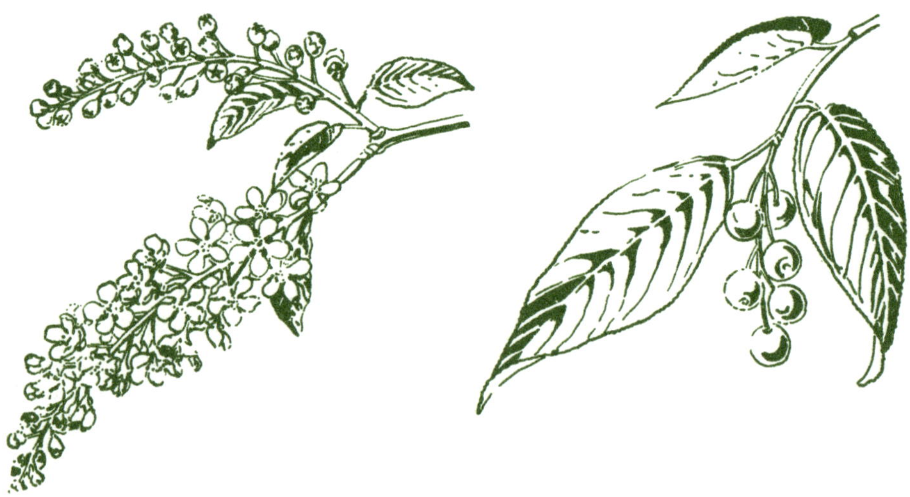

Botanik: Die Traubenkirsche ist ein Strauch oder Baum von 5 bis 10 m Höhe. Die Rinde ist dunkelbraun bis braunschwarz und weiß punktiert. Die elliptischen Blätter sind fein gesägt, zugespitzt und haben am Stiel 2 Drüsen. Die Blüten stehen in hängenden weißen Trauben. Die Früchte sind anfangs grün, dann rot, später glänzend schwarz, erbsengroß, mit einem runzeligen Kern (Stein).

Geruch und Geschmack: Die frischen Früchte riechen betäubend und schmecken süßlich, widerlich. Die Zweige und Blätter, gerieben, stinken. Manchmal werden auch die Blüten gesammelt. Diese haben einen starken, seltsamen, nicht jedermann passenden Geruch.

Blütezeit: Mai. *Fruchtreife:* Juli bis August.

Standort: Hauptsächlich im Niederwald vorkommend. Bevorzugt mehr feuchte Waldstellen und Waldränder. Liebt gerne die Gesellschaft von Erle, Weide und Eiche.
Die Kerne der Traubenkirsche wurden in den Pfahlbauten der Steinzeit in den Alpen gefunden.

Heilkräftige Pflanzenteile: Gesammelt werden in erster Linie zur Reifezeit die Kirschen. Die Rinde von jungen Ästchen sammelt man am besten von Februar bis November.

Heilwirkung: Sowohl die Traubenkirsche als auch die nachfolgende Vogelkirsche sind keine offizinell anerkannten Heilpflanzen. In der Volksheilkunde sind aber beide Kirschenarten wegen ihrer vielseitigen Heilwirkungen sehr geschätzt.

Anwendung in der Volksheilkunde: Hauptinhaltsstoff in Rinde, Blatt, Blüte und Frucht ist das Prunasin, ein Blausäureglukosid, das bei zu starken Gaben Kopfschmerzen, Erbrechen und eine heftige Diarrhöe auslöst. In kleineren Gaben eingenommen, wirkt dieser Inhaltsstoff heilend. So ist der Aufguß der von jungen Ästchen abgeschälten Rinde ein bekanntes bäuerliches Hausmittel gegen Gicht.
Der Aufguß von einem Gemisch aus Rindenteilchen, Zweigstückchen und Blüten wird wieder gerne zu Umschlägen bei Entzündungen der Augenlider verwendet.
In den ausgereiften Früchten ist Traubenzucker und reichlich das Vitamin C enthalten.
In der Volksheilkunde der osteuropäischen Völker wird eine stärkere Rindenabkochung der Traubenkirsche als ein beruhigendes Mittel bei epileptischen Anfällen angesehen.
Der Aufguß von Blatt und Blüte wird, mit Honig versüßt, gegen Lungenerkrankungen verwendet.
Aus den Blüten bereitet man durch Ansatz in Branntwein eine Tinktur, die man, tropfenweise steigernd, gegen Hysterie einnimmt. Man beginnt mit 3mal täglich

je 5 Tropfen und steigert bis 3mal je 10 Tropfen, verbleibt bei dieser Höchstgabe durch 1 ganze Woche ud geht dann täglich um 1 Tropfen vermindernd auf die Ausgangszahl zurück. Diese Kur wird fallweise wiederholt.
Den reifen Früchten werden die Steine entnommen, getrocknet und zu Pulver zerrieben. Dieses Pulver, messerspitzenweise 2mal am Tage mit etwas Wasser eingenommen, fördert die Urinabsonderungen und gilt als Mittel gegen Steinleiden.

Anwendung in der Homöopathie: „Prunus padus dil D 2" wird bei Kopfschmerzen und Mastdarmschmerzen und nervösen Herzbeschwerden empfohlen.

b) Vogelkirsche Prunus avium L.

Synonym: Padus avium Mill. und zahlreiche Sorten

Volksnamen: Haferkirsche — Holzkirsche — wilder Kirschbaum — rheinische Kirschbeere — Wesselbeerbaum — Zwieselbeere — Waldkirsche

Botanik: Der Vogelkirschbaum wird bedeutend höher, etwa 10 bis 20 m hoch. Er hat eine glatte, quer aufspringende Rinde. Die Blätter sind doppelt gesägt, etwas runzelig, unten flaumig, mit 2 Drüsen am Stiel. Die Blüten stehen in Dolden und sind schneeweiß. Die Früchte sind etwas größer, zu 2 bis 3 gebüschelt, meist schwarz oder auch rot.

Blütezeit: April, Mai. *Fruchtreife:* Ende Juni und Juli.

Standort: Der Kirschbaum hatte ursprünglich seine Heimat in Kleinasien und ist heute ein Baum der mitteleuropäischen Laubwälder.
Bereits vor rund 2000 Jahren brachte der römische Feldherr und berühmt gewordene Feinschmecker Lucius Lucullus den ersten Kirschbaum aus Kleinasien nach Rom. Die über die Alpen ziehenden Mönche mühten sich ab, den wärmeliebenden Kirschbaum an unser Klima zu gewöhnen und rund 800 Jahre später finden wir in den Capitularen Karls des Großen bereits einige Kirschbaumsorten zur Anpflanzung empfohlen. Seit damals dürfte der Kirschbaum auch in unseren Wäldern heimisch geworden sein, ist dort verwildert und wird vielfach aus den Wäldern in Baumschulen und Hausgärten verpflanzt, um immer wieder in neue Sorten veredelt zu werden. Heute werden über 300 eingetragene Kirschbaumsorten gezählt, so großen Anklang fanden die Kirschen. Zur Kirschenzeit finden wir sie überall am Tisch der Reichen wie auch in der ärmsten Hütte.
Einmal mußten sie aber auch an einer Untat mitwirken, als Witigi I. 1265 den Markgraf Friedrich von Meißen durch vergiftete Kirschen ums Leben brachte. Und seit damals besteht die Redensart, „mit hohen Herren ist nicht gut Kirschen essen."

Doch der Dichter Johann Peter Hebel (1760—1826) weiß etwas viel Schöneres vom Kirschbaum zu berichten:

Zur Frühlingszeit sagt der liebe Gott:
„Deck jetzt dem Bienchen seinen Tisch!"
Da treibt der Kirschbaum Blüt um Blüt,
Viel tausend Blüten, weiß und frisch.

Heilkräftige Pflanzenteile: Gesammelt werden sowohl von den wilden als auch von den veredelten Formen die Früchte samt den Stengeln. Die Früchte schmekken süß, erfrischend, die Kerne und Stiele riechen und schmecken bitterlich mandelartig. Manchmal wird das aus der Rinde ausfließende Harz gesammelt.

Heilwirkung: Die Kirschen sind durch ihre Armut an Fett, Salz und Eiweiß für die Krankendiät sehr wichtig, besonders bei Herz- und Gefäßerkrankungen, bei Nierenleiden sowie bei Gicht und Rheumatismus. Kirschen werden den Herzkranken als Kompott gereicht; nicht nur weil es stärkend und belebend ist, sondern weil es auch die Gasbildung im Darm vermeidet, die das Zwerchfell nach oben gegen das Herz drängt. Die Armut an Fett- und Nährstoffen macht die Kirschen sehr geeignet zu einem Diätmittel bei Entfettungskuren. Dem Zuckerkranken kann man Kirschen in mäßigen Mengen reichen, da der größte Teil des Zuckers sogenannte Lävulose ist, eine Zuckerform, die dem Zuckerkranken nicht schadet.

Anwendung in der Volksheilkunde: Aus den Früchten erzeugt man den sogenannten „Kirschgeist". Dieser tut dem Magen sehr wohl, erwärmt ihn und beseitigt schlagartig alle Magenbeschwerden, die ein zu kalter Trunk (im Sommer!) ausgelöst hat. Der Kirschgeist wirkt bei Schwächeanwandlungen belebend. Als Einreibung stärkt er die übermüdeten Glieder.
Frischer oder im Sterilisationsverfahren konservierter alkoholfreier Kirschensaft wirkt herzstärkend.
Die Kirschenstiele werden gut getrocknet und ergeben einen sehr guten schleimlösenden Brusttee. Bei Bleichsucht soll man ebenfalls viel Kirschstengeltee trinken.
Das Harz, welches aus Wunden der Rinde fließt, wird in Wein zerlassen und bei altem chronischem Husten getrunken. Das Harz statt in Wein in echtem Essig zerlassen und in dieser Flüssigkeit die räudige Körperstelle gebadet, bringt die Räude bald zum Verschwinden. Auf den Kopf gebracht, vertreibt man damit die Kopfschuppen.
Die Kirschenkerne zu Pulver verrieben und mit Wein eingenommen, vertreiben den Grieß und Stein.

c) Weichselkirsche Prunus cerasus L.

Volksnamen: Sauerkirsche — Amarellen — Morellen — Weichseln

Botanik: Der Baum ist gekennzeichnet durch dünne hängende Äste und glänzende glatte Blätter, die kleiner und dunkler sind wie die der Vogelkirsche. Die Blüten sind weiß, die Früchte gelblich bis purpurrot, von saurem Geschmack.

Blütezeit und Fruchtreife: Wie bei den vorigen Arten.

Standort: Die Weichsel stammt aus Kleinasien und ist in unseren Gärten ganz heimisch geworden.

Heilkräftige Pflanzenteile: Gesammelt werden die Früchte, die Kerne und die Stiele. Auch das Harz aus der Rinde wird gesammelt. Die reifen Früchte haben ein feines Aroma, schmecken jedoch säuerlich.

Heilwirkung: Offizinell ist der Weichselsaft (Syrupus Cerasorum). Er ist nicht nur ein kühlendes Getränk bei hitzigen Fiebern, sondern besitzt vor allem eine harntreibende Kraft. Er ist Wassersüchtigen sehr zu empfehlen. Zu seiner Herstellung werden nicht nur die Früchte, sondern auch die vorerst ausgelösten und zerstoßenen Kerne mit ausgepreßt. Auf 1 Teil Saft kommen 2 Teile Zucker. Der Saft wird ganz leicht überkocht, in Flaschen gefüllt und nun sterilisiert, wie beim Apfelsaft (Nr. 5) angegeben.

Anwendungen in der Volksheilkunde: Gedörrte Weichseln gegessen, stillen den Durchfall und die Ruhr. Die aufgeschlagenen, vom harten Gehäuse befreiten Kerne (täglich 3mal je 6 Stück gegessen) sind ein Mittel gegen den Stein, töten die Würmer im Leib, stillen das Husten und treiben den Harn. Die Kirschenstiele und das Harz werden genauso angewendet wie bei der Vogelkirsche.

67 Klee-Arten Trigonella — Oxalis — Meliotus — Trifolium — Anthyllis

a) Bockshornklee Trigonella Foenum graecum L. Tafel 1, Figur 6

Synonyme: Foenum graecum sativum Medicus — Folliculioera graveolens Pasquale — Telis foenum graecum O. Kuntze

Volksnamen: Griechisch Heu — Kuhhornklee — Siebengezeit — Stundenkraut — Ziegenhornklee — aus dem Lateinischen Foenum graecum entstand die deutsche Bezeichnung „fine Gret"

Botanik: Die Pflanze ist einjährig. Die lange Pfahlwurzel verankert tief im Boden und treibt einen 30 bis 60 cm hohen Stengel empor. Dieser ist stielrund

und wenig verästelt. Die Blätter sind dreizählig, die Blattstiele behaart und nach oben verdickt. An der Basis sind 2 lanzettliche, stark behaarte Nebenblätter. Die Schmetterlingsblüten sind gelb oder gelblichweiß, einzeln oder zu zweien, ungestielt in den Blattachseln.

Geruch und Geschmack: Der starke und eigenartige Geruch, ähnlich dem Kräuterkäse, nimmt in getrocknetem Zustande zu und behält die Pflanze in geschlossenen Räumen lange den intensiven Geruch. Die Samen riechen etwas aufdringlich, ihr Geschmack ist leicht bitter, gewürzhaft und mehlig.

Blütezeit: Juni bis Juli.

Samenreife: Juni bis August.

Standort: Der Bockshornklee kommt in den Mittelmeerländern frei in der Natur vor, während er bei uns als Heil- und Futterpflanze angebaut wird und sich nur als Flüchtling vereinzelt auf Wiesen, Rainen und Äckern ansiedelt.

Heilkräftige Pflanzenteile sind die Samen, die zur Samenreife geerntet werden (Semen Foeni graeci). Man erwirbt den Samen am besten in der Apotheke oder Drogerie, wo er zumeist gepulvert erhältlich ist. Das Pulver ist in einem dunklen Gefäß gut verschlossen aufzubewahren.

Heil- und Wirkstoffe: Schleim, fettes Öl, aromatische Stoffe, reichlich organisch gebundenes Eisen und Phosphor, Bitterstoffe, Cholin, Harze, Saponin und das Alkaloid Trigonellin u. a.

Heilwirkung: Der Bockshornklee hat als Heilpflanze eine große Vergangenheit. Unter Kaiser Shin-nong, 3700 vor Christi, war der Bockshornklee in China eine berühmte Heilpflanze und hatte damals, so wie heute den Namen Hu Lu Pa. Sie galt als die beste schleimlösende Droge. Über Indien, Arabien und Persien kam die Pflanze nach Ägypten, wo wir sie im Papyrus Ebers, 1550 vor Christi, als Mittel zur Behandlung von Brandwunden vorfinden. Durch Hippokrates im alten Griechenland bekanntgeworden, fand bald darauf der Bockshornklee auch bei den Römern Anklang. Nördlich der Alpen bemühten sich die Benediktinermönche, ihn in den Klostergärten zu akklimatisieren und wird in den Capitularen Karls des Großen zum Anbau empfohlen. Bald erfreut sich der Bockshornklee auch in unseren Landen großer Beliebtheit und wir lesen immer neue Heilanzeigen, so bei der heiligen Hildegard im 12. Jahrhundert, bei Albertus Magnus im 13. Jahrhundert, bei Matthiolus, 1563, Lonicerus usw., bis es um diese köstliche Heilpflanze immer stiller wird, die ihre Existenz nur noch als Futter- und von Tierärzten verwendetes Mittel fristete. Der seit den Tagen der Capitularen empfohlene Anbau ging merklich zurück, da auch die technische Verwendung zur Herstellung von Farbbrühen und Versteifungsmitteln für Leinen durch chemische Mittel abgelöst wurde.

Erst durch Pfarrer Kneipp wurde die Verwendung des Bockshornklees wieder neu belebt; die starke Nachfrage bedingte wieder seinen neuerlichen Anbau. Kneipp lobte bei jedem Anlasse diese Heilpflanze mit Wärme und setzte sich auch stets für deren Anbau ein. „Foenum graecum ist das beste von allen mir bekannten Heilmiteln zum Auflösen von Geschwülsten und Geschwüren." Die Samen wirken entzündungshemmend, erweichend, aufsaugend; die gereinigten Wunden heilen sehr bald zu. Die Bockshornsamen wirken so eiterentziehend, daß Blutvergiftungen verhindert werden, ebenso die Bildung wilden, faulen Fleisches.

Der zu Pulver feingeriebene Samen wird in Form von Breiumschlägen angewendet, die möglichst warm aufgelegt werden sollen. Diese warmen Breiumschläge lindern die gichtischen Schmerzen sowie Neuralgien, Ischias, Drüsenanschwellungen, ja sogar verhärtete skrofulöse Knoten der Brust werden nicht nur wohltuend, sondern heilend beeinflußt. Selbst die schlimmsten Furunkel, Fistelbildungen, Knocheneiterungen, offene Füße, Oberschenkelgeschwüre und Tumore werden geheilt.

Auch innerlich wird der Bockshornkleesamen für eine Reihe von Erkrankungen angewendet, allein oder im Verein mit anderen Heilpflanzen. Zum innerlichen Gebrauch wird der Samen am besten kalt angesetzt. Man läßt einige Stunden ziehen, seiht nach ganz kurzem Aufkochen sogleich ab und süßt mit Honig. Dieser Tee, 2 bis 3 Tassen am Tage schluckweise getrunken, reinigt die Brust vom zähen Schleim, nimmt die Appetitlosigkeit der Kinder und der Erwachsenen, beseitigt Schwäche und Magerkeit und nimmt den sogenannten „Geruch der Kranken", der bei längerer Krankheit durch die Haut ausdünstet.

Ferner leistet der Tee sehr gute Dienste bei Rachitis der Kinder, Skrofulose, Lungen-, Knochen- und Gehirntuberkulose und bei Hinfälligkeit durch vorgeschrittene Zuckerkrankheit. Da die Abwehrkräfte im Körper gesteigert werden und der Tee blutreinigend wirkt, dient dieser im Verein mit warmen Breiumschlägen sogar zur unterstützenden Behandlung bei Hauttuberkulose und Lupus erythematodes, einer tuberkulösen Hautkrankheit.

Als Gurgelwasser wirkt der Tee hervorragend bei allen entzündlichen Vorgängen des Rachens und der Mundschleimhaut.

Aus alten Kräuterbüchern und Volksheilkunde: Bockshornklee ist ein uraltes Volksheilmittel und war schon bei den alten Griechen und Römern sehr beliebt. Der Samen, fein zerstoßen und mit Rosenöl vermengt, galt schon seit jeher als ein Schönheitsmittel bei den Frauen, da es die Hautunreinigkeiten nimmt und die Haut verjüngt.

Äußerlich wird der Samenaufguß bei Haarschwund und Erbgrind als Badewasser mit Erfolg genommen. Dieses darf aber niemals zweimal benützt werden, sondern muß stets neu bereitet werden. Der zerstoßene Samen, mit Olivenöl zu einem Brei vermengt und damit die Kopfhaut oft und gründlich eingerieben, unterbricht den Haarausfall und läßt neue Haare wieder wachsen, wenn nicht tiefere Ursachen den Haarausfall auslösten.

Der innerliche und äußerliche Gebrauch wird bei Hämorrhoiden empfohlen, besonders die warmen Breiumschläge wirken schmerzstillend. Der gepulverte Samen, innerlich eingenommen, bringt bei verschiedenen Knochenerkrankungen der Kinder, so bei Schwund der Knochensubstanz, Knochengeschwulst oder bei Knochenmarksentzündung gute Erfolge.
Der Tee wird bei Erkältungen, mit Honig versüßt, gerne eingenommen, er wirkt hustenlindernd und schleimlösend.
Klistiere werden angewendet (in Form eines sehr schleimigen Tees) bei Aftervorfall, hartnäckigster Darmverstopfung, ja selbst bei Darmtuberkulose und bei Mastdarmkrebs.

Zur Beseitigung übermäßiger Magerkeit empfiehlt die Volksheilkunde nachstehende Kur: Man nehme durch einige Wochen 3mal täglich zwischen den Hauptmahlzeiten einen Brei, bestehend aus je 1 Teelöffel Butter und Honig und 2 Teelöffel Samenpulver, alles gut vermengt.
Der Bockshornsamen wird auch als ein gutes Mittel gegen Milzerkrankungen geschätzt und empfiehlt die Volksheilkunde nicht nur den Teegenuß (2 bis 3 ungesüßte Tassen am Tage schluckweise), sondern auch bei Schmerzen in der Milzgegend die Auflage eines warmen Breiumschlages.
Der schleimige Tee als Fußbad täglich genommen, ist ein sehr gutes Hausmittel bei Schweißfüßen oder als Handbad bei Schweißhänden.

Anwendung in der Homöopathie: In der Homöopathie wird eine vorzügliche Tinktur hergestellt, die innerlich gegen Hämorrhoiden, Erkältungskrankheiten, Grippe und Blutreinigung dient und äußerlich zur Wundenbehandlung angewendet wird.

Anwendung in der Tiermedizin: Auch die Tiermedizin bedient sich des Bockshornkleesamens zur Wundenbehandlung, besonders offener eitriger Wunden sowie zur Behandlung von Ekzemen, Geschwüren, Furunkeln und Krätzen.
Innerlich wird der Teeaufguß gegen den Rotz der Pferde sowie gegen Kehlsucht angewendet. Das Samenpulver wird dem Futter beigemengt, um die Freßlust der Haustiere zu steigern.
Überhaupt, wo Bockshornkleesamen laufend ins Futter beigemengt wird, gibt es gesunde und kräftige Tiere.

Trotz aller chemischen Pillen und Tabletten haben bei den naturverbundenen Menschen die Heilpflanzen noch immer ihr hohes Ansehen behalten. Ein alter Bauer sagte einmal dem Autor: „Drei Heilpflanzen mit Anfangsbuchstaben B sollen auf keinem Bauernhofe fehlen, Beinwurz, Brennessel und Bockshornklee. Mensch und Tier bleiben gesund!"

b) Sauerklee Oxalis acetosella L.

Synonyme: O. alba Gilib. — Oxys acetosella Scop.

Volksnamen: Buchampfer — Buchklee — Gauchampfer — Hasenklee — Hasenkohl — Himmelsbrot — Holzklee — Kuckucksbrot — Kuckuckskäse — Kuckucksklee — Kuckuckskohl — Kuckuckssalat — Kuckuckswürze — Waldklee — Waldwürze

Botanik: Der kleine, ausdauernde, kriechende Wurzelstock ist mit fleischigen Schüppchen bedeckt und treibt in den Winkeln der langgestielten, kleeartigen Blätter die noch länger gestielten Blüten. Diese sind weiß und von feinen rötlichen Adern durchzogen. Die Blätter legen sich am Abend und vor Beginn des Regens zusammen.

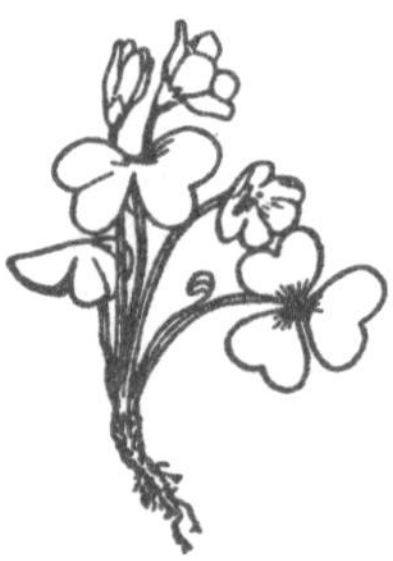

Blütezeit: April bis gegen Ende Juli.

Standort: Der Sauerklee wächst überall in unseren Laub- wie auch Nadelwäldern und gilt als der verläßlichste Standortsanzeiger. Wo er gedeiht, ist bester Waldboden.

Heilkräftige Pflanzenteile: Gesammelt wird das ganze Kraut ohne Wurzel zur Blütezeit. Es ist fast geruchlos und hat einen frischen, sauren Geschmack, der von der Oxalsäure herrührt, die in der ganzen Pflanze enthalten ist.

Heilwirkung: Der Sauerklee ist keine offizinelle Pflanze, doch als Heilkraut schon seit dem Altertum in Verwendung. Die Heilwirkung beruht auf dem Gehalt an Oxalsäure, die in ziemlichen Mengen in der Pflanze enthalten ist. Interessant ist, daß der Oxalsäuregehalt bei Nacht stark abnimmt und mit der beginnenden Morgendämmerung wieder zunimmt.
Die Anwendung dieser Heilpflanze erfolgt nur in der Volksheilkunde, doch mit nicht geringen Erfolgen.

Anwendung in der Volksheilkunde: Da sich das Kraut zum Trocknen nicht gut eignet, wird es fast ausschließlich nur im frisch gepflückten Zustande verwendet. So wird ein Aufguß des frischen Krautes hergestellt, etwa 1 Handvoll auf 1 Liter Wasser, 2 bis 3 Minuten ziehen lassen, abseihen und kalt stellen. Etwas gesüßt, ergibt dies gerade im Sommer ein erfrischendes und durstlöschendes Getränk.
Neben der durstlöschenden Wirkung hat dieser Trank aber auch nicht geringe Heilwerte. Er behebt leichtere Leber- und Verdauungsstörungen und ebenso das so lästige Sodbrennen. Warm zu trinken wird der Teeaufguß bei Gelbsucht, Nierenentzündung, Skorbut, Hautausschlägen und bei Würmern empfohlen. Dem Tee wird eine blutreinigende Wirkung nachgesagt.
Wir finden nicht nur bei uns, sondern auch in der Volksheilkunde anderer Völker

den Sauerklee als Heilpflanze gegen beginnenden Magenkrebs bzw. krebsartige innere und äußere Geschwüre immer wieder erwähnt. Der ausgepreßte Saft der frischgepflückten Pflanze wird mit der dreifachen Menge destillierten Wassers vermischt. Dieser ist tropfenweise, etwa jede Stunde 3 bis 5 Tropfen, einzunehmen. Unverdünnt wird der frische Preßsaft direkt auf die krebsartigen Geschwüre oder Geschwülste gebracht.

Auch bei der sogenannten Schüttellähmung (Paralysis agitans) wird diese innerliche und äußerliche Anwendung (Einreibung des Rückgrats mit dem frischen Saft) zugleich empfohlen.

Verdünnung und Dosis muß jedoch sehr genau eingehalten werden, da die Oxalsäure sonst schädlich wirkt, je sogar schwere gesundheitliche Störungen auslösen kann.

Die im Frühling gesammelten Blätter werden im bescheidenen Umfang der Frühlingskräutersuppe, dem Spinat oder dem Salat beigegeben; sie wirken sehr appetitanregend, belebend und fördern den Stoffwechsel.

Die Wurzeln nach dem Ausgraben gründlich gewaschen, aber nicht lange im Wasser gelassen, werden mit der Schnittfläche auf die Wunde gebracht. Sie wirken sehr zusammenziehend.

Die Wurzel, mit Zucker eingekocht, wird als leichtes Abführmittel den Kindern im Bedarfsfalle in kleinen Gaben eingegeben.

Anwendung in der Küche: Da sich die gesammelten Pflanzen zur Aufbewahrung im getrockneten Zustande nicht eignen, haben schon viele Hausfrauen versucht, sie mit Zucker einzulegen bzw. zu konservieren, um sie dann im Winter als Suppenwürze zu gebrauchen.

Anwendung in der Tierheilkunde: Die gewaschene Wurzel gilt in der Tierheilkunde, so wie in der Humanheilkunde, für die Haustiere als Wundheilmittel. Größere Mengen sind dem Weidevieh schädlich. Es können Magen-Darmkatarrhe ausgelöst werden.

c) Steinklee Meliotus officinalis (L.) Lam.

Synonyme: M. arvensis Wallr. — M. expansa hort. — M. rugosus Gilib. — M. petitpier — M. pallida Besser — M. reanus Willd.

Volksnamen: Acker-Honigklee — Kleiner Honigklee — Modechrut — Mottenklee — Schabenklee

Botanik: Die zweijährige Pflanze wird etwa 40—90 cm hoch, hat starke Pfahlwurzel und dreizählige Blätter. Die Blättchen sind verkehrt-eiförmig und länglich. Die Blüten, sogenannte „Schmetterlingsblüten" sind gelb, später verblassend.

Geruch und Geschmack: Der Geruch ist honigartig, sehr angenehm, der Geschmack schleimig.

Blütezeit: Juli — August.

Standort: Fast überall in Mitteleuropa vorkommend, teils angebaut, teils verwildert, selten in den Alpen.

Heilkräftige Pflanzenteile: Man verwendet die Blüten (Flores Meliloti) oder das blühende Kraut (Herba Meliloti), die während der Blütezeit gesammelt und im Schatten getrocknet werden.

Heil- und Wirkstoffe: Ätherisches Öl, Cumarin, Melilotsäure, Gerbstoff, Harz, Melilotol und viele Salze.

Heilwirkung: Der Steinklee war schon im Altertum eine beliebte Heilpflanze. Hippokrates verwendete ihn zur Behandlung von Geschwüren. Der Teeaufguß, 2—3 Tassen, pro Tasse nur einen halben Teelöffel Droge verwenden, wird bei Bronchialkatarrh, bei Magen- und bei Blasenleiden sowie bei Unterleibsbeschwerden schluckweise getrunken. Die Dosis darf nicht überschritten werden, da größere Mengen Brechen erregen.

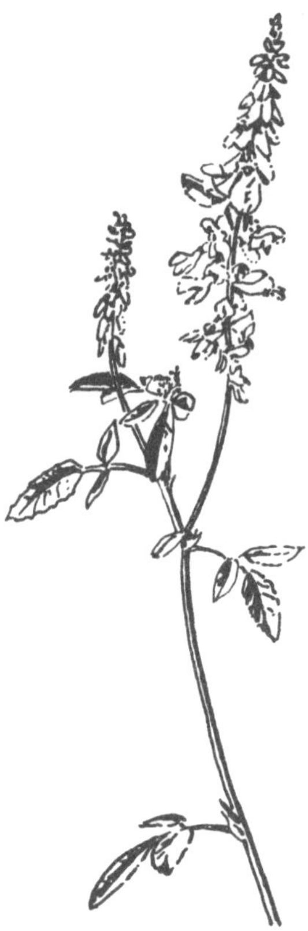

Anwendung in der Volksheilkunde: Zur Darmreinigung von Darmgiften empfiehlt die Volksheilkunde ein Klistier von einer leichten Abkochung der Pflanze. Bei Schlaflosigkeit soll man einen kalten Ansatz der Droge verwenden, wobei man 1 Teelöffel Tee durch 8—10 Stunden ansetzt, abseiht und den abgeseihten Tee anwärmt. Dieser Tee wird 1 Stunde vor dem Schlafengehen schluckweise getrunken. Die Tinktur von den Blüten dient als Einreibung bei rheumatischen Gelenksschmerzen.

Äußerlich wird der Steinklee als naß-warmer Umschlag für die Erweichung von Beulen, Geschwüren, Milchknoten und zur Erweichung verhärteter und entzündeter Brüste verwendet.

Bei Ohrenleiden, besonders bei Ohrenstechen und Mittelohrentzündung lasse man die nicht zu heißen Dämpfe von Teeabkochungen auf das Ohr einwirken. In der älteren Kräuterliteratur wird dem Steinklee eine gute Heilwirkung bei krebsartigen Hautgeschwüren in Form von feucht-warmen Umschlägen und Bädern zugeschrieben. Der Steinklee wird schließlich als Zusatz zu Kräuterbädern verwendet, besonders, wenn man von den Kräuterbädern eine belebende und stärkende Wirkung erwartet.

Anwendung in der Homöopathie: In der Homöopathie werden zumeist die niederen Verdünnungen, Melilotus dil D_4, als Mittel gegen Kopfschmerzen mit Blutandrang oder Migräne verwendet.
Melilotus dil D_1, nimmt man gegen die Folgen von Sonnenstich und bei Blutfülle ein. Bei beiden Mitteln täglich dreimal je 10 Tropfen.

Anwendung im Haushalt: Bevor es noch die chemischen Mottenschutzmittel gab, haben unsere Mütter den Steinklee als Mottenschutzmittel angewendet.

Anmerkung: Der **Sumpf-Steinklee,** Melilotus altissimus Thuill. ähnlich der ersteren Art, doch bis 1.5 m hoch werdend und mehr sumpfige Wiesen und Auholz bevorzugend, riecht auch viel stärker nach Cumarin. Die Heilwirkung ist schwächer, ansonst die gleiche Verwendungsart. Bei übermäßigem Gebrauch können wegen des höheren Cumaringehaltes jedoch arge Kopfschmerzen, ja sogar Lähmungserscheinungen des Zentralnervensystems eintreten. Er ist eine sehr gute Bienenweide und ein noch stärkeres Mottenpulver.

d) Roter Wiesenklee Trifolium pratense L. Synonym: T. purpureum Gilib.

Volksnamen: Fleischklee — Feldknoppern — Futterklee — Himmelsbrot — Honigklee — Hummellust — Rotklee — Steyrerklee — Wiesenklee — Sügerli — Zuckerblümli — Zuckerbrot

Botanik: Eine in ganz Europa vorkommende Kleeart, für die Landwirtschaft sehr wichtig und in vielen Sorten angebaut. Die aus den Achseln der unteren Rosettenblätter entspringenden oft rot überlaufenen Stengel werden 30—50 cm hoch. Stengel und die dreizähligen Blätter sind bei vielen Sorten weißlich behaart. Die roten Blütenköpfe sind oft einander paarweise genähert.

Geruch und Geschmack: Der Geruch ist angenehm, süßlich und honigartig, auch etwas säuerlich. Geschmack süßlich, schleimig, etwas säuerlich.

Blütezeit: Mai bis September.

Standort: Sowohl der rote wie auch der weiße Wiesenklee ist in den Standortsansprüchen sehr wählerisch. Diese beiden Kleearten verlangen einen nährstoffreichen, fetten Boden und sind empfindlich gegen stauende Nässe und Frühjahrsfröste.

Heilkräftiger Pflanzenteil: Der Wiesenklee wird als blühendes Kraut (Herba Trifolii pratensis) geerntet oder auch nur die Blüten (Flores Trifolii pratensis) allein gesammelt.

Kraut wie Blüten werden im Schatten getrocknet.

Heil- und Wirkstoffe: Neben Gerb- und Duftstoffen, wie einem ätherischen Öl, wurden bisher keine wichtigen Wirkstoffe festgestellt. Die Pflanze wäre wert, näher untersucht zu werden.

Heilwirkung: Sowohl der Rote als auch der Weiße Wiesenklee sind nicht offizinell. Im Kräuterbuch des Dr. Andreas Matthiolus (1570) lesen wir, daß die Wiesenkleearten „auch eine Art haben zu erweichen / derwegen sie offt zu den Clystieren gebraucht werden."

Die Volksheilkunde hält große Stücke auf beide Kleearten.

Anwendung in der Volksheilkunde: In der Volksheilkunde wird der Rotklee mehr äußerlich angewendet, vor allem zur Erweichung von Drüsenverhärtungen in Form von naß-feuchten Teeumschlägen. Die gleiche Anwendung wird empfohlen bei rheumatischen oder gichtischen Schmerzen und zur Erweichung der Milchdrüsen. Der rote Wiesenkleetee wird gerne getrunken zur Anregung der Leber- und Gallentätigkeit, bei akuter oder chronischer Stuhlverstopfung sowie zur Appetitanregung. Bei den slawischen Völkern wird der Rotkleetee dann empfohlen, wenn nach schweren Operationen, besonders Magenoperationen, eine Abmagerung eingetreten ist und der Rekonvaleszente schwach und appetitlos ist.

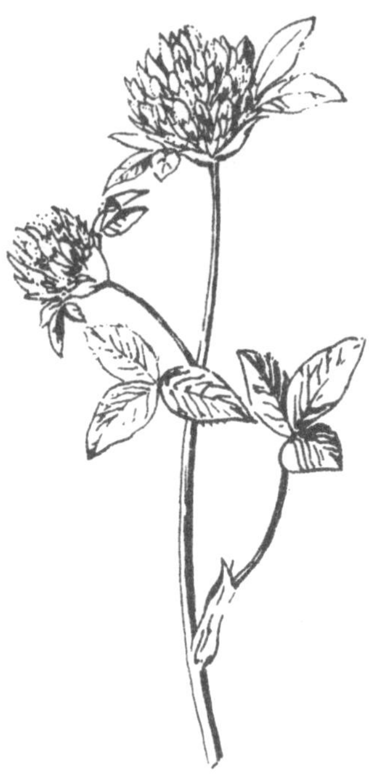

ANWENDUNG: das blühende Kraut ohne Stengel oder nur die Blüten als Aufguß, 2 Teelöffel für 1 Tasse, 10 Minuten ziehen lassen, 2—3 Tassen am Tage, mit oder ohne Honigzusatz, schluckweise.

Anmerkung: Der **Weiße Wiesenklee,** Trifolium repens L. — T. album Gilib. mit den Volksnamen: Bienenklee — Klewerweiß — Lämmerklee — Schafklee bzw. Weiße Fleischblumen, wird in der

Volksheilkunde gegen Gicht und Rheuma sowie gegen Weißfluß angewendet. Sehr beliebt ist seine Anwendung zu erweichenden Umschlägen. Der Tee gilt als blutreinigend und wird wie der Tee vom Rotklee bereitet und getrunken.

e) Wundklee Anthyllis vulneraria L. und einige Unterarten

Volksnamen: Apothekerklee — Bärenpratzen — Bartklee — Beschreikraut — Gelber Klee — Gichtbleaml — Goldköpfchen — Heilklee — Herrgottskissen — Herrgottsschüeli — Hoher Klee — Kretzenkraut — Tannenklee — Wolfsklee — Wundkraut

Botanik: Die niederliegenden oder aufsteigenden Stengel werden 20—40 cm lang und sind mit seidenglänzenden Haaren bedeckt. Die grundständigen Blätter sind lang gestielt, einfach oder gefiedert, die sitzenden Stengelblätter sind unpaarig gefiedert, die Fiederblättchen sind lanzettlich, das unpaare Blättchen ist immer größer als die anderen. Die Blüten stehen in flachen Köpfchen, die von einem fingerförmig geteilten Deckblatt umhüllt sind. Die Kronblätter haben eine blaßgelbe oder goldgelbe Farbe. Der Wundklee blüht in den Alpen oft orangerot oder purpurrot.

Geruch und Geschmack: Der Geruch ist zumeist schwach, im Gebirge herb duftend. Der Geschmack ist ganz unbestimmt.

Blütezeit: Mai — Juni.

Standort: Häufig auf sonnigen Hügeln, Böschungen und Rainen, oder auf Brach- und Kleefeldern; nimmt mit den dürftigsten und steinigen Böden vorlieb, nur kalkhaltig müssen sie sein.

Heilkräftige Pflanzenteile sind die Blüten (Flores Anthyllidis), die zur Blütezeit gesammelt und an schattigen, luftigen Orten rasch getrocknet werden müssen. Sie können auch frisch gepflückt angewendet werden.

Heil- und Wirkstoffe: Neben Gerbstoff und einem Saponin enthält die Blüte Xanthophyll, wechselnde Mengen von rotem Anthocyan und einem blauen Farbstoff.

Heilwirkung: Wundklee ist eine ausgesprochene Heilpflanze der Volksheilkunde und wird besonders in den Alpen sehr geschätzt.

Anwendung in der Volksheilkunde: In erster Linie wird der Wundklee als Wundheilmittel für Mensch und Tier verwendet. Mit dem warmen Blütenaufguß werden die Wunden gereinigt und in der Folge mit einem feuchten Umschlag verbunden. Der Umschlag ist alle Stunden zu erneuern. Sehr beliebt ist in den Alpenländern eine Teemischung für diese Umschläge zu gleichen Teilen mit Spitzwegerich (Nr. 119).

Der Tee von den Blüten gilt als blutreinigend, 1 Teelöffel für 1 Tasse im Aufguß, 2 Tassen am Tage getrunken mit etwas Honigzusatz.
Dem Wundklee wird auch eine leichte abführende Wirkung zugeschrieben und wird der Tee den Kindern schluckweise eingegeben, wenn sie eine unbekömmliche Speise erbrochen haben. Für magenempfindliche Personen wirkt der Tee magenstärkend. Die Blütenköpfe werden gerne dem Haustee beigegeben.
Durch richtiges Fermentieren bekommt der Tee aus Wundkleeblüten einen ähnlichen Geschmack wie der Chinesische Tee.

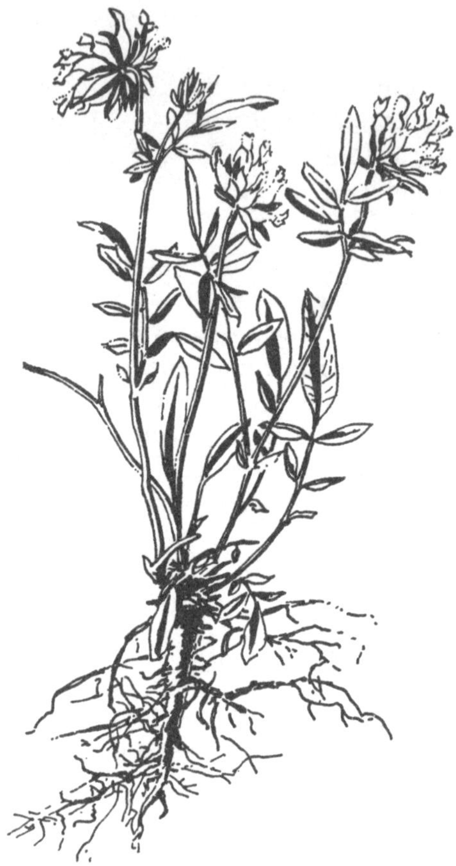

Anmerkung: Der **Bitterklee,** Menyanthes trifoliata L., ist keine Kleeart und erhielt dieser den Namen nur wegen der kleeartigen Blätter. Er ist ein Verwandter des gelben Enzians (Nr. 26) und dort unter Anmerkung 5 beschrieben.

68 Große Klette Arctium lappa L. Tafel 5, Figur 4

Synonyme: Arctium majus Bernh. — Lappa officinalis All. — Lappa major Gaertn. — L. vulgaris Hill. var. major Neilr. — L. communis Germ. var. major Neilr.

Volksnamen: Bolstern — Haarballe — Haarwachswürze — Kinzel — Kirmsen — Kladde — Kladdebusch — Klebern — Klibe — Klibusch — Klitzebusch — Klusen — Wolfskraut

Botanik: Die Klette ist zweijährig und bildet lange, spindelförmige, innen weißliche, außen graubraune fleischige Wurzeln. Im ersten Jahr entstehen große, bodenständige Blätter, gestielt und von undeutlich herzförmiger Gestalt. Im zweiten Jahr wächst ein aufrechter, ästiger Stengel, 80 bis 120 cm hoch, mit nach oben immer kleiner werdenden Stengelblättern.

Die runden Blütenköpfe stehen an den Zweigenden doldentraubig, die zahlreichen Hüllblättchen sind pfriemenförmig verlaufend und mit hakig umgebogener Spitze. Die Blüten sind purpurrot, bis purpurviolett.

Geruch und Geschmack: Die frischen Wurzeln riechen widerlich scharf. Geruchlos werden sie erst nach vollständiger Trocknung. Der Geschmack ist süßlich und schleimig.

Blütezeit: von Juli bis September.

Standort: An Wegen, Waldrändern, Rainen, auf Brachäckern, Schuttplätzen und Dorfangern. Die Klette liebt die Nähe menschlicher Siedlungen, bevorzugt sehr gut gedüngten Boden und sehr sonnige Standorte.

Heilkräftige Pflanzenteile: Gesammelt werden in erster Linie die Wurzeln der zweijährigen Pflanzen (Radix Bardanae). Die Erkennung ist sehr leicht: bei einer zweijährigen Pflanze muß bereits ein Stengel emporwachsen! Die Wurzeln werden im April bis Anfang Mai und im Oktober/November gesammelt, gut gereinigt, größere Stücke der Länge nach entzweigeschnitten und getrocknet. Bei Bedarf werden auch die frischen Blätter gesammelt, die man aber sogleich frisch verwendet.

Heil- und Wirkstoffe: Die vielen Inhaltsstoffe, die in der Wurzel hauptsächlich enthalten sind — neben 45 Prozent Inulin (einer besonderen Zuckerart), Fettsäuren, Phosphorsäure, Gerbsäure und anderen organischen Säuren sowie eines fetten und flüchtigen Öls —, machen die Pflanze zu einer wertvollen Heilpflanze.

Heilwirkung: Die Wurzel ist giftwidrig, wirkt harn- und schweißtreibend sowie blutreinigend. Die blutreinigende, vor allem die giftstoffentziehende Kraft ist so groß, daß sie nach neueren Untersuchungen die teuere ausländische Sarsaparillwurzel, aus verschiedenen mittelamerikanischen Smilax-Arten bedeutend an Wirkung übertrifft. Leider hört man von den Vorzügen dieser Pflanze sehr wenig, vielmehr wird sie als „lästiges Unkraut" verachtet. Der hohe Inulingehalt macht die Klettenwurzel besonders als Heilpflanze bei Lebererkrankungen nützlich und übt einen wohltuenden regelnden Einfluß auf die Gallensekretion aus. Außerdem ist der hohe Inulingehalt der Wurzel für Zuckerkranke von Bedeutung, da das Inulin den Zuckerstoffwechsel von Zuckerkranken nicht belastet. Aus Klettenwurzeln kann die Diätküche ein schmackhaftes Gemüse für Zuckerkranke bereiten.

Der Klettenwurzeltee zur Behandlung von Leber- und Gallenstörungen sowie innerlich als Blutreinigungstee, äußerlich als Badewasser bei Hautleiden, wird im Wege eines kalten Ansatzes bereitet. 1 gehäufter Teelöffel voll der frischen

und zerkleinerten Wurzel wird mit 1 Tasse Wasser kalt angesetzt. Man läßt den Ansatz 7 bis 8 Stunden ziehen und kocht schließlich einmal ganz kurz auf. Tagesgabe sind 2 bis 3 Tassen.
Der frische Preßsaft wird aus den frisch gegrabenen und gut gereinigten Wurzeln hergestellt, in dem man diese zerkleinert, mit der halben Menge Wasser übergießt und auspreßt. Von dieser Flüssigkeit trinke man 2 Tassen am Tage schluckweise.

Anwendung in der Volksheilkunde: Der Tee von Klettenwurzeln dient als Badewasser für nässende Flechten, Furunkeln, Abszesse und sonstige Hautunreinigkeiten. Nach dem Baden zerquetscht man eine frische Wurzel und legt die zerdrückte Wurzel als Auflage auf die erkrankten Stellen.
Man preßt auch den frischen Saft aus den Wurzeln und träufelt diesen auf offene Wunden, Geschwüre, Milchschorf, Furunkeln, Brandwunden sowie auf Ekzeme und läßt den Saft eintrocknen. Bei Blasen im Mund und Rachen oder bei Wundsein der Lippen gurgelt oder spült man mit Klettenwurzeltee.
Die Klettenwurzelsalbe wird äußerlich angewendet zur Wunden- und Geschwürbehandlung, sowie zur Abheilung von Flechten und Kopfgrind. Sehr gute Erfolge wurden von Kneipp berichtet, der diese Salbe zur Abheilung von Brandwunden verwendete. Ja sogar bei bösartigen Geschwüren und bei leichteren Fällen von Hauttuberkulose (Lupus) wurden im Verein mit der innerlichen Teeanwendung Heilerfolge erzielt.
Die Klettenwurzelsalbe ist sehr leicht hergestellt: man vermischt den frischen Saft der Wurzel mit reinem Schweinefett zu einem salbenartigen Brei. Aus der Wurzel wird das sogenannte Klettenwurzelöl gewonnen, welches zur Behandlung von Haarausfall Verwendung findet.
Der Erfolg der Anwendung des Klettenwurzelöls zur Behandlung von Haarausfall wird vielfach bestritten. Hiezu sei bemerkt: wenn die Haarwurzeln infolge tiefgreifender hormonaler Veränderungen oder schwerer Hautschäden (Flechten, Ekzeme u. a.) abgestorben sind, wird das Klettenwurzelöl keine Heilwirkung mehr auslösen. Wenn aber das echte, frische und unverfälschte Klettenwurzelöl durch Anregung der Zirkulation zur Haarwuchsförderung bei an sich gesunden, nur geschwächten Haarwurzeln mitwirken kann, wird man durch die hautanregenden Wirkstoffe dieses Pflanzenproduktes ganz sicher positive Erfolge erzielen.
Die Volksheilkunde bedient sich der harntreibend wirkenden Klettensamen als Tee gegen Nierensteinbildung.

Anwendung in der Homöopathie: Die homöopathische Essenz, dil D 1—3, 3mal täglich je 10 Tropfen wird innerlich gegen verschiedene Hautkrankheiten verwendet. Gleichzeitig soll man aber auch die Essenz zu naß-feuchten Umschlägen benützen und diese Umschläge öfters wechseln.

Anmerkung: Die Wurzeln der

1. Kleinen Klette, Arctium minus L., mit nur haselnußgroßen Blütenköpfen, purpur, selten weiß blühend, und der

2. Filzigen Klette, Arctium tomentosum L., mit dicht spinnwebenartigen, wolligen Hüllblättchen und dunkelpurpur-matten Blütenköpfen sind genauso anwendbar.

69 Kleine Königskerze Verbascum thapsus L. Tafel 5, Figur 5

Volksnamen: Brennkraut — Fackelblume — Fackelkraut — Frauenkunkel — Frauenkerze — Himmelbrand — Johanniskerze — Königinkerze — Marienkerze — Neunmannskraft — Schafschwanz — Unholdenkerze — Unholdenkraut — Wetterkerze — Wollblume — Wollkraut — Zöllich

Botanik: Die Pflanze ist zweijährig und treibt einen 1 bis 2 m hohen, geraden Stengel, welcher wie die Blätter wollig filzig ist. Die unteren Blätter sind groß, stumpf, länglich elliptisch, die oberen sind kleiner und spitzer. Alle Blätter laufen am Stengel herab, meist bis zum nächsten darunter befindlichen Blatt. Der Blütenstand ist eine endständige, lange Ähre. Die Blüten sind gelb mit weißwolligen oder rötlichwolligen Staubgefäßen.

Geruch und Geschmack: Der Geruch der frischen Pflanze oder Blüte ist nicht gerade angenehm, getrocknet dagegen riechen die Blüten honigartig. Der Geschmack der Pflanze ist süßlich, schleimig.

Blütezeit: von Anfang Juli den ganzen Sommer hindurch bis gegen Ende September.

Standort: Auf steinigen Böden, Schuttplätzen, Wegrändern, auf sonnigen Waldplätzen, Schlägen und dgl.

Heilkräftige Pflanzenteile: Gesammelt werden die Blüten (Flores Verbasci). Die Volksheilkunde bedient sich auch der Blätter und Wurzeln.
Die Blüten dürfen nur bei trockenem, sonnigem Wetter gesammelt und müssen *sofort* aus den Kelchen gezupft werden. Zuerst übertrocknet man die Blüten an einem etwas zugigen Ort und wendet sie öfters um. Sind sie etwas übertrocknet, kann man sie bei künstlicher Wärme über dem nicht zu heißen Herd rasch nachtrocknen. Sobald die Blüten restlos getrocknet sind, müssen sie sofort in gut verschließbaren Glasgefäßen aufbewahrt werden, da sie nicht die geringste Luftfeuchtigkeit vertragen und sogleich schwarz und unansehnlich werden.

Die Wurzel wird zeitlich im Frühjahr gegraben, noch bevor das Kraut wieder zu grünen beginnt. Meist steht ja noch im Frühjahr der alte Stengel vom Vorjahr.
Die Blätter sammelt man unmittelbar nach der Blüte, ebenfalls nur bei sonnigem Wetter.

Heil- und Wirkstoffe: Die ganze Pflanze enthält pflanzlichen Schleim. Sie zählt neben Eibisch (Nr. 23) und den Käsepappeln (Nr. 63) zu den schleimreichsten Heilpflanzen. Die Blüten haben außerdem bis zu 10 % Zucker und ätherisches Öl. In den Blättern und Wurzeln sind wiederum Bitterstoffe und ein Saponin, mineralogische Spurenelemente neben Schleimstoff nachzuweisen. Die ganze Pflanze enthält mehrere, noch nicht näher bezeichnete Saponine.

Heilwirkung: Die Blüten gehören zum Brusttee (Species pectorales). Die uralten Anwendungen der Volksmedizin wurden auch von der wissenschaftlichen Medizin voll anerkannt. Die Volksheilkunde tritt mit Recht nicht nur für die Anwendung der Blüten ein, sie erblickt in der Verwendung der ganzen Pflanze, Blüte, Blatt und Wurzeln die idealere Heilwirkung. Gerade die so wertvolle Zusammensetzung der Heilstoffe Schleim, Bitterstoffe und Saponine in allen drei Pflanzenteilen macht die Heilkraft der Pflanze so vielgestaltig.
Der Tee ist eines der besten Naturheilmittel bei den entzündlichen Erkrankungen der Luftwege, sei es Heiserkeit, Husten, Bronchialkatarrh, Bronchitis oder Keuchhusten.
Besonders geeignet ist der Tee von Königskerzen-Arten für die Behandlung der trockenen Katarrhe verbunden mit heftigem Hustenreiz. Auch der charakteristische „bellende" Husten der Abend- und Nachtstunden findet Linderung und Heilung. Hier wird es angezeigt sein, für diese nächtlichen Hustenanfälle dem Patienten den Tee mit Honig gesüßt, in einem Thermophor vorsorglich bereitet zu haben, so daß der Tee im Bedarfsfalle sofort schluckweise eingenommen werden kann.
Der Königskerzentee ist sehr geeignet bei allen mit Fieber verbundenen Bronchialkatarrhen, da der Saponingehalt fiebersenkend wirkt und die Schweißsekretion anregt.
Die schmerzlindernde und entzündungswidrige Heilkraft auf Königskerzen-Arten kommt zwei weiteren Heilgebieten zugute: der Tee ist sehr geeignet zur Behandlung der katarrhalischen Erkrankungen des Magen-Darmkanals, sowie zur Beruhigung krampfartiger Zustände des Verdauungsapparates.
Des weiteren dient diese Heilpflanze zur Behandlung von entzündlichen oder eitrigen Wunden, Abszessen, Beulen, Furunkeln, nässenden Flechten und sonstigen entzündlichen oder schmerzhaften Hauterkrankungen.

Anwendung in der Volksheilkunde: Ein leichter Absud der Blätter und Blüten wird in der Volksheilkunde sehr gerne als wohltuendes Klistier angewendet.

Frische Blätter kann man direkt zum Verbinden der frischen Wunden verwenden. Die Wurzel hat eine leicht zusammenziehende Kraft; in Rotwein leicht gesotten und getrunken, stillt sie das Abweichen. Ist jedoch Fieber vorhanden, nehme man statt Wein Wasser. Dieser Absud tut auch gute Dienste bei Brüchen oder innerlichen Verletzungen; mit Honigbeigabe ist er ein beliebter Heiltrank bei Husten.
Die Blumen leicht abgebrüht, darin ein Leinentüchlein getränkt, leicht ausgepreßt und die Blumen daraufgelegt und das Tüchlein zusammengeschlagen ist eine vorzügliche Auflage gegen alle Entzündungen der Augen. Auch alle Hautentzündungen und Geschwüre, sowie die brennenden Schmerzen der Hämorrhoiden werden wohltuend gemildert und schließlich geheilt.
Aus den Blüten und Blättern, fein zerschnitten und zerstoßen, mit Honig gut vermengt, hat man eine rasch zubereitete Auflage hergestellt, die auf Brandwunden schmerzentziehend und kühlend wirkt.
Der leichte Aufguß der Blüten und Blätter ist ein reinigendes, schmerzlinderndes und auflösend wirkendes Bad bei allen eitrigen Wunden, Beulen, Abszessen, Furunkeln, nässenden Flechten und sonstigen Hautunreinigkeiten.
Die in Branntwein angesetzten Blüten der Königskerze (eine Handvoll für 1 Liter guten Kornbranntwein) ergeben eine Einreibung bei gichtischen und rheumatischen Beschwerden.

EIN ALTES REZEPT GEGEN HÄMORRHOIDEN: Man zerstoße die gut durchtrocknete Wurzel zu Pulver, nehme davon 10 bis 15 g, vermische dieses mit einem Eidotter und soviel Weizenmehl, daß es bei Zugabe von etwas Olivenöl eine teigartige Masse ergibt. Man backe daraus kleine Kügelchen. Auf nüchternen Magen täglich durch mindestens 1 Monat 3 bis 4 Stück gegessen, bringen Hilfe bei diesem Leiden.
Man pflückt frische Königskerzenblüten, gibt sie in ein Glas, verbindet dieses gut und stellt es an die Sonne; es wird in Bälde eine ölige Flüssigkeit ausfließen. Dieses Öl dient zu Einreibungen bei gichtischen und rheumatischen Schmerzen und lindert diese rasch. Das obgenannte Öl kann man auch zur Wundenheilung verwenden; äußerlich auf die Wunden träufeln und eintrocknen lassen, oder bei inneren Wunden (Blutungen) teelöffelweise einnehmen. Das Öl muß aber stets frisch sein und darf besonders bei innerlichem Einnehmen nicht ranzig sein.

Anwendungen in der Homöopathie: Aus den frischen, zur Zeit der Blüte gesammelten Kräutern stellt die Homöopathie eine Essenz her. Diese wird innerlich und äußerlich bei neuralgischen Gesichtsschmerzen angewendet. Die Essenz ist sehr beliebt und erfolgreich bei Heiserkeit, Halsentzündung und Luftröhrenkatarrh.

Anwendung in der Tiermedizin: Blüten und Blätter in Wasser kurz aufgekocht und die abgeseihte Brühe den hustenden Tieren eingegeben, wirkt schleimlösend und schmerzlindernd.

Wenn dem Roß der Huf vernagelt ist, so daß es hinkt, zerquetsche man Königskerzenkraut und binde es, nachdem der Nagel herausgezogen ist, auf die Wunde.

Aus Mythos, religiösen Gebräuchen und Geschichte: Die Königskerzen kamen seit altersher schon in Mythos, Sage und Geschichte vor. Dioskurides lobte die Pflanze; man weiß zwar nicht, welche er von den mindest 2 Dutzend Arten meinte, die in Südeuropa gedeihen. Im alten Rom wurden sie so geschätzt, daß der römische Schriftsteller Marcellus Empiricus um 65 v. Chr. berichtete, man dürfe die Königskerzen nur mit einer Beschwörungsformel pflücken. Im christlichen Glauben ist der Himmelbrand als Weihwedel früher verwendet worden, um Kranke damit zu besprengen. Die Königskerze ist auch die nie fehlende Heilpflanze im Weihbuschen bei der Kräuterweihe am Maria Himmelfahrtstag. Am Johannistag räucherten früher die Bauern mit dem vorjährigen Weihbuschen die Stallungen und das ganze Haus aus, damit am Hofe alles gesund bleibe. An diesem Tage begann man auch die ersten Heilpflanzen für den neuen Weihbuschen zu pflücken.
Im beginnenden Mittelalter erwähnt die heilige Hildegard die Pflanze unter dem Namen „wullena", nach der „Wolle" der meist filzig behaarten Blätter und Stengel. Bei allen mittelalterlichen Autoren, wie Paracelsus, Matthiolus, Fuchs u. a. wird die Königskerze gebührend gelobt.

Anmerkung: Von den Königskerzen-Arten seien genannt:

1. Die Gemeine Königskerze, Verbasum thapsiforme Schr.

Synonym: V. thapsus Koch.

2. Die Großblütige Königskerze, Verbascum phlomoides L.

Wenn auch das Vorkommen in der Natur oft sehr zahlreich ist, könnte der ungeheuere Bedarf nie gedeckt werden. Sie müssen in großen Flächen angebaut werden. Zu den zahlreichen Großkulturen in Europa gehören u. a. auch die Kulturen in Oberösterreich, wie im Mühlviertel, wo jährlich über 30 000 kg Drogen bester Qualität zum Verkauf gelangten. Durch die Einfuhren aus dem Ausland sanken die Preise für die Droge so stark, daß die Selbstkosten kaum gedeckt werden. So mußten die Kulturflächen wieder verkleinert werden. Bestrebungen auf diesem Gebiete aber lassen hoffen, daß der Anbau von Königskerzen auf Großflächen wieder ersteht.
Das ungeheure Ansteigen des Bedarfes darf doch als ein Zeichen gedeutet werden, daß die kranke Menschheit wieder zurückfindet zu den heilenden Pflanzen.

3. Die Schwarze Königskerze, Verbascum nigrum L., ist dagegen keine Heilpflanze.

’0 Kopfsalat Lactuca sativa L. und zahlreiche Varietäten

Volksnamen: Gartenhäupel — Häupelsalat — Häuptelsalat — Maienhäupö — Maisalat — kurz: Salat

Botanik: Der Kopfsalat ist ein in allen Gegenden und in vielen Sorten kultiviertes und überall bekanntes Gemüse. Seine Blütezeit wäre von Juni bis August, man läßt jedoch den Salat als Gemüsepflanze nicht „auswachsen" und erntet ihn vorzeitig ab. Nur für die Samengewinnung und für die Gewinnung von Lactucarium dienen die ausgewachsenen Pflanzen.

Standort: Der heute in ganz Europa, im kleinsten Hausgärtchen, als auch in Großkulturen kultivierte Kopfsalat, soll aus dem Stachellattich (Lactuca scariola L.) abstammen, dessen ursprüngliche Heimat man in Sibirien vermutet.

Heilkräftiger Pflanzenteil: Die ausgewachsene Pflanze, die im Laufe des Sommers geerntet wird, wenn man den ausgepreßten Saft, das Lactucarium, gewinnen will. Für die Salatbereitung werden die zu einer Kugel sich formenden Salathäuptel vorzeitig geerntet.

Heil- und Wirkstoffe: Der Salat hat als Heil- und Wirkstoffe vor allem eine kautschukartige Masse, das Lactuin, ein der beruhigenden Wirkung des Opiums nahestehender, doch völlig unschädlicher Stoff und eine als Lactucerin bezeichnete, stickstoffreie Substanz. Außerdem befindet sich im Saft der kristallisierbare Bitterstoff Lactucin, ferner Lactucasäure, amorphes Lactucapigrin, Asparagin, Oxalsäure, Manit und geringste völlig unschädliche Mengen von Hyoscyamin. Des weiteren werden eine Reihe von mineralogischen Spurenelementen wie Kalium, Calcium, Natrium und Chlor, in beachtlichen Mengen Arsen, Kupfer und Eisen nachgewiesen. Gerade das Kupfer und Eisen ist für die Blutbildung und Blutvermehrung sehr förderlich. Nicht zuletzt macht ein hoher Vitamin-C-Gehalt den Salat so überaus wertvoll.

Heilwirkung: Das Lactucarium wurde bereits von Herodot, dem Vater der Geschichte (um 400 v. Chr.) als Naturheilmittel erwähnt. Später ging der Name Lactucarium auf den Saft des Giftlattichs, Lactuca virosa (Nr. 147) über. In Frankreich wird der Saft des Kopfsalates noch heute unter dem Namen Tridace gerne gebraucht. Er gilt als opiumähnliches, schwach beruhigendes, unschädliches Heilmittel. Neuerdings wird das Lactucarium aus dem Kopfsalat, wieder als Hustenmittel geschätzt und wird auch als Beruhigungsmittel bei Krämpfen, Krampfhusten, Asthma, nervösen Erregungen und bei Schlaflosigkeit verordnet. Daß der Salat einen ruhigen Schlaf auslöst, war schon im Altertum bei den Persern, Griechen und Römern bekannt. Der berühmte Arzt Galenos (130—201

n. Chr.), schrieb: „Als ich alt zu werden begann und dennoch tief schlafen wollte, war ich, teils durch die Gewohnheit bis spät in die Nacht zu arbeiten, teils wegen des leichteren Schlafes den das Alter mit sich bringt, nur dadurch im Stande, mir den wohltuenden Schlaf zu verschaffen, daß ich des Abends nur eine Portion Salat verzehrte." Auch Tacitus und Plinius Secundus u. a. äußern sich ähnlich über die Schlafförderung des Salates. Der Salat wäre auch heute ein vollauf berechtigtes Schlafmittel bei Schlafstörungen und sollte in die abendliche Kost viel mehr eingebaut werden. Salat ist das pflanzliche, vollkommen unschädliche, harmlose Schlafmittel, er ist jedem chemischen Schlafmittel vorzuziehen. Voraussetzung ist natürlich auch eine gewisse naturnahe Lebensweise. Wer untertags zu wenig biologisch wertvolle Nahrung zu sich nimmt, Genußmitteln wie Alkohol und Nikotin frönt, kann seine Schlaflosigkeit nicht mit einigen Salatblättern bekämpfen!

Das Lactucarium wird in der Volksheilkunde auch als ein Mittel bei Augenentzündungen verwendet, indem man kleine Lappen mit Lactucarium getränkt, auf die Augen legt und diesen feuchten Umschlag einwirken läßt.
Aber auch als Rohsalat genossen, hat der Kopfsalat eine nicht geringe Bedeutung für unsere Gesundheit, ja wir dürfen unbedenklich dem Kopfsalat den Rang einer Heilpflanze einräumen.
Durch das in den frischen Blättern des Kopfsalates als besonders wertvoll beurteilte Blattgrün, das Chlorophyll, haben die Blätter einen belebenden Einfluß auf die gesamten Zellen unseres Körpers.
Das Chlorophyll des Kopfsalates wirkt gefäßkrampflösend und blutdrucksenkend, wobei wir den so positiven Einfluß des Blattgrüns auf den Stoffwechsel noch gar nicht vollständig kennen. Sicher ist, daß das Blattgrün die Tätigkeit des Herzmuskels erhöht, es ist aber auch anzunehmen, daß hier wie bei mancher Heilpflanze eine ausgleichende Wirkung nach beiden Richtungen erfolgt, daß nicht nur eine erhöhte Tätigkeit einsetzt, wo diese erforderlich ist, sondern auch im gegebenen Falle eine herabsetzende Tätigkeit des Herzmuskels eintritt, somit ein harmonischer, ausgeglichener Zustand geschaffen wird.
Diesen ganz einmaligen Heileffekt, dazu ohne jede nachteiligen Folgen, vermag eben nur die Pflanze auszulösen, niemals ein anorganisches, synthetisches Mittel.
Die Salat-Rohkost ist sehr voluminös, d. h. räumlich umfangreicher und vermehrt beachtlich das Stuhlvolumen. Außerdem ist der Stuhl infolge der Quellfähigkeit der Zellwandbestandteile das Salatblattes weicher, geschmeidiger und erfolgt der Stuhlgang völlig schmerzlos. Salat-Rohkost kann zur Behandlung von chronischer Stuhlträgheit erfolgreich angewendet werden.
Die Salat-Rohkost — richtig zubereitet — enthält wenig Kochsalz, um so mehr aber sehr wichtige mineralische Spurenelemente, besonders Kalium und Calcium werden dem Körper zugeführt. Die Kochsalzelemente Natrium und Chlor sind nur in allergeringster Menge vorhanden und da das Salzbeifügen bei der richti-

gen Salatbereitung nicht oder ganz gering zu erfolgen hätte, tritt auch bei Salzgenuß kein Durstgefühl auf; man kann das Trinkbedürfnis ganz oder auf ein Minimum beschränken, eine sehr nötige Maßnahme bei Wassersucht. Der so ganz geringe Kochsalzgehalt einerseits, der Gehalt an Kalium und Calcium anderseits, wirken harntreibend.

Die Salat-Rohkost ist arm an Eiweiß, arm an Fett und arm an Nährstoffen. Die Salat-Rohkost wirkt sehr günstig bei einer ärztlich kontrollierten Entfettungskur, wobei trotzdem der Sättigungsgrad der voluminösen Salatspeisen sehr beachtlich ist.

Die Salat-Rohkost bewirkt eine Verringerung der Säurebildung im Blute, vorhandene übermäßige Säurebildung (Acidose) wird abgebaut, die Harnreaktion wird schwächer sauer oder alkalisch. Die Alkalireserve des Blutes steigt. Bei Herz- und Nierenkranken, wo nicht selten eine mehr oder minder steigende Acidose auftritt, übt hier der Salatgenuß einen günstigen Einfluß aus.

Die Salat-Rohkost hat einen nicht zu unterschätzenden Heilwert bei Zuckerkranken. Sie wird von Bircher-Benner u. a. empfohlen, da die Kalorien- und Eiweißarmut sowie der relativ hohe Kohlehydratgehalt sich auch auf die Acidose der Diabetiker heilend auswirkt.

Die Salat-Rohkost, arm an den Vorstufen der Harnsäure, kann für die Behandlung der Gicht sich nur günstig auswirken und ist ein zusätzliches, heilsames Unterstützungsmittel für die Bekämpfung dieses Leidens.

Die Salat-Rohkost ist schließlich reich an Vitaminen, besonders reich an Vitamin C, das durch Kochen zum Teil zerstört würde. Der einmalige gesundheitliche Wert des Kopfsalates liegt eben darin, daß dieser in der Regel ungekocht, also roh verzehrt wird, somit keine nachteiligen Veränderungen oder Zerstörungen der Vitalstoffe vor sich gehen.

Doch muß der Kopfsalat möglichst frisch genossen werden, da eine nur kurze, wenn auch kellerfrische Lagerung, einen rapiden Rückgang der Vitalstoffe zur Folge hat.

ABNAHME DES VITALSTOFFGEHALTES NACH DEM ERNTEN

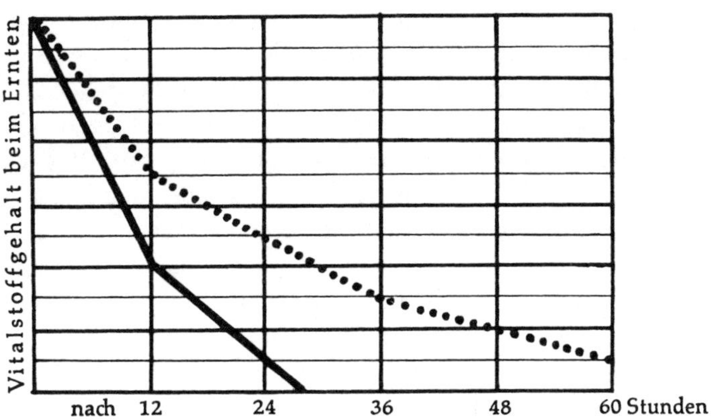

günstige Lagerung, sachgemäßer Transport = ••••••••

ungünstige Lagerung, unsachgemäßer Transport = ▬▬▬

Die Ausführungen zeigen, daß der Kopfsalat für die genannten Krankheiten als Rohkost sich sehr erfolgreich auswirken kann. Wir müssen aber auch nach den Erfahrungen der ernährungswissenschaftlichen Kapazitäten, wie Univ.-Prof. Dr. med. Heupke, Univ.-Prof. Dr. von Noorden u. a. hinzufügen, daß die Salat-Rohkost mit ihren Variationen für den Gesunden auf die Dauer keine geeignete ausschließliche Nahrung darstellt und die ausschließliche Rohsalat-Ernährung nur für die Zeit der aufgezählten Krankheiten sich eignet. Der Gesunde soll neben gekochten Speisen reichlich rohe Salate und rohes Obst verzehren.
In den frischen Blättern des Kopfsalates oder im Frischsaft aus den Salatblättern haben wir nach Ebba Waerland ein wirksames Vorbeugungsmittel bzw. sogar Heilmittel gegen die Schäden durch radioaktive Verseuchung. Näheres darüber bei der Brennessel (Nr. 16).
Wie man richtig Salat bereitet? Ein altes französisches Sprichwort enthält das Rezept: der Salat solle von einem Verschwender mit Öl, von einem Geizhals mit Salz, Essig und Gewürzen versehen und von einem Narren, der alles übertreibt, gemischt werden, dann gibt dies einen richtigen Salat! Somit: reichlich Öl, sehr wenig Salz, Essig und Gewürze verwenden und sehr gut mischen.

71 Kraut = Weißkohl Brassica capitata L. und viele Arten und Spielformen

Volksnamen: Kopfkohl — Krautkopf — Kappes — Weißkohl

Botanik: Unter Kraut verstehen wir eine bestimmte Kohlart, meist Kopfkohl genannt, die wieder in eine weiße und eine rote Unterart, das Weiß- und Rotkraut unterteilt wird. Das Kraut hat als Stammpflanze den sogenannten Saatkohl, der auf den felsigen Küstengebieten Europas, von den Mittelmeerküsten bis nach Irland, wild wächst. Schon in vorgeschichtlicher Zeit dürfte diese Wildform von den europäischen Urbewohnern der Küstengebiete verwendet worden sein. Durch ständige Kulturauslese im Laufe langer Zeitepochen dürfte aus dieser Stammpflanze die heutige Kulturpflanze geworden sein.
Im ältesten Ägypten hat man Kohlsorten nicht gekannt. Erst durch die verschiedenen Niederlassungen der Griechen im westlichen Mittelmeer kam der Kohl nach Griechenland und Theophrast im 4. Jahrhundert v. Chr. unterscheidet bereits 3 Kohlarten. Dioskurides urteilt über den Kohl bereits ganz im heutigen Sinne, „daß dieser gesünder sei, wenn er nur warm gemacht, als wenn er lang gekocht oder gar zweimal gekocht (also aufgewärmt) wird."
In noch höherem Ansehen stand der Kohl bei den Römern, die ihn brassica nannten. Bereits der ältere Cato (um 200 v. Chr.) preist ihn „als das allerbeste Gemüse" und erteilt eine ganze Reihe von küchentechnischen und medizinischen Weisungen. Als Sauerkraut in unserem Sinne haben weder die Griechen noch die

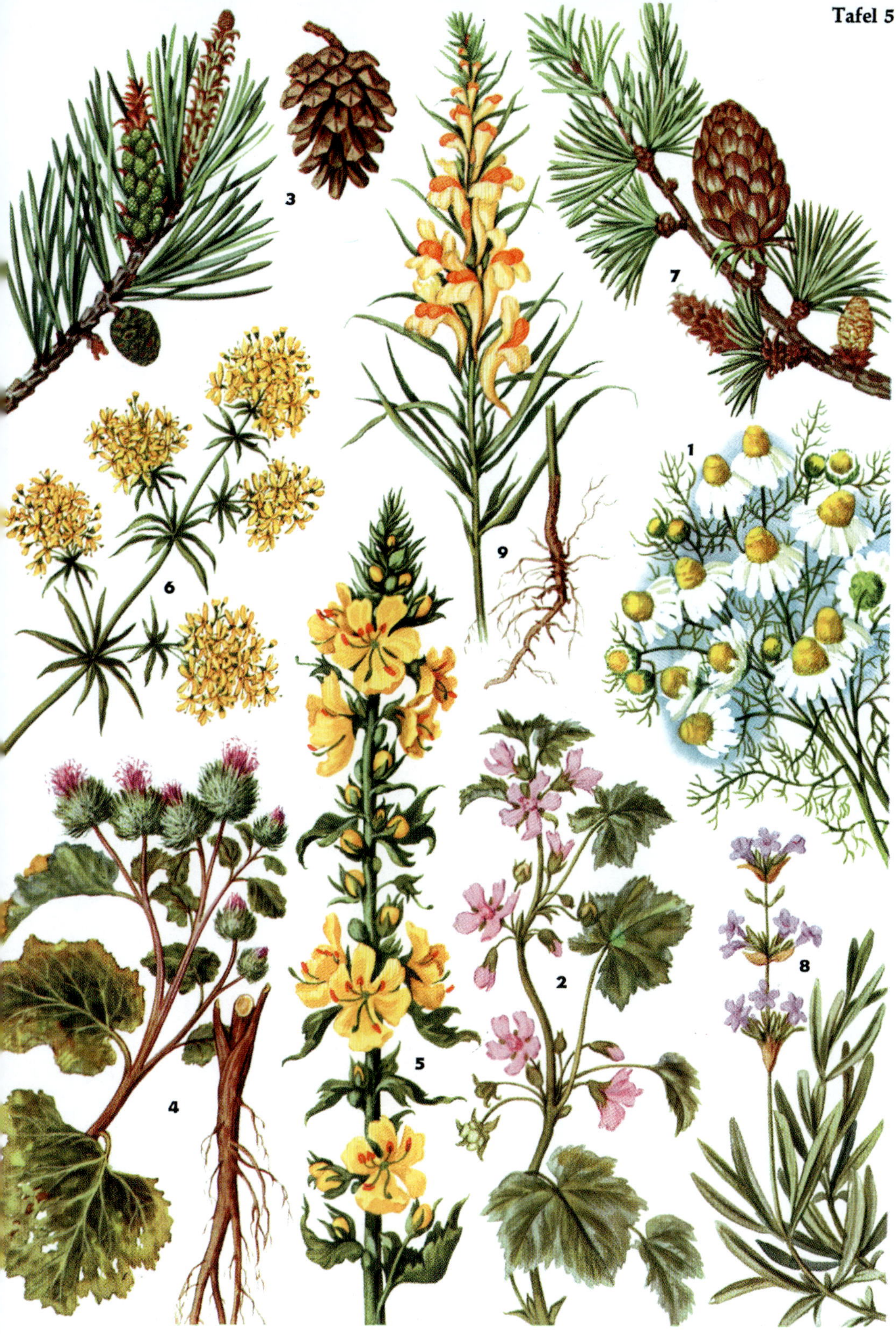

1. Echte Kamille, 2. Käspappel, 3. Kiefer, 4. Klette, 5. Königskerze, 6. Labkraut, 7. Lärche, 8. Lavendel, 9. Leinkraut

Römer die Konservierung des Kohls gekannt. In die germanischen Länder kam der Kohl über die Klostergärten. In den Klöstern wurde auch die Konservierung nach römischer Art anfangs vorgenommen, die Kohlköpfe im ganzen mit Salz bestreuen und mit Essig übergossen in Tonkrügen aufzubewahren. Doch konnte sich diese Art der Krautkonservierung nicht durchsetzen. Dafür fand das slawische Verfahren der Sauerkrautherstellung — so wie bei uns heute — allgemeine Verbreitung.

Aus den Ausführungen von Columella, einer der bedeutendsten landwirtschaftlichen Schriftsteller im alten Rom, ersehen wir, welch abwechslungsreiche Speisen schon damals aus Kohl bereitet wurden. Er zählte bereits 10 Kohlarten auf. In der Gegenwart gibt es etwa 130 Arten und Spielarten, welche zeigen, wie unendlich wandlungsfähig oft die Pflanzen sind, daß aus einer zierlichen Stammpflanze eine Kulturpflanze entstehen kann, bei der aus einem verkürzten Stengel gewölbte Blätter hervorsprießen, die sich zu einem festen, kugeligen Kopf, dem Krautkopf, zusammenschließen.

Solange die alten Römer sich einfach ernährten, Kohl und ein Getreidebrei bildeten die Hauptbestandteile ihrer einfachen und gesunden Kost, waren sie jahrhundertelang ein tüchtiges, gesundes und starkes Volk. Die geschichtliche Entwicklung brachte den Römern Reichtum und damit ein ungesundes Wohlleben. Der römische Naturhistoriker und Schriftsteller Plinius, gestorben 79 nach Christi, der in dieser ungesunden und verschwenderischen Zeit lebte, mahnte stets seine Landsleute und tadelte ihre ungesunde Lebensweise:

„Statt sich mit der einfachen Lebensweise unserer Vorfahren zu begnügen und sich aus den eigenen Gemüsegärten den für den Unterhalt nötigen Kohl zu holen, hält man es jetzt für klüger, in die Tiefe des Meeres zu tauchen, um Austern zu holen, die Fasanen aus Colchis und die Perlhühner aus Nordafrika einzuführen. In unserer Zeit hat die Schwelgerei alles bis aufs Äußerste gesteigert, man will Weine trinken, die wuchsen ehe der Genießer geboren war, und der Reiche will bessere Früchte essen als der Arme. Die Feldfrüchte werden verschmäht und der Wohlhabende will feineres Brot haben als der einfache Mann.“

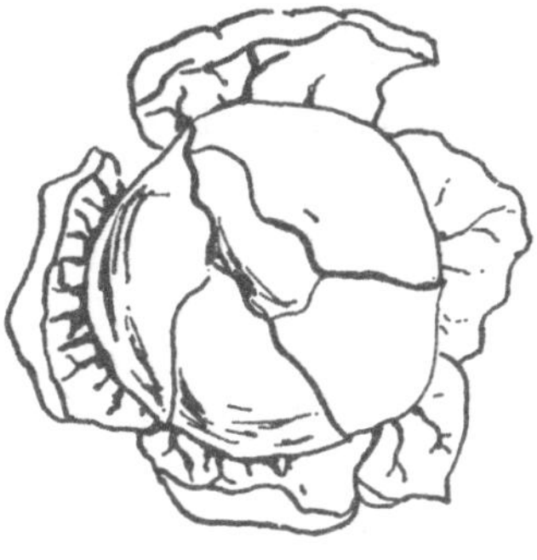

Heilkräftiger Pflanzenteil ist der sogenannte Krautkopf, der bei Herbstbeginn von den Äckern oder aus dem Gemüsegarten geerntet wird.

Durch eine richtige Lagerung haben wir im Kohl bzw. Kraut bis zum Frühjahr des kommenden Jahres ein wertvolles Frischgemüse und damit einen wichtigen Spender wertvollster pflanzlicher Mineralsalze und Vitamine.

Der Keller darf jedoch zur Lagerung nicht zu warm sein. Die modernen Zentralheizungskeller oder Kellerräume mit Betonboden sind für die Lagerung ungeeignet und absolut nicht zu empfehlen. Der gut lüftbare, tiefe Hauskeller mit festgestampftem Lehmboden ist nicht nur für die Lagerung von Kraut, sondern auch für jedes Gemüse, Kartoffel und Obst am geeignetsten. Nur in diesen Kellern hält sich Gemüse und Obst bis in das Frühjahr hinaus vollkommen frisch und biologisch wertvoll. Der über Sommer peinlichst gereinigte und gut durchlüftete Hauskeller nimmt im Herbst dann wieder die neuen Wintervorräte auf. — Im Kraut (Kohl) sind an

Heil- und Wirkstoffen enthalten: Kohlehydrate, Pflanzeneiweiß, pflanzliche Fettstoffe, Harze, ein gummihaltiges Extrakt, alkohollösliche Stoffe; alle mineralogischen Spurenelemente, davon besonders Kalium und Kaliumnitrat wie auch Kaliumsulfat, Eisen, Magnesiumoxyd, Schwefel, eine Reihe von nicht näher erforschten Vitaminen, vor allem aber das Vitamin A und C.

Heilwirkung: Kraut (Weißkohl) kann auf verschiedene Weise heilend wirken.

1. Die frischen Kraut-(Weißkohl-)blätter: Die einwandfreien, nicht angefaulten, frischen Blätter müssen völlig frei von Erdteilchen sein. Man entfernt die äußeren Blätter vom Kraut-(Weißkohl-)kopf und verwendet nur die inneren frischen Blätter. Vor der Anwendung werden ein bis zwei frische Blätter mit lauwarmem Wasser rasch abgespült und zwischen zwei sauberen Tüchern leicht abgetrocknet. Nun entfernt man durch Herausschneiden alle starken Blattrippen und walzt die verbleibenden Blatteile mit einer runden Flasche gut weich. Man kann mehrere so vorbereitete Blatteile auf die zu behandelnde Körperstelle auflegen und befestigt das ganze nicht zu straff mit einem Verband.
Bei Geschwüren oder schlecht verheilten Wunden, die durch die Einwirkung der Blattauflagen nun aufbrechen, so daß sich eine eitrige Masse ergießt, sorge man für einen gut aufsaugenden Umschlag. Auch dieser darf nicht straff angelegt werden, da sonst arge Schmerzen entstehen. Die Erneuerung der Blattauflage erfolgt am besten morgens und abends. Bei jeweiligem Umschlagwechsel ist bei aufgebrochenen Wunden oder Geschwüren eine gründliche Wundenreinigung mit verdünntem Weingeist vorzunehmen. Sehr empfehlenswert ist auch die Reinigung mit lauwarmem Kamillentee (Nr. 60). Die gebrauchten Blätter dürfen ein zweites Mal nicht verwendet werden; man verbrennt sie am besten.
Bei Bein- oder sonstigen Geschwüren bzw. eiternden, schlecht heilenden Wunden werden die so geschilderten Blattauflagen ein- bis zweimal am Tage erneuert. Die Behandlung wird bis zur völligen Abheilung durchgeführt. Anfangs wird sich eine mehr oder weniger reichlich fließende, übelriechende Flüssigkeit absondern. Die Rötung und Schwellung geht in der Folge zurück, das Bein oder die betreffende Körperstelle nimmt wieder eine normale Form und Farbe an, das aufgebrochene Geschwür oder die offene Wunde heilt sehr sauber zu.
Rotlaufartige (erysipelartige) Entzündungen klingen ab.

Auch bei eitrigen Zellgewebsentzündungen (Phlegmone) oder bei brandigem Rotlauf (gangrösem Erysipel) werden erstaunliche Heilungsprozesse festgestellt, desgleichen bei Brand (Gangrän) oder noch so übel aussehenden Wunden oder Verletzungen.

Bläschen oder Pusteln, die zur Geschwürbildung neigen, werden ehest zum Abheilen gebracht, die Geschwürbildung meist überhaupt verhindert.

Sehr gute Erfolge werden weiter bei Pocken (Variola) oder anderen ausgedehnten Hautausschlägen (Exanthemen), bei Röteln (Rubeola), Frieselausschlag (Miliaria) und bei Gürtelrose (Herpes zoster) erzielt.

Fast scheint es, als ob die Kraut-(Weißkohl-)blätter als ein umfassendes Naturheilmittel anzusprechen seien; sie sind es auch in der Tat, da wir noch von sehr guten Heilerfolgen bei Gesichts- und Zahnneuralgien, bei selbständig auftretenden Kopfschmerzen (idiopathischen Kopfschmerzen), wie auch bei allgemeinen rheumatischen Schmerzen berichten können.

Darmentzündung (Enteritis), sogar verbunden mit Hämorrhoidalblutungen werden durch diese Auflagen der frischen Blätter geheilt.

Leiden wir an Asthma oder schleimiger Bronchitis, sollen wir morgens und abends auf die Brust und die obere Bauchgegend einen Umschlag aus etwa vier größeren Blatteilen auflegen. Vorerst werden wir diese Blatteile in warmem Wasser ganz kurz anwärmen und zwischen zwei Tüchern leicht abtrocknen.

Bei Verbrennungen lindern Blattauflagen die heftigsten Schmerzen und begünstigen eine rasche Abheilung.

Gichtleidende machen Umschläge auf die schmerzhaften Stellen.

Bei Entzündung des Gebärmuttergewebes (Metritis) oder bei übermäßig starken Monatsblutungen (Menorrhagien) werden regelmäßig Umschläge auf den Unterleib und die Nierengegend empfohlen.

Nagelgeschwüre (Panaritien), im Volke „Fingerwurm" genannt, heilen rasch ab, wenn wir den ganzen Finger mit ein bis zwei Blatteilen umwickeln und den Umschlag zweimal am Tage erneuern.

Schorf, Milchschorf der Kleinkinder, ja sogar verschiedenartige, schwerheilende Geschwülste (Tumore) konnten mit den Blattumschlägen restlos geheilt werden.

Eine nachhaltige Heilung bei allen Hautleiden kann aber nur dann erzielt werden, wenn neben dieser Kurbehandlung auch gleichzeitig eine innere Reinigung erfolgt. Eine Blutreinigungs- bzw. Entschlackungskur sollte unbedingt gleichzeitig durchgeführt werden.

2. Innerliche Anwendung des frischen Kraut-(Weißkohl-)saftes: Auch der frisch ausgepreßte Kraut-(Weißkohl-)saft hat einen einmaligen Heilerfolg aufzuweisen. Zwar besitzt der aus dem Kraut-(Weißkohl-)kopf durch Zerkleinern und Auspressen in einem Gemüseentsafter gewonnene *Frischsaft* einen etwas eigenartigen, fast faden Geschmack, doch wird ein Magenleidender diese Eigenart gerne in Kauf nehmen, wenn er hört, daß dieser frische Saft Magen- und Zwölffingerdarmgeschwüre (Ulcus ventriculi bzw. Ulcus duodeni) zu heilen vermag. Einwandfreie klinische Untersuchungen in Kalifornien und ganz unabhängig davon Untersuchungen an der Medizinischen Universitätsklinik in Bern haben den Beweis erbracht, daß man mit den frischen, rohen Säften vom Kraut (Weißkohl) diese so gefürchteten Leiden *ohne Operation* der Heilung zuführt.

Die Durchführung dieser Naturheilbehandlung ist einfach: Neben einer Schonkost (nichts Gebackenes, nichts Gebratenes, kein Schweinefleisch noch -fett, keine Essigessenzen, sehr wenig salzen, keine Gewürze, kein Alkohol, nichts rauchen u. a.) erhält der Kranke je nach dem Grad des Leidens *täglich* $^{1}/_{2}$ bis 1 Liter *frisch ausgepreßten Saft*, den er im Laufe des Tages schluckweise zu trinken hat.

Nach 3—4 Wochen dieser genau einzuhaltenden Kur sind die Zwölffingerdarmgeschwüre oder Magengeschwüre in der Regel ausgeheilt. Bei großen Geschwüren oder bei bereits aufgebrochenen Geschwüren mit Blutungen dauert der Heilungsprozeß etwas länger. Desgleichen reagieren Magengeschwüre manchmal etwas schwächer, in diesem Falle kann die Kur bis zu 6 Wochen dauern.

Sehr gute Erfolge werden bei Dickdarmentzündung (Colitis) festgestellt.

Noch niemals traten *nachteilige Folgen* oder anderweitige Schädigungen ein. Rückfälle lassen sich — wie bei jeder Krankheit — nicht verhüten; es soll die Saftkur nach einiger Zeit, verkürzt, wiederholt werden bzw. wir beginnen rechtzeitig wieder, sobald sich die ersten Anzeichen eines Rückfalles bemerkbar machen.

Bei der SAFTBEREITUNG und bei der SAFTKUR ist streng zu beachten:

a) Es darf derzeit täglich nur frisch gepreßter Saft angewendet werden. Der Saft eignet sich derzeit noch nicht zum Aufheben, auch nicht im Eisschrank. Durch Erhitzen, oder beim Pasteurisieren, gehen die wirksamen Heilsubstanzen fast zur Gänze verloren. Die Bemühungen, Konservierungsmethoden zu erforschen, bei denen die biologischen Werte nicht verloren gehen, haben noch kein positives Ergebnis gezeitigt und sind noch nicht abgeschlossen.

b) Die Zerkleinerung und Auspressung durch irgend einen der bekannten Gemüseentsafter darf unter Zusatz von etwas Wasser erfolgen.

c) Der *Saft* darf nicht als alleinige Nahrung angewendet werden. Die Schonkost und das schluckweise Trinken ist unbedingt zu befolgen. Die Kur dauert mindestens 3 Wochen, in hartnäckigen Fällen bis zu 6 Wochen, ohne Unterbrechung.

d) Im Falle des Auftretens einer Gasauftreibung nehme man am Morgen (nüchtern), vor dem Mittags- und vor dem Abendtisch je 1 Täßchen ungesüßten Kräutertee und zwar Kamille (Nr. 60) und Kümmel (Nr. 73) zu gleichen Teilen gemischt, nach den allgemeinen Teeformeln bereitet. Der Saft wird dann nicht unmittelbar nach diesem Kräutertee, sondern etwa 1 Stunde *nach* der Mahlzeit schluckweise getrunken.

Der einmalige Heilerfolg dieser Frischsaftkur dürfte einem neuentdeckten *Anti-Ulcus-Faktor* zu verdanken sein, der, sicherlich auch noch in manch anderer Pflanze zu finden, in besonderem Maße im Kraut-(Weißkohl-)saft enthalten ist. Es ist nicht ausgeschlossen, daß es sich hier um ein neues Vitamin, das *Vitamin U* (abgeleitet von Ulcus = Geschwür) handelt, dessen Mangel in den Gedärmen und im Magen die Geschwürbildung begünstigt, durch reichlichere Zufuhr in Form der geschilderten Frischsaftkur, den Zellstoffwechsel wieder belebt und so überaus günstig beeinflußt.
Krautsaft heilt! Vielen scheint dies heute noch zu einfach und zu unkompliziert. Wie aber sagte Paracelsus, der große Naturarzt?

„Im Einfachen liegt es!"

Die Erkenntnis dieses genialen Mannes ist eine der grundlegendsten Lehren der modernen Naturheilkunde.

3. Das Kraut (Weißkohl) als Frischgemüse und als Sauerkraut (Sauerkohl): Schon als *Frischgemüse* wird das Kraut zu einer Diätspeise, da es bei chronischer Stuhlverstopfung durch die Vermehrung der Stuhlmenge, und diese wieder zu einer gleitenden Masse formend, die Entleerung erleichtert. Krautblätter enthalten wenig Kohlehydrate und sind daher auch in der Diät der Zuckerkranken erlaubt. Die vorhandenen Kohlehydrate der Blätter kann der Zuckerkranke ohne Steigerung der Zuckerausscheidung verwerten. Auch nehmen die Blätter viel Fett auf und werden so zu einer nahrhaften Speise. Der geringe Gehalt an Purinsubstanzen und der Reichtum an Mineralsalzen machen das Kraut zu einer wichtigen Diätspeise für den Gichtkranken.
Besonders aber durch die Konservierungsart, dem *Sauerkraut,* wird das Kraut zu einer der wichtigsten Pflanzen, die an heilenden Kräften manch andere Heilpflanze übertrifft. Dies muß nachdrücklichst betont werden, auch wenn das Kraut keine offizinelle Pflanze ist und deren Anführung in einem Heilpflanzenbuche vielleicht als unpassend gewertet würde. Daß das Kraut mehr als ein „Gemüse" ist, setzt sich dank der Forschungsergebnisse namhaftester Biologen und Naturärzte immer mehr durch, und wenn das Prädikat „Heilpflanze" für das Kraut heute noch befremdend klingt, mögen diese Ausführungen dazu beitragen, daß dem Kraut als heilwirkende Pflanze der Platz eingeräumt wird, der ihm gebührt!

Das Konservieren des Krautes in Form des Einsäuerns zu Sauerkraut hat sehr sorgfältig und genau vorgenommen zu werden. Für die richtige Beschaffenheit des Sauerkrautes müssen sich 2 Mikroorganismen im gehobelten und eingesalzenen Kraut entfalten können, der Milchsäurebazillus und der Hefepilz. Konnten diese sich richtig entfalten, so unterdrücken sie den Schimmelpilz, die Buttersäurebakterien und die sogenannten Kahmhautbildner, die das wertvolle Sauerkraut wieder zersetzen und sogar ungenießbar machen.

Die so wichtigen Milchsäurebakterien erzeugen die Milchsäuren und das Acetylcholin. Diese beiden Stoffe, die am vollwertigsten im Sauerkraut enthalten sind, bekämpfen am wirkungsvollsten alle Fäulnisvorgänge im Darm, fördern den regelmäßigen Stuhlgang sehr und tragen dadurch bei, daß die vorhandenen Fäulnisprodukte im Darm wieder rasch ausgeführt werden. Hiedurch wird auch das Blut vor der Aufnahme der aus dem Darm stammenden Giftstoffe weitgehendst bewahrt. Der Genuß von Sauerkraut wirkt sehr entgiftend bzw. blutreinigend, wodurch in weiterer Folge das vorzeitige Altern, die Anfälligkeit gegen viele Krankheiten erheblich vermindert, die Abwehrkräfte gegen die Krankheitsstoffe dagegen beachtlich gesteigert werden. Die blutreinigende Wirkung löst auch eine Normalisierung der Blutdruckverhältnisse aus, die Arterienverkalkung wird wesentlich zurückgedrängt. Es ist nicht zufällig, daß die meisten alten und dabei noch sehr rüstigen Leute in jenen Gebieten anzutreffen sind, in denen viel Sauerkraut gegessen wird.

Sauerkraut wirkt heilend bei ausgesprochenen Darmerkrankungen, wo es genügt, die Bakterienflora im Darm umzustimmen bzw. zu normalisieren. Das Sauerkraut enthält im rohen Zustand beträchtliche Mengen von Vitamin C, die sich in der schwachsauren Flüssigkeit recht gut halten. Das Sauerkraut beseitigt daher alle jene Krankheitserscheinungen, die auf einen Vitamin-C-Mangel zurückzuführen sind. Aus Mangel an Vitamin C entstehen der Säuglingsscharbock und der Skorbut der Erwachsenen. Diese mit Haut- und Schleimhautblutungen einhergehenden Mangelleiden können sogar den Tod herbeiführen. Welch wichtige Rolle hier das Sauerkraut spielt, ersehen wir aus einem geradezu klassischen Fall in der Geschichte der Seefahrt. Während der Portugiese Vasco da Gama bei seiner ersten Umschiffung des Kaps der Guten Hoffnung im Jahre 1498 durch die einseitige, fast vitaminlose Ernährung von 160 Mann Besatzung 105 Seeleute durch Skorbut verlor, hat der englische Weltumsegler James Cook 1775 bei seiner Weltumseglung nicht einen Mann an Skorbut verloren. Dies verdankte er dem deutschen Naturforscher Georg Forster, über dessen dringenden Rat er 60 Fässer Sauerkraut auf die lange Reise mitnahm. Schon damals wurde das Sauerkraut roh verabreicht, da man beobachtet hatte, daß durch Kochen das Sauerkraut die heilende Wirkung einbüßt. Der allgemeine Rückgang des Skorbuts infolge einer vitaminreichen Ernährung brachte diese einmaligen klassischen Beweise für die Wichtigkeit des Sauerkrautes zum Teil in Vergessenheit. Die moderne Vitaminforschung griff auf die alten Erkenntnisse zurück und stellte erneut die eminente Wichtigkeit des Sauerkrautes als Heilfaktor fest.

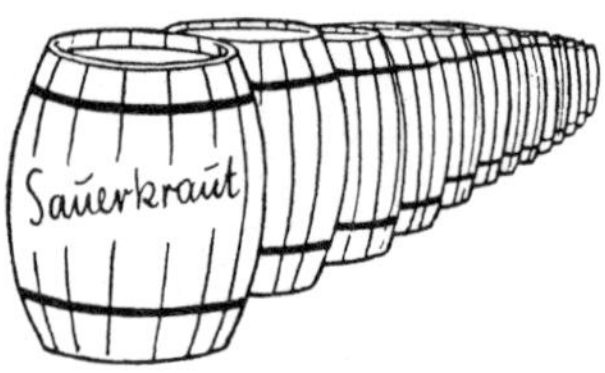

Gerade der moderne Kulturmensch sollte das Sauerkraut wieder mehr in seine Speisenfolge einbeziehen, da er durch eine naturwidrige Ernährung (Konserven, chemisch präparierte Nahrungsmittel, biologisch fast wertloses Weißgebäck u. a.) und durch eine naturentfremdete Lebensweise sowie durch Steigerung des Nikotin- und Alkoholkonsums Raubbau an seinem Organismus betreibt.

Anwendung in der Volksheilkunde: In der Volksheilkunde wird rohes Sauerkraut gerne gegen Spulwürmer gegeben, und wir können nach dem Vorhergesagten auch verstehen, wenn in der Volksmedizin zur Bekämpfung der beginnenden Tuberkulose Sauerkrautwasser (= Krautbrühe) mit Leinöl (Nr. 35) vermischt, zum Einnehmen empfohlen wird.

Eines ist aber wichtig zu beachten: beim Kochen werden die Milchsäurebakterien getötet und das heilwirksame Acetylcholin zum Teil zerstört. Leider wird dies noch viel zu wenig beachtet und das Sauerkraut lange gekocht. Das Sauerkraut sollte vielmehr roh gegessen und die Sauerkrautbrühe roh getrunken werden. So würde die gesundheitsfördernde Wirkung des Sauerkrautes sich vorteilhafter auswirken, wenn man vor den Hauptmahlzeiten 2 bis 3 Eßlöffel voll rohes Sauerkraut essen würde. Einmal wöchentlich sollte man als Frühstück 1 Tasse rohe Sauerkrautbrühe nüchtern schluckweise trinken. Es gibt kein wertvolleres und dabei so billiges Gesundheitsgetränk! Je älter der Mensch wird, desto mehr soll er rohes Sauerkraut und rohen Krautsaft in seine Speisenfolge einschalten. Blutarmen oder in der Entwicklung zurückgebliebenen Kindern sowie Erwachsenen, die nach langer Krankheit an körperlicher Schwäche leiden, kann rohes Sauerkraut nicht genug empfohlen werden. Wenn Sauerkraut schon unbedingt gekocht auf den Tisch kommen muß, so sollte die Hausfrau beim Anrichten dem gekochten Sauerkraut ein Viertel bis ein Drittel rohes Sauerkraut beifügen und verrühren.

Wenn Sauerkraut nicht wohlschmeckend ist oder gar abgelehnt wird, so hat dies immer seine Ursache in einer fehlerhaften Zubereitung. Die Buttersäurebakterien, Schimmelpilze und die Kahmhautbildner machen, wie wir hörten, das Sauerkraut wertlos und ungenießbar.

Wer die vorangegangenen Kapitel über die Heilkraft des Krautes (Weißkohl) aufmerksam gelesen hat, wird erkennen, wie wichtig diese Pflanze für unsere Gesundheit ist.

Da auch die Bedeutung des Sauerkrautes eingehend gewürdigt wurde, jedoch auch der Hinweis auf die richtige Bereitung abschließend besonders unterstrichen wurde, hat dies eine Flut von Anfragen ausgelöst, die alle mit der Bitte endeten, bei einem Neudruck des Werkes auch darüber zu berichten. Zwar überschreitet die Erfüllung dieser Bitten doch ein wenig den Rahmen des Werkes, da die Sauerkrautbereitung eigentlich das Thema eines Haushaltsbuches wäre.

Doch mußte der Autor immer wieder feststellen, daß das so wertvolle Sauerkraut vielfach durch unrichtige Bereitung oder unsachgemäße Behandlung seine heilenden Kräfte einerseits und seinen reinen Wohlgeschmack anderseits sehr einbüßt und so, völlig verkannt, unsachlichen Kritiken ausgesetzt ist.

So will der Autor den vielen Bitten nachkommen und auch darüber berichten.

DIE RICHTIGE BEREITUNG VON BIOLOGISCH WERTVOLLEM SAUERKRAUT:

1. Für das Einmachen des Krautes eignen sich Holzgefäße (Holzbottiche), weniger Steingefäße. Am besten verwendet man Holzbottiche aus Eichen- oder Lärchenholz.

2. Die Gefäße müssen peinlichst sauber sein und dürfen keinen anderen Zwekken dienen. Vor dem Einsäuern müssen sie wiederholt mit *kochendem Wasser* ausgebrüht und mit kochend heißem Wasser *nachgespült* werden. Zum Abtropfen werden die Gefäße auf eine Unterlage so umgestürzt, daß die Gefäße durch Luftzutritt innen trocknen können. Und nochmals: peinlichste Reinlichkeit ist die Grundvoraussetzung für schmackhaftes und bekömmliches Sauerkraut.

3. Bei der Auswahl der Kraut-(Kohl-)köpfe dürfen nur ganz kerngesunde Köpfe ausgewählt werden. Die äußeren Blätter des Kraut-(Kohl-)kopfes werden entfernt, Erdteile gründlichst entfernt, da gerade diese Fäulnisvorgänge auslösen, wodurch wiederum die Gärung ungünstig beeinflußt wird.

4. Der Strunk in der Mitte wird aus den Köpfen herausgeschnitten und diese nun mittels des bekannten Krauthobels fein oder etwas gröber — ganz nach Geschmack — gehobelt.

5. Die Salz- und Zuckerbeigabe darf nie schätzungsweise erfolgen, sondern sollen die Erfahrungssätze genau eingehalten werden. Die beigegebene Salz- und Zukkermenge hat einen wichtigen Einfluß auf den Gärungsprozeß, auf die Erhaltung des Vitamin C und auf die Haltbarkeit des Sauerkrautes.

6. Vor dem Hobeln hat man die vorbereiteten Krautköpfe gewogen, um aus der so erhaltenen Gewichtsmenge die erforderliche Salz- und Zuckermenge genau festsetzen zu können.
Auf 1 kg gehobeltes Kraut rechnet man 7.5 Gramm Salz und 20 Gramm Zucker. Mit diesen Beigaben wird die richtige Gärung ausgelöst. Mehr zu nehmen — es geschieht zumeist — ist absolut nicht angezeigt!
Wichtig ist ferner, daß das ganze gehobelte Kraut in einem größeren, flachen Bottich oder einer Wanne aus Kunststein mit dem Salz und der Zuckermenge gut vermischt wird.
Das schätzungsweise salzen und süßen, Lage um Lage beim Einstampfen ist *falsch!*

7. Nach diesen vorbereitenden Arbeiten wird nun das gehobelte und gut durchmischte Kraut in den Gärbottich gegeben. Den Boden des Gefäßes kann man mit sauberen Kraut-(Kohl-)blättern auslegen. Das gehobelte Kraut wird in kleinen

Lagen in das Gärfaß eingefüllt und Lage um Lage so gut als nur möglich eingestampft, so daß keinerlei Hohlräume vorkommen. Dies ist sehr wichtig, denn in Hohlräumen werden Fäulnisprozesse ihren Anfang nehmen.

8. Zwischen den einzelnen Lagen werden abwechselnd einmal etwas frisch geriebener Kren (Meerrettich) oder frisches Dillenkraut, Apfelscheiben, Wacholderbeeren, Kümmelsamen oder ein vorbereitetes Gemisch dieser Beigaben eingestreut. Und nochmals: es muß jede Lage sehr gut eingestampft werden und zwar so lange, bis *Saft* austritt.

9. Ist der Gärbottich auf diese Weise bis etwa handbreit unter dem oberen Rand gefüllt und festgedrückt, wird ein reines Tuch (Leinen) über das Kraut ausgebreitet und ringsum fest eingesteckt. Mit bereits vorgerichteten, peinlichst sauber gewaschenen Holzbrettern, die genau die ganze kreisrunde Oberfläche bedecken, wird das Gärgefäß abgeschlossen und mit ebenfalls sehr sauberen Granit- oder Kieselsteinen beschwert. Das Beschweren mit Ziegelsteinen ist nicht gestattet.

10. Der beigegebene Zucker sowie der Zuckergehalt des Krautes werden zu Milchsäure vergoren. Die Gärungsvorgänge nehmen einen meist sehr stürmischen Verlauf, so daß der Gärsaft überläuft. Man stelle daher das Gärfaß immer in ein großes Schaff oder flache Wanne, nicht nur, um zu verhindern, daß der ausgetretene Saft den Kellerboden verunreinigt, sondern in erster Linie deshalb, um die Menge des ausgelaufenen Saftes besser abschätzen zu können. Man wird in der ersten Zeit der Gärung täglich nachsehen müssen, denn die übergelaufene Saftmenge ist unbedingt zu ersetzen! In 1 Liter abgekochtem, aber nur lauwarmem Wasser lösen wir 10 Gramm Salz auf und ersetzen mit diesem Salzwasser jeweils die ausgelaufene Saftmenge.

11. Ist der Gärungsprozeß abgeschlossen — wir sehen dies daran, daß kein Saft mehr austritt und daß das Kraut nicht mehr „arbeitet" —, werden Stein, Deckel und Tuch abgenommen und diese wieder mit kochendem Wasser sehr sorgfältig gereinigt.

12. Eine allfällig entstandene Kahmhaut (eine graue, schimmelartige Schicht an der Oberfläche) wird sehr sorgfältig abgeschöpft, am besten aber auch eine dünne Lage des Krautes, da die Kahmhefepilze etwas in das Kraut eingedrungen sind.
Das ausgegorene Kraut muß stets mit Flüssigkeit bedeckt sein und muß unbedingt kühl lagern.
Desgleichen wird nach jeweiliger Entnahme zu sorgen sein, daß das Kraut mit mindestens 3—4 cm Krautbrühe oder mit nachgefülltem Salzwasser bedeckt ist. Alles wird sauber gereinigt, auch der Innenrand des Gärbottichs, mit einem heiß-feuchten, essiggetränkten Tuch.

Abschließend wird, womöglich mit einem neuen Tuch das nun fertig gegorene Sauerkraut wieder zugedeckt, desgleichen mit Holzdeckel und Steinen.

13. Nach jeder Entnahme von Sauerkraut ist das Gefäß sogleich wieder zu verschließen und allfällige kleinere Schimmelbildungen gründlichst zu entfernen.

14. Durch die geringste Ungenauigkeit oder mangelnde Sorgfalt bekommt das Sauerkraut einen unangenehmen Geruch und Geschmack. Wer diese Grundregeln streng beachtet, wird das ganze Jahr hindurch bis zur nächsten Krauternte stets das so überaus gesunde und heilsame Sauerkraut in seinem Keller lagernd haben.

Zum Abschluß noch ein Wort über die oft zu hörende Behauptung, daß Kraut bzw. Kohl Blähungen auslösen.
Voraussetzung nicht nur für den guten einwandfreien Geschmack, als auch für den Gesundheitswert des Krautes (Kohl) ist, daß die Garten- oder Ackererde richtig behandelt wurde. Vor allem dürfen die jungen Kraut-(Kohl-)pflanzen nicht in eine Erde gepflanzt werden, die vorher ausgenützt und nun kurz vor dem Wiederbepflanzen mit nicht entsprechenden Düngemitteln gedüngt wurde. Das gleiche gilt aber auch für alle anderen Gemüsepflanzen.
In früheren Zeiten wurde viel mehr Kraut bzw. Kohl gegessen und die Menschen blieben dabei gesund und hatten keine Magenbeschwerden. Dafür gibt es zwei Gründe. Früher wurden die Äcker und Gemüsebeete biologisch richtig gedüngt und die Menschen ernährten sich auch richtiger und lebten im Durchschnitt überhaupt naturgemäßer.
Zum Thema Düngung müssen wir feststellen, daß gewisse Magen- und Darmbeschwerden, besonders Blähungen, schon auf die in letzter Zeit so vermehrten neuen Düngemittel zurückgeführt werden können. Wie bei allen unseren Gemüsearten, besonders aber beim Kraut (Kohl), muß für den Frühjahrsanbau die Erde bereits im Herbst mit biologisch wertvollem Naturdünger — am besten mit Kompost — angereichert werden. Im Frühjahr wird die Erde nochmals umgegraben und folgt dann die Pflanzung der betreffenden Gemüsearten. Nur unter dieser Voraussetzung wird das Gemüse biologisch richtig gedeihen und braucht bei der Verwendung — richtige und sorgfältige Lagerung ist Voraussetzung — nicht heiß abgebrüht oder gar mit Salzwasser ausgelaugt werden, damit der oft an Fäulnis erinnernde Geruch und üble Geschmack beseitigt wird. Bestimmte Blähungen werden dann unterbleiben.
Anderseits muß aber auch festgestellt werden, daß heute das große Heer der magen- und darmempfindlichen oder magenkranken Menschen durch falsche Lebens- und Ernährungsweise so weit gekommen ist, daß es selbst eine biologisch richtige Gemüseernährung kaum mehr verträgt.
Nicht das Kraut bzw. der Kohl oder der Spinat bzw. ein anderes Gemüse sind schuld daran, sondern die Menschen, deren Leben oft vollkommen naturwidrig

abläuft, deren Tag mit einem falschen Frühstück beginnt und in später Abendstunde bei Alkohol, Mokka und Nikotin endet. Hier müßten wir zehn neue Kapitel einschieben, wir verbleiben aber bei unseren liebenswerten Heilpflanzen und beenden unser Kraut-Thema mit der Aufzählung der noch weiteren wichtigsten Kraut-(Kohl-)arten.

Anmerkung: Von den vielen Kraut- bzw. Kohlarten seien die wichtigsten genannt. Der **Rosenkohl,** Brassica oleracea var. gemnifera, und der **Grünkohl,** B. o. var. acephala, auch Winterkohl, Braunkohl, Kraus- oder Blattkohl genannt, haben beide eher derbe Zellhüllen. Bei Geschwüren und bei Schleimhauterkrankungen des Darmes und Magens sind sie zu meiden. Dagegen empfehlen wir diese Kohlarten bei chronischer Stuhlverstopfung, da sie die Stuhlmenge vermehren und den hartnäckigen Stuhlgang schmerzlos erleichtern. Sie enthalten weniger Kalorien, sättigen aber gut. Für Entfettungskuren sind sie wertvoll, wenn sie ohne Mehl und Fett zubereitet werden.

Die zarten Kohlarten dagegen, wie der **Kohlrabi,** B. o. var. gongylodes, und der **Wirsing-Welschkohl,** B. o. var. sabauda, eignen sich für Mastkuren, da sie reichlich Kalorien enthalten, besonders bei Zusatz von Fett.

72 Kren = Meerrettich Armoracia lapothifolia Usteri.

Synonyme: Cochlearia armoracia L. — Armoracia rusticana G. M. Sch. — Nasturtium armoracia Fries.

Volksnamen: Bauernsenf — Fleischkraut — Krien — Märek — Mirch — Pfefferwurzel — Rachenputzer — Waldrettich

Botanik: Der ausdauernde ein- oder vielköpfige Wurzelstock ist walzen- oder rübenförmig. Die Blätter sind sehr groß, langgestielt, länglich gekerbt, solange die Pflanze nicht blüht. Schießt jedoch der Blütenstengel empor, so erscheinen unten kleine fiederspaltige Blätter, während die am Stengel ungestielt sitzen und eine linear-lanzettliche Form haben. Die Blütenrispe hat weiße Blüten. Die Schötchen sind meist taub.

Geruch und Geschmack: Geruch und Geschmack der Wurzel sind scharf, reizend, rettichartig, zerrieben zu Tränen reizend.

Blütezeit: Juni, Juli.

Standort: Die Heimat des Krens ist Südeuropa. Bei uns wird er vielfach in Gemüsegärten oder in Großkulturen (Nürnberg, Erlangen u. a.) gepflanzt. Hie und da kommt er auch verwildert in der freien Natur vor. Die Gartenform verlangt einen tiefgründigen, gut, jedoch nicht frisch gedüngten Boden.

Heilkräftige Pflanzenteile: Man sammelt die Wurzeln in allen jenen Monaten, die mit einem „r" enden, somit von September bis Februar.
Die Kren- bzw. Meerrettichwurzel (Radix armoraciae) wird nur im frischen Zustande angewendet. Durch richtige Lagerung in frischen Kellern, eingeschlagen in feuchten Sand, bleibt der Kren in jenen Monaten, wo er nicht geerntet werden darf, vollwertig erhalten.

Heil- und Wirkstoffe: Der wichtigste Heilstoff beim Kren ist das Glukosid Sinigrin, das auch im Senf (Nr. 116) enthalten ist. Außerdem sind kräftige ätherische Öle vorhanden, die in Verbindung mit anderen Wirkstoffen das Tränen der Augen und das Niesen beim Reiben der Wurzel verursachen. Ferner sind enthalten Asparagin, Schwefel, Arginin, Glutamin, Alloxurbasen, Oxydase, Peroxydase, organische Schwefelverbindungen, Rhodanwasserstoff, Kaliumverbindungen und reichlich das Vitamin C.

Heilwirkung: Die Kren- bzw. Meerrettichwurzel ist sehr bekannt als Küchengewürz, als Beilage bei bestimmten Fleisch- und Wurstspeisen oder als Hauptbestandteil bei den Krensoßen, wo die Anwesenheit neben dem würzigen Wohlgeschmack eine gewisse Appetitanregung auslöst.
Wir betrachten jedoch den Kren in erster Linie als Heilpflanze und werden die nachfolgenden Ausführungen dies unter Beweis stellen.

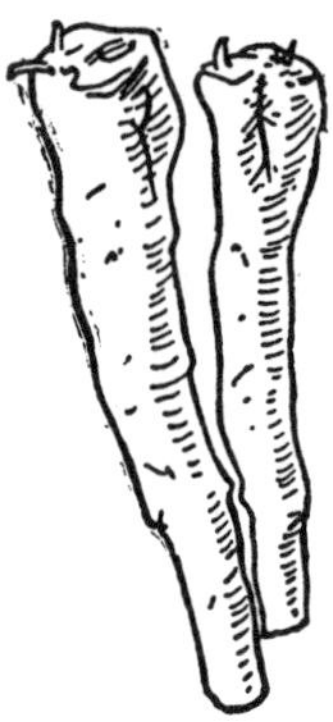

Der Kren hat eine Reizwirkung auf die Schleimhäute des Magens und Darmes sowie auf die Verdauungsdrüsen.
Er ist eine harntreibende Heilpflanze, doch dürfen größere Mengen nicht auf einmal genommen werden, da dies bei zu großen Reizzuständen der Nieren Nierenblutungen auslösen kann. Sehr gute Erfolge wurden bei Blasen- und Nierenbeckenentzündungen mit kleinen Gaben von Kren, regelmäßig genommen, erzielt. Frisch geriebener Kren, mit etwas Weinessig verrieben und mit Traubenzucker abschließend vermischt, täglich 3 bis 4 Eßlöffel voll eingenommen, macht bald einen reinen Urin, befreit von den krankhaften Bestandteilen.
Der frisch gepreßte Krensaft vermag die Colibazillen rasch abzutöten.
Er ist daher in kleinen Gaben, 15—20 Tropfen, dreimal am Tage zwischen den Hauptmahlzeiten eingenommen, ein sehr gutes Heilmittel bei Dickdarmentzündung (Colitis) und allen jenen Darmerkrankungen, die durch Fäulnis- und Gärungsrückstände im Darm, den Colibazillen die nötige Unterlage bieten. Dadurch werden auch die Begleiterscheinungen, wie Blähsucht, träger Stuhlgang oder

Durchfälle, Störungen der Magensaftproduktion behoben und die Darmtätigkeit normalisiert.
Der Reichtum an Vitamin C macht den Kren zu einem hervorragenden antiskorbutischen Mittel.
Wohltuend ist der Einfluß des Krens auf die erkrankte Lunge. In Verbindung mit Honig und Rohzucker wirkt er schleimverflüssigend und hustenreizlindernd. Diese Heilwirkung beschränkt sich nicht auf einfache Katarrhe, sondern wirkt auch bei asthmatischen Zuständen, ja sogar beim Husten der Tuberkulösen schleimbefreiend und heilend. (Kneipp, Prof. Dr. Eckstein, Dr. Flamm u. a.)
Seine Anwendung soll man aber dann unterlassen, wenn gleichzeitig starke Durchfälle auftreten oder starke Nachtschweiße bestehen.
Zuckerkranke sollen regelmäßig Kren einnehmen, desgleichen Rheumatiker oder gichtisch veranlagte Personen.

Ähnlich wie der Senf (Nr. 116), nur nicht so rasch und nachhaltig wirkend, ist der Kren ein Hautreizmittel mit vielseitigen Heilwirkungen.
Frisch geriebener Kren als Breiauflage auf ein Tuch gestrichen und dieses auf den Nacken gelegt, vertreibt Kopfschmerzen.
Die Breiauflagen auf die entsprechenden Körperteile aufgelegt, nimmt Nervenschmerzen, Ischias, Fuß-, Knie-, Rücken- und Armneuralgien, ja sogar schmerzhafte Beschwerden des Magens (Gastralgien) und bei Magengeschwüren. Die Breiauflage verbleibt solange, bis auf der bedeckten Hautstelle ein Brennen auftritt. Eine allfällige Hautrötung reibt man leicht mit Mamellinsalbe ein, die in jeder Apotheke erhältlich ist.

Anwendungen in der Volksheilkunde: Zwei Teelöffel geriebenen Kren in 1/4 Liter Rotwein gesotten und alles zusammen eingenommen, wirkt anregend auf die Menstruation.
Wenn man 8 bis 10 Krenscheiben in einen Trunk weißen Weines legt, diesen nach 8 bis 10 Stunden trinkt, treibt dies mit Macht den Stein, den Harn und die Frauenzeit.
Wer nicht urinieren kann, zerreibe Meerrettich, röste ihn mit Butter und schlage das Ganze warm über die Blase.
Ein Zahnwasser bei Neigung zur Zahnfäule: 50 g fein geriebener frischer Kren, 20 g Fenchelsamen (Nr. 32) und 20 g Pfefferminze (Nr. 95) in 1 Liter Branntwein 3 Monate angesetzt lassen, nach Geschmack verdünnen und damit den Mund spülen.
Bei Appetitlosigkeit nehme man 60 g frisch geriebenen Kren, 40 g Brunnenkresse (Nr. 18) und lasse dies in 2 Liter Weißwein einige Tage ziehen. Man trinke täglich am Morgen nüchtern 1/8 Liter.

Bei Fieber fädle man Krenscheiben an einen Zwirnfaden auf und hänge diese „Krenkette“ um den Hals. Kren wirkt fieberentziehend.

Frisch geriebener Kren auf Bienen-, Wespen- oder auf andere Insektenstiche aufgelegt, nimmt — vorausgesetzt daß der Stachel entfernt wurde — fast schlagartig die Schmerzen.

Wohltuend und heilend wirken Krenbäder bei Frostbeulen bzw. Erfrierungen an Händen oder Füßen. 1—2 Handvoll geriebener Kren, je nachdem ob Fuß- oder Handbad, in gut warmes Badewasser geben und diese Bäder öfters anwenden.

Bei Magengeschwüren trinke man „Krenwein" (50 g geriebener Kren in 1 Liter Weißwein durch 8 Tage angesetzt), täglich 2mal je 1/8 Liter, am Morgen nüchtern und am Abend.

Anwendung in der Homöopathie: Die aus den frischen Wurzeln hergestellte homöopathische hellbraune Essenz, hat einen zwiebelartigen Geruch und Geschmack, sie wird bei Husten und langwierigen Bronchialkatarrhen Anwendung finden, bedarf jedoch der ärztlichen Dosierung.

Kren — ein kosmetisches Mittel: Krenessig (geriebener Kren in Weinessig 8 Tage angesetzt) in verdünnter Lösung ist ein kosmetisches Mittel, da es die Sommersprossen, Leberflecke und Akne (eine Hautunreinigkeit mit Knötchenbildung) vertreibt.

73 Kümmel Carum carvi L.

Synonyme: Carum officinale Gray. — Carum aromaticum Salisb. — Carum careum Bubani. — Apium carvi Crantz. — Foeniculum carvi Link. — Pimpinella carvi Jessen. — Selinum carvi Krause., u. a.

Volksnamen: Brot-, Feld-, Matten- oder Wiesenkümmel — Garbe — Kimm — Kömm — Kömmel — Kümm — Kumach

Botanik: Die Wurzel ist zweijährig, weiß, möhrenförmig. Der Stengel ist kantig und ästig. Die Blätter sind doppelt gefiedert, die vielteiligen, sehr schmalen Blättchen sind quirlförmig, im rechten Winkel zum Blattstiel.
Der Blütenstand ist eine Dolde mit ungleichen Strahlen, ohne Hüllblättchen, die Blüten selbst sind weiß. Die Frucht ist länglich und gerippt. Jedes Kümmelkorn hat 5 Längsrippen und in den Furchen je 1 Ölstrieme.
Von den *doldenblütigen Heilkräutern* (Anis — Dill — Fenchel — Karotte — Kümmel — Petersilie — Roßfenchel — Sellerie) und den *giftigen Heilpflanzen* (Schierling und wilde Petersilie) ist der *Kümmel die einzige Pflanze, welche Nebenblätter*

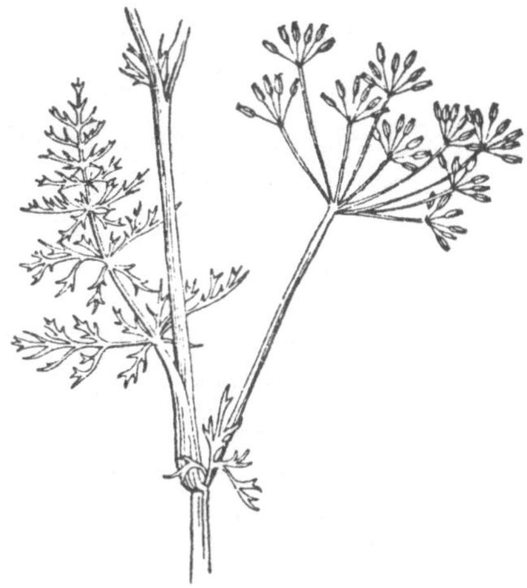

am Grunde des Blattstieles hat! Siehe auch die vergleichende Zusammenstellung beim Roßfenchel (Nr. 104).

Blütezeit: Mai, Juni.

Geruch und Geschmack: Der Geruch der Samen ist angenehm, stark würzig. Der Geschmack ist ebenfalls angenehm, stark würzig, etwas hitzig. Die gleichen Geruchs- und Geschmackseigenschaften hat die Wurzel, nur von milderer Art.

Samenreife: Juli, August.

Standort: Der Kümmel wächst auf allen Wiesen, doch wird er zumeist in Gemüsegärten gebaut. Der große Bedarf machte es nötig, Kümmel in großen Anbaugebieten zu kultivieren, so in Holland, Friesland und in Mähren.

Heilkräftige Pflanzenteile: Man sammelt die reifen Samen (Fructus Carvi) Juli und August, vereinzelt auch die Wurzel im April.

Heil- und Wirkstoffe: Kümmel enthält in unterschiedlichen Mengen ätherisches Öl, ferner Zucker, Stärke, stickstoffhältige und stickstoffreie Stoffe, fettes Öl und mineralogische Spurenelemente.

Heilwirkung: Kümmel ist eine uralte Heil- und Kulturpflanze, man fand Kümmelsamen bereits in den prähistorischen Pfahlbauten von Robenhausen. Unter cuminum der Römer oder kyminon der Griechen wurde aber nicht unser Wiesenkümmel, sondern der in den Mittelmeerländern gedeihende Römische Kümmel bezeichnet. Plinius beschreibt zuerst den Wiesenkümmel als careum, da er von Karien in Kleinasien stammen soll. Unter dem mittelhochdeutschen Wort veltkymmel wurde kein Kümmel, sondern der Quendel (Thymus serpyllum) benannt. Matthiolus beschreibt den Kümmel als erster ausführlich.
Kümmel hat eine leicht reizende, eröffnende, erwärmende, magenstärkende, harntreibende und verdauungsfördernde Eigenschaft.
Der Kümmelsamen gleicht in seiner Wirkung sehr dem Anis- und Fenchelsamen und wird von Kneipp als ein blähungtreibendes Mittel empfohlen.

Der Kümmelsamen wird den Frauen besonders empfohlen, da er in dreifacher Weise fördernd wirkt:

1. Er steigert die monatliche Regel der Frauen und löst die Gebärmutterkrämpfe,

2. er bewirkt eine Auflockerung der Weichteile, wodurch die Wehen schmerzloser und der Geburtsvorgang erleichtert wird und

3. fördert der Kümmel die Milchsekretion in der Stillzeit.
Bezüglich des Rückganges der Milchsekretion beim Abstillen und damit Vermeidung von Milchstauungen, siehe unter Salbei (Nr. 108) und Petersilie (Nr. 94).

Kümmelbäder sind sehr gut für schwächliche Kleinkinder.
Für die Teezubereitung nimmt man 1 Teelöffel des Samens, läßt ganz kurz aufkochen, 10 Minuten zugedeckt ziehen und seiht schließlich ab. Man trinke 2 bis 3 Tassen am Tage schluckweise. Das Kümmelöl nimmt man nur einmal am Tage ein und zwar am besten 3 bis 4 Tropfen auf etwas Staubzucker.

Aus alten Kräuterbüchern und aus der Volksheilkunde: Die gekochte Kümmelwurzel ist sehr gesund. Sie erwärmt den Magen und wirkt schmerzlos harnfördernd.
Viel Kümmel essen, verhindert weitgehend den Schlaganfall, meint die böhmische und mährische Volksheilkunde.
Ein leinenes Tüchlein sackartig zugenäht, mit Kümmelsamen gefüllt und möglichst warm auf den Bauch gelegt, nimmt das Bauchgrimmen und verteilt die Blähungen.
Zerstoßener Kümmel mit Wein besprengt und in einem Leinensäckchen warm aufgelegt, mildert Kopf-, Ohren- und Zahnschmerzen.
Der warme, zuckerlos getrunkene Kümmeltee gilt in der Volksheilkunde als eines der besten und verläßlichsten Heilmittel bei Magenbrennen, Magenschmerzen, Magenkolik, Blähungen und bei Brechreiz.
Kümmel dem Essen beigemengt, schafft guten Appetit, bringt eine gute Verdauung, verteilt die Blähungen, jagt die Winde aus und gibt einen guten Atem.
1 Gramm Kümmelöl in 50 g Weingeist aufgelöst, davon 1 Eßlöffel voll in das Klistier beigegeben, wirkt wohltuend und auch auflösend.
Kümmel in Weingeist oder Branntwein angesetzt, gibt ein magenstärkendes, krampflösendes und beruhigendes Getränk. Der Kümmellikör in der Delikatessenhandlung ist jedoch oft nur ein chemisches Ersatzmittel und hat keinerlei Heilwerte!

Kümmel ist nach Ansicht der russischen Volksheilkunde ein sehr gutes Heilmittel bei Trunksucht. Man übergieße 50 g Kümmel mit 1 Liter siedendem Wasser und gebe dem Trinker davon ungesüßt zu trinken:
am 1. Tag 4—5 Tassen schluckweise, am 2. Tag 4 Tassen, am 3. Tag 3 Tassen, am 4. Tag 2 Tassen und in den folgenden Tagen je 1 Tasse, dies durch etwa 3 Wochen, je nach dem Grade der Trunksucht. Zuerst stellt sich Erbrechen ein,

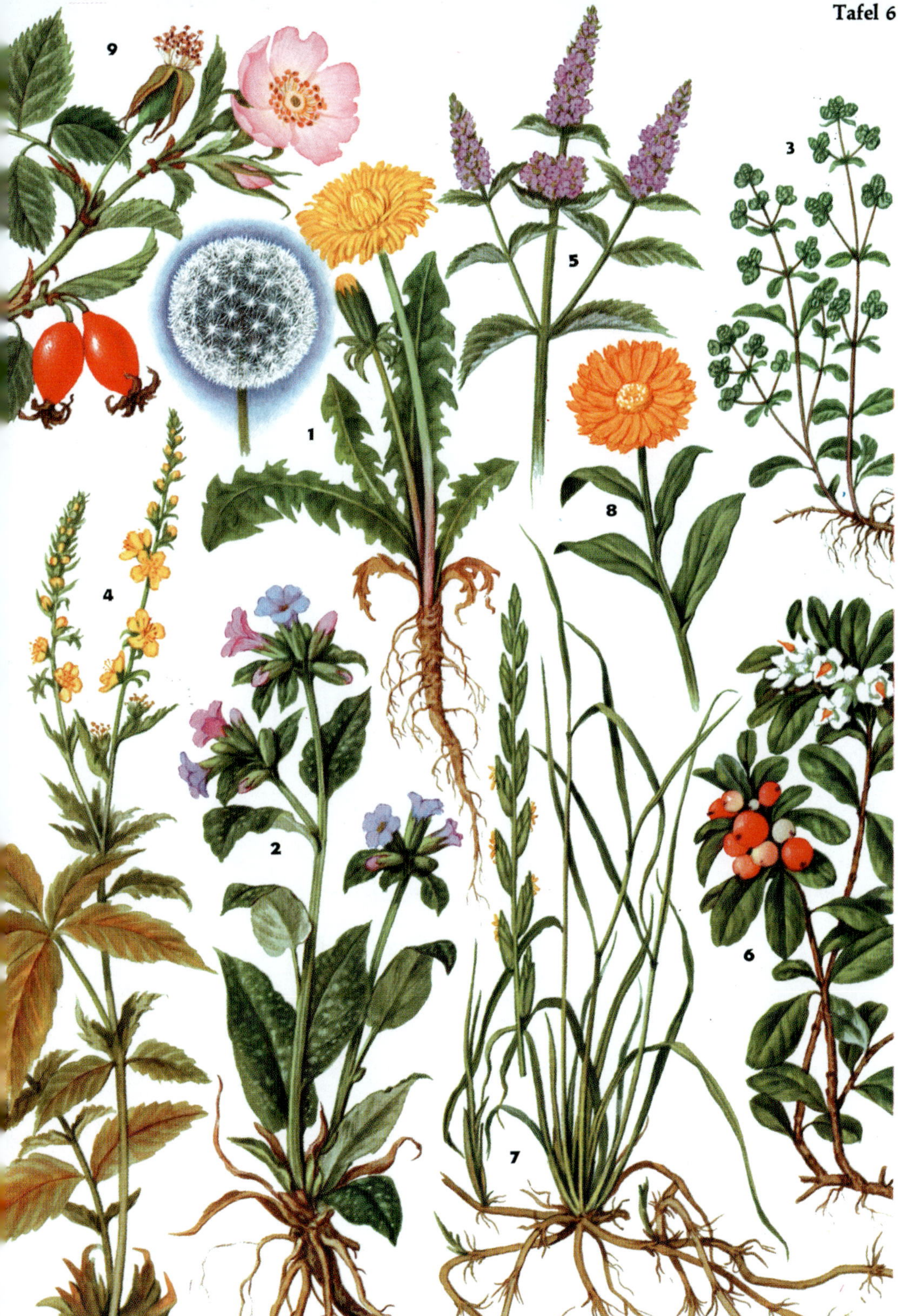

1. Löwenzahn, 2. Lungenkraut, 3. Majoran, 4. Odermennig, 5. Pfefferminze, 6. Preiselbeere, 7. Quecke, 8. Ringelblume, 9. Heckenrose

dann folgt zumeist ein Durchfall und eine erhöhte Harn- und Schweißabsonderung. Die Kur ist bei Rückfall zu wiederholen. Der Erfolg bleibt nicht aus.

Anwendung in der Tiermedizin: Auch bei Tieren wirkt der Kümmel blähungstreibend, krampfstillend und ist ein gärungswidriges Mittel bei Koliken.
Kümmel in das Futter der Pferde und Schweine vermengt, fördert die Freßlust. Ein leichter Kümmelabsud dem Trank beigegeben, behebt den Milchmangel der Kühe.
Die Rückstände von der Branntweindestillation (Kümmelgeist) sind wegen ihres hohen Eiweiß- und Fettgehaltes ein wertvolles Futtermittel, in kleinen Portionen dem Futter beigegeben, fördert dies die Leistungen der Tiere.

Anmerkung: Unter „Roßkümmel" ist richtig der Roßfenchel gemeint, siehe unter Nr. 104.

4 Kürbis Cucurbita Pepo L.

Volksnamen: Kürwes — Kerwes — Kerbs — Plumpers — Plutzer; viele Volksnamen beziehen sich nur auf die Kerne: Babenkern — Herkulessamen — Jonaskerne — Kurbschsamen — Kürwessam — Mandelkerne — Peponensamen — Plumperskern — Plutzersam

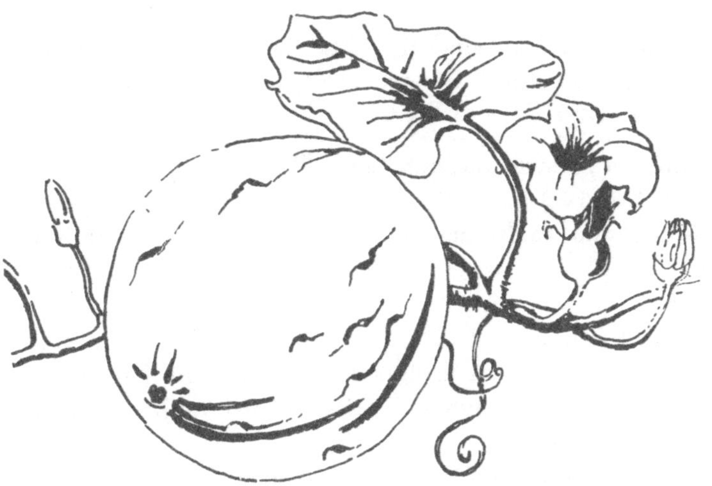

Botanik: Die Pflanze ist einjährig und treibt bis zu etwa 10 m lange, liegende Triebe hervor mit leuchtend goldgelben Blüten. Sie stehen einzeln in den Blattwinkeln, entweder als Staubgefäß- oder als Stempelblüten. Die herzförmigen Blätter sind mehr wie handgroß, undeutlich fünflappig und fühlen sich sehr rauh an. Soll die sich sehr üppig ausbreitende Pflanze wertvolle Früchte tragen, muß man nach der 4. Nebenranke die Spitze der Hauptranke und nach dem Fruchtansatz auch die Spitzen der Nebenranken, so abbrechen, daß nur 8 Früchte zur Reife gelangen. Die Früchte sind kugelig, etwas plattgedrückt, manchmal auch gerippt.

die Spitzen der Nebenranken, so abbrechen, daß nur 8 Früchte zur Reife gelangen. Die Früchte sind kugelig, etwas plattgedrückt, manchmal auch gerippt.

Geruch und Geschmack: Beide sind mild, süßlich, die Kerne schmecken ölig.

Blütezeit: Juni bis August.

Ernte: August bis Ende September.

Standort: Der Kürbis stammt aus Mexiko bzw. Texas, von wo ihn die Spanier nach Europa brachten. Der erste Bericht über den Kürbis stammt von Kolumbus, der unter 3. Dezember 1492 in sein Tagebuch eintrug, daß er diese Pflanze auf Kuba kennen lernte. Auf dem berühmten Indianerfriedhof in Ancon bei Lima aus dem 12. Jahrhundert, fand man bei den Ausgrabungen Kürbiskerne in den Gräbern. In den Schriften im europäischen Kulturraum fand man vor der Heimkehr Kolumbus' nirgends den Kürbis erwähnt. Der sogenannte Flaschenkürbis dagegen war ursprünglich in Indien, auf den Molukken sowie in Abessinien beheimatet. Bei uns hat sich aber nur der aus Amerika stammende runde Kürbis so richtig durchgesetzt.
Der Kürbis gedeiht auf tiefgründigen, feuchten und sonnigen Lagen. Auf günstigen Standorten kann 1 Hektar 30 000—50 000 Kilo Früchte liefern, bei Kürbissen bis zu 100 Kilo.

Heilkräftige Pflanzenteile: In erster Linie sind die Kerne (Semen Cucurbitae) als heilender Pflanzenteil zu nennen. Nicht minder wertvoll ist aber auch das Fruchtfleisch. An

Heil- und Wirkstoffen sind zu nennen, reichlich fettes Öl, Phytosterin, Eiweiß, Globulin, Edestin, Lecithin, Rohrzucker, Phytin, Harz, Enzyme, Diastase, Urease, Emulsin, etwas Salizylsäure und zahlreiche Spurenelemente, u. a. beachtlich Natron und Kieselsäure.

Heilwirkung: Die rasche Verbreitung des Kürbis über ganz Europa ist zum Teil der Tatsache zuzuschreiben, daß die Volksheilkunde sehr bald die Heilkräfte dieser Pflanze erkannte, Heilkräfte, die nun ihre wissenschaftliche Bestätigung fanden.
So eignet sich das sehr bekömmliche und wohlschmeckende Fruchtfleisch als *Diät- und Heilspeise* für Magenkranke und ist für krankhaft Fettleibige eine sehr wirkungsvolle Diätspeise.
Auch Zucker- und Gichtkranke, sowie Rheumatiker und Herzleidende sollen mehr den Kürbis in ihren Diätspeisezettel einbauen!
Kürbisse (wie auch die verwandten Melonen) sind den Nieren- und Blasenkranken sehr zu empfehlen; die sogenannte „Kürbiskur" hat schon oft geholfen, wo die teuersten Heilmittel versagten.

Kürbis-Diätkur: Ein kleinerer oder Teile eines größeren Kürbis werden geschält, in kleinere Stücke oder Scheiben geschnitten und mit einigen gut ausgereiften Paradeis (Tomaten, Nr. 93), sowie mit einigen in Scheiben geschnittenen Zwiebeln (Nr. 140) im eigenen Saft vorsichtig weich gedämpft. Etwas süßer oder saurer Rahm (Sahne) kann beigefügt werden. Gesalzen darf diese Heildiätspeise nicht werden. Man soll sie bei Nierenleiden oder Blasenerkrankungen, durch längere Zeit täglich einmal am Tage essen.
Besonders bei Nierenleiden kann der Kürbis nur aufs wärmste empfohlen werden. Es tritt vorerst eine Steigerung der flüssigen und festen Harnbestandteile ein und erfolgt des weiteren eine Abnahme der Ödeme.

Die Kürbiskerne gelten seit altersher als ein sehr brauchbares Wurmmittel. Zur Bandwurmkur soll man bei strenger Diät 80—100 geschälte Kürbiskerne in einigen Teilportionen gut kauen und nach etwa einer Stunde 1/2 Eßlöffel Rizinusöl einnehmen. Es treten keinerlei nachteilige Nebenerscheinungen auf, auch wenn man die Kur bei Ausbleiben des Erfolges fortsetzen muß. Bei Madenwürmer der Kinder gibt man täglich 10—15 geschälte Kürbiskerne und nach etwa 1 Stunde einen schwachen Teelöffel Rizinusöl.
Besonders der sehr schwer zu beseitigende Fischbandwurm (Bothriocephalus latus) wird durch die Kürbiskur aus dem Körper ausgeschieden. Die Kürbiskerne besitzen nämlich wurmschädigende und wurmaustreibende Wirkstoffe, die man bis heute noch nicht näher kennt. Die Kerne können auch nach dem Schälen gut zerstampft und zerrieben und mit etwa gleichen Teilen Milch (Rohmilch) zu einem Brei verrührt werden.
Es darf aber auf keinen Fall, die zarte graue Haut, die unmittelbar unter der Schale liegt, entfernt werden, da in dieser Haut die Wirkstoffe sich befinden. Kneipp empfiehlt, die Kürbiskerne gleichzeitig mit Wermuttee einzunehmen.

Das nur auf kaltem Wege gewonnene Kürbiskernöl ist ein sehr gesundes und bekömmliches Speiseöl, das nur leider relativ bald ranzig wird. Dies vermeidet man durch kühle Aufbewahrung in dunklen, gut verschließbaren Flaschen. Das Öl darf nicht in Blechdosen aufbewahrt werden.
Das Kürbiskernöl gilt als vorzügliches Wundheilmittel, besonders bei Brandwunden und als wirkungsvolles Einreibungsmittel bei aufgesprungenen Händen oder Füßen infolge Kälteeinwirkung.
Bei Prostatabeschwerden (Vorsteherdrüse) werden Abkochungen von zerstoßenen Kürbiskernen, möglichst warm und zuckerlos zu trinken, empfohlen.

Anwendungen in der Volksheilkunde: Alle bereits genannten Heilanzeigen stammen aus der Volksheilkunde. Weitere Anwendungsmöglichkeiten:
Als Wundmittel werden in der Volksheilkunde auch die getrockneten, fein zu Pulver zerstoßenen Kürbiskerne verwendet. Das Fleisch der Frucht wird in

dünnere Scheiben zerschnitten und diese werden auf Furunkeln und Abszesse gelegt. Die Auflagen werden öfter erneuert bis die Furunkeln oder Abszesse ausreifen. Wenn Frauen in der Schwangerschaft öfter erbrechen, wird der wiederholte Genuß von frischem Kürbisfruchtfleisch (auch in Kompottform) Erleichterung und Abhilfe auslösen.
Der Zuckerkranke bereite sich eine Teemischung von geschälten Kürbiskernen, Baldrianwurzel und Heidelbeerblätter zu gleichen Teilen, davon 3 Teelöffel voll für 2 Tassen als Tagesgabe, im Aufguß bereitet, zuckerlos und schluckweise getrunken.
Bei Wassersucht, Blasenleiden und nicht entzündlichen Nierenleiden soll man viel Kürbis in Form von Salaten, Gemüsen, Säften oder Kompotten einnehmen. Das Fruchtfleisch, roh, fein zerschnitten und als Brei zerstoßen, ist eine vorzügliche Auflage auf die übermüdeten und brennenden Füße, auf die Krampfadern und bei brandigen Körperstellen alter Leute. Das Fruchtfleisch darf nur frisch aufgelegt werden, da gekocht in diesem Falle unwirksam.
Die Kürbissuppen, Kürbisgemüse, Kürbiskompotte sollten viel mehr auf den Mittagstisch kommen, wie überhaupt der Kürbis als Heilpflanze viel mehr Beachtung finden sollte!

75 Labkraut-Arten Galium

a) Kletten-Labkraut Galium aparine L. Tafel 5, Figur 6

Volksnamen: Klabergras — Klebgras — Klebern — Klimme — Hafta — Wundkraut — Zaunkleber — Zaunreiter

Botanik: Die Pflanze wird 60 bis 150 cm hoch und ist ein typischer „Klimmer", worunter wir eine Pflanze ohne Ranken verstehen, die sich nur mit Hilfe der waagrecht abstehenden Ästchen und ihrer nach rückwärts gerichteten Stachelchen überall leicht anhaftet und so hinaufklimmt. Der Stengel ist vierkantig, kahl, nur an den Gelenken verdickt und steifhaarig. Die Blätter sind einnervig, zu 6 bis 8 quirlförmig angeordnet, lineal-lanzettlich, stachelspitz. Die kleinen grün-weißen Blüten sind in blattwinkelständigen, gestielten Trugdolden zusammengesetzt. Die Blütenstiele sind nach dem Verblühen gerade wegstehend.

Geruch und Geschmack: Die ganze Pflanze hat einen nicht unangenehmen, zarten Duft und schmeckt etwas bitter.

Blütezeit: von Juni bis Anfang Oktober.

Standort: Auf Äckern, Wiesen, Schutthaufen, vielfach längs der Hecken und Holzzäune vorkommend. Das Labkraut wird gerne vom Weidevieh angenommen, nur Schweine fressen die Pflanze nicht.

Heilkräftiger Pflanzenteil: Das blühende Kraut (Herba Gallii aperinae), das den ganzen Sommer hindurch gesammelt und sogleich getrocknet werden muß. Am heilwirksamsten ist der Saft des frischen Krautes. Die Früchte wurden von den prähistorischen Menschen als Labferment zur Käseerzeugung verwendet. Von der bäuerlichen Bevölkerung Irlands werden noch heute die Früchte als Kaffee-Ersatz angewendet.

Heil- und Wirkstoffe: Neben einem noch nicht benannten Glykosid, Saponinen und Rubichlorsäure, enthält die Pflanze Zitronensäure, Galitannsäure, einen roten Farbstoff vom Alizarinthypus, Asperulosid und eine Reihe von Spurenelementen.

Heilwirkung: Sowohl das Kletten-Labkraut als auch das nachfolgend beschriebene Wahre Labkraut sind trotz ihres hohen Ansehens in der Volksheilkunde keine offizinellen Heilpflanzen. Beide Arten wurden als Heilpflanzen schon im Altertum verwendet. Bock (1498 bis 1554) lobte das Labkraut als zerteilendes Mittel und empfahl die Pflanze bei Gelbsucht. Matthioli bezeichnet die Pflanze sogar als krebsheilend, welche Eigenschaft auch von Prof. Dr. Osiander, dem berühmten Lehrer der Naturheilmedizin zu Göttingen (1844) bestätigt wurde. Bei inneren oder äußeren Krebsgeschwüren (Hautkrebs) empfahl er den Tee einzunehmen bzw. den Saft äußerlich anzuwenden.
Kräuterpfarrer Künzle empfiehlt den frischen Saft gegen Fettsucht (innerlich) und gegen Kropf (innerlich und äußerlich in Form von Umschlägen).

Anwendungen in der Volksheilkunde: In der Volksheilkunde wird das Labkraut sehr gerne zur Bekämpfung aller Hautschäden, wie Flechten, Ekzeme, Hautunreinigkeiten und gegen den Hautkrebs angewendet. Hier wirkt besonders der frisch ausgepreßte Saft, täglich wiederholt auf die erkrankte Hautstelle gebracht und eintrocknen lassen. Vor dem erneuten Beträufeln reinige man die erkrankte Hautstelle mit einem in Weingeist getauchten Lappen. Dieser muß nach Gebrauch verbrannt werden.
Sogar lepraartige Hautausschläge wurden nach Dr. Madaus mit Erfolg behandelt.
Der Tee als Aufguß bereitet — 2 Teelöffel für 1 Tasse —, lange Zeit im Munde behalten und dann ausspülen, ist ein vortreffliches Heilmittel bei allen Zungenentzündungen, ja sogar bei Zungenkrebs.
Als Tee getrunken, empfiehlt die Volksheilkunde diesen als Mittel gegen Magen- und Darmkatarrh.
Ferner wird der Tee wegen seiner heilenden Wirkung bei Wassersucht, Harnverhaltung und schmerzhaftem Urinieren gelobt, ferner bei Grieß- und Steinleiden, Drüsenanschwellungen, Blasenkatarrh und bei krankhafter Fettsucht.

Wenn sich die ersten Anzeichen eines bevorstehenden epileptischen Anfalles zeigen, soll man dem Kranken 1 bis 2 Tassen des Tees einflößen.
Aus dem Saft der Pflanze, frisch gepflückt und sofort ausgepreßt, bereitet man, mit frischer Butter vermengt, eine sehr heilsame Salbe gegen alle Hautkrankheiten, wie eiternde Hautpusteln, skrofulöse Anschwellungen, hartnäckige Geschwüre, bei Knotenbildung an der Brust, Hautausschlägen, eiternden Fingernagelgeschwüren, Flechten, Kropf und krebsartigen Hautleiden. Die Salbe muß alle 3 Stunden erneuert und das bedeckende Leinenfleckchen sofort verbrannt werden.
Vielfach wird in der Volksheilkunde auch der frisch ausgepreßte Saft, etwas mit Wasser verdünnt, eingenommen.

b) Wahres Labkraut Galium verum L.

Volksnamen: Beinritzenkraut — Bettstroh — gelber Butterstiel — Gliedkraut — Unser lieben Frauen Bett-, Weg- oder Wallstroh — Liebfrauenstroh — Herrgottsbettstroh — Muttergottesbettstroh — Magerkraut — Milchgerinnkraut — Kindsfallsuchtkraut — Stillkraut — Mundfäulkraut — Springelblume — Wundstillkraut

Botanik: Diese Pflanze unterscheidet sich von der vorigen Art durch den Stengel, der vier erhabene Linien aufweist, ferner durch die Blätter, deren Ränder umgerollt sind, und schließlich durch zitronengelbe Blüten.

Geruch und Geschmack: Die Pflanze, besonders die Blüten, riechen stark honigartig, doch etwas aufdringlich. Der Geschmack ist sauer, zusammenziehend und an Kräuterkäse erinnernd.

Blütezeit und Standort: wie bei der vorigen Art.

Heilkräftiger Pflanzenteil: Ebenfalls das blühende Kraut (Herba Gallii veri). Auch die

Heil- und Wirkstoffe sind im großen und ganzen die gleichen, von standörtlichen Schwankungen abgesehen.

Heilwirkung: Das Wahre Labkraut kann wie das Kletten-Labkraut verwendet werden. Die Heilwirkung ist kräftiger. Der bekannte Kräuterpfarrer Künzle war ein großer Anhänger dieser Heilpflanze und meinte, sie sei eines der verläßlichsten Mittel gegen Nierenleiden aller Art, selbst wenn schon alle anderen Mittel versagten.
Linné rühmte sie bei Kinderepilepsie.

Das Wahre Labkraut war bei den alten Germanen der Göttin Freya, als der Göttin der Fruchtbarkeit, der Liebe, Ehe und Geburt geweiht.
Der Name „Unser lieben Frauen Bettstroh", „Liebfrauenstroh" usw., rührt daher, da in der alten Volkskunde die Pflanze als eine erdstrahlenabwehrende Pflanze gilt. Man gibt noch heute am Lande den vor der Entbindung stehenden Frauen das Kraut unter das Leintuch als strahlenabwehrendes Bettstroh. Die moderne Erdstrahlenforschung hat die erdstrahlenabwehrende Kraft dieser Heilpflanze bestätigt.

Das

c) Weiße Labkraut Galium mollugo L.

mit fein gesägten Blättern und einem kurzen Stachel an der Spitze sowie weißen bis gelblich-weißen Blüten hat auch die gleichen *Heil- und Wirkstoffe,* zusätzlich noch Oxalsäure, Harz und Wachs. Die Galitannsäure konnte nicht nachgewiesen werden.
Die standörtlichen Verhältnisse sind die gleichen. In der Heilwirkung und Anwendung wie das erstgenannte Labkraut.

Anmerkung: Das **Wiesen-Labkraut,** Galium palustre L., ist keine Heilpflanze. Es wächst mehr auf sumpfigen Wiesen und ist an der Eigentümlichkeit leicht zu erkennen, daß es kurze Zeit nach dem Pflücken schwarz wird.

76 Lärche Larix europaea D. C. Tafel 5, Figur 7

Synonyme: L. decidua Miller. — Pinus larix L.

Volksnamen: Lärchtann — Lerbam — Lörbaum — Lorchbaum — Lertanne — Lörtanne — Lortanne — Schönholz

Botanik: Die Lärche ist die Frühlingsverkünderin des Nadelwaldes und hat als lichthungriger Baum das Bestreben, über die übrigen Waldbäume hinauszuragen. Durch diesen in der Jugend besonders starken Höhenwuchs ist sie anfangs sehr schlank und setzt erst in späteren Jahren breitere Jahresringe an. Als einziger Nadelbaum verliert die Lärche alljährlich die Nadeln. Sie sind hellgrün, flach, 2 bis 3 cm lang und stehen zu 15 bis 20 in Büscheln, nur bei den jungen Trieben einzeln. Die Lärche ist einhäusig. Die roten wohlriechenden weiblichen Blüten entwickeln sich zu kleinen Zäpfchen.

Geruch und Geschmack: Rinde, Harz und Nadeln haben einen balsamischen, etwas zitronenartigen Geruch und das Harz einen balsamischen Duft. Der Geschmack des Harzes ist terpentinartig.

Blütezeit: April, Mai. *Samenreife:* Oktober, November.

Standort: Die Lärche gedeiht am besten im Gebirge und kommt nicht nur in den Alpen, sondern auch in den übrigen Gebirgen Europas oft waldbildend, doch auch inmitten der Nadelbäume vor.

Heilkräftige Pflanzenteile: Gesammelt wird die Rinde, das Harz, die jungen Sprossen und die Nadeln. Alle von Mai bis gegen Ende August.
Offizinell ist der aus dem Lärchenharz gewonnene Terpentin, der den Namen „Venetianischer Terpentin" (Terebinthina Veneta) führt.

Heil- und Wirkstoffe: Im Terpentin ist ätherisches Öl in wechselnden Mengen, 15–35 %, enthalten. Ferner werden verschiedene Harzsäuren, wie Pimarin-, Pimar- und Pimarolsäure nachgewiesen und schließlich Bitterstoff und etwas Bernsteinsäure.

Heilwirkung: Terpentin hat die Heilwirkung zu erweichen, zu erwärmen, zu säubern und zu zerteilen.

Anwendungen in der Volksheilkunde: 1/2 bis 2 g Venetianischer Terpentin mit Honig gut vermengt und eingenommen, ist ein gutes Hausmittel gegen Blasen- und Steinleiden, Blutungen, Katarrh, treibt die Würmer und den Urin, der hiedurch einen veilchenartigen Geruch bekommt.
Äußerlich ist der Venetianische Terpentin gut zu Einreibungen bei Nervenschmerzen, als Umschlag bei blutenden Wunden, eiternden Geschwüren, nässenden Flechten, bei Grind und anderen Hauterkrankungen. Die Umschläge werden in der Weise bereitet, daß man einen wollenen Lappen zuerst in heißes Wasser taucht, ausdrückt und dann erst mit dem Terpentin etwas befeuchtet. Dieser Umschlag ist jedoch nach 1/2 Stunde zu entfernen und erst am nächsten Tage zu wiederholen.
Innerlich wird der Venetianische Terpentin in Gaben von 5 bis 8 Tropfen bei Bandwurm, Darmschleimdrüsen, blutigem Durchfall, Gallensteinkolik, Nierenkolik und zur Förderung der monatlichen Regel eingegeben. Auch bei inneren Blutungen wirkt der Venetianische Terpentin blutstillend.
Venetianischer Terpentin wird empfohlen bei allen Erkältungskrankheiten des Magens, da er diesen wohltuend erwärmt.
Es wird jedoch nachdrücklichst darauf aufmerksam gemacht, daß zu große Gaben und auch ständiger Gebrauch unbedingt zu vermeiden sind, da sie sonst – dies besonders bei Nierenleiden oder empfindlicher Niere – eine wesentliche Verschlimmerung des Leidens auslösen können.
So wohltuend die äußerliche Anwendung in Form von Einreibungen ist, können hier zu große Mengen oder zu häufige Einreibungen nur schaden. Es entstehen schmerzhafte Anschwellungen und Blasenbildungen.

In entsprechender Verdünnung mit bestem Olivenöl kann man den Venetianischen Terpentin etwas angewärmt tropfenweise in das schmerzende Ohr träufeln.
Die Rinde der Lärche, in Wasser gesotten und getrunken, stillt das starke Abweichen und treibt den Harn.
Die Rinde zu Pulver fein zerstoßen und dieses in die eiternden und schwer heilenden Wunden oder Geschwüre gestreut, bringt diese zum Abheilen.
Die Nadeln zerstoßen und übergelegt, lindern die entzündeten Wunden. Die frischen Nadeln in Essig gekocht und die Brühe eine Zeitlang im Munde gehalten, stillt fürs erste das Zahnweh.
Lärchennadel- oder Lärchensprossenbäder haben die gleiche Wirkung wie die Fichten- oder Kiefernnadelbäder (siehe Nr. 33 bzw. 65).

Anwendung in der Homöopathie: Die entsprechenden Verdünnungen mit Terebinthia Veneta werden gegen Hautausschläge, Blutharnen, Nierenentzündungen und gegen Hautwassersucht nach Scharlachfiebern angewendet.

Anmerkung: Ein auf den Lärchenstämmen sitzender, meist unregelmäßig geformter Löcherschwamm ist der **Lärchenschwamm,** Polypours officinalis Fr.

Botanik: Seine Oberfläche ist höckerig, ringförmig gefurcht und weist gelbe, weißliche und bräunliche Ringstreifen auf. Die Haut ist hart und wird später rissig. Der untere Teil des Schwammes ist aus sehr feinen gelblichen bis bräunlichen Röhren zusammengesetzt. Das innere Pilzgewebe ist bei jungen Schwämmen fleischig, bei alten Schwämmen oder in getrocknetem Zustande korkartig.

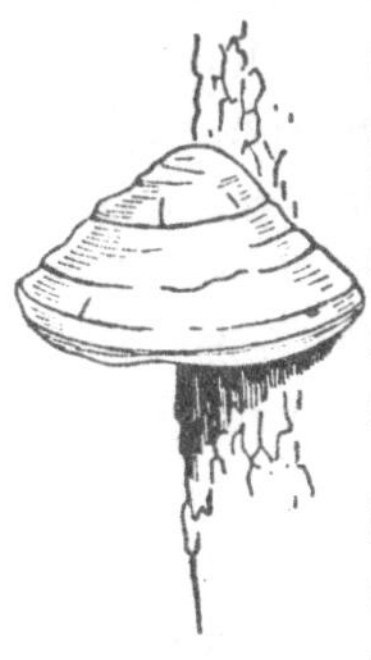

Der Geruch des Schwammes ist eigenartig, mehlig und reizt zum Niesen. Der Geschmack ist süßlich, dann widerlich bitter.
Standort: Der Lärchenschwamm gedeiht zumeist an alten Lärchenstämmen in den Alpen.

Heilkräftiger Pflanzenteil ist der von der Rinde befreite getrocknete und in kleinere Stücke zerschnittene Schwamm. Er wird fast ausschließlich in gepulverter Form angewendet.

Heilwirkung: Der Lärchenschwamm war früher eine sehr geschätzte Heilpflanze und war unter dem Namen *Agaricus albus* ein Bestandteil des berühmten Lebenselixiers im Altertum und im Mittelalter.
Vom gepulverten Lärchenschwamm eine kleine Messerspitze voll eingenommen, führt stark ab und befreit den Magen und die Brust vom zähen Schleim. Zumeist wurde er mit altem Weißwein genommen und dieser Heiltrank mit Lavendel, Gewürznelken und etwas Ingwer geschmacksmäßig verbessert.
Kinder und schwächliche Personen sollen dieses radikale Abführmittel nicht gebrauchen.

77 Lauch-Arten Allium

a) Bärlauch Allium ursinum L.

Synonyme: A. latifolium Gilib. — A. nemorale Salisb. — Ophioscorodon ursinum Wallr.

Volksnamen: Hexenzwiefel — Judenzwiefel — Ramsen — Waldknoblauch — wilder Knofel — Wurmlauch — Zigeunerlauch — Zigeunerzwiefel

Botanik: Die ausdauernde Pflanze wird 20 bis 25 cm hoch, besitzt eine längliche, von weißen durchsichtigen Häuten umgebene Zwiebel und meist zwei grundständige Blätter von flacher lanzettlicher Form. Stiel ist aufrecht und etwas kantig. Die reichblütigen Scheindolden mit weißen, sternförmigen Blumenkronen tragen nie Brutzwiebelchen und erfolgt die Vermehrung nur durch die in den Kapselfrüchten enthaltenen schwarzen Samen. Diese werden zumeist durch Ameisen verbreitet.

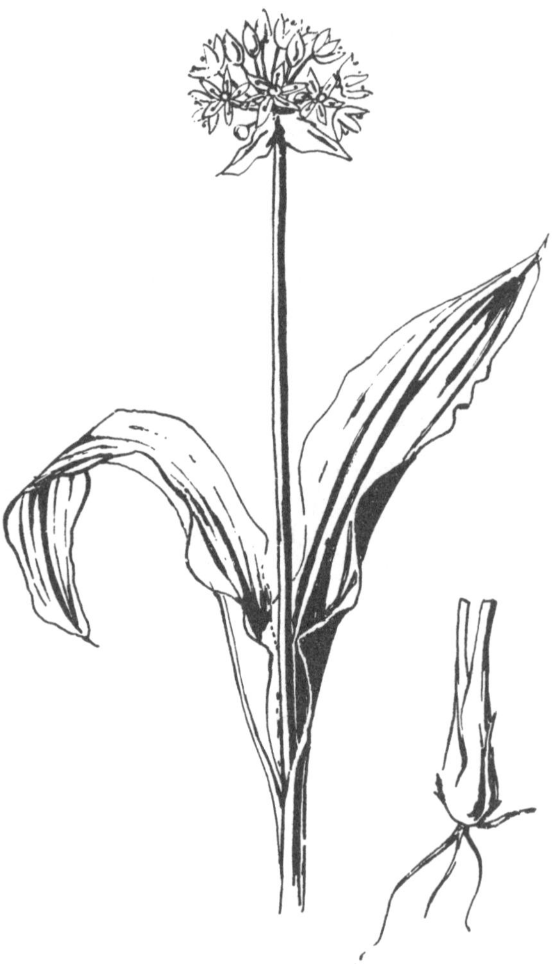

Geruch und Geschmack: Der Bärlauch wird durch seinen starken knoblauchartigen Geruch schon festgestellt, noch ehe man ihn im Walde sieht. Der Geschmack ist ähnlich dem Knoblauch, jedoch schärfer, beißender.

Blütezeit: Mai, Juni.

Standort: Der Bärlauch ist fast nur auf humusreichen, tiefgründigen Stellen feuchter, schattiger Laubwälder anzutreffen.

Heilkräftige Pflanzenteile: Sowohl die Zwiebeln (Bulbus Alii ursini) als auch die ganze Pflanze wird gesammelt. Für die frische Pflanze ist die beste Sammelzeit April und Mai. Die Zwiebeln werden im Sommer und Herbst gesammelt. Die Pflanze kann nicht getrocknet werden, da sie durch Trocknen unwirksam wird. Auch die Zwiebeln trocknen, besonders in trockenen Kellern rasch ein und werden leicht unansehnlich.

Heil- und Wirkstoffe: Der Bärlauch besitzt reichlich ätherisches Öl mit dem Hauptbestandteil Vinylsulfid, daneben Vinylpolysulfide und Spuren eines Merkaptans. An weiteren Heil- und Wirkstoffen enthält der Bärlauch wertvolle Mineralsalze, Schleim und Zucker.

Heilwirkung: Der Bärlauch war schon den alten Römern bekannt und von diesen, so wie heute von manchem Naturarzt, sogar dem Knoblauch vorgezogen. Der Bärlauch wird vielfach als unverbrauchtes Naturprodukt als wirksamer beurteilt, während der echte Knoblauch als uraltes Kulturgewächs nicht mehr diese urwüchsige Heilkraft besitzen soll. Dies mag seine Richtigkeit haben, doch ist auch zu bedenken, daß der Bärlauch von vielen, besonders magenempfindlichen Menschen, nicht vertragen wird. Unrichtig ist es aber, den Bärlauch als nur die heilsame Knoblauchart hinzustellen und den echten Knoblauch als minderwertig abzulehnen.
Bärlauch ist ein sehr gutes Heilmittel bei Arterienverkalkung (Arteriosklerose), besonders wenn diese schon weit vorgeschritten ist. Bei erhöhtem Blutdruck ist Bärlauch sehr zu empfehlen, bei Madenwürmern und auch bei Leberleiden. Er ist ein vorzügliches Reinigungsmittel für Magen und Darm. Pfarrer Künzle schreibt über den Bärlauch: „wohl kein Kraut der Erde ist so wirksam zur Reinigung von Magen, Gedärmen und Blut wie der Bärlauch. Ewig kränkelnde Leute, mit Flechten, Eißen und Ausschlägen versehen, die Skrofulösen und die Bleichsüchtigen sollten den Bärlauch verehren wie Gold. Die jungen Leute würden aufblühen wie ein Rosenspalier und aufgehen wie die Tannenzapfen an der Sonne."
Die Anwendung ist wie beim Knoblauch.

Anwendung in der Volksheilkunde: Die vorgenannten Heilanzeigen stammen alle aus der Volksheilkunde, bei der der Bärlauch das höchste Ansehen genießt. Zusätzlich wird der Bärlauch noch sehr empfohlen zu Spülungen bei Weißfluß, zur Wundenreinigung, indem man den frischen Saft auf schlecht heilende Wunden träufeln soll und schließlich als Lungenmittel. Besonders bei Lungenverschleimung älterer Leute, wenn kein Heilmittel mehr Heilung bringt, wird der zähe Schleim durch den Saft des Bärlauchs aufgelöst und zum Auswurf gebracht.

Magenempfindliche Personen sollen die Zwiebeln vom Bärlauch zerschneiden, in warmer Milch 2—3 Stunden ziehen lassen und die Milch schluckweise trinken.

b) Knoblauch Allium sativum L.

Volksnamen: Gruserich — Knobel — Knofel — Knoflak — Look

Botanik: Der bis 1 m hoch werdende Stengel ist stielrund und, wie die ganze Pflanze, völlig kahl, unten von röhrigen Blattscheiden umkleidet, darüber meist 5 lineale, lang zugespitzte lauchgrüne Blätter. Diese sind ganzrandig, seicht rinnig, unterseits gekielt. Die Blütendolde ist von einer lang zugespitzten weißen Blütenscheide umhüllt. Die Dolde besteht aus 25 bis 30 eirunden Brutzwiebelchen, zwischen denen nur wenige kleine, weißliche Blüten stehen. Die Blüten sind fast immer steril.

Blütezeit: Juli, August. *Erntezeit:* September.

Standort: Der Knoblauch gedeiht bei uns in allen Gärten. Der große Bedarf erfordert seinen Anbau in Großkulturen.

Heilkräftige Pflanzenteile: Gesammelt werden die Zwiebeln zur Erntezeit. Deren Geruch ist eigenartig, der Geschmack süßlich, beißend und gewürzhaft.

Heil- und Wirkstoffe: Stickstoffsubstanzen, pflanzliches Fett, inulinartige Polyosen, Mineralsubstanzen, ätherisches Öl (mit Diallyl-disulfid), Allicin, Alliin, organische Kieselsäure und eine pflanzlich gebundene Jodverbindung.

Heilwirkung: Offizinell sind die Knoblauchzwiebeln (Bulbus Alii sativi). Die große Heilkraft des Knoblauchs beruht hauptsächlich auf drei organischen Inhaltsstoffen, die im Saft der Zwiebeln enthalten sind.

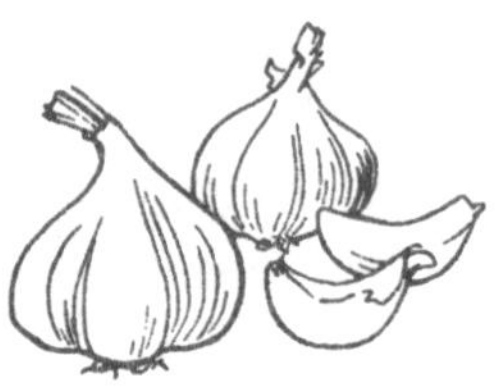

Diese sind das ätherische, schwefelhaltige Öl von bekanntem Geruch, sehr leichter Veränderlichkeit und Empfindlichkeit, ferner eine pflanzlich gebundene Jodverbindung in reichlicher Menge und schließlich eine geringere organische Kieselsäure. Diese drei Inhaltsstoffe sind in den Zwiebeln in so konzentrierter Form enthalten, daß sie, so heilend sie in verdünnter Form wirken, auch ebenso ungünstige Beeinflussungen auslösen, wenn sie auf einmal in größeren und unverdünnten Mengen eingenommen werden. Die genannten Inhaltsstoffe wirken auf die Schleimhäute und auf die Haut reizend und entzündungserregend. In kleinen oder verdünnten Gaben bewirken diese eine erhöhte Durchblutung der Schleimhäute, wodurch auch eine erhöhte Tätigkeit der Verdauungsorgane angeregt wird. Dies wird dort vom besten Einfluß sein, wo eine ungenügende Tätigkeit der Verdauungsdrüsen Gärungserscheinungen, Verstopfung, Durchfall, Koliken und Übelkeiten auslöst. Daß der Knoblauchsaft darüber hinaus auch noch die ungenügende Leber- und Gallentätigkeit wieder normalisiert, ist ebenfalls der erhöhten Durchblutung zuzuschreiben, die dieser auslöst. Außerdem besitzt aber

der Knoblauchsaft noch eine sehr wichtige Heilkraft. Die anfangs genannten Wirkstoffe haben eine ausgesprochen desinfizierende Kraft und die Fähigkeit, die Entwicklung der Fäulnisbakterien im Darm zu hemmen bzw. zu unterdrücken. Der Knoblauchsaft ist nicht nur ein Vorbeugungsmittel, sondern vermag bestehende infektiöse Darmerkrankungen wie Ruhr, Cholera, Typhus oder Paratyphus ehestens zum Abheilen zu bringen. Daß auch akute oder chronische Dünn- und Dickdarmkatarrhe mit allen Begleiterscheinungen ebenfalls geheilt werden, ergänzt nur noch die große heilwirkende Kraft dieses Naturproduktes. Wenn wir uns nun vorstellen, daß die Fäulnisvorgänge nicht nur die genannten Beschwerden und Leiden auslösen, sondern in weiterer Folge diese Giftstoffe (Indol, Phenol usw.) ins Blut übergehen, hier nicht nur dieses vergiften, sondern auch die Zirkulation des Blutes stören, werden wir hier wahrscheinlich auch eine der Ursachen krankhafter Blutdrucksteigerungen und der Arterienverkaltung zu suchen haben.
Da die Blutdruckverhältnisse wiederum vom größten Einfluß auf die Herztätigkeit sind, sehen wir die einmalige Wirkung des Knoblauchs auch auf dieses Organ erstreckt. Die erhöhte Durchblutung, Beseitigung der Giftstoffe in Magen und Darm, Entgiftung des Blutes, Regelung der Blutzirkulation, muß auch eine Normalisierung der Herztätigkeit zur Folge haben, der Puls erfährt eine Verlangsamung, die ausgiebigere Durchblutung des Herzmuskels bringt auch diesem wieder Stärkung und Genesung. Das Abklingen aller direkt oder indirekt damit zusammenhängenden Leiden und Beschwerden wird verständlich, die Schlaflosigkeit wird verschwinden, die Nerven werden wieder kräftiger, Übermüdung, Reizbarkeit, Kopfschmerzen, Schwindelgefühle, Unlust und nicht zuletzt seelische Depressionen verlieren sich. Kein geringerer als Wagner von Jauregg hat schizophrenische Erscheinungen (eine Form jugendlichen Irreseins) zum Teil durch die Anwesenheit von Darmgiften zu erklären versucht. Wenn nun der Knoblauchsaft diese Darmgifte unschädlich macht und abführt, können wir nicht sehr fehlgehen, wenn wir die alte Volksweisheit bestätigen, daß Knoblauch selbst Geisteskrankheiten zu heilen vermag. Die Aufzählung der so segensreichen Heilwirkung des Knoblauchs wäre aber nicht vollständig, wenn wir nicht noch einer weiteren Organgruppe im Körper gedenken würden, die ebenfalls durch den Knoblauch sehr günstig krankheitsvorbeugend und heilend beeinflußt wird. Die eingangs genannten Heilstoffe des Knoblauchsaftes werden, soweit sie im Darm nicht sogleich zerlegt werden, rasch aufgenommen und so auch teils durch die Lunge, teils durch die Haut wieder ausgeschieden. Hiedurch wird eine anregende und keimtötende Wirkung auf die Bronchien ausgelöst. So wirkt der Knoblauchsaft auch auf das beste bei allen Erkrankungen der Atmungsorgane; wir gebrauchen ihn bei Bronchitis mit zähem Schleim und werden sogar deutliche Erfolge feststellen können, wenn bereits das Bronchialsekret (Auswurf) von eitriger Beschaffenheit ist. Die neuesten Forschungsergebnisse beweisen eindeutig, daß der Knoblauchsaft eines der wirksamsten

Heilmittel bei der Bekämpfung der Tuberkulose ist! Darm — Herz — Lunge, diese drei Hauptorgane, natürlich auch alle damit zusammenhängenden Nebenorgane, werden von dieser „Wunderzwiebel" geheilt. Es ist ganz natürlich, daß sie zu den ältesten Heil- und Kulturpflanzen der Menschheit zählt und in den größten Literaturwerken immer wieder genannt wird, sei es in den im Sanskrit verfaßten Schriften der alten Inder, sei es in der Bibel, bei Homer, Plinius, Vergil, oder in der Edda u. a. Immer wieder stoßen wir auf den Knoblauch, auf das noch immer viel zu wenig angewendete Lebenselixier der Menschheit.

Anwendungen in der Volksheilkunde: Die einmalige Heilkraft des Knoblauchs löst eine Unmenge von Anwendungen in der Volksheilkunde aus, von denen hier die wichtigsten aufgezählt seien.
An der Spitze der Ausführungen wird die Knoblauchtinktur beschrieben, da sich diese wie ein roter Faden bei fast allen aufgezählten Krankheitserscheinungen durchziehen wird. 250 g (= 1/4 kg) Knoblauchzwiebeln werden geschält und zerschnitten und in 1 Liter Branntwein durch 14 Tage bei etwa 30 Grad Wärme angesetzt. Bei Tag stellt man die gut verkorkte und mit Wachs luftdicht abgeschlossene Flasche an die Sonne oder in die Nähe des Herdes. Der Flascheninhalt wird mehrmals am Tage durchgeschüttelt. Nach Ablauf der 14 Tage seiht man den Flascheninhalt durch. Diese Tinktur ist über 1 Jahr haltbar.

In Zeiten von Seuchen oder Epidemien, sei es Grippe, Ruhr, Typhus u. a. nehme man am Tage 1 Stunde vor jeder Mahlzeit je 10 bis 15 Tropfen. Ist man von einer dieser Krankheiten befallen, nehme man zusätzlich noch am Vormittag und Nachmittag je 20 Tropfen. Diese Tinktur ist gift- und seuchenwidrig, wirkt desinfizierend und blutreinigend.
Bei Gelbsucht koche man einige Knoblauchstückchen in Milch einmal auf, trinke die Milch und zerkaue gut den Knoblauch. Die gleiche Kur wende man bei Wassersucht und Sumpffieber an.

Bei Halsentzündung und Keuchhusten verreibe man Knoblauch mit Talg zu einer Salbe und reibe damit öfter am Tage den Hals und die Brustpartien ein oder man verwende eine verdünnte Knoblauchtinktur.
Bei Bronchitis, Husten und sonstigen Erkältungserscheinungen zerstoße man Knoblauch möglichst fein und vermenge ihn in verdünnten Honig. Man nehme jede Stunde 1 Teelöffel davon. Auch kann man Knoblauchtinktur 5 bis 10 Tropfen 3mal täglich anwenden.
Bei Ohnmacht bei Schwangerschaft Stirne und Puls mit Knoblauchtinktur einreiben.

Bei epileptischen Anfällen bzw. wenn sich Anzeichen für den Ausbruch dieser Anfälle zeigen, hilft sehr dem Kranken das Einatmen der aufsteigenden Dämpfe einer Knoblauchabkochung.

Bei schmerzhaften Insektenstichen, Hunde- oder Schlangenbiß, als ERSTE HILFE die Wunden mit Knoblauchsaft beträufeln und Knoblauchtinktur einnehmen.
Bei blutunterlaufenen Flecken helfen Auflagen eines Breies von fein zerstoßenem Knoblauch, vermischt mit Honig, oder mit Knoblauchtinktur getränkte Wattebauschen.
Die erfolgreiche Behandlung von schlecht heilenden Wunden, eiternden Geschwüren, krebsartigen Geschwüren etc. erfolgt durch wiederholte Auflagen am Tage von mit Knoblauchtinktur getränkten Wattebauschen oder reinem Knoblauchsaft oder einem Gemisch von Honig und Knoblauchsaft. Die Wattebauschen sind ein zweites Mal nicht zu verwenden und sind sofort zu verbrennen!

Bei Hauttuberkulose (Lupus erythematodes) beträufle man die erkrankten Hautstellen mit Knoblauchtinktur oder reinem -saft und sorge auch durch innerliches Einnehmen für eine Blutreinigung. Bei Magenerkältung, Blähungen, Kolikschmerzen nehme man ein Stamperl der Knoblauchtinktur und reibe den Unterleib mit der verdünnten angewärmten Tinktur ein.

Bei Verschleimung der Brust oder des Magens koche man zerschnittenen Knoblauch mit Wasser und etwas Zucker zu einem dicken Saft ein und nehme diesen teelöffelweise ein.

Gesichtsunreinigkeiten, wie Pusteln und Pickeln, verschwinden, wenn man das Gesicht mit verdünnter Knoblauchtinktur einreibt.

Rauhe Stimme wird klar und rein durch Trinken einer warmen Knoblauchbrühe, mit verdünntem Honig vermischt.

Ohrenweh, so es von Kälte herrührt, verschwindet, wenn man einige Tropfen Knoblauchsaft in vorgewärmtes Olivenöl vermischt und diese Mischung in das Ohr tropfenweise träufelt.

Wider den Stein und schmerzhaftes Harnen: schneide 3 Knoblauchhäuptlein in einen Schluck warmen Wein und genieße beides.

Bei Schlaflosigkeit trinke man abends 1 Glas lauwarmes Wasser, worin 25 Tropfen Knoblauchtinktur und 1 bis 2 Teelöffel Honig aufgelöst wurden.

Bei Würmern gibt man den Kindern Knoblauchsaft in Milch ein. Erwachsene gebrauchen am besten die Knoblauchtinktur, 15 bis 20 Tropfen, 3mal am Tage mit etwas Wasser eingenommen.

Anwendung in der Homöopathie und Tiermedizin: Die homöopathischen Essenzen und ihre Verdünnungen werden ebenfalls hauptsächlich als Brust-, Magen- und Darmmittel genommen.
Desgleichen findet in der Tiermedizin der Knoblauch Anwendung.

Beseitigung des Knoblauchgeruches und -geschmackes: Da sich viele Menschen an dem Knoblauchgeruch bzw. -geschmack stoßen, sei erwähnt, daß diese Nach-

teile durch Zusatz von Pfefferminzgeist (Nr. 63) in die Knoblauchtinktur (etwa 10 Prozent Zusatz) verringert werden können.
Eines ist aber sicher: der frische Knoblauchsaft ist jedem noch so angepriesenen Knoblauchpräparat, ob in fester oder flüssiger Form, vorzuziehen.

Aus der Geschichte des Knoblauchs: Der Knoblauch war ursprünglich in Zentralasien heimisch. Im Sanskrit hieß er mahuschuda, bei den Juden zur Zeit des Alten Testamentes schumin, bei den Griechen skordon und bei den Römern allium. Im alten Ägypten hat der Knoblauch eine bedeutende Rolle gespielt. In den Grabanlagen der Pyramiden finden wir immer bildliche Darstellungen von Knoblauch. Wie Herodot, der Vater der Geschichte genannt, berichtet, wurden beim Bau der großen Cheopspyramide allein für die Zwiebel-, Rettich- und Knoblauchkost der Arbeiter, um sie gesund zu erhalten, 1600 Silbertalente aufgewendet. Ein pensionierter Bankdirektor hat mühsam errechnet, daß dies einem heutigen Wert von 4 Millionen DM oder rund 24 Millionen Schilling entspricht. Es gäbe noch sehr viel Interessantes aus der Geschichte des Knoblauchs zu berichten, doch müssen wir uns begnügen abschließend festzustellen, daß der Knoblauch eine der „internationalsten" Heilpflanzen ist, da jedes Volk der Erde seine Knoblauchrezepte hat. Wie gesund und wertvoll er zum Beispiel den Augen ist, besagt ein Sprichwort am Balkan: Wer krank und schwach an den Augen ist, esse durch 40 Tage täglich eine Zehe Knoblauch. Es werden die Augen so erstarken, daß man alle Sterne am Himmel wird zählen können.

c) Lauch (Porree) Allium porum L.

Der Lauch, der unter den Namen Porree, Welschzwiebel oder Fleischlauch bekannt ist, war als Heilpflanze schon bei den alten Ägyptern, Griechen und Römern bekannt und stand in hohem Ansehen.

Porree, dem Knoblauch, Schnittlauch und der Zwiebel nahe verwandt, ist der mildeste von ihnen, er brennt nicht auf der Zunge und treibt auch keine Tränen aus den Augen. Porree wurde geschichtlich berühmt als das Leibgericht des berüchtigten Kaisers Nero, der mehrmals am Tage rohen Porree aß, um eine schöne Stimme zu erhalten. Ganz Rom folgte diesem Beispiel. Nie wieder wurde so viel Porree gegessen wie in diesen Tagen.

Heute wissen wir vom Lauch, daß sein wichtigster Heilstoff das schwefelhaltige ätherische Öl ist. Dieses Öl löst durch sehr milde Reizwirkung die Sekretion der Magen- und Darmdrüsen, der Leber und der Gallenblase aus und hemmt weitgehend die Ausbreitung der Fäulnis- und Gärungserreger im Darm. Diese reinigende Wirkung ruft erhöhtes Wohlbefinden hervor und steigert angenehm den Appetit. Die beachtliche Menge an pflanzlichen Schleim-

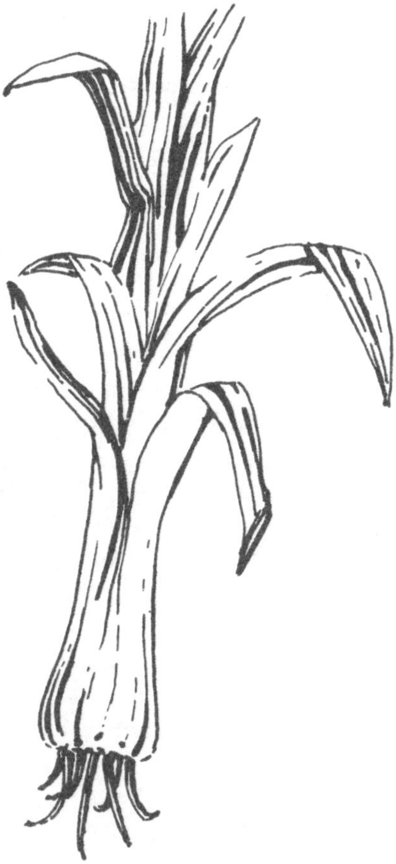

stoffen fördert, wie alle schleimführenden Heilpflanzen, die Ausscheidung unseres Schleims in den Atmungsorganen.
Schließlich wird dem Porree auch eine erhöhte, reizlose harntreibende Wirkung nachgesagt. Der hohe Vitamin-A-, -B- und -C-Gehalt macht den Lauch als regelrechtes und reichliches Wintergemüse sehr wichtig. Leider wird aber Lauch nur zur Garnierung von Speisen und zur Geschmacksverbesserung herangezogen.
Besonders gegen Winterende — richtige Lagerung ist natürlich immer Voraussetzung — sollte Porree reichlich genossen werden, als Salat, Frischgemüse oder ganz leicht gedämpft. Die mit Winterende und Frühjahrsanfang einsetzende sogenannte „Frühjahrsmüdigkeit" ist nichts anderes als eine Mangelkrankheit. Wir haben einen Mangel an Vitaminen, besonders an dem vielleicht wichtigsten Vitamin C. Unser Körper erhält durch den Lauch die so nötigen Vitaminmengen und wir bleiben weitgehend frisch und gesund.
In der älteren Edda heißt es an einer Stelle: „Die Fügung segne vor Gefahr dich / schütze dich / und lege dir Lauch in den Trank!"
Der berühmte Arzt und Biologe Leclerc griff das alte französische Volksheilmittel, Porree mit Milch und Kartoffeln, wieder auf und empfahl diese köstlich mundende Diätspeise bei Nierenentzündung und sonstigen Nierenerkrankungen. Freilich sollte diese Diätspeise nicht oder höchstens ganz bescheiden gesalzen werden.
Wird man von Insekten gestochen und hat man gerade Porree bei der Hand, so zerquetsche man einige Blätter und lege sie auf die gestochenen Körperstellen, der Schmerz verschwindet rasch.

Bei Gicht oder Hexenschuß zerquetsche man Porreezwiebeln und -blätter und lege sie wiederholt auf. Auch bei Geschwüren werden Porreezwiebeln kleingeschnitten in einigen Tropfen roher Milch aufgeweicht und aufgelegt.
Ein weiteres Rezept aus der Volksheilkunde bei Husten: Lauch, fein zerschnitten, in Milch ganz kurz aufgekocht, auskühlen lassen bis zur Trinkreife, Honig beigegeben, das Ganze fein zerstampfen und verrühren und eßlöffelweise einnehmen.
Wie bei allen Übertreibungen wirken auch Unmengen Lauch sehr schädlich und

können sogar einen raschen Tod herbeiführen. Als der Statthalter Mella wegen schlechter Verwaltung seiner ihm anvertrauten Provinz vor den Kaiser Tiberius gefordert wurde, trank er einen Liter reinen Porreesaft, worauf er rasch und schmerzlos starb.
Wieso der Lauch eine Beziehung zum Militär hat, ist unergründlich; das Regiment von Wales hat ihn zum Regimentszeichen erhoben und der Lauch ziert die Mützen der Regimentsangehörigen.

d) Schnittlauch Allium schoenoprasum L.

Schnittlauch wird leider fast überall falsch angewendet. Wenn die brennheiße Suppe auf dem Tisch steht und alle Suppenteller dampfen, kommt die Hausfrau mit einem zierlichen Schneidbrettel, auf dem der feingeschnittene Schnittlauch bereitliegt.
Jeder dampfende Teller Suppe bekommt nun seinen Teil Schnittlauch. Diese Szene wiederholt sich tagtäglich in der „Schnittlauchzeit". Da er in die brennend heiße Suppe gegeben, alle seine überaus gesundheitsfördernden Wirkstoffe, vor allem das Vitamin C verliert, wird ab nun dieses köstliche Küchengewürz nur mehr in die eßreife Suppe getan!
Wenn wir von „Schnittlauchzeit" sprachen, so möchten wir die Verwendung des Schnittlauchs nicht nur auf Frühjahrs- oder Sommermonate beschränkt wissen, sondern der Schnittlauch sollte uns das ganze Jahr über als Küchengewürz zur Verfügung stehen. Ein Blick auf das nebenan stehende Bild zeigt uns ein kleines Schnittlauchgärtlein am Fensterbrett, das wir im Herbst anlegten, indem wir Schnittlauch aus dem Hausgarten ausgruben, teilten, zurückschnitten und in gute, unverbrauchte Erde in Blumentöpfe verpflanzten. Wer kein Hausgärtchen besitzt, verschafft sich einige Schnittlauchstöcke beim Gärtner. Schnittlauch soll ja bekanntlich nie in Massen, sondern in kleinsten Mengen, aber regelmäßig, verwendet werden. Die Hausfrau wird daher bei sparsamer Ernte den letzten Blumentopf abgeerntet haben, während inzwischen im ersten Blumentopf eine neue Ernte heranwuchs.

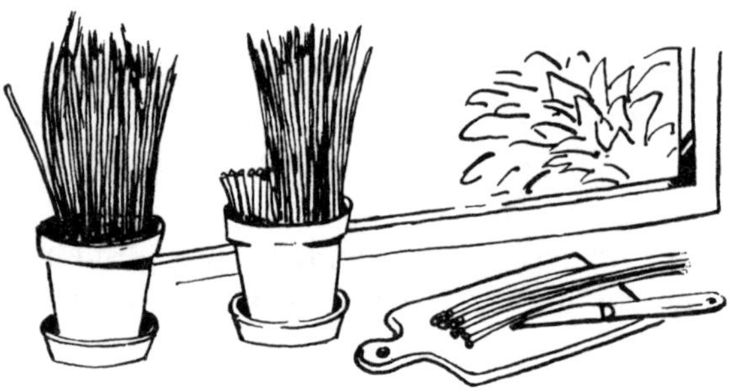

Der Schnittlauch ist eine Lauchart, somit verwandt zu Knoblauch und Zwiebel. Er birgt im Kleinformat die gesundheitsfördernden Eigenschaften seiner Vettern. Schnittlauch ist ein appetitanregendes Mittel, wirkt verdauungsfördernd und nimmt die Blähsucht; auch seine blutreinigende Wirkung steht außer Zweifel.

Er wirkt durch seinen Eisen- und Arsengehalt der Blutarmut entgegen. Sowohl Kinder als auch Erwachsene, die täglich ihr Butterbrot mit etwas Schnittlauch bestreut essen, sind nicht blutarm. Schnittlauch ist ein wirksames Heilmittel gegen alle skorbutischen Erscheinungen. Eine kleine Menge, regelmäßig bei Beginn solcher Erscheinungen genommen, genügt, diese wirkungsvoll zu bekämpfen. Gerade in den Wintermonaten, in denen unsere Ernährung relativ arm an Vitamin C ist, hat der Schnittlauch erhöhte Bedeutung.
Er wird im Vorfrühling und in den ersten Frühlingstagen, wenn noch keine jungen Salate und Gemüse zur Verfügung stehen, zum unentbehrlichen Helfer, unseren Vitaminbedarf zu decken. Das wertvolle Abendbrot gerade in dieser Zeit: Topfen, mit etwas Rahm (Sahne) fein verrührt, mit Schnittlauch vermengt und auf Vollkornbrot gestrichen. Biologisch wertlos ist die beliebte Schnittlauchsoße, wenn der Schnittlauch mit der Soße erhitzt wird.
Der übermäßige Gebrauch von Schnittlauch löst ähnliche Nachteile aus wie die übermäßige Knoblauchanwendung.
Schnittlauch soll nur frisch geerntet verwendet werden, da der getrocknete Schnittlauch wertlos ist.

8 Lavendel Lavandula officinalis Chaix ex Vill. Tafel 5, Figur 8

Synonyme: L. spica L. — L. angustifolia Erh. — L. vera DC. — L. vulgaris var. a Lam.

Volksnamen: Balsam — Balsamblümli — Fander — Fanderli — Flander — Hirnkraut — Lavander — Nervenkräutl — kleiner Speik — Spiklavendel — Schwindelkraut — Zitterbleaml

Botanik: Der Lavendel ist ein Halbstrauch und wird 30 bis 40 cm hoch. Die Rinde blättert meist ab. Die Zweige sind kantig, zumeist vierkantig und haben sehr schmale, längliche, graugrüne Blätter. Unterseitig sind sie drüsig punktiert. Die blütentragenden wachsen über die blättertragenden Zweige ein Stück hinaus und haben ährenförmig angeordnete blaue bis grauviolette Blüten.

Geruch und Geschmack: Die Blüten wie die ganze Pflanze haben einen charakteristischen, balsamischen Geruch. Der Geschmack ist eher etwas bitter.

Blütezeit: Juli, August.

Standort: Die Heimat des Lavendels sind die sonnigen Hänge um das Mittelmeer; bei uns kommt er nur zivilisiert in Gärten vor. Je weiter nördlich die Pflanze kultiviert wird, desto mehr nimmt ihr Duft ab. Auch wird sie immer steriler.

Heilkräftige Pflanzenteile: Gesammelt werden die Blüten, die Blätter, aber auch das ganze blühende Kraut. Die Blüten sammelt man am besten unmittelbar vor dem Aufblühen, da sie zu diesem Zeitpunkte besonders reich an Lavendelöl sind.

Heil- und Wirkstoffe: Das ätherische Öl, ein Linalylblutyrat mit seinen Estern, Valerianat, Nerol, Cumarin, ein Glykosid, etwas Saponin. Harz, Gerbstoff und ein Bitterstoff. Die Gesamtheit der Duftstoffe wird in der getrockneten Pflanze als doppelt so hoch wie in der frisch gepflückten Pflanze angenommen.

Heilwirkung: Offizinell sind die Lavendelblüten (Flores Lavandulae). Sie gehören zu den aromatischen Kräutern (Species aromatica). Aus den Blüten destilliert man den Lavendelgeist (Spiritus Lavandulae) als ein Parfüm und das sehr leicht flüchtige Lavendelöl (Oleum Lavandulae). Dieses wird dem Hoffmannschen Lebensbalsam (Mixtura oleoso balsamica), dem bekannten Kölnerwasser (Spiritus coloniensis) und dem Wundgeist (Spiritus vulnerarius) beigegeben.

Dem Lavendel werden krampflösende, leicht reizende und belebende Wirkungen zugeschrieben. Er wird bei Blähungen, Migräne, Ohnmacht, Schwindel u. a. angewendet, innerlich als Teeaufguß oder auch äußerlich als Einreibung. Pfarrer Kneipp war ein Anhänger dieser Heilpflanze und verordnete 5 Tropfen Lavendelöl, zweimal täglich auf ein Stückchen Zucker gegen Appetitlosigkeit, Blähungen, Blutandrang zum Kopfe, Kopfschmerzen, Schwindelgefühle und Übelkeiten.

Lavendel wirkt auch bis zu einem gewissen Grade beruhigend und wohltuend auf das Gemüt ein. Nach neuesten Forschungsergebnissen kommt dem Lavendelöl, auch Spiköl genannt, eine starke keimtötende Wirkung zu, die in Hinkunft eine erhöhte Anwendung dieses Öls bei allen Verdauungsstörungen, durch Fäulnis- und Gärungsprozesse im Darm ausgelöst, rechtfertigen.

Aus alten Kräuterbüchern und Volksheilkunde: Lavendel tut wohl dem Magen und der Gebärmutter, er verteilt die Blähungen, treibt den Harn und fördert die Monatszeit der Frauen. Lavendel wirkt auch geburtsfördernd.
Lavendel eröffnet die Leber und Milz, seine Anwendung bei Gelbsucht erscheint daher sehr angezeigt.
Ist die Wassersucht im Entstehen, so trinke man Lavendeltee und füge etwas Fenchelsamen (Nr. 32) und eine Prise Zimt hinzu.
Lavendel in ganz leichtem Weißwein heiß aufgegossen und davon einige Tage hindurch täglich 1/8 Liter schluckweise getrunken, ist ratsam bei Gehirn- und Nervenleiden.
Letzterer Trank sollte auch genommen werden bei Schlafsucht, Neigung zu Krämpfen und Epilepsie, bei Neigung zu Schlaganfall mit Lähmungserscheinungen und bei Gliederzittern.

Das blühende Kraut in Branntwein angesetzt und damit die lahmen Glieder eingerieben sowie die Herzgegend und die Schläfen, wirkt sehr belebend, besonders bei Neigung zu Schlaganfall.
Frisches Lavendelkraut abbrühen und damit den Kopf gewaschen stärkt die Gehirnnerven.
In ein Warmbad einen durchgeseihten Lavendelkrautabsud gegossen, wirkt krampflösend, belebend und anregend.
Bei Schlaflosigkeit trinke man ein Teegemisch von gleichen Teilen Lavendelblüten, Johanniskraut (Nr. 58), Blüten der Schlüsselblume (Nr. 113) und Baldrianwurzel (Nr. 8). Von der Mischung nehme man 1 Teelöffel gehäuft zum Aufguß für 1 Tasse; der Tee wird vor dem Schlafengehen schluckweise getrunken.
Bei nervösem Herzklopfen, Kolik, Migräne, Neurasthenie, Hysterie und Neigung zu Ohnmachtsanfällen trinke man täglich 3 Tassen Lavendelblütentee schluckweise. Für 1 Tasse nehme man 1 Teelöffel zum Aufguß und lasse 2 bis 3 Minuten nur ziehen.
Bei Schwerhörigkeit träufle man den frischen Saft ins Ohr.

Aus der Geschichte der Heilpflanze: Der Lavendel dürfte im klassischen Altertum nicht sehr beachtet worden sein, obwohl er ursprünglich in den Mittelmeerländern beheimatet war. Wie die meisten Heil- und Gewürzkräuter des Mittelmeerraumes kam auch der Lavendel durch die Mönche über die Alpen zu uns. In den Klostergärten im 11. Jahrhundert war Lavendel schon heimisch geworden und kam von dort in die Bauerngärten. Im Capitulare Karls des Großen wird er noch nicht genannt. Die Äbtissin Hildegard von Bingen am Rhein scheint die erste Autorin zu sein. Interessant ist die Tatsache, daß der regelrechte Anbau von Lavendel zuerst im Norden, besonders in England, betrieben wurde, wo es im 16. Jahrhundert nachweislich schon große Lavendelkulturen gab. Große Anbauversuche bei Wien im vorigen Jahrhundert erreichten einen so hohen Stand, daß die Einfuhren von Lavendel aus England wesentlich eingeschränkt wurden. Eine gewisse Berühmtheit hatten seinerzeit die sogenannten „Lavendelweiber“ in Wien, die singend von Haus zu Haus gehend ihre Lavendelbüschel, später die Lavendelpäckchen anboten. Es gab kaum einen Kasten oder eine Schublade im Hause, bei deren Öffnen nicht der angenehme Lavendelduft entströmt wäre.
In den bäuerlichen Kreisen wurden dem Lavendel Zauberkräfte zugeschrieben, man legte Lavendel in die Wiege gegen die „Fraisen“ (Krämpfe der Kleinkinder) und die Dorfschönen gaben den Geliebten heimlich Lavendel in Speise und Trank, um sie zu „verzaubern“, soll heißen verliebt zu machen.
Das Lavendelöl wird in der Parfümerie sehr verwendet zu Lavendelwasser, Kölnischwasser, zur Seifen- und Riechsalzherstellung und für Badeessenzen.

79 Leberblümchen Anemone hepatica L.

Synonyme: A. triloba Stockes. – Hepatica triloba Gilib. – H. nobilis Mill. und Varietäten

Volksnamen: Auswärts (= Frühling) – Ebenauskraut (= Frühjahrskraut) – Fastenblume – Güldenleberkraut – blaues Herzblumenkraut – Himmelsterndln – Hirschklee – Herzblümli – Hümmistern (= Himmelstern) – Josefibleamel – Leberblattl – Leberkraut – Märzblom – Osterbleaml – Schneekadeln – blaue Schlüsselblumen – Staudenbleaml – Sternleberkraut – Vorwitzchen – blaue Windblume

Botanik: Die mehrjährige Pflanze, 5–15 cm hoch werdend, hat einen reichverzweigten Wurzelstock und bringt zunächst nur die langgestielten Blütenstengel mit den so lieblichen blauen Blüten hervor. Die Hüllblätter haben das Aussehen eines wirklichen Kelches. Die während des Blühens sich entfaltenden, langgestielten und unterseits behaarten Blätter werden später lederartig und sterben erst im nächsten Frühjahr nach der Blüte ab. Die nektarlose, sternförmige Blüte ist hell- oder dunkelblau, selten rötlich oder weiß. Die Staubblätter sind fast weiß.

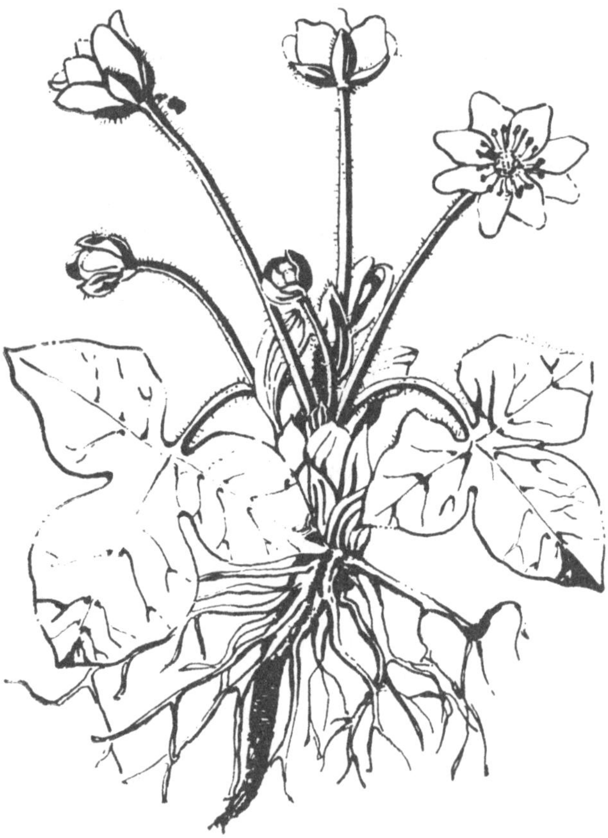

Geruch und Geschmack: Das Leberblümchen ist fast geruchlos, der Geschmack ist bitter.

Blütezeit: März–April, in Hochlagen April–Mai.

Standort: Wir treffen die Pflanze in schattigen Wäldern und Hainen, zerstreut oder massenhaft auftretend an, Kalk- und Lehmböden bevorzugend.

Heilkräftige Pflanzenteile: Das blühende Kraut (Herba Hepaticae) ohne Wurzel oder die Blüten (Flores Hepaticae) zur Blütezeit. Die Trocknung erfolgt im Schatten.

Heil- und Wirkstoffe: Die flüchtige, stickstofffreie Verbindung Anemonol wäre ein örtlich sehr reizendes und erregendes Gift, wodurch eine Lähmung des Zentralnervensystems ausgelöst werden könnte. Es zerfällt jedoch nach gutem Trocknen in die ungiftigen Anemon- und Isoanemonensäuren sowie in das ebenfalls ungiftige Anemonin. Die Leberblümchenblätter wie auch die Blüten dürfen daher niemals unmittelbar nach dem Ernten verwendet werden, sondern müssen sorgfältig getrocknet werden. In Blatt und Blüte ist ferner noch ein spaltbares Glykosid Hepatrilobin, ferner Invertin, Saccharose, Emulsin, Harz und Gerbstoff enthalten.

Heilwirkung: Die leberartige Form der Blätter gab der mittelalterlichen Signaturlehre genug Anlaß, die Pflanze als Leberheilpflanze zu erklären. Sie galt als klassischer Beweis für die Richtigkeit dieser Lehre, die aber auch sehr oft über das Ziel schoß und die unwahrscheinlichsten Farben und Formen als „Signum" (Zeichen) deutete. Die von Paracelsus, Bock, Matthiolus und von Haller aufgestellte Behauptung, daß das Leberblümchen leber- und milzeröffnend sowie wassertreibend wirke, wurde von der modernen Naturheillehre bestätigt. Wir verwenden den richtig bereiteten Tee bei Leberstauung, Leberschwellung, allgemeinen Gallenleiden und bei Gallensteinen, besonders bei Gallengrieß, sowie bei Milzschwellung und allgemeinen Nieren- und Blasenleiden.

Anwendung: Die Leberblümchen (Blüten und Blätter oder die Blüten allein) werden nur gut getrocknet verwendet und ist der Tee *nur* kalt durch 6—8 Stunden anzusetzen, abzuseihen und schließlich leicht anzuwärmen. Er ist zuckerlos und schluckweise zu trinken, 2 Teelöffel für 1 Tasse, 2 Tassen am Tage. Da der heiße Aufguß sehr bitter und unangenehm schmeckt und außerdem Magenbeschwerden auslösen kann, ist nur der kalte Ansatz herzustellen. Auch der reine Blütentee ist als kalter Ansatz zu bereiten und hilft gegen unfreiwilligen Harnabgang.

Die Leberblümchentinktur ist in der Herstellung einfach:

Eine gute Handvoll getrockneten blühenden Krautes wird zerschnitten, in $^1/_2$—$^3/_4$ Liter Kornbranntwein durch etwa drei Wochen bei Zimmerwärme angesetzt und schließlich abgeseiht. Bei Leber-, Gallen- und bei Nierenleiden nehme man 3mal täglich 10—15 Tropfen auf einem halben Stück Zucker ein.

Anwendung in der Volksheilkunde: Beliebt ist in der Volksheilkunde die Verwendung des Leberblümchentees gegen Bluthusten bzw. Lungenblutungen wie überhaupt bei chronischen Kehlkopf- und Lungenkrankheiten. Die bereits genannten Anwendungsgebiete Leber und Galle stammen ursprünglich alle aus der Volksheilkunde.

Die frischen grünen Blätter bei genannten Krankheiten zu kauen und den Saft auszuziehen und zu schlucken ist absolut abzulehnen.
Das Leberblümchen wird in der Volksheilkunde als Tee gegen Gelbsucht angewendet.

Anwendung in der Homöopathie: Die homöopathische Essenz Hepatica dil D 1, täglich 3mal je 10 Tropfen wirkt heilend bei chronischen Reizerscheinungen der Luftröhre und des Rachens, bei Bronchitis und bei Husten.

Anwendung in der Tierheilkunde: In der bäuerlichen Tierheilkunde wird der Leberblümchentee dem Vieh bei Leber- und Blasenleiden eingegeben. Der falsch bereitete Teeabsud schmeckt sehr bitter und wird daher vom Vieh nur sehr unwillig angenommen.

– Lein siehe unter Flachs, Nr. 35

80 Leinkraut Linaria vulgaris (L.) Miller Tafel 5, Figur 9

Synonyme: L. linaria Wettst. — Antirrhinum linaria L.

Volksnamen: Abnehmkraut — Flachskraut — wilder Flachs — Frauenflachs — Froschmaul — Harnkraut — Hasenmäuler — Kathrinenblume — Kathrinenflachs — Kathrinenkraut — gelbes Löwenmaul — Marienflachs — Maulaffen — Stallkraut

Botanik: Die Wurzel ist ausdauernd, der Stengel wird 40 bis 50 cm hoch, am Grunde oft verästelt. Die Pflanze ist kahl, nur der Blütenstand ist drüsenhaarig. Die Blätter sind lineal, schmal, wechselständig, sitzend. Der Blütenstand ist eine endständige Traube. Die Blüten sind rachenförmig, ähnlich dem bekannten Löwenmaul, jedoch gelb mit einem gelbroten bis orangefarbenen Grund. Die Frucht ist eine aufspringende Kapsel.

Geruch und Geschmack: Das frische Kraut riecht etwas unangenehm, getrocknet ist die Pflanze vollkommen geruchlos. Der Geschmack ist salzig, scharf, widerlich und krautig.

Blütezeit: Juli bis September.

Standort: Das Leinkraut kommt in ganz Mitteleuropa vor, auf Rainen, Weiden, auf Kiesbänken, besonders auf sandigen und erdigen Standorten, sehr häufig an Bahndämmen und Wegrändern.

Heilkräftiger Pflanzenteil: Gesammelt wird das blühende Kraut im Juli (Herba Linariae). An

Heil- und Wirkstoffen wird in erster Linie das Glykosid Linarin genannt, doch sind noch weitere, bisher noch nicht näher bekannte Glykoside wirksam, deren Heilwerte auch noch nicht restlos geklärt sind. Ferner enthält die Pflanze Gummi, eine Reihe von organischen Säuren wie Ameisen-, Gerb-, Apfel- und Zitronensäure.

Heilwirkung: Die Pflanze wird vereinzelt noch als offizinelles Heilkraut geführt (Herba Linariae) hauptsächlich zur Herstellung der Leinkrautsalbe (Unguentum Linariae). Diese Salbe wirkt sehr schmerzstillend bei juckenden Hämorrhoiden. Der Tee aus dem getrockneten Kraut (Blätter und Blüten) wird als Harnmittel geschätzt. Zur Teebereitung nimmt man 1 bis 1½ Teelöffel des getrockneten Krautes zum Aufguß für 1 Tasse. Beliebt ist ein Teegemisch zu gleichen Teilen mit Zinnkraut (Nr. 138) und Salbei (Nr. 108).

Aus alten Kräuterbüchern und Volksheilkunde: Das blühende Leinkraut gesotten und getrunken ist gut gegen die Gelbsucht und gegen die Wassersucht, denn es eröffnet die Verstopfung der Leber und der Milz, treibt gewaltig den Harn, fördert den Stuhlgang, kurz, es entgiftet den Körper.
Der frische Saft reinigt alle Wunden und Hautschäden, wenn diese damit wiederholt gewaschen und nach dem Waschen mit dem Saft beträufelt werden.
Da der Saft auch alle Flecken und Unreinigkeiten der Gesichtshaut vertreibt, wird schon in den ältesten deutschen Kräuterbüchern das Leinkraut als ein Kraut „für das stoltze Frawenzimmer" bezeichnet.
Zur äußerlichen Behandlung kann man den Teeaufguß als Badewasser und zusätzlich den frischen Preßsaft zu Umschlägen bei Fisteln, Geschwüren und bei Hautkrebs mit Erfolg verwenden. Man bereite Umschläge mit dem Teeaufguß des blühenden Krautes bei Augenentzündungen.

Für schmerzende Hömorrhoiden bereite man einen dicken Breiumschlag, indem man das ganze Kraut in Milch kocht und zerstampft. Diesen dicken Breiumschlag lege man möglichst warm auf die schmerzende Stelle.
Für schmerzende Hämorrhoiden als auch für schwer heilende Wunden und Geschwüre kann man sehr leicht eine Leinkrautsalbe für den Hausgebrauch selbst herstellen:
25 g feingeschnittenes blühendes Leinkraut wird mit 60prozentigem Ansatzbranntwein in einer sehr gut verschlosenen Flasche bei mindest 25 Grad Wärme durch 24 Stunden angesetzt. An Branntwein nehme man netto 50 g. Man schütte die Tinktur samt dem Kraut in einen Tiegel und füge unter ständigem Verrühren solange ungesalzenes und frisch ausgelassenes Schweinefett hinzu, bis

ein salbenartiger feiner Brei entsteht. Nun erwärmt man diesen Brei und passiert ihn durch ein feinmaschiges Sieb in den Aufbewahrungstiegel. Diese Salbe kann über 1 Jahr verwendet werden.

Anwendung in der Homöopathie: Die Essenz und ihre Verdünnung wird in der Homöopathie bei Ohnmachten, Diarrhöe, Bettnässen bei Nacht und bei Unvermögen, untertags den Urin zurückzuhalten, angewendet.

Anwendung in der Tiermedizin: Die oben beschriebene Leinkrautsalbe wird bei schlecht heilenden Wunden und eiternden Geschwüren beim Vieh verwendet.
Das Leinkraut wird von keinem Haustier als Futter angenommen und wurde früher mit bestem Erfolg zur Vertreibung des Ungeziefers in den Stallungen eingestreut.

Anmerkung: Leinkraut ist eine wertvolle Heilpflanze und verdient mehr Beachtung und wäre wert, einer eingehenden Forschung unterzogen zu werden.
Die Pflanze spielte im Volksaberglauben des Mittelalters bis herauf in die Neuzeit eine große Rolle als sogenanntes „Beruf- oder Beschreikraut". Man legte den Kleinkindern das Kraut in die Wiege zur Abwehr gegen Hexenzauber oder Verwünschungen „lieber" Nachbarn.

81 Liebstöckel Levisticum officinale Koch.

Synonym: Ligusticum levisticum L.

Volksnamen: Badkraut — Gebärmutterwurz — Gichtstock — Leibstöckle — Leppstock — Levestock — Lieberöhre — Liebrohr — Liebstengel — Lobstock — Lübstock — Lustecken — Luststöckel — Maggikraut — Nervenkräutel — Rübestöckel — Saukraut — Sauerkrautwurz — Schluckwehrohr — Wasserkräutel.

Botanik: Der dicke, kurze Wurzelstock von erdbrauner bis hellgrauer Farbe hat verzweigte, bis zu 30—40 cm lange Wurzeln und treibt einen röhrigen, runden und aufrechten Stengel empor. Er kann bis zu 2m Meter hoch werden und ist oben verzweigt. Die unteren großen Blätter sind langgestielt und haben eine breite Scheide am Stielgrunde. Die oberen Blätter sind dagegen kürzer gestielt. Man unterscheidet auch oberste Blätter, die ungestielt sind und direkt auf den Scheiden sitzen. Auch die Blattform dieser drei Blattarten ist verschieden. Die untersten Blätter sind dreizählig, 2—3 fach fiederschnittig, die oberen Blätter sind dagegen weniger gegliedert und die obersten Blätter sind einfach, auch ungeteilt. Die Blütendolden sind 10—20 strahlig und mit lanzettlichen, fast immer berandeten Hüllblättern und Hüllchenblättern versehen. Die kleinen Blüten sind

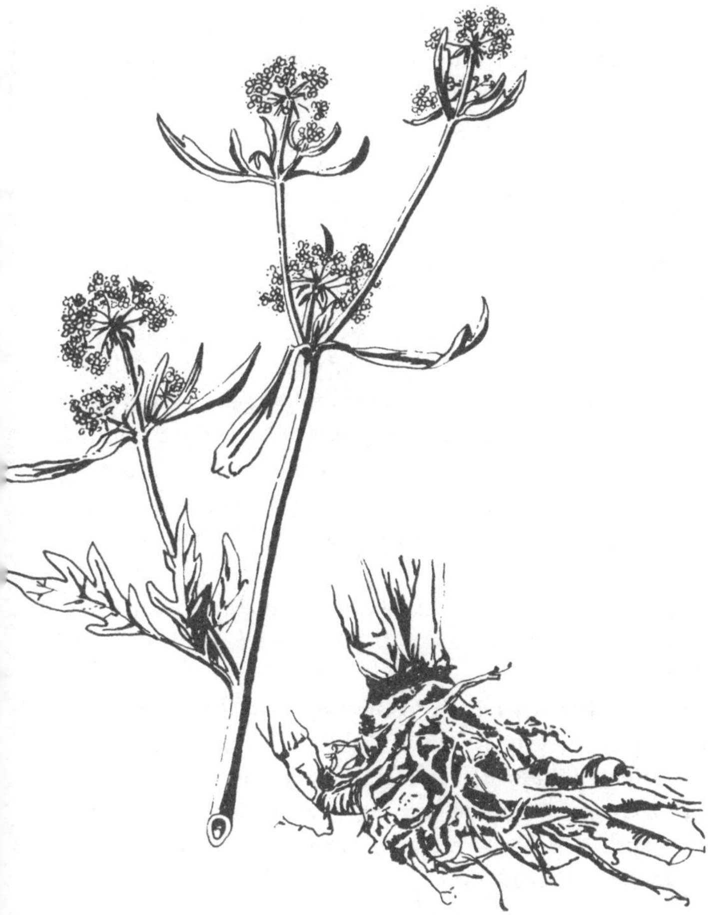

gelb, die Blumenkronblätter fein behaart und an der Spitze eingebogen.

Geruch und Geschmack: Der Geruch ist eigenartig stark, würzig, sellerieähnlich. Das Kraut auch in geringen Mengen verfüttert, gibt den Geruch der Milch und auch dem Fleisch weiter. Der Geschmack ist anfangs süßlich, später scharf würzig und etwas bitter.

Blütezeit: Juli – August.

Samenreife: ab Mitte August bis gegen Ende September.

Standort: Frei in der Natur finden wir das Liebstöckelkraut nur als gelegentlichen Flüchtling aus Bauerngärten, wo es — besonders in Gebirgsgegenden — gerne gezogen wird. Größere Kulturen sind in Österreich, Deutschland und Frankreich angelegt.

Heilkräftige Pflanzenteile: In erster Linie wird die Wurzel (Radix Levistici, auch Radix Ligustici) zeitlich im Frühjahr oder im Spätherbst gegraben. In der Volksmedizin wird auch der Samen verwendet. Sowohl die Wurzeln, als auch die Samen sind im Schatten sorgfältig zu trocknen und in dunklen Gläsern aufzubewahren.

Heil- und Wirkstoffe: Die Wurzel enthält in erster Linie ätherisches Öl, Invertzucker, Saccharose, Stärke, Gerbstoffe, Gummi, Fett, Harz, Apfelsäure, vermutlich auch Angelikasäure.

Heilwirkung: Bereits bei Dioskurides und bei Plinius wird die Wurzel und auch der Samen als sehr heilkräftig beschrieben. Die Pflanze gilt vor allem als sehr gutes Magenmittel bei Verdauungsbeschwerden, Magenschwäche und Magenverschleimung. Auch die Heilige Hildegard ist voll des Lobes über die „lubesteckl" und wird im Capitulare zum Anbau empfohlen. Die Heilpflanze hat aber mit „Liebe" nichst zu tun, sondern ist der Name Liebstöckel aus dem althochdeutschen Wort „lubistechel" hervorgegangen, eine Wortverstümmelung aus dem lateinischem Namen. Als stark aromatisch riechende Pflanze wurde sie im Mittelalter als Sympathiemittel bei Liebeswerbungen angewendet, um so mehr, als die falsche Deutung des Namens darauf hinwies. Liebstöckel ist ein wassertreibendes Mittel und hilft bei Wassersucht, besonders bei wassersüchtigen Anschwellungen der Füße (Dr. Madaus), bei Harnblasenkatarrh, Nierenbeckenentzündung (Pyelitis), überhaupt bei Nierenerkrankungen, krankhaften Urinbeschwerden, Eiweiß im Harn und sehr zu empfehlen bei Migräne durch schlechte Nierenfunktion. Liebstöckel ist ein gutes Frauenmittel zur Förderung der zu schwachen Regel. Schwangere Frauen dürfen jedoch Liebstöckel nicht anwenden, auch darf allgemein Liebstöckel nur im vollkommen fieberfreien Zustand genommen werden!

Sehr gute Heilerfolge werden ferner erzielt bei Steinbildung, gichtischen und rheumatischen Beschwerden, bei übelriechendem Schweiß und schließlich bei allgemeiner Nervenschwäche.

Für alle die genannten Leiden und Beschwerden verwendet man die frische oder getrocknete Wurzel, zerkleinert, zubereitet als Aufguß. Bei Anwendung der frischen Wurzel nimmt man einen halben Teelöffel, bei getrockneter Wurzel einen ganzen Teelöffel für 1 Tasse, 2 Tassen am Tage, zuckerlos und schluckweise getrunken. Man kann auch 1—3 Messerspitzen der fein gepulverten Wurzel einnehmen und etwas Wasser nachtrinken.

Die Abkochung der Wurzel wird vielfach als Bäderzusatz zur Stärkung der Unterleibsorgane der Frauen empfohlen.

Bäder beziehungsweise Umschläge aus der Wurzelabkochung fördern die Heilung alter oder vereiterter Wunden.

Anwendung in der Volksheilkunde: Alle die genannten Heilanwendungen stammen ursprünglich aus der Volksheilkunde und wurden von der wissenschaftlichen Medizin der Gegenwart bestätigt.

Die Volksheilkunde hat aber noch weitere Anwendungsmöglichkeiten:

Die gepulverte Wurzel gekocht und mit dem Absud gewaschen, vertreibt die Leberflecken.

Ein Wurzelansatz in Branntwein, schluckweise im Bedarfsfalle genommen, löst Magenkrämpfe, stillt die Kolik, fördert die Verdauung, die Appetitlosigkeit und stärkt den Magen.

Der Wurzelabsud wird in der Volksheilkunde bei Gelbsucht empfohlen. Vielfach wird der Samen als der wirkungsvollere Pflanzenteil gehalten. Liebstöckelsamen zerstoßen, 1 Eßlöffel in einen halben Liter Weißwein angesetzt und davon täglich am Morgen, nüchtern, 1 Stamperl getrunken, eröffnet die Leber und Milz und verbessert die Funktion dieser Organe. Auch wird nach Ansicht der Volksheilkunde durch diesen regelmäßigen Trunk der Abgang von Nierensteinen und Nierengrieß gefördert. Aus den Samen wird vereinzelt ein Öl ausgepreßt, das Liebstöckelsamenöl; man gebe 5—8 Tropfen von diesem Öl in einen Schluck warmen Weißwein und trinke dies bei Bauchgrimmen, Bauchschmerzen und kolikartigen Beschwerden.

Anwendung in der Homöopathie: Aus den frischen Wurzeln stellt die Homöopathie eine Essenz her, 8—10 Tropfen, dreimal täglich, bei gleichen Heilanzeigen.

32 Linden-Arten Tilia L.

a) Sommer = Großblättrige Linde Tilia grandifolia E.

Synonyme: T. platyphyllos Scop. — T. officinarum Crantz. — T. europaea var. L. — T. pauciflora Heyne. — T. cordifolia Bess.

b) Winter = Kleinblättrige Linde Tilia parvifolia E.

Synonyme: T. europaea var. L. — T. microphylla Willd. — T. ulmifolia Scop.

Volksnamen: Die Sommerlinde wird auch Frühlinde genannt. Die Winterlinde führt die Volksnamen Spätlinde — Augustlinde — Berglinde — Steinlinde — Hartlinde — Waldlinde

Botanik: Die beiden Arten unterscheiden sich unwesentlich und sind in der Heilwirkung völlig gleichwertig.

Die Bäume werden 25 bis 30 m hoch und können ein mehrhundertjähriges Alter erreichen. Die herzförmigen Blätter sind etwas ungleichseitig, gesägt, bei der Sommerlinde bedeutend größer als bei der Winterlinde. Sie sind ferner bei der Sommerlinde beiderseits gleichgrün und auf der Unterseite kurzhaarig, während sie bei der Winterlinde unterseits mehr blaugrün gefärbt, dafür aber beiderseits kahl sind.

Die Blüten sind langgestielt, bilden eine Trugdolde; bei der Sommerlinde meist zu dreien angeordnet, bei der Winterlinde dagegen zahlreicher, oft bis zu 15,

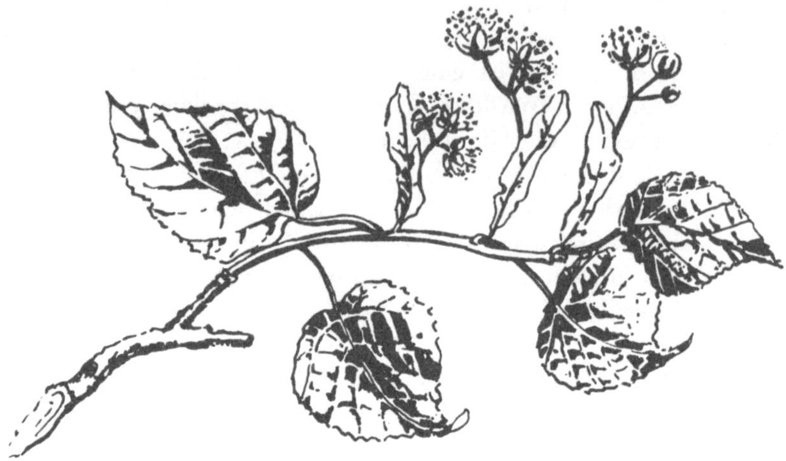

und kleiner von Gestalt. Bei der Sommerlinde ist der Griffel in der Blüte behaart, bei der Winterlinde dagegen kahl.
Die Früchte sind kleine Nüßchen; bei der Sommerlinde von dicker holziger Schale mit 5 starken Kanten, bei der Winterlinde dünnschalig.

Blütezeit: Sommerlinde in der 2. Junihälfte, Winterlinde in der 1. Julihälfte.

Fruchtreife: ab Mitte August bzw. nicht vor Anfang September.

Standort: Beide Arten sind mitteleuropäische Laubwaldbäume. Während die Sommerlinde die Auwälder bevorzugt, zieht die Winterlinde mehr die Hänge des Berglandes vor. Beide Arten werden als Alleebäume gepflanzt.

Heilkräftige Pflanzenteile: Gesammelt werden die Blüten zur Blütezeit, die Blätter von Mitte April bis Mitte Juni, der Bast im April und die Früchte von Mitte August an bis September.
Der Geruch der Blüten beider Arten ist lieblich honigartig und verschwindet durch das Trocknen fast zur Gänze. Der Geschmack ist süßlich und schleimig.

Heil- und Wirkstoffe: Die Blüten enthalten schweißfördernde, noch nicht näher erforschte Glykoside, ferner Gummi, Schleim, Gerbstoff, ätherisches Öl, einen gelben Farbstoff (Hesperidin), Tartrate, Malate, Zucker, Saponine, einen Kohlenwasserstoff, die Vitamine C und P, sowie ein Follikel- und männliches Sexualhormon. Die Blätter enthalten Saccharose, Glykose, Pendrose, Fette, fette Öle (Linolsäure), Gerbstoff, Harze, Stärke, weinsaure Salze, Enzyme und Spuren von Vanillin. Bei den Blättern sind die Heil- und Wirkstoffe sehr standortbedingt.

Heilwirkung: Offizinell sind die Lindenblüten (Flores Tiliae) für den bekannten Lindenblütentee. Dieser wirkt krampfstillend und vor allem schweißtreibend. Kneipp empfiehlt ihn sehr bei Nierenleiden und bei Verschleimung der Lunge

und Luftröhre. Die krampflösende und schweißtreibende Wirkung wird dem ätherischen Öl, mit seinem Hauptbestandteil Farnesol, ferner dem Schleim, Wachs und Gerbstoff zugeschrieben. Besonders alte verschleppte Bronchialkatarrhe aus der Spätwinterzeit finden durch eine mehrtägige Lindenblütentee-Kur ein rasches Ende.
Das Schwitzen durch den Genuß eines Lindenblütentees wird manchmal mit der Behauptung abgetan, daß dies durch das heiße Wasser ausgelöst würde, womit der Tee abgebrüht wird. Die neuesten Forschungsergebnisse zeigen jedoch, daß der Schweißausbruch nach dem Genuß eines Lindenblütentees — ähnlich wie nach dem Genuß eines Holunderblütentees — durch einen ganz besonders schweißtreibend wirkenden Heilstoff in Verbindung mit den anderen bereits genannten Heilstoffen ausgelöst wird. Nur eines soll man beim Lindenblütentee beachten: man soll diesen Tee nicht zum Dauergetränk machen! Wenn auch der Lindenblütentee neben den genannten Heilwirkungen blutreinigend ist, bei Nervenschwäche oder geistiger Überanstrengung belebend wirkt, die Herztätigkeit anregt, kann er *bei ständigem Gebrauch Herzschädigungen auslösen!* Diese in der Volksmedizin weitverbreitete Ansicht fand nun in jüngster Zeit ihre wissenschaftliche Bestätigung.

Sehr zu empfehlen sind für eine SCHWITZKUR die Mischungen von Lindenblüten mit anderen Heilpflanzen, zum Beispiel:

40 g Lindenblüten, 30 g Holunderblüten und 30 g Kamillenblüten.

Von dieser Mischung nehme man 1 gehäuften Teelöffel voll für 1 Tasse im Aufguß.

Eine besondere Heilwirkung kommt der LINDENKOHLE zu. Die aus dem Lindenholz sorgfältigst hergestellte Lindenkohle vermag, im gepulverten Zustand eingenommen, das 50- bis 90fache ihrer eigenen Menge andere Stoffe zu binden. Durch diese Eigenschaft vermag die Lindenkohle die Krankheitskeime und Giftstoffe aller Art, wie sie bei Gärungs- und Fäulnisprozessen im gesamten Verdauungsapparat entstehen oder bei einer akuten Vergiftung plötzlich vorhanden sind, in größerer Menge aufzunehmen. Wie groß diese Aufnahmefähigkeit der Lindenkohle ist, beweist die Tatsache, daß bei einer Zufuhr von einer tödlich wirkenden Menge von Diphteriegift dieses, als es durch Lindenkohle gebunden war, nicht die geringsten Vergiftungserscheinungen auslöste! Es muß natürlich gesorgt werden, daß durch ein anschließendes Abführmittel diese gebundenen Giftstoffe samt der Kohle ausgeführt werden. Lindenkohle wird daher nicht nur bei akuten Vergiftungserscheinungen, sondern vor allem bei entzündlichen oder katarrhalischen Darmerkrankungen, bei Durchfällen, Erbrechen, Stuhlverstopfung, Blähungen etc., empfohlen, doch muß, wie gesagt, auch hier für eine anschließende Entfernung der Lindenkohle aus dem Darm durch leichte Abführmittel gesorgt werden.

Da manchmal Migräne ihre Ursache in Magengasen hat, die wiederum durch Fäulnisprozesse im Darm ausgelöst wurden, kann durch das Einnehmen von 1 Teelöffel Lindenkohle und anschließend 1 Tasse leichtem Abführtee dieses Übel schnellstens behoben werden.
Die äußerliche Anwendung der Lindenkohle durch Bestreuen von eiternden, übelriechenden Wunden hat nicht nur die Abnahme des üblen Geruches zur Folge; die Lindenkohle bindet auch alle eiterbildenden Giftstoffe, so daß die Wunde normal heilen kann. Die Lindenkohle muß jedoch, nachdem sie alle Giftstoffe aufgesaugt hat, etwa nach 10 Minuten, abgespült werden. Bei größeren oder stärker vereiterten Wunden ist die öftere Wiederholung dieses Vorganges angezeigt.
Zum innerlichen Gebrauch nimmt man von der Lindenkohle, die man am besten fertig in der Apotheke kauft, 1 bis 2 Eßlöffel mit Milch oder Wasser ein und trinkt 1 Stunde später 1 Tasse Faulbaumrindentee.
Die Anwendung von Lindenkohle mit einem pflanzlichen Abführmittel im Anschluß, ist jedem chemischen Präparat vorzuziehen, da sie keinerlei nachteilige Folgen auslöst.

Aus alten Kräuterbüchern und Volksheilkunde: Die blutreinigende und schweißtreibende Heilwirkung der Lindenblüten ist schon seit altersher bekannt, daher steht der Lindenbaum wegen seiner weiteren vielen Heilkräfte im hohen Ansehen. Lindenblütentee wird mit Erfolg bei Wassersucht angewendet. Das aus Lindenblüten gebrannte Wasser hat Erfolg bei Epilepsie, bei Bauchgrimmen und heilt die wunden Gedärme nach der Ruhr. Die Blätter — vor der Blüte gesammelt und gedörrt — gesotten und getrunken, fördern den Harn und die Monatsregel der Frauen.
Der Saft von frisch gepflückten Lindenblättern mit etwas Weißwein vermischt, damit die verkrampften Glieder warm massiert, wirkt krampflösend und schmerzstillend.
Lindenblätter, frisch gepflückt und mit leichtem Weißwein heiß aber nicht kochend überbrüht und nach 5 bis 10 Minuten Stehenlassen und Abseihen getrunken, sind ein vorzügliches Mittel gegen Bleichsucht.
Der Blätterabsud als Mundspülwasser hilft gegen die Mundfäule. Die Lindenfrüchte getrocknet und gepulvert, sind ein uraltes Mittel gegen die Ruhr.
Gepulverte Lindenkohle, innerlich eingenommen, wirkt zum Teil krebsheilend, da sie alle Giftstoffe aufsaugt. Äußerlich auf Hautkrebs gestreut, hat sie die gleiche heilende Wirkung.
Gepulverte Lindenkohle gibt ein gutes Zahnpulver.
Aus dem Lindenbast wird mit lauwarmem Wasser eine schleimartige Brühe hergestellt, die mit dem Bast zusammen auf Brandwunden aufgelegt wird. Der Bast in Weinessig gesotten und mit dieser Lauge die grindigen oder räudigen Geschwüre fleißig gebadet, wirkt heilend.

Bäder mit entsprechenden Mengen von Lindenblütenaufgüssen vermengt, sind bei Nervenschmerzen und nervöser Unrast sehr zu empfehlen.
Lindenfrüchte in Weinessig zerstoßen, wirken blutstillend.

Anwendung in der Homöopathie: Die homöopathische Essenz wird bei Rheuma, Heuschnupfen und bei Nesselsucht erfolgreich angewendet.

Anwendung in der Tiermedizin: Auch bei den Haustieren ist die gepulverte Lindenkohle bei Durchfällen, Stuhlverstopfung, Blähungen oder bei Vergiftungen anzuwenden. Desgleichen ist die äußerliche Anwendung bei verschmutzten oder eiternden Wunden zu empfehlen.

Aus Mythos, Sage und Geschichte der Linde: Herodot berichtete etwa 420 vor Christi, daß die Enarer, ein skythischer Volksstamm, bei den Kulthandlungen des Aphrodite-Kultes, aus dem Lindenbast weissagten. Philyra war im griechischen Altertum ein häufiger Name der Hetären. Auch Plinius berichtet viel über die Linden, doch fast nichts über die heilsamen Kräfte dieser Bäume. In den Schweizer Pfahlbauten, wo wir von so vielen Heilpflanzenüberresten berichten konnten, wurde zwar auch Lindenbast vorgefunden, doch diente dieser den ältesten Ureinwohnern Europas zur Anfertigung von Flechtwerk und Matten. In vielen Sagen, Märchen und Geschichten ist der Lindenbaum einbezogen, galt er doch seit urdenklichen Zeiten als ein den Menschen gutgesinnter Baumgeist, ähnlich wie der Holunder. Es gibt hunderte von Ortsnamen mit der Anfangs- oder Endsilbe Linde und wenn man in der weiten Welt einen „Linden-Ort" findet, war sicher ein Deutscher der Gründer dieses Ortes. Die Linde galt früher als Schicksalsbaum für einen Menschen und am Tage der Geburt des Stammhalters pflanzte der glückliche Vater, ob Kleinbauer oder feudaler Schloßherr, eine Linde. Eine wahre Geschichte erzählt man von einem Lindenbaum als Familienbaum in Lindegard. Dieser Lindenbaum mit seinen drei auseinander strebenden Stämmen war der Familienbaum auch für drei verwandte Familien, für die Tiliander, Lindelius und für die Familie Linnaeus, von welcher der große Naturforscher Linné abstammte. Als die Familie Lindelius ausstarb, verdorrte der erste des dreiteiligen Stammes. Nach dem Tode der einzigen und unvermählt gebliebenen Tochter des Naturforschers, ging der zweite Stammteil ein und als schließlich nach vielen Jahrzehnten die Familie Tiliander ausstarb, hörte von dieser seltsamen Linde auch der dritte Stammteil zu grünen auf.
Die Linde hatte lange Zeit volksheilkundlich fast keine Bedeutung. Erst Konrad von Megenberg, der große Naturforscher und Domherr von Regensburg (1309—1374) berichtet von der Linde nur, daß „des paums plüet (Blüte) haben vil honigs und wachses und darumb sitzend die peinen (Bienen) gern darauff". Erst Johann Joachim Becher (1662) schrieb in seinem „Medizinischen Parnaß" ein Loblied über die Heilkraft der Linden.

— Linsen siehe unter Hülsenfrüchte, Nr. 55/c

siehe unter Hülsenfrüchte, Nr. 55/c

83 Löwenzahn Taraxacum officinale Weber und mehrere verwandte Arten

Tafel 6, Figur 1

Volksnamen: Apostenwurzel — Augenmilchkraut — Augenwurz — Bärenzahnkraut — Bettseicher — Butterblume — Eierbusch — Eierkraut — Feldblume — Hundszahnkraut — Kettenblume — Knabenblume — Kuhblume — Kuhlattich — Laterne — Laternenblume — Maienschöpfel — Märzenblume — Maienzahn — Milchbleaml — Milchdistel — Milchrödelwurz — Milchschöpfe — Milchstöckel — Mistfink — Mistfinkwurzel — Mönchsblume — Pampelkraut — Pfaffenblume — Pferdekraut — Popenblume — Röhrlkraut — Roßblume — Saubleaml — Saurüssel — Saustochkraut — Scheerkraut — Schmalzbleaml — Seichkraut — Sommerdornkraut — Sonnenwirbelkraut — Sonnenwurzel — wilde Zichorie

Botanik: Der Löwenzahn wird zumeist nur als ein lästiges Unkraut angesehen, birgt aber bedeutende Heilkräfte in sich. Die fleischige, lange und vielköpfige Wurzel ist, wie die ganze Pflanze, stark milchig. Der Milchsaft ist nicht, wie manchmal angenommen wird, giftig. Die Blätter entwickeln sich am Boden zu einer Rosette und richten sich erst später auf. Ihre Form ist sehr veränderlich, von glatten Rändern bis zu den ausgezacktesten Sägeformen. Der runde, röhrenförmige Schaft wird bis 20 cm hoch und hat einen gelben Blütenkopf, der sich nachts oder bei Regenwetter schließt. Nach der Blüte erscheinen die fallschirmartigen Samen, zu einer luftigen Kugel angeordnet.

Geruch und Geschmack: Die Wurzel schmeckt frisch vor der Blütezeit süßlichbitter, getrocknet schleimig-süßlich. Nach der Blüte oder gegen Ende der Blüte herrscht der bittere Geschmack vor. In guter Gartenerde gedeiht die Wurzel besonders und wird auch im Geschmack süßer. Die Wurzel ist fast geruchlos. Die Blüten haben einen feinen süßlichen Geruch und Geschmack.

Blütezeit: April, Mai, vereinzelt nochmals im Herbst.

Standort: Der Löwenzahn ist auf allen Rainen, Wiesen und Grasflächen anzutreffen.

Heilkräftige Pflanzenteile: Gesammelt werden die Wurzeln allein (Radix Taraxaci) oder die Pflanze vor der Blüte, spätest zum Blütenbeginn (Herba Taraxaci), oder die Blüten allein zur Blütezeit (Flores Taraxaci).
Die Inhaltsstoffe in den Pflanzenteilen wechseln mit der Jahreszeit. So hat Wasicky nachgewiesen, daß die frische Wurzel, im Frühjahr (ab Mitte März bis etwa Mitte April) gegraben 17—20 % Zucker und Lävulin enthält. An Stelle des Milchsaftes tritt gegen Mitte August das Inulin.

Der Milchsaft ist eine Emulsion von Eiweiß, Harz, einem wachsartigen Stoff Taraxerin und Bitterstoff Taraxin.
Die Frühjahrswurzel enthält den meisten Bitterstoff, die Wurzel ab Mitte August bis gegen Ende September das meiste Inulin, die Oktoberwurzel das meiste Taraxerin und Lävulin. Der Löwenzahn ist ein Musterbeispiel dafür, wie wichtig es ist, einen bestimmten Pflanzenteil in einer bestimmten Jahreszeit zu sammeln, wenn ein Heilstoff die beste Heilwirkung erwarten läßt.
Die gegrabenen Wurzeln werden vorsichtig gereinigt, aufgefädelt und im Schatten getrocknet. Auch die Pflanze oder die Blüten dürfen nur im Schatten getrocknet werden, wobei sie möglichst wenig mit den Händen zu berühren sind. Das Wenden beim Trocknen erfolgt am besten mit Beinlöffeln. Schwarz gewordene Pflanzenteile bzw. schimmelig gewordene Wurzeln sind auszuscheiden.

Heil- und Wirkstoffe: Die ganze Pflanze enthält Cholin, Bitterstoff, Stärke, die sich bei längerer Lagerung in Fruchtzucker verwandelt, Saponin, Fett, ein Enzym, Spuren von ätherischem Öl, Wachs, Schleim, Kautschuk, Zuckerstoff, Eiweißstoff, Lävulin und Taraxin.
Das ganze Kraut enthält außer den bereits genannten Inulin und Taraxerin der Wurzel noch einen hohen Gehalt an Kalium und anderen Mineralsalzen, Calcium, Mangan, Natrium, Kieselsäure, Schwefel und einen reichen Vitamin-C-Gehalt, letzteren besonders zeitlich im Frühjahr in den frischen Blättern.

Heilwirkung: Offizinell ist das blühende Kraut oder die Löwenzahnwurzel mit Kraut oder die Löwenzahnwurzel allein. Aus letzteren wird der Löwenzahnextrakt (Extractum Taraxati) erzeugt.
In der Volksheilkunde werden auch die Blüten oder nur die Blätter gesammelt.
Der ungewöhnliche Reichtum an wichtigen Heil- und Aufbaustoffen macht den Löwenzahn zu dem ganz hervorragenden Heilkraut, dessen Bedeutung wegen seines Massenauftretens und der abfälligen Bezeichnung „Unkraut" viel zu wenig gewürdigt wird. Wenn wir nur die Verbesserung der gesamten Stoffwechsellage und seine hohe blutreinigende Wirkung berücksichtigen, ergeben sich schon viele Heilanzeigen, wie bei Gicht, Rheumatismus, Skrofulose, Hautekzemen, Flechten, Geschwülsten, Geschwüren, Blutkrankheiten, Fettsucht, Alterserscheinungen, Appetitlosigkeit, Darmträgheit, Störungen der Leber- und Gallentätigkeit sowie Brust- und Bauchwassersucht. Sehr zu empfehlen ist Löwenzahn bei Zuckerkrankheit.
Vor allem hat die Wurzel eine auflösende, erfrischende, reinigende, eröffnende, schweißtreibende und stärkende Kraft. Sie beeinflußt alle Ausscheidungen des Körpers, besonders der Galle, und behebt alle Stockungen, Verlagerungen und Verschleimungen, wirkt schmerzlos harntreibend, und da sie die ermüdend wirkenden Giftstoffe aus dem Körper entfernt, wirkt die Wurzel belebend und kräftigend (tonisch).

Am wirkungsvollsten und heilsamsten ist der frische Preßsaft, von dem man täglich 2 bis 3 Eßlöffel durch mindestens 3 bis 4 Wochen einnehmen sollte. Zum Teeaufguß (hauptsächlich im Winter) verwenden wir die getrockneten Blätter, Blüten und die getrockneten, fein geschnittenen Wurzeln in der Mischung 1 bis 2 Teelöffel für 1 Tasse im Aufguß, täglich 2 bis 3 Tassen schluckweise getrunken. Die Beigabe von Honig statt Zucker in den lauwarmen Tee erhöht nur noch die heilende Wirkung.

Anwendung in der Volksheilkunde: Bei wenig Heilpflanzen decken sich die wissenschaftlich medizinischen und volksheilkundlichen Anwendungen so wie beim Löwenzahn.
Zwei Verwendungsmöglichkeiten seien noch wegen ihrer gesundheitsfördernden und allgemein stärkenden Wirkung erwähnt: der Löwenzahnwein und der Löwenzahnsirup.

Löwenzahnwein: 6 Liter fest zusammengepreßte, trocken gepflückte und gut ausgezupfte Löwenzahnblüten werden in 6 Liter brunnfrischem Wasser mit den Schalen von 2 Zitronen und 2 Orangen durch 1/4 bis 1/2 Stunde gekocht. Hierauf seiht man die Masse durch ein Leinentüchlein, fügt dem abgeseihten Saft 3 kg Zucker und den Saft der beiden Zitronen und Orangen bei, verrührt alles gut und läßt den Saft auskühlen. Nun löst man in einer halbvollen Teeschale lauwarmen Wassers soviel Hefe (= Germ) auf, daß eine gesättigte, breiartige Lösung entsteht. Diese Lösung vermengt man in den ausgekühlten Saft und überläßt diesen durch 5 Tage der Gärung, am besten in Herd- oder Ofennähe. Sobald die Flüssigkeit gut durchgegärt ist, seiht man sie abermals durch ein Leinentüchlein und füllt den Saft in starke Wein- oder noch besser Sektflaschen ab. Diese müssen vorerst peinlichst sauber gewaschen und sterilisiert worden sein. Desgleichen die Korke, die sehr gut sitzen müssen und am besten mit einer Korkmaschine in die gefüllten Flaschen eingetrieben werden. Die Flaschen werden gut gebunden und gesiegelt und im kühlen Keller an dunkler Stelle, mit dem Flaschenhals nach unten in den aufgeschütteten Sand gesteckt. Nach 2 Monaten ist das Getränk trinkreif und ist fast unbegrenzt haltbar. Der richtig bereitete Löwenzahnwein ist wasserhell, sehr stark und schäumt beim Ausschenken wie Sekt.

Löwenzahnsirup (fälschlich „Löwenzahnhonig" genannt): 3 bis 4 gehäufte Hände voll Löwenzahnblüten läßt man in 2 Liter Wasser gut kochen, seiht ab und rührt in den heißen Saft 1 1/2 kg Zucker und den Saft von 2 Zitronen ein. Unter ständigem Umrühren kocht man die Flüssigkeit nochmals so lange, bis eine sirupartige, fadenziehende Masse entsteht. Diese füllt man in weithalsige Flaschen (am besten in Weckgläser). Der so gewonnene Sirup ist, wenn er sorgfältig bereitet wird, von Honig geschmacklich kaum zu unterscheiden. Er wirkt tonisch, blutreinigend und eröffnend.

Anwendung in der Homöopathie: Aus der frischen ganzen Pflanze wird eine homöopathische Essenz gegen Rheuma, Leberleiden und Zuckerkrankheit hergestellt.

Anwendung in der Küche: Die Verwendung der frischen, so vitaminreichen Blätter im Frühjahr als Salat, gemischt mit dem ersten Kopfsalat kann gar nicht genug empfohlen werden.

Zum Ausklang: Wenn der Löwenzahn im Altertum als Heilpflanze unbekannt war — weder Plinius, noch im Mittelalter die Äbtissin Hildegard von Bingen beschreibt ihn — so liegt dies wohl darin, daß man in dieser so allgemeinen Pflanze überhaupt keine Heilkräfte vermutete. Erst Hieronymus Bock liefert die erste brauchbare Beschreibung. Nach und nach kam man darauf, daß dieser Löwenzahn doch eine sehr wertvolle Heilpflanze ist.
Oder wurde das so verächtlich benannte „Saubleaml" erst „salonfähig", weil Goethe in seinen so interessanten „Morphologischen Schriften" den Löwenzahn erwähnt in der Beschreibung der „Spiraltendenz der Vegetation"?
In jüngster Zeit hat ein zweiter Dichter, Josef Weinheber, den Löwenzahn so treffend beschrieben, diesmal rein lyrisch in den Worten:

> Keine Vase will dich. Keine
> Liebe wird durch dich erhellt.
> Aber deines Samens reine
> Weiße Kugel träumt wie eine
> Wolke, wie der Keim der Welt.

34 Lungenkraut Pulmonaria officinalis L. Synonyme: P. maculosa Lieblein und Unterarten mit Zwischenformen

Tafel 6, Figur 2

Volksnamen: Backkraut — Bockkraut — Fleckenkraut — Frauenmilchkraut — Hansel und Gretel — Hirschkohl — Hirschmangold — Hosenschisser — Luchslungenkraut — Lungentee — Lungenwurz — Schlotterhose — blaue Schlüsselblume — Schwindsuchttee — Ungleiche Schwestern — Unser Lieben Frau Milchkraut — Waldochsenzunge

Botanik: Die ausdauernde Wurzel treibt einige bis 20 cm hohe borstige behaarte Stengel empor. Die Stengelblätter sind dunkelgrün und etwas weißlich gefleckt. Das gipfelständige Blütenbüschel, ähnlich den Schlüsselblumen, hat anfangs rötliche, dann mehr violette Blüten. Nach dem Verblühen erscheinen die Blätter am Boden, die größer sind als die Blätter am Stengel. Sie besitzen einen schmalflügeligen Stiel.

Geruch und Geschmack: Die Droge ist fast geruchlos und schmeckt krautartig, schwach zusammenziehend und schleimig.

Blütezeit: Von März bis gegen Ende Mai, je nach Lage.

Standort: Das Lungenkraut ist in ganz Mitteleuropa beheimatet, zumeist in lichten Laubwäldern, vereinzelt auch in Nadelwäldern, feuchte und tiefgründige Böden bevorzugend. Oft auch massenhaft unter dem Gebüsch der Schläge und an Waldrändern vorkommend.

Heilkräftige Pflanzenteile: Gesammelt werden das blühende Kraut ohne Wurzel bzw. die Blätter im Frühjahr (Herba oder Folia Pulmonariae).

Heil- und Wirkstoffe: Die Heilwirkung auf die erkrankten Lungenorgane ist auf den beachtlichen Gehalt an löslicher und unlöslicher Kieselsäure zurückzuführen sowie auf Kalksalze, Kalium, Aluminium, Harze und Harzsäuren, etwas fettem Öl und einem eisengrünenden Gerbstoff. Schleimige Substanzen sind nur gering vorhanden. Die Blätter sind die kieselreichsten Pflanzenteile, die Wurzeln haben den geringsten Gehalt an Kieselsäure. Wir können daher auf das Sammeln der Wurzeln verzichten.

Heilwirkung: Offizinell ist das blühende Kraut. Es ist bedauerlich, daß diesem Heilkraut nicht mehr diese Bedeutung zuerkannt wird wie früher, wo es als eine vortreffliche Hilfe bei allen Lungenerkrankungen galt.
Das Lungenkraut ist besonders bei allen Katarrhen der Luftwege, bei Husten mit wenig oder viel Schleimauswurf, bei grippösen Erscheinungen, ja selbst bei Bluthusten, Lungenentzündung, chronischer Bronchitis und Lungentuberkulose mit Erfolg anzuwenden. Die dauernde Anwendung von Lungenkrauttee, gemischt mit Spitzwegerich (Nr. 119) und Zinnkraut (Nr. 138) bringt sogar bei fortgeschrittener Lungenschwindsucht eine Besserung.

Anwendungen in der Volksheilkunde: Noch ist im Volke ein Gefühl für den Heilwert des Lungenkrautes vorhanden, wozu Pfarrer Kneipp, der unermüdliche Wiedererwecker der Kenntnisse über die Heilkraft der Pflanzen, viel beigetragen hat.
Außer den bereits genannten Heilanzeigen verwendet die Volksheilkunde das Lungenkraut bei Heiserkeit und Halsentzündung. Lungenkrauttee soll bei blutigem Urin getrunken werden.
Man trockne Lungenkraut und zerstoße es zu Pulver. Dieses Pulver, etwa 1 Eßlöffel in 1 Glas lauwarmer Milch verrührt, ist ein Trank für Lungenschwache und Lungensüchtige, der am Tage 2- bis 3mal wiederholt werden soll.

Mischtee bei Lungen- und Bronchialleiden:

200 g getrocknetes Lungenkraut,
200 g Spitzwegerichblätter (Nr. 119),
100 g Brennesselblätter (Nr. 16) und
100 g Zinnkraut (Nr. 138).

Von dieser Mischung nehme man 1 gehäuften Teelöffel voll für 1 Tasse, bereite sogleich am Morgen die Menge von 3 Tassen im Aufguß und füge nach dem Abseihen und Erkalten auf Trinkwärme den 3 Tassen 3 Teelöffel Honig bei. Diesen Heiltrank trinke man untertags schluckweise.

Anwendung in der Homöopathie: Die homöopathische Essenz wird erfolgreich gegen alle Katarrhe der Luftwege, bei Bronchitis und gegen Bluthamen angewendet.

Anwendungen in der Tierheilkunde: Die Hirten sammelten früher fleißig das Lungenkraut, trockneten es und mengten es, mit etwas Salz gemischt, fein zerstoßen in den Trank bei Husten und Keuchen der Kühe, Pferde und Schafe. Aus der weißen Asche der verbrannten Pflanzen machten sie eine Lauge und diese diente zum Auswaschen von Wunden und Geschwüren.

Aus Geschichte und Volksglaube: Bei den antiken Botanikern und Ärzten ist das Lungenkraut nicht genannt. Unter „pulmonaria" wird in den ältesten Kräuterbüchern die Lungenflechte verstanden. Die „Lungenwurtz" von der Äbtissin Hildegard von Bingen beschrieben, könnte das Lungenkraut sein. Der Arzt und Botaniker Johannes Bauhinius schrieb in seinem zu Basel 1591 erschienenen Werk „Von den Pflanzen, die von Gottheiten oder von Heiligen den Namen haben" über das Lungenkraut unter dem Namen „Milch der Heiligen Maria", „Sanctae Mariae Lac". Auch bei uns sind, nach ländlichem Glauben, die weißlichen Flecken auf den Blättern des Lungenkrautes daher rührend, daß die Milch der Gottesmutter auf die Pflanze tropfte. Nach der Signaturlehre könne man in den hellgefleckten Blättern eine Ähnlichkeit mit den Lungenflügeln erblicken, wodurch die Verwendung der Pflanze gegen Lungenleiden angezeigt sei.

Anmerkung: Die standörtlichen Varietäten mit deutlich weißfleckigen und rauhbehaarten Blättern bzw. mit ungefleckten und weichhaarigen Blättern, haben die gleiche Heilwirkung.

85 Mais Zea mays L. Viele Sorten und Formen

Volksnamen: Türkischer Weizen — Kukuruz — Welschkorn

Botanik: Die Maispflanze wird etwa 1.5 bis 2.5 Meter hoch und hat einen markigen Stengel. Die Blätter sind breit lanzettlich. Der Mais hat getrenntgeschlechtliche Blüten: die zweiblütigen männlichen Ährchen sind zu einer gipfelständigen Rispe, die einblütigen weiblichen Ährchen sind zu blattwinkelständigen, von mehreren Blattscheiden eingehüllten Blüten vereinigt. Aus den Blattscheiden hängen dann zur Blütezeit die fadenförmigen, an der Spitze zweispaltigen Narben heraus, die Maisgriffel genannt. Diese Maisgriffel oder Maisnarben, Maishaare oder Maisbart genannt, sind in erster Linie das heilsame Produkt der Maispflanze.

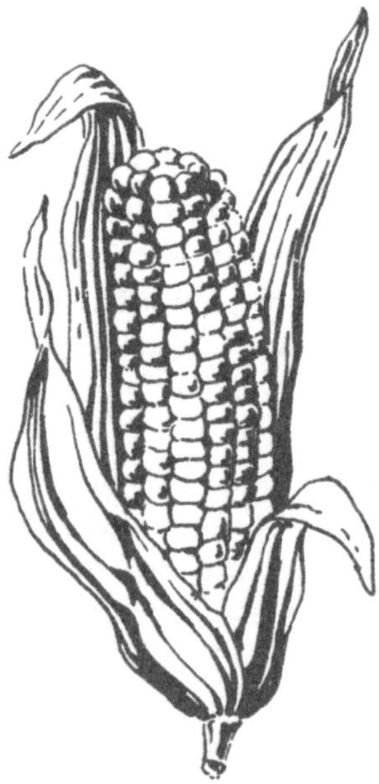

Geruch und Geschmack: Der Geruch der Maisgriffel ist eigenartig, an das Mutterkorn erinnernd. Die Maisgriffel sind geschmacklos.

Blütezeit: Juni bis August. *Fruchtreife:* September und Oktober.

Standort: Die ursprüngliche Heimat der Maispflanze ist Mittelamerika, sie wird, über die ganze Welt verbreitet, in allen wärmeren Zonen angebaut, doch bestehen bereits Maissorten, die u. a. in Norddeutschland gedeihen. Der Mais wird in vielen Sorten und Formen kultiviert: Cuscomais mit großen Körnern, Perlmais mit kleinen Körnern, Pferdezahnmais mit eingedrückter Schale, Weichmais von mehliger, Hartmais von harter Beschaffenheit, jedoch höherem Fettgehalt. Der Zuckermais ist ungewöhnlich süß, der Puffmais mehr wasserhaltig usw. Man unterscheidet Silomais für Gärfutterzwecke, Grünfutter- oder Grünmais für die Grünverfütterung, und mehr oder minder hochwertige Körnermaissorten, je nach Verwendung als Vieh- und Geflügelfutter oder als menschliches Nahrungsmittel auf die verschiedenste Weise verarbeitet oder zur Herstellung von Maisstärke bzw. zur Herstellung pharmazeutischer oder kosmetischer Präparate.

Aus der Geschichte der Maispflanze: Die großen Kulturen des amerikanischen Kontinents wie auch beachtlich der Reichtum der Vereinigten Staaten sind auf ein und dieselbe Pflanze aufgebaut: dem Mais. Die Mayas, eine Sprachfamilie bildende Gruppe mittelamerikanischer Indianerstämme verdankten ihre hohe Kultur im 5. und 6. Jahrhundert unserer Zeitrechnung dem Maisanbau. Mais genoß die höchste Verehrung und dies fand seinen Niederschlag im Mythos und in der Religion dieser Völker. Der lange Kopf von Tzultaca, dem Zeus der Maya wurde dem Maiskolben nachgebildet und dessen Haare in Form der Maisblüten mit den Maisgriffeln stilisiert.

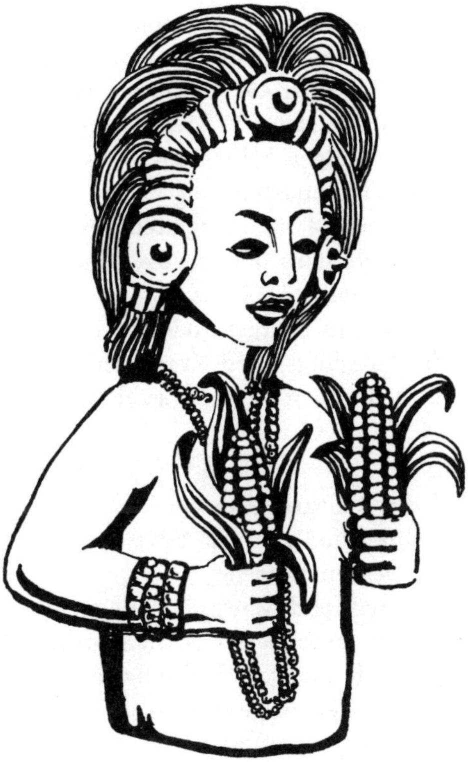

Cinteutl, die aztekische Göttin des Ackerbaues

Die Göttin des Ackerbaus der Azteken wiederum hieß Cinteutl, nach cinthi, dem Mais und war abgebildet mit Maiskolben in den Händen. Auch die Inkas in Peru und die Cubchas in Kolumbien hatten ihre Staaten und Religionen auf die Maispflanze begründet. Seit urdenklichen Zeiten diente der Mais allen Indianerstämmen von Peru bis zum Mississippi als Hauptnahrungsmittel. Der Mais scheint eine der weitverbreitetsten Körnerfrüchte zu sein. Längst wäre ein großer Teil der Menschheit verhungert, wenn es keinen Mais gäbe, denn er ist in großen Teilen des amerikanischen Kontinents, in weiten Gebieten Afrikas, in Ungarn, Rumänien, Oberitalien und Südfrankreich noch heute eines der wichtigsten Volksnahrungsmittel.

Wie die Indianer, lebten auch die ersten Kolonisten fast ausschließlich von Mais, und George Washington, Amerikas erster Präsident aß bis zu seinem Lebensende Maisbrei statt Brot. Erst als die Pionierzeiten vorbei waren, wurde der Mais zum Viehfutter und bauten die Farmer für ihr Brot Weizen. Die spanischen Eroberer brachten den Mais nach Europa, doch dauerte es noch über zwei Jahrhunderte, bis er auf die europäischen Felder gelangte. Leonhart Fuchs berichtete 1543 in seinem „New Kräutterbuch" von der Maispflanze, daß sie als Rarität in spanischen und auch in deutschen Gärten als Zierpflanze verbreitet sei. Erst gegen Ende des 17. bzw. Anfang des 18. Jahrhunderts kam der Mais als Nutzpflanze auf die Felder. Besonders die Venezianer verbreiteten ihn (daher der Volksname Welschkorn!) in den Nahen Osten. Er kam dann, dort intensiv kultiviert, als „Türkischer Weizen" nach Europa und fand Verbreitung als Nutzpflanze. Die Venezianer exportierten den Mais in den Fernen Osten. In China und Japan fand er weiteste Verbreitung.

Durch die deutsche Kolonialverwaltung kam der Mais nach Afrika. Der tausendjährige Hunger der Eingeborenen und Jägerstämme nahm ein Ende und der Mais schuf aus herumziehenden Nomaden seßhafte Bauern. Mit der Zeit vertrieb der Mais allerdings eine bis dahin auch weitverbreitete Kulturpflanze: die Hirse.
Mais ist nach Reis die wichtigste Körnerfrucht der Welt, weil er zum Kraftfutter für die Landwirtschaft geworden ist. Schweinefleisch, Milch und Eier sind zu einem beachtlichen Teile nur „veredelter" Mais. Nach Europa wird mengenmäßig mehr Mais eingeführt als von allen anderen Futtermitteln zusammen. Rund 80 % der Welternten an Mais stammen aus Amerika, über 45 Millionen Hektar Mais werden in Amerika angebaut, weit mehr als die gesamte Weizen-, Roggen- und Gersteanbaufläche Europas beträgt. Erst seit einigen Jahrzehnten besinnt sich Europa, diese Körnerfrucht mehr anzubauen, hauptsächlich als Grün- und Gärfuttermais, wodurch wieder Wiesen- und Ackerland für Brotgetreide- oder Gemüseanbau frei wird, da der Grün- oder Gärfuttermais doppelt bis dreifach höhere Erträge liefert als Futtergetreide. Außerdem wird der Mais immer wichtiger für Maisprodukte, sei es als Kraftspender (Dextro Energen) oder sei es als unentbehrliches Mittel in der Diätküche, in der Säuglings- und Krankenpflege, womit wir wieder einschwenken in unser Thema und den Mais sogar als Heilpflanze betrachten können.

Heilkräftiger Pflanzenteil: In erster Linie sind die Maisgriffel zu nennen (Stigmata maidis), die vor der Bestäubung abgeschnitten und rasch im Schatten, gegebenenfalls sehr vorsichtig künstlich getrocknet werden müssen.
Aus den Maiskörnern stellt man nicht nur Maisgrieß und Maisgrütze als wertvolle Nahrungsmittel her, sondern auch neuerdings besonders das Maisstärkemehl (Amylum maidis) und daraus wieder wertvolle diätische Nahrungsmittel. Aus den Keimlingen der Maiskörner wird das Maiskeimöl gewonnen, das von großer ernährungsphysiologischer und therapeutischer Bedeutung ist.

Heil- und Wirkstoffe: In den frischen Maisgriffeln wurden fette Öle, ätherische Öle, Harz, gummiartige Stoffe, ein noch nicht näher bekanntes Alkaloid, ein glykosidischer Bitterstoff, Gerbstoffe, Saponine, Zucker und mineralogische Spurenelemente, wie Kali, Phosphor, Kieselsäure, Mangan u. a. festgestellt.
Das Maiskeimöl, hydraulisch gepreßt und nicht laugeraffiniert, enthält u. a. die so wertvolle Linolsäure, ferner Linolensäure, gesättigte Fettsäuren, Phytosterine, Phytohormone, Vitamin E, wodurch das Maiskeimöl so wie das Weizenkeimöl nicht mehr als Speiseöl schlechthin, sondern als hochwertigstes Diätöl gelten kann.

Heilwirkung: Die Maisgriffel sind ein vorzügliches harntreibendes Mittel (Diureticum) und ein vollkommen unschädliches und dabei sehr wirksames Abmagerungs- und Entfettungsmittel. Es ist jedoch zu beachten, daß bei längerem La-

gern, besonders wenn die Droge nicht vollkommen getrocknet wurde, die harntreibende Wirkung rasch abnimmt und an deren Stelle eine abführende (purgierende) Wirkung eintritt.
Ferner kann die Droge bei Herzwassersucht (nach Dr. med. Madaus), Ödemen, Erkrankung der Harnorgane mit Neigung zu Steinbildungen erfolgreich angewendet werden.
Nicht minder gute Heilerfolge werden bei Blasenkatarrh (Cystitis), Nierenbekkenentzündung (Pyelitis), krankhafter Verringerung der Harnmenge (Oligurie), organischen Herzleiden mit Ödemen (Schwellungen infolge Flüssigkeitsansammlungen im Gewebe), bei Gicht und Rheuma erzielt.
Der Tee von Maisgriffeln bringt Nierenkoliken zum Abklingen und ist ein sehr wirkungsvolles Mittel, das Bettnässen der Kinder als auch der alten Leute zu heilen.
Die Droge wird schließlich unter bestimmten Voraussetzungen und nur unter ärztlicher Kontrolle zur Behandlung von Gonorrhoe (Tripper) herangezogen.
Über die heilkundliche Bedeutung des Maiskeimöls wolle wegen der Gleichartigkeit beim Weizenkeimöl (Nr. 133) dort nachgelesen werden.
Der Maisgriffeltee wird in Form eines Aufgusses bereitet: 1 Teelöffel der gut getrockneten Droge für 1 Tasse heißes, nicht mehr kochendes Wasser, einige Minuten ziehen lassen, abseihen und ungesüßt schluckweise einen Eßlöffel voll alle 2—3 Stunden warm oder lauwarm einnehmen.
Aus den Maisgriffeln wird ein Fluidextrakt hergestellt, dem eine noch bessere Heilwirkung zugeschrieben wird.
Die Maisstärkemehle sind sehr quellfähig und bilden eine gute und wertvolle Puddinggrundlage. Sie kommen unter den Namen „Mondamin" und „Maizena" in den Handel und werden aus den sehr fettreichen Samen hergestellt. Diese Präparate sind sehr gute diätische Nahrungsmittel und spielen in der Säuglingsernährung eine wichtige Rolle.
Durch den Abbau von Maisstärke erhält man den Traubenzucker und nicht aus den Trauben, wie zumeist irrtümlich angenommen wird.

Anwendung in der Volksheilkunde: Maiskörner durch einige Stunden in Gerstenwasser (Nr. 39) weichen lassen, einmal ganz kurz aufkochen, zu einem Brei zerstampfen und diesen Brei so warm wie verträglich wie ein Pflaster auf die Blasengegend auflegen, nimmt die Blasenschmerzen und heilt das Bettnässen.
Aus den jungen Maispflanzen, die viel Zucker enthalten, wird ein Sirup hergestellt, der hustenlindernd wirkt.

Anwendung in der Küche: Maismehl bzw. Maisgrieß in seinen verschiedenen Zubereitungen als Polenta, einer italienischen Nationalspeise, als Kukuriza, einer typischen Balkanspeise, oder als Tortilla, einer spanischen bzw. ibero-amerikanischen, brotartigen Speise u. a. sind wertvolle Energiespender und besonders in der kalten Jahreszeit angezeigt. Sehr empfehlenswert ist die Zubereitung im Kochtopf, wodurch der Kochprozeß stark abgekürzt wird. Die beachtlichen Mengen der wichtigen Vitamin-B-Gruppe bleiben weitgehendst erhalten durch Abbrühen des Maisproduktes mit heißem, aber nicht kochendem Wasser und längerem Stehenlassen. Hiezu eine gemischte Salatplatte ergänzt die übrigen Vitamine.

Anmerkung: Als Parasit gedeiht auf der Maispflanze ein Brandpilz, der sogenannte

Maisbrand Ustilago maydis DC. der vielseitige Heilwirkungen auslöst.

Dieser Pilz erzeugt an den Fruchtknoten blasenartige sowie an den Stengeln der Maispflanze knollige, grauschwarze Auswüchse, die mit Sporen, den sogenannten, wie Kohlenstaub aussehenden Brandsporen gefüllt sind.
Diese Brandsporen sind eine sehr geschätzte Droge und gelten als vollwertiger Ersatz für das Mutterkorn, dem Secale (siehe unter Nr. 157). An

Heil- und Wirkstoffen sind außer den bei der Maispflanze genannten Heil- und Wirkstoffen noch ergosterinhaltige Körper, flüchtige und fette Fettsäuren, Lecithin, Glycerin, Gerbstoffe, Harze, Mannit, Erythrit, Albuminate, Amanitol und Fermente festgestellt worden. Die

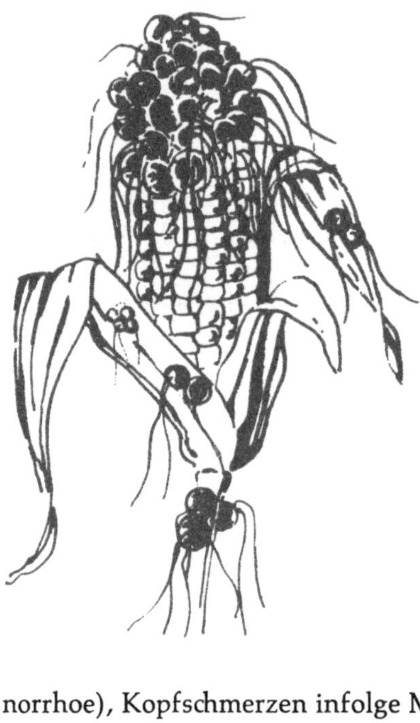

Heilwirkung erstreckt sich hauptsächlich auf Frauenkrankheiten, wie übermäßig starke Monatsblutungen (Menorrhagien), Gebärmutterblutungen (Metrorrhagien), Eierstockentzündungen (Oophoritis) u. a. Die wirksamste, nur vom Arzt zu verordnende Arzneiform ist der Extrakt Ustilago Maydis fluidum.

Homöopathische Anwendung: Diese erstreckt sich ebenfalls hauptsächlich auf Frauenleiden, wie bei Gebärmutterblutungen, wenn sie plötzlich und ohne Ursachen auftreten, Menstruationsfehler (Dysmenorrhoe), Kopfschmerzen infolge Menstrualstörungen u. a.
Außerdem wird die homöopathische Verordnungsform angewendet bei Schuppenflechte (Psoriasis) des Kopfes, nässenden Ausschlägen (Exanthemen) am

Kopfe, krankhaftem Haarausfall (Alopecia), Milchschorf (Crusta lactea) u. a. Auch die homöopathischen Verdünnungen dürfen nur vom Arzte verordnet werden!

86 Majoran Majorana hortensis Moench. Tafel 6, Figur 3

Synonym: Origanum majorana L.

Volksnamen: Bratenkräutel — G'würzkreidl — Kuchelkraut — Majeran — Mairan — Mairon — Miran — Wurstkräutel

Botanik: Die Pflanze wird 20 bis 40 cm hoch, die Blätter sind klein, gestielt, gegenständig, ganzrandig, elliptisch und graufilzig. Der Blütenstand ist eine fast vierkantige Ähre, die Blüten sind blaßrot oder weiß.
Es gibt 2 Sorten: den einjährigen Sommermajoran und den ausdauernden Wintermajoran. Die Heilwirkung beider Sorten ist aber völlig gleich.

Geruch und Geschmack: Die Pflanze riecht und schmeckt charakteristisch gewürzhaft stark und etwas bitter.

Blütezeit: Juli, August.

Standort: Der Majoran stammt aus Nordafrika und dem südlichen Europa. Er ist in unseren Gemüsegärten schon ganz heimisch geworden, ist jedoch sehr frostempfindlich und verlangt eine sehr gut gedüngte Erde. Eine unmittelbare Einwirkung von Dünger verträgt der Majoran jedoch nicht. Man pflanzt ihn am besten in Beete, die im abgelaufenen Herbst gut gedüngt wurden und über den Winter restlos verrotten konnten.

Heilkräftige Pflanzenteile: Gesammelt werden das blühende Kraut bzw. die Blätter in der Nähe der Blüten und diese selbst.

Heil- und Wirkstoffe: Das blühende Kraut enthält ätherisches Öl, Terpene, Terpinole bzw. Sesquiterpene, Gerbstoffe, Bitterstoffe, Mineralsalze und Kampfer.

Heilwirkung: Das Kraut war früher als Herba Majoranae offizinell. Aus der frischen blühenden Pflanze wird das Majoranöl (Oleum Majoranae) destilliert. Vereinzelt wird noch die Majoransalbe (Unguentum Majoranae) hergestellt, wobei getrockneter und frisch gepulverter Majoran mit Minze und Salbei (Nr. 95 bzw. 108), ebenfalls gepulvert, mit Schweineschmalz verrührt, erwärmt und passiert wird. Diese Salbe wirkt schmerzlindernd bei Kopfschmerzen und ist eine sogenannte belebende Nervensalbe. Die arabische Medizin empfiehlt den Majoran gegen Trunkenheit.

Anwendungen in der Volksheilkunde: Majoran ist in der Volksheilkunde eine sehr beliebte Heilpflanze.
Das Pulver des getrockneten Krautes wird als Niespulver verwendet, um den zähen Schleim aus der Nase abzuleiten.
Vielfach wird der Majoran als Mittel gegen Krampfzustände angewendet, bei Krämpfen aller Art, Muskelkrämpfen, Magenkrämpfen und Hustenkrämpfen, nicht zuletzt gegen die verkrampften epileptischen Zuckungen.
Majoran ist ein nervenbelebendes Mittel und zeitigt Erfolge bei Nervenlähmungen, Depressionszuständen, Nervenschwäche, Kopfschmerzen, Migräne, Schwindelanfällen und nervösen Magenleiden.
Ein leichter Aufguß von Majorantee hilft sehr bei Darmkolik der Kinder.
Erwachsene nehmen den etwas stärkeren Teeaufguß bei beginnender Wassersucht, bei Gelbsucht, Leberbeschwerden, Brustverschleimung, Blähungen und Magenverstimmung.
Der Absud der Pflanze wird in der Volksheilkunde als Waschwasser bei Haarausfall angewendet.
Bei Stockschnupfen oder verstopfter Nase bereite man aus etwa 5 bis 6 g des Saftes der frischen Pflanze, gut vermischt mit etwa 20 g ungesalzener Butter eine Salbe, die man in die Nase einführt.

Zum äußerlichen Gebrauch verwendet man das aus der frischen blühenden Pflanze gewonnene Majoranöl im Wege der Destillation oder man setzt zum Hausgebrauch frische Majoranpflanzen in Olivenöl an und läßt diesen Ansatz durch 2 bis 3 Wochen an der Sonne destillieren. Mit diesem Öl bestreicht man die Krampfadern und gibt einen Verband darüber oder man gebraucht das Öl zu Einreibungen bei Gicht, Rheumatismus, sehr steifen Gelenken nach längerer Krankheit oder nach anstrengenden Fußmärschen, bei Drüsenverhärtung und bei Brustknoten.
Majorantee wird von den Frauen gerne zur Förderung der monatlichen Regel und zur Linderung von Gebärmutterkrämpfen genommen.

Das blühende Majorankraut, in Weißwein dick eingekocht, ergibt einen warmen Umschlag auf den Magen, der bei Magenschmerzen und Magendruck überraschend heilsam wirkt. Der gleiche Umschlag verteilt das geronnene Blut und lindert die Schmerzen der verrenkten Glieder.
Ein Bad, dem Majoranabsud beigemengt wurde, wirkt nervenbelebend und stärkend.

So segenreich der Majoran ist, kann er auch bei Überdosierung und zu vielem Gebrauch Benommenheit und Kopfschmerzen auslösen. Als Normaldosis nimmt man 1 Teelöffel zum Aufguß für 1 Tasse, schluckweise, ungesüßt getrunken, 1–2 Tassen am Tage nach Bedarf.

– Meerrettich siehe unter Kren Nr. 72

siehe unter Kren Nr. 72

7 Meisterwurz Imperatoria struthium L.

Synonyme: Imperatoria major Lam. — Peucedanum imperatoria Endl. — P. ostruthium (L.) Koch. — Selium ostruthium Wallr. — S. imperatoria Crantz. — Ostruthium officinale Link. u. a.

Volksnamen: Astrenz (Hl. Hildegard) — Durstwurz — Haischwurz (Haisch = Geschwulst) — Kaiserwurz — Krumputzwurzel — Magisterwurz — Magistranz — Ostranwurzel — Ostranzen — Ostruzwurz — Rauschwurz (wird Rauschsüchtigen eingegeben) — Sirenenwurz —· Staubwurz — Strenzen — Stubwurz (= Staubwurz) — Tropfenwurz (Tropfen = das tropfenweise Urinieren) — Wurz aller Wurzen (höchste Anerkennung)

Botanik: Die ausdauernde Pflanze besitzt einen mehrköpfigen, außen schmutziggelben bis braunen, innen weißen und milchigen Wurzelstock. Der Stengel ist hohl, röhrig, bis 1.30 m hoch. Die Blätter sind sehr formenreich, zumeist doppelt dreizählig, die Blattachselscheiden oft wie aufgeblasen aussehend.
Die Blüten sind klein, weiß bis rötlich, zu großen fünfstrahligen Dolden angeordnet. Als Doldenblütler wird die Meisterwurz sehr leicht mit einer der vielen ähnlichen Pflanzen dieser Familie verwechselt.

Geruch und Geschmack: Der Geruch ist kräftig, etwas an die Angelika (Nr. 3) erinnernd. Der Geschmack ist sehr aromatisch, lange anhaltend, brennend, oft sogar scharf beißend.

Blütezeit: Juli, August. *Fruchtreife:* Ende Juli—September, je nach Standort.

Standort: Ursprünglich in den nördlichen Kalkalpen heimisch, heute in allen europäischen Gebirgen anzutreffen, sowohl auf Kalk-, als auch auf Urgestein, auf Bergmatten, feuchteren Schutthalden und Gebüschzonen, bevorzugend schattige Standorte mit kurzer Vegetationszeit infolge lange liegendem Schnee. Die Meisterwurz wird wegen ihres hohen Ansehens in der Volksheilkunde in den Alpenländern im Gemüse- oder Hausgarten oft gezügelt, gerne im Randschatten des Holunderstrauches.

Heilkräftiger Pflanzenteil ist der Wurzelstock (Rhizoma oder Radix Imperatoriae), der auch unter den pharmakologischen Namen Radix Astrantiae, Radix Imperatoriae albae, Radix magistralis bzw. Radix Ostruthii geführt wird. Der Wurzelstock wird im Frühjahr (März, April) oder im Herbst (September, Oktober) ausgegraben. Die Trocknung erfolgt im Schatten am besten durch Auffädeln der Wurzel und Aufhängen an zugigen und schattigen Orten. Größere Wurzelstöcke werden geteilt. Die gut durchtrockneten Wurzeln werden zerschnitten und in dunklen Gläsern aufbewahrt. Verwechslungen mit ähnlich aussehenden Wurzeln sind möglich, so z. B. mit den Wurzeln des weißen Germer (Nr. 146) oder den Wurzeln des gelben Enzians (Nr. 26/a) bzw. den knolligen Wurzeln des Eisenhutes (Nr. 144). Die Gefahr der Verwechslung ist dadurch erhöht, daß alle diese Wurzeln bzw. Knollen entweder zeitlich im Frühjahr oder im Herbst geerntet werden, wo die Pflanzen entweder noch nicht voll entwickelt oder bereits mehr oder minder stark verwelkt sind.

Interessant ist, daß man in der alten als auch in der neuen Literatur über die Meisterwurz keinerlei Heilanzeigen über die aromatisch duftenden Früchte findet.

Heil- und Wirkstoffe: Der Wurzelstock birgt ätherisches Öl, Harz, Gerbstoffe, die Bitterstoffe Imperatorin, Ostin und Ostruthin. Ferner wurde Gummi nachgewiesen. Eine Reihe von Wirkstoffen sind noch nicht restlos geklärt.

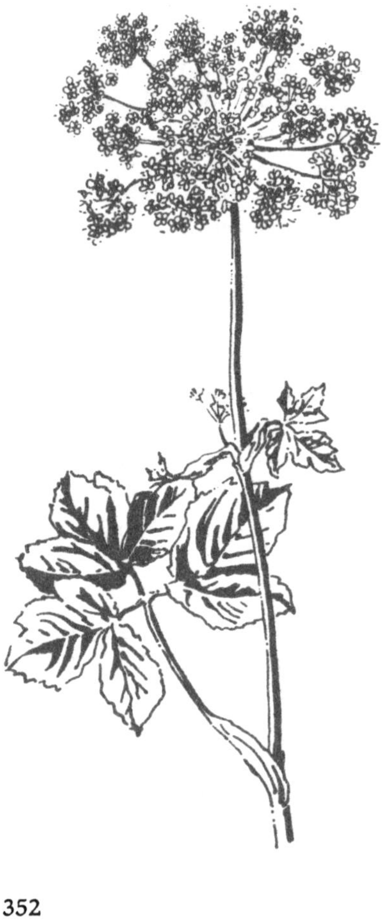

Heilwirkung: In den nördlichen Ländern Europas seit altersher als Heilpflanze sehr bekannt und geschätzt, kannten die Ärzte des klassischen Altertums die Meisterwurz überhaupt nicht. Die erste Beschreibung finden wir in den Werken der heiligen Hildegard, wobei es nicht ganz klar ist, ob sie die gegenständliche Meisterwurz meinte, oder ob ihre „astrancia" nicht doch die schwarze Meisterwurz (Astrantia major L.) war.

Hieronymus Bock schrieb über die Meisterwurz: „die meisterwurtz hat mich schier verderbt / also übel brant mich der zähe gäl safft auff der Zungen. Der grün pfeffer ist nit so scharff als die meisterwurtz / die zielt man auch inn den gärten / insonderheit würt sie fürs rindviehe gepflanzet / dem gibt man sie gepülvert mit saltz."

Die Meisterwurz stand im Mittelalter im höchsten Ansehen und galt in der Humanmedizin als auch in der Tiermedizin als das beste Mittel gegen ansteckende Krankheiten. Sie war ein Universalmittel, die „Wurz aller Wurzen", sie war das „remedium divinum", das „göttliche Mittel" des berühmten Arztes Friedrich Hoffmann (1660—1742), des Herstellers der Hoffmannstropfen. Nachdem sie mit Beginn der Neuzeit ihr hohes Ansehen ziemlich eingebüßt hatte — vermutlich durch das ständige Verwechseln mit anderen, ähnlichen Doldenblütlern — steigt nun doch wieder ihr Ruf als eine sehr wertvolle und verläßliche Heilpflanze. Paracelsus gab den Rat: „so einer für un für Durst leidt / so di zung allweg leer ist / soll er Ostrutio (die gegenständliche Meisterwurz) in Wein legen und trinke davon. Auch seude (siede) er die Wurtz bei chronisch Milztumore, Gewächs in der Muttern / Baucheshöhl und so geplaget vom Stein in der blasen / und geplaget so vom Heufebris."

Die moderne Naturheilkunde empfiehlt die Meisterwurz als Fieber- und Beruhigungsmittel. Bei katarrhalischen Beschwerden und Verdauungsstörungen, bei Milz- und Lebertumoren, Gebärmutterkrämpfen und Menstruationsstörungen, bei Bauchgrimmen, Neigung zu Schlaganfällen und Zungenlähmung, nicht zuletzt bei Verschleimung und bei Gicht und Rheuma ist der leichte Teeabsud sehr erfolgversprechend.
Für 1 Tasse Tee nehme man 1 Teelöffel der feingeschnittenen Wurzel — frisch oder gut getrocknet — zum leichten Absud , lasse etwa 3 Minuten ziehen, seihe ab und trinke den Tee ungesüßt und schluckweise. Man trinke nach Bedarf 1—2, nicht mehr als ausnahmsweise 3 Tassen am Tage.

Anwendung in der Homöopathie: Hier wirkt die homöopathische Essenz besonders gegen Magenleiden aller Art, gegen Hautleiden, Ausschläge, die durch eine schlechte Blutmischung entstanden sind.

Anwendung in der Volksheilkunde: Die Volksheilkunde lobt die Meisterwurz als vielseitiges Heilmittel. In den Alpenländern wird die Meisterwurz feingeschnitten in Schnaps angesetzt, innerlich gegen Leibschmerzen und äußerlich als Wundheilmittel vielfach angewendet. Auch legt man die frischen Blätter auf schlecht heilende Wunden.
Bei Magenvergiftung durch verdorbene oder vergiftete Speisen (Schwämme!) soll man Meisterwurz in Wein aufkochen und alle Viertelstunde 2 Eßlöffel voll einnehmen.
Äußerlich der Tee-Umschlag oder noch stärker wirkend der Umschlag aus einem weingeistigen Wurzelansatz wird vielfach angewendet zum Zerteilen bzw. Aufzeitigen von Geschwülsten und Geschwüren, zum Abheilen eitriger Wunden und Verzehren faulen Fleisches und Wucherungen.
In den Alpenländern wird die Meisterwurz so wie der Quendel (Nr. 98) noch vielfach gegen chronischen Alkoholismus angewendet.

Anwendung in der Tierheilkunde: Die Meisterwurz wird in der bäuerlichen Tierheilkunde als Teeabsud bei Blutvergiftung, Eiterungen und Nervenfieber dem Hausvieh eingegeben.

Dem Autor wurden schon zahlreiche Fälle gemeldet, wo bei Maul- und Klauenseuche durch Waschungen der erkrankten Stellen mit Meisterwurzabsud und gleichzeitig innerlicher Anwendung desselben gute Heilerfolge erzielt wurden.

Aus der Geschichte der Heilpflanze: Die Meisterwurz spielte im Volksaberglauben und Brauchtum eine gewisse Rolle, vor allem in den Alpenländern. Man findet noch heute hie und da eine Meisterwurz über dem Haustor oder über dem Stalleingang angenagelt als Abwehrmittel gegen Krankheiten, und in den Rauhnächten werden die Wohnung und die Stallungen mit getrockneten und angebrannten Meisterwurzeln ausgeräuchert. Es gäbe noch über viele Anwendungen im Volksaberglauben und Brauchtum zu berichten. Sie alle sind nur ein Beweis, daß die Meisterwurz im Volke seit altersher ein so hohes Ansehen genoß, daß man dieser Pflanze auch geheime Kräfte zuschrieb.

88 Melisse Melissa officinalis L.

Synonyme: M. graveolens Host. — Thymus melissa EHL Krause

Volksnamen: Bienenfang— Bienenkraut — Bienensaug — Darmgichtkraut — Englische Brennessel — Hasenohr — Herzbrot — Herzkraut — Herztrost — Honigblum — Immenchrut — Ivenblatt — Limonikraut — Mutterkraut (gemeint ist die Gebärmutter) — Mutterwurz — Nervenkräutel — Pfaffenkraut — Riechnessel — Salatkräutle — Spanischer Salbei — Wanzenkraut — Zahnwehkraut — Zitronenkraut — Zitronella — Zitronenmelisse

Botanik: Die ausdauernde, stark verästelte Pflanze wird 30—70 cm hoch und hat einen vierkantigen Stengel. Die Blätter sind gegenständig angeordnet, langgestielt, am Grunde eiförmig, nie herzförmig, am Rande gekerbt und schwach behaart. Die Blüten sind weißlichgelb oder rein weiß und stehen in Scheinquirlen in den Achseln der oberen Blätter. Die Blätter der Katzenminze (Nepeta cataria L.) sind den Melissenblättern täuschend ähnlich und werden hie und da bei ausländischen Drogen den Melissenblättern beigegeben. Der Unterschied ist an der Blattbasis deutlich erkennbar. Die Melissenblätter sind an der Blattbasis abgerundet, die Katzenminzenblätter dagegen herzförmig.

Geruch und Geschmack: Die ganze Pflanze hat einen feinen, angenehmen, zitronenähnlichen Duft, der Geschmack ist würzig.

Blütezeit: Manchmal schon in der zweiten Junihälfte beginnend. In der Regel Juli bis gegen Ende August.

Standort: Die Melisse stammt aus den Mittelmeergebieten, wo sie frei in der Natur vorkommt. Sie wurde zuerst von den Arabern in Spanien kultiviert. Durch die Klöster wurde sie in Mitteleuropa eingeführt. Karl der Große ordnete in seiner Verordnung „Capitulare de villis" ihren Anbau an. Die Melisse wird heute in Bauerngärten, Hausgärten oder in Kulturen angebaut. Als Flüchtling selten in der Natur anzutreffen. Bei Anbau benötigt die Melisse einen nicht zu trockenen Boden und eine sonnige, windgeschützte Lage. Sie ist sehr wärmebedürftig, das sogenannte Weinklima sagt ihr am besten zu.

Heilkräftiger Pflanzenteil: Bei gärtnerischem oder feldmäßigem Anbau schneidet man die ganzen Pflanzen dicht über dem Boden zumeist zweimal, im Juni und September, ab und pflückt die Blätter (Folia Melissae) oder auch die obersten blühenden Sprossen (Folia Melissae cum floribus). Weitere pharmakologische Namen, die noch hie und da im Gebrauch sind, lauten Folia Citronella oder Folia Melissae citratae.
Die Trocknung muß sehr sorgfältig im Schatten bei möglichst geringer Berührung mit bloßen Händen erfolgen. Die Droge darf nie mit Metall in Kontakt kommen, die Aufbewahrung niemals in Blechschachteln erfolgen.

Heil- und Wirkstoffe: Neben Bitterstoff, Mineralsalzen und Gerbstoff wurde vor allem das sehr flüchtige ätherische Öl festgestellt. Dieses ätherische Öl ist ein besonderes Geraniolaldehyd, das Citral und ein sogenanntes Citronellal, das den feinen, zitronenähnlichen Geruch auslöst. Auch ein noch nicht näher bekanntes Glykosid und ein Saponin wird angenommen. Diese Annahme ist aber zum Teil umstritten. Auch wurde in jüngster Zeit Bernsteinsäure nachgewiesen. Das so flüchtige ätherische Öl würde rein hergestellt fast unerschwinglich teuer sein, so daß das Melissenöl des Handels nicht ausschließlich aus dem Melissenkraut allein gewonnen wird. Es ist daher ein Destillat von Zitronenöl über Melissenkraut eingeführt und sollte richtig den Namen Melissenölzitrat haben. Umfangreiche Versuche haben auch die günstigste Sammelzeit der Blätter bzw. der obersten Blütensprossen ergeben. So wird die Zeit knapp vor und knapp nach dem Erblühen empfohlen und zwar immer nur in den ersten Nachmittagsstunden, im Durchschnitt von etwa Mitte Juni bis gegen Mitte August. Die zweite Ernte im September ist nicht mehr so ergiebig. Nach Meinung des Autors sollte eine zweite Ernte nicht vorgenommen werden, doch erfordert dies der in letzter Zeit ungeheuer gestiegene Bedarf an Melisse.

Heilwirkung: Neben einer Reihe von Ärzten und Naturforschern des Altertums haben sich besonders Dioskurides und Plinius Secundus lobend über die Melisse geäußert. Plinius empfiehlt sehr die Vermischung des Melissensaftes mit Honig und meint, es sei das beste Heil- und Stärkungsmittel für die Augen, es verhindere die „Verdunkelung" der Augen, mit welchem Ausdruck er den grauen

Star bezeichnen dürfte. Die heilige Hildegard beschrieb ein Heilkraut „binsuga" (= Bienensaug) und meinte ganz sicher damit die Melisse.

„wer sie ißet, wird gerne lachen, weil ihre wärme die Milz angreift und das Herz dadurch freudig wird", urteilt die kräuterkundige Äbtissin. Paracelsus u. a. nannte die Melisse „von allen Dingen, die die Erde hervorbringe, die beste Pflanze Melisse für das Herz sei" und ihr vielleicht bester Kenner, Matthiolus, lobte sie mit den Worten:

„Melissen hat ein trefflich gute Art / darmit sie das Hertz sterket und erquicket / insonderheit so es in der Nacht beängstiget wirdt / pochet und die Ruhe störet. Leutert das Geblüt / wendet Unmut un Trawigkeit (Traurigkeit) der Melancholey / dienet dem kalten un gar feuchten Magen / unnd beinahe allen innerlichen Gliedern."

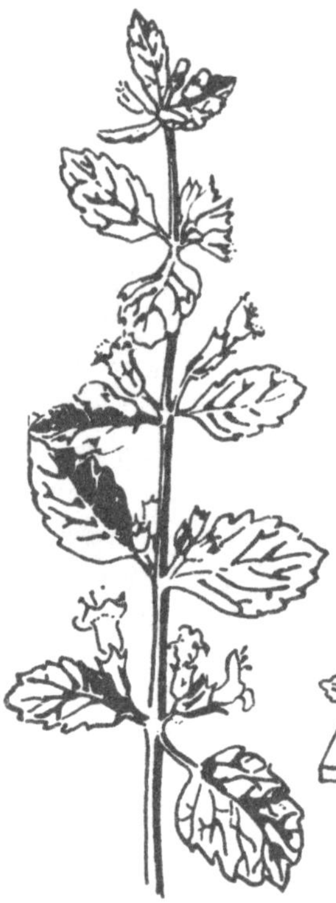

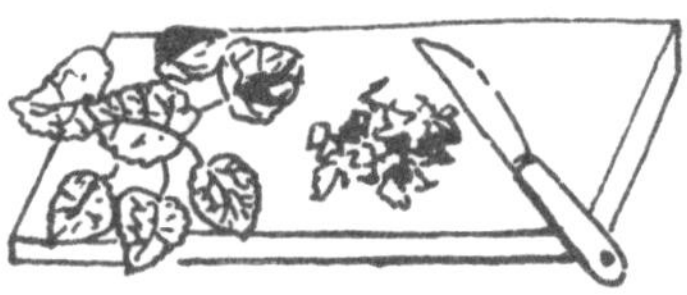

Melisse galt auch nach der Signaturlehre als ein Herz-Heilkraut:

„Melissen hat die Signatur und Anatomey des Herzens / ist ein gar edel kraut gegen all Hertzkrankheiten / wie sie Namen haben mögen." (Johann Franck, 1618)

Am bekanntesten wurde die Melisse durch den sogenannten „Melissengeist" bzw. „Karmelitergeist", der von dem Orden der „barfüßigen Karmeliter" 1611 zu Paris anfangs als ein Geheimmittel eingeführt wurde. Der sogenannte „Klosterfrau-Melissengeist" wurde von der Nonne Maria Clementine Martin 1775 begründet und ist heute in seiner Originalpackung zu einem Begriff für viele leidende Menschen geworden.

Dieser oder in vereinfachter Form in Apotheken erhältliche oder selbst hergestellte Melissengeist wirkt äußerlich als Einreibung oder innerlich, 1 Teelöffel Melissengeist mit 1—2 Teelöffel Wasser vermischt, nach Bedarf 1—3mal am Tage eingenommen, bei körperlicher oder geistiger Müdigkeit, Abgespanntheit oder Überarbeitung, erfrischend, belebend, stärkend. Melisse wirkt anregend bei Appetitmangel, besonders in der Rekonvaleszenz nach längerer Krankheit.

Bei Hysterie, Hypochondrie, bei Menstruationsstörungen und Krämpfen (besonders wenn letztere mit der Periode auftreten), bei Blähungen, Koliken, Durchfall nervöser Art und nervösen Magenbeschwerden, bei nervösem Erbrechen, bei gewissen Formen von Atemnot (Asthma), chronischem Bronchialkatarrh und allen Depressionen durch Nervenschwäche oder Übermüdung resultierenden Erscheinungen ist die Melisse zu empfehlen.
Sie ist ein bewährtes Mittel bei Migräne, bei Zahnschmerzen, bei Kopfschmerzen und Schwindelgefühl schwangerer Frauen. Bei Schlaflosigkeit infolge Übermüdung oder Nervenschwäche wirkt ein Melissentee, gesüßt mit Honig, oder die Teemischung mit Hopfen (Nr. 53) und Baldrian (Nr. 8), zu gleichen Teilen gemischt, sehr günstig und ist dieses Naturmittel allen künstlichen Schlafmitteln unbedingt vorzuziehen.
Diese Teemischung, 1 Teelöffel für 1 Tasse, wird ja nicht gekocht, sondern nur mit heißem Wasser abgebrüht.

Bei schwereren Schlafstörungen wird die Einnahme von Melissengeist oder Melissenextrakt (aus der Apotheke), etwa 20 Tropfen mit etwas Wasser verdünnt, vor dem Schlafengehen eingenommen, sehr empfohlen.
Bei nervösen Herzleiden, nervösem Herzklopfen und bei krampfartigen Herzbeschwerden ist jedoch unbedingt ärztlicher Rat einzuholen. Wenn auch die Melisse bei diesen zuletzt genannten Herzleiden bzw. Herzbeschwerden sicherlich schmerzstillend und eine fühlbare Erleichterung bringt, so können diese Herzbeschwerden ebensogut von einem organischen Grundleiden ausgehen. Dies festzustellen ist ausschließlich Sache einer eingehenden ärztlichen Untersuchung und Diagnose sowie ärztlichen Überwachung.
Melissengeist ist ein ausgezeichnetes Einreibungsmittel bei Rheuma oder bei Quetschungen anzuwenden. Die äußere Anwendung in Form von naß-feuchten Umschlägen ist auch bei Beulen, Geschwülsten, Geschwüren, Insektenstichen, Blutergüssen, Nervenentzündungen und bei Milchknoten in den Brüsten zu empfehlen.

Anwendung in der Homöopathie: Das homöopathische Präparat Melissa dil D_1, täglich 3mal je 10—15 Tropfen, durch längere Zeit regelmäßig eingenommen, hilft gegen Nervenschwäche, geistige und körperliche Übermüdung, nervöse Herzleiden, Blähungen, Koliken, Schlaflosigkeit, Migräne, Hysterie, Hypochondrie u. a.

Anwendung in der Volksheilkunde: Da diese so überaus vielseitigen Anwendungsmöglichkeiten der Melisse fast ausschließlich aus der Volksheilkunde stammen, erübrigt sich die nochmalige Aufzählung aller dieser Leiden.

Die Volksheilkunde bedient sich sehr guter Mischteerezepte, so u. a.:
Bei Blähungen mische man zu gleichen Teilen Melisse, Kamille (Nr. 60), Pfefferminze (Nr. 95) und bereite davon einen Teeaufguß. 1 Teelöffel Mischtee für 1 Tasse, der Tee wird ungesüßt und schluckweise getrunken. Säuglinge können bei Blähungen auch diesen Tee löffelweise erhalten.
Ein Teegemisch von Melisse und Majoran (Nr. 86) zu gleichen Teilen, davon 1 Teelöffel für 1 Tasse im Aufguß, 2—3 Tassen am Tage, mit Honig gesüßt, durch einige Zeit regelmäßig getrunken, stärkt Kopfnerven und Gedächtnis.
Bei leichten Gallenschmerzen trinke man einen Mischtee von Melisse, Faulbaumrinde (Nr. 31), Schellkraut (Nr. 111) und Odermennig (Nr. 91) zu gleichen Teilen, 1 Teelöffel für 1 Tasse im Aufguß, 2—3 Tassen schluckweise und ungesüßt am Tage.
Bei Nervenschwäche trinke man durch längere Zeit einen Mischtee von Melisse und Johanniskraut (Nr. 58), als Teeaufguß zu gleichen Teilen gemischt, 1 Teelöffel der Mischung für 1 Tasse, 2—3 Tassen am Tage, mit Honig gesüßt, schluckweise. Nervenschwache meiden Nikotin, Alkohol und Kaffee.

Anwendung in der Tiermedizin: Melissentee ist ein Gesundheitstee für die Bienen. Man stelle flache Schüsseln mit Melissentee vor die Bienenhütte.
Schon vor rund 2000 Jahren riet der römische Schriftsteller und Bienenfreund Publius Naso Ovid, die Bienen dadurch an den Stock zu fesseln, indem man das Innere der Bienenhütte wie auch die Rahmen und alle Geräte mit Melissentee wäscht. Beide Maßnahmen erhalten die Bienen gesünder und sie werden nicht so rasch anfällig gegen Bienenruhr und andere Krankheiten.

Anwendung in der Küche: Melisse verleiht jedem grünen Salat ein erfrischendes Aroma. Es genügt, 1—2 frische Blätter fein zu zerschneiden und dem Salat beizumengen. Eine kleinste Zugabe in den Karotten-Rohsalat macht diesen zu einer Delikatesse!

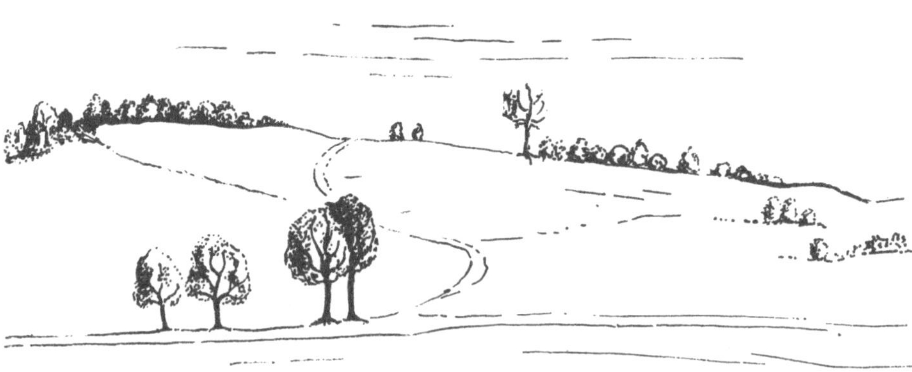

39 Mistel Viscum album L.

Volksnamen: Affalter — Albranken — Birnäspel — Bocksfutter — Donnerbeseb — Drudenfuß — Geißkraut — Heil aller Schäden — Heiligkreuzholz — Hexenbesen — Hexenchrut — Hexennest — Immergrün — Kenster — Kinster — Klüster — Knisterholz — Marenstocken — Nistel — Offölterholz — Vogelleimholz — Wintergrün

Botanik: Die Mistel ist eine der interessantesten Heilpflanzen. Sie ist eine der wenigen Pflanzen unserer Regionen, die nicht aus der Erde hervorkommt, sondern auf einer ganzen Reihe einheimischer Bäume und auch Sträucher gedeiht. Sie wird teils als Halbschmarotzer angesehen, da sie der Wirtspflanze nur Wasser und anorganische Nährsalze entnimmt, nach anderen Forschungsergebnissen dagegen wird sie als Vollschmarotzer beurteilt, da sie von der Wirtspflanze auch organische Stoffe entnimmt. Nach einer dritten Annahme ist die Mistel weder Halb- noch Vollschmarotzer, sondern es wird die Beziehung zwischen Mistel und Wirtspflanze als eine Lebensgemeinschaft (Symbiose) hingestellt, nach der die Mistel nicht nur von der Wirtspflanze lebt, sondern ihr auch im Winter als immergrüne Pflanze assimilierte Substanz abtritt. Jedenfalls ist die Mistel noch Gegenstand weiterer Forschung, die noch nicht abgeschlossen ist. Die Erfahrung zeigt, daß eine tiefe Abhängigkeit zwischen Mistel und Wirtspflanze besteht, denn viele Misteln bringen die Wirtspflanze zum Absterben, doch geht auch die Mistel zugrunde, wenn der bewohnte Baum abstirbt. Auch braucht die Mistel eine Wirtspflanze bzw. hat mit ihr eine für sie lebensnotwendige Gemeinschaft, denn Mistelsamen in Wasser oder in die Erde gelegt, gelangen nie zur Keimung. Die Mistel zeigt sich unserer Betrachtung als ein kleiner Strauch, vielgabelig verzweigt, fast kugelig, bald an der Oberseite eines Baumastes senkrecht aufsitzend, ebenso aber auch

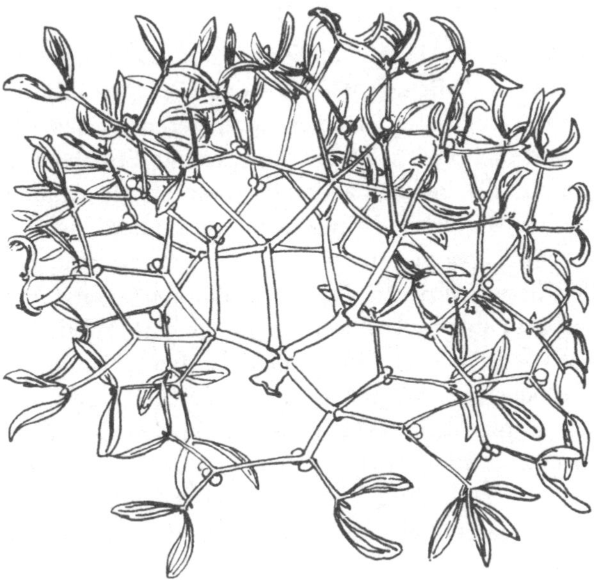

seitlich oder an der Unterseite des Astes in umgestürzter Lage förmlich angehaftet. Der gabelige Stengel und die Ästchen der Mistel haben eine gelbgrüne Rinde. Die immergrünen Blätter sind lederartig, gelbgrün, verkehrt eiförmig. Der Ausdruck „immergrün" deutet aber nicht eine unvergängliche Lebensdauer der Blätter an. Sie fallen im Herbst des 2. Jahres ab, bleiben somit nur einen Winter über lebensfähig.

Die Mistel ist zweihäusig; so wie bei den Weiden haben wir Pflanzen mit nur männlichen oder mit nur weiblichen Blüten vor uns. Die Narbe der weiblichen Fruchtblüte hebt sich kaum einen halben Millimeter empor, die männlichen Blüten haben 4 Staubbeutel. Beide Blüten, schwach gelblich gefärbt, entwickeln Nektar und der auffällige orangenartige feine Duft lockt in erster Linie Fliegen (Anthrena-Arten) zum Besuch und damit zur Bestäubung ein.

Für die Erhaltung der Mistel hat aber noch eine 2. Tiergattung zu sorgen: die Vögel und da wieder in erster Linie die Misteldrossel (Turdus viscivorus L.), die den Samen verbreitet. Die Frucht der Mistel ist eine Beere, deren weißes und zähes Fleisch außen schleimig und klebrig ist. Dieser gummiartige Schleim verhütet das Austrocknen der Frucht, die bei monatelanger Trockenheit erhalten bleibt. Die Frucht enthält einen Samen, welcher sonderbarerweise gleich mehrere Keimlinge enthält, deren Würzelchen bereits aus dem Samen hervorlugen. Die Misteldrossel, die nun die fleischige Frucht als Nahrung annimmt, wetzt den klebrigen Samen gerne an einem Ast ab oder schluckt ihn. Da er hart und unverdaulich ist, wird er mit dem Kot wieder ausgeworfen und klebt nun meist wieder auf einem Ast der Wirtspflanze oder auf einem Ast eines anderen Baumes. Die Auffassung, daß die Mistelsamen nur dann keimen, wenn sie den Darm des Vogels passiert haben, ist nicht unbedingt richtig, denn zahlreiche Versuche haben gezeigt, daß die Samen, die dank ihrer klebrigen Masse direkt in den Ritzen des Baumastes festgehalten werden, ebenfalls zu keimen und zu wachsen begannen.

Bei der Keimung des Samens dringt das Würzelchen durch die Rinde hindurch in den Bildungsring (Cambium) und sogar ein Stück in das Holz ein. Die mikroskopische Untersuchung zeigt, daß die Gefäße der Wurzel sich saugend an den Bildungsring anlegen, wodurch dem Aste der Wirtspflanze ein beachtlicher Teil des Nahrungssaftes verloren geht. So interessant es wäre, müssen wir den weiteren Verlauf der Entwicklung der Mistel auf dem Wirtsbaume hier beenden und abschließend noch berichten, daß neben dieser Verbreitung die Mistel sich auch außerdem noch durch Brutknospen verbreitet, aus denen neue Mistelpflanzen hervorgehen. Dadurch wird es verständlich, warum das bloße Abschneiden der Mistel den Obstbaum von seinem Parasiten nicht säubert, da der Wurzelausschlag der Brutknospen wieder in die Rinde eindringt und neue Mistelbüsche entstehen. Gründliche Abhilfe darf sich der Gärtner nur dann versprechen, wenn er den Ast unterhalb der befallenen Stelle absägt.

Jedenfalls auf Obstbäumen, besonders auf Apfel- und Birnbäumen ist der Nutznießer der Lebensgemeinschaft nur die Mistel und befallene Bäumen leiden je nach Alter und Gesundheit. Bei mehreren „Mitbewohnern" gehen Obstbäume teilweise oder ganz ein.

Blütezeit: Ende Februar, Anfang März—April.

Beerenreife: September, Oktober, November.

Geruch und Geschmack: Die Blätter riechen frisch eigenartig, getrocknet sind sie geruchlos. Der Geschmack der Blätter und Beeren ist säuerlich, dann bitter, scharf, je nach Standort.

Standort: Als bevorzugte Wirtspflanzen gelten: die Pappelarten, Apfelbaum und Weißtanne. An zweiter Stelle reihen Fichte, Eberesche, Kiefer, Linde, Ulme, Weidenarten, Esche, Nußbaum, Birnbaum, Pflaumenbaum, Weißdorn, Haselnußstrauch und der Weinstock. Selten anzutreffen ist die Mistel auf Birke, Buche, Platane und Eiche. Bei der Eiche hängt dies jedoch vielfach vom Standort der Eiche ab. In Frankreich gibt es Eichenbestände mit reichlichstem Mistelvorkommen.

Heilkräftige Pflanzenteile: Gesammelt werden die kleineren Zweige mit den Blättern (Herba Visci oder Stipites Visci cum foliis) von Oktober bis Mitte Dezember und von März bis April. Die Beeren, die in der Volksheilkunde verwendet werden, sammelt man von November bis Februar.

Heil- und Wirkstoffe: Die Mistel weist ein ganze Reihe wirksamer Heilstoffe auf und obwohl sich gerade in neuerer Zeit eine Reihe von Forschern mit der Mistel sehr eingehend befassen, dürften noch nicht alle Heil- und Wirkstoffe entdeckt worden sein, bzw. sind bezüglich der Wirkung noch einige Wirkstoffe umstritten. Dies rührt daher, daß die Wirkstoffe je nach Herkunft der Mistel sehr stark schwanken. Bisher wurden nachstehende Heil- und Wirkstoffe festgestellt: das noch umstrittene Glycosid Viscalbin, das Viscin, flüchtige Alkaloide, das harzartige Visciflavin, neben Cholin und einem Cholinester ein digitalisartig wirkender Stoff, ein blutdrucksenkender Stoff (ein reines Pyridin), ein Harzalkohol, Vitamin C, Glukose, Inosit, Stärke, fettes Öl, ein saures und ein neutrales Saponin, Oleanolsäure, Stearin, Essigsäure, Palmitinsäure, ferner Kalk, Kali und reichlich Phosphorsäure u. a.

Heilwirkung: Wenn bezüglich der Heil- und Wirkstoffe noch vereinzelte Meinungen auseinander gehen und dies in dem anschließenden Kapitel Heilwirkung seine Fortsetzung findet, so liegt diese Erscheinung darin, daß pharmakologische Urteile zumeist vom Tierexperiment ausgehen. Doch ist zwischen den pharmakologischen Tierversuchen und der Anwendung am kranken Menschen ein sehr erheblicher Unterschied!

Schon die Tatsache, daß bei den meisten pharmakologischen Tierversuchen ganz andere Vorbedingungen vorhanden sind und die Experimente eine zu rasche Beurteilung erfahren, werden bei Krankheiten beim Mensch, ob von akuter Erscheinung oder von chronischer Art, die gleichen Drogen einen wesentlich anderen Heileffekt auslösen. Vor allem dann, wenn die pflanzliche Droge durch einen längeren Zeitraum als beim Tierexperiment angewendet wird. Schließlich stützt sich die Heilkräuterkunde außerdem zumeist auf eine jahrhundertealte Erfahrung. Es können nicht dauernd die Ergebnisse von Versuchen an Mäusen, Ratten und Kaninchen unmittelbar auf den Menschen bezogen werden!

Auf diese Tatsache muß bei der ganzen Heilkräuterkunde immer wieder hingewiesen werden und wir können die erfreuliche Feststellung treffen, daß wir, trotz einiger negativer Tierexperimente, gerade in der Mistel eine hervorragende Heilpflanze für den kranken Menschen besitzen.

Aus der Fülle der Heilwirkungen der Mistel wollen wir zunächst festhalten, daß die Mistel einen erhöhten Stoffwechsel und eine Steigerung der Drüsentätigkeit des gesamten Verdauungsapparates auslöst. Dies hat zur Folge, daß durch Stauungen und mangelhafte Drüsentätigkeit hervorgerufene chronische Verstopfung mit den vielen unliebsamen Nebenerscheinungen (Völlegefühl, Blähungen, Behinderung der geistigen und körperlichen Arbeit, Unlustgefühle u. a.) behoben und Anfänge der Gelbsucht zum Abklingen gebracht werden, die mangelhaften Absonderungen der Galle sich normalisieren, die Bauchspeicheldrüse wieder geregelt arbeitet und nicht zuletzt die Zuckerkrankheit ihre Entstehungsursache verliert.

Die Mistel wirkt den sogenannten Abnützungskrankheiten, wie der Arterienverkalkung und den altersbedingten Herzschäden wirksam entgegen. Bei gestörtem Kreislauf, sei nun der Blutdruck zu hoch oder auch zu niedrig, tritt durch die Anwendung der Mistel wieder eine Normalisierung ein. Es wurde wissenschaftlich einwandfrei bestätigt — die Volksheilkunde hat dies schon lange vorher immer wieder behauptet —, daß durch eine Kreislaufstörung bedingte Blutdrucksenkung oder Blutdrucksteigerung in beiden Fällen durch die Mistel behoben wird! Dieser scheinbare Widerspruch der blutdrucksteigernden als auch blutdrucksenkenden Heilkraft der Mistel wird dadurch erklärt, daß die Heilstoffe der Mistel dahin wirken, daß der Kreislauf normalisiert wird, die Herztätigkeit gekräftigt und somit wieder normale, d. h. gesunde Verhältnisse angebahnt werden. Daß auch hier alle Begleiterscheinungen des einerseits zu hohen, anderseits zu geringen Blutdruckes, wie Blutandrang zum Kopfe, Wallungen, Schwindelgefühle, Kopfschmerzen und Ohrensausen zum Abklingen kommen, ist selbstverständlich.

Die Besserung der Blutkreislaufverhältnisse bringt auch bei den Frauen eine Normalisierung der Perioden mit sich, Gebärmutterstörungen mit den oft argen Schmerzen werden behoben, so daß *Kneipp* nur zu recht hatte, als er den Frauen die Mistel bestens empfahl. Besonders „den Müttern kann ich die Mistel nicht genug ans Herz legen, sie mögen recht gute Bekanntschaft mit ihr machen".

Der Frischsaft aus den jungen Zweigen mit den Blättern findet wie einst auch heute Anwendung gegen die Unfruchtbarkeit der Frau, wenn diese ihre Ursache in Gebärmutterstörungen, Gebärmutterblutungen, Gebärmuttergeschwülsten und Weißfluß hat.

Nicht minder heilend wirkt die Mistel bei Nachblutungen im Wochenbett. Neben dieser Normalisierung der Blutungen werden auch Lungenblutungen und Blutbrechen zum Abheilen gebracht.

Die Mistel hat, wie in jüngster Zeit wiederholt klinisch festgestellt wurde, ausgesprochen krebsverhütende, krebsentgegenwirkende Heilkräfte und wurde zuletzt neben der antineuralgischen, blutstillenden auch ausdrücklich die anticarcinomatöse Wirkung der Mistel, u. a. durch Dr. med. Karl Anton Kass, bestätigt.

Von den TEEZUBEREITUNGSARTEN bevorzugen wir bei der Mistel den sogenannten kalten Ansatz, da durch Erwärmen die Heilwirkung der Mistel herabgesetzt wird. Wenn wir eine Tagesgabe von 3 Tassen trinken, so bereiten wir für diese 3 Tassen sogleich den Tee auf einmal und setzen 6 Teelöffel Mistelblätter mit 3 Tassen kaltem Wasser an und lassen 6—8 Stunden ziehen. Wenn wir diesen Kaltansatz am Abend bereiten, über Nacht ziehen lassen, können wir am Morgen des nächsten Tages den Tee abseihen und unter Tags schluckweise und zuckerlos trinken. Vereinzelte Beeren — jedoch nicht von der Eichenmistel — können bei der Teebereitung dabei sein. Im allgemeinen verwendet man die Beeren jedoch für äußerliche Anwendung in der Volksheilkunde.

Zur Bereitung von MISTELFRISCHSAFT nehme man nur die jungen Zweige und Blätter. Nach dem Abernten werden diese mit kaltem Wasser bespritzt und nachdem sich das Wasser in die Zweige und Blätter eingesaugt hat, ausgepreßt. Man nehme 2—4 Teelöffel am Tage. Im übrigen wird auf die in Fachgeschäften erhältlichen guten Mistelfrischsaftpräparate verwiesen, wodurch man sich die etwas mühsame Herstellung erspart.

Anwendung in der Homöopathie: Die homöopathische Essenz „Viscum Dil D1" wird zur Bekämpfung von Schwindelanfällen und chronischer Magen- und Darmkatarrhe erfolgreich angewendet.

Ein sehr gutes Mistelpräparat gegen Gesichtsneuralgie empfahl seinerzeit Prof. Dr. Altschul, Univ.-Lehrer der Homöopathie in Wien: man nehme 1 Teil Saft der Blätter und Beeren von Eichenmisteln und vermische sie bei ganz mäßiger Wärme mit 2 Teilen gelbem Wachs. Leidet man an Gesichtsneuralgie, so streiche man von dieser Salbe ein Stück auf ein Heftpflaster und befestige dieses über der schmerzhaften Stelle. Dieses Pflaster bewirkt ein Gefühl der Wärme, jedoch ohne Rötung der Haut. Das Pflaster hat solange aufzuliegen, bis der Schmerz völlig abgeklungen ist. Zuweilen erfahren die Kranken eine leichte Verwirrung und Einschläferung der Sinne. Nach Entfernung des Pflasters soll man die Stelle des früheren Schmerzes mit etwas süßem Mandelöl einreiben.

Anwendung in der Volksheilkunde: In der Volksheilkunde galt seit altersher die Mistel als ein nervenberuhigendes Mittel und wird bei Epilepsie stets empfohlen. Die neueren Forschungsergebnisse lassen uns wissen, daß die Epilepsie verschiedene Grundursachen hat und u. a. auch durch Störungen vom Magen-Darmkanal ausgelöst werden dürfte. Wenn diese Ursache für die epileptischen Anfälle vorliegt, hat die Mistel tatsächlich eine sehr gute Heilwirkung. Es ist aber nicht ausgeschlossen, daß, falls die Epilepsie durch Erregungen des Zentralnervensystems ihre Grundursache hat, auch in diesem Falle die Mistel einen günstigen Einfluß ausübt.
Sehr gut bewährt sich die Mistel bei Kinderkrämpfen.
Die Mistel gilt als das beste Mittel bei allen Erkrankungen durch Überfunktion der Schilddrüse.

Misteltee bewährt sich sehr gut bei allen inneren Blutungen, wie Lungenblutungen, Nasenblutungen und Gebärmutterblutungen. Hier ist ein Teegemisch mit Zinnkraut (Nr. 138) zu empfehlen.

Frauentee: Man bereite einen kalten Ansatztee von 4 Teelöffel Mistelblätter für 1 Tasse Tee. Nach 6—8 Stunden abseihen. Dann bereite man einen Teeaufguß, je 1 Teelöffel Frauenmantel (Nr. 36) und Schafgarbe (Nr. 110) für 2 Tassen Tee. Sobald diese 2 Tassen trinkreif sind, gieße man den Misteltee hinzu und trinke diese Teemischung unter Tags schluckweise und ungesüßt. Dauer der Teekur 1 bis 2 Wochen.
Beruhigender Tee bei Hysterie und auch bei Keuchhusten: Man bereite 1 Tasse Misteltee durch kalten Ansatz. Nachdem dieser nach Vorschrift bereitet, gieße man 2 Tassen Salbeitee (Nr. 108) als Teeaufguß hergestellt und bis Trinkwärme ausgekühlt, hinzu. Von dieser Teemischung trinke man nach Bedarf, schluckweise, ungesüßt.

Teemischung bei Arterienverkalkung: Man bereite 1 Tasse Misteltee durch kalten Ansatz nach Vorschrift. Dann mische man 1 Tasse Schafgarbentee (Nr. 110) trinkwarm hinzu und trinke diese Teemischung ungesüßt und schluckweise unter Tags, durch längere Zeit, nach Bedarf.

Mischtee bei epileptischen Leiden: Man bereite einen kalten Ansatz von 3 Teelöffel Mistelblätter und 1 Teelöffel Mistelbeeren für 1 Tasse. Ferner bereite man einen Teeaufguß von einer Teemischung bestehend aus 1 Teelöffel Pfingstrosenwurzel (Nr. 162) und 1 Teelöffel Orangenblüten (in der Apotheke oder Drogerie erhältlich) für 2 Tassen. Nach Trinkreife des Teeaufgusses beide Tees mischen und dem Patienten zum schluckweisen Trinken reichen.

In der Volksheilkunde wird der Heuschnupfen durch Aufschnupfen von Misteltee erfolgreich behandelt.
Bei Krampfadern, Frostbeulen und Unterschenkelgeschwüren können warme Lokalbäder mit Misteltee nicht genug angeraten werden. Bei Krampfadern mache man regelmäßige Umschläge mit Misteltee.
Bei Neigung zu Krebs infolge schlechter Blutmischung, gegen Bettnässen, Weißfluß und Gebärmuttergeschwülste trinke man regelmäßig Misteltee.
Bei kalten Füßen infolge schlechter Blutzirkulation bereite man heiße Fußbäder mit Mistelblättern und Mistelbeeren.
Kinder sind vor dem Genuß der Mistelbeeren zu warnen!

Anwendung in der Tierheilkunde: Mistellaub bildet ein sehr gesundes Futter für Schafe und Kühe und die Tiere sind auf Mistellaub sehr gierig. Bei den Kühen hebt sich nicht nur die Milchleistung, die Tiere sehen auch gesünder aus. Die Beeren sind jedoch zu entfernen. Gegen die Unfruchtbarkeit weiblicher Haustiere erhalten diese kalt zubereiteten Misteltee, als täglichen Trank durch 1—2 Wochen, bei Wiederholung.

Aus Mythos und Geschichte der Mistel: Das hohe Ansehen, das der Mistel während des Mittelalters entgegengebracht wurde, war ein Rest von ihrer Stellung in der nordischen Mythologie. Der blinde Hödur tötete infolge einer Hinterlist Lokis mit einem Mistelzweige den jugendlich schönen Baldur. In der Edda lesen wir:

Gewachsen war hoch über den Wiesen
Der zarte, zierliche Zweig der Mistel.
Von der Mistel kam häßlicher Harm,
Da Hödur schoß.

Frigga hatte allen Dingen der Erde den Schwur abgenommen, ihrem Sohne keinen Schaden zuzufügen. Nur die Mistel war, weil sie nicht auf der Erde wächst, vergessen geblieben. Daß der tödliche Pfeil gerade von der Mistel angefertigt war, weist auf die sinnige und poetische Naturbetrachtung der alten Völker hin. Während alle anderen Pflanzen in den Winterschlaf gesunken sind, grünt die Mistel, als ob alle Lebenskraft sich in sie zurückgezogen habe. Sie war die Siegerin über den zur Zeit in tiefster Ohnmacht liegenden Sonnengott.
Die höchste Verehrung erfuhr die Mistel bei den keltischen Druiden. Ihnen war die Mistel die heiligste, von Gott selbst erkorene Pflanze. Auch die Eiche, auf der sie wächst, wurde dadurch besonders verehrt. Die Gottesverehrung geschah am 6. Tage nach dem ersten Winterneumonde. Nur ein Priester durfte mit einer goldenen Sichel die „vom Himmel Gefallene" vom Baume abtrennen und Männer standen am Fuße des Baumes mit ausgebreitetem Linnen, um die niederfallenden Zweige aufzufangen. Die Göttergabe durfte die unheilige Erde nicht berühren. Das Blut von Opfertieren mit Misteln und Lauch zu einem Tranke gekocht, verlieh jedem Segen und Gesundheit, der davon genoß.

Auch mit der griechischen Mythologie ist die Mistel verwebt. Die Zweige hatten die Kraft, die Pforten der Unterwelt für Äneas zu öffnen. Das Immergrün des Strauches hält die Hoffnung auf die Wiederkehr des Frühlings rege; die Mistel erschien deshalb als die Begründerin neuen Lebens und galt als Symbol der Fruchtbarkeit. Seit urdenklichen Zeiten heilt die Volksheilkunde die Unfruchtbarkeit bei Mensch und Haustieren mit der Mistel und in den Rauhnächten wird heute noch auf manchem Bauernhofe ein Mistelzweig an die Stämme der Obstbäume gebunden, damit sie, einer alten Überlieferung nach, im kommenden Jahre reichlich Früchte tragen möchten.

Von Theophrast, Dioskurides und anderen antiken Ärzten sowie Naturforschern wurde die Mistel stets eingehend gebracht. Plinius berichtete ausführlich über die Stellung der Mistel bei den alten Germanen und Druiden.

In allen Kräuterbüchern des Mittelalters finden wir immer wieder Hinweise auf die Mistel. So bei der Äbtissin Hildegard, bei Paracelsus, Matthiolus, Hieronymus Bock, Leonhard Fuchs u. a. Im Jahre 1729 erschien eine eigene Broschüre des englischen Arztes Colbath über die Mistel und ausführlich befaßte sich Hufeland mit dieser seltsamen Pflanze. Die Mistel fiel aber in der Folge der Vergessenheit anheim und fand in Pfarrer Kneipp den neuen Verkünder ihrer Heilwerte.

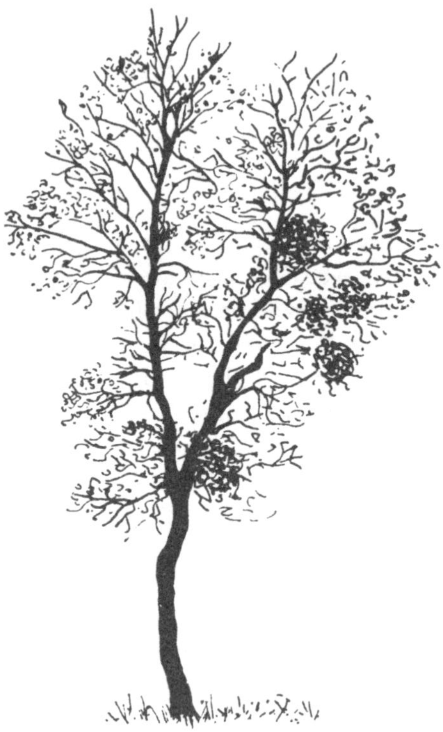

Zahlreiche Ärzte, Biologen und Botaniker versuchen immer wieder das Leben und die Heilkräfte dieser Pflanze weiter zu erforschen und in unseren Tagen hat die Wissenschaft den Schleier des Geheimnisvollen, der noch immer über der Mistel liegt, schon weitgehend enthüllt.

Ein poetischer Hauch weht aber heute noch um die Mistel, besonders wenn wir sie in nebelverhangenen Adventstagen heimwärts tragen. Weckt doch ihr Grün in unseren Herzen jene oft so nötige hoffnungsfreudige Zuversicht, die der Dichter in die Worte kleidete:

Hinter allem Winterleide
Liegt ein ferner Frühlingstag!

— Mohn siehe unter Nr. 156

— Moose siehe unter Bärlapp, Nr. 9; Isländische Moosflechte, Nr. 56; Irländisches Moos, Nr. 56/Anm.

— Mutterkraut siehe unter Kamillen, Nr. 60/Anm. 2

90 Nußbaum Juglans regia L.

Volksnamen: Walnußbaum — Welschnußbaum. Früchte: Wallische — Welsche, Stein- oder Christnüsse

Botanik: Der Nußbaum entwickelt sich zu einem stattlichen Baum bis zu 25 Meter. Die unpaarig gefiederten Blätter sind anfangs etwas rötlich. Die männlichen Blüten sind zu blattachselständigen Kätzchen, die weiblichen Blüten zu endständigen Ähren an den diesjährigen Zweigen vereinigt.

Blütezeit: Der Nußbaum blüht im Mai, noch bevor die Blätter erscheinen.

Fruchtreife: Die Nüsse reifen im September.

Standort: Der Nußbaum stammt aus Persien und entwickelt sich auch bei uns in frostfreien Lagen und tiefgründigen Böden. Je steiniger der Grund, desto kleiner und dickwandiger die Nüsse. Er ist sehr kälteempfindlich.

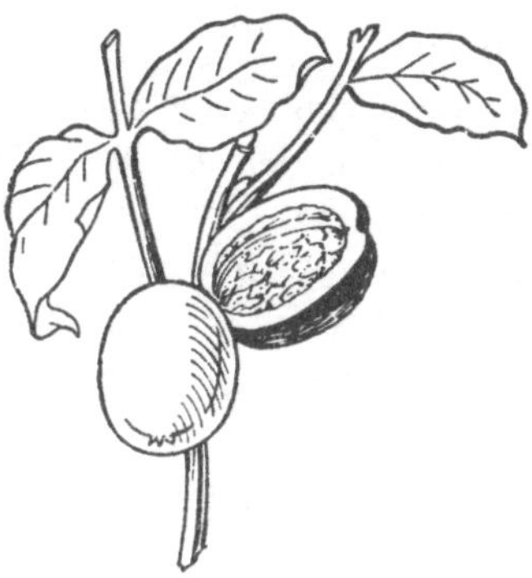

Heilkräftige Pflanzenteile: Es werden gesammelt:

a) die frischen Blätter im Juni, die sofort an der Sonne getrocknet werden müssen, damit sie grün und damit wirkungsvoll bleiben;

b) die unreifen Früchte Ende Juni, anfangs Juli zur Erzeugung des magenstärkenden Nußschnapses;

c) die reifen Früchte im September.

Blätter und unreife Früchte haben einen ausgeprägten balsamischen Geruch und einen bitteren, scharfen und zusammenziehenden Geschmack. Im getrockneten Zustande verliert sich der Geruch.

Heil- und Wirkstoffe: Die Nußblätter enthalten Gerbstoff, ein angenehm riechendes ätherisches Öl, Bitterstoffe und ein Alkaloid u. a., die grünen Schalen haben reichliche Salze, fette Öle, Gerbstoff sowie Apfel-, Zitronen- und Oxalsäure, Hydrojuglon, Peroxydase und Emulsin.

Heilwirkung: Offizinell sind die Nußblätter (Folia Juglandis) und die getrockneten grünen Nußschalen (Cortex Juglandis regiae nucum).

Innerlich eingenommen bildet der Nußblättertee ein sehr gutes Blutreinigungsmittel. Äußerlich wirkt er stärkend als Badewasser zu Umschlägen oder zu Spülungen bei Skrofulose, Drüsenschwellungen, Drüsenschwäche, rachitischen Knochenerkrankungen, wie Knochenfraß und Knochenauftreibungen, bei Zahnfäule (Caries), Augenkatarrh, Zahnfleischerkrankungen und bei allgemeinen Schwächezuständen. Sehr gute Erfolge zeigen sich bei der sogenannten Bäckerkrätze, eitrigen Ausschlägen, Finnen (Akne), Kopfgrind, Bartgrind, Milchschorf und bei abnormem Fußschweiß sowie bei Weißfluß.

Anwendung in der Homöopathie: Die Essenz aus den frischen Blättern und grünen Schalen wird in der Homöopathie gegen Skrofulose und Drüsenschwellung angewendet.

Anwendung in der Volksheilkunde: Grüne oder getrocknete Blätter werden gerne zum Teeaufguß gegen Zuckerkrankheit und gegen Gelbsucht angewendet.
Gegen die gleichen Leiden nimmt man 5 Eßlöffel zerkleinerte trockene Blätter und läßt diese 24 Stunden in 1 Liter Weißwein ziehen. Von dem abgeseihten Wein trinke man morgens nüchtern und am Abend vor dem Schlafengehen je 1 Stamperl.
Die Walnußblüten als Tee bereitet — 2 Teelöffel Blüten für 1 Tasse im Aufguß — werden vom Kräuterpfarrer Künzle gegen Weißfluß sehr gelobt.
Der Tee von den frischen Blättern stärkt die schwachen Nerven. Frische Nußblätter lege man auf eiternde Wunden, sie nehmen die Entzündungen und verhindern den Rotlauf.
Eiternde Finger- oder Zehennägel bade man in Nußblättertee.
Bei Mandel-, Hals- und Kehlkopfleiden bereite man einen Aufguß von 1 Liter Wasser und 100 g frischen Blättern und gurgle damit fleißig. Den gleichen Aufguß verwende man als Umschlag über die Augen bei Augenschwäche.
Den starken Absud von Nußblättern verwende man als Badewasser bei Frostbeulen. Man kann diesen Absud bei Haarausfall verwenden, indem man damit fleißig die Kopfhaut massiert. Der Blätterabsud wirkt, auf die Haut geträufelt, gegen Insektenstiche.
Die in 1/2 Liter Wein und 1/2 Liter Olivenöl angesetzten grünen Nußschalen ergeben eine Kopfeinreibung für das ganze Jahr bei Haarausfall bzw. Haarschuppen.
Nußblättertee ist schwangeren Frauen zu empfehlen, die an Stuhlverstopfung leiden.
Aus der Abkochung der grünen Nußschalen mit der gleichen Menge Eichenrinde (Nr. 24), Fichtentrieben (Nr. 33) und Wacholderbeeren (Nr. 127) bereite man Umschläge bei Verrenkungen oder Quetschungen, doch dürfen bei Verwendung dieses Umschlages keine Entzündungen vorhanden sein.
Der Nußschnaps gilt in der Volksheilkunde als ein Universalmittel für alle Arten von Magenbeschwerden.

NUSSSCHNAPS aus grünen Nüssen: Die Ende Juni, spätestens anfangs Juli geernteten grünen Nüsse werden kalt gewaschen, getrocknet, in dünne Scheiben geschnitten und in eine Flasche gegeben. Man fügt etwas Ingwer, Nelken und auch Zimt hinzu und übergießt das Ganze mit Kornbranntwein. Für 1 Liter Kornschnaps rechnet man 20 bis 25 unreife Nüsse, je 1/2 g Ingwer und Zimt sowie 1 g Nelken. Die Flasche wird gut verkorkt und durch 1 Monat stets an die Sonne oder in Ofennähe gestellt. Nach dieser Zeit wird die Flasche geöffnet und 1/4 Liter Zuckerwasser hinzugefügt. Das Zuckerwasser wird hergestellt, indem man eine gesättigte Zuckerlösung bereitet, diese einmal aufkocht und auskühlen läßt. Erst dann darf sie in den Ansatzschnaps gegossen werden. Nun läßt man den Schnaps noch weitere 3 bis 4 Wochen an der Sonne gut zugekorkt stehen und seiht schließlich den Schnaps ab. Je länger dieser Schnaps lagert, desto wirkungsvoller wird er.

Anwendung in der Tiermedizin: Grüne Nußschalen werden den Rindern und Schafen ins Futter oder direkt gegeben bei: Durchfall, Harnruhr, Würmer, Faulfieber, Blähungen, Verdauungsschwäche und bei Kolik.
Die Abkochung der grünen Schalen dient als Wundmittel in Form von Umschlägen bei Geschwüren aller Art, Mauken und Gelenksschrunden.

Anwendung in der Kosmetik: Das bekannteste und vollkommen unschädliche Haarfärbemittel, um die Haare dunkel zu färben, sind grüne Nußschalen. 1 Handvoll grüner Nußschalen, zerkleinert, siede man gut aus, filtriere den Absud, gebe ein nußgroßes Stück Alaun hinzu und koche nochmals auf. Damit werden die Haare gründlichst gewaschen. Den nicht benötigten Absud fülle man in eine Flasche und bewahre ihn kühl auf.

Aus der Geschichte des Nußbaumes: Der Nußbaum dürfte eine asiatische Pflanze sein, die über Griechenland zu uns nach Mitteleuropa kam. Man fand in den Pfahlbauten aus der ältesten Steinzeit in Italien und Frankreich, Behälter mit Nüssen und Nußschalen. Die älteste Aufzeichnung stammt von Dioskurides, der sie „Königliche Nüsse" betitelt. Die kosmetische Anwendung, die Dunkelfärbung der Frauenhaare, war schon im alten Griechenland sehr bekannt. Der bekannte Tyrann Dionys aus Syrakus (um 400 vor Christi) war so mißtrauisch, daß er sich mittels Rasiermesser selbst von den eigenen Töchtern nicht rasieren ließ, da er das Messer als Mordwaffe fürchtete. Seine Lieblingstochter mußte mit glühenden Nußschalen die Barthaare immer wieder absengen.
Uralte kultische Beziehungen zum Nußbaum ersehen wir heute noch in vereinzelt vorkommenden Volksbräuchen und Heilmethoden. In einer Reihe von Sagen und Legenden finden wir das seltsame Erblühen von Nußbäumen in der Johannisnacht (Sommersonnenwende) als Parallele vom wunderbaren Erblühen von Baum und Strauch in der Christnacht (Wintersonnenwende).

– Ochsenzunge siehe unter Boretsch, Nr.

91 Odermennig Agrimonia eupatoria L. und drei Unterarten Tafel 6, Figur 4

Volksnamen: Ackerblume — Ackerkraut — Ackermennig — Ackermunt — Ackermünze — Adermeng — Adermonie — Adlermennig — Adrian — Agamändli — Agrimoni — Angermonie — Aodemin — Argemündli — Beerkraut — Bruchwurz — Bubenläuse — Eckermonie — Franzkraut — Fünfblatt — Fünfmännertee — Hagamundiskraut — Hagemonde — Haldemänndle — Hammelschwanz — Heil aller Welt — Königskraut — Laurenzschwanz — Lebenskraut — Leberklette — Leberkraut — Lungenkraut — Magenkraut — Magermündlichkraut — Männig — Mauchkraut — Oberkerzle — Odermännchen — Oolenmännche — Ottermännchen — Ottermilch — Otterminze — Ottermönch — Petermännchen — Schafklette — Schlangenkraut — Steinwürz — Steinwurzel — Stubkraut — Uhrmännchen — gelbe Wedel — Wundodermennig — Zöpfchen

Botanik: Der ausdauernde Wurzelstock treibt einen aufrechten, haarigen Stengel, der fast stielrund ist. Die Blätter sind gefiedert, die Blättchen oval bis länglich lanzettlich, unterseits drüsenlos, dicht rauhhaarig bis graufilzig, am Rande gerne umgerollt. Die Blütentraube ist rutenförmig, der Kelch dicht rauhhaarig, die Blüten sind klein, gelb, und bringen kleine Früchtchen mit hakigen Borsten hervor.

Geruch und Geschmack: Die Pflanze ist fast geruchlos, etwas grasig, deren Geschmack ist ein wenig bitter, etwas würzig und zusammenziehend.

Blütezeit: Juni bis September.

Standort: Der Odermennig kommt in ganz Europa vor und bevorzugt Wegränder, sonnige Raine und Waldränder. Sehr gerne gedeiht er entlang von Holzzäunen.

Heilkräftige Pflanzenteile: Gesammelt werden die Blätter oder die Pflanze im Mai und Juni. Die getrockneten Blätter werden zu Tee zerkleinert oder zu einem feinen Pulver zerstoßen.

Heil- und Inhaltsstoffe: Hauptsächlich in den Blättern ist Gerbstoff, Bitterstoff und ein wenig ätherisches Öl enthalten. Auch kann eine beachtliche Menge von Kieselsäure nachgewiesen werden.

Aus der Geschichte der Heilpflanze: Odermennig war eine der berühmtesten Heilpflanzen des klassischen Altertums und war der Göttin Pallas Athene geweiht. „Eupatorios" wird von Dioskurides erstmalig als Wundmittel und als Mittel gegen Ruhr und Schlangenbisse gelobt. Als weitere Heilanzeige kam dann später noch die Anwendung des Krautes als Lebermittel hinzu. Nach

Plinius sei der Name „Eupatorios" auf den König Eupator (Mithridates VI.) von Pontos, gestorben 63 nach Christi, zurückzuführen, der das berühmte Gegengift „Mithridat" aus 54 Heilstoffen erstmalig zusammensetzte. Doch könne sich der Name auch von „hepatorios" ableiten, dem Leberkraut, aus dem später ein eupatorios wurde. Sei es wie immer, die Pflanze hatte höchstes Ansehen und Walahfried Strabo, der kräuterkundige Abt des Klosters Reichenau am Bodensee, hatte im Jahre 827 n. Chr., in seinem berühmten Gedicht „Hortulus" auch den Odermennig besungen. In den mitteralterlichen Kräuterbüchern stoßen wir immer wieder auf den Odermennig, so bei Matthiolus, der die Odermennig-Rezepte im Kapitel "Aus alten Kräuterbüchern" behandelt. Hieronymus Bock lobt diese Heilpflanze mit den Worten:

> „Odermeng is das fürnembst Kraut der alten zu
> allen verstopfften Leberen."

Der deutsche Name der Heilpflanze hat eine ganze Reihe von Umgestaltungen und Namensanlehnungen erfahren. Die heutige Schreibweise laut Duden mit dem doppeltem „n" ist unlogisch, soll eine Anlehnung an die Bleifarbe Mennig sein, wobei aber zwischen der Pflanze und der Bleifarbe keinerlei Zusammenhang besteht. Odermennig wird auch heute noch vom Volke sehr gesammelt und angewendet.

Heilwirkung: Die Pflanze ist offizinell (Herba Agrimoniae) und ist ein vorzügliches Wundkraut. Ferner zählt sie zu den besten Nieren-, Leber- und Milzheilpflanzen. Nicht minder lobenswert ist ihre Heilkraft bei Gallensteinerkrankung, Gelbsucht und bei Anlage zu Harnsäureablagerungen.
Diese Heilwirkungen werden durch die Inhaltsstoffe ausgelöst, die im wesentlichsten aus Gerbstoff, einem noch nicht näher bekannten Bitterstoff und dem ätherischen Öl bestehen.

Zur Teebereitung nimmt man 2 Teelöffel der getrockneten Blätter für 2 Tassen im Aufguß, die man als Tagesgabe schluckweise und ungesüßt trinkt. Man kann auch die getrockneten Blätter, zu feinem Pulver zerstoßen, einnehmen und teilt als Tagesgabe 6 g Pulver in 3 Portionen ein.
In den letzten Jahrzehnten wurde der Odermennig zahlreichen Untersuchungen unterzogen und wurden die alten Anwendungsmöglichkeiten voll bestätigt.
Besonders wird die Anwendung des Odermennig bei Leberleiden, nervöser Übererregbarkeit sowie bei chronischen Gallenblasenleiden und bei Störungen der Sekretion im Verdauungskanal, empfohlen (Mattausch).

Anwendungen in der Volksheilkunde: Der Teeaufguß wird gerne als Gurgelmittel bei Mundausschlag, Angina und Entzündung der Rachenschleimhaut genommen.

Bei hartnäckigem Rheumatismus, bei Hexenschuß, Gliederschmerzen, bei Neigung zu Grieß- und Nierensteinbildung, trinke man täglich 2 bis 3 Tassen Odermennigtee.

TEE BEI LEBERLEIDEN: 100 g Odermennig, 100 g Labkraut (Nr. 75) und 100 g Waldmeister (Nr. 128).
Von dieser Mischung bereite man einen Aufguß von 3 Schalen als Tagesgabe, pro Schale 1 Teelöffel voll der Mischung.

MISCHTEE bei Nierengrieß, Nierensteinen und Nierenentzündung: 200 g Odermennig, 100 g Hauhechel (Nr. 44) und 100 g Rhabarberwurzel (Nr. 100).
Man nehme für 1 Tasse im Aufguß $1^1/_2$ Teelöffel der Mischung, trinke die erste Tasse am Morgen nüchtern, die weiteren zwei Tassen unter Tags schluckweise.
Hufeland lobte den Tee bei Blutharnen und empfahl ihn sogar gegen Lungenleiden, Schwindsucht, chronische Darm- und Blasenleiden.
Skrofulöse Kinder sollen täglich einmal ein Odermennig-Bad nehmen.
Vereinzelt wird in der Volksheilkunde auch die Wurzel des Odermennig verwendet. Ein Trank von der gesottenen Wurzel sieht aus wie schöner gelber Wein und ist auch wohlschmeckend. Er stärkt die kranke Leber und öffnet die Verstopfungen.
Die zerstoßenen Blätter werden fein zu Pulver verrieben und dieses mit Schweineschmalz gut verrührt. Schwer heilende Wunden damit bestrichen, beginnen wieder zuzuheilen und stoßen alles Faule und Eitrige ab.
Bei verrenkten Gliedern bereite man folgenden Umschlag: Man nehme grünen oder gedörrten Odermennig und Kleie und siede dies zu einem dicken Brei in Wein. Diesen dicken Brei lege man so warm als möglich auf die verrenkten Glieder.

— Ölbaum siehe Anhang D/2

92 Paprika Capsicum annuum L., mit über 50 Formen

Volksnamen: Spanischer Pfeffer, roter Pfeffer.

Botanik: Paprika ist ein einjähriges, 40—100 cm hohes Kraut mit aufrechtem, sparrig verzweigtem, kahlem Stengel. Die Blätter sind von lanzettlicher Form, oft eiförmig, ganzrandig oder leicht geschweift und gestielt. Die Blüten stehen einzeln oder gepaart, oder zu dreien, nickend. Der Kelch ist von halbkugeliger Form, glockenförmig, die Krone kurzröhrig, weiß bis gelblich, selten purpurn bis violett. Die Frucht ist eine vielsamige Beere, die Fruchtwand derb, lederig, scharlachrot, hell- bis dunkelrot, gelb, vereinzelt violett.

Geruch und Geschmack: Die Früchte sind fast geruchlos, deren Geschmack sehr scharf, pfefferartig, brennend, doch gibt es auch milde Sorten.

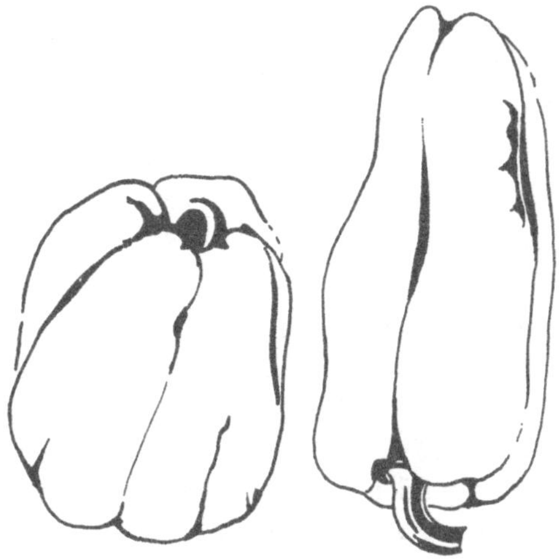

Blütezeit: Je nach Standort zwischen Juni und September.

Fruchtreife: ab Mitte Juli bis in den Spätherbst.

Standort: Die ursprüngliche Heimat ist das tropische Amerika und kam die Pflanze nach der Entdekkung Amerikas über Spanien, Afrika in die Türkei und in weiterer Folge nach Ungarn. Sie benötigt warme Zonen und viel Sonne.

Heilkräftiger Pflanzenteil ist die Paprikaschote mit ihren wertvollen pflanzlichen Inhaltsstoffen.

Heil- und Wirkstoffe: Außer dem reichen Vitamin-C-Vorkommen, ist auch das Provitamin A vorhanden (Karotin), von dem wir schon bei der Karotte hörten. Außerdem sind weitere 8 wertvolle pflanzliche Inhaltsstoffe vorhanden, wie das Citrin, Xanthophyll, Capsornbin, Zeaxanthin, Kryptoxanthin, Capsanthin, Aromastoffe und das Alkaloid Capsaïcin ($C_{18}H_{28}NO_3$), das, auf die Haut gebracht, blasenziehend wirkt.

Heilwirkung: Ist Paprika denn eine Heilpflanze? Fast immer bekommen wir diese Frage vorgesetzt, wenn das Gespräch auf dieses Küchengewürz kommt und wir sie als Heilpflanze bezeichnen. Die Einwendung lautet zumeist: Paprika ist viel zu scharf und ist doch schädlich.

Als „Spanischer Pfeffer" kam im 15. Jahrhundert die Pflanze nach Europa und bürgerte sich über Afrika in der Türkei ein. Um 1700 kam die Paprikastaude nach Ungarn, wo sie „Türkischer Pfeffer" hieß. Erst später erhielt sie ihren ungarischen und international gewordenen Namen Paprika. Mit der Zeit wurde der Paprika eine Art Monopol in Ungarn und erlangte geradezu Weltruhm, als es dem ungarischen Gelehrten Szent-Györgyi, dem Direktor des medizinisch-chemischen Universitätsinstitut in Szeged gelang, in den Paprikaschoten das Vitamin C nachzuweisen. Vor dieser Entdeckung waren die Zitronen und Apfelsinen an der Spitze der Vitamin-C-Pflanzen. Im Paprika kommt jedoch etwa 4—6 mal dieses so wichtige Vitamin vor. Der so wertvolle Reichtum an Vitaminen und pflanzlichen Inhaltsstoffen darf uns aber nicht verleiten, den Paprika nun reichlich in die Speisen zu versetzen oder zu versuchen, Paprika roh reichlich — zum Beispiel auf das Butterbrot oder Käsebrot oder auf den Frühstücksspeck zu streuen. Das Nachwürzen bei Tisch ist abzulehnen. Dieses scharfe, sehr appetitanregende Gewürz soll nur fallweise und da sehr bescheiden gebraucht werden. Der Mißbrauch von Paprika, wie er oft zu beobachten ist, löst langwierige und schwer zu behandelnde Magenübersäuerungen, Stuhlverstopfung — manchmal in sehr argen Folgen — aus. Auch schmerzhafte Nierenreizungen bzw. Nierenentzündungen können die Folge von Paprikamißbrauch sein.

Die heilenden Kräfte dagegen bei richtiger Dosierung sind hervorragend. Paprika wird in der Regel nur in homöopathischer Form heilwirkend angewendet. Interessant ist die medizinische Feststellung, daß ärztlich sehr genau kontrollierte sogenannte Paprikakuren, als ein vorzügliches Mittel gelten, Alkohol- oder Opiumsüchtige zu heilen. Paprikaschoten von milden Sorten, grün oder ausgereift, fein geschnitten als Salatgarnierung in mäßigen Mengen genossen, ergänzen unseren Vitamin-C-Mangel.

Anwendung in der Homöopathie: Die homöopathische Tinktur vom Arzt verordnet und dosiert, hat ausgezeichnete Heilerfolge bei Verdauungsschwäche, Erschlaffung oder Verschleimung des Magens, Aufgeblähtheit des Bauches durch Gase und Fäulnisvorgänge im Darm, bei Gliederlähmung, bei Diphterie u. a. m. Die appetitanregende Wirkung des Paprikas ist auf eine Steigerung der Magensaft- und Speichelausscheidung zurückzuführen und wird dann besonders gute Erfolge zeitigen, wenn durch längere Krankheit und längere Bettlägrigkeit, der Appetit sehr gesunken ist und der Patient nach gar keiner Speise Verlangen hat.

Anwendung in der Volksheilkunde: Ein angesetzter Paprikageist, 1—2 Stamperl am Tage geschlürft, trägt sehr zur Appetitförderung bei, wenn dies nur fallweise erfolgt. In der Volksheilkunde wird Paprika auch gegen Verdauungsstörungen, gegen Alkoholdelirien, sowie gegen krankhaften Harndrang angewendet.

Verfälschungen von Paprika: Dem fein gemahlenen Paprika wird als Streckungsmittel Mehl, Ölkuchen, Eichenrinde, Sandelholz, Curcuma, Ocker, ja sogar Ziegelstaub beigemengt, wobei immer wieder festgestellt wird, daß der aus Ungarn exportierte Paprika einwandfrei ist und die Fälschungen erst außerhalb Ungarns vorgenommen werden. Der bisher größte Paprika-Skandal war 1933 in Bulgarien, wobei 1000 Personen an Bleivergiftung nach Paprikagenuß schwer erkrankten, da man dem Paprikapulver Mennige beigegeben hatte.

93 Paradeis (Tomate) Solanum lycopersicum L.

Volksnamen: Goldäpfel — Liebesäpfel — Paradeisäpfel

Botanik: Die Paradeispflanze ist nahe verwandt zur Kartoffel, hat jedoch einen knollenlosen Wurzelstock. Die ganze Pflanze ist behaart, klebrig und färbt leicht grün ab. Sie wird bis zu 1 m und darüber hoch. Die Blätter sind unterbrochen, unpaarig gefiedert, die Blättchen länglich, herz- und eiförmig, an der Unterseite mehr graugrün. Die Blüten stehen in Trauben, sind gelb, oft 6- oder mehrzählig. Die Früchte erreichen Apfelgröße, sind von oben nach unten mehrfach eingeschnürt, anfangs grün und werden bis zur Reife glänzend tiefrot. Manche Sorten sind im Reifezustand mehr gelblichrot.

Blütezeit: Juli bis September.

Fruchtreife: ab August.

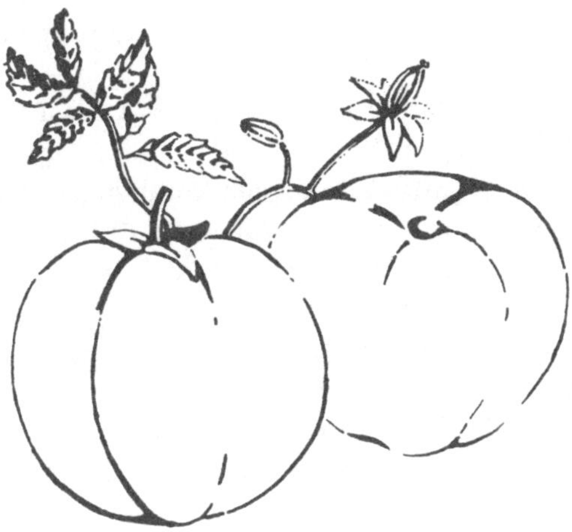

Standort: Die Heimat der Paradeispflanze ist Südamerika. Vor der Entdeckung dieses Kontinentes war sie in Europa unbekannt. Sie wurde zuerst in Italien eingeführt und als erster Botaniker und Arzt schildert sie Matthiolus 1554. Doch dauerte es noch über 300 Jahre in Europa, bis der schlechte Ruf der Tomate als „goldener Apfel mit stinkendem Geschmack", oder die Verleumdung daß sie giftig sei, als unzutreffend sich herausstellte. Erst als es sich doch überall herumsprach, daß die Tomatengenießer an Vergiftungserscheinungen nicht gestorben sind und die Hausfrauen für den kulinarischen guten Ruf der Paradeis sorgten, wurde sie nicht nur eine wertvolle Küchenpflanze, die Naturheilkunde entdeckte sogar, daß sie eine heilende Pflanze ist.

Standortsmäßig hat sich die Tomate bei uns auch schon eingebürgert, bleibt aber sehr frostempfindlich. Bei 0,5 Grad Celsius erfriert sie bereits. Frühe Sorten werden im Treibhaus gezogen. Der Paradeis ist teilweise schon überzüchtet und leidet vielfach an der Braunfleckenkrankheit, die von einem Pilz hervorgerufen wird. Durch neue Kreuzungen mit den aus Peru stammenden Wilden Tomaten ist man daran, eine neue Kultursorte zu züchten.

Heilkräftige Pflanzenteile: Angewendet werden in erster Linie die Früchte. Mit ihrer glatten Haut umschließen sie das saftige, wohlschmeckende Fruchtfleisch von aromatischem Geruch. Mit der Ernte der Früchte braucht nicht zugewartet werden bis die Früchte leuchtend rot sind, man kann sie bereits ernten, wenn sie nur etwas angerötet sind. Bei guter Lagerung — sie dürfen nie übereinanderliegen — reifen sie regelrecht nach. Dadurch entlastet man nicht nur die Pflanze und können sich kleinere Früchte noch entwickeln; durch kühle Lagerung kann man den Reifungsprozeß hinausschieben, so daß man bis Weihnachten hin stets frische Früchte lagernd hat.

Heil- und Wirkstoffe: Es wird nicht viele Früchte geben, die so viele wertvollster Inhaltsstoffe in sich vereinen wie die Tomate. Nach übereinstimmenden Ergebnissen der namhaftesten Gelehrten gilt er als der beste Vitamin-C-Spender. Zwar enthält der Paradeis kein Vitamin A, jedoch reichlichst Karotin. Da unsere Leber jedes Molekül Karotin in 2 Moleküle Vitamin A zu zerlegen vermag, wird dieses für unseren Körper so wichtige Vitamin A durch den Paradeis reichlich zugeführt. Diese Umwandlung von Karotin in Vitamin A macht auch die Karotte (Nr. 61), wie wir bereits hörten, so wertvoll.
Die wenigsten Menschen wissen, daß in den Jahren 1945 bis gegen Ende 1947, wo die rationierte Fettportion pro Tag nicht mehr als 6 bis 9 g betrug, im Volke die schwersten Mangelkrankheiten (Haut- und Augenerkrankungen, Degenerationserscheinungen im Darm und in den Atmungsorganen, Anfälligkeit gegen Infektionskrankheiten u. a.) hätten auftreten müssen, da das Vitamin A vorwiegend in Fetten enthalten ist. Daß diese Katastrophe nicht eintrat, ist nur dem reichlichen Gemüseanbau, vorwiegend Spinat, Karotte und Paradeis zu verdanken, wodurch der Vitamin-A-Mangel fast gänzlich behoben wurde.
Die Tomate enthält aber auch das Vitamin B_1, bei dessen Mangel im Körper die Mangelkrankheit Beri-Beri entsteht, ferner Wassersucht, Nervenentzündungen und Kreislaufstörungen ausgelöst werden können.
Schließlich wurde in den Früchten noch das sogenannte Fruchtbarkeitsvitamin E nachgewiesen. Sehr beachtlich sind in den Früchten die sogenannten Spurenelemente enthalten. Der Mangan-, Eisen- und Kupfergehalt der Paradeisfrüchte hat den besten blutverbessernden Einfluß. Die Tomate gilt als die kupferreichste Pflanze. Schließlich sind als Spurenelemente noch Bor, Kobalt, Nickel und Radium in den Früchten nachgewiesen worden.
Zu guter Letzt wurde in jüngster Zeit ein noch nicht benannter kristallisierbarer, in Wasser löslicher und vitaminähnlicher Stoff entdeckt, bei dem eine auffallend günstige Wirkung auf die Herz- und Blutgefäße festgestellt wurde.

Heilwirkung: Der Paradeis kann bei Durchblutungsstörungen bestens empfohlen werden. Außerdem senkt der Paradeissaft den Blutdruck und steigert in hohem Maße die Absonderungen des Magen- und Bauchspeicheldrüsensaftes. Bei Feh-

len des Magensaftes (Achylie) und bei Störungen der Pankreassekretion gibt es kein besseres biologisches Heilmittel als den Paradeis.
Die Paradeisfrüchte verleihen dem Stuhl eine weiche, salbenartige Beschaffenheit, der Stuhlgang geht völlig ohne Beschwerden vor sich, so daß neben der wichtigen Stuhlgangregelung der Paradeis eine bedeutende diätetische Rolle bei der Behandlung von Hämorrhoidalleiden zukommt.
Bei den gichtischen und rheumatischen Erkrankungen sowie bei Herz- und Nierenerkrankungen ist der Paradeis ein wichtiger Faktor in der Diät und ist die moderne Diätküche ohne diese Frucht kaum mehr denkbar.

Wichtig ist der Genuß der Frucht besonders bei Blutarmut, bei Blutverlust nach Operationen oder Unfällen, bei schlechten Blutsäften zur Verbesserung derselben und schließlich für Kinder und junge Menschen, deren Körper sich noch im Wachstum befindet. Werdende oder stillende Mütter sollten viel mehr rohe Früchte oder den Frischsaft einnehmen.

Diese Ausführungen beweisen zur Genüge, daß wir in der Paradeispflanze nicht nur ein „Gemüse" sehen dürfen, sondern daß neben den vielen krankheitsverhindernden Eigenschaften auch direkte Heilwirkungen durch sie erzielt werden, so daß sie die Bezeichnung „Heilpflanze" längst verdient, auch wenn sie noch keine offizinelle Heilpflanze ist.

Anwendung in der Volksheilkunde: Die so überaus gesundheitsfördernden und heilenden Kräfte des Paradeis wurden vom Volke schon lange erkannt. Darüber hinaus verwendet die Volksheilkunde den Paradeis noch zu nachstehenden Heilzwecken.
Das Bad aus dem Aufguß von Paradeisblättern wird bei Ischias empfohlen.
Paradeisäpfel in Öl gesotten und als Brei aufgelegt, sind gut gegen Räude.

Der frische Saft der Paradeisfrüchte verhindert auf eitrigen Wunden die Entstehung von Rotlauf und nimmt die Hitzen und Entzündungen um die Wunden. Die große tonische Wirkung der Paradeisfrüchte brachte dem Paradeis im Volke den Namen „Liebesapfel" ein, da der regelmäßige Genuß dieser Frucht selbst älteren Leuten wieder jugendliche Kräfte verleihen soll. Dies ist wohl übertrieben, wenn auch eine fühlbare Belebung der Körperkräfte, besonders nach schwächenden Krankheiten oder nach geistiger bzw. körperlicher Überanstrengung (Sport!) nicht von der Hand zu weisen ist.

Anwendung in der Küche: Fast unzählige Möglichkeiten gibt es, aus Tomaten sättigende Speisen herzustellen. Im Sommer zur Tomatenzeit statt Suppe einen Tomatensalat verspeisen! Man erspart sich den Essig zum größten Teil oder auch ganz, wenn man geschnittene Tomaten mit viel Zwiebel, sehr wenig Salz, in Öl und dem Eigensaft etwa eine Stunde ziehen läßt.

94 Petersilie Petroselinum hortense Hoffm.

Synonyme: Apium petroselinum L. — Petroselinum sativum Hoffm. — Apium hortense Krause — Carum petroselinum Beuth et Hook.

Volksnamen: Bittersilche — Kräutel — Peterchen — Peterlein — Peterling — Silk

Botanik: Die zweijährige Wurzel ist weiß, dünn und rübenförmig. Der Stengel ist zart gerillt, kahl, kantig. Die Blätter haben verschiedene Formen. Die Blumenkrone hat eine gelblichgrüne Farbe. Die nähere Beschreibung der Pflanze, besonders der Früchte sowie die zu beachtenden Verwechslungsmöglichkeiten mit dem verwandten Anis (Nr. 4), Dill (19), Fenchel (32), Kümmel (73) und Roßfenchel (104) sowie den giftigen Schierlings-Arten (164) siehe unter der ausführlichen „Vergleichenden Zusammenstellung" beim Roßfenchel (Nr. 104).

Geruch und Geschmack: Der Geruch der Pflanze ist eigenartig würzig, die Wurzel riecht und schmeckt angenehm, die Samen haben einen gewürzhaften, eher scharfen Geruch und Geschmack.

Blütezeit: Mai bis Juni. — *Samenreife:* August, September.

Standort: Die Petersilie war ursprünglich in Südeuropa beheimatet. Als Küchengewürz kommt sie in fast allen Gemüsegärten Europas vor. Nicht selten vertragen die Vögel den Samen und finden wir sie auf Angern, Schuttplätzen und an Wegrändern. Im Gemüsegarten gedeiht sie am besten in tiefgründiger, gut, aber nicht frisch gedüngter Erde.

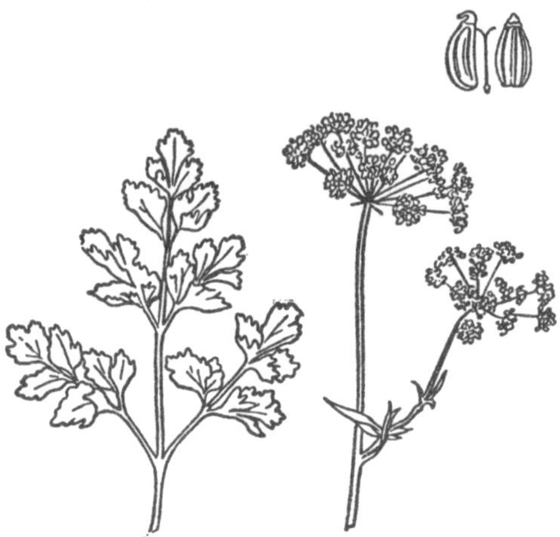

Heilkräftige Pflanzenteile: Wir graben die Wurzeln (Radix Petroselini) im Frühjahr (April) oder Herbst (Oktober, November), schneiden das blühende Kraut (Herba Petroselini) zur Blütezeit und ernten den Samen (Fructus oder Semen Petroselini) knapp vor seiner völligen Reife, indem wir die Dolden abschneiden, gebündelt aufhängen und Leinensäckchen darüberstülpen, die den ausfallenden Samen aufnehmen.

Heil- und Wirkstoffe: An Heilstoffen enthält die Petersilie vor allem ätherisches Öl mit dem darin enthaltenen Petersilienkampfer Apiol. Den höchsten Gehalt an Apiol haben die Früchte. In diesen befindet sich weiters neben fettem Öl das Glukosid Apiin und eine Reihe von Mineralstoffen. Die Wurzeln haben neben den ätherischen Ölen auch Schleimstoffe, Zucker und Apiin als Inhaltsstoffe. Im Kraut neben ätherischem Öl, dem Glycosid Apiin, Spuren eines flüchtigen Alkaloides, Inosit, Schwefel und Mineralsalze. Allein schon die vielen und reichlichen Inhaltsstoffe erheben die Pflanze über ein beliebtes „Küchengewürz" hinaus zu einer sehr wirksamen Heilpflanze.

Heilwirkung: Die Petersilienwurzel (Radix Petroselini) und der Samen (Fructus Petroselini) sind offizinell. Das blühende Kraut wird in der Homöopathie verarbeitet.

Ebenso wie Anis (Nr. 4), Fenchel (Nr. 32) und Kümmel (Nr. 73) zählt die Petersilie zu den blähungstreibenden, krampfstillenden und gärungswidrigen Heilpflanzen. Wichtig ist, daß man die Petersilie richtig dosiert einnimmt und keine akut entzündlichen Prozesse in den Nieren vorhanden sind, welche Feststellung man dem Arzte überlassen muß.

Schon kleine Gaben können die Verdauungsvorgänge anregen, die wassersüchtigen Ansammlungen in den Beinen, im Herzbeutel und in der Brust- bzw. Bauchhöhle ableiten, sowie eine leichte Steigerung der monatlichen Regel bei den Frauen auslösen. Auf diesen genannten Gebieten hat die Petersilie schon wiederholt geholfen, wo andere Heilmittel versagten.

Bei sehr geschwächten oder empfindlichen Personen wird es genügen, einige Scheiben der Wurzel in der Suppe mitzukochen, um diese Heilwirkung zu erreichen, kräftigere Personen werden 1 bis 2 Tassen Tee von Petersilienfrüchten am Tage schluckweise trinken, wobei die Menge von 1 abgestrichenen Teelöffel Früchte für 1 Tasse im Aufguß genügt. Petersilie zählt zu den eröffnenden Heilpflanzen. Die Petersilie ist *keine harmlose Heilpflanze;* als Nierenmittel darf sie auf keinen Fall ohne Arzt angewendet werden. Besonders das Petersilienöl (Oleum Petroselini) darf bei innerlicher Anwendung nur ärztlich verordnet werden. Es leistet bei Blutharnen, Nieren- und Blasensteinen sehr gute Dienste. Äußerlich wird es angewendet als Schutzmittel gegen Mückenstiche und zur Bekämpfung von Kopfläusen.

Anwendung in der Homöopathie: Aus dem blühenden Kraut wird in der Homöopathie eine grüne Essenz hergestellt, die einen aromatisch riechenden und schmeckenden Charakter hat. Bei Erkrankungen der Harnorgane, wie z. B. bei plötzlichem heftigem Harndrang sowie bei Wassersucht werden gute Heilerfolge erzielt.

Anwendung in der Volksheilkunde: Diese decken sich mit den vorangegangenen Ausführungen. Nach der Entwöhnung von der Mutterbrust legen die Mütter Petersilienblätter auf die Brust, um die Milch zu vertreiben.

Die Abkochung von Samen und Wurzel ist ein Haarwuchsmittel. In der ländlichen Bevölkerung wird unverantwortlicher Weise als Abtreibungsmittel zerstoßener Petersiliensamen in größerer Menge eingenommen. Dies hat schon mehrfach Todesfälle ausgelöst!

Anwendung in der Tiermedizin: Die Früchte sind nicht nur ein gutes Wurmmittel für Hunde, sondern auch den Schweinen werden die gepulverten Früchte bei Schweinerotlauf mit Erfolg eingegeben.

95 Pfefferminze Mentha piperita L. ex p. Huds. Tafel 6, Figur 5

Volksnamen: Balsam — Englische Minze — Peperminte — Schmeckerts

Botanik: Der ausdauernde Wurzelstock bringt einen 30 bis 80 cm hohen, vierkantigen und meist rötlich angelaufenen Stengel hervor. Die gegenständigen Blätter sind gestielt, länglich, spitz, scharfgesägt, kahl oder mit einzelnen Haaren besetzt und auf beiden Seiten grün oder rot angelaufen.
Der Blütenstand ist eine längliche Ähre. Die Blüten sind von purpurner bis violetter Farbe, oft in verschiedenen Farbtönen vorkommend. Die Pflanze ist meist steril und vermehrt sich durch üppig wuchernde Ausläufer. Diese nicht scharf charakterisierende Beschreibung ist darauf zurückzuführen, daß die heute vorkommende Pfefferminze keine reine Art mehr ist, sondern einen durch Kreuzung verschiedener Minzenarten schon vor Beginn der Neuzeit entstandenen Bastard darstellt.

Geruch und Geschmack: Der Geruch der Pflanze ist balsamisch, stark, etwas kampferartig. Der Geschmack ist kampferartig, erwärmend, hinterher kühlend und angenehmer als zu Beginn. Die Katzen werden durch den Geruch der Pflanze liebestoll und wälzen sich in der angelegten Pfefferminzkultur. Diese ist daher katzensicher einzufrieden.

Blütezeit: Juni bis August.

Standort: Die Pflanze kam ursprünglich aus dem Fernen Osten (China, Japan) über Nordafrika und Südeuropa nach England, wo sie erst gegen Ende des 17. Jahrhunderts Fuß faßte. Über Holland kam sie dann in unsere Gegenden. Der Anbau verlangt einen tiefgründigen, humusreichen und feuchten Boden. Fast alle Pflanzen sind von einem Rostpilz befallen.

Heilkräftige Pflanzenteile: Man sammelt die Pflanzen durch Abschneiden knapp über dem Boden und zupft mit der Hand die nicht vom Rost befallenen Blätter ab. Die Volksheilkunde bedient sich auch der blühenden Triebspitzen. In beiden Fällen erntet man die Pflanzen bei prallem Sonnenschein zur Mittagsstunde. Der Ölgehalt in Blatt und Blüte ist knapp vor dem vollen Erblühen der Pflanze am höchsten. Vom Morgentau oder Nebel noch feuchte Pflanzen zu sammeln ist zwecklos, da sie den geringsten Ölgehalt besitzen und die Blätter beim Versuch des Trocknens schon schwarz und unansehnlich werden.

Heil- und Wirkstoffe: Die Heilwirkung dieser Pflanze wird vor allem durch das Pfefferminzöl ausgelöst, das in gesunden Pflanzen bis zu 1,3 % enthalten ist. Das Pfefferminzöl birgt wiederum 50 bis 90 % Menthol und etwa 10 bis 20 % Menthon. Außerdem kommen in der Pflanze Gerbstoffe, Bitterstoffe und Fermente vor.

Heilwirkung: Offizinell sind die Pefferminzblätter (Folia Menthae piperitae). Aus den Blättern wird das Pfefferminzöl (Oleum Menthae piperitae) gewonnen. In den sogenannten Pfefferminzpastillen oder Pfefferminztabletten (Rotulae Menthae piperitae) ist ebenfalls Pfefferminzöl enthalten, desgleichen Pfefferminzölzucker (Elaeosaccharum Menthae piperitae). Wird letzterer im Verhältnis 1 : 9 (oder 1 : 6) in Weingeist aufgelöst, erhält man die bekannten Pfefferminztropfen (Spiritus Menthae piperitae). Das Pfefferminzwasser (Aqua Menthae piperitae) hat die Eigenschaft des Pfefferminzöles, nur ist es wesentlich schwächer. Viele Pfefferminz-Präparate werden auf chemisch-synthetischem Wege hergestellt und sind wertlose Ersatzmittel. Wirken diese nicht, wird in Unkenntnis ihrer Herstellung der Pflanze die Schuld gegeben, die aber daran gar nicht beteiligt ist!

Das Pfefferminzöl unterscheidet sich von dem ätherischen Öl anderer Heilpflanzen dadurch wesentlich, daß es eine besondere Wirkung auf die kälteempfindlichen Nerven ausübt. Bei äußerlicher Einreibung auf die Haut oder nach dem Einnehmen von Pfefferminzöl tritt nach einigen Augenblicken ein fühlbares Kältegefühl ein, das in der Folge von einem leicht brennenden Gefühl abgelöst wird. Innerlich eingenommen, kommt es zu einer Art Gefühllosigkeit, Schmerzstillung, Krampflösung. Die äußerliche Anwendung in Form leichter Einreibungen wird die örtlichen Schmerzen vermindern oder ganz beseitigen, Kopfschmerzen klingen ab und neuralgische Schmerzen mindern sich oder verschwinden gänzlich.

Innerlich eingenommen, löst das Pfefferminzöl mit seinen Nebenprodukten eine gallenfördernde Wirkung aus, bringt Gallensteinkoliken oder durch Gallengrieß verursachte Schmerzen zum Abklingen, löst Magen- und Darmkrämpfe auf, lindert den Brechreiz und beseitigt alle jene Herzzustände, die durch Magenblähungen oder sonstige Magen-Darmunstimmigkeiten ausgelöst werden.

Die schmerzstillende, krampflösende und damit den ganzen Körper wieder ins Gleichgewicht bringende Heilkraft der Pfefferminze beseitigt auch alle nervösen Störungen, so nervöses Herzklopfen, und trägt schließlich wesentlich dazu bei, daß alle die durch Krämpfe, Schmerzen und nervöse Unrast aufkommenden hypochondrischen seelischen Einstellungen ebenfalls wesentlich, wenn nicht sogar gänzlich zum Abklingen kommen. Gerade diese Heilwirkung wurde von Pfarrer Kneipp unterstrichen.
Die Anwendung erfolgt am besten in Form von Pfefferminztees, wobei wir 1 bis 1½ Teelöffel des Blättertees (oder auch der blühenden Triebspitzen) für 1 Tasse im Aufguß verwenden. Wir können 3 bis 4 Tassen am Tage trinken. Eines müssen wir aber beachten: der ständige Genuß von Pfefferminztee löst eine ungünstige Wirkung auf das Herz aus. Wir werden nach 8 bis 12 Tagen den Teegenuß wieder auf eine Woche unterbrechen und setzen nur dann wieder fort, wenn sich nach dieser Zeit die Notwendigkeit hiefür ergeben sollte. In diesem Falle erwies sich die Beigabe von Fenchel (Nr. 32), 1 kleine Messerspitze für 1 Tasse, als sehr vorteilhaft. Der oft zu lesende Rat, daß ältere Menschen, besonders ältere Frauen den Pfefferminztee zu ihrem täglichen Getränk erklären sollten, ist nicht richtig.

Das Pfefferminzöl kann man mit einem Schluck Wasser oder mit einem Stückchen Zucker einnehmen, 2 bis 4 Tropfen pro Gabe, 3 bis 4 Gaben am Tage. Auch hier ist die dauernde Verwendung nicht ratsam. Bei Darmkoliken oder Dickdarmentzündung wirkt ein Klistier von Kamillentee (Nr. 60) mit einigen Tropfen Pfefferminzöl rasch schmerzstillend und beruhigend.

Anwendung in der Homöopathie: Aus der ganzen blühenden Pflanze wird in der Homöopathie eine Essenz hergestellt, die sich zur Behandlung von Gallensteinkoliken, trockenem Husten, Heiserkeit und Halsschmerzen sehr bewährt.

Anwendung in der Volksheilkunde: Die Pfefferminze ist eine sehr volkstümliche Heilpflanze; wir finden sie am Lande fast in jedem Hausgärtchen.
Der leichte Absud der blühenden Pflanzen ergibt wohltuende Stirnumschläge bei Kopfschmerzen, wenn diese nicht von Fieber stammen.
Der Absud beseitigt den Kopfgrind der Kinder.

Pfefferminzkraut durch etwa ½ Stunde in warmen Wein gelegt und diesen schluckweise getrunken fördert die Geburt.

Minzenblätter mit echtem Weinessig (verdünnt) etwas angesetzt und diesen getrunken, nimmt das Aufstoßen, beseitigt den Unwillen des Magens und treibt die Würmer aus.
Milchaufguß von Minzenblättern getrunken bewirkt, daß der stillenden Mutter die Milch in der Brust nicht gerinnt und verhindert die Bildung von Milchknoten.

Frische Minzenblätter zerkleinert, mit Gerstenmehl (Nr. 39) solange in Wasser oder Wein gesotten, bis ein dicker Brei entsteht, ergibt einen vortrefflichen Breiumschlag zum Zeitigen der Geschwüre.
Aus gepulverten Minzenblättern, mit Essig und Sauerteig gut vermengt, bereitet man einen Umschlag auf den Magen bei Brechreiz und Würgen sowie bei Aufstoßen, das mit Schmerzen verbunden ist. Pfefferminztee oder Pfefferminzsaft mit Honig vermischt und diese gut flüssige Mischung lauwarm ins Ohr geträufelt lindert das Ohrenstechen.
Durch Verdampfen von Pfefferminzöl und Einatmen dieser Dämpfe durch die Nase werden Rachenkatarrhe und Stirnhöhlenkatarrh rasch behoben.
Abwaschungen des Körpers mit ausgekühlter Abkochung von Pfeferminzkraut wirken sehr erfrischend, besonders bei fiebriger Hitze. Man trocknet die Haut nach der Abwaschung nicht ab, sondern läßt die Feuchtigkeit an der Haut verdunsten.
Pfefferminzwasser ist eine sehr gute Mundspülung bei Zahnfleischentzündungen, Zahnschmerzen und wunder Zunge.

Mischtee bei Gallen- und Leberleiden:

100 g Pfefferminzblätter,
50 g Enzianwurzel (Nr. 26),
50 g Hauhechelwurzel (Nr. 44) und
10 g Faulbaumrinde (Nr. 31).

Von dieser Mischung nehme man 1 Teelöffel für 1 Tasse im Aufguß und trinke 2 bis 3 Tassen am Tage schluckweise.

Mischtee bei hohem Blutdruck und unregelmässiger Herztätigkeit:

100 g Pfefferminzblätter,
100 g Kamille (Nr. 60),
50 g Schafgarbe (Nr. 110),
50 g Anissamen (Nr. 4),
50 g Fenchel (Nr. 32) und
50 g Kümmel (Nr. 73).

Menge und Tagesgabe wie bei vorigem Teerezept.

Aus Mythos, Volksglaube und Geschichte: In den ältesten chinesischen Kräuterbüchern finden wir immer wieder Hinweise auf die Heilkraft der Minzen, die ihre Urheimat im Fernen Osten gehabt haben dürften. Im Altertum hat es in Ägypten schon etwa 1200 vor Christi Minzenkulturen gegeben und entdeckte der Afrikaforscher Georg Schweinfurth in altägyptischen Gräbern Reste eines Blumengewindes das Blätter von Pfefferminze enthielt. Bereits Theophrast beklagt sich, daß die Minzen sich „umwandeln", worunter er das Zurückschlagen einer Kulturform in eine wildwachsende Art verstanden haben will. Auch Pli-

nius und Columella machten diese Beobachtung und wird besonders von Plinius über die Minze viel Wundersames erzählt. Die Verbreitung der Minze in unseren Landen ist wiederum Verdienst der kräuterbegeisterten Mönche. In den Capitularen Karls des Großen sind bereits drei Minzenarten aufgezählt und werden schon damals viele Abarten unterschieden, so daß unser Kräutergewährsmann, Abt Walafridus Strabo mit bewegten Worten erklärt:
„Wenn einer die Kräfte, die Arten und Namen der Minze aufzählen wollte, so müsse er auch wissen, wieviele Fische im erythräischen Meer schwimmen oder wieviele Funken man aus den Schlünden des Vulkans Ätna sieht."
Die Pfefferminze wird urkundlich bei den Engländern 1682 genannt, wo es in Hertfordshire große Kulturen gab. Von den Ausläufern dieser Pflanzen — die Samen sind meist taub — dürften alle Bastarde Europas und Amerikas abstammen.
In frommen Legenden, wie auch im germanischen Volksglauben wird die Pfefferminze wiederholt genannt und spielt im sogenannten „Liebeszauber" eine Rolle. Man spotte nicht über eine vergangene Zeiterscheinung. In unseren Tagen gibt es keinen Liebeszauber mehr mit Pfefferminzpulver und Sträußchen. Dafür gibt es in unserer Zeit mit ihren so vielen Hypochondern und an Hysterie erkrankten Menschen den Großkonsum an Pfefferminztabletten, -bonbons, -tropfen, Pfefferminzlikören und Pfefferminzduftzerstäubern.

— Pflaumenbaum siehe unter Zwetschkenbaum, Nr. 139

96 Preiselbeere Vaccinium vitis Idaea L. Tafel 6, Figur 6

Volksnamen: Bickelbeere — Breinsschnetzen — Budlergreifeln — rote Bulgrafen — Duttenbeere — Fuchsbeere — Grandelbeere — Graubeere — Gruse — Gichtbeinchen — Kadelbeere — Kastenbeere — Klosterbeere — Klunderbeere — Krestling — Mehlbeere — Prauselbeere — Schmalzbeer — Speckbeere — Spreißelbeere — Steinbeere — Sauerbeere — rote Welpen

Botanik: Der kleine 10 bis 20 cm hohe Strauch hat einen kriechenden Wurzelstock und immergrüne, verkehrt eiförmige Blätter, die am Rande etwas eingerollt, unten getüpfelt und blaßgrün sind. Die Blütentraube ist endständig, die Blüten rötlichweiß und glockig. Die Beeren sind leuchtend rot und kleiner als die Heidelbeeren.

Geruch und Geschmack: Die Blüten riechen schwach, die Beeren haben einen herb-säuerlichen Geschmack, doch ein köstliches Aroma. Die Blätter sind fast geruchlos und schmecken eher bitter, zusammenziehend.

Blütezeit: Mai, Juni. *Fruchtreife:* Juli, August.

Standort: Hauptsächlich im Unterwuchs trockener Wälder, vorzugsweise Kiefernwälder, auf sandigen, kieseligen und humusreichen Böden, auf Hoch- und Zwischenmooren, besonders im Gebirge.

Heilkräftige Pflanzenteile: Man sammelt die Beeren im Juli und August. In regenreichen Sommern mit anschließend meist sonnigem Herbst reifen sie ausnahmsweise später und dehnt sich das Sammeln der reifen Beeren bis in die zweite Septemberhälfte aus.
Die Blätter (Folia Vitis idaeae) werden zum Unterschied von den Heidelbeerblättern erst nach der Fruchtreife gesammelt, da erst nach der Fruchtreife der Gehalt an den wichtigen Heilstoffen am größten ist!
Die Blätter der Preiselbeere werden oft mit den Blättern der Bärentraube (Arctostaphylos uva ursi L.) verwechselt. Sie unterscheiden sich von diesen, daß sie an der Unterseite braun punktiert sind und nicht netzartig vertieft aussehen. Die Blätter der Bärentraube haben eine schwach erhabene, blaßdunkle Nervatur.
An

Heil- und Wirkstoffen finden wir in den Blättern Arbutin, Ericolin und Gerbstoff. Die Beeren enthalten Apfel-, Zitronen-, Oxal- und Bernsteinsäure, Gerbstoff, Zucker, Pektin und nicht zuletzt die Vitamine A, B und C.

Heilwirkung: Die Blätter der Preiselbere waren früher einmal offizinell wegen des Gehaltes an Arbutin, eines in größeren Mengen giftig wirkenden Glykosides. Dieses Arbutin ist ein hervorragender Heilstoff zur Behandlung von chronischem Blasenkatarrh und Entzündung des Nierenbeckens bei ammoniakalischer Harngärung. Da in der Bärentraube das Arbutin in etwas größerer Menge vorhanden ist, verdrängte diese die Preiselbeere aus der Liste der offizinellen Heilpflanzen. Ein weiterer Grund war, daß auch der Gerbstoffgehalt der Preiselbeerblätter gegenüber den Blättern der Bärentraube etwas geringer ist. Die allzu große Bevorzugung der Bärentraube ist jedoch nicht am Platze und sie wurde auch absichtlich nicht in das Verzeichnis der Heilpflanzen dieses Werkes aufgenommen. Es steht einwandfrei fest, daß der Heilerfolg mit Preiselbeerblättern in keiner Weise dem Heilerfolg der Bärentraubenblätter nachsteht, doch liegt der beachtliche Vorteil der Preiselbeerblätter darin, daß die leichte Abkochung der Blätter für den Tee dem ohnehin magenempfindlichen Patienten viel besser schmeckt, als eine Abkochung von Beerentraubenblättern, die einen fast ekelhaften zusammenziehenden Geschmack aufweisen. Auch wirkt sich der geringere Anteil an Gerbsäure bei den Preiselbeerblättern in bezug auf die Verträglichkeit des Magens vorteilhafter aus und liegt der Heileffekt der Gerbsäure immer nur am günstigsten in der kleineren Dosis. Preiselbeerblätter werden leider vielfach nur als ein Ersatz für die Bärentraubenblätter angesehen, während sie in Wirklichkeit sogar diesen vorzuziehen wären und deren Anwendung bei Erkrankungen der Blase, wie Blasenkrampf und Blasenkatarrh, schmerzhafter Harnentleerung, Harnleiterschmerzen und Bettnässen, bestens empfohlen werden kann.

Preiselbeerblättertee hat auch eine sehr günstige Heilwirkung bei Gicht und Rheumatismus. Wir bereiten den Tee in Form einer leichten Abkochung, 1 gehäufter Teelöffel der getrockneten und fein geschnittenen Blätter für 1 Tasse, ungesüßt und schluckweise getrunken.

Die Früchte, mit Zucker eingekocht, sind nicht nur sehr wohlschmeckend, sie wirken erfrischend, nehmen die Appetitlosigkeit und sind ein wirkungsvolles Mittel gegen Durchfälle.

Anwendungen in der Volksheilkunde: Der Preiselbeergeist (1/4 kg frische Beeren in 1 Liter Weingeist oder Kornbranntwein durch 4 Wochen angesetzt) wirkt belebend und stillt die schwersten Durchfälle und Ruhr.

Das Pulver der gedörrten Beeren, in Wasser aufgelöst, gibt ein rötliches, durstlöschendes Getränk für Fieberkranke.

Preiselbeeren oder Preiselbeersaft wirken harntreibend.

Preiselbeersaft, reich an Vitamin A, B und C, kann in sterilisierter Form für die vitaminärmere Zeit aufbewahrt werden. — Desgleichen ist das Preiselbeerkompott sehr zu empfehlen. Zuckersparend ist eine Mischmarmelade aus 1/3 Äpfel oder Birnen, 1/3 Karotten und 1/3 Preiselbeeren.

97 Quecke Agropyron repens (L.) PB. Tafel 6, Figur 7

Synonyme: Triticum repens L. — Elytrigia repens Desv.

Volksnamen: Flechtgras — Graswurzel — Hundsgras — Schnürgras — Wurmgras — Zwecke — Zwecken

Botanik: Dieses schwer auszurottende, mit dem Weizen verwandte Unkraut ist eine ausdauernde Graspflanze mit unterirdisch kriechenden Ausläufern. Sie wird 30 bis 80 cm hoch. Stengel und Blattscheiden sind glatt und kahl. Die Blätter sind sehr lang und sehr schmal, grün bis blaugrün gefärbt, mit kurzen Haaren versehen, und fühlen sich rauh an. Die Ähre ist zweizeilig, mit oder ohne Grannen.

Geruch und Geschmack: Die Wurzeln sind ohne besonderen Geruch und von etwas süßlichem, schleimigen Geschmack.

Blütezeit: Juni, Juli.
Standort: Ein lästiges Unkraut in ganz Europa, hauptsächlich in Getreideäckern, auf Rainen, an Wegen und in Gärten.

Heilkräftige Pflanzenteile: Die Wurzelstöcke, die im Frühjahr (Mitte März bis Ende April) oder im Herbst (Mitte September bis Ende Oktober) ausgegraben werden. Am besten, man geht bei der Frühjahrs- oder Herbstbestellung der Äcker hinter dem Pflug nach, wo beim Umpflügen die ganzen Wurzelstöcke ausgehoben werden. Die Wurzeln werden erst sorgfältig gewaschen und anschließend an der Sonne getrocknet, bis sie ganz dürr und brüchig werden. Nicht ganz durch und durch getrocknete Wurzeln werden sehr leicht schimmelig und dürfen auf keinen Fall verwendet werden.

Heil- und Wirkstoffe: Die Queckenwurzel ist offizinell und birgt wertvolle Heilkräfte (Radix Graminis). Die verschiedenen Heilwirkungen beruhen einerseits auf dem hohen Gehalt an Kohlehydraten, einem dem Inulin ähnlichen Kohlehydrat Triticin, Saponinen und Schleimstoffen, andererseits dem nicht minder hohen Gehalt an Kaliumsalzen, Kieselsäure und Eisen. Nicht zuletzt seien ansehnliche Mengen von Vitamin A und B sowie organische Säuren, wie Apfelsäure u. a., als Inhaltsstoffe genannt.

Heilwirkung: Die Queckenwurzel ist ein ganz vorzügliches Blutreinigungsmittel und sollte in dem alljährlich im Frühjahr zu trinkenden Blutreinigungstee nicht fehlen.
Man mische zu gleichen Teilen Queckenwurzel, Gundelrebe (Nr. 40), Brennnessel (Nr. 16) und Holunderblätter (Nr. 52). Von dieser Mischung nehme man 1 gehäuften Teelöffel für 1 Tasse im Aufguß. Man trinke täglich 2 bis 3 Tassen schluckweise und süße mit 1 Teelöffel Honig pro Tasse.
Sehr wirkungsvoll ist die Anwendung des frischen Preßsaftes aus der Queckenwurzel bei allen Krankheitserscheinungen, die auf einen Mangel an Mineralsalzen und Vitaminen beruhen, so bei skrofulösen Erscheinungen, Drüsenschwellungen, bei Rachitis, Bleichsucht, Blutarmut, Störungen im Stoffwechsel, Neigung zu eitrigen Entzündungen und bei trockenen oder nässenden Ekzemen u. a. Weiters verwenden wir die Queckenwurzel für Tee oder Preßsaft bei allen rheumatischen oder gichtischen Leiden, bei Wassersucht, Blasenleiden, wie Harnblasenkatarrh, Harnverhaltung bei schwächlichen Kindern oder Greisen, Steinbildung in den Harnorganen, ferner bei Galle-, Leber- und Milzleiden, Gelbsucht und Magen-Darmkatarrh.
Die Queckenwurzel ist durch ihren hohen Kieselsäuregehalt auch ein ausgezeichnetes Lungenmittel. Selbst tuberkulöse Erkrankungen der Lunge werden durch eine längere und regelmäßige Teekur geheilt (Prof. Dr. Eckstein, Dr. Flamm). Queckenwurzeln sind ebenso ein Bestandteil verschiedener Frauentees.

Bei Finnen (Akne) trinke man durch längere Zeit einen Mischtee von Queckenwurzeln, Gundelrebe (Nr. 40), Alantwurzel (Nr. 1), Holunderblüten und -blätter (Nr. 52) und Wacholderbeeren (Nr. 127), zu gleichen Teilen gemischt. Von der Teemischung nehme man 1 Teelöffel für 1 Tasse im Aufguß, täglich 1—2 Tassen, zuckerlos, schluckweise unter Tags trinken.

Anwendung in der Homöopathie: Aus der frischen Wurzel stellt die Homöopathie eine Essenz her, die bei mangelhaftem und schmerzhaftem Urinieren, bei Harnzwang und Harndrang sowie bei Blasensteinen angewendet wird.

Anwendung in der Volksheilkunde: 4 Handvoll zerkleinerte Wurzeln vermenge man mit 2 Liter Weißwein und lasse einmal kurz aufkochen. Nach halbstündigem Ziehenlassen seiht man ab, preßt auch die Wurzeln gut aus und füllt den filtrierten Absud in Flaschen. Dieses Hausmittel ist zu empfehlen bei Harnbeschwerden, Gelbsucht, Gallen- und Leberbeschwerden, Nierenschmerzen und allen Arten von Steinleiden. Man trinke täglich, jedoch nur im fieberfreien Zustande, 2 bis 3 Stamperl.
Die Volksheilkunde empfiehlt den täglichen Trank von Queckenwurzeltee mit viel Honigzusatz bei Lungenschwäche und sogar bei Lungentuberkulose.
Man koche einige Handvoll Queckenwurzeln, zerstoße sie zu einem Brei und lege diesen bei Gelenksentzündungen möglichst warm und oft auf.
Obgenannter Breiumschlag wirkt schmerzlindernd bei Hämorrhoiden, Geschwülsten und Beulen.

98 Quendel Tymus serpyllum L. und zahlreiche Formen

Volksnamen: Violetter Bohler — Feldbulla — Feldkümmel — Feldpoley — Feldthymian — Geismajoran — Geschwulstkraut — Hühnerbolle — Hühnchenkümmel — Hühnerpolei — Kinderkraut — Kounala — Kranzlkraut — Kückenkümmel — Kundelkraut — Kudelkraut — Kunerle — Kuttelkraut — Liebfrauenbettstroh — Marienbettstroh — wilde Meron — Quandl — Rainbadkraut — Rainkinderle — Rauschkraut — wilder Thymian

Botanik: Die vielfach als Halbstrauch bezeichnete Pflanze wird 10—60 cm hoch, hat schwach verholzte, aufrechte oder liegende, stielrunde oder vierkantige Stengel und ist je nach Standort verschieden behaart. Auch die Blätter sind je nach Formen von verschiedener Gestalt, 5—15 mm, lineal bis rundlich, eiförmig, lanzettlich oder ganzrandig, derb, fast lederartig. Die rosaroten bis dunkelpurpurroten Blüten sind zu kugeligen oder länglichen Blütenständen vereinigt. Die

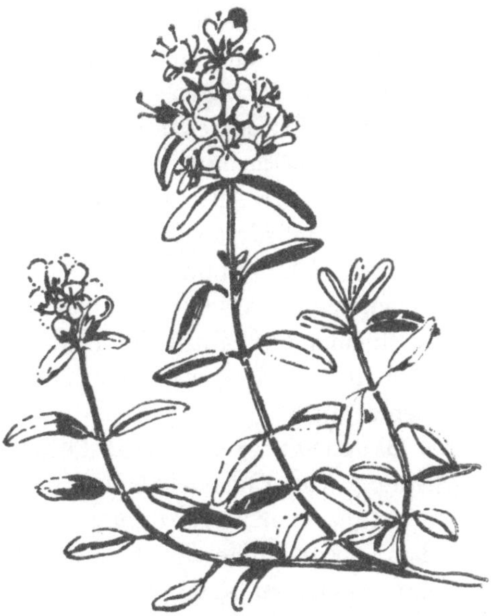

Pflanze ist sehr formenreich und in über 20 Unterarten und Formen aufgespalten.

Geruch und Geschmack: Ein zitronenartiger, aromatischer Duft und ein leicht bitter- bis kampferartiger, mitunter sehr aromatischer Geschmack charakterisieren die Pflanze. Alpine Formen haben einen stärkeren Duft und nachhaltigeren Geschmack und dadurch sicherlich größere Heilwirkung.

Blütezeit: Je nach Standort von Mitte Mai bis Mitte September.

Standort: Quendel bevorzugt trockene, vollbesonnte, alkalische oder saure Böden von der Tieflage bis zu den höchsten Almregionen. Vielfach entlang von Feldrainen, an Bahndämmen, Böschungen, an trockenen Waldrändern, u. a., er meidet nur stagnierende Nässe und Schatten. Quendel sollte in keinem Haus- oder Steingarten fehlen. Er ist eine völlig anspruchslose Pflanze, in der Blütezeit leuchtende und duftende Kissen bildend, die von Schmetterlingen und Bienen viel besucht werden. Quendel gehört als Bienenweide in die Umgebung von Bienenhütten.

Heilkräftiger Pflanzenteil ist das blühende Kraut ohne Wurzel (Herba Thymus serpyllum cum Flores), seltener das noch nicht blühende Kraut (Herba Serpylli), wobei man stets die verholzten Stengelteile in beiden Fällen sogleich ausscheidet. Quendel muß in ganz dünnen Lagen, am besten auf luftigen, rußfreien Dachböden, somit im Schatten, getrocknet werden, wobei besonders zu achten ist, daß die Droge möglichst nicht berührt wird. Das Umschichten soll mit Glas- oder Beinlöffeln erfolgen.

Heil- und Wirkstoffe: Neben reichlich ätherischem Öl, dem stark desinfizierenden Thymol (Thymiankampfer) und Cervacrol, ist ein saures, nicht benanntes Saponin und ein noch nicht näher erforschtes Glukosid vorhanden. Die Pflanze enthält auch Gerbstoff und beachtliche Mengen Mangan.

Heilwirkung: Quendel ist, ähnlich wie Thymian, eine schleimlösende und schleimausführende Heilpflanze von hoher desinfizierender Kraft, daher sehr geeignet bei Verschleimung der Atmungsorgane, Lungenverschleimung, Husten, Keuchhusten, Bronchialkatarrh u. a.

Weitere Heilerfolge erzielen wir, wenn wir Quendel als ein magen- und nervenstärkendes Tonikum anwenden, als sehr wirkungsvollen Heiltrank bei Magen- und Darmerkrankungen — besonders Magenkrampf lösend — sowie bei Schlaflosigkeit der Erwachsenen wie auch der Kinder.

Skrofulose, Bleichsucht und Blutarmut sind weitere Heilgebiete für den Quendel. Der weingeistige Ansatz der Quendelblüten oder nur der Blätter dient als Einreibung zur Gliederstärkung bei schwachen oder skrofulösen Kindern, bei Rheuma, Gicht, Verstauchungen, Quetschungen, bei Beulen und Geschwülsten. Dieser weingeistige Ansatz wirkt schmerzlösend, zerteilend und krampflösend. Für Gelenksrheuma und gichtische Leiden kann man eine spezielle Einreibung herstellen durch den Ansatz von Quendel und Rosmarin (Nr. 103), zu gleichen Teilen gemischt.

Als Badezusatz zur Gliederstärkung und allgemeinen Belebung diene eine Mischung von Quendel, Schafgarbe (Nr. 110), zerstoßenen Wacholderbeeren (Nr. 127), die man ganz kurz aufkochen, 10 Minuten in Herdnähe zugedeckt ziehen läßt und abgeseiht dann dem Badewasser beifügt.

Wenn Kinder an Keuchhusten leiden, mische man 50 g Quendel und je 20 g Spitzwegerich (Nr. 119), Sonnentaublätter (Nr. 117) und Süßholzwurzeln (Nr. 121). Von dieser Mischung nehme man 1 Teelöffel für 1 Tasse im Aufguß, 2 Tassen am Tage mit etwas Honig gesüßt, schluckweise trinken.

Eine sehr wertvolle Teemischung zur Bekämpfung der Blutarmut bei Jung und Alt ist Quendel mit Brennessel (Nr. 16) zu gleichen Teilen, 1 Teelöffel der Mischung für 1 Tasse im Aufguß 2—3 Tassen am Tage, mit Honig gesüßt, schluckweise trinken.

Allgemein wird der Quendeltee nur als Aufguß bereitet, 1 Teelöffel für 1 Tasse, 2—3 Tassen am Tage nach Bedarf. Bei Verwendung gegen Kopfschmerzen, Schlaflosigkeit, gegen Keuchhusten und Katarrhe, Blutarmut, Bleichsucht, Skrofulose und zur Nervenstärkung kann der Tee gesüßt werden, am besten mit Honig.

Anwendung in der Volksheilkunde: Hier sei in erster Linie die Anwendung des Quendel als Mittel gegen Trunksucht genannt.

Eine Handvoll Quendel übergießt man mit 1 Liter heißem, nicht mehr kochendem Wasser, läßt etwa eine halbe Stunde zugedeckt ziehen, seiht ab und gibt dem Trunkenen alle Viertelstunde einen Eßlöffel zu trinken. Als Folge tritt starkes Abführen, oft auch Übelkeit und Erbrechen, reichliches Urinieren und Schweißausbruch auf, daraufhin großer Appetit und Durst, jedoch eine Abneigung gegen Alkohol. Bei Rückfällen, die in der ersten Zeit zwar unvermeidlich, jedoch immer seltener werden, muß diese Kur stets mehrmals wiederholt werden.

In der Volksheilkunde wird der Quendeltee bei Epilepsie angewendet. Der Tee soll aber nicht nur bei Anfällen dem Kranken eingeflößt werden, sondern soll sich der Kranke öfters einer Teekur durch 2—3 Wochen, täglich 2 Tassen im Aufguß, unterziehen.

Bei Grind oder Hautausschlägen der Kinder, werden Quendel-Bäder empfohlen. Quendeltee mit Honig gesüßt, gilt in der Volksheilkunde als geburtsfördernder und geburtserleichternder Heiltrank. Darm- und Magenkrämpfe werden durch Auflagen möglichst warm-feuchter Umschläge auf die Magen- und Unterleibsgegend behoben, doch soll man gleichzeitig 1—2 Tassen Quendeltee, ungesüßt, schluckweise trinken.

Der weingeistige Ansatz der Quendelblüten wird als Einreibungsmittel zur Gehirnstärkung vielfach angewendet.

Anwendung in der Tierheilkunde: In den Alpengegenden ist der Quendel in der Tierheilkunde vielfach im Gebrauch gegen Husten und gegen Darmerkrankungen beim Hausvieh, als Tee eingegeben, bei Magenkrämpfen noch zusätzlich als warm-feuchter Umschlag übergelegt. Der alkoholische Ansatz dient als Einreibung zur Gliederstärkung, wenn das Jungvieh in der Entwicklung zurückbleibt.

Quendel ist eine sehr nützliche Bienenweide. Man stelle zeitweise eine flache Schüssel Quendeltee mit Honig gesüßt vor die Bienenhütte.

Anwendung in der Küche und im Haushalt: Als Suppengewürz kann der Quendel wie echter Thymian verwendet werden. Zur Herstellung von Hauslikören wird Quendel vielfach beigegeben, desgleichen bei der selbstbereiteten Seife.

Aus Mythos und Geschichte der Heilpflanze: Quendel ist wie der nahe verwandte Thymian eine uralte Heil- und Zauberpflanze. Ob die Pflanze „thymos" des Theophrastus oder des Dioscurides unser heutiger Quendel ist, kann bezweifelt werden. Die erste einwandfreie Beschreibung lieferte Plinius Secundus (um 70 n. Chr.), der auch berichtete, daß „serpyllum" (= Quendel) im berühmten Theriak (= Heiltrank) des Königs Antiochus des Großen von Syrien (um 200 v. Chr.) enthalten war. Das Rezept dieses Heilkräutertrankes war in Versen auf einem Felsblock vor dem Äskulaptempel auf der Insel Kos eingehauen. Im klassischen Altertum opferten die Frauen in Eryx auf Sizilien in dem berühmten Tempel der Venus den Quendel mit den schönsten Rosen in zierlichen Körbchen der Göttin zur Förderung der Liebe und bei den Thesmophoren, den Fruchtbarkeitsmysterien, bereitete man Lager aus blühenden Quendelzweigen. Bei den alten Germanen war der Quendel der Göttin Freya geweiht. Nach der Christianisierung wurde der Quendel ein Marienkraut (Marienbettstroh usw.); viele fromme Legenden berichten darüber. Die Pflanze „quenula" der heiligen Hildegard ist sicherlich unser Quendel. Eingehend wird er von Matthiolus beschrieben, wo er den Namen „unser frawen Bettstroe" führt. Dieser Name oder Liebfrauenbettstroh, Kinderkraut u. a. zeigen, daß ähnlich wie beim Lab-

kraut (Nr. 75), der Quendel als ein „Frauenkraut" schon lange angesehen wurde und gleichartige Namen in der flämischen-, englischen- und französischen Sprache u. a. deuten auf die weite Verbreitung und Verwendung dieser Pflanze hin.
Bei den Slawen heißt der Quendel „Seelchen der Mutter". Wie das Labkraut, zählt der Quendel zu den strahlenabschirmenden Pflanzen, eine biophysikalische Eigenschaft, die zwar umstritten, doch im Sinne der Radiästhesie so manche Wirkungskräfte in der Natur erklärt.
Im Volksglauben spielte der Quendel eine große Rolle als dämonenabwehrende Pflanze. Quendel ist ein Bestandteil der Prangerkränze am Fronleichnamstag und des Weihbuschen am Frauentag, den 15. August. Ein Kranzel von geweihtem Quendel hängt in Stall, Scheune und Wohntrakt von so manchem Bauernhaus („Kranzelkraut"), damit der Blitz nicht einschlage und sonstiges Unheil verhütet werde.
Wenn wir bei den Pflanzen immer wieder Verbindungen zu Mythos und Aberglaube vorfinden so zeigt dies nur, daß der Mensch in seinem Jahrtausende alten Streben, die ihn umgebende Natur zu ergründen, sich mit keinem Gebilde der Natur so sehr beschäftigte, ja sogar den Zusammenhang mit dem Schöpfer und seinem Walten darin zu erahnen suchte, wie in der Pflanze.

99 Quittenbaum Cydonia oblonga Mill.

Synonyme: Pirus cydonia L. — Cydonia vulgaris Pers.

Volksnamen: Kittenbaum — Köttenbaum — Küttenbaum — Schmeckbirne

Botanik: Der Quittenbaum ist dem Apfelbaum ähnlich und auch zu ihm nahe verwandt. Auch eine strauchartige Wuchsform ist häufig vorkommend. Die Rinde ist glatt und braun, die Blätter denen des Apfelbaumes ähnlich, jedoch ganzrandig und an der Unterseite graufilzig. Die Blüten sind groß, hellrot bis weiß, nicht büschelig wie beim Apfelbaum und erscheinen erst nach den Blättern. Die Frucht ist apfel- oder birnenförmig, mit einem abreibbaren Filz überzogen. Die gereiften Früchte sind goldgelb.

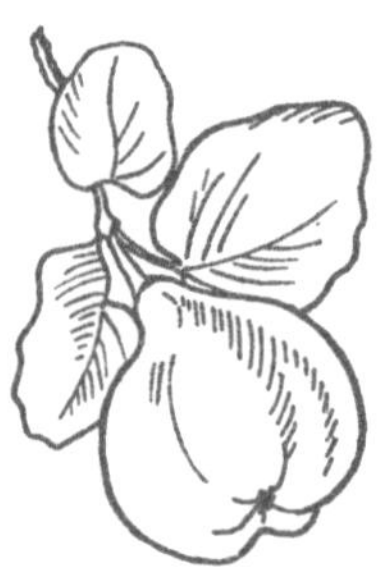

Geruch und Geschmack: Die rohen Quittenfrüchte haben einen feinen, köstlichen Duft, schmecken jedoch auch reif herb und zusammenziehend, so daß man sie nur im gekochten Zustand genießt.

Blütezeit: Ende Mai bis Juni. — *Fruchtreife:* im Oktober. Die Nachreife erfolgt jedoch erst gegen Weihnachten bei sorgfältiger Lagerung.

Standort: Die Heimat der Quitte sind die Wälder Nordpersiens. Die Griechen nannten die Quitte Melon Kydonion, Apfel aus Kydon, von wo die schönste Sorte stammte. Über Unteritalien drang der Quittenbaum bis in unsere Gegenden vor, wo er am besten in jenen Gegenden gedeiht, wo auch der Weinstock klimatisch gute Voraussetzungen zum Gedeihen hat. Er ist frostempfindlich und verlangt einen tiefgründigen Boden.

Heilkräftige Pflanzenteile: Gesammelt werden die Früchte in der Zeit ab Mitte September bis gegen Ende Oktober, je nach den klimatischen Verhältnissen. Das Laub kann ab Mitte Mai bis Mitte September bei Bedarf gesammelt werden. Die wollige Haut der Früchte wird bei deren Verwendung abgeschält und getrocknet. Die Quittensamen werden bei Verwendung der Früchte gesammelt und für den Bedarfsfall aufgehoben.

Heil- und Wirkstoffe: Die Früchte enthalten reichlich Schleimstoffe, Pektin, ferner fettes Öl, Amygdalin, Emulsin, Phosphorsäure und Vitamin C.

Heilwirkung: Die in den Apotheken hergestellte Quitteneisentinktur (Tinctura Ferri cydoniata), vom Saft der frischen Früchte, hat die gleiche vorzügliche Heilkraft gegen Bleichsucht wie der apfelsaure Eisenextrakt, den wir bei der Heilwirkung des Apfelbaumes (Nr. 5) kennenlernten. Der Quittenkernschleim (Mucilago seminum Cydoniorum) wird durch Ansetzen von Quittenkernen in Wasser hergestellt und leistet, äußerlich verwendet, verschiedene gute Dienste. Er gilt nicht nur als bestes Mittel gegen das Aufliegen der Kranken bei längerem Kranksein und als solches für Brandwunden, sondern er dient auch als Umschlagmittel bei entzündeten Augen und aufgesprungener, rissiger Haut, besonders an den Brustwarzen.

Diese entzündungswidrige Eigenschaft wird durch den reichlichen Gehalt an Schleimstoffen und Pektin bewirkt. Die Quitte wird dadurch auch zu einem sehr brauchbaren Heilmittel bei Entzündungen des Rachens und der Schleimhäute, der Mandeln und der Luftwege. Auch bei Entzündungen der Magen- und Darmschleimhaut wirkt der Genuß von gekochten Quitten heilend.

Neben der reizmildernden und entzündungswidrigen Eigenschaft löst die Quitte auch eine zusammenziehende Wirkung aus, die wir dem Gehalt an Gerbstoffen verdanken. Dadurch wird die Quitte nicht nur äußerlich zur Wundenbehandlung empfohlen, sie lindert auch, innerlich eingenommen, starken Durchfall. Quitten als reizmildernde und zugleich als zusammenziehend wirkende Speise eignen sich sehr gut bei Durchfällen infolge tuberkulöser Darmgeschwüre, da hier eine Diätspeise verlangt wird, die diese beiden Eigenschaften in sich vereinigt.

Anwendung in der Volksheilkunde: Quittenkernwasser ist gut zum Gurgeln bei Halsgeschwüren. Dampfbäder aus Quittenlaub sind nützlich bei Mastdarm- und Gebärmuttervorfall.
Quittensaft mit gleichen Teilen Zucker eingekocht, ist ein Mittel gegen Brust- und Halsleiden.
Die wollige Haut der Früchte aufgelegt, stillt blutende Wunden. Gebratene Quitten, mit Zucker bestreut und gegessen, nehmen das Aufstoßen und heilen, regelmäßig genommen, die Bleichsucht. 5 g zerstoßene Quittenkerne mit 100 g Wasser angesetzt, bis eine schleimige Masse entsteht, und diese Masse mit Spitzwegerichsirup vermengt (Nr. 119), ist ein vorzügliches Hausmittel bei Halsentzündung, grippöser Erkältung und Bronchitis.
In der Volksheilkunde werden Abkochungen von Quitten als periodentreibend bezeichnet und von gewissenlosen Menschen, mit Sadebaum (Nr. 167) vermischt, zu verbrecherischen Zwecken (Abtreibung) verwendet.

— Rettich siehe unter Hederich Nr. 46/Anm.

100 Rhabarber-Arten Rheum

a) Echter Rhabarber. Rheum officinale Baill. und viele andere Arten

b) Pontischer Rhabarber

Botanik: Unter „Echtem" Rhabarber, von dem die offizinelle Droge Rhizoma Rhei, der Rhabarberwurzel, stammt, verstehen wir eine ganze Reihe von Rhabarberarten mit geringen botanischen Unterschieden und gleichen Heilkräften.
Allgemeine botanische Beschreibung: Aus dem ausdauernden, fleischigen Wurzelstock sprießen sehr große, gelappte Blätter auf fleischigen Stielen empor. Zwischen den Blättern erhebt sich ein hohler Stengel mit einer großen, weißen Blütenrispe.

Geruch und Geschmack: Die Rhabarberwurzel hat einen widerlichen, bitteren, zusammenziehenden Geschmack und einen eigenartigen, fast widerlichen Geruch.
Geruch und Geschmack der Wurzel des Pontischen Rhabarbers sind entsprechend schwächer. Von der pontischen Art werden ferner auch die Stengel der Blätter verwendet, die einen nicht unangenehmen Geruch und angenehm säuerlichen Geschmack haben.

Blütezeit: Juni.

Standort: Die „Echten" Rhabarber-Arten stammen ursprünglich aus Hochasien und Sibirien. Bereits in der altchinesischen Medizin war der Rhabarber in China

Ta Huang, heute so wie vor 5000 Jahren benannt, eine sehr geschätzte Heilpflanze. Die echten Rhabarber-Arten kommen in Europa zum Teil auch im südlichen Rußland, in der Gegend des Schwarzen Meeres, vor. Die Wurzeln hießen dort Rha und wurden von den „Barbaren" nach Rom gebracht, wodurch der Name Rhabarber entstand.
Hie und da werden „Echte" Rhabarber-Arten bei uns in Gärten gepflanzt. Eine dem echten Rhabarber ähnliche Art ist der ursprünglich in Südrußland und Sibirien beheimatete Pontische Rhabarber, der in Frankreich, Deutschland, Österreich und Ungarn viel angepflanzt wird. Er wirkt wie der Echte Rhabarber, nur bedeutend schwächer, ist aber für unsere klimatischen Zonen besser geeignet. Beide Rhabarber-Arten verschlechtern sich qualitativ sehr durch frische Düngung jeder Art.
Man pflanzt die Rhabarberstöcke alle 2 Jahre in eine gute Gartenerde um, die kräftig biologisch gedüngt, jedoch 1 Jahr geruht hat.

Heilkräftige Pflanzenteile: Offizinell ist die Wurzel des Echten Rhabarbers (Rhizoma Rhei) in ganzen Stücken oder gepulvert in der Apotheke erhältlich. Die Droge stammt zumeist aus China, wo sie vor der Blütezeit von den wildwachsenden Pflanzen gesammelt wird.

Heil- und Wirkstoffe: Die Rhabarberwurzel enthält verschiedene Anthrachinon-Abkömmlinge, die in Form von leicht zerlegbaren Zuckerverbindungen vorhanden sind. Außerdem finden sich Gerbstoffe, die ebenfalls an zuckerähnliche Stoffe gebunden sind. Ferner 16 % Stärke (!), Oxalsäure, Chrysophansäure, Emodin und Vitamin C. Weitere Vitamine werden vermutet, sind jedoch bisher noch nicht nachgewiesen.

Heilwirkung: Die Zusammensetzung der Heilstoffe ergibt, daß die Rhabarberwurzel nach zwei Richtungen hin wirksam ist; je nach der eingenommenen Menge wirkt sie entweder stuhlfördernd oder stopfend. In größerer Menge — 1 Teelöffel der gepulverten oder klein zerteilten Wurzel auf 1 Tasse Wasser als Tagesgabe — wirkt die Wurzel als mildes Abführmittel. Nimmt man dagegen etwa nur den vierten Teil, somit 1 Teelöffel auf 4 Tassen Wasser, jedoch bei nur 1 Tasse Tagesgabe, so wirkt die Wurzel stopfend. Die erste Anwendungsart werden wir bei Stuhlverstopfung oder allgemeiner Darmträgheit vornehmen, während wir uns für die zweite Anwendungsart bei durchfallartigen Erkrankungen, wie Magen-Darmkatarrh, entschließen.
Die milde, reizlose Art der Wirkung macht die Rhabarberwurzel für die Anwendung bei Kindern oder bei schwächlichen Personen besonders geeignet. Für längeren Gebrauch jedoch eignet sich die Rhabarberwurzel nicht, da durch Hervorkehrung der einen oder anderen Heilwirkung entweder das Gegenteil des gewünschten Heilerfolges oder störende Nebenerscheinungen auftreten kön-

nen. Die Abwechslung mit entsprechend anderen Heilpflanzen wird dann angezeigt sein. Schwangere Frauen sollen Rhabarberwurzeln in beiden Varianten nicht verwenden. Auch stillende Mütter sollen keinen Rhabarber oder Rhabarber-Kompott einnehmen, da die Muttermilch beim Säugling in den nächsten Stunden einen Durchfall auslösen kann. Es gibt Personen, die gegen Rhabarber eine ausgeprägte Abneigung haben (Idiosynkrasie). Diese meiden beide Rhabarberarten. Der Rhabarbersaft enthält auch noch ein unbekanntes Heilelement, das die Zähne schützt. Personen mit sehr empfindlichem oder sehr dünnem Zahnschmelz sollten mehr Rhabarbersaft einnehmen und andere Obstsäfte, der Obstsäure wegen, meiden.

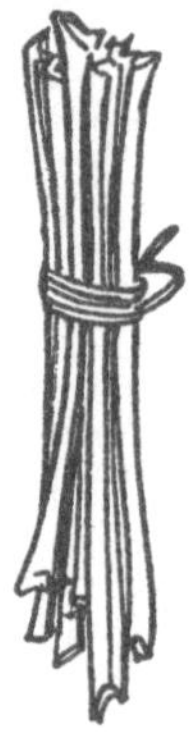

Anwendung in der Volksheilkunde: Die Volksheilkunde verwendet nur den Pontischen Rhabarber und auch da weniger die Wurzeln als hauptsächlich die Blattstengel. Die rötlich-grünen, fleischigen Stengel der großen Blätter können zweimal abgeerntet werden, das erste Mal zwischen anfangs Juni und Mitte Juli, das zweite Mal im September, bisweilen auch erst in der ersten Oktoberhälfte. Der säuerliche Geschmack der Rhabarberstengel rührt von dem Gehalt an Vitamin-C-hältiger Oxalsäure her, die im Stengel in verträglichem Ausmaß enthalten ist. Die Blätter selbst enthalten bedeutend größere Mengen an Oxalsäure und dürfen daher nie als Kompott oder zur Gemüsebereitung verwendet werden! Zu große Mengen von Oxalsäure werden im Darm aufgesaugt und bilden mit dem Calcium der Zellen das unlösliche Calciumoxalat. Nierenblutungen und andere ernste Erkrankungen des Körpers wären die Folge. Die in den Stengeln enthaltene Oxalsäure wirkt leicht abführend bzw. nur leicht stuhlgangsfördernd, ferner leicht harntreibend, so daß alle die verschiedenen Zubereitungen der Rhabarberstengel des Pontischen Rhabarbers nur sehr zu empfehlen sind. Bei Darmträgheit, wie sie bei längerer Krankheit gerne entsteht, soll oft Rhabarberkompott oder Rhabarbermarmelade bzw. Rhabarbersaft gereicht werden.
Rhabarbersaft wirkt besonders für fiebrige Kranke sehr durstlöschend.
Rhabarberkompott mit Honig vermischt ist eine stärkende Speise für Rekonvaleszente. Der milder wirkende Pontische Rhabarber wirkt wassertreibend.

Anwendungen in der Homöopathie: Das homöopathische Präparat „Rheum D 2" verwendet man mit Erfolg gegen Durchfall bei Kindern, besonders in der Zeit des Zahnens. Ferner wird es geraten gegen Sommerdiarrhöen durch den Genuß nicht völlig ausgereiften Obstes, gegen Darmentzündung und bei beginnenden krebsartigen Magengeschwüren.

Anwendung in der Tiermedizin: In der Tiermedizin wird hauptsächlich der Pontische Rhabarber bei Stuhlträgheit angewendet.

01 Ringelblume Calendula officinalis L. Tafel 6, Figur 8

Volksnamen: Butterblume — Gartendotterblume — Goldblume — Ingelblum — Rinderblume — Studentenblume — Ringelrose — Sonnenwende — Totenblume — Weckbröseln

Botanik: Die Ringelblume ist einjährig. Der Stengel wird bis 60 cm hoch, ist verästelt und filzig behaart. Die Blätter sind wechselständig und in den Stiel verlaufend. Auch sie sind fein behaart. Die Blütenköpfe sind orangegelb mit einem Durchmesser bis zu 4 cm. Die Pflanze gilt als Regenanzeiger. Ist sie am Morgen nach 7 Uhr noch geschlossen, kommt noch am gleichen Tage Regen!

Geruch und Geschmack: charakteristisch, aromatisch.

Blütezeit: Von Juni bis gegen Ende Oktober.

Standort: Die ursprünglich aus Südeuropa stammende Pflanze ist bei uns ganz heimisch geworden, gedeiht jedoch nur in geschützten Gärten. Sie wird seit dem 12. Jahrhundert als Zier- und Heilpflanze viel gepflanzt und ist vielfach in Bauerngärten anzutreffen.
Bereits die Äbtissin Hildegard von Bingen beschreibt die Pflanze eingehend unter dem Namen Ringula bzw. Ringella, lobt ihre vielseitigen Heilkräfte und empfiehlt den Anbau. Sie gedeiht sowohl in guter Gartenerde, findet sich aber auch mit mehr oder minder dürftigen Böden ab.

Heilkräftige Pflanzenteile: Gesammelt werden die Blüten (Flores Calendulae) und in der Volksheilkunde auch die Blätter (Folia Calendulae) zur Blütezeit.
Die Blüten sind mit größter Sorgfalt zu behandeln. Sie werden nur bei strahlendem Sonnenwetter — es muß schon einige Tage Schönwetter geherrscht haben — gesammelt und werden an zugigen Orten im Schatten vorgetrocknet. Dann werden die gelben Randblüten abgezupft, die die offizinellen Flores Calendulae, die Ringelblumenblüten, geben. Diese werden nun vorsichtig nachgetrocknet. Die Nachtrocknungen sollen möglichst rasch erfolgen, doch darf künstliche Wärme nicht angewendet werden! In der Volksheilkunde werden die ganzen Blüten getrocknet und zur Gänze verwendet, desgleichen die Blätter.

Heil- und Wirkstoffe: Diese sind noch ungenügend und nur oberflächlich untersucht worden. Festgestellt wurden Spuren von ätherischen Ölen, Harz, Saponine, Bitterstoffe, Gummi, stickstoffhältiger Schleim, Eiweißstoffe; das Calendulin, ein durchscheinender, karotinartiger, gelblicher Farbstoff, in Wasser quellend, in Alkohol und Essig löslich, ist in Äther unlöslich. Ferner wurden nachgewiesen: Laurin, Myristin, phosphorsaure Salze und andere Mineralsalze, Palmitinsäure, Apfel- und Salizylsäure.

Heilwirkung: Die vielen heilenden Bestandteile, die in der Ringelblume enthalten sind, geben ihr den Rang einer hervorragenden Heilpflanze, wenn man auch bisher ihr diesen Rang nicht recht erteilen wollte. Pfarrer Kneipp war bereits ein warmer Befürworter der Ringelblume. Durch ihn angeregt, wurde sie näher untersucht. Die klinischen Ergebnisse konnten nicht überhört werden.
Sie ähnelt nicht nur äußerlich etwas der Arnika (Nr. 6), sondern nähert sich ihr auch in bezug auf ihre Heilwirkungen. Dies vor allem in der Anwendung als Wundkraut. Die Ringelblume wirkt reinigend (ja sogar etwas ätzend), zusammenziehend, zirkulationsanregend und fördert das Wachstum der bei der Wundheilung sich bildenden Gewebe (Granulationsgewebe). Die Ringelblumentinktur (1 Handvoll Blüten in 1/2 Liter Weingeist oder Kornbranntwein 5 bis 6 Wochen ansetzen) eignet sich, mit gekochtem Wasser verdünnt, zu Umschlägen bei Wunden, Quetschungen, Blutergüssen, Muskelzerrungen u. a. Darüber hinaus sind solche Umschläge von hervorragender Wirkung bei bösartigen eitrigen Wunden, eitrigen oder krebsartigen Geschwüren, bei Krampfadergeschwüren, bei offenen Stellen durch Wundliegen und zum Ableiten von Geschwülsten und Beulen. Sehr zu empfehlen ist die Ringelblume bei bösartigen Brustgeschwüren, auch wenn sie krebsartigen Charakter haben (Brustkrebs). Hervorragende Ärzte wie Dr. W. Bohn, Dr. Halenser, Dr. Stäger u. a. empfehlen ausdrücklich die Ringelblume gegen Krebsveranlagung und Univ. Doz. Dr. med. H. Seel, Berlin, Dr. med. S. Flamm, Bad Wörishofen, Univ. Prof. Dr. med. F. Eckstein, Freiburg, u. a. gegen „arggiftige" bzw. bösartige Geschwüre. So wie seinerzeit Pfarrer Kneipp sich bereits sehr für die Ringelblume als Naturheilmittel bei eitrigen und bösartigen Geschwüren einsetzte, hat in neuester Zeit der amerikanische Arzt und Forscher Dr. med. Drwey, erneut gerade bei bösartigen Geschwüren die einmalige Heilkraft der Ringelblume durch seine stets guten Heilerfolge unter Beweis gestellt. Vollkommen gleichwertig ist für den Gebrauch bei all den aufgezählten Leiden und Beschwerden die sogenannte

Ringelblumensalbe: Die Herstellung ist ganz einfach. Man läßt die frisch gepflückten Blüten (und auch Blätter) der Ringelblume in Schweineschmalz gut ausprasseln, seiht das Ganze durch ein Leinentüchlein in einen Tiegel, den Inhalt im Leinentüchlein gut auspressend. Dieses Fett, wieder erkaltet, ergibt die Ringelblumensalbe, die in keinem Haushalt fehlen sollte!
Innerlich wird die Ringelblume in Form von Tee bei Erkrankungen des Magen- und Darmkanals, bei Magenkrämpfen. Magengeschwüren, Durchfall, Dickdarmentzündungen (Colitis) sowie auch bei Wassersucht und Blutharnen angewendet. Zur Teebereitung werden 1 bis 2 Teelöffel getrocknete (oder frische) Blüten mit 1 Tasse heißem Wasser abgebrüht und 5 bis 10 Minuten ziehen gelassen, um schließlich den Tee abzuseihen.
Der Tee wird ungesüßt eingenommen, und zwar die Menge von 3 bis 4 Tassen am Tage, eßlöffelweise, etwa alle Stunde 1 Eßlöffel voll.

Anwendung in der Volksheilkunde: Die frischen Blüten und Blätter zerquetscht, mit Ziegenmilchbutter gut vermengt, ergeben die berühmte „Ringelrosenbutter", die, nicht nur auf den verdorbenen Magen als Pflaster aufgelegt, diesen wieder zurechtrichtet, sondern auf Wunden, als Wundsalbe verwendet, diese bald zum Abheilen bringt. Diese Salbe heilt selbst krebsartige Geschwüre und Geschwülste ab, wird bei offenen Füßen, Beinfraß, Schenkelgeschwüren und bösen, eiternden, nicht heilenden Wunden mit bestem Erfolg angewendet.
Der frische Saft beseitigt Warzen und Krätze, eine Pflasterabkochung als Badewasser verwendet, hilft bei Krätze, Flechten und verhärteten Drüsen.
Der Ringelblumentee, regelmäßig genommen, wirkt blutreinigend. 1 Woche vor Beginn der Regel täglich getrunken, normalisiert dieser den Verlauf der Regel und mildert wesentlich die damit vielfach auftretenden Beschwerden.
Mit dem lauwarmen Tee die Augen gebadet — unter Verwendung eines Augenglases —, stärken diese Bäder die Sehkraft.

TEEMISCHUNG BEI MAGENGESCHWÜREN: Man mische zu gleichen Teilen Ringelblumen, Brennessel (Nr. 16), Ehrenpreis (Nr. 22), Eichenrinden (Nr. 24) und das Schellkraut (Nr. 111). Man nehme 2 Teelöffel voll für 2 Tassen Wasser im Aufguß und trinke diese Menge untertags ungesüßt und schluckweise.

Anwendung in der Homöopathie: Die Homöopathie stellt aus den frischen Pflanzen eine Essenz her, die zur Behandlung von Wunden, Entzündungen, Hautkrebs, Darmgeschwüren, entzündeten Drüsen, Skrofeln, Mastdarmentzündung, gegen Ausschlag und Jucken auf amputierten Gliedern, Furunkulose, Bartflechte, Venenentzündung u. a. verwendet wird. Zur Behandlung von Krebsgeschwülsten wird in Dr. K. Stauffers Homöopathie ebenfalls die homöopathische Urtinktur der Ringelblume empfohlen.

Anwendung in der Tiermedizin: Die Ringelblumensalbe ist auch bei den Haustieren zur Behandlung von Geschwüren, Geschwülsten oder offenen Stellen sehr geeignet.

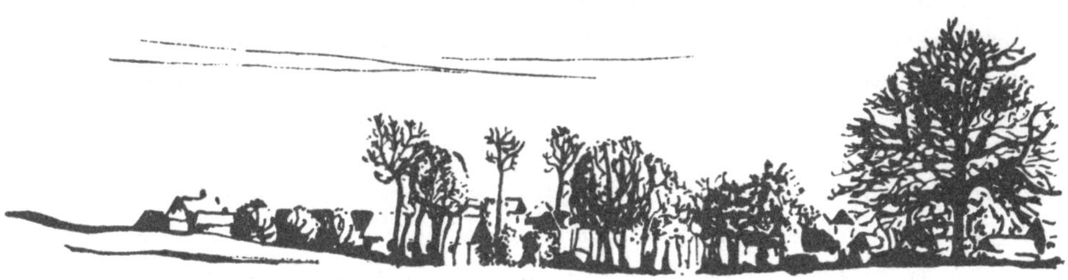

102 Rosen-Arten Rosa, Rhododendron

a) Gartenrose Rosa centifolia L. mit einigen hundert Spielarten

Volksnamen: Aus der Unzahl der Volksnamen eine kleine Auswahl: Apothekerrose — Bischofsrose — Centifolienrose — Fleischrose — Hundertblättrige Rose — Jungfernrose — Kaiserrose — Knopfrose — Pomponrose — Trianonrose — Ulmer Rose — Essigrose — Franzosenrose — Gallische Rose — Hamburger Rose — Schirasrose — Zuckerrose

Botanik: Während die Heckenrose nur eine Art von Stacheln hat, besitzt die Gartenrose mit ihren einigen hundert Spielarten zwei verschiedene Stacheln: neben den größeren, derberen auch noch ausgesprochen kleine, nadelförmige, borstenartige. Der Rosenstrauch wird bis zu 2 m hoch — manche Art ist von bäumchenartigem Wuchs —, hat große Blätter, die Fiederblättchen sind unterseits meist heller, wimperig und einfach gesägt. Die Blüten sind in den verschiedensten Größen und Farben, ursprünglich nur rosa. Die „gefüllten" Blüten kommen dadurch zustande, daß die Staubblätter in großer Zahl eine kronenblattartige Rückbildung erfahren.

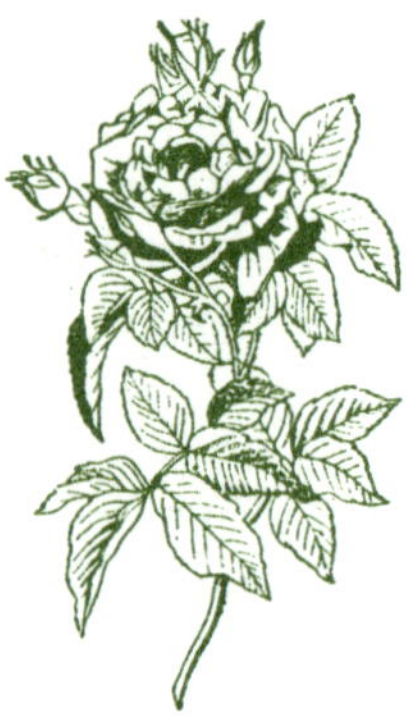

Blütezeit: Juni bis Juli, manche Arten bis Ende August.

Standort: Die Rose stammt aus Persien und wurde von den Römern im Altertum nach Europa gebracht. Sie wird in einigen tausend Abarten in den Gärten gezogen. Man schätzt 7000 Rosenarten.

Heilkräftige Pflanzenteile: Gesammelt werden die Blumenblätter in der Vollblüte, jedoch nur bei ganz trockenem Wetter. Der Geruch war mitbestimmend bei der Wahl der Rose zur Königin der Blumen. Der Geschmack ist mild, leicht zusammenziehend.

Heil- und Wirkstoffe: Vor allem das ätherische Öl, das mit den hunderten Duftstoffen versehen, das so begehrte Rosenöl darstellt. Ferner Fett, Gerbstoff, Gallussäure, Quercitrin, Zucker, Zitronen-, Apfel-, Weinstein- und Bernsteinsäure, Pentosane, und noch eine Reihe nicht näher benannter Duft- und Wirkstoffe.

Heilwirkung: Die Rose stand im Mittelalter als Heilpflanze im höchsten Ansehen und die bedeutendsten Autoren setzten sich für die Rose als Heilpflanze wärmstens ein. Die meisten Heilanwendungen sind jedoch in Vergessenheit geraten oder werden von der modernen Medizin nicht anerkannt. In der Kosmetik spielt

das Rosenöl eine große Rolle. Für die Erzeugung von 1 kg Rosenöl benötigt man 2300 kg türkische, aber mindestens 3000 kg bulgarische oder französische Rosenblätter!
Das Rosenöl wird quantitativ in der Türkei und in Bulgarien, qualitativ in Deutschland und Frankreich hergestellt.
Sehr beliebt ist die Anwendung der Rosenblüten in der Volksheilkunde.

Anwendung in der Homöopathie: Aus den Blütenblättern wird eine Essenz hergestellt, die gegen Heuschnupfen sehr erfolgreich angewendet werden kann. Man nehme täglich dreimal 10 bis 15 Tropfen dieser Essenz.

Anwendungen in der Volksheilkunde: Aus den getrockneten Blütenblättern wird ein wirkungsvoller Teeaufguß (1 gehäufter Teelöffel für 1 Tasse) zur Blutreinigung empfohlen, dessen Wirkung sich durch Beifügung von Honig erhöht. Rosenblütentee wirkt ganz leicht abführend, wird bei Gelbsucht getrunken, desgleichen bei übermäßigen Monatsblutungen, Ohnmacht, Schwindel und Kopfschmerzen.
Nicht zu verachten ist die Heilkraft der Rose als Herz- und Nervenstärkungsmittel. Auch hier sei der Rosenblättertee, mit Honigzusatz, zu empfehlen.
Abkochungen der getrockneten Rosenblüten in Wein, und dieser abgeseiht, schluckweise getrunken, beleben den müden, abgespannten Körper, lindern die After- und Gebärmutterschmerzen. Als Mundspülung nimmt dieser „Rosenwein" die Zahnschmerzen, kalt als Umschlag auf den Kopf gelegt vertreibt er die Kopfschmerzen, auf die Augen gelegt das Flimmern vor den Augen, warm eingeträufelt vertreibt er die Ohrenschmerzen.
Rosenöl mit roher Kuhmilch und einem halben Eidotter vermengt, dies als Umschlag über die Augen gelegt, hilft sehr bei entzündeten Augen und bei Augenschmerzen, die von einem Schlag auf das Auge herrühren.
Rosenöl oder -wasser ist als Badezusatz beliebt.
Umschläge mit Rosenwasser (einige Tropfen Rosenöl mit etwas Weingeist vermischt und das Ganze in ein kleines Glas Wasser geschüttet) sind ein beruhigendes Nerven- und Herzmittel.
Bei Gesichtsrose: trockene Auflagen der Blütenblätter.
Bei Mundhöhlenerkrankungen oder beim sogenannten „Schwämmchen" der Kinder sind Spülungen des Mundes mit einer Rosenblütenabkochung angezeigt.

Rosensirup: Man gibt die Rosenblütenblätter von mindestens 50 bis 60 Rosen in einen irdenen Topf und schüttet abgekochtes, doch erkaltetes Wasser darüber, worin man vorerst 2 Messerspitzen Weinsteinsäure aufgelöst hat. Nach 48- bis 60stündigem Ziehenlassen wird das Ganze durch ein Leinentüchlein geseiht; die so erhaltene Flüssigkeit wird abgewogen und die gleiche Gewichtsmenge Zucker (noch besser Honig) langsam eingerührt. Der Sirup wird in Flaschen gefüllt und sterilisiert. Ein herzstärkendes Getränk.

b) Heckenrose Rosa Canina L. Tafel 6, Figur 9

Volksnamen: Arschkitzler — Buttelrose — Dornröschen — Frauenrose — Hagbuttenstrauch — Hagebutte —Hagrose — Hainbutten — Heideröslein — Hiefen — Hundsdorn — Hundsrose — Judendorn — Rosendorn — Schlafdorn — Wipken

Botanik: Der 2 bis 3 m hohe Strauch hat nur im ersten Jahr aufrechte Zweige, in den folgenden Jahren viele gebogene, überhängende Äste mit zahlreichen stichelförmigen, nach unten gebogenen Stacheln. Die wechselständigen Blätter sind gefiedert und gezähnt. Die Blüten sind blaßrot oder fast weiß. Die Früchte (Hagebutten) sind eiförmig, leuchtend rot und enthalten Steinfrüchte.

Geruch und Geschmack: Die Rosen riechen lieblich, das Fruchtfleisch schmeckt säuerlich, süß und schwach zusammenziehend. Die Kerne sind fast geruchlos, ihr Absud dagegen hat ein teeartiges Aroma. Die Wucherungen sind geruchlos.

Blütezeit: Juni, Juli.

Fruchtreife: Ab Mitte September.

Standort: Die Heckenrose gedeiht an sonnigen Waldrändern, auf Schlägen, Hecken, im Gebüsch sowie in Gärten. Sie verlangt sehr guten, tiefgründigen Boden und viel Sonne. Sie gedeiht zwar auch auf steinigem Grund, doch sind dann die Früchte auffallend klein.

Heilkräftige Pflanzenteile: Gesammelt werden in erster Linie die Hagebutten im Herbst, Oktober, November, nachdem sie einmal durch den Reif (Frost) erweicht wurden. Man schneidet sie der Länge nach auf, entkernt sie völlig, trocknet sie anfangs an der Luft und darauf bei ganz mäßiger Wärme vorsichtig im Ofen (Backrohr). Die beim Aufschneiden gewonnenen Kerne werden durch Abspülen von den Härchen befreit und anschließend gut getrocknet. Zu volksmedizinischen Zwecken werden zur Blütezeit auch die Blumenblätter gesammelt. Auch die an den Zweigen der Heckenrose manchmal vorkommenden Wucherungen, hervorgerufen durch den Stich der Rosengallwespe (Rhodites rosae), werden zu volksmedizinischer Verwendung gesammelt.

Heil- und Inhaltsstoffe: Die Analyse der Inhaltsstoffe ergibt, daß wir in den Früchten der Hagebutten, auch Buttle oder kurz Butten genannt, einen hochwertigen Vitamin-C-Träger besitzen. Außerdem enthalten die Früchte Apfel-, Zitronen-, Bernstein- und Phosphorsäure, ein orangefarbiges ätherisches Öl, Invertzucker, Sacharose, Pentosan, Vanillin, Spuren von Lezithin, Dextrin, Lignin, Kieselsäure, Eisen und Aluminium u. a.

Heilwirkung: Offizinell unterscheidet man die Früchte ohne Kerne (Fructus Cynosbati) und die Kerne (Semen Cynosbati). Die vielseitige und beliebte Anwendung der Hagebutten ist nicht nur auf ihren Wohlgeschmack als Marmelade,

Hagebuttenmark, Hagebuttenwein, Hagebuttenlikör, Hagebuttentee u. a. zurückzuführen, sondern beruht auch auf der Erkenntnis, daß wir in den Hagebutten ein überaus gesundheitsförderndes und heilkräftiges Naturmittel besitzen.

Neben den schwarzen Johannisbeeren (Nr. 57/b) zählt die Hagebutte zu unseren Vitamin-C-reichsten Früchten. Was die Hagebutte so wertvoll macht, ist die erwiesene Tatsache, daß der Vitamin-C-Gehalt durch Kochen hier nicht leidet, ja es gibt sogar Forscher (Winkelmann, Flamm u. a.), die behaupten, daß genaueste Experimente ergeben haben, daß durch Kochen von Hagebutten (10 Minuten lang) ein erhöhter Vitamin-C-Gehalt vorhanden war. Nur eines wurde aber auch festgestellt, daß der Vitamin-C-Gehalt nicht lange beständig bleibt, daß nach einer einjährigen Lagerung von Hagebuttenmarmelade oder -wein, auch der bestens aufbewahrten Früchte, nur noch ein Viertel des ursprünglichen Vitaminwertes vorhanden ist. Dies wollen besonders unsere Hausfrauen bedenken und daher keine zu großen Vorräte an Hagebuttenerzeugnissen aufspeichern, sondern nur jene Mengen vorsorglich bereiten, die im Haushalt innerhalb eines Jahres auch verbraucht werden. Bei keiner Marmelade ist das Datum am Schildchen des Marmeladetopfes so wichtig wie hier, und es besteht bei käuflich erworbenen Hagebuttenerzeugnissen immer das Risiko, zwar geschmacklich sehr gute, doch vitaminlose Erzeugnisse zu erhalten. Dies gilt auch für den Hagebuttenwein! Die allgemein verbreitete Ansicht, daß er durch jahrelange Lagerung erst „wertvoll" würde, trifft bei ihm nicht zu. Der Vitamin-C-Gehalt frischer oder nur kurz gelagerter Erzeugnisse ist so hoch, daß zum Beispiel den Müttern in der Stillzeit nur wärmstens empfohlen wird, Hagebuttenerzeugnisse — und sei es der einfache Hagebuttentee — einzunehmen, da dies den Vitamin-C-Gehalt der Muttermilch steigert und dies von hohem Einfluß auf die Entwicklung des Säuglings ist. Daß dieses pflanzlich-biologische Vitamin C unvergleichlich wertvoller ist als alle chemischen Vitamin-C-Präparate, bedarf keiner Erläuterung.

Hagebuttenerzeugnisse beseitigen die sogenannte Frühjahrsmüdigkeit, Mattigkeit, bleiches Aussehen und Arbeitsunlust, alles Erscheinungen, die auf einen Vitamin-C-Mangel zurückzuführen sind. Dieser Mangel an Vitamin C löst eine erhöhte Anfälligkeit gegen die verschiedensten Krankheiten aus, besonders besteht dadurch eine erhöhte Infektionsgefahr.

Die übrigen Inhaltsstoffe der Hagebutte haben einen günstigen Einfluß auf die Verdauungsapparate, die reichen Fruchtsäuren haben eine harnfördernde Fähigkeit, wobei keinerlei Nierenreizungen ausgelöst werden. Daß die harnfördernden Heilkräfte sich auch sehr günstig bei Neigung zu Grieß- oder Steinbildung auswirken, liegt auf einer Linie. Kneipp unterstrich gerade diesen Heileffekt und rät zu einem längeren Gebrauch des Tees, um die weitere Ausbildung von Grieß oder Steinen zu verhindern. Auch bei entzündlichen Krankheitserscheinungen der Nieren, des Nierenbeckens oder der Blase ist die Verwendung des Hagebuttentees sehr zu empfehlen. Schließlich sei noch die blutreinigende Wirkung durch die erhöhte Harnabsonderung erwähnt.

Nicht minder wertvoll ist die Anwendung des Tees aus den Hagebuttenkernen; dieser Tee wird ebenfalls bei Grieß- oder Steinbildung, bei Nieren- und Blasenerkrankungen, Wassersucht usw. empfohlen. Die blutreinigende Wirkung bringt auch alle harnsauren Ablagerungen aus dem Körper, so daß bei allen gichtischen und rheumatischen Beschwerden eine Besserung und Heilung eintritt.

Anwendung in der Homöopathie: Aus den frischen Blumenblättern stellt die Homöopathie eine Essenz her, die bei Heufieber oder Heuschnupfen zu empfehlen ist.

Anwendungen in der Volksheilkunde: Die Funde in den Schweizer Pfahlbauten zeigen, daß die Hagebutten als Mus schon in der Steinzeit sehr beliebt gewesen sein müssen. Auch in der Edda wird die Heilwirkung der Heckenrose erwähnt. Wir sehen daraus, daß diese Pflanze schon in grauer Vorzeit die Rolle einer Volks-Heilpflanze hatte und es ist nicht uninteressant, daß die ältesten Heilanzeigen über die Heckenrose aus der Volksheilkunde von der modernen biologischen Wissenschaft restlos bestätigt wurden.
Hiezu gehört die Verwendung der eingangs erwähnten Wucherungen an den Heckenrosen, die durch den Stich der Rosengallwespe ausgelöst werden. Diese Wucherungen, auch Rosenschwamm genannt, waren im Mittelalter offizinell (Fungus Rosae oder Spongia Cynosbati), wurden eine Zeitlang sogar als giftig hingestellt und ihnen jede Heilwirkung abgesprochen, um in neuerer Zeit wieder Verwendung zu finden. Aus diesen Wucherungen bereitet man eine Tinktur (Tinctura Fungus Cynosbati), von der man 20 bis 25 Tropfen täglich gegen Harnverhaltung und schmerzhaftes Urinieren einnimmt. Der Absud dieser Wucherungen, als Tee getrunken, gilt in der Volksheilkunde als sehr heilsam bei krebsartigen Verhärtungen im Magen und bestimmten Gebärmutterleiden, Heilanzeigen, die die wissenschaftliche Medizin noch nicht restlos zugeben will.
Bei chronischem Blasenleiden empfiehlt die Volksheilkunde eine Mischung der Tinkturen von Hagebutten, Wacholder (Nr. 127) und Wermut (Nr. 134), dreimal täglich je 10 Tropfen, mit etwas Wasser verdünnt, einzunehmen.
Die Blumenblätter (Flores Cynosbati) werden als Teeaufguß bei Blutungen aus Magen, Darm, Lunge und Hämorrhoiden angewendet, desgleichen gegen Diarrhöe und gegen Magenkrampf.
Hagebuttentee, ungesüßt getrunken, wird Zuckerkranken empfohlen.

Hagebuttenwein: 3 Liter Hagebutten, 4 Liter abgekochtes Wasser und 2 kg Zucker. Die Hagebutten werden rasch gewaschen, von den Stielen befreit, halbiert und in ein Gefäß mit weiter Öffnung gegeben. Aus obgenanntem Wasser und Zucker bereitet man eine Zuckerlösung. Diese wird, sobald sie klar geworden, auf die Hagebutten geschüttet. Das Gefäß wird mit einem Spundrohr versehen oder mit einem Leinentüchlein zugebunden und nun der Inhalt an warmer Stelle der Gärung überlassen. Nach erfolgter restloser Gärung wird der so erhaltene Wein filtriert und in Flaschen abgezogen. Aufbewahrung am besten im kühlen Keller und gut verkorkt.

c) Rostblätterige Alpenrose Rhododendron ferrugineum L.

Durch die entfernt rosenartigen Blüten wird diese Pflanze der Alpenwelt für eine Rose gehalten, gehört jedoch gar nicht zur Familie der Rosengewächse, sondern ist ein Mitglied der Familie der Erikagewächse.

Botanik: Die Alpenrosen sind so bekannt, daß wir uns die nähere Beschreibung ersparen können; sie sind ja der begehrte Hutschmuck des Bergsteigers.
Die an den Zweigenden gehäuften, wintergrünen Blätter sind von eiförmiger bis lanzettlicher Form, am Rande umgerollt, oberseits dunkelgrün, unterseits zuerst gelbgrün, später eine rostbraune Farbe annehmend.

Blütezeit: Juni bis gegen Ende August, je nach Höhenlage.

Standort: Die Alpenrosen sind über die ganzen Alpen verbreitet, hauptsächlich in der Almregion zwischen 1500 und 2500 Meter. An humusreichem Standort gedeihen sie besonders üppig, steigen in schattigen, feuchten Schluchten tief herab. Man findet sie sogar im Tessin, inmitten von Kastanienwäldern.

Geruch und Geschmack: Die Blätter verbreiten beim Zerreiben einen stechenden Geruch und wirken geschmacklich zusammenziehend.

Heilkräftige Pflanzenteile sind die Blätter, die knapp vor der Blüte, je nach Höhenlage ab Juni zu ernten sind. Die Blätter sind leicht wasseranziehend. Sie werden nicht getrocknet, sondern unmittelbar nach dem Ernten der Erzeugung von homöopathischen Präparaten zugeführt.

Heil- und Wirkstoffe: In den Blättern wurde Ericolin und Arbutin nachgewiesen. Neben Gerbstoffen, Zitronensäure, Wachs und einem ätherischen Öl, sind noch einige, noch nicht näher benannte, giftig wirkende Inhaltsstoffe vorhanden. Alpenwanderer nehmen vielfach die Blätter in den Mund, um daran zu saugen. Dies kann arge Magenschmerzen auslösen und ist daher zu unterlassen.

Heilwirkung: Die Blätter der Alpenrose werden nur in der Homöopathie verwendet als Verdünnungen, Rhododendron, dil D_3 — D_8, gegen Gelenksrheumatismus, Muskelschmerzen und gegen Gicht. Neuralgische Schmerzen klingen bald nach Kurbeginn merklich ab. Als neuere Heilanzeige werden die Alpenrosenblätter in homöopathischer Darreichung gegen die Beschwerden der Vorsteherdrüsen-Vergrößerung (Prostata-Hypertrophie) mit Erfolg angewendet.

103 Rosmarin Rosmarinus officinalis L. Tafel 7, Figur 1

Synonym: Salvia rosmarinus Spen.

Volksnamen: Antonkraut — Brautkraut — Hochzeitsbleaml — Kranzenkraut — Meertau — Reslmarie — Rosmarei — Rosmarein — Rosmarie — Röslimariechen — Weihrauchkraut

Botanik: Ein immergrünes, strauchartiges, bis zu 1/2 m hoch werdendes Gewächs. Die Blätter sind gegenständig, sitzend, am Rande eingerollt, oben dunkelgrün, unterseits weißfilzig. Die blaßblauen oder weißlichen Blüten sitzen quirlförmig auf kleinen Stielen in den Blattachseln.

Geruch und Geschmack: Der Geruch der Blüten und blühenden Zweigspitzen ist stark kampferartig, der Geschmack ist bitter und gewürzhaft.

Blütezeit: März bis Mai, manchmal im September eine zweite Blüte.

Standort: In Südeuropa beheimatet, bei uns vielfach in Töpfen oder im Garten gezogen. Der Strauch ist sehr frostempfindlich. Der Ölgehalt der Blüten hängt sehr von der geschützten und sonnenreichen Lage sowie dem Klima ab. Eine Rosmarinkultur muß vor Schafen durch Einzäunung gesichert werden, da diese den Rosmarin gierig auffressen.

Heilkräftige Pflanzenteile: Offizinell sind die Rosmarinblüten (Flores Rorismarini oder Flores Rosmarini), das blühende Kraut (Herba Rosmarini), aus denen das Rosmarinöl (Oleum Rosmarini) erzeugt wird. Dieses Öl ist wieder Bestandteil der Rosmarin- oder Nervensalbe (Unguentum Rosmarini compositum) und des Wundgeistes (Spiritus Vulnerarius).
Die Blüten als auch das blühende Kraut werden im April und Mai geerntet und im Schatten getrocknet. Die Aufbewahrung erfolgt wie allgemein vorgeschrieben. An

Heil- und Wirkstoffen enthält der Rosmarin neben dem ätherischen Öl, Harzen, Gerbstoff und Bitterstoffen, geringe Mengen von Saponin.

Heilwirkung: Die durchblutungsfördernde Heilkraft des Rosmarins macht ihn geeignet zur Behandlung von Verdauungsschwäche und Erschlaffungszuständen des Magens, bei ungenügender Blutversorgung sowie bei Bleichsucht. Die anregende Wirkung vermag auch eine Besserung der Leberfunktion und der Gallenblasensekretion herbeizuführen, wodurch eine Umstimmung des Gesamtorganismus zu einer geregelteren und damit gesünderen Gesamtleistung angeregt wird. Daß dadurch ein zu schwacher Kreislauf mit zu niedrigem Blutdruck bei krankhaft beschleunigtem Puls wieder normalisiert wird, ist nur die Folge der Anre-

gung der einzelnen Organe. Die Umstimmung des Gesamtorganismus löst nicht zuletzt eine Herzstärkung und Normalisierung der Herztätigkeit aus, so daß der Rosmarin als eine Herz-Heilpflanze angesprochen werden kann. Daher urteilt Sebastian Kneipp:
„Rosmarin hat sich als vortreffliches Mittel bewährt; ich stelle Rosmarin unter die ersten Heilpflanzen als wahren Herzstärker."
Zur Behebung aller genannten Leiden trinken wir Rosmarintee in einer Tagesmenge von 2 Tassen, wobei wir für 1 Tasse im Aufguß 1 Teelöffel der getrockneten und feingeschnittenen Blätter und Blüten oder die Blüten allein verwenden.

Das Rosmarinöl wirkt in kleinen Mengen durchblutungsfördernd und auch gefäßerweiternd, auf die Haut gebracht löst es Hautreizungen aus. Wie bei so vielen Heilpflanzen wirken auch hier Überschreitungen, seien sie mengen- oder zeitmäßig, nachteilig. Schmerzhafte Entzündungsprozesse sind die Folgen.

Die äußerliche Anwendung erfolgt durch Rosmarinabkochungen als Badezusatz oder den Rosmarinspiritus als Einreibungsmittel bei Lähmungserscheinungen, Muskelrheumatismus, Nervenschmerzen, Kopfschmerzen und geistiger oder körperlicher Abgespanntheit. Den Rosmarinspiritus kann man selbst leicht herstellen, indem man 1 dkg Rosmarinöl (aus der Apotheke) mit 1/2 Liter verdünntem Spiritus (70%igem Weingeist) übergießt und die Mischung gut durchschüttelt.
Bei geistiger Erschöpfung, Unfruchtbarkeit der Frauen, Bleichsucht, Seh- und Gehörschwäche, zur Blutreinigung und Harnförderung trinke man täglich dreimal, nüchtern am Morgen und 1 Stunde vor dem Mittag- und Abendtisch, je 1 Stamperl Rosmarinwein (70 g Rosmarinblätter in 1 Liter gutem Weißwein durch 4 Tage ziehen lassen und dann filtrieren).
Der nach einem Original Kneipprezept hergestellte Rosmarinwein für Herz- und Kreislaufnormalisierung (hergestellt in der Kneippmittelzentrale Würzburg) kann bestens empfohlen werden.

Anwendung in der Homöopathie: Aus den getrockneten Blättern stellt die Homöopathie eine Tinktur her, die zur Behandlung von Gedächtnisschwäche, geistiger Abgespanntheit und Kopfschmerzen empfohlen werden kann.

Anwendungen in der Volksheilkunde: Rosmarin in Ziegenmilch gekocht und täglich getrunken ist ein Mittel gegen Schwindsucht, äußerlich als Umschlag gegen Hautkrebs.
Bei Sehschwäche bereite man einen Tee aus gleichen Teilen Rosmarinblüten und Kamillen (Nr. 60) — 1 Teelöffel der Mischung im Aufguß — und mache nach entsprechender Abkühlung einige Augenbäder davon.

Aus Mythologie, Geschichte und Volksbrauch: Im klassischen Altertum war der Rosmarin der griechischen Göttin Aphrodite, der Göttin der Schönheit und Liebe geweiht. Man schmückte nicht nur die Statuen der Götter mit Rosmarinkränzen, sondern gab dem Neugeborenen ein Rosmarinzweiglein in die Wiege, schmückte das Brautpaar mit Rosmarin und auch Totenblume war diese Pflanze. Rosmarin soll in den glücklichsten Augenblicken des Lebens gleichzeitig an die Vergänglichkeit des Lebens erinnern. Dieser Brauch hat sich, besonders am Lande, bis heute erhalten, wo man den Rosmarinstock wegen seiner Empfindlichkeit gegen Kälte und Frost als Topfpflanze am Fenster stehen hat. Rosmarin wurde bei uns erst im Mittelalter die so geschätzte Haus- und Heilpflanze. Die Mönche brachten ihn aus dem Süden über die Alpen in unsere Gegenden. Er wird im Capitulare Karls des Großen empfohlen und erlangte Berühmtheit als „Aqua Reginae Hungariae" — Ungarischer Königinnengeist — ein Destillat aus frischen Rosmarinblüten. Dieses Mittel soll ja die 72jährige gelähmte Königin Isabella von Ungarn so verjüngt haben, daß der König von Polen um sie warb. Im Jahre 1675 erschien von einem unbekannten Autor ein „Rosmareinbüchlein" mit 200 Rezepten für „Curen un Arzeneyen".

Rosmarin kommt als Totenblume bei Shakespeare zweimal vor, in „Romeo und Julia" und in „Hamlet". Viele Volkslieder haben den Rosmarin zum Inhalt. In England ist heute noch vielfach der Rosmarin ein „Eheanzeiger": wo er gut gedeiht, soll die Frau ein strenges Regiment im Hause führen. Es soll daher vorkommen, daß Ehemänner dem Rosmarinstock nachts heimlich die Wurzeln abschneiden, damit er eingehe oder zumindest „kränkle".

Bei der bäuerlichen Bevölkerung wird der Rosmarin als Lebensanzeiger angesehen. Beginnt ein Rosmarinstock zu blühen, während gerade ein Schwerkranker im Hause liegt, so wird der Kranke bald genessen, geht jedoch der Rosmarinstock ein, so wird auch der Kranke bald sterben. Rosmarin ist ein sogenannter „Liebeszauber". Klopft der junge Mann dem Mädchen mit einem blühenden Rosmarinzweiglein auf die Finger (oder umgekehrt soll es auch vorkommen), erwacht die Liebe und es gibt bald Hochzeit. In Belgien wiederum kommen die kleinen Kinder aus einem Rosmarinstock „hervor". In Bayern sagt man, daß wenn ein Rosmarinstock unmittelbar vor der Geburt blühe, ein Junge zu erwarten sei, während es ein Mädchen wird, wenn der Rosmarinstock allem Anschein nach, erst nach der Geburt blühen wird.

Als ein sehr schlechtes Vorzeichen wird es angesehen, wenn dem Bräutigam während der Ehezeremonie in der Kirche das Rosmarinsträußerl herabfällt, das man ihm an den Rock geheftet hatte. Einige Dutzend Geschichten rund um den Rosmarinstock gäbe es noch zu erzählen, denn kaum eine zweite Pflanze ist so mit dem Leben der Menschen verwoben, wie das zierliche Rosmarinstöckerl am Fensterbrett.

4 Roßfenchel Phellandrium aquaticum L.

Synonyme: Oenanthe aquatica (L.) Poir. — Oe. phellandrium Lam. — Oe. gigantea Zum. — Ligusticum phellandrium Crantz. — Carum petroselinum Beuth. — Selinum phellandrium Krausse.

Volksnamen: Barzenkraut — Butte — Fenchelgarbe — Mauszähne — Pferdesaat — Pferdesamen — Pferdefenchel — Roßkümmel — Wasserfenchel — Wasserrebendolde

Botanik: *Vergleichende Gegenüberstellung* am Ende dieser Ausführungen.

Standort: Standortsmäßig unterscheidet man 2 Formen: die sogenannte Land- und die Wasserform. Letztere gedeiht in seichten Gewässern mit schlammigem Untergrund und luftarmem Wasser; die Landform dagegen zieht trockene Standorte vor. Wenn auch der Roßfenchel manchmal als giftverdächtig bezeichnet wird, gilt dies in erster Linie für die Wasserform. Wir bevorzugen daher beim Sammeln nur den Roßfenchel von trockenen Standorten.

Heilkräftige Pflanzenteile: Gesammelt werden ausschließlich die reifen Früchte. Die Dolden werden im August und September abgeschnitten und gebündelt auf luftigen Dachböden aufgehängt. Der Geruch der reifen Früchte ist eigentümlich stark, nicht gerade angenehm, aber nicht widerlich. Der Geschmack ist scharf, gewürzhaft, beinahe widerlich und anhaltend.

Heil- und Wirkstoffe: in den Früchten ätherisches Öl, fettes Öl, Wachs, Harze und komplizierte organische Verbindungen wie Androl, das Aldehyd Phellandrol; ein Alkohol, Mannan und Galaktan. In den Wurzeln ein ätherisches Öl, Stärke und Peucedanin.

Heilwirkung: Offizinell sind die Früchte, die auch als Samen bezeichnet werden (Fructus bzw. Semen Phellandrii). Diese enthalten ätherisches Öl, fettes Öl, Wachs, Harze und komplizierte organische Verbindungen. Der Roßfenchel wirkt ähnlich dem Fenchel (Nr. 32), nur stärker, so daß seine Anwendung nicht nur Erfolg bei leichteren Katarrhen hat, sondern auch bei sehr hartnäckigen und vernachlässigten Bronchialkatarrhen mit eitrigem und übelriechendem Auswurf ein sicherer Erfolg zu erwarten ist. Kein Geringerer als Hufeland empfahl den Roßfenchel bei Lungentuberkulose und Knochenfraß. Daß bei so schweren Leiden in erster Linie die ständige ärztliche Betreuung nötig ist und auch die Roßfenchelkur wegen der genauen Dosierung ärztlich überwacht werden muß, ist selbstverständlich. Trinkt man nur Roßfencheltee, so nehme man 1 Teelöffel voll Samen für 1 Tasse im Aufguß, höchstens 2 Tassen am Tage und süße mit Honig. Sehr zu empfehlen ist für Lungenleidende nachstehende TEEMISCHUNG:

100 g Roßfenchelsamen, 50 g Huflattichblätter (Nr. 54) und
50 g Zinnkraut (Nr. 138), 50 g Spitzwegerichblätter (Nr. 119).

Von dieser Mischung nehme man 3 Teelöffel voll für 2 Tassen Wasser im Aufguß, womit man die Tagesgabe bereitet hat, die, mit Honig gesüßt, schluckweise eingenommen wird.

Anwendungen in der Homöopathie: Das homöopathische Präparat „Phellandrium aquaticum dil D3" kann bestens empfohlen werden bei Bronchitis mit übelriechendem Auswurf, Bronchienerweiterung (Bronchiektasie), Lungentuberkulose, Bluthusten, Husten mit viel Schleimauswurf, Schwindel mit Trübsichtigkeit und bei beginnender Brustdrüsenentzündung der Frauen (Mastitis).

Aus alten Kräuterbüchern und aus der Volksheilkunde: In den alten Kräuterbüchern wird der Roßfenchel außer bei den genannten Lungenleiden auch bei Lungenasthma, ferner bei Magen- und Darmkoliken sowie bei starken Blähungen empfohlen.
Die Volksheilkunde hat schon seit altersher den Roßfenchel zur Heilung des Keuchhustens mit Erfolg verwendet.
Roßfenchelsamen zerstoßen, durch ein Haarsieb gesiebt und davon 1 Teelöffel voll morgens und abends nüchtern auf einem ungesalzenen Butterbrot verspeist, ist gut bei Blutspeien, Lungensucht, Engbrüstigkeit, Skorbut und Wechselfieber.
Roßfenchel frisch oder gedörrt, etwas zerstoßen, mit Essig vermischt und wie ein Pflaster übergelegt, ist ein Wundmittel. Es reinigt die Wunden und verhindert Entzündungen.
Der Roßfencheltee soll bei Gelbsucht getrunken werden.
Das zerquetschte frische Kraut lege man auf Wunden, besonders wenn sie eitern und schwer zuheilen.

Anwendungen in der Tierheilkunde: Der Roßfenchel — daher erhielt er auch seinen Namen — war früher ein beliebtes Heilmittel bei Pferdekrankheiten. Er galt als schleim- und wassertreibend, reinigte die Lungen, vertrieb den Kropf und den Rotz der Pferde. Heute zieht man chemische Heilmittel vor.

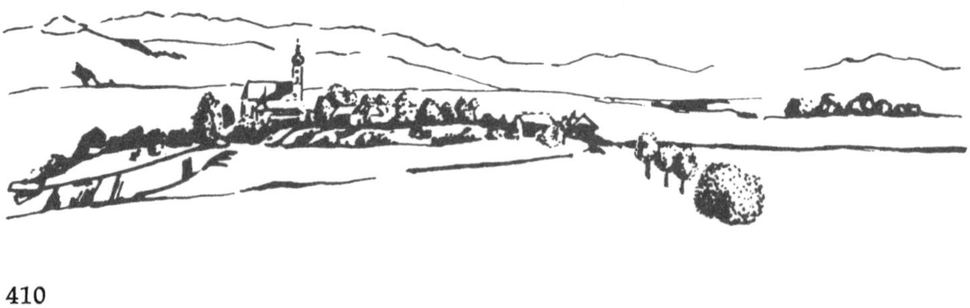

Vergleichende Gegenüberstellung

der leicht zu verwechselnden Heilpflanzen **Anis, Dill, Fenchel, Kümmel, Petersilie** und **Roßfenchel** und der ähnlich aussehenden **giftigen Schierlings-Arten**

	Wurzel:
Anis	Einjährig, verästelt. **Geruch und Geschmack der Pflanze:** würzig, nicht unangenehm.
Dill	Einjährig, verästelt. **Geruch und Geschmack der Pflanze:** würzig, nicht unangenehm.
Fenchel	Zweijährig, weißlich, stark verästelt. **Geruch und Geschmack der Pflanze:** typischer Fenchel-Geruch und -Geschmack, würzig, stark, jedoch nicht unangenehm.
Kümmel	Zweijährig, weiß, möhrenförmig. **Geruch und Geschmack der Pflanze:** würzig, stark, jedoch nicht unangenehm. Typischer Kümmel-Geruch und -Geschmack.
Petersilie	Zweijährig, weiß, dünn, rübenförmig. **Geruch und Geschmack der Pflanze:** eigenartig, würzig, aber nicht unangenehm.
Roßfenchel	Zweijährig, möhrenförmig. **Geruch und Geschmack der Pflanze:** stark würzig, eigenartig, nicht unangenehm.
Kleiner Schierling = Wilde Petersilie	**Giftpflanze!** Einjährig, weiß und spindelförmig. **Geruch der Pflanze:** widerlich, besonders die in der Hand zerriebenen Blätter! **Geschmack der Pflanze:** der Petersilie etwas ähnlich, etwas bitter.
Gefleckter Schierling	**Giftpflanze!** Zweijährig, gelblichweiß bis weiß. **Geruch der Pflanze:** widerlich, an Mäuseharn erinnernd! **Geschmack der Pflanze:** widerlich, bitter, salzig!
Wasser-Schierling	**Giftpflanze!** Mehrjähriger Wurzelstock, hohl, durch kleine Querwände in kleine Abteilungen geteilt, sehr dick und einen weißen Milchsaft abgebend! **Geruch der Pflanze:** stinkend, betäubend! **Geschmack:** süßlich, etwas der Petersilie ähnlich.

	Stengel:
Anis	Stielrund, tiefrillig. **Pflanzenhöhe:** 20 bis 50 cm.
Dill	Stielrund, glatt, schlank, dunkelgrün und weiß gestreift mit bläulich zartgeflecktem reifartigem Anflug. **Pflanzenhöhe:** 60 bis 80 cm.

	Stengel (Fortsetzung)
Fenchel	Glatt, rund, bläulich fein gestreift, ästig. **Pflanzenhöhe:** 100 bis 200 cm.
Kümmel	Gerippt, kantig, hohl, ästig. **Pflanzenhöhe:** 30 bis 60 cm.
Petersilie	Zart gerillt, kahl, kantig, ästig. **Pflanzenhöhe:** 30 bis 60 cm.
Roßfenchel	Stielrund, gerillt, sperrig verästelt, kahl, am Grunde dick und dort zwischen den Knoten hohl. **Pflanzenhöhe:** 150 bis 200 cm.
Kleiner Schierling = Wilde Petersilie	**Giftpflanze!** Rund, kahl, schlank, glänzend, blau gefleckt, glatt, sehr ästig. **Pflanzenhöhe:** 40 bis 70 cm.
Gefleckter Schierling	**Giftpflanze!** Unten schwach, oben jedoch stärker gefurcht. Bläulich gefleckt, untere Partie rot gefleckt. **Pflanzenhöhe:** 100 bis 200 cm.
Wasser-Schierling	**Giftpflanze!** Rund, röhrig, fein gerillt, hohl, ästig. **Pflanzenhöhe:** 60 bis 120 cm.

	Blätter:
Anis	Unterste Blätter: 3 rundliche, eingeschnittene Blättchen. Mittlere Blätter: gefiedert, dreizählig. Oberste Blätter: in schmale Lappen geteilt oder ganz.
Dill	Bläulichgrün, doppelt gefiedert, denen des Fenchels ähnlich, nur nicht so dicht und mit fadendünnen Blättchen.
Fenchel	Die Blätter sitzen auf langen, geöhrten Scheiden. Bläulichgrün, doppelt gefiedert, mit fadendünnen, abstehenden Teilblättchen.
Kümmel	Doppelt gefiedert. Blättchen vielteilig, sehr schmal, quirlförmig, im rechten Winkel zum Blattstiel gestellt. **Nur bei dieser Pflanze sind Nebenblätter am Grunde des Blattstieles vorhanden!**
Petersilie	Dunkelgrün, glänzend, die unteren dreifach fiederspaltig, die oberen dagegen dreizählig, oft aber auch von verschiedenen Formen.
Roßfenchel	Groß, gestielt, doppelt bis dreifach gefiedert, mit ausgespreizten Blättchen. Unter Wasser sind sie haarfein, über Wasser eiförmig, fiederspaltig eingeschnitten, mit lanzettlichen Abschnitten.
Kleiner Schierling = Wilde Petersilie	**Giftpflanze!** Oben dunkelgrün, unten glänzend gelbgrün, 2- bis 3fach gefiedert. Blättchen eiförmig oder fiederspaltig, auch gesägt. Die Stengelblätter haben statt des Stieles eine offene, am Rande weißhäutige Scheide.

Blätter (Fortsetzung)

Gefleckter Schierling	**Giftpflanze!** Im ersten Jahr große, glänzend grüne, dreifach gefiederte Blätter mit kleinen, tief eingeschnittenen Blättchen, die in eine kleine weißliche Stachelspitze enden. Im zweiten Jahr sitzen die Blätter auf einer Scheide.
Wasser-Schierling	**Giftpflanze!** Dreifach gefiedert, mit lanzettlichen, scharf gesägten, spitzen Blättchen, deren oberste zusammenfließen. Grasgrün.

Blüte:

Anis	Weder Dolden noch Döldchen haben Hüllen. **Blumenkrone:** weiß. **Blütezeit:** Juli, August.
Dill	Weder Dolden noch Döldchen haben Hüllen. **Blumenkrone:** g e l b. **Blütezeit:** Juni bis Ende August.
Fenchel	Weder Dolden noch Döldchen haben Hüllen. **Blumenkrone:** zitronengelb bis goldgelb. **Blütezeit:** Juli bis anfangs Oktober.
Kümmel	Weder Dolden noch Döldchen haben Hüllen. **Blumenkrone:** 5 weiße Blumenkronblätter, ausgerandet und nach innen umgebogen. **Blütezeit:** Mai bis Juni.
Petersilie	Dolden entweder 1 bis 2 Hüllblättchen oder sie fehlen. Döldchen mit 6 bis 8 Hüllblättchen. **Blumenkrone:** gelblichgrün. **Blütezeit:** Mai bis Juni.
Roßfenchel	8- bis 12strahlige Dolden, kurz gestielt, o h n e Hüllblättchen. Döldchen mit kurzen linealen Hüllblättchen. **Blumenkrone:** w e i ß. **Blütezeit:** Juli bis August.
Kleiner Schierling = Wilde Petersilie	**Giftpflanze!** Dolden o h n e Hüllblätter! Döldchen dagegen 3 lange, zurückgeschlagene, nach außen abstehende Hüllblättchen. **Blumenkrone:** w e i ß. **Blütezeit:** Juni bis anfangs Oktober.
Gefleckter Schierling	**Giftpflanze!** Dolden mit 5 bis 8 Hüllblättern. Döldchen mit 3 bis 4 Hüllblättchen. **Blumenkrone:** w e i ß, oben etwas ausgerandet mit umgebogener Spitze. **Blütezeit:** Juni bis August.
Wasser-Schierling	**Giftpflanze!** Dolden o h n e Hüllblätter! Döldchen dagegen zahlreiche Hüllblättchen. **Blumenkrone:** w e i ß, reichblütig. **Blütezeit:** Juli bis August.

	Frucht:
Anis	Von der Seite etwas zusammengedrückt, eiförmig, nach oben sich verjüngend, hellgrüngrau, mit reichlichen Borstenhärchen versehen, doch weichhaarig, 10 helle, nicht besonders hervorstehende Rippen, wodurch der Samen wie gerillt aussieht. **Geruch:** angenehm aromatisch, kräftig, gewürzhaft. **Geschmack:** angenehm, gewürzhaft, etwas süß.
Dill	Im Querschnitt flach, eirund bis linsenförmig; gerippt. **Geruch und Geschmack:** gewürzhaft, angenehm.
Fenchel	Länglich, etwas platt, mit 5 strohgelben, starken Längsrippen versehen, kahl, bräunlich-grünlich. Oft noch ein Stückchen Stiel daran. **Geruch:** aromatisch, stark fenchelartig. **Geschmack:** angenehm, dem Anis ähnlich, gewürzhaft.
Kümmel	Zerfällt bei der Reife der Länge nach in 2 leichtgekrümmte Spaltfrüchte von bräunlicher Farbe, die, bis sie abfallen, durch Fruchtträger verbunden bleiben. Von der Seite etwas zusammengedrückt, 5 helle Längsrippen und in den Furchen je 1 Ölstrieme. **Geruch:** angenehm, stark würzig. **Geschmack:** angenehm, stark würzig, etwas hitzig.
Petersilie	Stark zusammengedrückt, graugrün-grünlichbraun, kahl, mit 5 strohgelben, schwach erhabenen, geraden Längsrippen; in den breiten, grünlich-grauen Furchen treten die Ölstriemen scharf hervor. **Geruch:** nach dem Zerreiben schwach aromatisch. **Geschmack:** gewürzhaft.
Roßfenchel	Von der Seite länglich-eiförmig, fast stielrund. Oben und unten etwas spitz, kahl, grünlichbraun bis gelbbraun. 5 schwachgerundete, etwas feinhöckrige Rippen, von denen die Randrippen am stärksten hervortreten. In jeder Rille 1 breite Ölstrieme. **Geruch:** eigentümlich, stark, nicht ganz angenehm. **Geschmack:** gewürzhaft, scharf, widerlich.
Kleiner Schierling = Wilde Petersilie	**Giftpflanze!** Fast kugelig. Längsrippen wie beim gefleckten Schierling, etwas dicker und schärfer gekielt. **Geruch:** widerlich, nicht so scharf wie beim Wasserschierling. **Geschmack:** widerlich.
Gefleckter Schierling	**Giftpflanze!** Rund, fast ebenso breit wie lang; von der Seite etwas zusammengedrückt, auf dem Rücken stark gewölbt, k a h l, graugrünbräunlichgrau. Die 5 starken Längsrippen nur bei dieser Pflanze wellig gebogen. Ölstriemen fehlen! **Geruch:** widerlich, Mäuseharn ähnlich. **Geschmack:** widerlich, salzig, bitter.
Wasser-Schierling	**Giftpflanze!** Kugelig, stumpf gerippt, mit braungelb-dunkelbraunen Ölstriemen. Die Teilfrüchte trennen sich schwer voneinander. K a h l. **Geruch:** stinkend, betäubend. **Geschmack:** petersilartig, doch widerlich, scharf.

5 Roßkastanie Aesculus hippocastabeum L.

Synonyme: Hippocastanum vulgare Gaertner. — Castanea equina Bauh.

Volksnamen: Drusenkesten — Gichtbaum — wilde Kastanie — Kestenbam — bitterer Kestenbaum — wilder Kestenbaum — Pferdekastanie — Saukesten — Zierkestenbaum

Botanik: Der anspruchslose, bis 25 m hohe Baum hat große gefingerte Blätter, aus zumeist 7 keilförmigen Teilblättern zusammengesetzt. Die große Blütentraube ist aufrecht und kegelförmig. Die Blüten sind reinweiß oder rot mit gelben Flecken. Die Kapselfrucht hat eine stachelige, grüne Schale, die 1 bis 2 Kerne einschließt. Die Frucht ist glänzend dunkelbraun mit einem weißen Ansatzfleck.

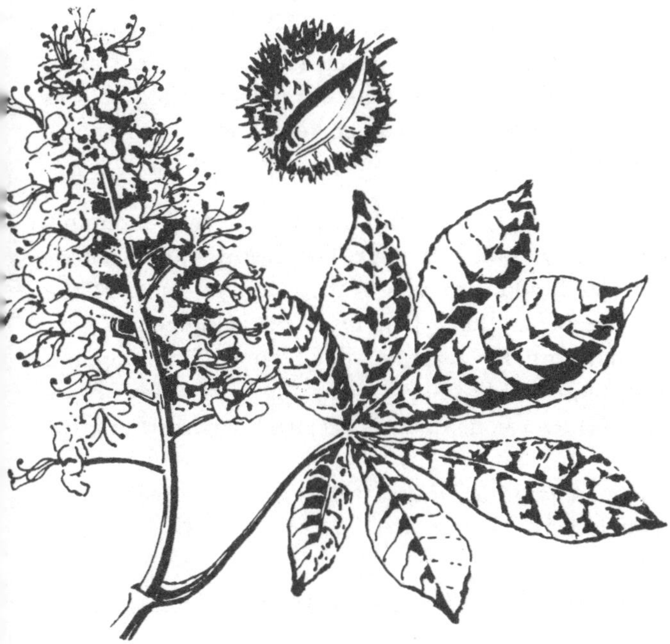

Blütezeit: Mai.

Fruchtreife: September bis Oktober.

Geruch und Geschmack: Die Früchte sind wie die Blüten fast geruchlos, schmekken jedoch bitter. Die Rinde riecht beim Trocknen etwas nach Ammoniak und schmeckt bitter. Die gelegentliche Volksmeinung, daß die Kastanie giftig sei, ist unrichtig. Alle Teile des Baumes sind ungiftig.

Standort: Der aus Indien und Innerasien stammende Baum fand im Jahre 1575 von Wien aus seine Verbreitung über ganz Europa. Er ist seither ein beliebter Park- und Alleebaum geworden. Der raschwüchsige, anspruchslose Baum gedeiht in jeder Erde und wird über 200 Jahre alt.

Heilkräftige Pflanzenteile: Gesammelt werden die abfallenden Blüten im Mai, die Rindenstöcke von jungen, höchstens 5jährigen Ästen im März und April und die vom Baume herabgefallenen reifen Früchte im September oder Oktober.

Heil- und Wirkstoffe sowie die Heilwirkung dieses Baumes sind noch zu wenig bekannt und gewürdigt. Das in der Rinde hauptsächlich enthaltene fluoreszierende Glykosid Aesculin hat die Eigenschaft, die ultravioletten Sonnenstrahlen aufzusaugen. Diese unsichtbaren Strahlen üben durch Hautreizung eine nicht unbedeutende Heilwirkung aus. Das Aesculin wird zur Bereitung von Salben gegen Sonnenbrand verwendet. Das biologische Präparat „Aesculin" wird bei Sumpfwechselfieber und bei zeitweise auftretenden Neuralgien mit Erfolg genommen. Für die Bekämpfung der so bösartigen Hauttuberkulose (Lupus) findet dieser Heilstoff wirkungsvolle Anwendung. Desgleichen bewährte sich auch das biologische Präparat „Venostasin", eine aus der Roßkastanie gewonnene Tinktur, als rasch wirkendes Heilmittel gegen Hämorrhoiden. Der in den Apotheken erhältliche Fluidextrakt wird ebenfalls mit gutem Erfolg bei der Bekämpfung hämorrhoidaler Beschwerden angewendet, ferner ist er sehr nützlich bei Flechten, Frostbeulen und Krampfadern.

Weitere Heilstoffe in der Rinde, der Frucht und auch in der Blüte sind Saponine, Gerbstoffe, Harz, fette Öle, Bitterstoff und Fettstoffe. Die Frucht enthält außerdem bis zu 35 % Stärke. Die Verbindungen von Fett, Saponinen und Stärke machen die Roßkastanie für die Behandlung von Darmerkrankungen, Diarrhöen und Katarrhen der Atmungsorgane geeignet. Bei Darmentzündung und Diarrhöe wird eine Teemischung von Roßkastanienrinde und Eichenrinde (Nr. 24) zu gleichen Teilen empfohlen, wobei man 1 Teelöffel der Mischung für 1 Tasse im Aufguß verwendet.
Bei Katarrhen aller Art nehme man 2mal täglich je 1 Messerspitze der geschälten und gepulverten Roßkastanienfrucht.

Anwendung in der Volksheilkunde: Der Rindenabsud wird in der Volksmedizin vielfach als Waschung bei Brand angewendet (Gangrän).
Bei Blutaustritt aus den Gefäßen, besonders bei Gebärmutter- und Hämorrhoidalblutungen sowie bei chronischer Diarrhöe, Weißfluß und Schleimhusten wird der Rindenabsud sowohl innerlich als auch äußerlich angewendet.
Die Blütentinktur, eine Handvoll abgefallener Blüten in 3/10 Liter Weingeist oder Kornbranntwein angesetzt, gibt eine heilende Einreibung gegen Rheumatismus und Gicht.

Dieser obgenannte Ansatz, 10 bis 15 Tropfen nach Bedarf eingenommen, hilft bei Magenkrämpfen und Ohnmacht.

Roßkastanien gebraten, zerrieben, mit Gerstenmehl und Essig vermengt und warm auf die Brüste aufgelegt, erweichen diese.

Roßkastanien fein zerkleinert, in Wasser zu einer dicken Abkochung sieden, dem Warmbade zufügen und mit einem großen Holzlöffel schaumig rühren, gibt ein Heilbad für Rheumakranke.

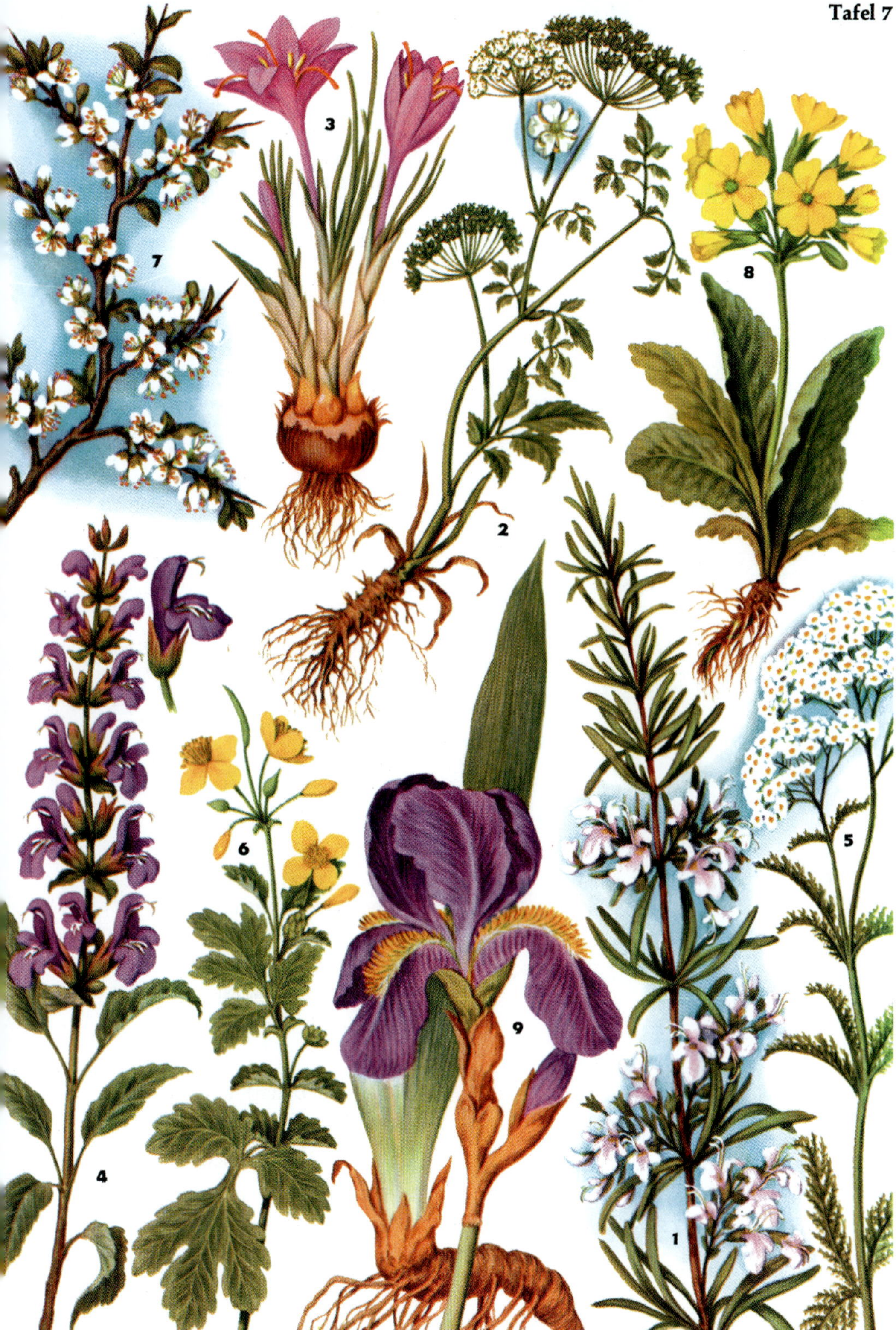

Rosmarin, 2. Roßfenchel, 3. Safran, 4. Echter Salbei, 5. Schafgarbe, 6. Schellkraut, 7. Schlehdorn, Schlüsselblume, 9. Schwertlilie

Anwendung in der Homöopathie: Die homöopathische Tinktur wird gegen Gallenstauungen, Mastdarmvorfall, Milzbeschwerden und Magenkatarrh, bei Rheuma in der Lendengegend und bei Hämorrhoidalleiden empfohlen.
Die Tinktur ist ein Venenmittel. Bei Venenentzündung innerlich je 10 Tropfen 3mal täglich und äußerlich wiederholte Umschläge.

6 Rote Rüben Beta vulgaris L. var. cruenta rubra und zahlreiche Sorten

Volksnamen: Ranne — Rone — Rotmöhre — Salatrübe

Botanik: Die Stammpflanze (Beta maritima L. — B. marina Cranz. — B. perennis Halas) von der sich alle kultivierten Rübensorten ableiten, ist an den Küsten des Mittelländischen Meeres, jedoch nicht an der Nordseeküste, zu Hause. Durch jahrhundertelange Züchtung hat sich die ursprünglich dünne Wurzel als Knolle ausgebildet, ist innen rot bis blutrot und bei den meisten Sorten sind die Stengel und Blätter rot überlaufen.

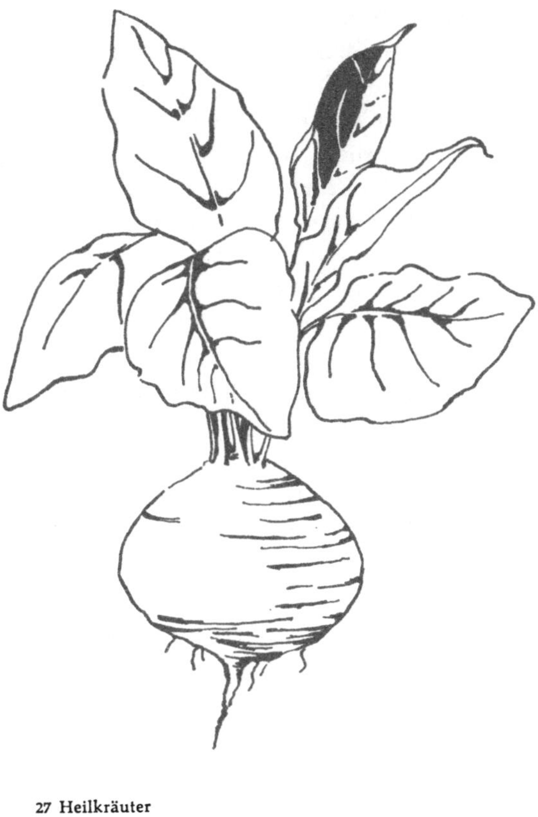

Heilkräftige Pflanzenteile sind die Knollen, die in den Herbstmonaten September und Oktober geerntet und im nicht zu warmen Hauskeller (auf Lehmboden!) aufgeschüttet werden. Bei guter Lagerung halten sich die roten Rüben bis in den nächsten Sommer hinein. Die

Heil- und Wirkstoffe sind in der roten Rübe in reicher Fülle vorhanden. Sehr beachtlich ist vor allem der Reichtum an Kalium, Calcium, Phosphor, Schwefel, Jod, Eisen, Kupfer, ferner feinste, wirksamste Spuren der so seltenen und dabei so wichtigen Metalle Rubidium und Caesium, kurz alle wichtigen Spurenelemente, deren unser Körper bedarf. Der jüngst entdeckte Heilstoff Anthocyan hat krebshemmende Wirkung und ist ebenfalls im roten Rübensaft enthalten. Neben Kohlehydraten, pflanzlichem Eiweiß und pflanzlichem Fett kommen auch die Vitamine B_1, B_2, C und das Vitamin P vor. Dieses P-Vitamin löst bekanntlich bei Mangel desselben bestimmte Blutkrankheiten aus und ist für die Bekämpfung von skorbutischen Erscheinungen ebenso wichtig, wie das Vitamin C. Das Vitamin B_2 wiederum, besonders im Saft der roten Rübe enthalten, ist ein sogenanntes Flavon und wird für die so hervorragenden blutbildenden Kräfte der roten Rübe verantwortlich gemacht.

Heilwirkung: Seit jeher galten — allein schon des blutroten Saftes wegen — die roten Rüben in der Volksheilkunde als blutbildend und blutverbessernd. Bereits Dioskurides (um 70 n. Chr.) und Galenos (um 200 n. Chr.) hatten von der roten Rübe eine sehr hohe Meinung und schrieben ihr heilende Kräfte zu, ohne die eigentlichen Ursachen dieser Heilkraft zu kennen. In der Zeit der Aufklärung wurden die Erkenntnisse des Altertums abgelehnt und erst der Ausbau der Biochemie zeigte auf, welch wertvollste Heil- und Wirkstoffe die rote Rübe birgt. Modernste Untersuchungsmethoden bestätigen das rund 2000 Jahre alte Urteil der antiken Ärzte. Aber trotz dieser einmaligen Analysen der Biochemie haben anfangs weder die Ernährungswissenschaft noch die Medizin etwas von der Heilkraft der roten Rübe wissen wollen.

Die rote Rübe als Heilpflanze zu erklären war doch nicht gut möglich, wo diese Pflanze von jedem Bauer und Gemüsegärtner in Massen auf den Gemüsemarkt kommt oder in jedem Hausgärtlein in der Gemüseecke vertreten ist. Erst als 1961 die wissenschaftlichen Aufsätze eines Dr. med. Alexander Ferenczi über die roten Rüben erschienen, horchte die Medizin der ganzen Welt auf und heute gibt es wohl keinen Zweifel mehr darüber, daß diese roten Rüben den Titel Heilpflanze verdienen. Der berühmte ungarische Arzt und Forscher fand nämlich heraus, daß im Saft der roten Rüben ein tumorfeindlicher Heilstoff, das Anthocyan, enthalten ist. Ferner stellte aber der genannte Forscher noch fest, daß der im roten Farbstoff vorhandene hohe Eisengehalt eine Erneuerung und Aktivierung der roten Blutkörperchen auslöst, deren Hämoglobin (= Blutfarbstoff) als Sauerstoffspeicher die Krebszellen mit neuem Sauerstoff versorgt, somit die Zellatmung normalisiert, wodurch die Wucherungen eine Zurückbildung erfahren und die angegriffenen Gewebe wieder eine normale Struktur annehmen. Aber nicht nur die tumorfeindliche Wirkung ist im Randensaft entdeckt worden, sondern die weitere Tatsache, daß diese blutverbessernde und blutstillende Eigenschaft des roten Rübensaftes auch ein direktes Heilmittel gegen die so gefürchtete Blutkrankheit, die Leukämie, ist! Einen Schritt weiter auf diesen Tatsachen aufbauend, ging der Forscher Dr. med. S. Schmidt, Bad Rothenfelde, der die Feststellung treffen konnte, daß der rote Rübensaft ein wertvolles Heilmittel gegen Röntgen- und radioaktive Strahlungsschäden darstellt. Dies dürfte wohl eine der sensationellsten Mitteilungen der letzten Jahre sein, da wir nun im roten Rübensaft ein biologisch wirksames Mittel zur Unterstützung des Strahlungsschutzes gegen radioaktive Strahlen besitzen, dazu noch von so einer „primitiven" Pflanze, die überall und in Massen erhältlich ist. Wie sagte aber doch schon Paracelsus: „Im Einfachen liegt es!"

Wenn wir nun weiter berichten können, daß malariakranke Tropenreisende, die in unsere Klimate zurückgekehrt, mit rotem Rübensaft Heilung von der Malaria fanden, wenn wir diesen „Wundersaft" bei akuten Fiebererkrankungen, bei Grippe im Anfangsstadium nur wärmstens empfehlen können, wenn wir dem Randensaft auch gewisse blutdruckregulierende Eigenschaften zuerkennen müssen, besonders bei Patienten mit zu geringem Blutdruck, wenn schließlich die noch nicht genannten Aminosäuren (Asparagin, Betain und Glutamin) im roten Rübensaft ebenfalls vorkommend, eine günstige Beeinflussung der Nerven- und Gehirntätigkeit auslösen, so können wir unsere Ausführungen doch nur abschließen mit der dringendsten Mahnung an unsere Hausfrauen, der roten Rübe im Rohzustand viel mehr Beachtung zu schenken!

Anwendung: Die Anwendung des Roten-Rüben-Saftes geschieht am besten in der Weise, daß man die fein geriebenen rohen roten Rüben mit einer Handpresse auspreßt und den frisch gewonnenen Saft im Bedarfsfalle oder hie und da vorbeugend in einer Tagesgabe von 1/4 bis 1/2 Liter schluckweise trinkt. Im Bedarfsfalle trinke man am Anfang täglich etwa 1/2 Liter Rohsaft und gehe bei Eintreten eines merklichen Erfolges auf eine Tagesgabe von 1/4 Liter zurück. Diese Tagesgabe ist aber noch einige Zeit, etwa 1—2 Monate, je nach der Schwere der Krankheit, nach der Genesung fortzusetzen.

Der Vorteil einer Roten-Rüben-Saftkur liegt vor allem darin, daß die roten Rüben nicht nur billig, sondern auch leicht zu beschaffen sind. Auch löst die Kur keine nachteiligen Folgen aus: der Magensaft wird nicht geschädigt. Von 1 Kilogramm frisch geernteter roter Rüben erhält man etwa 700 ccm, maximal 750 ccm Rohsaft. Länger gelagerte rote Rüben sind weniger ergiebig.
Roter Rübensaft hat eine einmalige vorbeugende Wirkung. In Zeiten von auftretenden Infektionskrankheiten, wenn Grippe oder ruhrartige Erkrankungen u. a. durchs Land ziehen, soll man den Rohsaft der roten Rüben schluckweise regelmäßig trinken.

Anwendung in der Volksheilkunde: In der Volksheilkunde gilt der Rohsaft wie auch die roh geraffelte, zur Salatbereitung verwendete Knolle als harntreibend, harnsäurelösend, blutbildend und blutreinigend.
Auch wird die rote Rübe als Heilmittel bei mangelnder Lebertätigkeit lobend erwähnt, wie ihr überhaupt eine anregende Kraft für die Tätigkeit des Darmes, des Magens und der Galle zugeschrieben wird.
Nicht zuletzt wird der frische rote Rübensaft Personen mit schwacher Lunge, Neigung zu Katarrhen oder anhaltender Heiserkeit empfohlen.

Schwächlichen Kindern und blutarmen jungen Menschen soll man öfter rohen Randensaft mit etwas Honig gesüßt als Heiltrank geben.
In der Volksheilkunde gilt der rohe rote Rübensaft, frisch ausgepreßt, als wundheilendes Mittel.

Anwendung in der Küche: Die in Scheiben fein geschnittenen Knollen der roten Rübe sind als Essigkonserve sehr beliebt und bereichern in der vitaminärmeren Nachwinterzeit besonders wertvoll die Abendmahlzeit. Künstliche Essigessenzen sind zur Bereitung der Essigessenzen zu meiden, man nehme nur echten Weinessig. Der aus Polen stammende „Barszcz" (sprich Barscht oder Borscht), ist nicht nur eine sehr willkommene Beigabe zur Fleischbrühe, sondern ist auch ein erfrischendes Getränk von harntreibender, kochsalz- und harnsäureausschwemmender Wirkung. Die frisch geschnittenen Scheiben werden in einem irdenen Gefäß mit Wasser übergossen und bei Zimmertemperatur (im Winter in Ofennähe) zur Gärung gebracht. Nach etwa 8 Tagen wird diese süßsäuerliche Brühe durch ein leinenes Tuch abgeseiht und getrunken. Man bereite nicht größere Vorräte, sondern setze diesen Heiltrank öfter immer wieder frisch an.

107 Safran Crocus sativus L. — Tafel 7, Figur 3

Volksnamen: Herbstsafran — Saffernblume — Safret — Safrich — Sofran — Zafferan — Zaffran

Botanik: Der Safran ist ein ausdauerndes Zwiebelgewächs, das im Frühjahr nur ganz schmale, fast grasartige Blätter hervorbringt, die zur herbstlichen Blütezeit wieder verschwinden. Erst dann kommen aus der Zwiebel 1 bis 8 bläulichrote Blüten hervor, die der Herbstzeitlose ähnlich sind. Die Blütenblätter des Safran haben rote Längslinien. Der Griffel ist länger als die Blütenröhre und trägt die drei bräunlichen bis bräunlichroten, leuchtenden Narben, die über die Blüte hinaushängen. Die Narben sind etwa 2 cm lang, im aufgeweichten Zustande bis 3 cm und erweitern sich trichterförmig nach oben. Der obere Rand ist 3 bis 4 mm breit, geschlitzt und klein gekerbt. An dieser Griffelbildung ist der Safran auf den ersten Blick von der giftigen Herbstzeitlose (Nr. 151) zu unterscheiden. Da der Safran bei uns in der Natur nicht vorkommt, nur in Gärten oder Kulturen gepflanzt wird, ist eine Verwechslung fast ausgeschlossen.

Geruch und Geschmack: Die Blüten haben einen kräftigen Duft, der von den Blütennarben stammt. Diese Safrannarben greifen sich etwas fett an und riechen frisch narkotisch, stark aromatisch. Sie haben einen würzigen, etwas scharfen bis bitteren Geschmack.

Blütezeit: September, Oktober.

Standort: Die Heimat des Safran ist der Orient. Er wurde schon in den ältesten Schriften Indiens genannt. Im „Hohen Liede Salomons" im Alten Testament der Bibel wird der Safran als das kostbarste Gewürz neben Kalmus, Aloe, Zimt, Weihrauch und Myrrhe gerühmt. Die Safrankultur wird in Spanien und Südfrankreich im Großen betrieben; kleinere Kulturen befinden sich in Österreich, Süddeutschland und Italien.

Die **heilwirkenden Pflanzenteile** sind die drei Narben des Griffels. Für 1 kg erstklassige Safrannarben sind 150.000 bis 200.000 Blüten nötig. Die Ernte dieser Narben erfolgt im Herbst, wenn die Blüten voll geöffnet sind. Die Narben werden samt den Griffelenden aus der Blüte herausgerissen und vorsichtig auf Haarsieben über glühenden Holzkohlen oder über heißer Asche getrocknet.
Man kauft die Safrannarben (Stigmata Croci) am besten in der Apotheke oder Drogerie. Sie verbleiben nicht im Papiersäckchen, wie man sie in der Apotheke erhält, sondern müssen sofort in einem dunklen Glas, gut verschlossen aufbewahrt werden.

Heil- und Wirkstoffe: Die Safrannarben enthalten sehr komplizierte biologische Heilstoffe, wie einige Arten von Carotin, darunter den gelben, in Wasser und Weingeist löslichen Farbstoff Crozin, auch Polychroit genannt, ferner Lycopin, ätherisches Öl, Traubenzucker und ein wachsartiges Fett. Auch sind Spuren eines noch nicht näher benannten Alkaloides vorhanden.

Über Safranfälschungen: Seit jeher war keine Heilpflanze so der Fälschung ausgesetzt wie der Safran. Schon im Altertum gab es viele Vorschriften, wie man Safran mit eingekochtem Most, Bleiglätte oder Minium gewichtsmäßig „förderte". Im Jahre 1305 mußten in der Stadt Pisa die Aufseher der Lagerhäuser einen eigenen „Safraneid" schwören und in den deutschen Städten des Mittelalters waren strenge Gesetze und Kontrollen eingeführt worden, um die Kunst der Safranfälscher einzudämmen. Die Safranfälschung nahm um 1440 solche Formen an, daß für die Fälschung dieser Heil- und Gewürzpflanze sogar die Todesstrafe eingeführt und auch in Deutschland und in der Schweiz vollzogen wurde. Die Fälscher wurden lebendig verbrannt, und die Gerichtschronik berichtet von einer Frau, die lebendig begraben wurde, weil sie zwei Fälschern beim Fälschen von Safran „dazugeholfen". Später wurden die strafrechtlichen Bestimmungen gemildert und man begnügte sich, den Übeltätern beide Augen auszustechen. In der Folge kam immer mehr Safran aus dem Orient und die Vergrößerung der spanischen Anbaugebiete auf 12.000 Hektar brachten die im Großen betriebenen Fälschungen zum Abklingen.
Die einfachste *Safranprobe* besteht darin, daß man einige Narben in lauwarmes Wasser gibt. Erhalten die Narben nach dem Aufquellen eine Tüten- oder Trichterform, so haben wir echten Safran vor uns.

Heilwirkung: Safran, wir meinen darunter immer die bereits besprochenen Blütennarben, hat bis zu einem gewissen Grade die schmerzstillende und krampflösende Wirkung wie das Opium und wird wie bei Keuchhusten, Krampfhusten und Auftreibung des Bauches durch Gase mit Erfolg verwendet. Die Wirkung ist eine leicht betäubende, schmerzstillende und krampflösende. Die Safrannarben sind offizinell (Flores Croci oder Stigmata Croci). Der weingeistige Auszug, die Safrantinktur (Tinctura Croci) und die safranhaltige Opiumtinktur (Tinctura Opii crocata) sind Erzeugnisse der Apotheke, die man bei Bedarfsfall aus ihr bezieht.
Safran wirkt schlaffördernd, stillt die Magen- und Darmkolik und fördert, in kleinen Dosen eingenommen, die Geburt. Schwangere, die längere Zeit zur Schmerzstillung Safran einnahmen, haben gelbhäutige Kinder geboren. Der Safransirup ist gut für Kinder bei Keuchhusten, Windkolik und Zahnbeschwerden.
Äußerlich wird Safran bei Entzündungen, gewissen Augenleiden und bei Hämorrhoiden verwendet.

Für die TEEBEREITUNG nimmt man 6 bis 10 Narben im Aufguß für 1 Tasse. 1 bis 2 Tassen am Tage ohne Zucker- oder Honigzusatz werden schluckweise getrunken. Bei Verwendung der Tinktur nimmt man 10 bis 15 Tropfen. Diese Mengen sind nicht zu überschreiten, da sonst Herzklopfen, Kopfschmerzen, Schwindel, Appetitlosigkeit, Lachkrämpfe, Erbrechen, Betäubung und eine Lähmung des Zentralnervensystems eintreten können. Ein stark eingekochter Safrantee tötet einen Hund. Das Tier leidet keine Schmerzen, sondern wird teilnahmslos und fällt plötzlich um.

Anwendung in der Homöopathie: Die homöopathische Tinktur „Crocus dil D 2" wird gegen hysterische Zustände, Beschwerden in den Wechseljahren, Gebärmutterblutungen, Nasenbluten, Neigung zu Abortus, Muskelzuckungen, Schlafsucht, Magen- und Brustkrämpfe, Veitstanz, Schwindel, Epilepsie, Keuchhusten und Lidzuckungen angewendet.

Anwendungen aus alten Kräuterbüchern und aus der Volksheilkunde: Ganz wenig Safran in die Milch getan, beruhigt die Kinder, besonders wenn sie an Darmkrämpfen leiden.
Safran in Milch vermischt und als Umschlag verwendet, ist eine vorzügliche Arznei bei entzündeten oder müden Augen.
Safran widerstrebt dem Gift und der Ansteckung, öffnet die Leber und ist ein ausgezeichnetes Mittel gegen Gelbsucht. Safran mit Eiweiß und Dotter vermischt und aufgelegt, lindert die Schmerzen von Geschwülsten und nimmt die Entzündungen.
Safran hat eine ausscheidende Wirkung auf die Gebärmutter. Er wird bei Ausbleiben der Monatsregel oder bei Regelbeschwerden angewendet.

Safranaufguß in Essig dient zu Einreibungen bei epileptischen Anfällen sowie bei Schlaganfall.
Bei Krampf- oder Keuchhusten vermische man 1/2 g Safranpulver mit 1 Tasse Anistee und nehme dies bei Anfällen teelöffelweise ein.
Safran in Weingeist angesetzt und damit eingerieben, stärkt die Nerven und das Herz. — Genannter Ansatz wirkt, auf Wunden gebracht, blutstillend und schmerzstillend.

08 Echter Salbei Salvia officinalis L. Tafel 7, Figur 4

Synonyme: S. cretica L. p. p. — S. grandiflora Ten. — S. major Gmelin. — S. chromatica et papillosa Hoffm. und Unterarten

Volksnamen: Altweiberschmecken — Edel- oder Gartensalbei — G'schmackblatteln — Königssalbei — Kreuzsalbei — Müsli — Muskatellerkraut — Sälvel — Salf — Scharleikraut — Selve — Schuvensoibei — Sophie — Zaffe — Zuffen — Zupfblatteln

Botanik: Der Salbei ist ein ausdauernder Halbstrauch. Der Stengel ist am Grunde holzig und wie die jungen Blätter fast weißfilzig. Der Stengel ist vierkantig. Die gegenständigen Blätter sind derb, gestielt, länglich eiförmig, fein gekerbt und etwas runzelig. Die Blüten sind sogenannte Lippenblüten; sie stehen in Quirlen, 6 bis 10blütig, violett, selten weiß, die Oberlippe gerade, die innere Blütenröhre mit einem Haarkranz versehen.

Geruch und Geschmack: Der Geruch der Blätter ist kampferartig, balsamisch, würzig, ihr Geschmack zusammenziehend, würzig, etwas bitter.

Blütezeit: Juni, Juli.

Standort: Aus den gebirgigen Teilen Südeuropas stammend, wird der Salbei bei uns häufig in Gärten gepflanzt. Er ist frostempfindlich. An den Anbau stellt er keine besonderen Erfordernisse. Eine wind- und frostgeschützte Lage und kalkhältiger Boden lassen ihn üppig gedeihen.

Heilkräftige Pflanzenteile: Vom Echten Salbei (Salvia officinalis L.) werden nur die Blätter vor der Blüte gesammelt. Sie dürfen nur im Schatten getrocknet werden. Während der Trocknung sind die Blätter öfter zu wenden. Die Unterlage darf nie feucht sein. An

Heil- und Wirkstoffen enthält Salbei verschiedene ätherische Öle, Salviol, Salven, Thyon, Pinen, Zineol, Borneol, Kampfer, Gerbstoff, Bitterstoffe, Eiweiß, Stärke, Gummi, klebrige, noch nicht näher erforschte Stoffe, ferner Kalziumoxalat, phosphorsaure Salze, Spuren von salpetersauren Kali- und Kalksalzen.

Heilwirkung: Offizinell sind die Salbeiblätter (Folia Salviae). Der Salbei stand seit dem Altertum als Heilpflanze im höchsten Ansehen. Im frühen Mittelalter durch die Mönche in unsere Gegenden gebracht, verbreitete er sich rasch aus den Klostergärten selbst bis in die entlegensten Bauerngärten.
Der schon zitierte Abt Walafried Strabo eröffnete sein Gedichtwerk über die Heilkräuter mit dem Salbei, den er Lilifagus nannte. Die Übersetzung lautet:

> Der Salbei leuchtet im Garten an erster Stelle hervor,
> lieblich im Geruch, bedeutend an Kraft und nützlich als Trank.
> Hilfreich ist er befunden in den meisten Gebresten der Menschen,
> so daß er verdienet, einer grünen Jugend sich stets zu erfreuen!

Seine Beliebtheit und sein hohes Ansehen mag man an der Tatsache erkennen, daß um 1680 ein 400 Seiten starkes Buch nur über die Heilwirkung des Salbeis herauskam. Die moderne Medizin mit ihren chemischen Mitteln verdrängte den so beliebten Salbei, der wahrlich wieder seinen bevorzugten Platz in jedem Hausgarten verdienen würde!
Hieronymus Bock, der in diesem Werke schon oft zitierte Kräuterfachmann des 16. Jahrhunderts, zollte dem Salbei höchstes Lob; Worte, die auch noch heute vollste Gültigkeit haben: „Under allen stauden ist kaum ein gewechs / vber Salbey / dann es dienet dem Artzet / Koch / Keller / armen vn reichen. Ist ein sonderliche Wurtz denen / so nit gehn Franckfurt vnnd Venedig haben zu fahren / von denen es billich in Gärten als die edelst Teutsch wurtz geflanzet solt werden."
Von den Heilstoffen des Salbeis seien das gelblich-grüne ätherische Öl, Harze und ein Gerbstoff bevorzugt angeführt. Der Salbei ist in erster Linie ein schweißregulierendes Heilmittel, das bei stark schwitzenden Personen schweißhemmend, bei wenig schwitzenden Personen schweißtreibend wirkt. Der Salbeitee — 1 Teelöffel auf 1 Tasse im Aufguß — ist nicht nur ein sehr gutes Naturmittel bei übermäßigem Schwitzen in der Pubertätszeit (Zeit der Geschlechtsreife) und in den Wechseljahren der Frauen, es ist auch eines der besten Mittel gegen das Nachtschweißen der Schwindsüchtigen (Phthiniker).

Salbei wirkt blutreinigend, führt nicht nur den Schleim der Atmungsorgane aus, sondern wirkt auch schleimabführend bei Magenverschleimung, wodurch der vielfach verlorene Appetit wieder kommt. Bestens ist eine Teemischung zu gleichen Teilen mit Schafgarbe bei Zuckerkrankheit zu empfehlen. Salbei hat auch eine entzündungswidrige Kraft und heilt alle Entzündungen des Darmes, des Magens, der Leber, der Galle und der Harnwege. Die Spülung mit Salbeitee bringt den Weißfluß zum Abheilen.

Salbeitee ist ein ausgezeichnetes Gurgelwasser bei Rachenkatarrh, Kehlkopfkatarrh, bei Entzündungen der Rachenmandeln und der Mundschleimhäute.

Salbei wird zur Heilung der verschiedenen Äußerungen von Stoffwechselerkrankungen verwendet, Rheumatismus und Gicht werden günstig beeinflußt, nicht minder aber auch eine Reihe von nervösen Störungen, wie sie sich bei diesen Erkrankungen bemerkbar machen.

Salbeitee ist für die stillenden Mütter ein sehr wichtiger Heilpflanzentee, da der steigernde Genuß des Tees beim Abstillen der Kinder auch den steigernden Rückgang der Milchabsonderung zur Folge hat. Würden die Mütter dies beim Abstillen mehr befolgen, würden die Milchstauungen und deren nachteilige Auswirkungen wegfallen. Auch die Neigung zu Fehlgeburten wird unter gewissen Umständen durch den Genuß von Salbeitee behoben.

Anwendung in der Homöopathie: Aus den Salbeiblättern stellt die Homöopathie eine Tinktur her, die das Nachtschweißen und den Kitzelhusten der Lungenschwindsüchtigen mit Erfolg bekämpft.

Aus alten Kräuterbüchern und aus der Volksheilkunde: Salbeiblätter in Wein gesotten, ist ein Trank für die Lungensüchtigen, stillt das Seitenstechen, stärkt die Nerven bei Zittern, Schlag, Krampf und Epilepsie.
Obgenannte Zubereitung ist zusätzlich für die genannten Krankheiten als Einreibung zu verwenden.

Salbei ist gut gegen allerlei Wunden und gegen Insektenstiche, stillt das Blut und reinigt die eiternden Geschwüre.
Mit frischen Salbeiblättern die Zähne und das Zahnfleisch gerieben, erhält sie sauber und gesund.

Salbeidämpfe vom Absud auf die Harnorgane einwirken lassen, wirkt lösend bei krankhaftem Harnverhalten und schmerzhaftem Urinieren.

Salbei mit Rotwein angesetzt, ist eines der besten Waschmittel bei unreinen und eiternden Wunden.

Salbeiteebäder, einige Male am Tage, heilen Krätze und Ekzeme.
Bei Zahnfleischentzündungen zerkaue man frische Salbeiblätter im Munde, läßt sie einige Zeit an der erkrankten Stelle einwirken und spucke dann die Blätter aus. Dies wiederhole man 4- bis 5mal am Tage.

Bei Verschleimung aller Art trinke und gurgle man mit einem Mischtee von Salbei, Kamille (Nr. 60) und Zinnkraut (Nr. 138).

Salbeiblätter wurden als so verdauungsfördernd angesehen, daß sie früher vielfach gepulvert in die Speisen vermengt wurden.
Berühmt waren seinerzeit das Kirchweihgebäck oder Apfelschnitten mit beigemengten Salbeiblättern.
Trotz seiner universellen Heilkraft vermag aber der Salbei eines nicht zu verhindern: den Tod.

Dies hat schon die berühmte „Schule von Salerno" — jene Heilkräuter-Gedichtsammlung aus dem 14. Jahrhundert — ausgedrückt in dem Vers:

„Cur moriatur homo, cui salvia crescit in horte?"
Warum stirbt der Mensch, wenn Salbei wächst im Garten?

Und die Antwort auf diese Frage:

„Contra vim mortis, non est herba in hortis!"
Gegen die Macht des Todes gibt es keine Pflanze im Garten!

Eine Erkenntnis, die auch heute gilt und immer gelten wird: „Gegen den Tod ist kein Kraut gewachsen!"

Anmerkung: Von gleicher Anwendbarkeit, doch in der Wirkung bedeutend schwächer, ist der

1. Wiesensalbei (Salvia pratensis L.), der allgemein bekannt, auf fast allen Wiesen und Weiden gedeiht. Von diesem werden die Blätter und die Blüten verwendet.
Haben wir den Echten Salbei im Garten, brauchen wir uns nicht um den Wiesensalbei bemühen.
Dagegen ist ein entfernt Verwandter, der

2. Salbeigamander, (Teucrium scorodonia L.), eine sehr wertvolle Heilpflanze. Als Volksnamen sind auch die Namen Waldsalbei oder Bergsalbei üblich. Diese Namen kennzeichnen die Standorte der Pflanze.

Botanik: Die Pflanze erreicht eine Höhe von 40 bis 50 cm und besitzt einen vierkantigen Stengel von wolliger Behaarung. Die Blätter sind denen des Wiesensalbei sehr ähnlich. Der Blattrand ist gesägt, die Blattspreite mehr oder minder runzelig. Die Blüten sind zu Scheintrauben vereinigt, die Blumenkrone ist blaßgrünlichgelb und schwach behaart. An

Heil- und Wirkstoffen sind bisher bekannt: ein ätherisches Öl und ein hoher Gehalt an Gerb- und Bitterstoffen.

Heilwirkung: Der Salbeigamander ist eine hervorragende Heilpflanze für alle Erkrankungen der Lunge, ja sogar bei Lungentuberkulose mit Erfolg anzuwenden. Leclerc war ein begeisterter Anhänger dieser Heilpflanze und berichtet von guten Erfolgen in einem Altenheim.
Der Salbeigamander verdiente größte Beachtung und Anwendung!

9 Sanddorn Hippophaï rhamnoides L.

Volksnamen: Amritscherl — Audorn — Dünendorn — Fasambeere — Haffdorn — Korallenbeere — Sandbeere — Rote Schlehen — Seedorn — Weisseldorn

Botanik: Der kleine Strauch kann auch nicht selten zu einem bis zu 5 Meter hohen Baum auswachsen und besitzt eine tiefgehende Hauptwurzel mit weithin kriechenden Wurzelausläufern. Die dornigen, sparrig abstehenden Äste sind glatt und dunkelrotbraun. Die lineal weidenähnlichen Blätter sind auf der Unterseite weißlich glänzend. Die Blüten sind unscheinbar, die Früchte orangerot leuchtende Beeren. Sie haben eine eiförmige Gestalt, sind etwa 7—8 mm lang und 4—5 mm breit. Die Innenfrucht ist nußartig und zumeist einsamig.
Die Beeren haben einen säuerlich-mild-aromatischen Geschmack und einen herbfrischen Geruch.

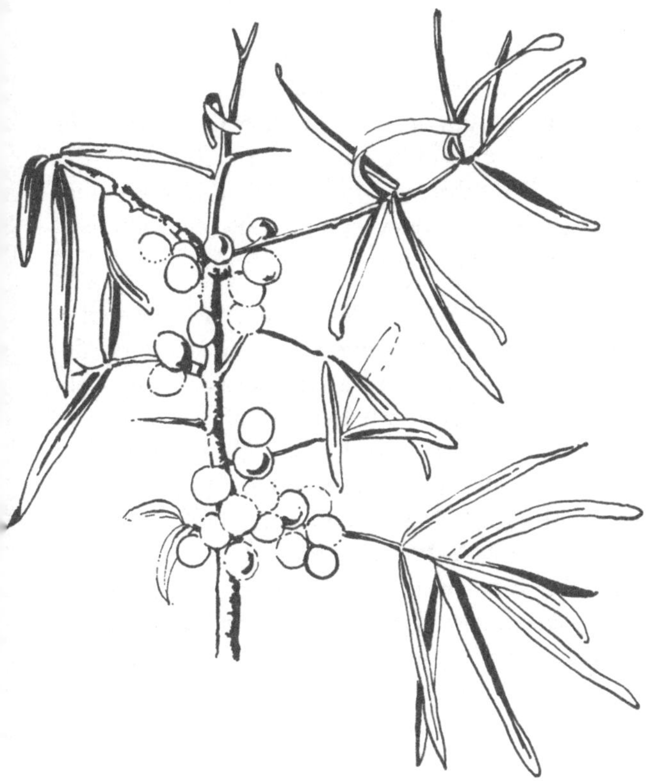

Blütezeit: April.

Fruchtreife: September, Oktober.

Standort: Der Sanddorn gedeiht sowohl in Dünenbänken am Meer als auch an den Ufern und Böschungen der Flüsse und Bäche der Alpen, des Jura und des Schwarzwaldes. Er ist kalkhold, sehr genügsam, auf Sand, Felsschutt und Kies oft herdenweise auftretend. Der Sanddorn ist vorzüglich geeignet, lose Böden und Rutschterrain zu festigen, daher wird er mit bestem Erfolg auf den Böschungen und Hängen entlang der Autobahnen gepflanzt. Auch zur Begründung natürlicher Hecken und Abzäunungen kann er bestens empfohlen werden. Der Sanddorn ist die beliebteste Futterpflanze für Fasane und macht sie standortsgebunden.

Heilkräftige Pflanzenteile sind die Beeren (Fructus Hippophaï Rhamnoideae), die im Herbst gesammelt werden und eine ganze Reihe Heil- und Wirkstoffe besitzen.

Heil- und Wirkstoffe: Die Beeren enthalten viel an Calcium gebundene Apfelsäure, ferner Quercitin, fettes Öl, Mannit, Weinsäure und Buttersäure und vor allem einen sehr hohen Gehalt an Vitamin C. Die Sandbeere kann mit ihrem Vitamin-C-Gehalt alle bekannten Obst- und Gemüsesorten übertreffen, sogar die als so vitamin-C-reich geltenden Zitronen um ein mehrfaches überflügeln. Interessant sind aber die ebenso hohen Schwankungen des Vitamin-C-Gehaltes dieser Beeren, die u. a. durch klimatische Einflüsse zu erklären wären. Bei Regenwetter oder diffusem Licht (bewölktem Himmel) ist der Vitamin-C-Gehalt relativ gering, während er bei Sonnenschein wieder merklich ansteigt. Diese Schwankungen sind aber nicht nur auf sonnigen Hängen festzustellen, sondern auch auf schattenseitig gelegenen Hängen, so daß die Annahme berechtigt erscheint, daß hier durch Wolken filtriertes oder unfiltriertes ultraviolettes Sonnenlicht einen Einfluß auf den Vitamin-C-Gehalt ausübt. Diese Schwankungen erschweren es sehr, den Vitamin-C-Gehalt präzise anzugeben. Die diesbezüglichen Forschungsergebnisse sind noch nicht abgeschlossen, rollen aber die Frage auf, ob man nicht das Vitamin C der Sandbeere als Vitamin C_2 bezeichnen sollte.
Die Sandbeere enthält außerdem noch das Vitamin A bzw. sein Provitamin, die Vitamine der B-Gruppe, das Vitamin E und nicht zuletzt das Vitamin P, das bekanntlich die Wirkung des Vitamin-C-Reichtums noch verstärkt. Der Vitamin-A-Gehalt der Sandbeere ist sehr beachtlich und dem vieler Früchte zumeist überlegen.

Heilwirkung: Diese so einmalige Fülle wertvollster Heil- und Wirkstoffe erheben den Sanddorn zu einer Heilpflanze von besonderem Rang. Zufolge des Vitamin-C-Gehaltes haben wir in den Sanddornbeeren eines der wirkungsvollsten vorbeugenden Abwehrmittel gegen Infektionen der Atmungsorgane. Das Vitamin C trägt außerdem zur Funktionstüchtigkeit der blutführenden Gefäße bei, fördert die Zellatmung und ist sehr wichtig für die Knochenbildung und für die Erhaltung eines gesunden Zahnfleisches. Da gerade bei unserer heutigen Ernährungsweise die Gefahr eines Vitamin-C-Mangels besteht, wodurch Mangelkrankheiten auftreten, können wir diese nicht nur vorbeugend bekämpfen, sondern auch bei ihrem Auftreten wirkungsvoll heilen. Die Sanddornbeere ist *die* Heilpflanze für alle skorbutischen Erscheinungen, für Zahnfleischblutungen, Bleichsucht, körperliche Schwäche, Kopfschmerzen, Unlustgefühle, körperliche und geistige Müdigkeit, Mangel an Konzentrationsvermögen, Appetitmangel usw.
Je mehr wir neben der falschen Ernährungsweise aber auch der zeitbedingten Unruhe, Hast und Überforderung ausgesetzt sind, desto rascher bauen sich auch unsere Vitaminreserven ab. Deshalb müssen diese ständig ergänzt werden.

Der Vitamin-A-Gehalt ist wiederum sehr wichtig, da der Mangel an diesem Vitamin Störungen der Schleimhautfunktion, Augenentzündungen, Degenerationserscheinungen im Darm, Neigung zur Steinbildung, Störungen in der Sexualfunktion und die Verminderung der Widerstandskraft gegen Infektionskrankheiten auslöst. Treten die genannten Mangelkrankheiten auf, werden sie durch das reichliche Vitamin A in der Sanddornbeere wieder beseitigt.
Der Sanddornsaft oder der Genuß der ganzen Beere wird so zum unentbehrlichen Naturheilmittel. Gestützt auf diese Erkenntnisse gibt es heute in den Apotheken, Drogerien und Reformhäusern eine Reihe von Sanddorn-Produkten, worin die Wildfrüchte als ganze Frucht ohne jeglichen chemischen Konservierungszusatz verarbeitet sind. Wenn wir in den vitaminarmen Winter- und Vorfrühlingstagen 3 Eßlöffel voll dieser Präparate untertags einnehmen, decken wir unseren Vitamin-Tagesbedarf.

Sanddornmarmelade ist vorzüglich als Brotaufstrich; mit Milch oder mit Yoghurt verquirlt, steigern wir nicht nur den Genuß, sondern auch die gesundheitsfördernden Qualitäten dieser Lebensmittel zu richtigen Mitteln zum Leben.
Obwohl im Altertum die Sanddornbeeren in der Tierheilkunde verwendet wurden, sind in der weiteren Folge keinerlei Hinweise auf diese Pflanze zu finden. Der Sanddorn wurde in den letzten Jahrzehnten nur als Zierstrauch in Parks und Hausgärten verwendet. Erst durch die Forschungsergebnisse des Münchner Apothekers Löhner wurde aus diesem Zierstrauch eine Heilpflanze von so großer Wichtigkeit.

– Sauerklee siehe unter Kleearten, Nr. 67/b

– Schachtelhalm siehe unter Zinnkraut, Nr. 138

0 Schafgarbe Achillea millefolium L. Tafel 7, Figur 5

Volksnamen: Bauchwehkraut — Blutkraut — Blutstillkraut — Boanfraßkräutl — Dusendtacken — Fasankraut — Feldgarbe — Frauendank — Gachelkraut — Grabenkraut — Gor — Gotteshand — Grensing — Grillengras — Kachelkraut — Katzenkraut — Margaretenkraut — Katzenschwanz — Lämmerzunge — Schafrippen — Schafzunge — Schafgarb — Tausendblatt — Teekraut

Botanik: Der hellbraune, kriechende, ausdauernde Wurzelstock treibt im Frühjahr zuerst dichte, anfangs krause und breite Wurzelblätter hervor und schließlich den Stengel. Dieser ist von zylindrischem Querschnitt, glatt, innen markig, kahl oder behaart je nach dem Höhenstandort. Der Stengel wird 30 bis 80 cm

hoch und trägt anfangs hellere, bald aber dunkelgrün werdende Blätter. Die Stengelblätter sind kürzer gestielt, 2- bis 3fach fiederschnittig und die Fiederchen enden in ein winzig kleines weißes Stachelspitzchen.
Die Blüten sind am obersten Ende des Stengels zu einem reichblütigen traubendoldigen Blütenstand vereinigt. Die Blütenköpfchen sind von hell-gelblichgrünen oder hellbraunen Hüllblättchen eingefaßt. Die Scheibenblüten sind weiß; die Zungenblüten dagegen haben weiße, rosa, hellrote bis dunkelrote Farbenvariationen.
Das Früchtchen ist länglich und silbergrau.

Geruch und Geschmack: Blüten und Blätter haben einen eigenartig feinen, gewürzhaften Geruch. Der Geschmack ist herb, zusammenziehend, würzig.

Blütezeit: von Anfang Juni bis zu den ersten Frösten im Spätherbst.

Standort: Die Schafgarbe ist über ganz Europa bis zum Polarkreis verbreitet. Wir finden sie auf Rainen, Wiesen und Weiden, auch auf sonnigen Schlägen, auf Weg- und Ackerrändern, einzeln oder gesellig. Sie ist sehr widerstandsfähig gegen Hitze, Dürre und Kälte und sehr genügsam. Nur durchschnittlich feuchte oder gar ausgesprochen nasse Böden meidet sie.

Heilkräftige Pflanzenteile: Das blühende Kraut ohne Wurzel (Herba Millefolii). Es wird von Ende Juni bis Ende August gesammelt. Man schneidet am besten die Pflanze mit der Schere ab und zupft die Blüten und Blätter vom Stengel. Die oberen zarten Stengelpartien können auch verwendet werden.
Desgleichen ist es möglich, nur die Blüten (Flores Millefolii) zu sammeln.
Die Schafgarbe darf nur im Schatten getrocknet werden. Es gelten die allgemeinen Aufbewahrungsvorschriften.

Heil- und Wirkstoffe: Die Schafgarbe enthält vor allem den Bitterstoff Achilleïn und ein ätherisches Öl mit dem blauen Kohlenwasserstoff Azulen. Dieses Azulen ist mit dem im Kamillenöl (Nr. 60) enthaltenen Azulen ident. Mengenmäßig ist jedoch das Schafgarbenöl gegenüber dem Kamillenöl zumeist in geringerem Ausmaß enthalten. Ausnahmen sind vom Standort abhängig. Untersuchungen haben ergeben, daß das Schafgarbenöl eine keimungshemmende Wirkung hat. Dieses ätherische Öl ist in den Blüten bedeutend mehr enthalten als in den Blättern. Die keimhemmende Wirkung des Schafgarbenöls ist von gleicher Art wie das Tymianöl (Nr. 124) bzw. das ätherische Öl der Zwiebel (Nr. 140). Das Schafgarbenöl enthält ferner noch Cerotinsäure, Cerylalkohol, Ölsäure und Linolensäure u. a.
An weiteren Heil- und Wirkstoffen enthält die Schafgarbe Sterin, Palmitin-, Salizyl-, Ameisen-, Essig- und Isovaleriansäure, ein noch unbekanntes Lakton und einen noch nicht näher bestimmten Bestandteil mit hohem Siedepunkt.

Des weiteren wurde festgestellt: Harz, Inulin, Asparagin, Gummi, Eiweiß, Phytosterin wie auch Phosphate, Nitrate und Kalisalze. Neueste Untersuchungen haben ergeben, daß im Chlorophyll der Schafgarbe ein dem Vitamin A ähnlicher Bestandteil enthalten ist und das Vitamin C. Dieser ungewöhnliche Reichtum an Heil- und Wirkstoffen erklärt auch die so einmalige Heilwirkung dieser Pflanze.

Heilwirkung: Nicht leicht vereinen andere Heilpflanzen, ausgenommen die Kamille, so viele und so wirkungsvolle Heilkräfte in sich, wie die Schafgarbe.
Durch den hohen Gehalt an Bitterstoffen und ätherischem Öl wird die Schafgarbe in erster Linie zu den Bitterstoffdrogen gerechnet. Dadurch ist ihre Heilwirkung besonders günstig für die verschiedenen Erkrankungen des Darmes und Magens, sei es zur Behebung von Appetitlosigkeit, Beseitigung von Blähungen, Darm- und Magenkrämpfen oder zur Abheilung von Entzündungen, wie Dickdarmentzündung (Colitis) oder Magenentzündung (Gastritis). Der Schafgarbentee löst eine Steigerung der Darmdrüsentätigkeit aus, beseitigt die Gärungserscheinungen, Stuhlverstopfung, Stauungen, Störungen der Leber, wie auch Gallenkrämpfe. Der beachtliche Kaliumgehalt regt zur geregelten Nierentätigkeit an, wobei eine vollkommen reizlose, jedoch verstärkte Harnausscheidung eintritt. Alle diese günstigen Einflüsse auf den gesamten Verdauungsapparat sowie die angeregte Steigerung des Rückstromes von venösem Blut zum Herzen erleichtern und fördern den Kreislauf und dadurch wiederum kommt es zu einer Verbesserung der Herztätigkeit.

Besonders der regelmäßige Genuß von frischem Schafgarbensaft verringert oder beseitigt sogar die ausstrahlenden Schmerzen, wie sie die Herzmuskelentartung (Myodegeneratio cordis) oder die Herzbräune (Angina pectoris) auslösen (Flamm).

Die große Heilwirkung durch den frischen Schafgarbensaft — er muß jedoch ganz frisch genossen werden und darf ja nicht gären! — wird durch den besonderen Chlorophyllgehalt erklärt, der eine günstige Anregung auf die blutbildenden Organe auslöst und damit den Gesamtorganismus kräftigt und stärkt. Die Widerstandskraft wird erhöht und die Anfälligkeit gegen verschiedene Krankheiten wesentlich gemindert.
Die blutverbessernde und blutreinigende Wirkung der Schafgarbe hilft auch mit, alle Beschwerden gichtischer oder rheumatischer Art rasch zu mindern, wenn der Erkrankte alle übrigen Anordnungen des Arztes befolgt.
Die blutverbessernde Wirkung hat nicht zuletzt großen Einfluß bei der Bekämpfung der Zuckerkrankheit, besonders im Anfangsstadium.
Ein weiteres Gebiet für die Heilwirkung der Schafgarbe sind die verschiedenen Arten von inneren Blutungen, wie Bluthusten, Blutspucken, Hämorrhoidalblutungen, Mastdarmblutungen, Nasenbluten und Nierenblutungen. Auch die zu

geringen Monatsblutungen der Frauen bzw. zu übermäßigen Blutungen werden geheilt; dieser Widerspruch erklärt sich aus der Tatsache, daß die Schafgarbe alle blutzirkulatorischen Verhältnisse so günstig beeinflußt, daß alle diesbezüglichen Blutungen verbessert und geregelt werden.

Bei Weißfluß zeitigt die Schafgarbe, als Tee eingenommen oder der lauwarme Aufguß als Spülmittel angewendet, sehr gute Erfolge.
Die Schafgarbe kann daher den Frauen gar nicht genug empfohlen werden und viel Kummer, Mißmut und Unbehagen würde einem erhöhten Wohlbefinden weichen, wenn Frauen dieses so heilkräftige und dabei vollkommen reizlose Naturmittel fleißiger anwenden würden!

Ein ausgezeichneter Frauentee ergibt sich aus nachstehender Teemischung:

100 g Schafgarbentee,
25 g Kalmuswurzeln (Nr. 59),
75 g Kamillenblüten (Nr. 60) und
50 g Löwenzahnwurzel (Nr. 83).

2 Teelöffel voll von dieser Teemischung für 2 Tassen Wasser im Aufguß, am Tage schluckweise, warm oder lau, ungesüßt trinken.
Wir können die Aufzählung der heilenden Wirkungen der Schafgarbe auf die inneren Organe nicht abschließen, ohne noch vorher festzustellen, daß dieses so köstliche Heilkraut auch bei den verschiedenen Erkrankungen der Harnorgane, wie Blasenkatarrh, Blasenschwäche und bei Bettnässen sehr zu empfehlen ist.
Nachstehend sei folgender Harnorgantee bestens empfohlen:

100 g Schafgarbentee und
30 g Arnikablüten (Nr. 6).

1 Teelöffel voll dieser Teemischung für 1 Tasse Wasser im Aufguß. 1 Stunde vor dem Schlafengehen warm, schluckweise und ungesüßt diesen Tee trinken.

Auch bei den Erkrankungen der Atmungsorgane, wie bei Husten, Bronchialkatarrh, Bronchitis, grippösen Erscheinungen, wirkt der warme Schafgarbentee mit Honigzusatz bei nachstehender Teemischung vorzüglich:

100 g Schafgarbenkraut,
50 g Lungenkraut (Nr. 84),
50 g Spitzwegerichblätter (Nr. 119),
25 g Eibischwurzel (Nr. 23) und
25 g Salbeitee (Nr. 108).

1 Teelöffel voll von dieser Mischung für 1 Tasse Wasser im Aufguß, 3 bis 4 Tassen am Tage, warm und schluckweise trinken. Pro Tasse 1 Teelöffel voll Honig in den warmen aber nicht heißen Tee einrühren.

Tafel 8

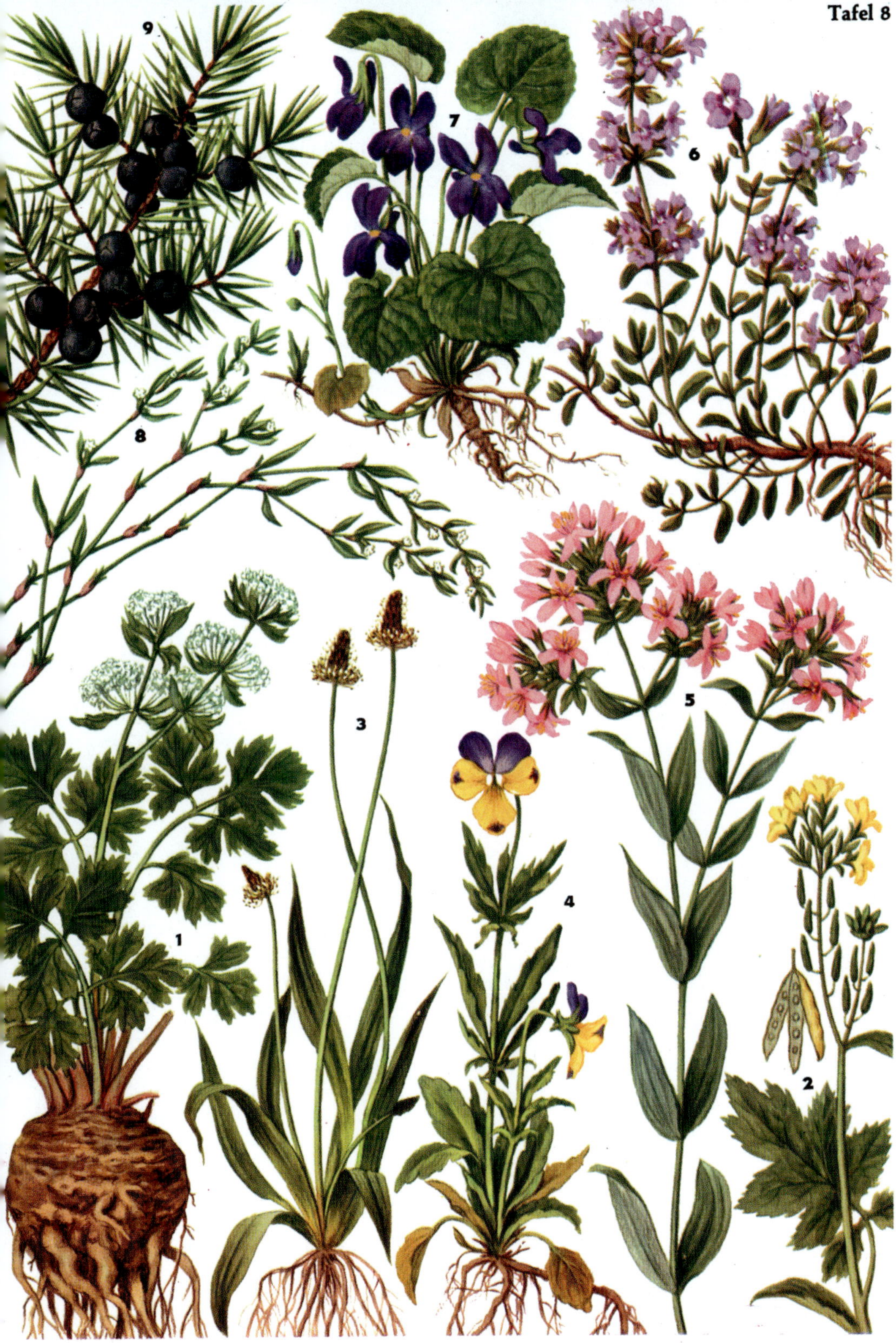

1. Sellerie, 2. Senf, 3. Spitzwegerich, 4. Stiefmütterchen, 5. Tausendguldenkraut, 6. Thymian, 7. Wohlriechendes Veilchen, 8. Vogelknöterich, 9. Wacholder

Auch äußerlich angewendet weist die Schafgarbe eine Reihe von Heilwirkungen aus. So erweist sich die Schafgarbenabkochung z. B. sehr erfolgreich für die Wundbehandlung und die Behandlung von Geschwüren aller Art. Leider ist dieses gute alte Hausmittel schon vielfach in Vergessenheit geraten und den modernen chemischen Wundheilmitteln gewichen. Durch Pfarrer Kneipps unermüdliche Aufklärung ist vor allem bei der hellhörigen Landbevölkerung der Wert der Schafgarbe wieder im Steigen begriffen. Sie sollte aber, noch dazu, wo sie so häufig vorkommt, zum Allgemeingut aller werden!

Die Schafgarbenabkochung erweist sich sowohl als Bad wie auch als Umschlag auf aufgesprungene Hände sowie bei wunden Brustwarzen der stillenden Mütter sehr wohltuend und heilend. Dies gilt auch für die Behandlung der lästigen Schuppenflechte. Neben den Bädern und Umschlägen müssen aber bei den letztgenannten Erscheinungen auch Blutreinigungskuren vorgenommen werden. Bei nervösen Personen werden öftere Waschungen des ganzen Körpers mit dem ausgekühlten Schafgarbenaufguß am Morgen und am Abend empfohlen; sie wirken kräftigend. Warme Schafgarbenbäder mit Kamillenzusatz (Nr. 60) als Vollbäder lindern allgemeine Nervenschmerzen (Neuralgien).

Bereitung des Schafgarbentees: Man überbrüht (= Aufguß) am besten 1 bis 2 Teelöffel des Tees mit eben gekochtem Wasser, läßt 5 Minuten ziehen und seiht dann ab. Am Tage trinke man schluckweise, verteilt über den ganzen Tag, 2 bis 4 Tassen. Bei Anwendung des Tees zur Behandlung aller Arten von Magen- und Darmstörungen darf dieser nicht gesüßt werden!

Der frische Schafgarbensaft wird 2 bis 4mal am Tage eingenommen, und zwar jedesmal 2 Teelöffel Saft in 2 Teelöffel kaltem Wasser.

Anwendungen in der Volksheilkunde: Außer den bereits angeführten Anwendungen der Schafgarbe wird diese noch in der Volksheilkunde als Schnupfenmittel benützt, indem der lauwarme Aufguß fleißig aufgeschnupft wird.

Bei Blutandrang zum Kopfe und bei Schwindel werden ganz frisch gepflückte Blätter und Blüten zwischen Daumen und Zeigefinger zerrieben, unmittelbar vor die Nase gebracht, nochmals zerrieben und in die Nase eingeführt. Dies löst in der Regel Nasenbluten aus und bringt eine Erleichterung des Blutandranges und des Schwindelgefühles.

Auf dem Balkan wiederum wird der Schafgarbenabsud, täglich mindest 1 Liter, als Heilmittel bei Malaria getrunken.

Bettlägerige oder schwächliche Kleinkinder werden vielfach täglich einmal in einem warmen Schafgarbenabsud gebadet.

Anwendungen in der Homöopathie: Aus den frischen, jedoch *vor* der Blüte gesammelten Pflanzen wird eine Essenz (Millefolium, D1) hergestellt, die bei nachstehenden Leiden Anwendung findet:

Tränenden und triefenden Augen, Bauchschmerzen, Blutandrang zum Kopfe, Blutharnen, Blutspeien, Bruststechen, Durchfall, Fieber, Gebärmutterblutungen, Gebärmutterkrämpfen, eiternden Geschwüren, Gliederreißen, rauhem Hals und Schlingbeschwerden, Hämorrhoiden, Hauterkrankungen, Magenblutungen, Knochenfraß, Magendrücken, Mundfäule, Nasenbluten, Ohrenweh, Reißen, Schwindel, Verletzungen aller Art und bei Würmern.

Schafgarbe und Wiesendermatitis: Die Beschreibung der Schafgarbe als Heilpflanze wäre aber nicht vollständig, würden wir nicht auch berichten, daß vereinzelt bei dem Genuß von Schafgarbentee *Hauterkrankungen* auftreten können. Bei manchen Personen genügt sogar das bloße Berühren der Pflanze, um einen bläschenartigen Hautausschlag (Exanthem) oder eine Hautentzündung (Dermatitis) auszulösen.
Vielfach werden diese Erscheinungen unter dem Namen Wiesendermatitis zusammengefaßt, da auch andere Pflanzen diese verursachen, wie unter anderem die Berührung von Schlüsselblumen (Nr. 79) oder von verschiedenen Gräsern. Diese sogenannte Wiesendermatitis wird hauptsächlich durch ältere, sich unmittelbar *nach* der Vollblüte befindlichen Pflanzen ausgelöst, und es scheint, daß bei diesem Alter der Pflanzen neben klimatischen Faktoren (Sonnenbestrahlung, durchschnittliche Luftfeuchtigkeit) und einer gewissen Disposition des Menschen, das Blattgrün (Chlorophyll) eine nicht unwesentliche Ursache bildet.
Besonders hautempfindliche Menschen meiden daher die Schafgarbe bzw. verwenden nur ganz junge, eben erblühte Pflanzen und beginnen die Schafgarbenteekur nur mit kleinsten Mengen, etwa 1 Fingerhut voll kleinstgeschnittener Droge für mindest 2 Tassen Wasser im Aufguß und steigern nur zögernd diese Teemenge bis zur normalen Dosierung.
Den zahlreichen heilbringenden Anwendungen der Schafgarbe steht dieser einzige und nur vereinzelt sich auswirkende Nachteil gegenüber, der natürlich *nicht* vermag, das hohe Lob, das wir der Schafgarbe als Heilpflanze zollen, auch nur im geringsten zu schmälern.

Anwendungen in der Tiermedizin: In der Tiermedizin wird die Schafgarbe Rindern, Pferden und Schafen mit gutem Erfolg bei Blähungen und Krämpfen als Teeaufguß eingegeben.
Jungen darmkranken Ferkeln hilft warm eingeflößter Schafgarbenaufguß in kürzester Zeit hervorragend und es wäre die Aufzucht gerade in den ersten Monaten erfolgreicher, wenn dieses Hausmittel mehr angewendet würde.
Die Schafgarbe kann gar nicht genug auf den Wiesen und Weiden vorkommen: sie ist eines der gesündesten Viehfutter!

Anmerkung: Die wissenschaftliche Botanik unterscheidet eine Reihe von Unterarten bzw. Formen bei der Schafgarbe. So die

1. **Rosablütige Schafgarbe** (Achillea mil. var. rosea Desf.) mit rosafarbigen Blüten, und die

2. **Purpurrote Schafgarbe** (Achillea mil. var. purpurea Schinz.) mit purpurrotfarbigen Blüten.
Ferner wird unterschieden die

3. **Sudeten-Schafgarbe** (Achillea mil. subsp. sudetica Weiss., — var. alpestris Wimm. et Grab.) auf Gebirgswiesen und Almen in den Alpen und Sudeten, und die

4. **Pannonische Schafgarbe** (Achillea mil. subsp. pannonica Hayek.), auf warmen Standorten in Österreich, Südbayern und Ungarn gedeihend.
Diese Unterarten bzw. Formen sind lediglich für den Botaniker von Interesse, aber für den praktischen Heilpflanzensammler ohne Bedeutung, da sie die völlig gleichen Inhaltsstoffe haben und damit auch die gleichen Heilwirkungen auslösen. Diese kleinen Unterschiede in der Farbe der Blüten, der Form der Blätter und der Behaarung der Pflanze, die dem aufmerksam beobachtenden Heilpflanzensammler auffallen können, stellen nur standortbedingte, unbedeutende Abweichungen und Variationen dar.

5. **Moschus-Schafgarbe** (Achimilla moschata Wulfen. — A. genippi Murr.)

Volksnamen: Almkamillen — Frauenraute — Iva — Ivenkraut — Je länger je lieber Chrut — Jochkamillen — Jochsefen — Sandkraut — Wildfräulichrut — Wildmännlichrut — Ziegenkraut
Diese alpine Art, durch drüsig punktierte Laubblätter gekennzeichnet, kommt auf kalkarmem Gestein in den Alpen an manchen Stellen sehr zahlreich vor und gilt in der Volksheilkunde als eine sehr geschätzte Heilpflanze. Sie wird wie die Schafgarbe verwendet. Das aus dieser Pflanze gewonnene Öl, Oleum Ivae moschatae, dient in manchen Gegenden der Schweiz zur Herstellung des bekannten Schweizer Alpenkräuterlikörs, dem Ivalikör, welcher eine magenstärkende Wirkung hat.

Aus Sage und Geschichte der Schafgarbe: Die Schafgarbe läßt sich als Heilpflanze weit zurück verfolgen. In den klassischen Sagen des griechischen Altertums wird berichtet, daß Achilles, der gelehrige Schüler des heilkundigen Chiron, die Heilkraft dieser Heilpflanze entdeckte, als er die Wunde Telephos, des Königs der Muser, behandelte. Allen anderen Mitteln trotzte die eiternde Wunde und erst durch den Saft der Schafgarbe heilte sie. Dafür erhielt sie den griechischen Namen Achilleios.

Im Altertum hieß sie auch Eisenkraut und das „tausendblättrige Soldatenkraut" des Dioscurides, eine Schafgarbenart, deren blutstillende und wundenheilende Kraft er beschreibt. Auf den römischen Sarkophagen ist die Schafgarbe gar oft abgebildet als Symbol des Schlafes und in Frankreich legte man den Kindern je ein Schafgarbenblatt aufs Auge, damit sie bald einschlafen und schöne Träume haben.
In den Schriften des 6. Jahrhunderts wird die Schafgarbe „supercilium Veneris", Augenbrauen der Venus, genannt und genoß auch bei den alten Germanen und Slawen als Zauber- und Heilpflanze hohes Ansehen. Schützte sie doch nach alter Überlieferung gegen alle kranken Einflüsse. In den nordischen Ländern wurde die Schafgarbe schon im frühesten Mittelalter als Bierwürze verwendet, auch hielt man sie für ein wichtiges Heilmittel in der Pestzeit und bei Viehseuchen. Bei der Äbtissin Hildegard wird die Garbe gewürdigt, nicht minder bei Hieronymus Bock. Matthiolus schrieb in seinem berühmten „New Kreutterbuch" über die Schafgarbe: „ist in summa ein köstlich Wundkraut / vnd derhalben bey den Wundärtzten im täglichem Brauch." Weitere namhafte Naturärzte, vor allem Hufeland und Hahnemann, erweiterten die Erkenntnisse über die Heilkraft der Schafgarbe. Wie bei den meisten Heilpflanzen wurde durch die neuen Heilmethoden mit Hilfe anorganischer Mittel auch die Schafgarbe immer mehr zurückgedrängt und auch sie erlebte erst wieder ihren Aufstieg durch die große Förderung von Kräuterpfarrer Kneipp. Nach seiner Erkenntnis „wirke die Schafgarbe sehr gut auf die Körpersäfte und ganz besonders auf die Regelung des Blutumlaufes."
Die moderne Biologie hat nicht nur die alten Volksanwendungen fast alle bestätigt, sondern auch weitere Heilwerte entdeckt, so daß wir an dieser so genügsamen Pflanze, am Feldrain oder gar auf Schuttplätzen gedeihend, heute eine Heilpflanze allerersten Ranges besitzen.

111 Schellkraut Chelidonium majus L. Tafel 7, Figur 6

Synonyme: Ch. luteum Gilib. — Ch. murale Ren. — Ch. haematodes Moench. — Ch. ruderale Salisb.

Volksnamen: Aflkraut — Augenkraut — Blutkraut — G'schwulstkraut — Gilbkraut — Goldkraut — Marienkraut — Nagelkraut — Schälerkraut — Schälkraut — Schinnkraut — Schindwurz — Schöllkraut — Trudenmilchkraut

Botanik: Der Wurzelstock ist ausdauernd und bringt 30 bis 80 cm hohe und verästelte Stengel hervor. Die Blätter sind unten langgestielt, oben sitzend, fiederteilig, deren Abschnitte eirund mit einem gekerbten Rand.

Stengel und Blätter sind mit zerstreuten Haaren besetzt. Die Blätter sind an der Unterseite mehr bläulichgrün und erinnern in den Umrissen an Eichenständer. Der Blütenstand ist eine Dolde von wenigen gelben Blüten. Jede Blüte hat 4 kreuzweise gestellte Blütenblätter. Die ganze Pflanze enthält reichlichen gelben Milchsaft, wodurch die Pflanze zu Unrecht in den Ruf einer sehr giftigen Pflanze kam.

Geruch und Geschmack: Das frische Kraut hat zerstoßen einen scharfen, widerlichen Geruch. Die getrocknete Pflanze dagegen ist fast geruchlos. Der Geschmack ist etwas scharf, salzig, bitter und lang anhaltend.

Blütezeit: von Mai an, oft bis gegen Ende August.

Standort: An Wegen, Schuttplätzen, in der Nähe menschlicher Wohnstätten, an Mauern und auf felsigem Boden.

Heilkräftige Pflanzenteile: Gesammelt wird das blühende Kraut (Herba Chelidonii) im Mai und Juni. Die Wurzel (Radix Chelidonii) wird vor der Blüte im März und April gegraben. Das blühende Kraut muß sehr rasch im Schatten getrocknet werden. Die gereinigte Wurzel wird aufgefädelt und an zugiger Stelle aufgehängt.

Heil- und Wirkstoffe: Ein untrügliches Kennzeichen des Schell- oder Schöllkrautes ist der Saft, der beim Pflücken der Pflanze gelblich hervorquillt und wenige Augenblicke später die Finger rötlich färbt. In diesem Milchsaft wurden eine Reihe von Alkaloiden festgestellt, die nach neueren Forschungsergebnissen eine gewisse Ähnlichkeit mit den Alkaloiden des Opiums haben. Als mäßig giftig wird das Alkaloid Chelerythrin und ein gelbes Harz angesehen, dagegen wird das Alkaloid Chelidonin als nicht giftig beurteilt. Ferner wurden noch nachstehende Wirkstoffe festgestellt: Protopin (Fumarin), Sanguinarin, Chelidoxanthin (Berberin), Chelidonsäure, Chelidoninsäure, Zitronen- und Apfelsäure, Glauciumsäure, zwei weitere Alkaloide Glaucin und Glaukopikrin, über deren Giftigkeit uneinheitliche Meinungen bestehen, ferner Spartein und ätherisches Öl. Unter den Salzen sind anzuführen Calcium und Ammonium-Magnesiumphosphat. In letzter Zeit wurde das bisher umstrittene Vorhandensein von Bernsteinsäure ebenfalls nachgewiesen.

Heilwirkung: Das Schellkraut war einst eine berühmte Heilpflanze, der man sogar Heilkräfte wider Krebs und Lupus zuschrieb. Kneipp berichtet ausführlich von der krebsheilenden Heilkraft des Schellkrautes. Auch Rademacher lobte sehr diese Heilpflanze und rühmte deren schmerzlindernde Wirkung, deren Einfluß auf den Verdauungsapparat mit spezieller Anregung auf Magen, Galle und Leber sowie die krampflösenden Eigenschaften bei allen asthmatischen Krankheitsbildern.

Auch bei wassersüchtigen Krankheitszuständen leistet das Schellkraut gute Dienste. Die durch Gelbsucht auftretenden Augenschmerzen und die Gelbfärbung werden durch äußerliche (Umschläge) sowie durch innerliche (Tee) Anwendung geheilt.
Die fast völlig von der wissenschaftlichen Medizin in Vergessenheit geratene Heilpflanze — in der Volksmedizin blieb sie die alt- und vielbewährte Goldwurz — wurde erst vor wenigen Jahren wieder von der biologischen Medizin voll und ganz anerkannt und seither setzen sich immer mehr namhafte Wissenschaftler für sie ein. Bei Magengeschwüren und auch bei Magenkrebs konnte nicht nur eine Schmerzlinderung, sondern auch einwandfrei ein Rückgang dieser bösartigen Krankheiten festgestellt werden.
Auch die „mittelalterliche" Behandlung von Gallen- und Leberleiden sowie Nieren- und Blasenerkrankungen mittels Schellkraut fand eine wissenschaftliche Anerkennung und Würdigung.
Äußerlich wird das Schellkraut als heilendes Reizmittel bei Flechten, Grind und verschiedenen andern Hauterkrankungen angewendet. Der frische, aus der Pflanze ausgedrückte Saft, äußerlich aufgetragen bei Hautkrebs, hat die gleiche Heilwirkung wie die aus Ostindien und afrikanischen Anbaugebieten eingeführte und teuere Paternostererbse (Abrus precatorius L.), die zur Herstellung von Salben verwendet wird. Der frische Saft, durch längere Zeit auf Warzen und Flechten geträufelt, bringt Hauterkrankungen zum Abheilen.
Diese so wichtige Heilpflanze ist jedoch bei uns nicht selten, sondern gehört — neben Holunder (Nr. 52), Wegerich (Nr. 119) und Brennessel (Nr. 16) zu jenen Pflanzen, die stets menschliche Wohnstätten begleiten. Finden wir bei unseren Wanderungen weitab jeder menschlichen Siedlung, inmitten einer Waldblöße oder fernab in der Heide das Schellkraut, so ist dies immer ein Hinweis, daß an dieser Stelle einst menschliche Siedlungen waren.
Die Teebereitung erfolgt durch Aufguß von 1 bis 2 Teelöffel des getrockneten Krautes und der Wurzel mit 1 Tasse eben gekochtem Wasser, wobei man im Bedarfsfalle 2 bis 3 Tassen am Tage schluckweise trinken kann.

Anwendungen in der Homöopathie: Das Schellkraut genießt in der Homöopathie sehr hohes Ansehen, da dem Kraut große und umfassende Heilwirkungen zugesprochen werden. „Chelidonium dil D_3" ist in erster Linie ein Gallen- und Lebermittel. Es eignet sich für Gallenfunktionsstörungen, Gallensteinkrankheit, kolikartige Anfälle in der Lebergegend, Leberschwellung, Gelbsucht, Magenschmerzen mit bitterem Geschmack und Brechreiz, Leberschmerzen stechender und drückender Art, ferner gegen rheumatische, herumziehende Schmerzen, Bruststechen rechts unten, rechtsseitige Lungenentzündung, ist ein gutes Mittel gegen Keuchhusten und bei Auftreten von Grippeepidemien. Man nimmt von der homöopathischen Essenz 3mal täglich 10 bis 20 Tropfen. Die homöopathische Essenz kann bedenkenlos genommen werden.

Aus alten Kräuterbüchern und aus der Volksheilkunde: Das Schellkraut und die Wurzeln frisch gepflückt bzw. gegraben, gereinigt und zerstoßen, etwas Kamillenöl (Nr. 60) daruntergemengt, das Ganze gut angewärmt aufgelegt, bringt rasch eine Erleichterung bei Bauchgrimmen und bei Gebärmutterschmerzen.
30 g Schellkraut samt Wurzel durch 1 bis 2 Stunden in 1/2 Liter Weißwein gelegt, ausgepreßt und alles gut vermengt, schluckweise getrunken, treibt den Schweiß aus und wird gegen Wassersucht mit Erfolg genommen.
Sehr heilsam ist die Schellkrauttinktur – eine Handvoll kleingeschnittenes blühendes Kraut und Wurzeln in 1/2 Liter Branntwein durch 8 Tage angesetzt – bei Gicht, Rheumatismus, Nierenwassersucht, Hämorrhoiden, Skrofulose und bei Magenkrebs. Man nehme täglich 3mal je 10 Tropfen.
Der frische Milchsaft wird mit Erfolg äußerlich bei Hühneraugen, Schuppenflechte, Warzen, Hautkrebs, Sommersprossen, Krätzen, ja selbst bei Hauttuberkulose genommen.

MISCHTEE BEI LEBER- UND GALLENLEIDEN:

60 g Schellkraut
30 g Rosmarinblüten (Nr. 103)
20 g Waldmeisterkraut (Nr. 128) und
20 g Faulbaumrinde (Nr. 31).

Von dieser Mischung nehme man 2 Teelöffel für 1 Tasse Wasser im Aufguß und trinke täglich am Morgen (nüchtern) und am Abend (zum Schlafengehen) je 1 Tasse schluckweise.
Der frische Pflanzensaft mit der gleichen Menge Hühnereiweiß vermischt, das Ganze mit der gleichen Menge Honig gut verrührt, gibt eine Augensalbe bei verdunkelter Hornhaut, skrofulöser Augenentzündung, grauem Star u. a.
Bei Milchknotenbildung und bei Brustdrüsenentzündung bereite man Umschläge mit der in Milch gekochten Pflanze.
Kräuterpfarrer Künzle rät, bei Verlust des Geruchsinnes durch starken Schnupfen oder Nasenschleimbildung den Saft des Schellkrautes in die Nase aufzuschnupfen.
Bei chronischen Hautausschlägen, Verengerung der Vorhaut (Phimosis) und Hodengeschwulst trinke man täglich 2 Eßlöffel voll verdünnten Saft des Schellkrautes.

Anwendungen in der Tiermedizin: Auch in der Tiermedizin findet das Schellkraut gute Anwendung. Bei Darmkatarrh und Wassersucht gibt man Pferden und Rindern 500 g, Schweinen 250 g des frischen zerkleinerten Krautes. Äußerlich dient die Pflanze in Form von Abkochungen und Breiumschlägen mit Gerstenmehl gegen Drüsenverhärtungen, Geschwüre und Hautausschläge.

Aus der Geschichte der Heilpflanze: Aristoteles, der als Vater der Naturgeschichte gilt (350 vor Christi), berichtet, die Menschen seien auf die Heilkraft dieser Pflanze dadurch aufmerksam geworden, daß sie merkten, wie die Schwalben ihren blinden Jungen den Milchsaft vom Schöllkraut in die Augen strichen. Man lachte über diese „naive" Auffassung. Heute gebraucht man Schellkraut gegen Nachtblindheit und andere Augenleiden.
Die Alchimisten des Mittelalters verwendeten die goldgelben Blüten zur Goldherstellung, man nannte sie daher damals Goldwurz oder Donum coeli, d. h. Himmelsgabe, da man von dieser Pflanze einen Bestandteil zur Herstellung des „Steines der Weisen" zu finden hoffte. Für die wenigen Anhänger der Signaturlehre ist heute noch das Schellkraut die vornehmste Beweispflanze für diese Lehre, da tatsächlich die gelbblühende Pflanze ein Heilkraut bei Gelbsucht und Lebererkrankungen ist. Man könnte ein ganzes Buch füllen voll Rezepten und Anweisungen aus alten Zeiten, wo überall das Schellkraut, teils als Zauberteils als sogenanntes Sympathiemittel eine Rolle spielte und es war ein langer Weg, bis aus dieser Zauberpflanze eine, von der neuzeitlichen Medizin und Biologie anerkannte Heilpflanze wurde.

112 Schlehdorn Prunus spinosa L. — Tafel 7, Figur 7

Synonym: Druparia spinosa Claiv.

Volksnamen: Bockbeerli — Dornschleha — Effken — Hageldorn — Haferpflaume — Kietschkepflaumen — Saudorn — Schlaia — Schlechbeeri — Schlehen — Schliehen — Schlingenstrauch — Schlinken — Schwarzdorn

Botanik: Ein Strauch von 1 bis 3 m Höhe, dessen Zweige in der Jugend samtartig behaart sind. Die Seitenzweige laufen in spitze Dornen aus. Die Rinde ist schwarzbraun. Die Blätter sind gestielt, von elliptischer Form, gesägt, unterseitig spärlich behaart, später jedoch kahl. Die weißen Blüten erscheinen kurz vor den Blättern und stehen so dicht, daß man die Zweige kaum bemerkt. Die Frucht ist eine aufrechte, bis 10 mm dicke, dunkelblaue, stark bereifte Steinfrucht von kugeliger Form. Erst nach öfterem Durchfrieren anläßlich der Herbstfröste verliert sie ihren herben, zusammenziehenden Geschmack.
Um eine Verwechslung mit dem Weißdorn (Nr. 132) zu vermeiden, siehe die Gegenüberstellung in Tabellenform bei der botanischen Beschreibung des Weißdorn (Nr. 132).

Geruch und Geschmack: Beide sind eigenartig, bittermandelartig.

Blütezeit: Ab Ende März, hauptsächlich im April, vereinzelt im Mai noch.

Fruchtreife: Oktober.

Standort: Den Schlehdorn findet man meist an Waldrändern, auf Heiden und Weiden, häufig wegen der Dornen zu Naturhecken gepflanzt. Er bevorzugt Kalkböden. Der Strauch eignet sich sehr zur Anpflanzung von Rutschterrain, da die weitausholenden und reichlichen Wurzeln das Erdreich binden.

Heilkräftige Pflanzenteile: Gesammelt werden die Blüten im April und Mai, die Rinde der Wurzeln im Oktober und November, die Früchte, meist Schlehen genannt, ebenfalls im Oktober oder November. Die Schlehen werden erst dann geerntet, wenn die Früchte schon 2 bis 3mal ein Nachtfrost (Reif) bedeckt hat.

Der Geruch der *Blüten* ist ähnlich dem der bitteren Mandeln. Auch schmecken sie herb und etwas bitter. Die *Früchte* riechen herb und haben einen sauren, herben Geschmack. Sie wirken zusammenziehend. Diese Eigenschaften verlieren sich aber durch das Ausfrieren am Strauch. Nach Vortrocknung im Freien an zugiger Stelle müssen sie noch unter Anwendung von künstlicher Wärme vorsichtig nachgetrocknet werden. Nicht gut durchgetrocknete Früchte werden sehr leicht schimmelig und dürfen dann nicht mehr verwendet werden.

Heil- und Wirkstoffe: Die Inhaltsstoffe der Blüte sind größtenteils noch nicht restlos erforscht, doch dürfte ein in kleinsten Mengen vorhandenes, Blausäure lieferndes Glykosid vorhanden sein. In den Früchten sind Gerbstoffe, Apfelsäure und weitere organische Säuren sowie Rohrzucker enthalten.

Heilwirkung: Sowohl die Blüten (Flores Pruni spinosae) als auch die Früchte (Fructus Pruni spinosae) sind offizinell.

Pfarrer Kneipp war ein großer Anhänger der Schlehenblüten, da sie als Tee ein absolut unschädliches und zuverlässiges Abführmittel darstellen und auch magenstärkend wirken.

Der Tee — 2 Teelöffel für 1 Tasse im Aufguß, 2 bis 3 Tassen am Tage mit etwas Honig nachsüßen — beseitigt Hautausschläge und Hautunreinigkeiten, löst den Magenkrampf, wirkt harntreibend, löst den Schleim bei Katarrhen und wird bei Wassersucht und Steinbildung empfohlen.

Die Früchte, zu einem köstlich schmeckenden Mus verarbeitet, wirken stuhlgangfördernd. Dieses Mus wird besonders Kindern bei unregelmäßigem Stuhlgang oder bei Stuhlverstopfung empfohlen.

Die Abkochung der Wurzelrinde soll bei Fieber getrunken werden.

Anwendung in der Homöopathie: Die homöopathische Essenz „Prunus spinosa dil D_2", aus den frischen Blüten hergestellt, findet vorzüglich Anwendung bei Hämorrhoiden, Gicht, Rheumatismus, Störungen im Magen-Darmkanal, Darmkoliken, Blasenkrämpfen, ferner bei Erkrankung der Luftwege in Verbindung mit Atembeschwerden.

Anwendungen in der Volksheilkunde: Der aus Schlehen gepreßte Saft getrunken, kühlt den hitzigen Magen und wirkt vorzüglich gegen Gelbsucht.
Aus den Schlehenblüten wird mit Zucker ein Sirup bereitet. Man läßt die Blüten in Wasser etwas aufkochen, filtriert und preßt die Masse durch ein Tuch, gibt in diesen Saft die gleiche Gewichtsmenge Zucker dazu, kocht nochmals auf und füllt die so gewonnene sirupartige Flüssigkeit in Flaschen. Dieser Sirup führt gelinde ab und wird bei Stuhlverstopfung und unregelmäßigem Stuhlgang Kindern bestens empfohlen.
Schlehensaft vermischt mit Wurzelabsud ist ein gutes Mund- und Gurgelwasser und stillt das Nasenbluten.
Schlehdornblüten mit Honig vermengt, durch 3—4 Wochen ziehen lassen, teelöffelweise mehrmals am Tage genossen, gilt als Herztonikum.
Der Blütentee durch einige Zeit getrunken, 2—3 Tassen am Tage, ungesüßt und schluckweise, wird in der Volksheilkunde als ein sehr gutes Mittel gegen die Vergrößerung der Vorsteherdrüse (Prostatahypertrophie) empfohlen.
BLUTREINIGUNGSTEE: 6 Teile Schlehenblüten, 4 Teile Brennesselblätter (Nr. 16), 2 Teile Queckenwurzel (Nr. 97) und 1 Teil Salbei (Nr. 108) werden gut durchmischt. 1 gehäufter Teelöffel der Mischung für 1 Tasse Tee im Aufguß, 2—3 Tassen am Tage, ungesüßt und schluckweise getrunken.

113 Schlüsselblumen-Arten Primula

Tafel 7, Figur 8

a) Arzneiliche Schlüsselblume Primula officinalis (L.) Hill.

Synonyme: P. veris L. — P. odorata Gilib. — P. montana Reut. — P. coronaria Salisb.

Volksnamen: Allelujableaml — Auswärtsbleaml — Batenge — Eieräuglein — Eierkraut — Eierkuchen — Fastenbleaml — Frauenschlüssel — Gamsschlingerl — Gelbsuchtbleaml — Gichtblume — Handschuhblume — Heiratsschlüssel — Himmelschlüssel — Kirchenschlüssel — Kraftblume — Märzenblümli — Mundfäulkraut — St.-Peter-Schlüssel — Schmalzschüsseli

Botanik: Der kurze, braune und ausdauernde Wurzelstock bringt eine Blattrosette aus etwa eirunden Blättern hervor, die wellig gezähnt und in der Knospenlage nach rückwärts eingerollt sind. Aus der Mitte der Blattrosette erhebt sich der 10 bis 20 cm hohe Blütenstengel, an dessen Ende sich in einer 5- bis 12blütigen Dolde die gelben, wohlriechenden Blüten in grünen Kelchen befinden.

Geruch und Geschmack: Die frischen Blüten haben einen wohlriechenden, etwas honigartigen Duft und einen angenehmen, süßlichen Geschmack. Die frische ausgegrabene Wurzel hat einen anisartigen Geruch und etwas schleimigen Geschmack. Die getrockneten Blüten riechen nur noch ganz schwach.

Blütezeit: Ende März bis anfangs April, je nach Standort. Nach langen Spätwintern noch anfangs Mai blühend.

Standort: Auf fast allen Wiesen, Rainen, an Waldrändern und im Gebüsch vorkommend.

Heilkräftige Pflanzenteile: Man sammelt die Wurzeln (Radix Primulae) und die Blüten (Flores primulae) im März bis anfangs Mai, je nach der Blütezeit. Die Blüten werden entweder mit oder ohne grünem Kelch getrocknet. Die Wurzeln werden nach Reinigung auf einen Zwirnsfaden aufgefädelt und an einer luftigen, jedoch schattigen Stelle zum Trocknen aufgehängt. Die Blüten müssen rasch trocknen, sonst verlieren sie die Farbe und werden unansehnlich. Man wechsle oft die Papierunterlage, auf der die Blüten in ganz dünnen Schichten aufgelegt werden. Dabei wird man merken, daß die Papierunterlage voller kleiner schwarzer Käfer ist. Dies sind harmlose Honigkäfer, die man durch wiederholtes Wechseln der Papierunterlage leicht entfernt. In der Volksmedizin werden auch die Blätter verwendet. Hier muß beim Sammeln sehr genau vorgegangen werden, da auf der Unterseite der Blätter meist ein Pilz ausgebreitet ist. Diese Blätter dürfen auf keinen Fall geerntet werden! Wenn man durch Berühren der Schlüsselblume ein Hautjucken verspürt und anschließend auf der Haut einen leichten Hautausschlag erhält, so rührt dies von den ölhältigen Drüsenhaaren her, die eine leichte Hautreizung auslösen. Empfindliche Personen müssen das Pflücken von Himmelschlüsseln meiden.

Heil- und Wirkstoffe: Eine ganze Reihe von Heilstoffen, in erster Linie ein schleimverflüssigendes und schleimlösendes Saponin (Hämolyse), macht die Schlüselblume zu einer so wertvollen Heilpflanze. Das Saponin ist hauptsächlich in der Wurzel enthalten, doch auch im grünen Kelch und in den Blättern sind Saponinverbindungen enthalten. Schon aus diesem Grunde sind die Blüten stets *mit* dem Kelch zu sammeln. Außerdem enthält der grüne Kelch das Vitamin C. Es ist gänzlich falsch, die gelben Blüten auszuzupfen und den grünen Kelch nicht zu verwenden! In der Blüte ist wiederum hauptsächlich ätherisches Öl vorhanden, außerdem bittere Extraktivstoffe, Primulakampfer, ein Glykosid, Zyklamin und der gelbe Farbstoff, von dem die Volksheilkunde stets behauptet, er sei auch heilsam, ohne dies näher begründen zu können.
Die Wurzel der Schlüsselblume ist ein so ausgezeichnetes schleimlösendes und auswurfförderndes Heilmittel, daß es die ausländische Senegawurzel sogar übertrifft. Die Wurzel führt daher oft die Bezeichnung „Deutsche Senegawurzel".

Heilwirkung: Die Schlüsselblume ist als eine der ersten Frühlingspflanzen so ungemein wichtig, da sie alle Katarrhe, Verschleimungen, Husten, grippösen Erscheinungen vom Winterausgang beseitigt und das verbrauchte Vitamin C

ersetzt. Die Schlüsselblumen sind als Heilmittel selbst bei schweren Bronchialkatarrhen, bei Lungenentzündung oder bei Keuchhusten zu empfehlen. Außerdem wirken die Wurzeln und auch die Blüten sehr blutreinigend und scheiden alle jene Giftstoffe aus, die zu den gichtischen und rheumatischen Krankheitsbildern Anlaß geben.
Die Schlüsselblume allein oder in Verbindung mit anderen Frühlingsheilpflanzen, etwa mit den jungen Birkenblättern (Nr. 13), den jungen Brennesselblättern (Nr. 16) usw., sollte, frisch gepflückt und als Tee bereitet, im Frühling als Blutreinigungskur fleißig getrunken werden. Im Winter, besonders gegen Winterende (Fasching!) hatten wir uns vielfach gänzlich falsch ernährt, viel zu viel Fleisch, Wurst, Gebackenes und Gebratenes, viel zu wenig Obst und Gemüse (Sauerkraut!) genossen. Wir haben viel zu viel Schlacken und Giftstoffe im Blut, daher können Blutreinigungskuren im Frühling (verbunden mit Fastenkuren unter ärztlicher Kontrolle!) gar nicht genug empfohlen werden. Gerade in diesem „gesundheitlichen Notstand", erhalten wir die so wertvollen Frühlingsheilpflanzen, vor allem die Schlüsselblumen.
Kneipp war ein großer Anhänger der Schlüsselblumen und schrieb darüber: „Wer Anlage hat zur Gliedersucht, zur Gliederkrankheit (er meinte damit Rheuma und Gicht) oder schon an diesem Gebresten leidet, trinke längere Zeit hindurch täglich 1 bis 2 Tassen Schlüsselblumentee. Die heftigen Schmerzen werden sich lösen und allmählich ganz verschwinden."
Schlüsselblumentee gilt ferner als ein ausgezeichnetes nervenanregendes und herzstärkendes Mittel, lindert die Migräne und die nervösen Kopfschmerzen, verringert den Blutandrang zum Kopf, nimmt das Zittern der Glieder, stärkt bei Herzschwäche, wirkt vorzüglich bei Herzmuskelentzündung, Herzwassersucht, nervösen Herzbeschwerden und Neigung zu Schlaganfall. Der Tee ist eines der unschädlichsten, aber sehr wirksamen Schlafmittel und sollte endlich allen chemischen Schlafmitteln vorgezogen werden.

Spezialtee bei Schlaflosigkeit:

100 g Schlüsselblumen,
50 g Lavendelblüten (Nr. 78),
30 g Fruchtzapfen vom Hopfen (Nr. 53),
20 g Johanniskraut (Nr. 58),
10 g Baldrianwurzel (Nr. 8).

Von dieser Mischung nehme man $1^1/_2$ Teelöffel für 1 Tasse im Aufguß, lasse 10 Minuten ziehen und füge nach dem Abseihen und Auskühlen bis zur Trinkreife 1 Teelöffel Honig hinzu. Der Tee ist vor dem Schlafengehen zu trinken.

Anwendungen in der Homöopathie: Aus der frischen blühenden Pflanze stellt die Homöopathie eine Essenz her, die zur Behandlung von Neuralgien, Schwindelanfällen, Blutandrang zum Kopf, Migräne und Nierenkrankheiten dient.

Anwendungen in der Volksheilkunde: Die Wurzel als Tee kurz gesotten, mit Honig vermengt, ist ein Nierenmittel und führt die Blasensteine ab.

Blutreinigender Frühlingstee:

100 g Schlüsselblumen und Blätter,
100 g junge Schossen vom Holunder (Nr. 52),
50 g junge Brennesselblätter (Nr. 16) und
50 g Löwenzahnwurzeln (Nr. 83).

Von dieser Mischung nehme man 1 bis 2 Teelöffel für 1 Tasse im Aufguß und trinke am Tage schluckweise 2 Tassen. Statt Zucker nehme man Honig in den lauwarmen Tee.

Die Blüten und Blätter, frisch gepflückt und aufgelegt, nehmen die Schmerzen der Geschwülste und lindern das Gliederweh.
Schlüsselblumen in gutem Wein angesetzt, sind ein wunderbares Herzstärkungsmittel.
Die frischen Blüten werden mit Staubzucker konserviert. Man gibt in ein Glas 1 Schichte daumendick Blüten und 1 Schichte Zucker, abwechselnd bis das Glas voll ist, zuletzt doppelt soviel Zucker, und verbindet das Glas. Dieses herzstärkende Mittel wird nach Bedarf — 1 bis 3 Teelöffel am Tage — eingenommen.

b) Hohe Schlüsselblume Primula elatior L.

mit nur schwach riechenden hellgelben Blüten an sehr hohen Stielen ist der erstgenannten arzneilichen Schlüsselblume vollkommen ebenbürtig und kann als Heilpflanze genauso verwendet werden.

c) Aurikel (Petergstamm) Primula auricula L.

Als Gamsbleamerl, Gamsveigerl, Gelber Speik, Platenigl, Gelber Sanikel, Schwindelblüah, u. a. in der alpenländischen Bevölkerung sehr geschätzte und begehrte alpine Form, wird in der bäuerlichen Volksheilkunde der Alpenländer auch vielfach als Tee zur Förderung der Nierentätigkeit und Harnsäureausscheidung angewendet.

Neben Edelweiß und Alpenrose ist das Petergstamm eine so beliebte Alpenpflanze, daß sie unter Naturschutz gestellt werden mußte, um sie vor der gänzlichen Ausrottung zu bewahren.

Anmerkung:

1. Mehlige Schlüsselblume, Primula farinosa L. Das besonders bei dieser Art enthaltene sogenannte Primelgift, kann eine vermehrte Durchblutung und Blutfülle (Hyperämie) auf der äußeren Haut, Blasenbildung, an Schleimhäuten Entzündungen und auch Eiterpusteln auslösen. Am Auge können Lidschwellungen auftreten. Durch das Trocknen der Blüten und Blätter verliert das Drüsensekret *nicht* seine Giftwirkung daher kommt diese Primelart als Heilpflanze nicht in Frage!

Die verschiedenen Arten von

2. Zwergprimeln oder **Kurzstengeligen Primeln** wie auch die Arten und Varietäten der **Gartenprimeln** oder **Gartenaurikeln** sind als Heilpflanzen *nicht* verwendbar.

– Spanische Schwarzwurzel siehe unter Beinwurz, Nr. 11/Anm.

114 Buntfarbige Schwertlilie Iris versicolor L. Tafel 7, Figur 9

Volksnamen: Blaugilgen — Himmelsschwertel

Botanik: Von den vielen Schwertlilien ist als Heilpflanze vorwiegend die Buntfarbige Schwertlilie (Iris versicolor) geeignet. Der Wurzelstock ist walzig und kriechend. Aus ihm erheben sich die schwertförmigen, schmalen und an der Spitze gebogenen Blätter. Der Blütenstengel wird bis zu 1,50 m hoch und trägt 2 bis 3 große Blüten. Die Blütenhülle besteht aus 6 in 2 Reihen angeordneten Blumenblättern. Die der unteren Reihe sind oval, ganzrandig oder ausgerandet, von blauer Farbe und am Grunde gelb oder weißlich gefleckt, mit violetten Adern durchzogen. Die oberen Blumenblätter sind kleiner, purpurviolett.

Geruch und Geschmack: Der Wurzelstock als der heilkräftige Pflanzenteil hat einen sehr schwachen Geruch, der sich beim Trocknen verliert. Der Geschmack ist etwas mehlig, je nach Standort etwas bitterlich bis süßlich.

Blütezeit: Mai bis Juli.

Standort: Die Pflanze stammt aus Amerika und ist in Europa ganz heimisch geworden. Sie hat die europäischen Arten fast verdrängt. Vielfach an sumpfigen, nassen Stellen am Rande von Wassergräben und Teichen vorkommend.

Heilkräftige Pflanzenteile: Gesammelt wird hauptsächlich der Wurzelstock, der im Oktober gegraben wird. Nach gründlicher Reinigung wird er an zugigen Stellen, im Schatten zum Trocknen aufgehängt. Erst wenn der Wurzelstock vollkommen durchgetrocknet ist, wird er zerkleinert, zumeist pulverisiert.
Die Blätter werden nur fallweise gepflückt und dem sofortigen Gebrauch zugeführt, da man sie nur im frischen Zustand verwenden kann.

Heil- und Wirkstoffe: Neben einem ätherischen Öl, größeren Mengen von Harzen und tanninartigen Stoffen ist auch das Alkaloid Iridin enthalten. Ein noch nicht benannter, dem Inulin nahestehender Stoff bedarf noch weiterer Erforschung.

Heilwirkung: In ihrer Urheimat Amerika wurde die Wurzel schon seit urdenklichen Zeiten von den Indianern als bestes Mittel gegen Wassersucht angewendet. Neben einem ätherischen Öl, größeren Mengen von Harzen und tanninartigen Stoffen ist auch das Alkaloid Iridin enthalten.
Die Wurzeln der Schwertlilie sind ein ausgezeichnetes Mittel gegen Migräne, besonders wenn sie durch Magenstörungen, saures Erbrechen u. a. ausgelöst wurde. Sie ist sehr wirksam bei mangelnder Tätigkeit der Bauchspeicheldrüse, ständigem Erbrechen, Sodbrennen, chronischer Magen- und Darmentzündung, Leber- und Gallenleiden und bei Ausbleiben der monatlichen Regel. Sehr gute Erfolge wurden auch bei Stirnhöhlenkatarrh und bei Nervenschmerzen nach operativer Entfernung von Gliedmaßen (Amputationsneurosen) erzielt.
Zur Teebereitung nimmt man 1/2 Teelöffel der getrockneten und gepulverten Wurzel für 1 Tasse im 8stündigen kalten Ansatz. Nach Abseihen wird der Tee etwas angewärmt und getrunken.
Man nehme 1 bis 2 Tassen schluckweise am Tage ein.
Zur äußerlichen Anwendung werden die frisch gepflückten Blätter zerquetscht auf Brandwunden und Geschwüre aufgelegt.

Anwendung in der Homöopathie: Die homöopathische Essenz „Iris versicolor, dil D3" ist ein sehr beliebtes Mittel bei Migräne und Kopfschmerzen besonders bei den halbseitig auftretenden Kopfschmerzen nach geistiger Übermüdung. Ferner bei Magen-Darmkatarrh, Magenkoliken, Brechdurchfall, mangelnder Tätigkeit der Bauchspeicheldrüse, Sodbrennen, saurem Aufstoßen, plötzlichen, mit Kolik verbundenen Durchfällen, bei neuralgischen Schmerzen und Ischias.

Anmerkung: Von den europäischen Arten sei die **Florentinische Schwertlilie,** Iris florentina L., genannt, deren Wurzel unter dem Namen „Veilchenwurz" (Rhizoma Iridis) offizinell war und noch vielfach in Apotheken geführt wird.

Heilwirkung: Täglich 2 bis 3mal 1/2 Teelöffel gepulvert und mit Honig vermischt eingenommen, bildet die Veilchenwurz ein gutes Mittel gegen Brustverschleimung und Katarrh.

Anwendung in der Volksheilkunde: 1 Teelöffel des Wurzelpulvers in süßem Wein oder Gerstenwasser (Nr. 39) aufgelöst und getrunken, treibt Schleim und Unrat durch den Stuhlgang aus.

Mit Rhabarberwurzel (Nr. 100) gemischt, ebenso wie erstes Rezept bereitet und eingenommen, ergibt ein Mittel gegen Wassersucht.
Die Wurzel weich gesotten und aufgelegt, zerteilt die Drüsengeschwülste und Beulen.
Gepulvert und eingestreut, reinigt die Wurzel die schlecht heilenden Wunden.

115 Sellerie Apium graveolens L. Tafel 8, Figur 1

Synonyme: Apium lobatum Gilib. — Aium cellerie Gaertner. — Seseli graveolens Scop. — Sium graveolens Vest. — Selinum graveolens Krause. — Celeri graveolens Britton.

Volksnamen: Epf — Eppich — Epte — Gailwurz — Mark — Schoppenkraut — Suppenkraut — Zella — Zellerie — Zellerer

Botanik: Der zweijährige Wurzelstock ist fleischig und spindelförmig, manchmal auch knollig, der Stengel ästig und wird 40 bis 80 cm hoch. Die dunkelgrünen glänzenden Blätter sind groß und gefiedert, die Blättchen keilförmig, oben eingeschnitten und gezähnt. Die kurzgestielten Dolden haben ungleiche Strahlen und weiße bis weißgraue Blüten. Die kugelige Frucht ist gerippt.

Blütezeit: Juli bis September.

Standort: Frei in der Natur im Küstengebiet der Ost- und Nordsee, vereinzelt in der Nähe von Salinen. Als Kulturpflanze wird der Sellerie in fast allen Gemüsegärten gezogen.

Heilkräftige Pflanzenteile: Während der wildwachsende Sellerie auch volksmedizinisch keinerlei Bedeutung hat und sogar als giftverdächtig gilt, ist dagegen der Gartensellerie nicht nur vollkommen frei von dem Verdachte, Giftstoffe zu enthalten, sondern genießt auch den Ruf einer sehr wertvollen Heilpflanze. Die Knollen des Gartensellerie werden von Mitte September an bis gegen Mitte November gegraben. Die frischen Stengel und Blätter sammelt man von Mai an bis Ende August.

Geruch und Geschmack: Der Wurzelstock hat einen eigenartigen Geruch, würzig, jedoch nicht jedem Menschen angenehm. Der Geschmack des Gartensellerie ist gewürzhaft und scharf, im gekochten Zustand dagegen mild, angenehm.

Heil- und Wirkstoffe: An heilsamen Wirkstoffen sind sowohl in der Wurzelknolle als auch im Stengel und in den Blättern das Alkaloid Apiin, ätherisches Öl, eine Reihe Glukokine, von den Spurenelementen reichlich Kalium, Natrium und Chlor und schließlich die Vitamine A, B, C und E enthalten.

Heilwirkung: Die Heilstoffe sind am konzentriertesten im rohen, frisch gepreßten Saft aus Knolle, Blatt und Stengel enthalten, wobei wir jedoch mit der Beigabe von Blättern sparen, da diese den Frischsaft bitter machen. Dieser Preßsaft kann allein — 3mal am Tage, mindest 1 Stunde vor Frühstück, Mittag- oder Abendessen — oder mit anderen Preßsäften vermischt, genossen werden. Der so eingenommene Saft ist ein hervorragendes Heilmittel bei Wassersucht, Neigung zu Rheumatismus, Gicht und bei Neigung zur Fettsucht; er hilft sehr bei chronischem Lungenkatarrh, Brustkrämpfen mit Angstgefühl, Blähungen, Magenschwäche, Appetitlosigkeit, und behebt die Mangelkrankheiten. Selleriesaft fördert kräftig die monatlichen Regeln, doch kann eine übermäßige Anwendung zu Schwangerschaftsschädigungen führen. Die harntreibende Wirkung des Sellerie ist so stark, daß er bei Neuerkrankungen der Nieren zu meiden ist. Bei chronischen Nierenerkrankungen kann er jedoch ganz mäßig genossen werden. Seine blutverbessernde, wassertreibende und kreislauffördernde Heilkraft würde den Sellerie auch für Zuckerkranke geeignet machen, doch ist wegen des Gehaltes an Kohlehydraten anderseits auch Vorsicht geboten. Aber man kann in Form von Suppen und Soßen die Sellerieknollen auch für schwere Fälle von Zuckerkrankheit in die Kost einschieben. Sie wirken sehr eröffnend. Das aus der Wurzelknolle gewonnene gelbliche Öl — 6 bis 8 Tropfen mit Wasser vermischt, 2mal am Tage eingenommen — stärkt die Nerven und regt die durch Krankheit verlorene Sexualkraft wieder an.

Anwendung in der Volksheilkunde: Wer nicht harnen kann, nehme Blätter und Wurzel der Sellerie, zerschneide sie und bereite aus ihnen durch Abkochen in Wein oder Wasser einen dicken Brei, der in ein Leinensäcklein gefüllt und warm aufgelegt wird.
Die zerstoßene frische Wurzel aufgelegt, zerteilt die Milchknoten.
Kraut und Wurzeln der Selleriepflanze bilden ein sehr begehrtes Küchengewürz; Selleriesuppen sowie Selleriespeisen (Sellerie-Kartoffelspeisen) wirken appetitanregend und kräftigend.
Aus dem dick eingekochten Wurzelsaft stellt man unter Zusatz von Rohzucker die gegen Hustenreiz wirksamen Selleriebonbons her.
Die Selleriewurzel, in Zucker eingemacht, liefert mit Weißwein ein der Ananasbowle täuschend ähnliches Getränk, welches, mäßig genossen, sehr stärkend wirkt und die Frühjahrsmüdigkeit behebt.
Die Sellerie-Rohkost ist eine sehr wirkungsvolle Diät bei Hauterkrankungen, wobei man die gleiche Menge Selleriewurzel und Äpfel (Nr. 5) fein schabt und vermischt, und nach Belieben geriebene Nüsse und Zucker beimengt.

Aus Mythos und Geschichte: Der Sellerie hat eine sehr wechselvolle Geschichte. Schon in Homers Odyssee wird erzählt, daß auf der Insel der Kalypso die Wiesen mit Veilchen und Sellerie bedeckt waren. Das war so schön und gab einen so herrlichen Duft, daß es den Göttern wohlgefiel. Sellerie war in der Welt Homers Sinnbild des Schönen und der Freude. Nicht lange darauf war er den alten Griechen die beliebteste Grabblume geworden und der Wurzel wurde bei den Leichenschmäusen sehr zugesprochen. Sellerie brachte nur Tränen und Trauer. Auch bei den alten Römern galt sie als Sinnbild des Todes und wenn ein Angehöriger oder lieber Freund im Sterben lag, so sagte man: „apio indiget!" — Es gibt nur noch Sellerie für ihn!

Zwei Jahrhunderte später, wurde der Sellerie zum Symbol des Sieges und des Triumphes erhoben und man bekränzte die Häupter der Triumphatoren mit Selleriegrün.

Auch die Meinung bei den Griechen hat sich bezüglich des Sellerie geändert. Bei den Griechen der Gegenwart ist er Symbol des Glückes und der Freude und bei festlichen Familienfeiern wird zum Zeichen der Freude und des Glückes eine Sellerieknolle, Zwiebel und Knoblauch in den Zimmern aufgehängt.

Die Franzosen kümmerten sich nicht um symbolhafte Deutungen, sondern genossen dieses Gemüse und als Feinschmecker und Lebenskünstler zugleich versichern sie in einem geflügelten Wort, man dürfe nicht einmal den mühsamen Weg bis Rom scheuen, der Liebe und des — Selleries wegen.

116 Schwarzer Senf Brassica nigra (L.) Koch. Tafel 8, Figur 2

Synonyme: Sinapis nigra L. — Brassica sinapis Nonlet. — Sinapis tetraedra Presl. — Raphanus sinapis offic. Crantz. — Erisynum glabrum Presl. — Crucifera sinapis Krause u. a.

Volksnamen: Gartensenf — Mostardkorn — Mostersad — Mostert — Mustert. Die Körner werden Senfsaat genannt.

Botanik: Die Pflanze ist einjährig, der Stengel wird 80 bis 150 cm hoch, ästig, mit gestielten Blättern. Die unteren Blätter sind etwas borstig und leierförmig, die oberen dagegen sind glatt, ganzrandig und schmal lanzettlich.

Der Kelch der gelben Blüten ist abstehend. Die Schoten liegen an den Stengeln an, werden 2 bis 2½ cm lang und enthalten den schwarzen Samen.

Blütezeit: Juni bis August.

Samenreife: August, September.

Standort: Der Schwarze Senf kommt im Freien an Flußufern, auf Kiesbänken und Sandstätten vor. Vielfach wird er angebaut. Hiezu eignen sich am besten mergelige, kalkreiche Lehmböden oder humose Sandböden.

Heilkräftige Pflanzenteile: Man sammelt die reifen Schoten, aus denen die schwarzen Samenkörner ausgeklopft werden. Bei feldmäßigem Anbau werden die im August oder September je nach Witterung und Reife geschnittenen Pflanzen zu Garben gebunden und zur Vermeidung von Samenverlust auf Zelttüchern aufgestellt. Nach dem Ausdreschen dürfen die Samen nur in ganz dünnen Schichten aufgeschüttet werden und sind ständig umzuschaufeln. Die zerstoßenen Samen haben einen beißenden scharfen Geruch und brennend scharfen Geschmack.

Heilwirkung: Die stecknadelgroßen, braunschwarzen Senfsamen sind offizinell (Semen Sinapis nigrae) und werden innerlich oder äußerlich angewendet.

Heil- und Wirkstoffe: Als Wirkstoffe sind vor allem das Senföl zu nennen, das bis zu 25 Prozent im Samen enthalten ist, ferner ein ätherisches Öl, das Glukosid Sinigrin und das Alkaloid Sinapin.
Innerlich eingenommen als Einzelkörner, messerspitzenweise gepulvert oder als Tafelsenf bereitet, immer jedoch in geringen Mengen, regt der Senf den Appetit an, steigert die Abgabe der Verdauungssäfte sowie die Aufnahme der Nahrungsstoffe. Der innerliche Gebrauch wird besonders bei denjenigen Verdauungsstörungen zu empfehlen sein, wo diese durch eine mangelhafte Durchblutung der Schleimhaut ausgelöst werden. Zu große Gaben oder ständiger Gebrauch, der sogenannte Gewürzmißbrauch, hat jedoch Reizungen und Entzündungen von Magen und Darm zur Folge. Es kommt zu Magenentzündungen, Darmentzündungen, bei den Frauen zusätzlich noch zu Störungen in der monatlichen Regel, sowie zu Eierstockentzündung. Das Senföl wird durch die Niere ausgeschieden und wirkt harntreibend. Überdosierung kann jedoch Nierenreizungen, Nierenbeckenentzündung und Harnbeschwerden auslösen.
Am häufigsten ist die Anwendung des Senfes äußerlich in Form des sogenannten Senfteiges. Dieser übt als Hautreizmittel von allererstem Rang eine intensive Steigerung der Durchblutung aus. Der Senfteig ist deshalb so hervorragend heilwirksam, da er eine Tiefenwirkung auslöst und dadurch die tiefer gelegenen Partien der Haut eine starke Stoffwechselanregung erfahren und diese den tiefer gelegenen Körperpartien mitteilen, die sich nicht unmittelbar unter der Haut befinden. In diesem Sinne ist der Senfteig nicht nur für akute Entzündungen in den Gelenken und Nerven (Ischias, Neuritis) zu verwenden, sondern leistet darüber hinaus die besten Dienste bei Lungenentzündung, besonders im Kindesalter, bei heftiger Bronchitis und bei Brustfellentzündung. Ferner bei Keuchhusten, wenn Atembeschwerden und Erschöpfungszustände eintreten, bei Kreislaufschwäche, Gallenblasenentzündungen, Nierenkoliken, Herzbräune (Angina pectoris), Magen- und Darmblähungen und chronischer Stuhlverstopfung. Der Senfteig wirkt krampflösend und rasch schmerzstillend. Charakteristisch ist die meist schlagartige Linderung der Schmerzen. Bei richtig dosierter Wiederholung

lassen sich meist bessere Resultate ohne nachteilige Folgen erzielen als mit Bestrahlungen, chemischen Medikamenten oder gar Injektionen.

Bereitung und Anwendung des Senfteiges: Der Senfteig soll stets aus frisch gemahlenem Senfmehl (Farina Seminis Sinapis) bereitet werden, da die alten Mahlprodukte an Wirkung stark verlieren. Der Senfteig wird durch Anrühren des Senfmehles mit lauwarmem Wasser hergestellt, wobei das Wasser nie die Wärme von 40 Grad Celsius überschreiten darf, da ansonst das heilende Ferment zerstört und das Senfmehl unwirksam würde. Bei sehr empfindlichen Personen kann man dem Senfmehl je nach Bedarf Roggenmehl beimengen, um die Wirkung abzuschwächen. Der gut verrührte Senfteig wird auf einen Leinenlappen, der die Größe der zu behandelnden Körperpartie haben soll, dick aufgetragen. Bei Hexenschuß oder bei Rippenfellentzündung genügt ein Senfteigumschlag von der Größe einer ausgebreiteten Hand, wozu man etwa 5 Eßlöffel Senfmehl und etwa die gleiche Menge Wasser verrührt. Erkrankte Gelenke können zur Gänze mit dem Brei bedeckt werden.

Bei Ischias wiederum legt man einen handbreiten Streifen von etwa 40 cm Länge vom Gesäß abwärts auf die Hinterseite des Oberschenkels.
Bevor man den Senfteig auf die Haut bringt, feuchtet man ein Stück Verbandgaze, das etwas größer als der Umschlag ist, mit lauwarmem Wasser an und legt es auf die zu behandelnde Körperstelle. Auf diese Gaze kommt dann der Senfteigumschlag, der so lange liegenbleiben muß, bis ein intensives Brennen fühlbar wird. Dieses heftige Brennen erträgt man noch 1 Minute und entfernt den Umschlag mit der Gaze. Die Gaze hat den praktischen Vorteil, das Ankleben des Senfteiges auf der Haut zu verhindern. Die Zeitdauer des Liegenlassens des Senfteiges als Umschlag kann nie genau angegeben werden, da die Wirkung des Senfmehles nicht nur sehr verschieden ist, sondern auch jeder Mensch anders darauf reagiert. Gutes, frisches Senfmehl fühlt man unter Umständen schon nach einigen Minuten, altes Senfmehl oder mit Roggenmehl verdünntes Senfmehl beginnt erst bei zirka 1/4 bis 1/2 Stunde zu wirken. Nach der Entfernung des Umschlages ist die Haut intensiv gerötet, leicht geschwollen und auch mehr oder minder sehr empfindlich. Man pudert nun die Stelle leicht mit Reismehl (in jeder Drogerie erhältlich) ein und gibt einen trockenen Watteverband darüber. Nach einigen Tagen ist die Rötung verschwunden; empfindliche Hautstellen schälen sich unter Umständen ab. Besonders empfindliche Hautstellen, wie Gesicht, Brüste oder Geschlechtsteile, dürfen jedoch mit dem Senfteigumschlag nicht behandelt werden.
Bei Kopfschmerzen infolge hohen Blutdrucks wird der Umschlag zur Ableitung am Nacken oder an den Waden anzulegen sein. Auch bei frischen Schlaganfällen lege man einen Umschlag an die beiden Waden an. Bei spärlicher oder ganz ausbleibender Menstruation kommt der Umschlag in die Kreuzgegend zu

liegen, bei Herzbräune (Angina pectoris) am Rücken, an den linken Oberarm oder in der Herzgegend selbst. Bei Gallenblasenentzündung am rechten Oberbauch oder an der rechten Rückenseite.
Nierenkoliken klingen rasch ab, wenn man den Umschlag in der Nierengegend auflegt. Chronische Stuhlverstopfung wird durch einen einzigen Umschlag in der Gegend des Nabels oft für einige Monate behoben. Größte Vorsicht ist aber immer geboten!

Das Senfpapier (Charta sinapisata) wird mit lauwarmem Wasser angefeuchtet, auf die Haut gebracht und nach etwa 5 Minuten entfernt. Der frisch angemachte Senfteig ist jedoch fast immer dem fertigen Präparat vorzuziehen.
Bei Blutandrang zum Kopf, kalten Füßen oder beginnendem Fieber kann ein warmes Fußbad, darin man ein Säckchen mit 100 g Senfmehl durch mindest 5 Minuten ziehen ließ, geradezu Wunder wirken. Der Kopf wird plötzlich frei, bzw. tritt eine angenehme Durchwärmung des Körpers ein. Das Fieber wird abgeleitet.
Vollbäder erhöhen die Durchblutung des ganzen Körpers und wirken ungemein belebend. Man läßt 200 bis 250 g Senfmehl in 2 Liter kaltem Wasser stehen, seiht ab und gießt dieses Senfwasser in das heiße Bad.

Das Senföl (Oleum Sinapis) wirkt überaus stark hautreizend. 1 Teil Senföl mit 40 Teilen Alkohol (Weingeist) vermengt, ergibt eine gute Einreibung gegen Hexenschuß, Rheumatismus und gichtische Schmerzen.

Anwendung in der Homöopathie: Aus den reifen Samen des Schwarzen Senfs wird in der Homöopathie eine Tinktur hergestellt, die zur Behandlung von Skorbut, Heufieber, Schnupfen und Sodbrennen dient.

Anwendung in der Volksheilkunde: Der beschriebene Senfteig ist aus der Volksheilkunde hervorgegangen und wurde lange von der wissenschaftlichen Medizin nicht anerkannt. Endlich erfolgte seine restlose Anerkennung. Die moderne Medizinalchemie vertrieb den Senfteig größtenteils aus den Städten. Die noch mehr mit der Natur verbundene Landbevölkerung bedient sich oft des Senfteiges und das Säckchen Senfmehl bleibt ein Bestandteil der Hausapotheke, besonders in den weitentlegenen Bauerngehöften.
Senfmehl mit etwas Honig und Gänsefett vermischt und als Salbe aufgelegt, verzehrt das geronnene Blut, mit Essig angemacht heilt es die Flechten, Geschwüre und Ausschläge sowie die Räude.

Senf mit Essig vermischt und getrunken vertreibt den Stein.
Senf zerstoßen, mit Weinessig vermischt und übergelegt, zieht das Gift aus Bißwunden und wird am Lande als erste Hilfe bei Schlangenbiß angewendet.
Senfmehl mit Honigwasser angerührt, ergibt ein sehr wirksames Gurgelwasser.

Senf und Feigen zerstoßen und etwas angewärmt übergelegt, vertreibt das Ohrensausen und verbessert das Hören.
Senf mit Lavendelgeist (Nr. 78) angesetzt, ergibt eine gute Einreibung für die vom Schlag gelähmten Glieder.

Anwendung in der Küche: Da die Schmackhaftigkeit von Speisen und deren Bekömmlichkeit durch Beigabe von Senf erhöht wird, fand dieser bald Eingang in die Küche. Einzelne Senfkörner gibt man den roten Rüben bei und verwendet sie bei der Bereitung von Senfgurken.
Aus dem entölten Mehl stellt man die verschiedenen Arten von Tafelsenf (= Mostrich) her. Einen verdauungsfördernden, nicht schädlich wirkenden Tafelsenf für den Hausgebrauch kann man sich selbst leicht herstellen: 500 g schwarzes Senfmehl, 500 g weißes Senfmehl, 100 g Weißmehl, 2 g Piment, 2 g Gewürznelkenpulver, 5 g gemahlener schwarzer Pfeffer, 5 g Ingwerpulver, 100 g Salz und 100 g Staubzucker werden unter Zusatz von bestem Weinessig zu einem Brei verrührt. Je nach Geschmack kann man das eine oder andere Gewürz streichen oder mehr hinzufügen.

Anmerkung: Der **Weiße Senf,** Sinapis alba L., ist in der Zusammenstellung der Heilstoffe und in der Heilwirkung dem Schwarzen Senf sehr ähnlich, nur etwas schwächer.

Anwendung in der Volksheilkunde: Bei Wassersucht nehme man ½ kg weiße Senfkörner, zerstoße sie und gieße 1 Liter guten Weißwein darüber. Durch 24 Stunden ziehen lassen, durch dünne Leinentücher 2- bis 3mal durchseihen und von dem abgeseihten Wein 3mal am Tage einen Eßlöffel voll einnehmen.

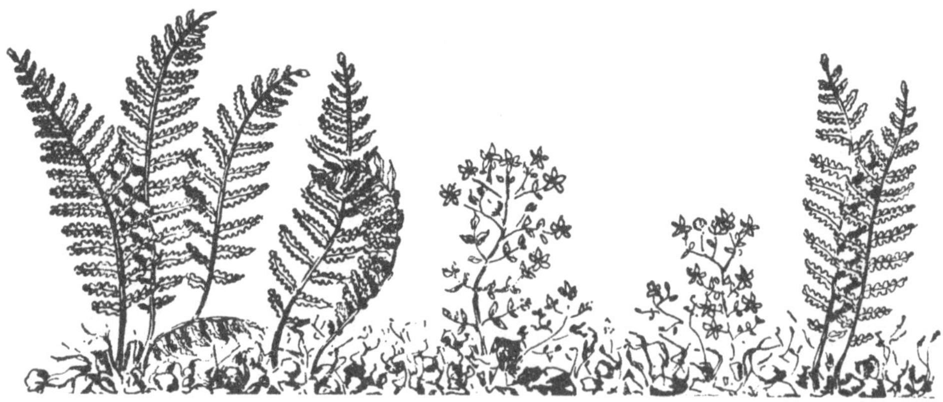

– Sojabohne siehe unter Anhang D/3

– Sonnenblume siehe unter Anhang D/4

.7 Sonnentau Drosera rotundifolia L.

Synonyme: D. septentrionalis Stokes — Rossolis septentrionalis Scop. — Rorella rotundifolia All.

Volksnamen: Bullenkraut — Egelkraut — Fettkraut — Fliegenfalle — Foaste Mandeln — Frisminit — Insektenfressa — Jungfernblut — Jungfernblüte — Jungfernöl — Jungferntröpfle — Kälberblume — Marienträne — Perlknöpf — Rossoli — Sindaw — Sinnthau — Sonnentau — Sonnenbrand — Sonnenlöffel — Stierkraut — Wettertau

Botanik: Die Blätter sind in einer grundständigen Rosette angeordnet, kreisrund und lang gestielt. Der Rand und die Oberseite der Blattfläche sind mit rötlichen Drüsenhaaren besetzt, die eine bei Sonnenschein glänzende Flüssigkeit („Tau") absondern. Kleine Kerbtiere, Mücken und Fliegen werden durch die zusammenschlagenden äußeren Drüsenhaare festgehalten und durch den von den Drüsen ausgeschiedenen Saft verdaut. Daher die Bezeichnung „fleischfressende Pflanze". Diese ausgeschiedenen Säfte der Pflanze sind mit den Magen- und Darmsäften der fleischfressenden Tiere identisch.
Es darf uns nicht verwundern, daß diese Pflanze genug Anlaß zu Aberglauben gab. Im 13. Jahrhundert versuchten die Alchimisten immer wieder, aus dem „Sonnentau" Gold zu bereiten. Der Blütenstand ist traubenähnlich, die Einzelblüten sind klein und weiß.

Geruch und Geschmack: Der Sonnentau hat keinen besonderen Geruch. Der Geschmack ist säuerlich, bitter, scharf und zusammenziehend.

Blütezeit: Mitte Juni bis Ende August.

Standort: Nicht selten in Mooren anzutreffen, gerne zwischen den Polstern des Torfmooses (Sphagnum), meidet jedoch Kalkböden.
Sonnentau steht in vielen europäischen Staaten unter Naturschutz.

Heilkräftiger Pflanzenteil: Man sammelt im Juli und August die blühende Pflanze ohne Wurzel (Herba Drosera. Alte Namen Herba Rolla oder Herba Roris solis). Die Trocknung erfolgt im Schatten, an zugigen Stellen. Die Aufbewahrung hat in dunklen Gläsern zu erfolgen.

Heil- und Wirkstoffe: Von den rund 400 verschiedenen sogenannten fleisch-, fressenden Pflanzen, ist der Sonnentau die bekannteste Pflanze. Sie enthält ein dem Pepsin (der Eiweißverdauung dienendes Sekret) fast identes Ferment, ferner Gerbstoff, Ameisen-, Apfel-, Essig- und Zitronensäure, bittere Extraktivstoffe, Spuren von ätherischen Ölen, einen noch nicht näher erforschten roten Farbstoff und schließlich Kalium und Calcium.

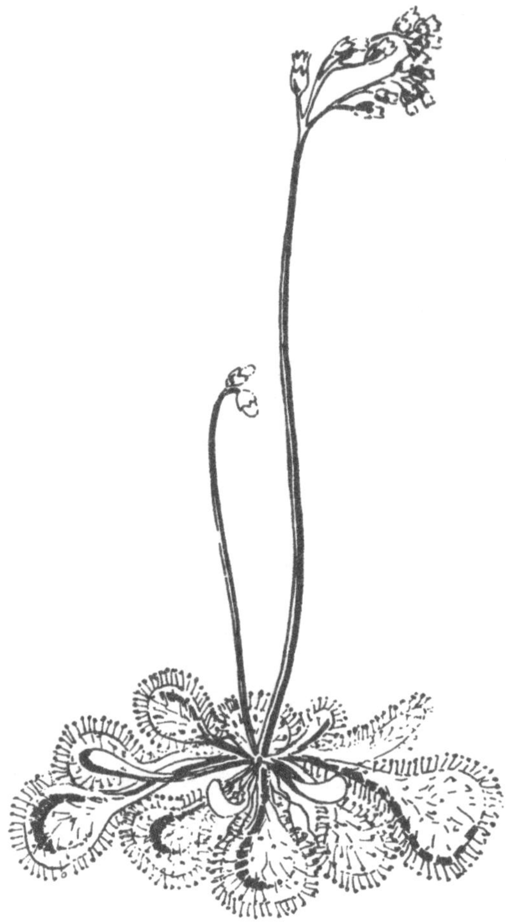

Heilwirkung: Der Sonnentau war im Altertum als Heilpflanze unbekannt und wurde von dem berühmten Arzt Arnoldus de Villanova um 1300 zu Barcelona medizinisch erforscht. Seine medizinischen Schriften wurden durch die Inquisitionsgerichte verbrannt, da das von ihm hergestellte und benannte Goldwasser (Aqua auri) als Mittel gegen viele Krankheiten, nur mit Teufels- und Hexenhilfe erzeugt, angesehen wurde. Er selbst rettete sich nur durch die Flucht nach Deutschland vor dem Scheiterhaufen. Der kräuterkundige Tabernaemontanus (1731) und Prof. Dr. Ossiander (1844) u. a. lobten das Kraut gegen Lungenerkrankungen (Tuberkulose), Brustkrampf und als Mittel gegen die Unfruchtbarkeit der Frauen.

Die neueren Forschungen ergaben, daß der Sonnentau einen erhöhten Eiweißzerfall im menschlichen Körper auslöst, der zu einer vermehrten Phenolbildung führen kann, zu erkennen an der grün-braunen Färbung des Harns.

Sonnentau wirkt der krankhaften Verhärtung von Geweben entgegen (antisklerotische Wirkung). Im Pasteur Institut ergaben Versuche von nur geringen Sonnentau-Zusätzen in eine Tbc-Bazillen-Kultur die sofortige Einstellung des Wachstums der Bazillen!

Sonnentau hat zweifelsohne Heilkräfte gegen Husten, Krampfhusten, speziell gegen Keuchhusten, Bronchialkatarrhen, Bronchitis, chronische Heiserkeit, Brustkrampf bei violetter Hautverfärbung bei Herz- und Lungenleiden (Cyanose), Erstickungsanfällen, Rachenkatarrh (Phayngitis), ja sogar beim Kitzelhusten der Schwindsüchtigen (nach Dr. med. Madaus).

Sonnentau ist ferner zu empfehlen als beruhigendes Mittel für den gestörten Verdauungsapparat, besonders bei Brechreiz, bei morgendlichem Erbrechen der Schwangeren, bei Heißhunger ohne Eßvermögen und schließlich bei Blasenkatarrh (Cystitis).

Anwendung: Die Anwendung erfolgt für die genannten Leiden am besten als Tee, 1 Teelöffel für 1 Tasse im Aufguß, 1—2 Tassen am Tage, schluckweise getrunken. Bei der Behandlung der katarrhalischen Erkrankungen dürfen wir auch Honig oder braunen Rohzucker beifügen.
Die Tagesgabe von 1—2 Tassen ist nicht zu überschreiten, da sonst heftige Hustenanfälle, ja sogar Brustkrämpfe und Erstickungsanfälle ausgelöst werden können.

TEEMISCHUNGEN sind sehr zu empfehlen, u. a.:
Bei Keuchhusten und Bronchialkatarrh:
Sonnentau, Spitzwegerich (Nr. 119), Holunderblüten (Nr. 52) und Stiefmütterchenblüten (Nr. 120) zu gleichen Teilen.
Oder:
Sonnentau, Andorn (Nr. 2), schwarze Johannisbeerblätter (Nr. 57/b), Salbei (Nr. 108) und Veilchenblüten (Nr. 125) zu gleichen Teilen.
Bei Bronchialasthma:
Sonnentau, Thymian (Nr. 124), Fenchel (Nr. 32) und Gänsefingerkraut (Nr. 34/b) zu gleichen Teilen.
Alle Teemischungen werden als Aufguß bereitet, 1 Teelöffel der Mischung für 1 Tasse, 1—2 Tassen am Tage, schluckweise, mit Honigzusatz.
Äußerlich wird der frische Saft der blühenden Pflanze gegen Warzen und Hühneraugen angewendet. Man beträufelt die Stelle und läßt den Saft eintrocknen. Wiederholung nach Bedarf.

Anwendung in der Volksheilkunde: In den skandinavischen Staaten und in Finnland wird der Sonnentau in der Volksheilkunde gegen die Sterilität der Frauen angewendet. Man empfiehlt eine Art Sauermilch zu bereiten, indem Sonnentau in Milch eingelegt wird, der die Milch zum Gerinnen bringt. Die zähflüssige Sauermilch von einigen Wochen Haltbarkeit wird eßlöffelweise durch einige Zeit täglich eingenommen. Die Herstellung dieser Sauermilch gelingt in Mitteleuropa nicht und dürfte auf bestimmte Mikroben zurückzuführen sein, die standortsbedingt dort im Sonnentau vorkommen.
Eine einfache Sonnentau-Tinktur gegen Heiserkeit, Verschleimung und gegen Keuchhusten wird in der Volksheilkunde der Alpenländer gerne bereitet und angewendet: In 10 Teile Weingeist (50 %igen) werden 2 Teile Sonnentau durch 8—10 Tage in Herdnähe angesetzt, bei täglichem öfterem Schütteln. Die so gewonnene Tinktur wird durch ein Tuch filtriert und in Gaben von 10 Tropfen, verdünnt mit etwas Wasser, 2—3mal am Tage eingenommen.

Anwendung in der Homöopathie: Die Homöopathie verwendet die aus der frischen blühenden Pflanze hergestellte Tinktur, Drosera dil D_1, 3mal täglich je 10–12 Tropfen, gegen Keuchhusten, Verschleimung und Neigung zu Erbrechen.

Anwendung in der Tiermedizin: Auch heute noch ist in der ländlichen Tiermedizin der Sonnentau gegen die Geschlechtsträgheit bei Haustieren in Anwendung. Interessant ist die Tatsache, daß Schafe den Sonnentau nicht vertragen und Beimengungen im Futter Koliken und Erstickungsanfälle verursachen.

Anmerkung: Der **Englische Sonnentau** (Drosera anglica Huds.) mit länglicher Blattspreite und der **Mittlere Sonnentau** (Drosera intermedia Hayne.) mit eiförmigen Blättern, beide mit gleicher Verbreitung, haben dieselben Heilwirkungen.

118 Spargel Asparagus officinalis L.

Synonyme: A. altilis Aschers. — A. hortensis Mill.

Volksnamen: Aspars — Korallenkraut — Schwammwurz — Spargen — Sparsen — Sparsich

Botanik: Der holzige Wurzelstock ist ausdauernd, kurz, meist waagrecht gelagert, mit langen, dicken Wurzelfasern versehen. Im Frühjahr treibt der Wurzelstock viele fingerdicke Sprossen von weißer Farbe, die mit fleischigen Schuppen bedeckt sind und die ergrünen, sobald sie an das Tageslicht kommen. Die Sprossen werden im Frühjahr etwa 20 bis 25 cm unter dem Erdboden abgeschnitten und bilden das Spargelgemüse. Läßt man die Sprossen dagegen stehen, so wachsen sie zu einem bis 1,50 m hohen Stengel aus, der verzweigt und kleine, trockene, schuppenartige, feine Blättchen trägt. Erst die Sprossen des 3. Jahres gelangen zur Blüte. Die Blüten sind grünlichweiß, die Frucht ist eine rote Beere. Diese wird mit Vorliebe von den Vögeln gefressen, und da der in der Beere enthaltene Samen unverdaut abgeht, finden wir Spargelpflanzen auch außerhalb des Gemüsegartens in der freien Natur.

Geruch und Geschmack: Die Spargeltriebe haben einen süßlichen Geruch und Geschmack. Die Wurzeln sind in Geruch und Geschmack süßlich bis herb. Die in den Beeren enthaltenen schwarzen Samen sind geruch- und geschmacklos.

Blütezeit: Mitte Mai bis Mitte Juni. — *Beerenreife:* August.

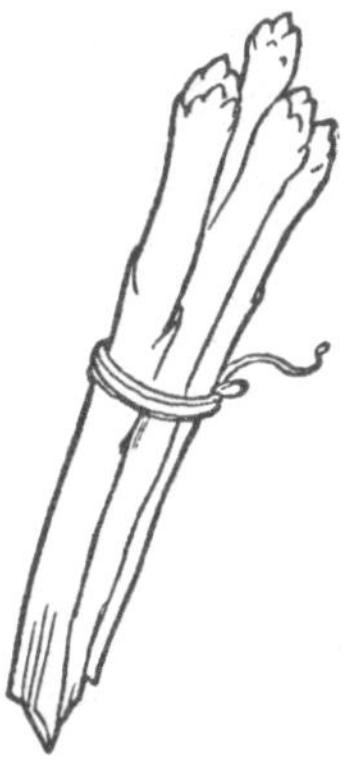

Standort: Ursprünglich aus Südeuropa stammend, kommt der Spargel bei uns auch verwildert auf Schutt und kiesigen Flußufern vor. Der veredelte Gemüsespargel wird vielfach in eigenen Spargelbeeten gezogen. Er hat seine wärmere Heimat noch nicht vergessen und gedeiht im Freiland am besten überall dort, wo auch der Weinstock sich klimatisch wohl fühlt.

Heilkräftige Pflanzenteile: „Gestochen" werden die Spargeltriebe im April und Mai. Die Wurzeln werden im Herbst ausgegraben.

Heil- und Wirkstoffe: Die zahlreichen Inhaltsstoffe, wie Asparagin, fettes und ätherisches Öl, bis zu 40 % Zucker in den Wurzeln — dagegen keiner in den Gemüsesprossen — Spuren von Arsen, Bernsteinsäure, Tyrosin und Methylmerkaptan bedingen die heilkräftige Wirkung des Spargels. In den Gemüsesprossen wurden schließlich Spuren von Cholin nachgewiesen. Die Vitamine A, B und C, Eisen, Phosphor und Kalk unterstützen die heilenden Eigenschaften des Spargels.

Heilwirkung: Wenn auch der Spargel keine offizinelle Heilpflanze ist, so ist dennoch seine Heilwirkung bedeutend, ja er übertrifft vielleicht so manche offizinelle Heilpflanze in seiner heilenden Eigenschaft. Vor allem muß erwähnt werden, daß durch den Spargelgenuß die Zelltätigkeit der Nieren gesteigert und die Wasserausscheidung erhöht wird. Spargel ist mehr als eine Diätkost für Nierenkranke. Bei Nierenentzündung dagegen ist Spargel zu meiden.

Die Armut an Kohlehydraten macht den Spargel zu einer vorzüglichen Diätspeise für Zuckerkranke. Da er reichlich Fett — besonders Rahm und Butter — aufnimmt, wird er für den Zuckerkranken kalorienreich bereitet. Dies ist auch für die Diät der abgemagerten und unterernährten Rekonvaleszenten von Bedeutung, da außerdem der Spargel sehr appetitanregend wirkt.

Neben der Erhöhung der Wasserausscheidung hat der Spargel auch eine leicht abführende Eigenschaft. Die unverdaut verbleibenden langen Gefäßbündel bilden einen Ballaststoff, vermehren die Stuhlmenge und haben so eine eröffnende Wirkung auf den Dickdarm.

Nach Spargelgenuß hat der Urin einen eigenartigen charakteristischen Geruch. Dies darf nicht beunruhigen, es ist dies nur ein Zeichen, daß die angesammelten Giftstoffe im Körper abgehen.

Der Spargelsamen wird gepulvert und etwa 3mal am Tage ½ bis 1 g eingenommen. Er stillt das hartnäckige Erbrechen und übt ähnlich wie der Anis- und Kümmelsamen (Nr. 4 bzw. 73) eine beruhigende Wirkung auf den Magen aus. Schließlich zählt die Spargelwurzel zu den „eröffnenden" Wurzeln, neben Fenchel (Nr. 32), Petersilie (Nr. 94) und Sellerie (Nr. 115).

Ein empfehlenswerter Mischtee zur Förderung des Urinabganges: Man mische zu gleichen Teilen die Wurzeln von Spargel, Fenchel (Nr. 32), Sellerie (Nr. 115) und Petersilie (Nr. 94). 1 Teelöffel der Mischung für 1 Tasse im Aufguß, 1–2 Tassen am Tage, schluckweise und ungesüßt.

Zur Herzstärkung: Man bereite von 60 g Spargel in 3/4 Liter Wasser einen 8stündigen kalten Ansatz. In 1/4 Liter lauwarmen Wasser löse man 2 Teelöffel Honig und vermische beide Auszüge. Man nehme alle Stunden 1 Eßlöffel ein.

Aus Kräuterbüchern und Volksheilkunde: Die Wurzel in Wasser oder Wein gesotten und getrunken, eröffnet die Leber, vertreibt die Gelbsucht und reinigt Nieren und Blase.
Die Wurzel hilft wider das Hüftweh.
Spargelwurzel in Wein gesotten und warm im Mund gehalten, stillt das Zahnweh.
In der Volksheilkunde wie auch in alten Kräuterbüchern und Schriften wird vereinzelt behauptet, daß größerer Spargelgenuß Auftreten von Blut im Harn (Haematurie), ja sogar Zuckerkrankheit verursache. Diesbezügliche klinische Feststellungen liegen nicht vor. Es können jedoch die besten Heilpflanzen bei Übertreibung der Dosierung auch nachteilige Folgen auslösen. In diesem Zusammenhang muß auch berichtet werden, daß bei manchen Personen eine Überempfindlichkeit (Idiosynkrasie) gegenüber Spargel besteht, die so ausarten kann, daß bereits durch Berühren des Spargels, die sogenannte „Spargelkrätze", ein Hautausschlag, ausgelöst werden kann. Da diese Überempfindlichkeit sich bereits geruchsmäßig äußert, haben diese Personen dadurch schon eine Art Vorwarnung und dürfen Spargel weder berühren noch genießen.

Anwendung in der Homöopathie: „Asparagus dil D1", täglich 3mal je 10–15 Tropfen, ist ein vielfach angewendetes Heilmittel gegen chronische Blasenleiden, Herzbeschwerden mit zu geringem Puls, Zuckerkrankheit, Impotenz bei Männern im Anfangsstadium, Milz- und Leberleiden, Hautunreinigkeiten, Rheumatismus, Gicht und bei krankhafter Vergrößerung der Vorsteherdrüse.

Aus der Geschichte des Spargels: Spargel gehört zu den ältesten Heilpflanzen in der Geschichte der Heilkräuterkunde. Eine fernöstliche Art, Asparagus lucidus, war im alten China unter dem Namen T'ien man Tung schon etwa 3000 v. Chr. eine sehr geschätzte Heilpflanze zur Behebung von trockenen Hustenanfällen, zur Stärkung der Lungen, zur Heilung von Hautschwellungen und Geschwüren und um die Hitze und Schmerzen in den Füßen zu lindern. Das Spargelfußbad für den ankommenden Gast war das Zeichen, daß der Gastgeber besonders um das Wohlbefinden seines Gastes besorgt war. Auch im alten Ägypten war der Spargel eine berühmte Heil- und Kulturpflanze. In den Grabkammern der

Pyramide von Sakkara, etwa aus den Jahren 2700 v. Chr:, finden wir den Spargel unter den Opfergaben abgebildet, die man dem Toten mitgab. Aus den Bildern ist zu ersehen, daß er dem Toten nicht nur als Heilpflanze, sondern auch als Küchenkraut mitgegeben wird. Man wußte allem Anschein nach, auch den Spargel als Leckerbissen zu schätzen. Die Ärzte des klassischen Altertums wandten den Spargel vielfach an, so unter anderem Hippokrates gegen Hüftweh und die Wurzel gegen Gelbsucht. Daß die Römer, keinem Leckerbissen abhold, den Spargel als Küchenkraut sehr lobten, wird uns nicht wundern, doch berichtet Plinius auch von so manchem heilenden Rezept. In Deutschland ist der Spargel erst im 16. Jahrhundert bekannt geworden und man findet von da an viele Hinweise in den Kräuterbüchern. Die Chroniken berichten schon aus dem Altertum, daß Spargel als Speise für Festmähler und Diplomatenbankette ausersehen war und konnte diesbezüglich auch aus großer Verlegenheit befreien. Als Kaiser Karl V. in der Fastenzeit unerwartet in Rom erschien, war die Verlegenheit bezüglich des Banketts sehr groß. Der zuständige Kardinal wußte sofort Abhilfe: es gab drei verschiedene Spargelgerichte mit drei verschieden parfümierten Tischtüchern und drei verschiedenen erlesensten Weinen. Wie der Chronist berichtet, soll der Kaiser noch lange von dieser Fasten-Delikatesse geschwärmt haben. Wie die Wegwarte, kam auch der Spargel zur Zeit der napoleonischen Kontinentalsperre mit der hohen Politik in Berührung, da man sich abmühte, aus Spargel ebenfalls ein Kaffeesurrogat herzustellen. Dieses Ersatzmittel wollte aber gar nicht munden und so wurde es noch während dieser bewegten Tage aufgegeben.
Wir wollen zum Abschluß noch einen küchentechnischen Rat für unsere Hausfrauen geben. Holzig gewordene Spargel wirft man nicht sogleich weg, sie ergeben eine wohlschmeckende Suppe, wenn man sie auskocht und mit Suppenkräutern eine richtige Diätsuppe für den Magenkranken bereitet.

9 Spitzwegerich Plantago lanceolata L. Tafel 8, Figur 3

Volksnamen: Heufressa — Hundsrippen — Lämmerzunge — Lungenblattl — Rippenkraut — Roßrippen — Schafzunge — Schlangenzunge — Siebenrippen — Spießkraut — Spitzfederich — Spitz-Wegeblatt

Botanik: Der ausdauernde Wurzelstock treibt grundständige, lanzettliche Blätter von schmalem, spitzem und zähem Aussehen hervor. Sie sind fünfnervig. Der Blütenstengel ist blattlos, kantig, mit einer bräunlich blühenden Ähre. Die Früchtchen sind zweisamige Kapseln.

Geruch und Geschmack: Die Blätter und Wurzeln sind fast geruchlos, schwach grasig und haben einen salzigen, zusammenziehenden Geschmack.

Blütezeit: Von Mai bis Anfangs September.

Standort: Der Spitzwegerich ist eine sehr häufige Wiesenpflanze und ist auf allen Wiesen und Rainen, sehr gerne an Wegrändern anzutreffen, er gedeiht auch in Gräben und feuchtem Ödland. In ganz Europa, in Nord-, Mittel- und Ostasien, praktisch auf der ganzen Welt vorkommend, von der Ebene bis in die Almregionen.

Heilkräftige Pflanzenteile: Gesammelt werden die Blätter (Herba oder Folia Plantaginis) von Anfang Mai bis Ende August solange die Pflanze blüht, jedoch der Samen nicht gereift ist. Die Blätter müssen unmittelbar nach dem Ernten in ganz dünnen Schichten auf zugigen Orten (Dachböden) getrocknet werden. Durch oftmaliges Berühren oder Umwenden werden die Blätter sehr leicht schwarz; es können aber nur grün gebliebene, ganz trockene Blätter für die Teezubereitung verwendet werden. Die Wurzeln (Radix Plantaginis) werden ab Mitte August bis gegen Ende Oktober gegraben. Nach erfolgter rascher Reinigung werden sie am besten auf einem starken weißen Zwirnfaden aufgefädelt und an einer zugigen Stelle zum Trocknen aufgehängt.

Heil- und Wirkstoffe: Neben Glykosiden, Saponinen und Bitterstoffen enthält die Pflanze tanninähnliche Substanzen, Zucker, ätherisches Öl, eine sehr wertvolle Chlorophyllart, in großer Menge Schleimstoffe (Xylin), die Vitamine A, C und K, Eisen, Kalk, Phosphorsäure und ein Lab-Enzym, das sich auch im Magensaft der Säugetiere und des Menschen befindet. Dieses Lab-Enzym bringt, zusammen mit Säuren, die Milch im Darm zum Gerinnen. Auf den sogenannten Galmeiböden vermag der Spitzwegerich ein Zinkkarbonat aufzunehmen. Je nach Standort enthält der Spitzwegerich geringe oder beachtliche Mengen Kaliumsalze und Kieselsäure.

Heilwirkung: Die Spitzwegerichblätter sind offizinell, nicht dagegen die Wurzeln, die jedoch nicht minder heilwirkend sind.
Der Spitzwegerich ist eine uralte Heilpflanze und erfreute sich seit jeher höchsten Ansehens.
Die vielen Inhaltsstoffe befähigen den Spitzwegerich in erster Linie zu einer Heilpflanze gegen alle Erkrankungen der Atmungsorgane, besonders bei mehr oder minder starker Verschleimung. Bei Husten, Keuchhusten, Lungenasthma, Lungenspitzenkatarrh, ja selbst bei Lungentuberkulose ist der Spitzwegerich ein ganz vorzügliches Naturheilmittel. Sehr zu empfehlen ist nachstehender

Mischtee für Lungenkranke:

200 g Spitzwegerichblätter,
100 g Brennesselblätter (Nr. 16),
100 g Lungenkraut (Nr. 84),
50 g Huflattichblätter und Blüten (Nr. 54) und
50 g Schafgarbe (Nr. 110).

Von dieser Mischung nehme man 2 gestrichene Teelöffel für 1 Tasse im Aufguß und füge nach entsprechender Abkühlung 1 Teelöffel Honig hinzu. Davon trinke man 2 bis 3 Tassen am Tage schluckweise.

Sehr beliebt ist die Anwendung des frisch ausgepreßten Saftes aus der blühenden Pflanze einschließlich Wurzel zur Behandlung chronischer Katarrhe sowie von Darmkatarrhen, Verdauungsstörungen, Magenleiden, Wurmkrankheiten und Blutungen. Der Preßsaft wird mehrmals am Tage eingenommen. und zwar 1 Eßlöffel voll Saft mit 1/2 Eßlöffel angewärmtem Wasser verrührt und sogleich getrunken. Kneipp empfiehlt ferner den Spitzwegerich zur Blutreinigung, besonders bei chronischen Hauterkrankungen.

Spitzwegerich wirkt zusammenziehend und wird mit Erfolg als Wundkraut angewendet. Man legt die frischgepflückten Blätter etwas zerquetscht auf die Wunde.
Spitzwegerichblätter stillen das Bluten der Wunden und heilen auch Brandwunden, wenn man die Blätter zerdrückt, mit Eiweiß bestreicht und auflegt.
Über die Wundbehandlung schrieb Pfarrer Kneipp aus seiner Erfahrung: „. . . schnell wird die Wunde ausgewaschen, einige Spitzwegerichblätter etwas geknetet und der Saft in die Wunde gepreßt. Die Wunde wird dann gut zugepreßt, Spitzwegerichblätter aufgelegt und so heilt sie rasch zusammen. Mit Goldfäden näht der Spitzwegerichsaft den klaffenden Riß zu und wie am Gold sich nie Rost ansetzt, so flieht den Wegerich jede Fäulnis und faules Fleisch.“

Aus alten Kräuterbüchern und aus der Volksheilkunde: Der frisch ausgepreßte Saft mit seiner trocknenden und zusammenziehenden sowie blutreinigenden Kraft heilt alle unreinen, fließenden, um sich fressenden Geschwüre und alten Wunden, Tierbisse, Brandwunden, auch Drüsenschwellungen und Hämorrhoiden.
Umschläge mit Spitzwegerichsaft heilen die immer wiederkehrenden Kopfschmerzen.
Der Saft der Blätter in die Ohren geträufelt, nimmt das Ohrenweh. Der verdünnte Saft in die Augen getropft, wirkt kühlend und nimmt die Entzündung.
Der frisch ausgepreßte Saft zu einem „Geist“ gebrannt, ist eine schmerzstillende Einreibung bei Podagra.

Spitzwegerich ist allen Lungenkranken, Schwindsüchtigen, Engbrüstigen, ständig Brustverschleimten, Keuchenden und Hüstelnden u. a. als Sirup bestens zu empfehlen.

Nachstehend ein alterprobtes Hausrezept zur Herstellung von

Spitzwegerichsirup:

Man nimmt ein 5-Liter-Gurkenglas mit breiter Öffnung und bedeckt den Boden etwa 2 bis 3 cm, dicht zusammengepreßt, mit frisch gepflückten Spitzwegerichblättern. Darauf streue man etwa 1 cm Kristallzucker und lege darüber wieder eine gut zusammengepreßte Schicht Blätter. So folgt immer abwechselnd eine Lage Zucker und eine Schicht Blätter, bis das Glas gefüllt ist. Man läßt das Glas über Nacht zugedeckt stehen und füllt in gleicher Weise am anderen Tag nach, da über Nacht die Blätter zusammensitzen. Dies wiederholt man solange, bis tatsächlich nach vorsichtigem Nachdrücken mit der geballten Hand nichts mehr in das Glas hineingeht. Nun gräbt man im Garten an einer geschützten Stelle ein Loch, stellt das Glas hinein, beschwert dieses, nachdem man es mit einer dreifachen Lage Pergamentpapier gut verschlossen hat, mit einem Brettchen, auf welches man noch einen Stein oder Ziegel legt. In der oberen Höhe des Steines oder Ziegels wird die Grube etwas ausgeweitet, damit ein stärkeres Brett darauf zu liegen kommt. Abschließend schüttet man das Loch, das noch verbleibt, mit Erde zu und steckt vorsorglich ein beschriftetes Holzschildchen daneben in den Boden. Das Glas verbleibt nun 3 Monate so in der Erde; es vergärt nun in der gleichmäßigen Erdwärme der durch den Zucker aus den Blättern ausgelaugte Saft zu einem Sirup. Nach Ablauf dieser Zeit wird das Glas vorsichtig aus der Erde herausgenommen. Man preßt den ganzen Inhalt mit einer Fruchtpresse sehr gut aus und kocht den so gewonnenen Spitzwegerich-Sirup einmal auf. Das Auspressen durch ein Tuch, wie dies öfters geschieht, ist nicht ratsam, da durch diese unvollkommene Auspressung zu viel unausgewertete Rückstände zurückbleiben. Dieser Sirup wird in Flaschen gefüllt und gut verkorkt. Er ist eines der besten Hausmittel gegen alle Lungenerkrankungen. Wer keinen Garten sein eigen nennt und diese Art der Gärung durch die gleichmäßige Erdwärme nicht durchführen kann, stelle das Glas an einem gleichmäßig warmen Ort, am besten in Herdnähe, auf. Je gleichmäßiger die Wärme, desto nachhaltiger die Vergärung. Abkühlungen unterbrechen den Vergärungsprozeß und dann entsteht ein minderwertiger, wenn nicht gar verdorbener Sirup. Im Bedarfsfalle nehmen Kinder diesen Sirup mehrmals am Tage teelöffelweise, Erwachsene eßlöffelweise ein.

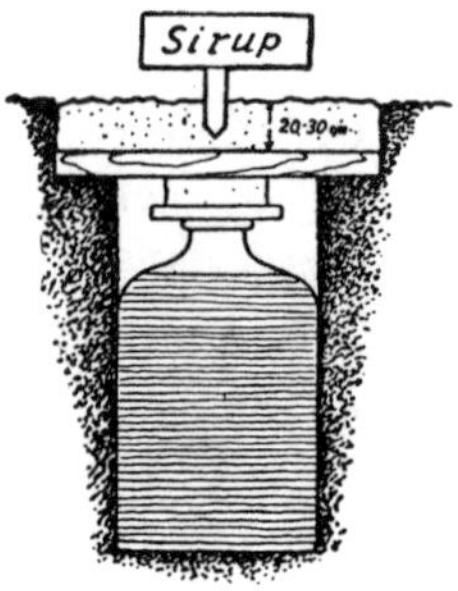

Anwendung in der Homöopathie: In der Homöopathie wird aus der ganzen frischen Pflanze eine homöopathische Essenz hergestellt, mit der neuralgische

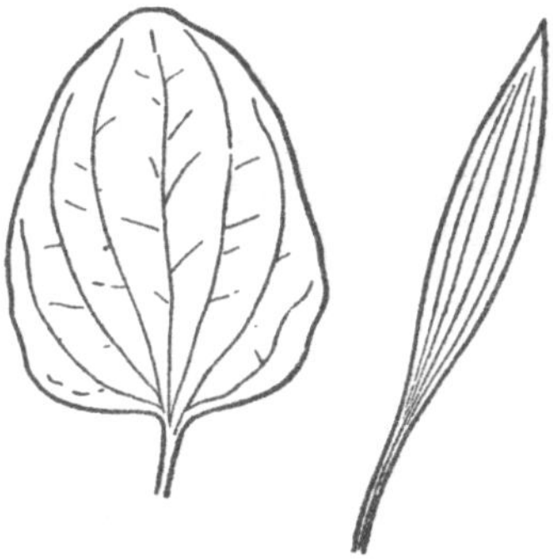

Breitwegerich Spitzwegerich

Beschwerden, besonders neuralgische Ohren- und Zahnschmerzen, ferner Skrofulose, Keuchhusten, Erkrankungen der Atmungsorgane und Bettnässen der Kinder, erfolgreich behandelt werden. Diese Essenz, regelmäßig genommen, ruft auch einen Widerwillen gegen das Rauchen hervor.
Zur Lösung von verhärtetem „Ohrenschmalz" bzw. bei Ohrenstechen, bereite man Ohrentropfen aus einer Mischung von Glycerin mit der homöopathischen Essenz (oder Tinktur) zu gleichen Teilen. Diese Ohrentropfen werden vor dem Einträufeln ins Ohr leicht angewärmt.

Anmerkung: Ein Verwandter ist der **Breitwegerich,** Plantago major L.

Volksnamen: Wegtritt — Großer Wegerich

Botanik: Die Blätter sind in Form einer Rosette am Boden liegend angeordnet, von breit eiförmiger Form, ganzrandig oder schwach gezähnt, zumeist 7nervig. Der Blütenschaft ist aufrecht und stielrund. Die Blütenähre ist länglich-walzig.

Blütezeit: von Mai bis September.

Standort: Wir finden den Breitwegerich auf schlechten Wiesen, Ödland, gerne auf Fußwegen und Straßen (daher sein Volksname Wegtritt), aber auch in feuchten Gräben, von der Ebene bis zur Almregion. Der Breitwegerich ist über die ganze Erde verbreitet.

Heilkräftige Pflanzenteile: Gesammelt werden nur die Blätter, die ebenso zu behandeln sind, wie die Blätter des Spitzwegerichs.

Heilwirkung: Während der Breitwegerich bei uns nur in der Volksheilkunde angewendet wird, ist er in Spanien und Portugal eine sehr geschätzte offizinelle Heilpflanze.
Er wird dort wie der Spitzwegerich angewendet.

Anwendung in der Volksheilkunde: Der Breitwegerich wird in der Volksmedizin auch als schleimlösendes Hustenmittel gebraucht, doch wird oft der Spitzwegerich vorgezogen, da er für diese Zwecke geschmacklich angenehmer ist.
Sehr gelobt wird der Breitwegerich in der Volksheilkunde als Wundheilmittel wegen seiner entzündungshemmenden Wirkung.

Ferner eignen sich die frischen Blätter zum Auflegen gegen Impfschäden, zur Behandlung von Hornhautgeschwüren, Augenentzündungen, Unterschenkelgeschwüren und Lippenkrebs. Auch bereitet man für die Behandlung dieser Leiden feuchtwarme Umschläge aus Teeaufgüssen von frischen oder getrockneten Blättern. Diese Umschläge sind 1/2stündig zu erneuern, wobei die Tuchumschläge niemals wiederverwendet werden dürfen!

Die innerliche Anwendung in der Volksheilkunde ist gebräuchlich gegen Blasenleiden, Magen- und Darmgeschwüre.
Man bereitet aus den frischen oder getrockneten Blättern einen Teeaufguß, 1 Teelöffel auf eine Tasse; davon werden 2 bis 3 Tassen am Tage ungesüßt, schluckweise getrunken.
Sehr erfolgreich ist die Anwendung des frisch ausgepreßten Saftes von den Blättern für alle genannten Leiden und Beschwerden.

Aus der Geschichte der Wegerich-Arten: Die Wegerich-Arten genossen in der altchinesischen Medizin höchstes Ansehen. Der Breitwegerich, Che chien Tze, genoß bei Shin-nong noch höheres Ansehen als der Spitzwegerich, Che chien yeh. Shin-nong lobt ihn wegen seiner harntreibenden Kraft; er stille den Husten und verleihe den Augen starken Glanz. Auch vermehre er die Sexualkraft des Mannes und mache auch die sterilen Frauen fruchtbar. Diese letztgenannten Heilkräfte finden wir in keinem europäischen Kräuterwerk angegeben. Da es sich ganz eindeutig nach Beschreibung und Abbildung um den Breitwegerich handelt, dürfte es sich um Wirkstoffe handeln, die durch ganz andere Standortsverhältnisse die Pflanze hervorbrachte. Eine uralte chinesische Geheimdroge gegen Auftreten von Blut im Harn (Haematurie) und Weißfluß (Leukorrhöe) setzte sich zum größten Teil aus dem Saft einer asiatischen Spitzwegerich-Art zusammen.

In der Heilkunde der alten Griechen und Römer waren die Wegerich-Arten sehr beliebte Heilpflanzen. Nach Plinius war sogar der Frischsaft vom Spitzwegerich ein bewährtes Mittel gegen die Folgen von Bissen durch wilde Tiere und gegen die Stiche durch Skorpione.
In der altgermanischen Heilkunde war der Spitzwegerich schon bevor die Römer nach Germanien kamen, als Heilkraut bekannt und geschätzt, desgleichen in England. Als Wundkraut läßt der englische Dichterfürst Shakespeare in „Romeo und Julia" im 1. Akt seinen Romeo den Wegerich loben und in einem altangelsächsischen „Neunkräutersegen" heißt es über den Spitzwegerich:

> „Allen widerstandest du und setztest dich entgegen,
> so wiederstehe auch du dem Gift und der Ansteckung,
> und dem Übel, das über das Land dahinfährt!"

Alle Kräuterbücher des Mittelalters sind voll des Lobes über diese beiden Wegerich-Arten, der Heilanzeigen will es scheinbar kein Ende geben. Dies um so mehr, als auch die Gegenwart an dieser Heilpflanze neue interessante Feststellungen trifft. So erbrachte Dr. Madaus den interessanten Nachweis, daß der frische Saft vom Wegerich die Blutgerinnung weitgehendst verhindert. Während das Blut normal in 3—5 Minuten gerinnt, war jenes Blut, das mit Wegerichsaft vermischt, erst nach 24 Stunden geronnen. Eine Feststellung von weittragendster Bedeutung! Fürwahr, unerschöpflich ist die Welt der heilenden Pflanzen!

Stachelbeerstrauch siehe unter Johannisbeersträucher

Stiefmütterchen-Arten Violaceae — Tafel 8, Figur 4

Volksnamen: Ackerveilchen — Dreifaltigkeitsblume — Dreifaltigkeitskraut — Jelängerjelieber — Kathrinchen — Samtblümlein — Samtveigerl — Siebenfarbenblume — Stiefkinder — Tag- und Nachtblümlein — Unnütze Sorge

Botanik: Der Stengel der meist einjährigen Pflanze hat einen kantigen Querschnitt, ist hohl, weich und vielästig. Die Blätter sind langgestielt, herz- bis eiförmig oder länglich bis lanzettlich, gekerbt und wechselständig mit fiederteiligen Nebenblättern. Die Farbe der in den Blattachseln einzeln stehenden, sehr langgestielten Blüten unterliegt einem starken Wechsel mit vielen Übergängen.

Man unterscheidet zwei wildwachsende Unterarten, das **Acker-Stiefmütterchen** (Viola tricolor L. subsp. arvensis Gaud.) mit kleineren, fast gelblichweiß gefärbten Blüten, auf Äckern und Gartenland vorkommend, und das **Wiesen-Stiefmütterchen** (Viola tricolor L. subsp. vulgaris [Koch.]) mit größeren, mehr violetten Blüten, auf Wiesen in höheren Lagen.

Aus beiden Unterarten gelang es der Kunst der Gärtner, das **Garten-Stiefmütterchen** (Viola tricolor L. subsp. hortensis Arcang.) zu züchten, das großblütig und mannigfaltig gefärbt, eine Zierde der Hausgärten und Parkanlagen bildet. Das Garten-Stiefmütterchen eignet sich jedoch nicht zur Gewinnung der offizinellen Droge Herba Violae tricoloris.

Geruch und Geschmack: Alle Stiefmütterchen Unterarten sind geruchlos. Sie haben einen grasigen, schleimigen und etwas scharfen Geschmack.

Blütezeit: Die beiden Unterarten blühen von Mai bis August.

Standort: Dieser wurde bereits bei der Charakterisierung der beiden Unterarten angegeben.

Heilkräftige Pflanzenteile: Die Heilwirkung ist von beiden Unterarten völlig gleich und wir sammeln sowohl die einen als auch die andern blühenden Pflanzen von Mai bis Ende August.
Für volksmedizinische Anwendungen wird auch von beiden Formen die Wurzel im August und September gegraben. Bei der Trocknung des blühenden Krautes muß die Pflanze oft gewendet und die Papierunterlage gewechselt werden. Die Wurzeln werden am besten aufgefädelt und an zugiger Stelle aufgehängt.

Heil- und Wirkstoffe: Gerbstoff, Zucker, Schleim, Gaultherin (Muttersubstanz der Salizylsäure), Salz und ein ätherisches Öl. Das Violaquercitrin zerfällt mit Säuren in Quercitrin, Glykose und Rhamnose. Ferner Violanin, ein dem Delphinitin nahestehendes Anthocyan und beachtliche Mengen von Kalk- und Magnesiumsalzen.

Heilwirkung: Das Stiefmütterchen gilt daher mit Recht schon seit dem Mittelalter als eine harntreibende, schweißtreibende, blutreinigende und schmerzstillende Heilpflanze. Bei diesen so guten Voraussetzungen zur Heilpflanze wirkt es befremdend, wenn in der wissenschaftlichen Medizin das Stiefmütterchen fast in Vergessenheit geraten ist. Um so erfreulicher ist die Tatsache, daß die

Anwendung in der Volksheilkunde noch nach wie vor stattfindet und beim Volke das Stiefmütterchen als Heilpflanze einen sehr guten Ruf genießt. Dies rührt auch daher, daß in den alten Kräuterbüchern das „Freysamkraut", wie das Stiefmütterchen vielfach genannt wurde, hohe Anerkennung fand. So besingt der pflanzenkundliche Joachim Becher (1662) in seinem „Medizinischen Parnaß" das Stiefmütterchen in folgenden Versen:

„Das Freysamkraut ist warm / und trockner Eygenschaft /
Heylt Wunden / treibt den Schweiß / ist bitter in der Krafft /
Den zähen lungenschleim verzehrts / wie auch den Grind /
Zur Mutter man diß Kraut / vor anderen gut befindt."

In der Volksheilkunde findet das Stiefmütterchen Anwendung gegen Gelbsucht, da stoffwechselfördernd, bei Gicht und Rheuma sehr angezeigt, ferner angewendet gegen Arterienverkalkung, verschiedene Blutkrankheiten, Erkrankung der Harnorgane, Bettnässen, Harnstrenge, Harngrieß, Nierenschwäche, Nervenschwäche, Erschöpfungszustände, nervöse Herzbeschwerden, Hysterie und Krämpfe der Kinder (Fraisen).
Das Stiefmütterchen gilt als ein Hauptmittel bei allen Arten von Hautausschlägen, Ekzemen, Krätze, Milchschorf, skrofulösen Hauterkrankungen, Finnen, Eiterbläschen, Hautjucken u. a. Die Teebereitung erfolgt entweder durch achtstündigen kalten Ansatz oder heißen Aufguß, in beiden Fällen 1 gehäufter Teelöffel für eine Tasse, wobei man 2 Tassen am Tage schluckweise trinken soll. Wird der Tee als Blutreinigungsmittel oder Nervenstärkungsmittel getrunken, ist die Beigabe von Honig angezeigt.

Sehr zu empfehlen sind die Teemischungen. Bei Nervenschwäche, Hysterie oder bei skrofulösen Erkrankungen mische man den Stiefmütterchentee mit gleichen Teilen Nußblättern (Nr. 90). Von diesem Mischtee trinke man 2 Tassen am Tage.

BLUTREINIGUNGSTEE:

100 g Stiefmütterchenkraut,
50 g Brennesselkraut (Nr. 16),
50 g Holunderblätter (Nr. 52a) und
30 g Klettenwurzel (Nr. 68).

Von dieser Teemischung nehme man 1 gehäuften Teelöffel für 1 Tasse im Aufguß, ganz kurz ziehen lassen, abseihen und mit 1 Teelöffel Honig süßen. Man trinke diesen Tee in jedem Frühjahr als Blutreinigungskur durch 8 bis 14 Tage, auch dann, wenn man glaubt „kerngesund" zu sein.
Man trinke durch längere Zeit den Stiefmütterchentee bei Nervenentzündung und schmerzhaftem, mit Fieber verlaufendem Gelenksrheumatismus.
Der Tee von der Wurzel wird mit Erfolg als Brechmittel bei Vergiftungen angewendet.
Das gedörrte, gepulverte Kraut streue man in die Wunden.
Das gedörrte, gepulverte Kraut, mit Honig vermischt, wirkt als Heilsalbe bei alten Wunden oder bei Räude.
Die ländliche Bevölkerung als feinsinnige Beobachter aller Naturvorgänge, hat schon lange festgestellt, daß Stiefmütterchen, die in einem Roggenfeld wachsen, heilkräftiger sind. Wie Dr. Madaus nachwies, besteht zwischen Stiefmütterchen und Roggen tatsächlich eine Lebensgemeinschaft (Symbiose), und durch Wurzelausscheidungen des Roggens wird das Wachstum der Stiefmütterchen gefördert. Die kräftigeren Stiefmütterchen besitzen wieder erhöhte Heilkräfte. Als weitere Folge ist aber nun die interessante Tatsache zu berichten, daß alle ekzemartigen Hauterkrankungen die durch eine einseitige Roggennahrung oder durch ständiges Berühren von Roggenmehl (Bäckerkrätze) entstanden sind, durch Stiefmütterchen-Teekuren geheilt werden, wenn diese Stiefmütterchen von Roggenfeldern stammen.

Anwendung in der Homöopathie: Die Homöopathie verwendet die aus dem frischen blühenden Kraut hergestellte Essenz gegen Hautausschläge, besonders bei Kindern (innerlich, und äußerlich in Form von Umschlägen), gegen Bettnässen, Harndrang mit Schmerzen und gegen Rheumatismus.

121 Süßholz Glycyrrhiza glabra L.

Volksnamen: Gemeines Süßholz — Spanisches Süßholz — Deutsches Süßholz — Lakritzen.

Botanik: Das mehrjährige Kraut, bis zu 1 Meter hoch werdend, hat einen holzigen Wurzelstock, der außen braun, innen blaßgelb gefärbt ist. Die aus der Wurzel hervorkommenden Zweige sind in den unteren Partien rund, in halber Höhe werden sie kantig. Die Blätter sind wechselständig, unpaarig gefiedert und bestehen aus 3—7 Paaren kurzgestielter Blättchen. Diese sind eiförmig, ganzrandig, 2—4 cm lang und halb so breit. Die Oberseite der Blättchen ist kahl und glatt, die Unterseite zumeist klebrig. Die Blüten sind langgestielte Trauben; die lila blühenden Schmetterlingsblüten haben eine weiße Fahne.

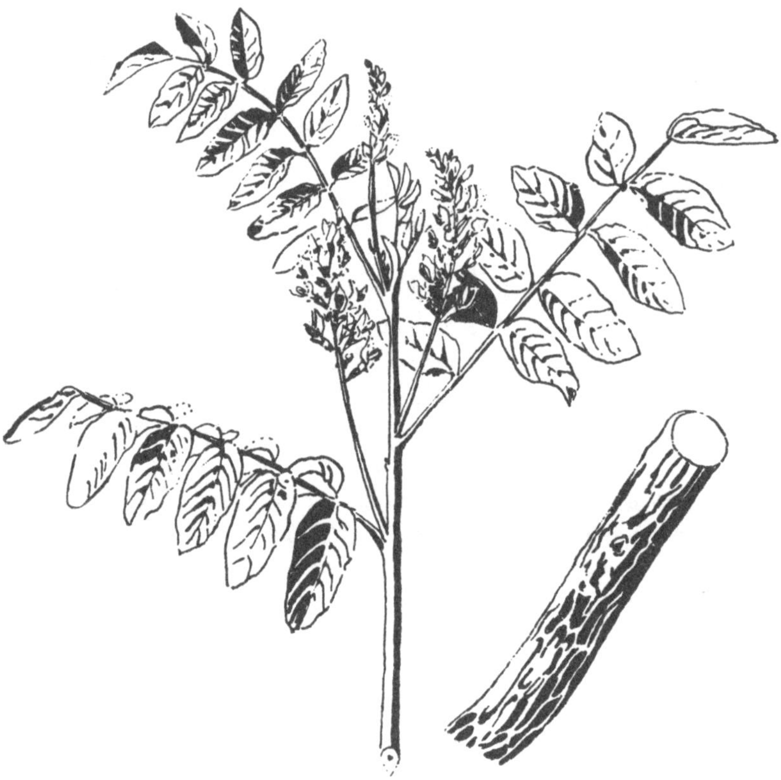

Geruch und Geschmack: Die Wurzel hat einen angenehmen Geruch und einen auffallend süßen Geschmack.

Blütezeit: Je nach Standort ab Mitte Juni bis August.

Standort: Die Heimat der Süßholzpflanze ist Südeuropa, wird jedoch bei uns mit Erfolg vielfach kultiviert. Die Pflanze gedeiht am besten auf Sand- und Lehmböden in geschützter Lage. Sie ist frostempfindlich und verträgt weder Jauche noch Stallmist.

Heilkräftiger Pflanzenteil ist die Wurzel, die im März und April oder im Oktober und November gegraben wird. Im Drogenhandel gibt es zumeist zwei Arten.

Die ungeschälte Droge als Radix Liquiritae hispanica und die geschälte Droge als russisches Süßholz, Radix Liquiritae russica bezeichnet. Sehr geschätzt ist die deutsche Droge, die seit dem 15. Jahrhundert in der Umgebung von Bamberg angebaut wird. Im Stadtwappen von Bamberg kommt seit einigen Jahrhunderten schon ein Süßholzzweig vor.

Heil- und Wirkstoffe: Hauptheilstoff ist das Glycyrrhizin, ein saponinartiger Stoff, von gleicher Eigenschaft wie die Saponine, ungiftig und von schleimlösender und auswurffördernder Wirkung. Auch hat dieser Heilstoff keine Reizwirkung auf die Schleimhäute. Ferner enthält die Wurzel Stickstoffverbindungen, wenig Gerbstoff, Fette, viel Stärke, ätherisches Öl, Bitterstoffe, Asparagin, etwas Oxalsäure und Harze.

Heilwirkung: Das Süßholz zählt zu den ältesten Heilpflanzen in der Geschichte und wird bereits in einem altägyptischen Papyrus, etwa 3000 vor Christi als Hustenmittel lobend erwähnt. Während Hippokrates die Wurzel nur äußerlich anwendet, wird sie bei Theophrast von Eresos, Dioskurides und auch bei Plinius als Hustenmittel, bei Schwindsucht und als Magenmittel empfohlen. Im Mittelalter erweitert sich die Anwendungsmöglichkeit dieser Heilpflanze, Matthiolus nennt die Wurzel ein Nieren- und Blasenmittel und sie heile die erkrankte Leber. Vereinzelt wird auch vor zu langem Gebrauch gewarnt, da der süße Schleim Blähungen auslösen kann. Wie bei allen Heilpflanzen soll man ein und dieselbe Heilpflanze oder Kräutermischung nie durch zu lange Zeit anwenden.
Jedenfalls ist die Süßholzwurzel ein ausgezeichnetes Heilmittel bei Husten, schleim- und auswurffördernd, nimmt die Heiserkeit und sogar bei beginnender Tuberkulose wurden gute Heilerfolge erzielt. Auch die Anwendung bei Blasen- und Nierenleiden hat sich bewährt. Sehr beliebt sind Mischungen der kleingeschnittenen Droge zu gleichen Teilen mit Huflattich (Nr. 54), Eibisch (Nr. 23) und Spitzwegerich (Nr. 119). Als Einzeltee oder als Mischtee nimmt man 1 Teelöffel für 1 Tasse im Aufguß, 2—3 Tassen am Tage schluckweise, mit etwas Honig gesüßt.

Nach neueren Forschungen wirkt die Süßholzwurzel auch wassertreibend. Aus dem Glycyrrhizin bildet sich die Glykuronsäure, wichtig für die Stoffwechselprodukte, wenn diese durch die Niere ausgeschieden werden. Die Glykuronsäure macht die Stoffwechselschlacken sozusagen erst „harnfähig" und wird daher dem Süßholz eine wichtige entgiftende Heilwirkung mit Recht zugeschrieben (Abderhalden).

In der Presse liest man in letzter Zeit öfter über die Entdeckung, daß der Süßholzsaft, auch Lakritzensaft genannt, ein sehr gutes Heilmittel gegen Magen- und Zwölffingerdarmgeschwüre sei. Der Vorteil dieser jüngsten Heilmethode liege vor allem darin, daß die Heilkur ambulant, ohne Bettruhe und ohne besondere Diätvorschriften angewendet werden könne. Man könne die Kur neben der Berufsausübung vollziehen.

Nach den neuesten Erfahrungen mit dem Einnehmen des Lakritzensaftes hat sich jedoch ergeben, daß es mit dem Trinken des Saftes allein nicht getan ist. Auch wurde festgestellt, daß auch bei diesen Kuren Nachteile entstehen, wenn die Dosis überschritten wird. Eine übermäßige Blutdrucksteigerung, Kopfschmerzen, Schwindel und Ödembildungen treten auf, wenn der Saft bedenkenlos in größerer Menge eingenommen wird, in der Meinung, daß auch größere Mengen eine erhöhte Heilwirkung auslösen. Als die bisher festgestellte wirkungsvollste und unschädliche Menge wird eine Dosis von 40 Gramm Lakritzensaft, aufgelöst in 100—150 Gramm lauwarmem Wasser zu empfehlen sein. Diese Tagesgabe ist bei kochsalzfreier und fleischarmer Kost eßlöffelweise einzunehmen und auf den ganzen Tag zu verteilen. Alkohol, kohlensäurehaltige Getränke (Bier!) tierisches Fett und scharfe Gewürze sind unbedingt zu meiden. Bei älteren oder herzkranken Patienten soll diese Kur nicht angewendet werden!

Anwendung in der Volksheilkunde: Süßholzwurzeltee ist seit jeher als Hustentee bekannt, vor allem als Hustensaft im Kindesalter. Auch wenn Kinder an Verstopfung leiden ist der Lakritzensaft mit Erfolg anzuwenden.

122 Taubnessel-Arten Lamium

a) Weiße Traubnessel Laminum album L. — Synonyme: L. capitatum Sm. — L. vulgatum var. album B.

Volksnamen: Bienensaug — Blumennessel — Lugerle — Lugnesseln — weiße Nesseln — milde Nessel — Nettel — dauwe Netteln — Seichkraut — Sugerle — Sugnesseli — Wurmnessel — Zuzeln

Botanik: Die ausdauernde Pflanze treibt einen 20—30 cm hohen, wenig verzweigten, behaarten Stengel empor, von grüner, manchmal violett anlaufender Farbe. Die Laubblätter sind gestielt, die Blattspreite oft grob gesägt, beiderseits locker behaart. Die Hochblätter sind dagegen kürzer gestielt, länglich zugespitzt. Der glockige Kelch ist zerstreut behaart, grün, am Grunde oft violett. Die Krone von weiß bis schmutzig weißer Farbe, hat innen am Grunde der aufwärts gekrümmten Röhre einen Haarring. Blütenverwachsungen und -mißbildungen sind nicht selten. Da der Nektar am Grunde einer langen Röhre abgeschieden wird, sind die Taubnesseln sogenannte Hummelblumen, denn nur die langrüsselige Hummel vermag den Nektar zu erreichen.

Geruch und Geschmack: Die weiße Taubnessel ist anfangs geruchlos und hat später einen etwas unangenehmen Geruch. Der Geschmack ist schleimig, scharf.

Blütezeit: Mai bis August, vereinzelt nochmals im Herbst blühend.

Standort: Die weiße Taubnessel wächst gerne entlang von Dorfwegen, Zäunen, Hecken, Bahndämmen und auf Schuttplätzen. Wir finden sie oft in der Nähe von Viehställen.

Heilkräftige Pflanzenteile: Das blühende Kraut ohne Wurzel (Herba Lamii) oder noch besser die blühende Pflanze samt Wurzel (Herba cum Radix Lamii). Es werden nicht mehr, so wie es früher üblich war, die Blüten allein gesammelt. Den Grund hiefür hören wir in den nachfolgenden Ausführungen. Wir sammeln die Pflanze ab Anfangs April bis gegen Ende September. Die jungen Blätter sammelt man für die Spinatbereitung im Frühjahr. Die Pflanze darf nur bei ganz trockenem, sonnigem Wetter geerntet werden.
Die Pflanzen werden auf zugigen, rußfreien Dachböden vorgetrocknet und müssen dann gründlichst in einem warmen Raume nachgetrocknet werden. Nicht restlos getrocknete oder unrichtig aufbewahrte Pflanzenteile werden schnell unansehnlich und verlieren ihre Heilkraft. Die Aufbewahrung soll in dunklen, gut verschließbaren Gläsern erfolgen.

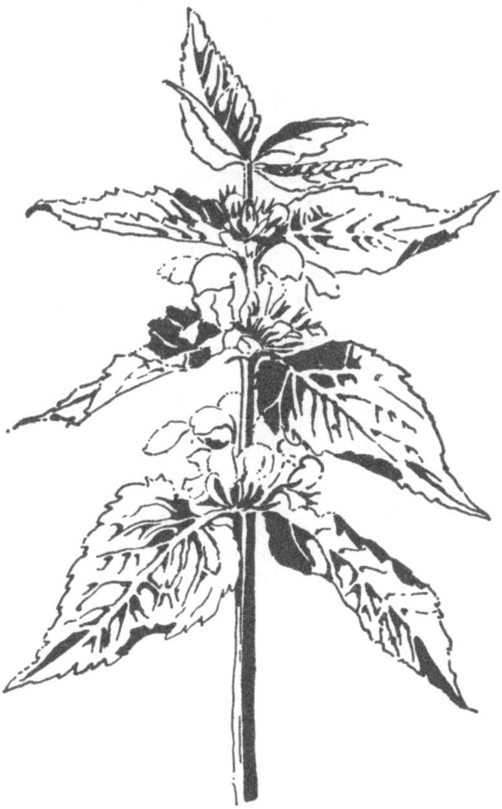

Heil- und Wirkstoffe: Außer Gerbstoff, ätherischem Öl, Pflanzenschleim, Zucker und einem Glukosid von noch unbekannter Zusammensetzung, enthält die Pflanze noch Saponin. Kroeber zählt die Taubnessel zu den Saponindrogen und machte die interessante Feststellung, daß die Saponine bei der weißen Taubnessel von der Wurzel aus gegen die Blätter und Blüten zu abnehmen.
Die weiße Taubnessel ist daher als ganze Pflanze mit den Wurzeln am wirkungsvollsten. Die frühere Verwendung nur der Blüten und noch dazu ohne Kelch, ist nicht mehr vertretbar.

Heilwirkung: Die weiße Taubnessel ist in erster Linie ein sehr gutes Heilkraut bei Frauenleiden, wie bei Weißfluß (Fluor album), unregelmäßiger Regel, besonders bei zu schwachen

Menstuationsblutungen, als Teeaufguß der Blüten mit Kelch, oder besser des blühenden Krautes, mit oder ohne Wurzel, 2 bis 3 Tassen täglich, 1 Teelöffel für 1 Tasse, schluckweise und ungesüßt getrunken. Sehr zu empfehlen ist die Mischung von weißen Taubnesseln mit Frauenmantel (Nr. 36) und Schafgarbe (Nr. 110) zu gleichen Teilen.
Taubnesselbäder — mit der ganzen Pflanze bereitet — werden zum Erweichen der verkrampften Gebärmutter empfohlen. Auch dienen diese Bäder zum Erweichen von Beulen und Geschwülsten. Die ganze Pflanze gilt als blutreinigend, schleimfördernd, entzündungswidrig und krampflösend.
Die weiße Taubnessel ist anwendbar als blutreinigende Frühjahrskur — als Tee oder Gemüse — bei Ekzemen, Skrofeln, bei Blutarmut, ferner bei Milzschwellung, saurem Aufstoßen und Magendrücken.
Die Teekur hilft sehr bei Katarrhen der Luftwege, Bronchialkatarrhen, Lungenleiden, ja selbst bei Lungenschwindsucht tritt eine Besserung ein (Kahnt).
Ruhrartige Erkrankungen werden überraschend schnell geheilt.

Anwendungen in der Volksheilkunde: Neben den genannten Heilanzeigen lobt die Volksheilkunde die weiße Taubnessel noch als Heilmittel gegen Schlaflosigkeit, nervliche Übermüdung und gegen Eiweiß im Harn (Albuminerie).
Bei Fingernagelbetteiterung (Panaritium) bade man wiederholt den erkrankten Finger in einem Teeaufguß.
Die ganze Pflanze samt Wurzel in Wein einmal kurz aufgekocht und den abgeseihten Wein schluckweise getrunken ist ein Heiltrank bei Lendenschmerzen, Blasen- und Nierensteinen.
Das Kräuterpulver auf Wunden gestreut, fördert eine rasche Heilung.
Kneipp überprüfte und empfahl das alte Rezept der Volksheilkunde, bei Asthma durch längere Zeit die Teemischung von Brennesseln (Nr. 16) und weißen Taubnesseln, täglich 2—3 Tassen schluckweise zu trinken.
Bei Nervenschwäche soll man durch längere Zeit den Tee von der weißen Taubnessel, gesüßt mit Honig, täglich 2—3 Tassen, schluckweise trinken. Der Tee kann auch ausgekühlt getrunken werden.
Bei Blasenkrampf, wenn das Urinieren nur sehr schmerzvoll vor sich geht, trinke man täglich 3—4 Tassen Tee im Aufguß, ungesüßt, schluckweise.
Brand an Füßen oder Brandwunden werden geheilt, wenn man fürs erste frisch gepflückte weiße Taubnesselpflanzen mit einer runden Flasche etwas walzt und auflegt. Inzwischen koche man einige Handvoll weiße Taubnessel samt Wurzel dick ein, verrühre gut und gebe einige Eßlöffel Honig dazu. Der Brei wird dann ausgekühlt auf die Brandwunden gestrichen. Dieser Brei kann auf schwer heilende Wunden gestrichen werden.
Die jungen Blätter werden wie Spinat als Frühgemüse zubereitet. Die Mischung Spinatblätter, weiße Taubnesselblätter und Brennesselblätter ergibt einen sehr schmackhaften Frühjahrsspinat.

Anwendung in der Homöopathie: Die homöopathische Essenz, mehrmals täglich 5—10 Tropfen, leistet sehr gute Dienste bei Weißfluß, Nieren- und Blasenleiden.

Aus der Geschichte dieser Heilpflanze: Bereits in der altchinesischen Literatur finden wir ein „Kraut der lächelnden Mutter", das in der Beschreibung weitgehendst der weißen Taubnessel nahekommt. Dioskurides und Plinius Secundus unterscheiden bereits genau zwischen Taubnesseln und Brennesseln, wenn sie auch den ersteren keine besonderen Heilwerte zuerkennen wollen. Die heilige Hildegard beschreibt die Heilpflanze „binensug" (= Bienensaug) und meint zweifelsfrei die weiße Taubnessel. In der weiteren mittelalterlichen Literatur finden wir wenig Angaben über die Taubnesseln, Hieronymus Bock und Matthiolus berichten auch nur spärlich aus dem Schatz der Volksheilkunde. Erst durch die Kräuterpfarrer Kneipp und Künzle wurden die Taubnesseln aus der völligen Vergessenheit entrissen. Deren Angaben konnten von der modernen Biologie nur bestätigt werden. In den Forschern Bohn, Leclerc und Kahnt fanden die Taubnesseln erst die eingehenden Künder ihrer Heilkräfte.

b) Rote Taubnessel Lamium purpureum L.

Synonyme: L. nudum Crantz. — L. ocymifolium Sims. — und Varietäten

Volksnamen: Ackertaubnessel — Hahneköpp — Hummelgras — Hummelsauger — zu Luge — stinkende Nesseln — tote Nesseln

Botanik: Ähnlich der vorigen Art, nur rote Blüten. Wird als Garten- bzw. Ackerunkraut angesehen.

Geruch und Geschmack: Die jungen Pflanzen sind geruch- und geschmacklos, später von eigenartigem, etwas unangenehmem Geruch und eigenartigem Geschmack.

Blütezeit: Mai bis September.

Standort: Auf Wiesen, Rainen, Äckern, Viehweiden, in Gärten und am Rande von Gemüsebeeten, vom Talgrund bis auf die Almen (2000 m) vorkommend.

Heilkräftiger Pflanzenteil: Man sammelt im April die Pflanzen als Spinatgemüse, im April bis etwa Mitte Mai die blühende Pflanze ohne Wurzel oder mit Wurzel, die im Schatten getrocknet wird.

Heil- und Wirkstoffe: Da die Pflanze nur in der Volksheilkunde Anwendung findet, wurde sie auch noch nicht eingehend untersucht. Pflanzenschleim, Gerbstoff und etwas ätherisches Öl, sowie einige Spurenelemente wurden nachgewiesen.

Heilwirkung: Die rote Taubnessel war seit jeher eine Heilpflanze der deutschen Volksheilkunde. Gerühmt wird die blutstillende Wirkung. Sie wird am Bauernhof als Sofortmaßnahme frisch auf Verletzungen bei Mensch und Tier aufgelegt.
Sie dient ferner als Heilmittel zur Erweichung von Geschwüren und als Heilpflanze für die inneren Leiden und Beschwerden der Frauen wie sie bei der weißen Taubnessel aufgezählt sind.
Als leicht abführend, leicht wassertreibend und blutreinigend ist sie als ganz junges Gemüse, gemischt mit echtem Spinat und allenfalls mit Brennesseln zubereitet, sehr zu empfehlen.
Die rote Taubnessel wird vielfach zur Stillung der ruhrartigen Durchfälle verwendet.

c) Gefleckte Taubnessel **Lamium maculatum L.**

Synonyme: L. mutabile Dum. — L. foliosum Crantz. — L. melissaefolium Mitter. — L. levigatum All. — L. grandiflorum Pourr — L. rubrum Wallr.

Volksnamen: Roter Bienensaug — Blindnessel — Dangel — rote Goldnessel — Heckentaubnessel — Honigblum — Hummelchrut — Hummelsugele — taube Nessel — tote Nessel — zahme Nessel — zahmi Nissel — Zuckerblom — Zuckernettel

Botanik: Mit vorigen Arten weitgehend übereinstimmend. Die Blüte in 6—16blütigen Scheinquirlen, der Kelch glockig, oft braunviolett. Die Krone ist meist rein karminrot, selten weiß, am vorderen Teil der Röhre und auf der Oberlippe mit kurzen, weißen und anliegenden Haaren besetzt. Die Unterlippe ist zumeist hellrosa und mit dunkelpurpurnen Flecken versehen. Die Pflanze variiert sehr stark.

Blütezeit: April bis September, vereinzelt bis in den Spätherbst.

Standort: am Rande von Hecken, entlang von Zäunen, in Flußauen, auf Mauern, Schutthaufen, in Straßengräben, vereinzelt bis in die subalpine Stufe vordringend.

Heilwirkung: Die gefleckte Taubnessel wird in der Volksheilkunde wie die rote Taubnessel verwendet.
Sehr gelobt wird ihre Heilwirkung bei Milzkrankheiten.

3 Tausendguldenkraut Centaurium umbellatum Gil. Tafel 8, Figur 5

Synonyme: Centaurium Minus Moench. — C. vulgare Raf. — Centaurodes centaurium O. Kuntze — Chironia centaurium Curt. — Gentiana centaurium L.

Volksnamen: Aderntee — Agrinken — Allerweltsheil — Apothekerblum — Aurin — Erdgalle — Fieberkraut — Gallkraut — rotes Garbenkraut — Gartenheide — Gottesgnadenkraut — Geschoßkraut (Geschoß = Hexenschuß) — Himmelblümlen — Hundertgüldenkraut — Laurin — roter Laurin — Magreiten — Muttergotteskraut — Potrak — Santor — Schmeckeblume — Sinögge — Sintau — Tausendkraft — Tollhundskraut — Tsantali — Unserer Lieben Frau Bettstroh — Unserer Lieben Frau Wegstroh — Verschreikräutel

Botanik: Die ein- oder zweijährige Pflanze wird 20 bis 30 cm hoch und hat einen vierkantigen Stengel. Die Blätter sind gegenständig sitzend, eiförmig, doch länglich und fünfnervig. Der Blütenstand ist eine Trugdolde, die trichterförmigen Blüten sind rosarot. Die Staubbeutel drehen sich nach dem Verblühen charakteristisch spiralig zusammen. Die Blüten öffnen sich erst bei mindestens 20 Grad Celsius.

Geruch und Geschmack: Das Kraut riecht schwach würzig, der Geschmack ist scharf, bitter. —

Blütezeit: Von Juni bis August.

Standort: Auf Waldwiesen und Waldblößen gerne gedeihend, liebt das Tausendguldenkraut einen kalkreichen, lehmigen und warmen Boden, paßt sich aber auch an andere Standortsverhältnisse an, ja es gedeiht selbst auf moorigem Grund.

Heilkräftige Pflanzenteile: Gesammelt wird das blühende Kraut ohne Wurzel von Juli bis August (Herba Centaurii). Man schneidet das Kraut etwa 5 cm über dem Erdboden ab, bündelt einige Pflanzen lose zusammen und hängt diese Bündel an einem schattigen und sehr zugigen Ort zum Trocknen auf.

Heil- und Wirkstoffe: Der wichtigste Heilstoff ist ein Bitterstoffglykosid, das Erythrocentaurin, ferner in geringeren Mengen ätherisches Öl, Harz, Palmitinsäure, Stearin, Schleim, Zucker, Erytharin, ein farbloses, kristallinisches, sehr bitteres Glykosid, vermutlich die heilsamste Substanz. Des weiteren wurde festgestellt: Cerylalkohol, Phytosterin, Gummi, Wachs, höhere Alkohole, ein leicht flüchtiges Öl, Fettsäuren, Kali, Stärke und Magnesium.
Das Erythrocentaurin ist Bestandteil der bitteren Magentropfen (Tinctura amara) und des Extraktes (Extractum Centaurii).

Heilwirkung: Das Tausendguldenkraut ist ein ausgesprochenes Heilkraut für den erkrankten Magen. Es wirkt in erster Linie gärungshemmend und regt die Tätigkeit der Magen-, Darm- und Speicheldrüsen an. Durch die Beseitigung der Gärungserscheinungen, Stärkung des zu schwachen oder erschlafften Magens sowie Förderung der Magendrüsentätigkeit, insbesondere bei ungenügender Salzsäurebildung, erfolgt eine gründliche Umstimmung der ganzen Magen- und Darmtätigkeit. Vor allem wird der Stuhlgang gefördert, Verstopfung beseitigt und die Magengase sowie Stauungen werden abgeleitet bzw. zerteilt. Das Tausendguldenkraut stellt in Magen und Darm wieder die natürliche Ordnung und Funktion her, wirkt dadurch aber auch auf die Funktion von Leber und Galle, beseitigt auch hier mangelnde Tätigkeit dieser Organe bzw. heilt Leberstörungen, Gallenkoliken, Gelbsucht u. a. Daß dieser regelnden, stärkenden und reinigenden Heilwirkung auch eine Mehrung des Blutes bei Blutarmut folgt, die gestörten Kreislaufverhältnisse sich normalisieren und nicht zuletzt auch körperliche und seelische Müdigkeit und Erschöpfung verschwinden, sind nur Beweise, wie sehr Krankheitserscheinungen des Magen und Darmes den Gesamtorganismus nachteilig beeinflussen. Das Tausendguldenkraut ist eine unserer besten und verläßlichsten Heilpflanzen, die Mutter Natur hervorbringt und verdient wahrlich seinen Namen!

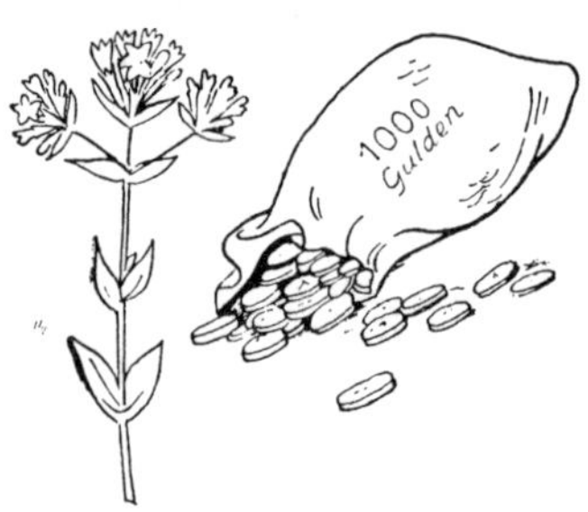

Für die Teebereitung genügt 1/2 Teelöffel voll Tee zum kalten Ansatz durch 8 Stunden. Nach dem Abseihen erwärmt man den Tee, daß er gut trinkbar ist. Man nehme 2 Tassen am Tage schluckweise, immer vor den Mahlzeiten, nie unmittelbar nach diesen. Die vielen Anwendungen in der Volksmedizin und wie sie in den alten Kräuterbüchern zu lesen sind, wurden von der Wissenschaft restlos anerkannt.

Aus alten Kräuterbüchern und Volksheilkunde: Bei Bleichsucht, Blutarmut, Rachitis und Skrofulose trinke man eine Teemischung von Tausendguldenkraut und Johanniskraut (Nr. 58) zu gleichen Teilen. Man nehme einen gestrichenen Teelöffel voll der Mischung für 1 Tasse Tee und füge am Schluß 1 Teelöffel Honig bei. 2 bis 3 Tassen am Tage schluckweise.
Bei hartnäckiger Stuhlverstopfung und Leberleiden bereite man ein Klistier von gleichen Teilen Tausendguldenkraut, Löwenzahn (Nr. 83) und Quecke (Nr. 97). Man koche die Mischung 1mal auf, lasse ziehen bis der Absud lauwarm verwendbar ist, seihe ab und nehme das Klistier am Abend.
Der reine Tausendguldenkrauttee wirkt bei korpulenten Personen, durch längere Zeit genommen, abmagernd.
Bei Magenschwäche, Magendrücken oder Magenkatarrh bereite man eine Teemischung von Tausendguldenkraut, Enzianwurzel (Nr. 26), Kalmus (Nr. 59)

und Kamille (Nr. 60). 1 Teelöffel von der Mischung im Aufguß für 1 Tasse, 2 bis 3 Tassen am Tage schluckweise.
Tausendguldenkraut ist auch ein richtiges Heilkraut für die Frauen und beseitigt die Regelstörungen.
Bei skrofulösen Augenleiden trinke man täglich 2 Tassen einer Kräutermischung von Tausendguldenkraut und Nußblättern (Nr. 90) zu gleichen Teilen. 1 Teelöffel der Mischung im Aufguß, 2 bis 3 Tassen am Tage schluckweise.

Hausrezept für einen „Magenbitter“:

150 g Tausendguldenkraut
100 g Rhabarberwurzel (Nr. 100)
100 g Wacholderbeeren (Nr. 127)
50 g Schafgarbenkraut (Nr. 110)
30 g Kalmuswurzel (Nr. 59) und
20 g Wermutkraut (Nr. 134).

Die Wurzelteile werden fein zerschnitten, die Beeren zerquetscht. Diese Kräutermischung gibt man in eine 5-Liter-Flasche, schüttet 2,5 Liter 90 %igen Weingeist darüber und läßt 2 Tage ziehen. Nun bereitet man eine Zuckerlösung von 1,5 Liter abgekochtem, aber völlig ausgekühltem Wasser und 1 kg Zucker. Sobald die Lösung nach einmaligem Aufkochen und neuerlichem Abkühlen vollkommen klar ist, schütte man sie zum Kräuteransatz und schüttle diesen gut durch. Nun stelle man die sehr gut verschlossene Flasche durch 4 Wochen in Ofen- oder Herdnähe und schüttle täglich 2- bis 3mal tüchtig durch. Nach Ablauf der 4 Wochen wird der Flascheninhalt durchgeseiht, der Rückstand gut ausgepreßt und der so gewonnene „Magenbitter“ in Flaschen abgefüllt. Von diesem „Magenbitter“ nehme man ein kleines Stamperl 1 Stunde vor dem Mittag- und Abendessen, bei Magenschwäche, Verdauungsstörung, Magenbrennen, Sodbrennen, Magendrücken, Appetitlosigkeit, Blähungen, Stuhlverstopfung, Milzschwellung, beginnender Gelbsucht, Verschleimung des Magens und bei Gallenstörungen.
Der Wermuttee zu gleichen Teilen gemischt mit Tausendguldenkraut ist ein Heiltrank für Zuckerkranke.

Im Kräuterbitter „Amarin“ sind die magen- und darmheilenden Heilkräfte des Tausendguldenkrautes in richtiger Dosis enthalten.

Hausrezept für einen Tausendguldenkrautwein:

60 g Tausendguldenkraut,
40 g Kamillen (Nr. 60) und
40 g feingeschnittene Orangenschalen

sowie der Saft von 2 Orangen werden durch 3 Wochen in 1,5 Liter gutem Weißwein an der Sonne destilliert, abgeseiht und in Flaschen abgefüllt. Anwendung wie bei „Magenbitter“.

Anwendung in der Tierheilkunde: Tausendguldenkraut den Pferden oder Rindern in das Grünfutter oder Heu gegeben, ist ein altes bäuerliches Hausmittel bei Blutharnen der Tiere. Der Teeabsud wird zum Reinigen von Wunden verwendet und anschließend wird ein feuchter Umschlag auf die Wunden gebunden. Eine Teemischung von Tausendguldenkraut, Wermut (Nr. 134) und Enzian (Nr. 26) wird den Pferden, Kühen und Schafen bei Freßunlust, Abmagern und körperlichem Verfall eingegeben, worauf die Tiere wieder auffallend rasch gesunden. Auch bei Verstopfung oder Durchfall wird den Tieren Tausendguldenkrauttee eingegeben.

Aus Mythos, Geschichte und Aberglaube: Das Tausendguldenkraut war schon im Altertum eine sehr geschätzte Heilpflanze. Sie hieß centaurium, nach dem Centauren Chiron, der damit seine schwer vereiterten Wunden heilte. Hippokrates, Aristoteles und alle großen Ärzte und Naturforscher rühmten dieses Kraut, das bei den Römern „fel terrae" = Erdgalle wegen des bitteren Geschmackes hieß. Nach einer anderen Auslegung soll der Name aus den lateinischen Wörtern centum = hundert und aurum = Gold, verschmolzen zu centaurum entstanden sein. wonach die Pflanze ursprünglich „Hundertguldenkraut" geheißen haben soll. Erst das kräuterbegeisterte Mittelalter soll daraus das Tausendguldenkraut geschaffen haben. In manchen Gegenden war der Wertausdruck im Namen der Pflanze zu gering und so schufen die Elsässer das „Dreitausigguldekraut", in Speyer erhob man es zum „Hunnerttausigildikraut", während es in der Volkssprache mancher norddeutscher Gegenden sogar den Wert eines „Milijöntusendkrut" erhalten hat. Auch die Dorfgeistlichen in Südrußland hielten sehr viel auf diese Heilpflanze und tranken früher als Gesundheitstrank einen Branntweinansatz von Tausendguldenkraut und Johanniskraut (Nr. 58). Sie führten ihr zumeist patriarchalisches Alter auf den Genuß dieses Heiltrankes, morgens nüchtern 1 Stamperl, zurück. In vielen Geschichten, Sagen und Volksbräuchen kommt immer wieder das Tausendguldenkraut vor, es liefert nicht nur Gesundheit ins Haus, es mehrt das Geld des Bauern in der Geldbörse eingenäht, es fördert den Reichtum des Wäscheschrankes der Bäuerin und als Teil des Weihbuschens schützt es Haus und Hof vor Blitzschlag.

Alle Kräuterväter des Mittelalters sind voll des Lobes über diese Heilpflanze und so wollen wir abschließend das Urteil von Hieronymus Bock wörtlich wiedergeben, der da schrieb: „diß krätlin is gemein bitter / darum es erdgallen genennet / führet allen unrath aus dem Leib / tödet un treibet aus die gewürm / di todte frucht un frawenblödigkeit / stillet das darmgicht / colicam unnd alle andere bauchwehe un leibesweh."

1 Thymian Thymus vulgaris L. Tafel 8, Figur 6

Volksnamen: Chölm — Demut — Gartenthymian — Kunerle — spanisches Kudelkraut — römischer oder welscher Quendel — Zimis

Botanik: Das kleine Sträuchlein wird bis zu 50 cm hoch und ist ausdauernd. Es hat viele aufrechte, vierkantige, kurz behaarte Zweige mit kleinen, schmalen, spitzen, am Rande eingerollten graugrünen Blättern, in deren Winkeln die Blütenbüschel erscheinen. Die Blüten sind gestielt, hellrot bis blaßrötlich, klein, in Quirlen ohne Deckblätter.

Geruch und Geschmack: Die ganze Pflanze hat einen gewürzhaften Geruch. Der Geschmack ist aromatisch, etwas kampferartig und ein wenig bitter im Nachgeschmack.

Blütezeit: Mai, Juni.

Standort: Die Heimat des Thymians sind die Mittelmeerländer; er wurde im 11. Jahrhundert durch die Benediktinermönche in unseren Gegenden eingeführt. Heute sind in unseren Gärten vielfach die kultivierten oder wieder verwilderten Formen anzutreffen. Der Anbau des Thymians erfordert einen sehr guten Boden in frostfreier Lage.

Heilkräftige Pflanzenteile: Gesammelt wird das Kraut in der Blütezeit (Herba Thymi). Das zu kleinen Büscheln gebündelte Kraut wird an zugigen Stellen im Schatten zum Trocknen aufgehängt.

Heil- und Wirkstoffe: Die hocharomatische Pflanze enthält ätherisches Öl mit etwa 50 % Thymol. Ferner werden in der Pflanze Borneol, Linalool, Menthen, Carvacrol, Pentosan, Saponine, Gerbstoff, Glykoside und Harz nachgewiesen. Das Thymianöl unterliegt je nach dem Standort der Pflanze und dem jeweiligen Klima sehr großen Schwankungen. Wenn es auch der modernen Chemie gelungen ist, das Thymol als wichtigsten Bestandteil des Tymianöls synthetisch herzustellen, so wird das Naturprodukt aus der Pflanze für Heilzwecke immer vorzuziehen sein.

Heilwirkung: Der offizinelle Thymian (Herba Thymi) gehört zu den aromatischen Heilkräutern (Species aromaticae) und ist ein für Magen und Lunge schleimlösendes Mittel von sehr starker fäulniswidriger (antiseptischer) Wirkung. Aus dem Kraut gewinnt man durch Destillation das Thymianöl (Oleum Thymi), welches zu kräftigen Einreibungen, Bädern und Waschungen Anwendung findet. Das Öl wird dem Hoffmannschen Lebensbalsam (Mixtura oleosa balsamica) beigegeben.

Das Thymol hat ganz hervorragende Eigenschaften, wirkt vor allem fäulnis- und gärungswidrig, fieberwidrig, schmerzlindernd und schlechte Gerüche entziehend. In kleinen Dosen wirkt es beruhigend und krampfstillend, in mittleren Gaben wirkt es schmerzbetäubend und schlafmachend, *es kann jedoch eine Gabe von 6 g den Tod auslösen. Das reine Thymol darf daher nur der Arzt verordnen.* Die neuesten großen Erfolge mit Thymol werden bei der Leprabehandlung gemeldet. Diese so furchtbare Krankheit wird dadurch mit Erfolg bekämpft, daß man eine Mischung von Thymol mit Sesamöl in die erkrankte Hautstelle injiziert. Das Thymol wird auch in Form einer zweiprozentigen Salbe äußerlich bei Gelenksrheumatismus angewendet.

Der Thymiantee ist zu empfehlen bei allen Erkrankungen der Luftwege, bei Asthma, Keuchhusten, Lungenentzündung u. a., ferner bei Erkrankungen des Magen-Darmkanals, hier wieder besonders bei krampfartigen Zuständen, Koliken, Unterleibskrämpfen, bei Nieren- und Blasenkrämpfen, schließlich bei Blinddarmreizungen, Fieber, Menstruationsfehler u. a. Die Teebereitung erfolgt am besten in der Weise, daß 1 Teelöffel des Krautes mit 1 Tasse kochenden Wassers überbrüht wird. Man läßt 3 bis 5 Minuten ziehen und seiht dann ab. Verwendet man frisch gepflücktes Kraut zur Teebereitung, darf man nur 1/2 Teelöffel voll nehmen. Man trinke 2 bis 3 Tassen am Tage schluckweise.

KEUCHHUSTEN-SPEZIALTEE:

50 g Thymiankraut,
30 g Schlüsselblumen (Nr. 113),
10 g Fenchel (Nr. 32),
10 g Sonnentau (Nr. 117).

SPEZIALTEE ZUR MAGEN- UND DARMSTÄRKUNG:

50 g Thymiankraut,
40 g Lavendelblüten (Nr. 78),
20 g Pfefferminzblätter (Nr. 95).

DOSIERUNG FÜR BEIDE TEES: 1 Teelöffel der Mischung für 1 Tasse Tee, 2 bis 3 Tassen am Tage schluckweise. Dem Keuchhustentee 1 Teelöffel Honig beifügen.

Thymianbäder werden bestens empfohlen bei Rachitis bei Kindern, Nervenschwäche (Neurasthenie), Rheuma, Lähmungen, Kontusionen, Schwellungen und Verrenkungen, bei Zwölffingerdarmkatarrh der Säuglinge.

Für Inhalationszwecke vermische man 0,25 g Thymol mit 1/2 Liter heißem Wasser und atme die aufsteigenden Dämpfe tief ein. Dies wird bei Bronchialkatarrh, verschleimter Brust und verschleimtem Rachen, Lungengangrän, ja selbst bei Tuberkulose große Erleichterungen bringen.

Anwendung in der Homöopathie: In der Homöopathie wird eine Essenz, hergestellt von der blühenden Pflanze, empfohlen bei allen Erkrankungen der Luftwege und des Magen-Darmkanals.

Aus alten Kräuterbüchern und Volksheilkunde: Äußerlich wird Thymol als Verbandmittel angewendet. Es wird vorerst in etwas Weingeist aufgelöst und dann in 50- bis 200facher Verdünnung mit abgekochtem Wasser oder in 100-facher Verdünnung mit Leinöl (Nr. 35) verwendet. Als Verbandmittel bei Brandwunden ist die Verdünnung noch weit höher zu nehmen. Waschungen bzw. Einpinselungen von Wunden wirken schmerzlindernd und sehr antiseptisch.

Eine Brühe, darin Thymian mitgesotten und davon wiederholt getrunken, treibt die Würmer aus, fördert den Harnaustritt, scheidet Giftstoffe und geronnenes Blut aus, erwärmt und stärkt den Magen und die Gedärme, öffnet die Verstopfung und den Darmausgang. Auch wird die Monatsregel der Frauen gefördert. Thymian, zerstoßen mit Weinessig vermischt und aufgelegt, verzehrt alle Geschwülste, mit Honig und Weinessig vermischt und warm über den Bauch gelegt, vertreibt er die schmerzenden Blähungen und Magenkrämpfe.
Thymian mit Weißwein und Gerstenschmalz gekocht und übergeschlagen, nimmt das Hüftweh.

Wer ein unreines Gesicht hat, gebe stets Thymian in die Speisen, er wird gar bald den Erfolg sehen.
Thymian gut getrocknet und zu Pulver gestoßen, mit Honig daraus eine Latwerge bereitet und diese fleißig eingenommen, fördert in Bälde den alten zähen Schleim heraus, macht die Brust frei und erleichtert wesentlich die normale Atmung.
Thymiantee mit viel Honigzusatz ist ein nervenstärkendes Getränk, hilft sehr bei Körperschwäche, Bleichsucht und Blutarmut.

Aus der Geschichte des Thymians: Der Name dürfte von dem altägyptischen Worte „tham" stammen, dem ägyptischen Worte für eine thymianartige Pflanze, die wegen ihres starken aromatischen Duftes und der hohen antiseptischen Wirkung bei der Leichenkonservierung Verwendung fand. Aus dem „tham" wurde das griechische Wort „tymon" und später das lateinische Wort „thymus". Die Beschreibung der Pflanze thymus des Plinius secundus charakterisiert genau jene Pflanze, die von den Benediktinermönchen im 11. Jahrhundert in unsere Gegenden gebracht und von den Klostergärten den Weg in die Bauerngärten fand. Den sichersten Nachweis liefert der kräuterkundige Bischof Albertus Magnus, dessen Beschreibung und Abbildung einwandfrei den Thymian kennzeichnet. Das Thymol wurde 1719 von Caspar Neumann entdeckt, der es jedoch für Kampfer hielt. Sechs Jahre später stellte Charles Brown den Irrtum richtig. Erst durch die großen Heilerfolge der Volksheilkunde wurde die Medizin auf diesen einmaligen Heilstoff aufmerksam, der in jüngster Zeit durch seine erfolgreiche Anwendung in der Leprabehandlung so richtig wieder zeigt, daß selbst schwerste Krankheiten durch pflanzliche Wirkstoffe geheilt werden können.

— **Tomate** siehe unter Paradeis, Nr. 93

— **Tormentillwurz** siehe unter Fingerkraut-Arten, Nr. 34

125 Wohlriechendes Veilchen Viola odorata L. Tafel 8, Figur 7

Synonym: V. Martii Sch. et Sp.

Volksnamen: Heckenveigerl — Märzveigerl — Marienstengel — Oeschen — Osterveigerl — Schwalbenblume — Veigerl — Vegeli — Vieli — Vigelchen — Vigeli — Viole

Botanik: Der im Boden kriechende ausdauernde Wurzelstock treibt oberirdische, am Boden anliegende und sich bewurzelnde Ausläufer. Außerdem verbreitet sich die Pflanze durch Samen. Die Blätter sind gestielt und herzförmig. Die Blüten stehen auf einem mit kleinen Nebenblättern versehenen Schafte. Sie sind gespornt und tiefviolett, sehr selten weiß oder rötlich. Die reife Kapselfrucht öffnet sich mit 3 Klappen und die kleinen dunklen Samen fallen heraus. Diese besitzen ein fleischiges Anhängsel, das von den Ameisen gefressen wird, ohne daß die Keimkraft des Samens dadurch leidet.

Geruch und Geschmack: Das Veilchen hat einen feinen Wohlgeruch, der beim Trocknen fast völlig verloren geht.
Der Geschmack ist schleimig, grasig, leicht scharf; der Geschmack der Wurzel ist brecherregend.

Blütezeit: März und April, manchmal noch eine zweite Blüte im Herbst.

Standort: Unter Hecken, an sonnigen Rainen und Waldrändern. Vielfach auch in Hausgärten, wo sie sich rasch verbreiten.
Es sind etwa 200 Varietäten als Zierblumen in Gärten bekannt. Diese haben jedoch in der Pflanzenheilkunde keinen Wert.

Heilkräftige Pflanzenteile: Gesammelt werden die Blüten (Flores Violae oder Flores Violarum) oder die Blätter (Folia Violae odoratae) bzw. das Kraut und die Wurzeln (Radix Violae odoratae). Die Pflanzenteile, wie Blüten, Blätter oder das Kraut, werden im Frühjahr (März, April) gesammelt, die Wurzel wird im Herbst (Oktober bis Mitte November) gegraben. Die Blüten, Blätter und das Kraut werden im Schatten getrocknet, die Wurzel nach rascher Reinigung an einer zugigen Stelle zum Trocknen aufgehängt.

Heil- und Wirkstoffe: Die Blüten enthalten eine zuckerartige Salizylverbindung, ein noch nicht benanntes Alkaloid, Zyanin, Eiweiß, Gummi, Zucker, Schleim, ätherisches Öl und einen blauen Farbstoff. Im Wurzelstock ist das bekannte Violin (ein Veilchenemetin), das brecherregend wirkt, enthalten.

Heilwirkung: Bei den Griechen im klassischen Altertum war das Veilchen in der Mythologie der Persepone, der Tochter des Zeus und der Demeter als Totenblume geweiht. Darüber hinaus war das Veilchen eine geschätzte Heilpflanze. Die Hippokratiker als auch Dioskurides hatten nach ihren Erfahrungen schon eine Menge Heilanzeigen gesammelt, darunter auch das Veilchen gegen Alkoholmißbrauch angewendet. Auch die Schule von Salerno preist das Veilchen als sehr gutes Mittel gegen die Folgen von Alkoholmißbrauch. Es scheint verwunderlich, daß man selbst in der Volksheilkunde von dieser Heilanzeige nichts mehr hörte, so daß der begründete Verdacht besteht, daß das Veilchen des Dioskurides nicht unser wohlriechendes Veilchen war.

Nach höchster Anerkennung bei den Kräuterärzten des Mittelalters geriet das Veilchen selbst in der Naturheilkunde in Vergessenheit und fand eigentlich erst in Pfarrer Kneipp den großen Befürworter, der neben der Lieblichkeit, die Heilkraft dieser Frühlingsblume nicht genug preisen konnte.
So lobte er den Veilchentee und den Veilchensirup als ein vorzügliches Hustenmittel, besonders bei tuberkulosem Husten der Erwachsenen und bei Keuchhusten der Kinder. Die beruhigende Wirkung des Veilchens macht es geeignet zur Behandlung von Hysterie, Hypochondrie, nervösem Herzklopfen mit Angstgefühlen und Atemnot, bei Kinderkrämpfen, nervöser Überreizung der Kinder, Schlaflosigkeit, Kopfschmerzen u. a.
Auch äußerlich wird das Veilchen angewendet. Trinkt man gegen Schlaflosigkeit den Veilchentee, so wird die Wirkung erhöht, wenn man mit dem Wurzelabsud ein Fußbad nimmt.
Bei Entzündungen der Mundschleimhaut spüle man den Mund mit Veilchentee. Durch wiederholte Bäder mit Veilchentee werden Augenliderkrankungen und Augenentzündungen zum Abklingen gebracht.

Die Heilwirkung lösen Saponine aus, ätherische Öle, das Alkaloid Violin und Salizylsäureverbindungen. Der Veilchentee wird aus Blättern, Blüten und Wurzeln hergestellt; man nimmt für 1 Tasse 1 Teelöffel der Mischung.
Die Veilchenblätter können auch äußerlich angewendet werden. Hiezu berichtet Pfarrer Kneipp: „Veilchenblätter, zerquetscht und übergebunden, kühlen und verteilen erhitzte Geschwülste; in Essig abgekocht, dient ein solcher Absud, wenn man ihn zu Auflagen benützt, zur Heilung von Podagra."

Anwendung in der Homöopathie: In der Homöopathie wird eine Essenz verwendet, die aus der blühenden Pflanze, jedoch ohne Wurzel, hergestellt wird. Sie leistet sehr gute Dienste bei Ohrenschmerzen, Herzklopfen mit Angstgefühl, rheumatischen Gelenkserkrankungen, Augenschmerzen, Keuchhusten, bei Bettnässen und Wurmbeschwerden der Kinder und wirkt schließlich sehr gut blutreinigend. Dies besonders bei chronischen Ekzemen und sonstigen Hautausschlägen.

Anwendung in der Volksheilkunde: Veilchenöl (Oleum Violarum) oder Veilchenessig als Umschläge verwendet und die Schläfe damit eingerieben, legt das hitzige Kopfweh. Veilchenessig erhält man, wenn man eine Handvoll Blüten in Essig legt, einmal kurz aufkocht und 1 bis 2 Stunden ziehen läßt.
Zu überprüfen wäre die Anschauung der Volksheilkunde, daß der Veilchentee als auch der Veilchensirup ein gutes Naturheilmittel bei Epilepsie der Kinder sei. Der schön blaue Veilchensirup wurde früher in großen Mengen hergestellt, der als Hustenmittel von Kindern sehr gerne eingenommen wurde.

REZEPT FÜR EINEN VEILCHENSIRUP: Man gieße auf 1 Liter gut zusammengepreßte Veilchenblüten 1 Liter abgekochtes heißes Wasser auf und läßt 10 Stunden ziehen. Nach Abseihen erwärmt man den gewonnenen Saft bis zur Siedehitze und gießt ihn auf inzwischen frisch gepflückte Veilchenblüten, läßt wieder 10 Stunden ziehen und wiederholt diesen Vorgang noch 2- bis 3mal, je öfter desto besser. Nach dem letzten Auspressen erhitzt man den Saft nochmals gut und fügt nach dessen Abkühlung so viel Honig hinzu, bis ein sirupartiger Brei entsteht. Dieser Sirup, teelöffelweise eingenommen, heilt die Schlaflosigkeit, löst die Verschleimung der Atmungsorgane und wirkt herzstärkend. Mit Gerstenwasser kann der Sirup gestreckt werden, wobei die Heilwirkung nicht herabgemindert wird.
Wir lernten nun das kleine bescheidene Veilchen als eine wertvolle Heilpflanze kennen, die uns in den ersten Frühlingstagen so zu erfreuen vermag, wie sie einst Goethe erfreute und er dies in die Worte kleidete:

Ein Veilchen auf der Wiese stand,
Gebückt in sich und unbekannt,
Es war ein herzig's Veilchen.

126 Vogelknöterich Polygonum aviculare L. Tafel 8, Figur 8

Synonyme: P. gemiculatum Poir. — Centinodium axillare Mon.

Volksnamen: Ackerminskraut — Angerkraut — Blutgarbe — Ferkelkraut — Hansl in der Gassen — eiserner Heinrich — Hühnergras — St.-Innozenzkraut — Jungferntritt — Knotengras — Reißkraut — Saugras — Saukraut — Schweinegras — Soachkräutel — Tausendknoten — Unvertritt — Vogelscherm — Wegkrattler — Weglauf — Wegspreite — Wegtretter — Wegtritt — Zehrgras — Zerrgras

Botanik: Die einjährige Pflanze ist ein lästiges Unkraut. Der Stengel ist meist liegend, mit rötlichbraunen Knoten versehen, bis an die Spitze beblättert und verzweigt. Die Blätter sind klein, elliptisch bis lineal-lanzettlich, am Rande rauh und ungestielt. Die in den Blattachseln stehenden kleinen Blüten sind weiß oder blaßrötlich.

Geruch und Geschmack: Die ganze Pflanze hat einen kaum merkbaren Geruch; der Geschmack ist zusammenziehend, herb.

Blütezeit: Ende Juni bis September.

Standort: Der Knöterich ist eine der wenigen Pflanzen, die auf allen Kontinenten der Erde anzutreffen sind. Wir finden ihn bei uns auf Wegen, Äckern, im Gemüsegarten, auf Brachland und auf Schuttplätzen.

Heilkräftige Pflanzenteile: Gesammelt wird das blühende Kraut ohne Wurzel (Herba Polygoni) im August und September. Beim Trocknungsvorgang im Schatten soll die Pflanze möglichst wenig berührt werden, am besten mit Beinlöffel wenden.

Heil- und Wirkstoffe: Vor allem Kieselsäure, davon beachtlich lösliche Kieselsäure. Ferner Gerbstoff, ätherisches Öl, Gerbsäure, Schleim. Im ätherischen Öl ist eine kampferähnliche Substanz Persicariol enthalten.

Heilwirkung: Der Landwirt sieht im Vogelknöterich nur ein lästiges Unkraut und wie so oft ist diese verachtete Pflanze ein wertvolles Heilkraut. Der Vogelknöterich war schon unter Kaiser Shin-nong, 3700 vor Christi, in China eine sehr geschätzte Heilpflanze und hieß Pien-hsü. Man erkannte schon damals die vielen Heilwirkungen dieser Pflanze, besonders die harnreinigende Kraft, wie auch die schmerzstillende Wirkung bei Bauchschmerzen. Sehr wirksam wird der Vogelknöterich bei Gelbsucht geschildert, wie auch besonders heilsam bei selbst schweren Lungenleiden. Alles Heilanzeigen, die von der modernen Heilpflanzenkunde nur bestätigt werden können. Interessant ist die Tatsache, daß man getrocknete Pflanzenteile und Samen in Europa in den Steinzeitsiedlungen (etwa 4. Jahrtausend v. Chr.) vorfand.
Nicht umsonst bezeichnete schon Hieronymus Bock die Pflanze als „das nützlichste unter allen gemein Kreuttern". Wenn eine Zeitlang der Vogelknöterich in Mißkredit kam, so geschah dies nur durch die marktschreierische Reklame gewinnsüchtiger Schwindler, die den Vogelknöterich als Universalmittel gegen die Schwindsucht und alle Erkrankungen der Atmungsorgane hinstellten, Riesenumsätze erzielten und das Einschreiten der Behörden notwendig machten. Die Autorität eines Pfarrers Kneipp hat jedoch den guten Ruf dieser Heilpflanze wieder hergestellt und sie wieder zur Behandlung von Lungenleiden, Nieren- und Steinbeschwerden, Gicht, Rheumatismus, ferner Durchfall, Darmblutungen, Gelbsucht sowie zur Wundbehandlung herangezogen.
Der Vogelknöterich wirkt blutverbessernd und daher auch besonders anregend auf die Bildung von Bindegeweben. Nicht minder gut ist seine blutstillende Eigenschaft, so daß der Vogelknöterich sich bei den verschiedenartigsten Blutungen, wie bei Gebärmutter-, Magen-, Darm- und Lungenblutungen, sehr gut bewährt.

Vogelknöterich wird erfolgreich angewendet zur Heilbehandlung von Magengeschwüren (Ulcus ventriculi) und von Brechdurchfall der Säuglinge (Cholera infantum).
Eine Reihe von Autoren bestätigen die erfolgreiche Behandlung von Lungenerkrankungen, wie Lungenkatarrhen, ja sogar bei Lungentuberkulose hat Vogelknöterich eine fühlbare Besserung ausgelöst und schließlich das Leiden zum Ausheilen gebracht.

Für Lungenleiden wird ein Mischtee empfohlen und zwar von gleichen Teilen Vogelknöterich, Hohlzahn (Nr. 51), Zinnkraut (Nr. 138) und Schlüsselblumen (Nr. 113). Man trinke 2—3 Tassen am Tage, indem man zuerst den Vogelknöterich und das Zinnkraut leicht aufkocht, den Hohlzahn und die Schlüsselblumen im Absud ziehen läßt und nach 5 Minuten abseiht. Dem Tee füge man bei Trinkreife pro Tasse je 1 Teelöffel Honig bei und trinke diesen Heiltrank schluckweise.

Bei Husten und Verschleimung bewährte sich nachstehende Mischung: 3 Teile Vogelknöterich, 2 Teile Huflattich (Nr. 54) und 2 Teile Spitzwegerich (Nr. 119).

Teebereitung: 1 Teelöffel der Kräutermischung für 1 Tasse im Aufguß, 2—3 Tassen am Tage, mit Honig süßen und schluckweise getrunken.

Vogelknöterich wirkt zusammenziehend auf die Schleimhäute des Darmes und der Blase; auch die Absonderungen der Drüsensekrete werden eingeschränkt.

Anwendung in der Homöopathie: Die homöopathische Essenz aus dem frischen Kraut dient zur Behandlung von Katarrhen der Atmungsorgane.

Anwendungen in der Volksheilkunde: Der frisch gepflückte Vogelknöterich, zerquetscht und auf Wunden gelegt, stillt das Bluten.
Vogelknöterichsaft, zu Branntwein gebrannt und diesen stamperlweise getrunken, vertreibt die Würmer aus dem Leib.
Das Kraut, in saurem Rotwein gesotten und getrunken, stillt den Durchfall, die Bauchruhr, nimmt das Aufstoßen, löscht die Hitze des Magens und Unterleibs und tut schließlich den Frauen gut, wenn die Regel sich nicht beruhigt.
Der Saft des Vogelknöterichs ist gut wider das schmerzhafte Harnen, er fördert den Grieß- und Steinabgang.
Bei Weißfluß nehme man Scheidespülungen vor mit einem Mischtee von Vogelknöterich, Eichenrinde (Nr. 24), Brennesselblättern (Nr. 16) und Kamillenblüten (Nr. 60) zu gleichen Teilen.

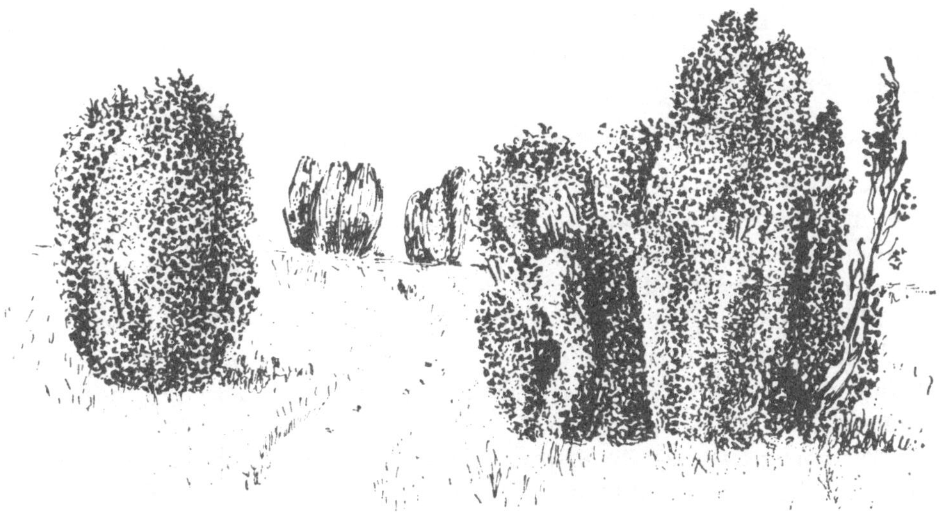

7 Wacholder Juniperus communis L. Tafel 8, Figur 9

Volksnamen: Feuerbaum — Jachelbeerstrauch — Kaddig — Knirk — Knirkbusch — Krametbaum — Kranawetsbaum — Kranawitten — Qeckholder — Reckholder (Reck = Rauch) — Wachandel — Weckhalter — Wachulder — Wachtelbeerstrauch — Weihrauchbaum. Das Harz wird Deutscher Weihrauch genannt.

Botanik: Bezüglich des Wuchses, der Gestalt und der Größe sowie der Nadelform ist diese Pflanze sehr veränderungsfähig. Sie kommt je nach Standort als Zwergstrauch bis kaum 1/2 m Höhe, als Strauch oder Busch bis zu 4 m und als Baum bis zu 7 m Höhe vor. Die Blätter sind nadelförmig, anfangs hellgrün, später nachdunkelnd, auf der Oberseite eine bläulichweiße Mittellinie aufweisend. Sie werden 8 bis 10 mm lang, nach oben zugespitzt und stechend. Sie stehen in dreizähligen Quirlen. Die Blüten sind zweihäusig. Die männlichen Blüten sind aus zahlreichen Staubgefäßen zusammengesetzt und stehen in Quirlen, die weiblichen Blüten bestehen aus 3 nebeneinander stehenden, aufrechten Samenknospen, die von unten her durch 3 Tragschuppen und Deckschuppen gestützt sind. Der obere Teil dieses kleinen Zapfens wird fleischig und verwandelt sich in eine kugelige Beere, die im 1. Jahr grün und eiförmig, im 2. Jahr dunkelschwarzbraun, kugelig und blau bereift wird. Auch ein dreijähriger Entwicklungsgang von der Blüte bis zur Fruchtreife ist möglich.

Geruch und Geschmack: Von allen Teilen dieser Pflanze geht ein eigentümlicher, fein-aromatischer Geruch aus. Das Holz ist wohlriechend. Holz und Nadeln entwickeln beim Verbrennen einen balsamischen Duft. Die Beeren haben einen harzigen und gewürzhaften Geruch und schmecken bitterlich süß, würzig und harzig zugleich. Der Geschmack der Nadeln ist harzig, etwas bitterlich, jedoch gewürzhaft.

Blütezeit: April–Mai. – *Beerenreife:* im Herbst (Oktober) des zweiten Jahres.

Standort: Der Wacholder bevorzugt keinen besonderen Boden und kommt sowohl in Gebirgslagen als auch in der Heide vor. Berühmt ist sein Massenvorkommen in der Lüneburger Heide.
Vor etwa 50 Jahren stand in unseren Gegenden fast vor jedem Bauernhause noch ein Wacholderbaum, zumindest bildete den Abschluß des Bauerngartens ein Wacholderstrauch. Er gilt als eine Art Hausapotheke des Bauernhofes. Der Wacholder wurde unnütz, da man am Bauernhofe anfing, alles mit chemischen Tabletten und Pulvern zu kurieren.
Der Wacholder hatte seinen ursprünglichen Lebensraum nicht in den Ländern der klassischen Antike (Mittelmeer, Vorderasien), sondern in den Gebieten der Alpen und nördlich der Alpen bis Nordeuropa. Es wird zwar in der Bibelübersetzung von Martin Luther im Alten Testament gesagt, daß der Prophet Elias bei seiner Wüstenwanderung im Schatten eines Wacholders ruhte, doch handelte es sich, wie Botaniker und Sprachforscher feststellten, um eine genisterartige Pflanze. Der Wacholder der antiken Ärzte stammte aus einer der südeuropäischen Wacholderarten, war aber nicht unser Wacholder Mittel- und Nordeuropas. Die ältesten Funde in den Schweizer Pfahlbauten, wo man nicht nur Töpfe mit Wacholderbeeren fand, sondern auch angekohlte Beeren, Zweigspitzen, Nadeln und Holzteilchen, zeigen deutlich, daß der Wacholder schon in den Urtagen der europäischen Menschheitsgeschichte eine sehr geschätzte Heilpflanze war.
Über die Rolle des Wacholders in Mythos, Legende, Sage, Zauberei und Dämonenglauben könnte man eine eigene Schrift verfassen. Tief verwurzelt ist Glaube und Wissen um die Heilkraft dieser Pflanze, ähnlich wie beim Holunder (Nr. 52), der ja auch heute noch beim Volke höchstes Ansehen genießt. Unvergessen ist dem Autor der Ausspruch eines Holzknechtes aus dem Salzburgischen, der bei einem Gespräch über Heilpflanzen dieses mit den Worten schloß: "Vor etla Heilkräutern muaß ma den Huat abnehma, aber vor ana Kranewitten und ana Hollastaudn muaß ma si no dazua bucka."
(Vor einigen Heilkräutern muß man den Hut abnehmen, aber vor einem Wacholder oder einem Holunderstrauch muß man sich noch dazu bücken = verbeugen.)

Heilkräftige Pflanzenteile: Vom Wacholderbaum bzw. -strauch ist alles heilsam. Wir sammeln in erster Linie die reifen, nicht eingeschrumpften oder braun gewordenen *Beeren (Früchte)*, Bacca Juniperi oder Fructus Juniperi. Diese dürfen nicht an der Sonne getrocknet werden, auch künstliche Wärme ist ungeeignet. Auf rußfreien, zugigen Dachböden, in dünner Schichte auf einer Hürde, so daß auch von unten Luftzutritt möglich ist, wäre die beste Trocknungsgelegenheit.

Das Trocknen im Backrohr ist unbedingt abzulehnen. Bei der Aufbewahrung der getrockneten Beeren sind Papier-, Nylon- oder Leinensäckchen ungeeignet, desgleichen Blech- oder sonstige Metallgefäße. Gut schließende, innen nicht mit Ölfarbe oder Lack gestrichene Holzschachteln oder Glasgefäße mit Glasdeckel (Weck- oder Rexgläser) wären am geeignetsten. Man sammelt die Beeren im Oktober.

Die **Nadeln und Triebspitzen (Ästchen),** Herba bzw. Summitates Juniperi, werden von April bis gegen Ende Juli gesammelt. Die Trocknung und Aufbewahrung nach entsprechendem Kleinschnitt erfolgt genau so wie bei den Beeren.

Das **Wacholderholz,** Lignum Juniperi, von jungen Ästen wird ebenfalls von April an bis gegen Ende Juli gesammelt. Die Trocknung und Aufbewahrung erfolgt nach entsprechendem Kleinschnitt genau so wie bei den Beeren.

Das **Wacholderöl,** Oleum Juniperi, hauptsächlich in den Beeren enthalten und aus diesen gewonnen, kann nicht gut selbst hergestellt werden und ist in der Apotheke oder in der Drogerie erhältlich.

Das **Kadeöl,** Oleum cadum oder Oleum Juniperi empyreumaticum, wird durch Destillation aus dem Wacholderholz gewonnen und ist ebenfalls in der Apotheke oder Drogerie erhältlich.

Der **Wacholderspiritus,** Spiritus Juniperi, besteht aus 1 Teil Wacholderöl und 3 Teilen Weingeist (Spiritus vini). Er wird für empfindliche Personen außerdem noch mit 1 Teil abgekochtem Wasser verdünnt. Der Wacholderspiritus darf nicht verwechselt werden mit dem

Wacholderbranntwein, der durch Destillation von Weingeist oder Schnaps (Kornbranntwein) über Wacholderbeeren gewonnen wird. Ein Spitzenerzeugnis auf diesem Gebiet ist der markengeschützte echte „Steinhäger". Außerdem darf der Wacholderspiritus nicht verwechselt werden mit der

Wacholderbeerentinktur, Tinctura Juniperi, die durch Ansetzen von Wacholderbeeren in Weingeist oder Kornbranntwein und Destillation an der Sonne hergestellt wird.

Das Wacholdermus, Succus Juniperi inspissatus, und der Wacholdersaft, Succus Juniperi, werden aus den Beeren, mit oder ohne Zucker hergestellt. Schließlich werden die **Wacholderbaumwurzeln,** Radix Juniperi, jedoch nur selten, in der Volksheilkunde verwendet.

Heil- und Wirkstoffe: Ein relativ hoher Gehalt an ätherischem Öl, hauptsächlich aus Terpenen bestehend, der Bitterstoff Juniperin, Gerbstoff, Harz, ein wachsähnliches Fett, Pentosane, Pektin, ein Gerbstoffglykosid, Traubenzucker, Ameisen- und Essigsäure, Inosit, Invertzucker, Calcium, besonders als apfelsaurer Kalk, Kalium, essigsaures Mangan, die Triebspitzen und jungen Nadeln enthalten auch Vitamin C.

Heilwirkung: Die Heilwirkung ist so vielseitig, daß schon Hieronymus Bock, 1577, in seinem „Kreutterbuch" über den Wacholderbaum schrieb: „ist in summa die würckung und tugent deß Weckholterbaums zu beschreiben nit wol möglich." Die Heilwirkung geht von dem hauptsächlich in den Beeren enthaltenen ätherischen Öl, dem Wacholderöl aus. Das Wacholderöl wirkt in hohem Maße keimtötend, ist fettlöslich und dringt bei Anwendung auf die Haut in erheblichen Mengen in den Organismus ein. Dies wirkt sich bei allen Gelenksleiden sehr vorteilhaft aus, da auch tiefer liegende Krankheitsherde zur Abheilung gelangen.

Kommt das ätherische Öl oder dessen Verdünnung durch Einatmen der Dämpfe mit der Lungenschleimhaut in Berührung, wird die übermäßige Ausscheidung der Lungenschleimhaut eingeschränkt. Dies stellt eine wohltuende Heilwirkung bei feuchter oder sehr feuchter Bronchitis dar. Die hohe keimtötende Kraft übt einen beachtlichen Abheilungsprozeß bei den infektiösen Lungenleiden aus, so bei feuchtem Lungengangrän (Brand mit Fäulniszersetzungen des Lungengewebes) sowie bei schwer tuberkulösen Lungenprozessen. Hier wird eine Ausbreitung der infektiösen Teile abgeschirmt bzw. weitgehend eingeengt, so daß neben der Förderung des eitrigen Auswurfes eine Stärkung und Gesundung der angegriffenen Lungenorgane eintreten wird. Der Wacholdersirup wirkt bei Lungentuberkulose im Kindesalter geradezu Wunder, da neben der keimtötenden Wirkung eine Appetitsteigerung erfolgt, die nicht nur eine Gewichtszunahme, sondern durch die Hebung des gesamten Stoffwechsels und Ausscheidung aller Giftstoffe eine gesteigerte Aktivität und Hebung aller Abwehrkräfte auslöst.

Ein weiteres Anwendungsgebiet ergibt sich durch den heilenden Einfluß bei allen Magen- und Darmerkrankungen, wie bei infektiösen Darmkoliken, entzündlichen Darmkatarrhen, Magenentzündung, Magenkrämpfen u. a. Die bereits erwähnte hohe keimtötende Kraft wirkt auch hier sehr rasch: Fäulnis- und Gärungsprozessen wird schnell der Nährboden entzogen, es findet eine Magen- und Darmreinigung statt; das Wacholderöl tötet Bacterium Coli. Eine verstärkte Darmtätigkeit und erhöhte Tätigkeit der Darmmuskulatur fördert die Magen- und Darmsekretion und damit die Anbahnung einer normalen und gesunden Magen- und Darmfunktion.

Das Wacholderöl in den Beeren bzw. in der Verdünnung des Tees beseitigt nicht nur die Harnsäureablagerungen im Körper, es ist auch ein sehr empfehlenswertes Mittel gegen Wassersucht, Nierenwassersucht (bei Kindern!), chronischem Blasenkatarrh usw.

Daß die anregende Wirkung, besonders die erhöhte Durchblutung der Unterleibsorgane bei den Frauen eine erhöhte Beeinflussung auf die monatlichen Regeln zur Folge hat, rechtfertigt auch die Anwendung des Wacholderbeerentees auf diesem Gebiete, wobei nicht zu befürchten ist, daß selbst bei Verwendung zu großer Mengen von Wacholderbeeren eine Abortusgefahr bestünde.
Das ätherische Öl löst einen intensiven Reiz auf die Haut aus, es kommt zu Brennen und Jucken sowie Hautrötung. Größere Mengen verursachen eine Hautentzündung, starke Schwellungen und Blasenbildung.

Nicht zuletzt sei erwähnt, daß sich der beachtliche Einfluß des Wacholderöles (Tee- und Beerengenuß) auch sehr günstig auf die verschiedensten nervösen Störungen auswirkt, die bei Nichtfunktionieren des Stoffwechsels mit ausgelöst werden, wie Mattigkeit, Kopfschmerzen, Hinterhauptschmerzen, allgemeine Gereiztheit, Mangel an Konzentrationsvermögen, Migräne, nervöse Herzbeschwerden u. a.
Gerade bei den auf der harnsauren Diathese beruhenden migräneartigen Kopfschmerzen wird eine Wacholderbeerenteekur Erleichterung und schließlich Heilung bringen.
Der günstige Stoffwechseleinfluß wäre auch für Zuckerkranke zu beachten. Wacholderbeerensaft, entsprechend verdünnt eingenommen, oder der ungesüßte Wacholderbeerentee kann Zuckerkranken bestens empfohlen werden.
Der Wacholderbeerentee beeinflußt sehr gut die Verdauungsstörungen, die infolge ungenügender Salzsäureproduktion entstehen.

Neben dem reinen, aus den Beeren gewonnenen Wacholderöl wird auch das sogenannte Kadeöl (Oleum cadum oder Oleum Juniperi empyreumaticum) durch Destillation aus dem Wacholderholz gewonnen. Es wird für die äußere Behandlung von chronischen Hautausschlägen, Schuppenflechte (Psoriasis) usw. angewendet. Das Kadeöl ist nicht dünnflüssig und hellgelb wie das Wacholderöl, sondern teerartig, dunkel und dickflüssig.

Die Abkochung der Nadeln und Triebspitzen wird bei Fußbädern die Stauungen und sonstigen Zirkulationsstörungen in den Füßen beheben, so wie auch ein Vollbad aus Nadel- und Triebspitzenabkochung eine allgemeine Steigerung der Blutzirkulation und damit Steigerung des Wohlbefindens auslösen wird.
Der Wacholderbranntwein wie auch die Wacholdertinktur sind beliebte Volksheilmittel bei verdorbenem Magen, Bronchialkatarrh, Asthma, Nieren- und Blasenleiden, Gicht, Ischias und Rheumatismus, wobei bei den 3 letztgenannten Krankheiten auch die äußerliche Anwendung in Form von Einreibung gerne im Brauch ist.
Der Wacholderspiritus wird äußerlich vor allem als Einreibungsmittel bei rheumatischen Erkrankungen angewendet.

Wacholderbeerentee: Man nehme 1 Teelöffel voll zerquetschte Beeren für 1 Tasse im Aufguß, läßt 5 bis 10 Minuten zugedeckt ziehen, seiht ab und trinkt die Tagesgabe von 1 bis 2 Tassen schluckweise. Zur Behebung von Magen- und Darmerkrankungen sowie bei Zuckerkrankheit trinke man den Tee ungesüßt. Bei Erkrankung der Atmungsorgane, zur Steigerung der Widerstandskraft und zur Hebung des Stoffwechsels kann man den Wacholderbeerentee süßen, und zwar am besten durch Einrühren von 1 Teelöffel Honig in den trinkwarmen Tee. Ansonst nehme man Rohzucker zum Süßen.

Empfehlenswerte Teemischungen:

Zur **Entschlackung** und **Hebung des Stoffwechsels** werden nachstehende Kräuterteemischungen empfohlen:
Wacholderbeeren, Schafgarbe (Nr. 110) und Brennessel (Nr. 16) zu gleichen Teilen vermischt, oder
Wacholderbeeren, Birkenblätter (Nr. 13) und Kamillen (Nr. 60) zu gleichen Teilen vermischt.
Bei **Darmkolik, Darmerkrankungen entzündlicher Art, Magenentzündung und Magenkoliken** bereite man eine Teemischung zu gleichen Teilen von Wacholderbeeren, Wermut (Nr. 134) und Kamillen (Nr. 60).
Zuckerkranken wird nachstehende Teemischung empfohlen. Wacholderbeeren, Bohnenschalen (Nr. 55/a), Heidelbeerblätter (Nr. 47) und Brennesseln (Nr. 16) zu gleichen Teilen.
Bei **grippösen Erkältungen** mische man Wacholderbeeren mit Huflattich (Nr. 54), Spitzwegerich (Nr. 119), Holunderblüten (Nr. 52/a) und Weidenrinden (Nr. 130) zu gleichen Teilen.
Bei **Appetitlosigkeit** mische man zu gleichen Teilen Wacholderbeeren, Melissenblätter (Nr. 88), Tausendguldenkraut (Nr. 123) und Brennesselblätter (Nr. 16).
Die Bereitung der Teemischungen erfolgt nach den allgemeinen Teeregeln. Die Kräuterteemischungen zur Entschlackung, Hebung des Stoffwechsels, bei grippösen Erkältungen und zur Behebung der Appetitlosigkeit werden mit Honig gesüßt, alle anderen Teemischungen müssen ungesüßt getrunken werden.

Wacholderbeerensirup: 500 g Wacholderbeeren werden mit 3 Liter Wasser weich gekocht, zerdrückt und nochmals (gegebenenfalls noch Zusatz von Wasser) gut aufgekocht. Die Masse wird dann durch ein Sieb passiert und, wenn ausgekühlt, wird so viel Honig eingerührt, bis eine sirupartige Masse entsteht. Diese fülle man am besten in ein Weck- oder Rexglas und verschließe mit Glasdeckel und Spange. Kindern gebe man 3mal täglich 1 Stunde vor den 3 Hauptmahlzeiten je 1 Teelöffel von diesem Sirup, wodurch Appetitlosigkeit, Lungenschwäche, ja sogar Lungentuberkulose, behoben werden. Erwachsene nehmen je 2 Teelöffel.

Wacholderbeerkur nach Kneipp: „Wer an schlechtem Magen leidet, gebrauche von Zeit zu Zeit eine Wacholderbeerkur, welche darin besteht, daß man am

1. Tag mit 5 Beeren anfängt und so alle Tage 1 Beere mehr einnimmt (gut zerkaut!), bis man bei 15 Beeren angelangt ist; dann geht man wieder abwärts, täglich um 1 Beere weniger, bis man auf 5 Beeren anlangt."
Diese Kneippkur ist jedoch nicht für jedermann geeignet und nierenempfindliche Personen müßten die Kur ärztlich überwachen lassen.

ALLGEMEINE VERHALTUNGSMASSNAHMEN: Bei den vielseitigen Heilwirkungen der Wacholderbeeren ist immer zu beachten, daß größere Mengen oder längere Anwendungen Nierenreizungen und Nierenentzündungen auslösen können und damit Eiweiß- und Blutausscheidungen im Harn die Folge sind. Bei akuten oder chronischen Nierenleiden dürfen Wacholderbeerenkuren nicht angewendet oder Wacholderbeerentee nicht eingenommen werden. Ausgenommen sind die homöopathischen Präparate, die durch ihre homöopathische Verdünnung das Leiden weitgehend beheben.

Anwendung in der Homöopathie: Aus den frischen reifen Beeren stellt die Homöopathie eine Essenz in verschiedenen Verdünnungen her, die bei Behandlung von Blasenkatarrh, Nierenentzündung, Wassersucht, Gelbsucht u. a. beste Erfolge zeitigt.

Anwendungen in der Volksheilkunde: In den Alpen, in der Lüneburger Heide, überall wo der Wacholderbaum vorkommt, erfreut er sich im Volke des höchsten Ansehens. Seit altersher galten die Wacholderbeeren als ein Vorbeugungsmittel bei Pestilenz, Cholera und anderen Seuchen. Zwar sind Pest und Cholera in Europa verschwunden, geblieben ist aber bis in unsere Tage die volksmedizinische Anschauung, daß das Kauen von Wacholderbeeren das beste Mittel gegen jede Ansteckung sei.
Bei Darmkolik trinke man einen Mischtee von gleichen Teilen Wacholderbeeren, Wermutkraut (Nr. 134), Kamillenblüten (Nr. 60) und Schafgarbe (Nr. 110). 1 Teelöffel der Mischung für 1 Tasse im Aufguß, ungesüßt.
In Kornschnaps angesetzt, sind die Beeren ein beliebtes Hausmittel bei Durchfall, Darmkolik, Wassersucht und bei den ersten Anzeichen grippöser Erkältung.
Der Rauch von Wacholderbeeren und Zweigspitzen, mittels eines Trichters in den Mund gesogen, vertreibt das Zahnweh.
Zerstoßene Beeren auf die Stirne gestrichen, lindern Kopfschmerzen.
Die Wurzelabkochung vom Wacholderbaum oder -strauch gilt als besonders wassertreibend.
Die noch grünen Beeren zerstoßen und mit ungesalzener Butter zu einer Salbe vermengt, vertreiben Krätze, Flechten und Hautausschläge, zeitigen Geschwülste und Geschwüre.
Einige Tropfen Wacholderöl in ein Glas lauwarmes Wasser gegeben und damit den Mund gespült, beseitigen den schlechten Mundgeruch.

Bei Leberleiden, Magengeschwüren und bei Gelbsucht zerkaue man täglich 3 bis 5 Beeren am Morgen nüchtern und frühstücke erst einige Stunden später.
Das Holz vom Wacholderbaum, zu kleinsten Stückchen zerkleinert und 1mal aufgekocht (1 Teelöffel gehäuft voll für 1 Tasse), gilt als ein vorzüglicher Blutreinigungstee.

Das Kauen von Wacholderbeeren vertreibt das Sodbrennen.
Die Wacholderasche aus dem Holz, 150 g in 1 Liter gutem Weißwein aufgelöst, wird 8 Tage stehengelassen, täglich oftmals geschüttelt und schließlich durch ein Leinentüchlein filtriert. Dieser filtrierte Wein ist ein vorzügliches Harnmittel und wirkt bei Wassersucht sehr wassertreibend. Der Urin erhält (auch beim Tee- oder Beerengenuß) einen veilchenartigen Geruch.
Wacholderbeeren mit viel Zucker dick einkochen, ergeben ein sehr wohlschmekkendes Kompott. Es ist appetitanregend, magenstärkend, verdauungsfördernd und ist in den Wintermonaten eine gute Vitaminzufuhr.

Anwendungen in der Tierheilkunde: Die Abkochung von jungen Wacholdertrieben wird den Pferden gegen Kropf eingegeben und als Umschlag verwendet.
Der Beerenabsud wird dem Hausvieh als harnförderndes Mittel oder bei Koliken eingegeben.
Pferden gibt man bei Koliken ein Stück Brot, das vorerst in Wacholderschnaps getränkt wurde, ein.
Die harnfördernde Kraft ist bei Hunden besonders groß. Versuche ergaben die 7fache Normaltagesmenge.
Wacholderöl mit Schweinefett vermengt, gibt eine Salbe gegen Flechten, Ekzeme, Geschwüre und Geschwülste aller Art.
Zerdrückte Wacholderbeeren ins Futter vermengt, beheben die Freßunlust der Haustiere.
Bei Viehseuchen in der Umgebung werden die Stallungen vorbeugend mehrmals am Tage mit brennenden Wacholderzweigen und -beeren ausgeräuchert.

Neben Enzian, Kalmus und Tausendguldenkraut sind auch Wacholderbeerenauszüge und weitere 51 Kräuterauszüge im Magenbitter „Amarin“ sinnvoll eingebaut. Der Einkauf von „Magenbitter“ sollte nur im Fachgeschäft (Apotheke, Drogerie) vorgenommen werden. (Siehe Seite 674).

Anmerkung: Der **Zwerg-Wacholder,** J. c. ssp. nana Willd., ist eine alpine Form mit den gleichen Heilkräften. In Tirol wird von der Volksheilkunde diese Wacholderart als noch wirkungsvoller gehalten.

Tafel 9

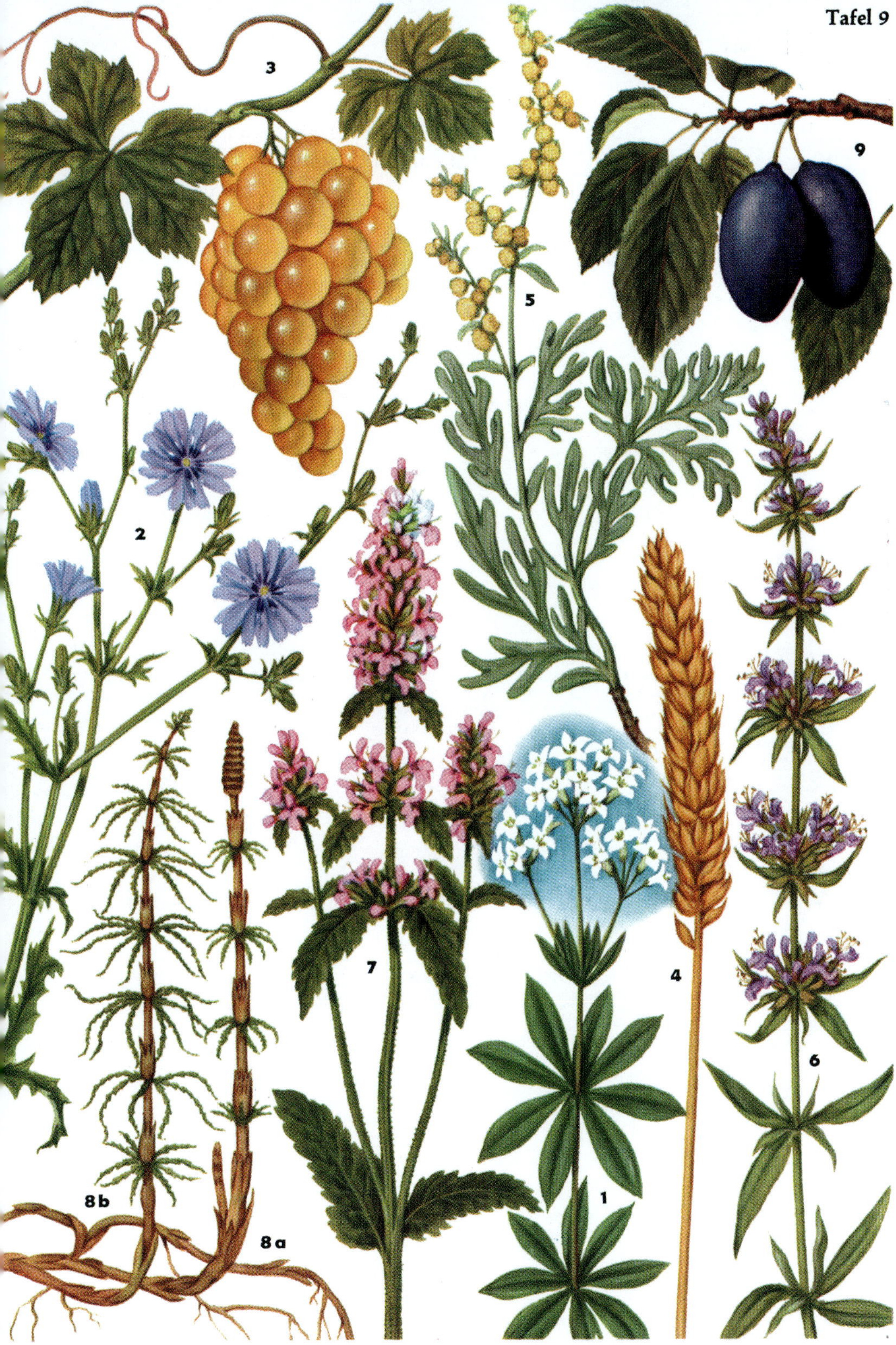

. Waldmeister, 2. Wegwarte, 3. Weinrebe, 4. Weizen, 5. Wermut, 6. Ysop, 7. Ziestkraut, 8. Zinnkraut (Schachtelhalm), a) Frühjahrswedel, b) Sommerwedel, 9. Zwetschkenbaum

8 Waldmeister Asperula odorata L. Tafel 9, Figur 1

Volksnamen: Gliedkraut — Guggerblume — Halskräutlein — Herzfreude — Herzfreund — Herzkraut — Leberkraut — Magerkraut — Maiblume — Maichrut — Maikraut — Maitrankkräutel — Maitrank — Maßlenkraut — Maisch — Meischkraut — Meister — Mösch — Möserich — Sternleberkraut — Tabakskraut — Teekraut — Waldhahnl — Waldtee — Waldleberkraut — Waldmanndl

Botanik: Der rotbraune Wurzelstock ist ausdauernd und dahinkriechend. Der vierkantige Stengel, 10 bis 30 cm hoch werdend, trägt unten 6-, oben 8zählige Blattquirle. Die einzelnen Blätter sind lanzettlich, am Rande mit feinen Borsten behaftet und stiellos. Die Blüten sind in Trugdolden angeordnet, schneeweiß, glockig und sternförmig. Die Früchte sind kleine, klettenartige Nüßchen.

Geruch und Geschmack: Der eigenartige Duft stammt vom Cumarin, welches nicht nur in der Blüte, sondern im ganzen Kraut enthalten ist. Ähnlich ist auch der Geschmack des in den Wein gelegten Krautes.

Blütezeit: von Mai bis Mitte Juni.

Standort: Der Waldmeister kommt am häufigsten in schattigen, gutgründigen Buchenwäldern vor, selten in Nadelholzwäldern.

Heilkräftige Pflanzenteile: Gesammelt wird das blühende Kraut ohne Wurzel (Herba Asperulae, alter Name: Herba Matrisilvae).

Heil- und Wirkstoffe: Als hauptsächlichster Inhaltsstoff wurde im Waldmeister das Cumarin festgestellt, weiter ein Gerbstoff und ein Bitterstoff. Ferner wurde Rubichlorsäure, Zitronen- und Katechussäure nachgewiesen. Das Vorhandensein des Glykosids Asperulosid ist sehr vom Standort der Pflanze bedingt: an trokkenen Standorten (Nadelwald) ist dieses Glykosid nicht nachweisbar. Eine Reihe von Spurenelementen bereichern die Pflanze mit Wirkstoffen.

Heilwirkung: Der Waldmeister ist keine offizinelle Heilpflanze, doch kommen ihm solche Heilkräfte zu, daß er schon lange zu den beliebten Heilpflanzen in der Volksheilkunde zählt. Das Cumarin macht den Harn klar und übt eine antiseptische Wirkung aus. Der Waldmeistertee wirkt harntreibend, beruhigend bei Leibschmerzen, reguliert die unregelmäßige Herztätigkeit, beseitigt die Schlaflosigkeit, wirkt zweifelsohne blutreinigend und löst eine leichte schweißtreibende Wirkung aus.

Waldmeistertee ist ein vorzüglicher Heiltrank bei Leberstauungen und bei Gelbsucht und wird bei Neigung zu Grieß- und Harnsteinbildung empfohlen.

Schließlich hat sich der Waldmeistertee bei Migräne und Neuralgie als schmerzstillendes Mittel erwiesen und wirkt sehr beruhigend bei Unruhe und Hysterie.

Zur Teebereitung nimmt man 2 Teelöffel voll des kleingeschnittenen, gut getrockneten Krautes zum kalten Ansatz durch 8 Stunden für 1 Tasse brunnfrischen Wassers. Nach dem Abseihen wird der Tee nach Wunsch erwärmt. Bei übermäßigem oder zu konzentriertem Genuß von Waldmeistertee ruft das Cumarin eine leichte Lähmung im Zentralnervensystem hervor und tritt in der Folge Übelkeit, Schwindel und Erbrechen auf.
Wohlschmeckend, verdauungsfördernd und belebend wirkt, mäßig genossen, die berühmte Waldmeisterbowle, auch Maitrank genannt.

Aus alten Kräuterbüchern und aus der Volksheilkunde: Die Heilwirkungen wurden erstmalig von dem Benediktinermönch Wandalbertus, 854 n. Chr., schriftlich niedergelegt. Aus dieser Zeit stammt das folgende alte Klosterrezept für die

„MAITRANK"-BEREITUNG: Man benötigt hiezu: 30 g frische Waldmeisterblüten und -blätter, 20 g Walderdbeerblätter (Nr. 27) und je 10 g Blätter der Schwarzen Ribisel (Nr. 57/b) und der Gundelrebe (Nr. 40).
Man legt die genannten Kräuter bzw. Blätter in eine mäßig angewärmte Porzellanschüssel, streut 150 g Staubzucker darauf, deckt zu, gießt nach 2 Stunden 3 Liter guten, alten Weißwein darüber, läßt 2 bis 3 Stunden ziehen und seiht schließlich ab. Dieser Trank ist sehr belebend, herzstärkend, verdauungsfördernd und soll grundsätzlich *nach* einer Mahlzeit getrunken werden.

Waldmeistertee wird in der Volksheilkunde als wurmtreibend bezeichnet.
Bei Unterleibsleiden wirkt der Waldmeistertee beruhigend, schmerzstillend und harntreibend.
Bei Gelbsucht, Grieß- und Harnsteinbildung wird ein Mischtee mit Enzianwurzel (Nr. 26) oder mit Wacholderbeeren (Nr. 127) bzw. mit Wermut (Nr. 134) empfohlen.
Einen vorzüglichen Gesundheitstee bildet die Mischung von Waldmeisterkraut, Thymian (Nr. 124), Erdbeerblättern (Nr. 27), Brombeerblättern (Nr. 17) und Himbeerblättern (Nr. 49) zu gleichen Teilen, 1 gehäufter Teelöffel der Mischung für 1 Tasse im Aufguß.

Anmerkung: Weniger bekannt ist die Tatsache, daß der in manchen Gegenden selten vorkommende Waldmeister im **Ruchgras,** Anthoxantum odoratum L., bezüglich Geschmack und Heilwirkung einen vollkommenen Ersatz hat. Dieses auf Wiesen und Waldschlägen massenhaft vorkommende Gras hat lanzettlich schmale Blätter und wird wegen der gelben Farbe seiner Ährchen auch Goldgras genannt. Auch für die Bereitung des Maitrankes ist das Ruchgras verwendbar und ist unbedingt den teueren chemischen Essenzen vorzuziehen.

9 Wegwarte Cichorium intybus L. Tafel 9, Figur 2

Volksnamen: Blaue Distel — wilder Endifi — Hansl am Weg — Hartmann — Hasenmilch — rauher Heinrich — Hindeg — Hundsläufte — Irenhart — verfluchte Jungfer — Kaffeekraut — faule Magd — Sonnendraht — Sonnenwirbel — Arme-Sünder-Blume — Struwelpeter — Wasserwart — Wegleuchte — Wegluge — Wegweiser — Zichori — Zigeunerblume — Zigori — Zigurn — Zwangskräutel

Botanik: Die Wurzel ist ausdauernd, außen gelblichweiß, innen weiß und von spindelförmiger Gestalt. Der rauhe Stengel ist hin- und hergebogen sowie sperrig ästig. Die Blätter sind grob gezähnt, laufen in den Blattstielen herab und erinnern an Löwenzahnblätter (Nr. 83). Die Blütenköpfe sind ungestielt und stehen einzeln oder zu dreien in den Blattachseln, oft einzeln auf der Spitze eines Zweiges. Die Blüten sind hellblau.

Geruch und Geschmack: Kraut und Wurzel sind fast geruchlos, der Geschmack jedoch eher bitter.

Blütezeit: von Juli bis August.

Standort: Die Wegwarte ist in der freien Natur fast überall anzutreffen, so an Wegrändern, Ackerrändern, Wiesen und Ödland. Sie bevorzugt trockene Böden.
Als Kulturform — Zichorie — wird sie in verschiedenen Gebieten Österreichs und Deutschlands im großen angebaut. Der oberirdische Pflanzenteil liefert ein gutes Grünfutter, die besonders fleischigen Wurzeln der Kulturform liefern nach Röstung, Vermahlung und Beigabe von Zutaten den bekannten Zichorienkaffee.

Heilkräftige Pflanzenteile: Für Heilzwecke werden nur die Pflanzenteile der wildwachsenden Wegwarte gesammelt. Die Wurzeln werden von der 2. Märzhälfte an bis gegen Ende Mai gegraben, die Blätter und Blüten sammeln wir im Juli und August. Die Wurzel muß nach der Reinigung der Länge nach durchschnitten, aufgefädelt und an einem zugigen, schattigen Ort (Dachboden) aufgehängt werden. Blätter und Blüten werden in dünnen Lagen im Schatten getrocknet. Die Blüten bedürfen großer Sorgfalt beim Trocknen. Kraut und Wurzel sind fast geruchlos, deren Geschmack eher bitter. Die Wurzel wird auch als Gemüse bereitet, vorerst aber gründlich gewässert, um den etwas bitteren Geschmack zu entfernen. Dadurch werden aber alle Nähr- und Heilstoffe entzogen, so daß wir ein zwar schmackhaftes, jedoch nährstoffarmes Gemüse genießen. Setzen wir Zuckerkranken die Wurzeln als eines der besten Diätgemüse vor, dürfen wir sie nicht durch langes Wässern auslaugen!

Heil- und Wirkstoffe sowie **Heilwirkung:** Von Paracelsus bis Kneipp sind sich alle Ärzte einig, daß wir in der Wegwarte eine wertvolle Heilpflanze besitzen.

Dies danken wir den vielen Inhaltsstoffen, vornehmlich den verschiedenen Zuckerarten, von denen das Inulin in relativ großer Menge vorhanden ist.
Das Inulin, das für die Ernährung der Zuckerkranken eine so bedeutende Rolle spielt und darüber hinaus sogar heilwirksam ist, kommt in der frischen Wegwartewurzel bis zu 18 % des Gesamtinhaltes vor, in der sorgfältig getrockneten Wurzel jedoch bis über 50 % des Gesamtinhaltes! Wir sehen hieraus, daß während des Trocknungsprozesses noch biochemische Vorgänge stattfinden und daß wir daher — dies gilt für alle Heilpflanzen — dem Trocknen und Aufbewahren der Heilpflanzen die denkbar größte Sorgfalt angedeihen lassen müssen! Neben beachtlichen Mengen von Eisen sind in der Blüte der Bitterstoff Cichoriin, in den Stengeln und Blättern der Bitterstoff Lactcin und schließlich in den Wurzeln der Bitterstoff Intybin, neben Eiweißstoffen, Gerbsäure, fetten Ölen u. a. enthalten. Das bereits erwähnte Inulin kommt in einigen Pflanzen (Löwenzahn Nr. 83, Klette Nr. 68 u. a.) an Stelle von Stärke vor und wird vom Zuckerkranken nicht nur vertragen, sondern wurde nachweisbar — besonders bei Einnehmen des frischen Blätterpreßsaftes sogar eine Senkung des Blutzuckerspiegels festgestellt. Giftige Wirkungen auf das Blut oder andere schädliche Nebenauswirkungen konnten bei allen Untersuchungen *nicht* festgestellt werden.

Die Wegwarte ist aber außerdem noch ein ganz hervorragendes Heilkraut für Leberkranke und kann bei Leberschoppung, Gelbsucht, Milzbeschwerden nicht genug empfohlen werden! Sowohl der Frischsaft der Blätter, als auch der Tee von Blüten, Blättern oder Wurzeln sind sehr fördernd für die Gallenabsonderung, Gallensteinableitung, Blutreinigung, Ableitung von allem überflüssigem Schleim u. a. Daß diese funktionsfördernde, blutreinigende, gallentreibende und kreislaufanregende Wirkung der Wegwarte schließlich nicht ohne Einfluß auf die krankhaft seelische Niedergeschlagenheit (Hypochondrie) ist und auch diese behebt, ist nur zu verständlich.
Für die Teebereitung nehmen wir sowohl Wurzel- als auch Blätter- und Blütenteile, setzen 1 gehäuften Teelöffel der Mischung kalt an und erhitzen den Tee bis zum ersten Aufwallen.
Wir trinken für die genannten Bedarfsfälle 2 bis 3 Tassen am Tage schluckweise. Der Frischsaft wird mehrmals am Tage, jeweils 1 Teelöffel voll, eingenommen. Das blühende Kraut (Herba Cichorii) und die Wurzeln (Radix Cichorii) sind offizinell.

Aus alten Kräuterbüchern und Volksheilkunde: Wegwarte mit Petersilie (Nr. 94) zu gleichen Teilen gemischt, davon ein Tee bereitet, ergibt einen harnfördernden Trank, der blutreinigend wirkt.

Die Wegwartenblätter in Essig genossen, stillen das Abweichen. Wegwartenwurzel kleingeschnitten, mit Gerstenmalz gekocht und übergelegt, ist gut bei Schmerzen im Magenschlund.

Die frischen Blätter auf hitzige Geschwüre gelegt, mildern die Schmerzen, legen die Hitze und ziehen den Rotlauf ab.
Der von den Blumen gebrannte Saft ist eine gute Arznei für die Augen; es werden kühlende Umschläge gemacht, wenn die müden Augen brennen.
Bei räudiger Haut oder sonstigen Hautunreinigkeiten nehme man den frischen Saft der grünen Pflanze und Wurzel, mische etwas Rosenwasser (Nr. 102/a) hinzu und beträufle damit fleißig die erkrankten Stellen. Man lasse den Saft eintrocknen.
Der Saft der frischen Blätter mit einigen Tropfen Rosenöl (Nr. 102/a) und Weinessig vermischt und damit Umschläge gemacht, lindert rasch die Kopfschmerzen.
Wegwartensaft mit Zucker zu einem Sirup dick eingekocht, ergibt für die Kinder ein wohlschmeckendes Abführmittel.
Wegwartenkraut in Weingeist angesetzt und damit die schwindenden Glieder wiederholt eingerieben, stärkt diese.
Der Saft der Blätter wird gegen Bluterbrechen empfohlen.
Die alten Hebammen am Lande rühmen den Teeabsud der Wurzel als bestes Mittel, um die erschlafften Geburtsorgane der Frauen zu stärken.
Die frische Pflanzensaft wird in der Volksheilkunde als haarwuchsfördernd angesehen und soll besonders den Haarausfall der Augenbrauen verhindern.

Aus der Geschichte der Wegwarte: Bei Plinius Secundus finden wir die ersten Berichte, daß die Wegwarte als Zauberpflanze eine Rolle spielte. Dieser Zauberglaube dürfte altägyptischen Ursprunges sein, wo wir vielfach den zauberischen Einfluß von Pflanzen auf den Menschen vorfinden. Der Zauber- und Hexenglaube der Antike beeinflußte nicht unwesentlich auch den deutschen Volksglauben und in vielen Berichten des 15. bis 17. Jahrhunderts lesen wir immer wieder von den mystischen Kräften der Wegwarte. Einer seltener vorkommenden weiß blühenden Variante wurden natürlich besondere Heil- und Zauberkräfte angedichtet und selbst sehr gebildete Menschen zahlten hohe Preise für die Wurzel einer weißblühenden Wegwarte, um so in den Besitz eines besonderen „Sympathiemittels" zu gelangen. Um 1670 war geradezu eine Hochflut von Zauber- und Aberglaube um die Wegwartenwurzel, man legte sie der Mutter unter das Leintuch, um die Geburt zu erleichtern, und die Frauen wieder gaben sie gepulvert heimlich den Gatten in die Speisen, um sie vor ehelichen Fehltritten zu bewahren, und war er geschehen, um die Liebe des Gatten wieder zu gewinnen, usw., dies sogar heute noch!
Aber nicht nur im Aberglauben, sogar in der hohen Politik spielte die Wegwartenwurzel eine bedeutende Rolle. Als 1806 Kaiser Napoleon I., für das europäische Festland die sogenannte Kontinentalsperre verfügte, um die Einfuhr englischer Waren zu verhindern, wurde vorübergehend am Kontinent auch der bereits beliebte Kaffee eine Seltenheit bzw. man mußte für Kaffeebohnen Höchstpreise bezahlen. Die damals schon kultivierte Wegwartenwurzel, bekannt als Zichorien-

wurzel, diente geröstet als Kaffeesurrogat. Durch diese politische Maßnahme Napoleons gegen England wurde nun plötzlich der Zichorienkaffee große Mode. Das Aroma erinnert ganz entfernt an Kaffee, doch fehlen diesem Kaffeesurrogat alle jene so angenehm anregenden Bestandteile. Mit dem Zusammenbruch der Kontinentalsperre im Jahre 1812 verlor der Zichorienkaffee wieder rasch an Bedeutung, besonders die Wiener vermißten ja sehr ihr so heißgeliebtes „Schalerl Kaffee". Erst während der letzten beiden Weltkriege bekam der Zichorienkaffee wieder große Bedeutung. Geschmack und Aroma wurden durch Zusatz von Feigen und Erdnußöl wie auch von etwas Bohnenkaffee sehr verbessert, so daß heute an die 500 Fabriken in Europa pausenlos tätig sind und sich durch große Anbauflächen in Österreich, Deutschland, Holland, Frankreich und Ungarn das Urprodukt, die kultivierte Wegwartenwurzel, sichern. Wenn auch der Siegeszug des Kaffees dadurch nicht aufgehalten wurde, verwenden doch sehr viele Hausfrauen den Surrogatkaffee zumindest als Streckmittel und so steigt auch in den Zeiten des steigenden Wohlstandes der Absatz an diesem „Europäischen Kaffee".

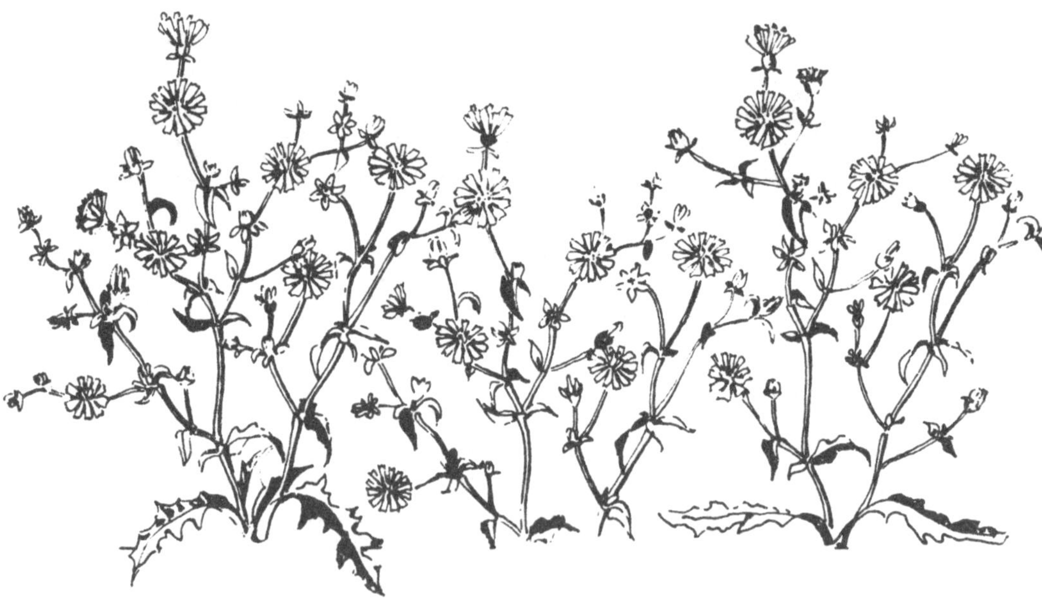

0 Weiden-Arten Salix

Silberweide — Salix alba L.
Salweide — Salix caprea L. Bruchweide — Salix fragilis L.

Volksnamen: Die nachstehenden Volksnamen gelten für alle drei Weidenarten. Felbern — Korbweiden — Bachfelbern — Fieberweiden — Maiholz

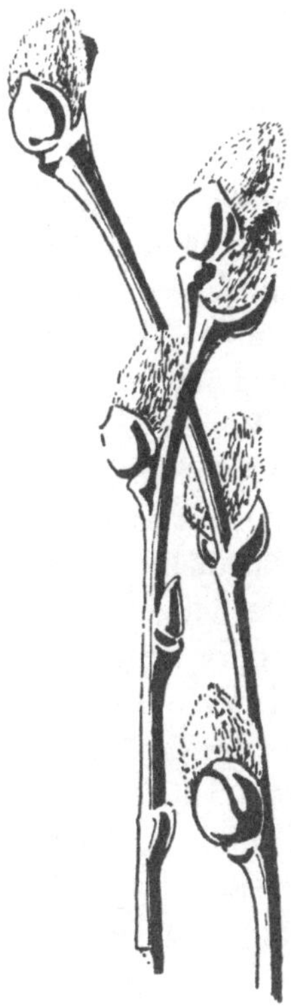

Botanik: Die blühenden Weiden sind das Symbol des nahenden Frühlings, der wiedererwachten Natur. Die Blüten, „Kätzchen" genannt, erscheinen vor den Blättern und sind zweihäusig, d. h. ein Strauch oder Baum trägt immer nur Blüten eines Geschlechtes, die größeren, eiförmigen männlichen Blüten, mit den schon von weitem erkennbaren gelben Staubbeuteln oder die walzenförmigen, schlanken, zumeist graugrünen weiblichen Blüten. Die Blätter der Silberweide sind kurzgestielt, lanzettlich, lang und spitz, klein gesägt und an beiden Seiten silbergrau behaart. Die Bruchweide hat dagegen unbehaarte Blätter. Die größten Blätter hat die Salweide mit vielen Abarten in der Form und Behaarung. Alle Weiden kommen sowohl als Strauch als auch baumförmig vor. Der Geruch der Rinde ist schwach würzig, der Geschmack ist bitter und herb.

Blütezeit: März, in Gebirgslagen im April.

Standort: Die Weiden bevorzugen feuchte Standorte wie die Uferränder von Teichen, entlang von Bächen und Flüssen, sie kommen aber auch an Waldrändern, auf Schlägen vor und werden gerne zur Abgrenzung von Weideflächen und Wiesen gepflanzt.

Heilkräftige Pflanzenteile: Seit altersher gilt die Rinde als sehr heilkräftig. In der Volksheilkunde werden auch die Blätter angewendet.
Die Weidenrinde wird im Frühjahr von den Ästen durch Abschaben geerntet. Die im Schatten getrockneten Rindenstücke werden zerkleinert und in dunklen Gläsern aufbewahrt.

Heil- und Wirkstoffe: Als Hauptwirkstoffe finden wir in der Weidenrinde das Salizin und Gerbstoff. Daneben ist auch Populin nachzuweisen, das dem Salizin verwandt ist und auch eine ähnliche Wirkung auslöst. Das Salizin ist chemisch gesehen ein Phenolglykosid, das bereits in der Pflanze durch Enzym in Salizylalkohol und Zucker gespalten wird. Im Körper entsteht durch Oxydation die

Salizylsäure, die als das eigentliche Heilmittel anzusprechen ist. Die Salizylsäure wird heute fast ausschließlich synthetisch hergestellt und wurde die einst so hoch geschätzte Weidenrinde durch chemische Salizylsäure-Präparate verdrängt.

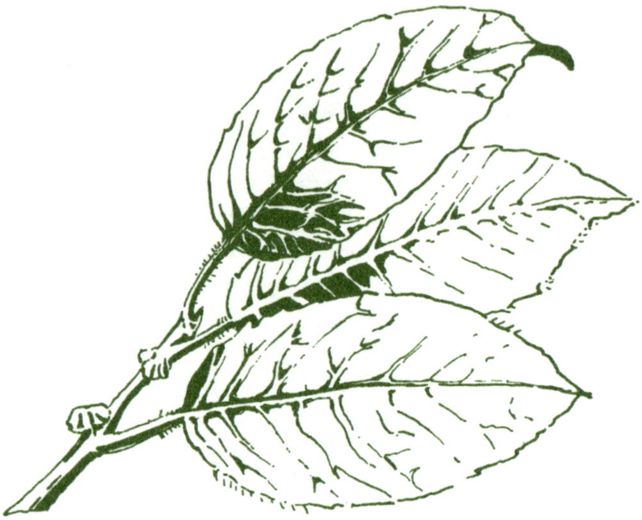

Heilwirkung: Bereits Hippokrates und Plinius haben die Weidenrinde als Fiebermittel angewendet. Die Heilige Hildegard schätzte sie als eine Standardarznei und in den berühmten Kräuterbüchern der nachfolgenden Jahrhunderte wird immer wieder die Weidenrinde in vielfach heilender Wirkung gepriesen. Die Schulmedizin anerkannte lange die Erfahrungen mit dieser Heilpflanze und erst die chemische Herstellung ihrer Wirkstoffe hatte die Streichung aus dem Deutschen Arzneibuch („DAB") zur Folge. Im Ergänzungsband zum Deutschen Arzneibuch wird sie wieder genannt (Cortex Salicis).

Die Weidenrinde wirkt in erster Linie fieberherabsetzend und zusammenziehend. Auch eine schweiß- und harntreibende, wie auch schmerzstillende Heilwirkung ist erwiesen. Weidenrinde wird daher mit bestem Erfolg angewendet bei fieberhaften Erkrankungen mit oder ohne Schmerzen, bei Blutungen, Bluthusten, Blutspucken sowie bei Lungen- und Nierenblutungen.

Die harntreibende Wirkung bewirkt eine erhöhte Harnsäureausscheidung, wodurch gichtisch-arthritische Erkrankungen sehr günstig beeinflußt werden. Die gleichzeitige schweißtreibende Wirkung erhöht die Ausscheidung aller Giftstoffe. Weidenrindentee ist bei Rheuma, besonders bei Gelenksrheumatismus und allen gichtischen Erscheinungen sehr zu empfehlen. Die keimtötende und zugleich schmerzstillende Heilwirkung wird sich sehr günstig bei allen katarrhalischen Zuständen des Magens und des Darmes auswirken. Diarrhöen, Darmkoliken, Magen- und Darmverschleimung werden ausgeheilt, die Giftstoffe in Magen und Darm durch bakterielle Zersetzungen ausgelöst, werden abgeleitet, im ganzen Körper tritt eine Verbesserung der Säfteverhältnisse ein.

Äußerlich dient der Weidenrindenabsud zur Behandlung von Wunden, Geschwüren und Ausschlägen, er ist ein sehr gutes Gurgelmittel bei Zahnfleisch-

und Mandelentzündung. Bei Fußschweiß soll man regelmäßige Fußbäder mit Weidenrindenabsud machen. Warmfeuchte Umschläge bei entzündeten Nervenknoten, Trigeminusneuralgie und bei offenen brandigen Geschwüren sind sehr zu empfehlen.
Zur Herstellung von Weidenrindentee läßt man 1 gehäuften Teelöffel fein zerkleinerte Rinde in 2 Tassen kaltem Wasser durch 2—3 Stunden ziehen und kocht anschließend einmal rasch auf. Man trinke unter Tags 2 Tassen, schluckweise, zuckerlos.

TEEMISCHUNGEN: Als Fiebertee mische man Weidenrinden mit Enzianwurzel (Nr. 26) zu gleichen Teilen. 1 Teelöffel der Mischung für 1 Tasse im Aufguß, mindest 5 Minuten ziehen lassen und nach Bedarf 1—2 Tassen schluckweise trinken.
Rheuma- und Gichttee: Weidenrinde mische man zu gleichen Teilen mit Birkenblättern (Nr. 13), 1 Teelöffel der Mischung für 1 Tasse im Aufguß, 5 Minuten ziehen lassen, 2—3 Tassen nach Bedarf am Tage schluckweise trinken. Dieser Tee kann mit Erfolg mit Honig etwas gesüßt werden.
Bei offenen, brandigen Geschwüren bestreue man diese mit einer Mischung von gepulverter Weidenrinde und Lindenkohle zu gleichen Teilen. Täglich abwaschen und neu bestreuen.

Anwendung in der Volksheilkunde: Ein Extrakt aus Weidenkätzchen wurde früher in der Volksheilkunde mit Erfolg gegen sexuelle Überregbarkeit, Schlaflosigkeit und Nervenschwäche (Neurasthenie) angewendet.
Bei Ohrenschmerzen soll man den frischen Saft der Weidenblätter auf einen Wattebausch träufeln und diesen in das Ohr einführen. Die Asche von Weidenrinde auf schlecht heilende Wunden gestreut, bewirke ein Abheilen dieser.
Weidenrindenabkochungen dem Badewasser in größeren Mengen beigegeben wird als Heilbad bei Gicht und Rheuma empfohlen.

Anwendung in der Tiermedizin: Weidenrindenabsud wird in der Tiermedizin vielfach zur Waschung und für Umschläge bei der Wundenbehandlung angewendet. Weidenrindentee gibt man den Rindern und Pferden bei Koliken und inneren Blutungen ein.

Natur! Wer ihr zutraulich folgt, den drückt sie wie ein Kind an ihr Herz.

Johann Wolfgang von Goethe

131 Weinrebe Vitis vinifera L. Tafel 9, Figur 3

Volksnamen: Traubenstock — Weinstock — kurz Weintraube genannt

Botanik: Die Weinrebe ist ein ausdauernder Strauch und erreicht als Kletterpflanze eine Höhe von 6 bis 15 m. In den Weingärten werden die Weinstöcke durch ständiges Beschneiden in der gewünschten Höhe erhalten. Man unterscheidet sogenannte Langtriebe (Lotten) und sogenannte Kurztriebe (Geizen), die in den Blattachseln entspringen und im Herbst größtenteils absterben. Die langgestielten Blätter der hiesigen Sorten sind in der Jugend unterseits filzig, fünflappig, grob gezähnt und je nach der Sorte verschieden grün. Die amerikanischen Sorten haben auch später unterseits einen weißen Filz.

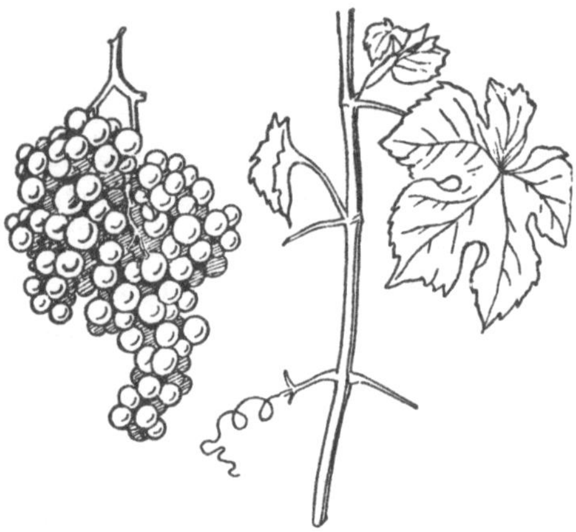

Die zweigabeligen Ranken sind umgewandelte Zweige und stehen immer einem Blatte gegenüber. Die Eigentümlichkeit, daß jedem 3. Blatt am Zweige jedoch die Ranke fehlt, hat Goethe zuerst festgestellt und beschrieben.

Der Blütenstand und der sich daraus entwickelnde Fruchtstand der Weinrebe wird vom Volke als „Traube" bezeichnet, ist jedoch botanisch gesehen keine Traube, sondern eine Rispe.

Die gelbgrünen, fein duftenden Einzelblüten werden gewöhnlich durch den Wind bestäubt, in vielen Fällen kommt es auch zur Selbstbestäubung und damit zum Fruchtansatz. Bienen oder andere Insekten sind daher zur Vornahme der Bestäubung nicht notwendig. Die Frucht ist eine zwei- bis viersamige Beere, gereift von verschiedenster Farbe je nach Sorte, verschiedene Arten von grün, gelb, rot, blau bis blauschwarz. Es gibt auf der ganzen Welt etwa 2500 verschiedene Weinstocksorten.

Blütezeit: von Juni bis Juli, je nach Sorte, jedoch nur 4 bis 5 Tage während.

Traubenreife: je nach Sorte und Standort von August bis Oktober.

Standort: Die Urheimat des Weinstockes dürfte die Gegend zwischen dem Schwarzen Meer und dem Kaspischen Meer sein. Auch der Kaukasus wird vielfach als Urheimat des Weinstockes bezeichnet. In wärmeren Zeitepochen dürfte der Weinstock auch in Mitteleuropa wild gewachsen sein, da man in der Braun-

kohle der Tertiärzeit Kerne und Blätter des Weinstockes vorfand. Der heutige Hauptstandort ist die nördlich gemäßigte Zone. Um den Weinstock zum Reifen zu bringen, ist eine durchschnittliche Sommertemperatur von 18 bis 20 Grad Celsius erforderlich, da die Zuckerbildung neben dem Sonnenlicht auch durch den Einfluß der Wärme erfolgt. Ein strenger Winter mit nachfolgend heißem Sommer ist für den Weinstock entschieden günstiger als ein milder Winter mit nachfolgendem kühlem und nassem Sommer.
Zum Wachsen bedarf der Weinstock vieler Feuchtigkeit, zum Reifen vieler Wärme. Er gedeiht auf allen Bodenarten, liebt jedoch eine Kalkunterlage und einen größeren Gehalt an Kaliverbindungen.

Heilkräftige Pflanzenteile: Zur Verwendung gelangt in erster Linie die Frucht; für Heilzwecke daneben auch die Blüte, die Blätter und Ranken. Geruch und Geschmack der Trauben sind so vielfach wie es Sorten gibt. Die Blüte hat einen ganz einmaligen, feinen, resedenartigen Duft.

Heil- und Wirkstoffe sowie **Heilwirkung:** Diese ist so mannigfach, daß wir sie nach den Arten der Verwendungsmöglichkeiten aufzählen wollen.

1. Weinblätter und Ranken: Die Blätter und Ranken enthalten neben Gerbstoff, Weinsäure, Apfelsäure, Bernsteinsäure, Wachs, Zucker, Mineralbestandteilen, noch verschiedene komplizierte organische Verbindungen. Die Weinblätter (Folia Vitis viniferae) werden nur in der Volksmedizin angewendet, sind jedoch sehr geschätzt als Heilmittel gegen Rheuma und Gicht, Erbrechen und Blutspucken. Man bereitet den Tee meist von frischen Blättern, selten von getrockneten; man nimmt für 1 Tasse 1 gehäuften Teelöffel der kleingeschnittenen Blätter und etwas Ranken für 1 Tasse im Aufguß.
Äußerlich wird die Abkochung zu Fuß- und Handbädern bei Frostschäden (Frostbeulen, aufgesprungene Hände und Füße durch Kälteeinwirkung) gebraucht.
Frisch gepflücktes Rebenlaub, zerstoßen und übergelegt, nimmt die Hitze der Augen, des Kopfes und des Magens.
Frisch gepflückte Weinranken, zerstoßen und den Saft ausgepreßt und eingenommen, stillt die Ruhr und das Blutspeien.
Die Lauge der Rebenasche (von Blättern und Ranken) ist ein vortreffliches Waschmittel für Geschwüre, eiternde Wunden, Knochenfraß und Hautunreinigkeiten.
Der ausfließende Saft der frisch beschnittenen Reben, die „Tränen" des Weinstockes genannt, wirken sehr blutstillend, zusammenziehend und verdünnt als Umschlag augenstärkend. Sie haben eine heilende Wirkung auf Ausschläge, Flechten, Geschwüre und Hautunreinigkeiten.
Aus den Blättern, Ranken und jungen Trieben wird auch ein homöopathischer

Extrakt „Pampinorum extractum" erzeugt, der besonders in Italien gegen Blutflüsse aller Art in Gebrauch steht. Bei uns ist er selten zu haben und wird gegen Hüftgelenkerkrankungen und gegen Epilepsie angewendet. Er ist ein wirksames Mittel zur Vertreibung der Sommersprossen.

2. *Weinrebenblüten:* Als Teeaufguß (1 gehäufter Teelöffel der frischen Blüten für 1 Tasse Tee, 1 bis 2 Tassen am Tage schluckweise getrunken) heben die Weinrebenblüten (Flores Vitis viniferae) die Kräfte des Rückenmarks und beleben die Nervenknoten. Bei gesunkener Energie der Gehirn- und Rückenmarksfunktion sowie bei Lähmung der unteren Gliedmaßen (Paralyse) hat der Teeaufguß sowohl als Getränk als auch als Einreibung schon wiederholt gute Erfolge erzielt.
Eine Salbe aus Traubenblüten (die Blüten frisch gepflückt und in frischer Butter ausgeprasselt) galt schon im Altertum als ein sehr gutes Mittel gegen Sommersprossen.

3. *Unreife Weintrauben:* Die unreifen Weintrauben, zerquetscht und übergelegt, löschen die Hitze der Augen, des Kopfes und des Magens.

4. *Reife, frische Weintrauben:* Sie enthalten noch konzentrierter als die Weinblätter Gerbstoff, Weinsäure, Apfel- und Bernsteinsäure, Mineralbestandteile, verschiedene komplizierte organische Verbindungen, vor allem aber reichlichst Traubenzucker und die verschiedensten Vitamine. Sie sind nicht nur Rekonvaleszenten zu empfehlen, da sie blutbildend, stärkend, aufbauend und sehr bekömmlich sind, ihre blutreinigende Wirkung sowie ihre Anregung auf die Darm- und Nierentätigkeit machen sie auch für gesunde Menschen zu einer mehr als nützlichen und wohlschmeckenden Speise. Der sich noch so gesund fühlende Mensch sollte sich einmal im Jahre einer Blutreinigungskur unterziehen, und hiefür wäre die sogenannte

TRAUBENKUR bestens zu empfehlen. Die Traubenkuren können auf verschiedene Weise durchgeführt werden. Die einfachste besteht darin, daß man durch etwa 2 Wochen täglich 1 bis 3 Kilogramm frische, reife und gut gewaschene Weintrauben verzehrt und zwar nur den Saft und das Fleisch der Früchte, nicht aber die Kerne und Schalen. So ein „Traubentag" beginnt am Morgen mit dem Genuß von 1/2 kg Trauben in der oben erwähnten Weise und man frühstückt 1 Stunde später eine Tasse Kräutertee mit einem kleinen Stück Schwarzbrot. Am Vormittag ißt man wieder 1/4 bis 1/2 kg Weintrauben, desgleichen 1 Stunde vor dem Mittagessen, statt der Jause und schließlich 1 Stunde vor dem Nachtmahl. Die Einnahme der Speisen zu Mittag und am Abend soll nur in sehr geringen Mengen erfolgen; fette, saure und gewürzte Speisen sind unbedingt zu meiden. Streng verboten sind alle Salatarten, Essig, Wein, Bier, wie überhaupt alle kohlensauren Getränke (Bier, Kracherl, Coca-Cola, Sodawasser, Most etc.) und

Milch. Auch Wasser ist zu meiden, desgleichen Weißbrot und weitgehendst auch Fleischspeisen. Der einmalige Erfolg zeigt sich sehr bald und steigert sich, je weniger man außer den Trauben an Speisen und Getränken zu sich nimmt. Der idealste Beginn einer Traubenkur wären 1 bis 2 strenge Fasttage. Die Verdauung beginnt sich rasch zu regeln, der Fettansatz schwindet, die wässrigen Schwellungen der Ober- und Unterschenkel werden geringer, rheumatische Beschwerden klingen ab bzw. werden von Anbeginn verhindert, Magenbrennen und Sodbrennen hören ehest auf, bereits vorhandene oder sich anbahnende entzündliche Prozesse der Verdauungsorgane klingen ab und schließlich verschwinden auch alle vorhandenen oder beginnenden Hautunreinigkeiten und Hautausschläge. Sind bereits größere Wasseransammlungen, z. B. durch Herzleiden vorhanden, so gelangen diese zur Ausscheidung und es tritt eine fühlbare Erleichterung der Herztätigkeit ein. Daß bei bereits vorhandenen größeren Herzleiden oder bei Kreislaufstörungen der Erfolg genauso sicher eintreten wird, ist erwiesen, doch wird sich die Kur über einen längeren Zeitraum zu erstrecken haben, und in jenen Fällen ist die Kur nur unter ärztlicher Aufsicht vorzunehmen!

Wer sich jedoch soweit wohl fühlt und dadurch glaubt, für eine Traubenkur keine Zeit zu haben, möge doch wenigstens einmal im Jahr diese Kur auf nur 2 bis 3 Tage beschränken und an diesen Tagen außer täglich 2 bis 3 kg Trauben nichts essen noch trinken. Auch diese kleine Kur wirkt bereits sehr blutreinigend und leitet die Schlacken aus dem Körper ab. Sie beseitigt die allfällige Übersäuerung des Magens und des Blutes und füllt einen allfälligen Vitaminmangel wieder auf. Die Traubenkur im Herbst stärkt den Körper und macht ihn widerstandsfähiger für die vitaminarme und krankheitsanfälligere Winterzeit.

Statt eine Schlankheitskur mit chemischen Pillen durchzuführen — diese Kuren hatten schon wiederholt gesundheitsschädigende Folgen — ist es viel natürlicher und vor allem völlig ungefährlich, sich einer Trauben-Schlankheitskur zu unterziehen, wie sie als Traubenkur bereits beschrieben wurde.

Bei Traubenkuren oder bei Traubensaftkuren wie auch bei nur kleinem Genuß von Trauben müssen alle, auch die nur geringfügig angefaulten oder kranken Beeren entfernt werden!

Verunreinigungen, wie die Rückstände chemischer Bespritzung, sind restlos zu entfernen. Trauben sind daher vor dem Genuß oder vor der Saftbereitung *immer* mit lauwarmem Wasser *gut abzuspülen*. Dies wird viel zu wenig beachtet!

5. Der frische Traubensaft: Der alkoholfreie Traubensaft kann auch zur Traubenkur verwendet werden. Er führt dem Körper in hochkonzentrierter Form bei kleinstem Volumen die größte Menge an Vitaminen (A, B, und C) und Mineralstoffen zu. Durch den frischen oder pasteurisierten Traubensaft wird nicht nur der Appetit gefördert, die Verdauungsorgane und überhaupt der durch Krankheit geschwächte Körper wieder gestärkt, auch der gesunde Körper wird von allen Giftstoffen entschlackt, der Stoffwechsel wird angeregt, die Blutbildung erneuert und der Blutzuckergehalt ins Gleichgewicht gebracht. Dadurch wird eine erhöhte Abwehrbereitschaft gegen die verschiedensten Krankheiten geschaffen. Die Haltbarmachung des frischen Traubensaftes geschieht genauso wie beim Apfelsaft und wolle dort nachgelesen werden.

Die frische Trauben- oder Traubensaftkur heilt die Darmkatarrhe mit krampfartigen Schmerzen und chronischen Durchfällen, beseitigt die Leberschoppung, die nicht infektiöse Gelbsucht, Durchfall wie auch Verstopfung durch Normalisierung der Darmtätigkeit und nimmt die Überlastung des Blutes mit Stickstoff (Urämie).

Trauben- bzw. Traubensaftkuren, ein- bis zweimal im Jahre regelmäßig angewendet, verhindern weitgehendst die Gallensteinbildung, die Nierenstein- als auch die Blasensteinbildung. Diese Kuren sind sehr zu empfehlen bei Nierenentzündung, bei Drüsenschwäche und bei Lungenblähung (Emphysem).

Bei beginnender Arterienverkalkung (Arteriosklerose) sollte sofort mit der frischen Trauben- oder mit der Traubensaftkur begonnen werden und diese in kurzen Zeitabständen immer wiederholt werden. Wer früh genug vorbeugend mit diesen Kuren beginnt und sie regelmäßig fortsetzt — bei naturgemäßer Lebensweise und Meidung von Alkohol, Nikotin und sonstigen Suchtgiften — wird in vorgerückten Jahren von der Arterienverkalkung weitgehendst verschont bleiben!

Gestörte Blutdruckverhältnisse werden ebenfalls durch diese Kuren behoben, da der Kreislauf normalisiert wird.

Wir können daher sowohl bei zu hohem Blutdruck (Hypertonie), als auch bei zu geringem Blutdruck (Hypotonie) sehr gute Heilerfolge erzielen. Alle diese Kuren setzen natürlich stets ärztliche Kontrolle voraus!

Blutarmen stillenden Müttern, die an Milchmangel leiden, wie der heranwachsenden, oft blutarmen Jugend sei die Trauben- bzw. Traubensaftkur besonders empfohlen. Je nach dem Grad des Blutmangels ist die Kur entsprechend zu wiederholen.

Bei beginnendem Krebs und bei Tuberkulose im Anfangsstadium können durch die Traubenkur sehr gute Erfolge erzielt werden, da sie bei diesen Leiden dem allgemeinen Kräfteverfall Einhalt bietet und mit steigender Widerstandskraft die spezifischen Krebs- bzw. Tbc-Heilmittel einem nachhaltigeren Heilerfolg zum Durchbruch verhelfen.

Frau Dr. Johanna Brandt hat nicht nur an ihrem eigenen schweren Krebsleiden, sondern aus ihrer Praxis in vielen Fällen beweisen können, daß man mittels Traubenkuren Krebs selbst in vorgeschrittenen Stadien zum Abheilen bringen kann. (Dr. Johanna Brandt: La cure de raissin)

Unsere Hilflosigkeit der immer mehr um sich greifenden atomaren Verseuchung gegenüber (Zunahme der Leukämie!) macht es nötig, daß wir besonders der blutbildenden, bluterhaltenden und blutverbessernden Eigenschaften der Trauben oder des Traubensaftes stets eingedenk sind und sie zur Bekämpfung der Leukämie einsetzen. Auch hier gilt: vorbeugen ist besser als heilen!

6. *Reife, jedoch getrocknete Weintrauben:* Zumeist aus Griechenland stammend, werden sie als Rosinen oder Korinthen (die kleinen getrockneten Weinbeeren, Passulae minores) oder als Zibeben (die großen getrockneten Weinbeeren, Passulae majores) bezeichnet. Die Sultaninen sind die großen getrockneten Weinbeeren aus Kleinasien. Sie alle werden zu den sogenannten Brustspezies (Species pectorales) genommen.
In der Volksheilkunde wird bei Vollblütigkeit empfohlen, täglich vor dem Mittag- und Abendessen 1 Eßlöffel voll kleiner Rosinen zu essen, etwa 1 Stunde vor jeder Mahlzeit. Diese Kur wirkt eröffnend und zieht alle überflüssigen Säfte im Körper ab. Kleine Rosinen in Wein gesotten und diesen lauwarm schluckweise getrunken, lindern den Husten.
Die Zibeben und Sultaninen eröffnen und erweichen den harten Bauch, nehmen die Stuhlverstopfung oder lindern den harten Stuhlgang. Man esse zwischen den Hauptmahlzeiten je 1 gehäuften Kaffeelöffel voll.

7. *Traubenkerne:* Die getrockneten Traubenkerne enthalten neben vielen anderen Inhaltsstoffen vor allem 10 % nichttrocknendes Öl, das als Speiseöl verwendet werden kann, besonders für jene Patienten, die kein tierisches Fett konsumieren dürfen.
Gut getrocknet und zerstoßen sind sie in der Volksheilkunde äußerlich als Umschlag genommen ein Mittel gegen Durchfall, Ruhr und gegen Magenwürmer.

8. *Wein:* Wein ist gegorener Traubensaft mit einem Alkoholgehalt von 9 bis 14 %. Der Alkohol- und Säuregehalt ist je nach Jahrgang, Art der Behandlung, Rebensorte und Herkunft verschieden.

Der Wein wirkt für erwachsene Kranke und Rekonvaleszente, mäßig genossen, belebend, anregend, kräftigend. In diesem Sinne ist er eine Arznei. Wein ist für Kinder schädlich, nur bei Abweichen und heftigem Erbrechen kann man Kindern 1 bis 2 Kaffelöffel voll echten Malagawein eingeben. Mit diesem Hausmittel wurden schon sehr rasche Erfolge festgestellt.

Herbe und rote Weine sind gut gegen Abweichen, Durchfall und ruhrartige Erkrankungen. Alter, dünner Weißwein treibt den Harn. Dickflüssige Weine (ob süß oder säuerlich) wirken mehr stopfend, rote Weine wieder mehr als weiße. Weißwein mit etwas Safran (Nr. 107), warm übergelegt, stillt rheumatische oder gichtische Schmerzen. Waschungen mit Wein beleben und stärken, Waschungen von Wunden wirken reinigend und töten die schädlichen Keime.

Es gibt zahlreiche Medizinalweine, von denen wir nur die wichtigsten für verschiedene Leiden und Krankheiten aufzählen können:

Aromatischer Wein	Vinum aromaticum
Bleichsucht-Wein	Vinum antichloroticum
Brechwein	Vinum Tartari emetici
Brechwurzelwein	Vinum Ipecacuanhae
Chinawein	Vinum Chinae
Diuretischer Wein	Vinum diureticum
Eisenchinawein	Vinum Chinae ferratum
Eisenkaliwein	Vinum martiatum
Hippokratischer Wein	Vinum Hippocraticum
Kampferwein	Vinum camphoratum
Magenstärkender Wein	Vinum stomachicum
Pepsinwein	Vinum pepsini
Rhabarberwein	Vinum Rhei
Wermutwein	Vinum Absinthi
Zeitlosen-Wein	Vinum colchici

Man kann viele Heilkräuter mit Wein ansetzen und dadurch ihren Heilwert unter bestimmten Voraussetzungen erhöhen. Außerdem werden noch die verschiedensten Beeren und Früchte zu Wein angesetzt und ergeben so die vielen Frucht- und Beerenweine, wie Heidelbeerwein, Holunderwein, Johannisbeerwein, Preiselbeerwein u. a.

Als stärkstes Anregungs- und Kräftigungsmittel gibt man besonders schwachen Rekonvaleszenten zuweilen auch Schaumwein (Sekt oder Champagner), doch muß dessen Kohlensäuregehalt durch natürliche Gärung entstanden sein. Der billige Schaumwein, durch Einpressen von künstlicher Kohlensäure in den Wein hergestellt, darf für diese Zwecke nicht verwendet werden.

9. *Weingeist:* Offizinell Spiritus vini, durch Destillation von Wein gewonnen, wird als Lösungsmittel für viele Heilmittel und verdünnt zur desinfizierenden Wundenreinigung verwendet.

Verdünnter Weingeist leistet vorzügliche Dienste als Umschlag oder als Waschmittel bei lange bettlägerigen Patienten, besonders bei Aufliegen bzw. Wundliegen (Decubitus) geschwächter und herabgekommener Kranker.

Etwas verdünnten und angewärmten Weingeist wende man zur Behandlung von Brandwunden an, indem die frischen Wunden damit befeuchtet werden. Dieses Anfeuchten soll solange geschehen, als der Schmerz hiedurch noch eher erhöht wird. Unwirksam sind jedoch diese Weingeistumschläge, wenn die Brandwunde zuerst mit kaltem Wasser behandelt wurde, was vollkommen falsch ist.

Die verschiedensten Heilpflanzen werden in Weingeist für die innerliche und auch äußerliche Anwendung angesetzt bzw. deren Früchte oder Beeren, u. a.

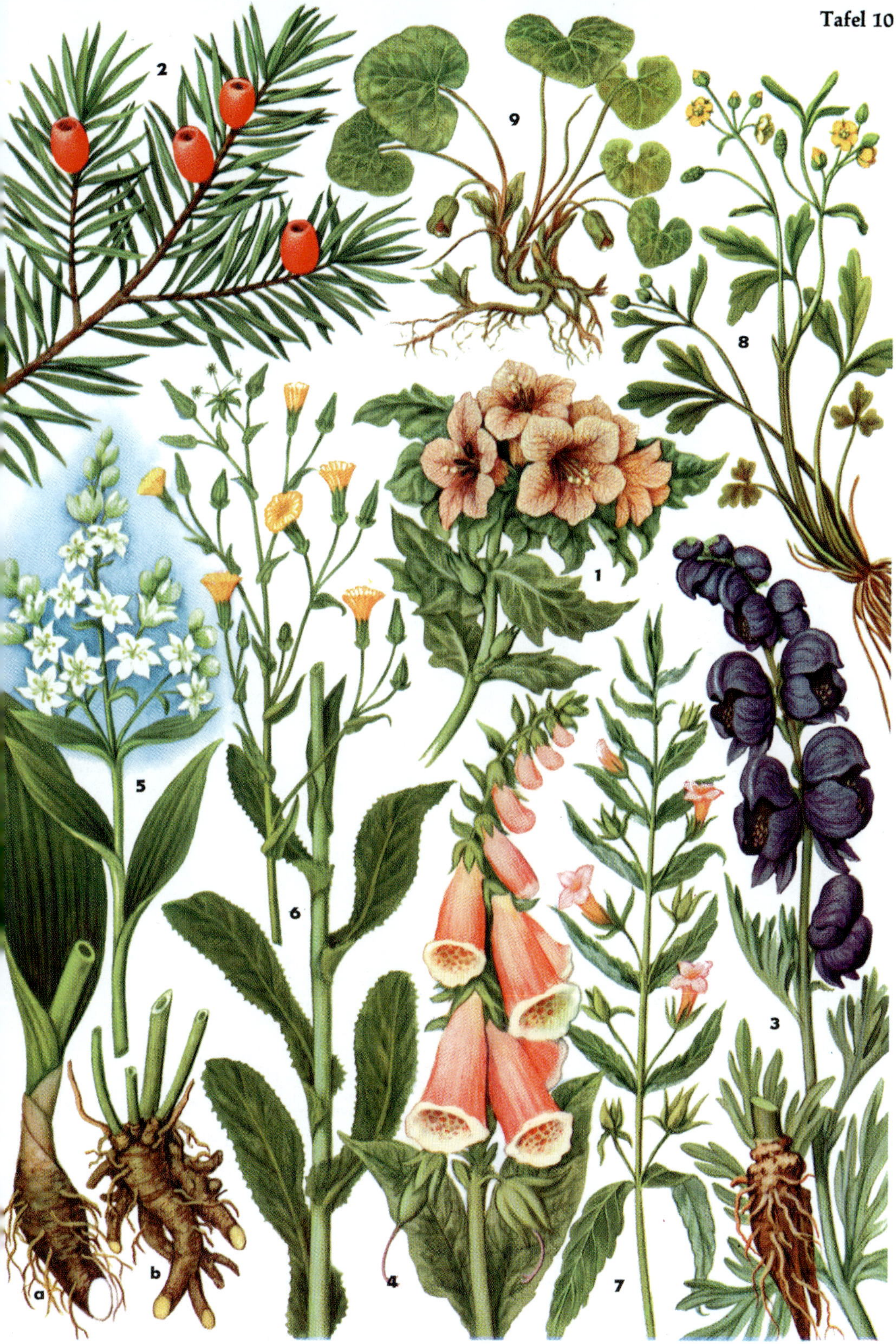

iftpflanzen! 1. Bilsenkraut, 2. Eibe, 3. Blauer Eisenhut, 4. Roter Fingerhut, 5. Weißer Germer, a dessen Wurzel, 5 b Wurzel vom Gelben Enzian, 6. Giftlattich, 7. Gnadenkraut, 8. Giftiger ahnenfuß, 9. Haselwurz

Arnika (Nr. 6), Enzian (Nr. 26), Fenchel (Nr. 32), Heidelbeeren (Nr. 30), Schwarze Johannisbeeren (Nr. 57/b), Kalmus (Nr. 59), Kirschen (Nr. 66), Kümmel (Nr. 73), Nüsse (Nr. 90), Preiselbeeren (Nr. 96), Wacholder (Nr. 127) und Wermut (Nr. 134).

10. Weinessig: Der offizinelle Weinessig (Acetum Vini) wird durch Essiggärung aus guten Weinen gewonnen. Dieser kühlt und zieht zusammen, stillt das Abweichen und die Blutungen; entweder ein wenig verdünnt getrunken oder als Umschlag aufgelegt.
Umschläge von reinem Weinessig sind sehr wirksam bei fressenden Geschwüren, Grind, Flechten, Gesichtsrose u. a.
Einige Tropfen Weinessig in die Nase eingesogen stillen heftiges Nasenbluten.
Weinessig unter die Nase gehalten ist oft ein wirksames Mittel bei leichten Ohnmachten.
Den Kindern ein wenig Weinessig eingegeben tötet die Würmer.
Weinessig auf einen heißen Ziegel gegossen und verdampfen lassen reinigt die Luft, besonders in Krankenzimmern.
Verdünnter Weinessig (Essigwasser) gibt sehr gute fieberentziehende Wickel. Den ganzen Körper des Kranken damit gewaschen, stärkt diesen und bewahrt ihn vor dem Aufliegen oder Wundliegen. Waschungen des ganzen Körpers mit Essigwasser sind hie und da auch für den Gesunden angezeigt, die Hautreinigung und Porenöffnung wird sehr gefördert, der Körper wird gegen Witterungseinflüsse abgehärtet und die Durchblutung der Haut gefördert.
Bei Schlaganfällen werden kräftige Oberkörperwaschungen, 3- bis 4mal täglich, mit etwas verdünntem Weinessig empfohlen und darauf anschließend möglichst warme Essigwasserwickel über die Füße.
Bei Blutüberfüllung des Gehirns: kalte Wasserumschläge auf Kopf und Genick und warme Essigwasserwickel auf die Füße. Dies alle 10 bis 15 Minuten wiederholen.
Bei Blutleere im Kopf: ein Warmvollbad und darnach anschließend kalte Essigwasserwaschungen des Oberkörpers und Bettruhe.
Bei Vergiftungen trinke man als Erste Hilfe eine halbe Tasse heißen Mokka, aufgefüllt mit Weinessig.
Bei Gemüts-Nervenleiden, Schreikrämpfen der Kinder, Aufregungszuständen hochgradiger Art und bei Veitstanz oder epileptischen Anfällen gebe man warme Essigwasserwickel.

ANWENDUNG VON WEINESSIG BEIM KOCHEN: Zum Kochen verwende man nur echten Weinessig oder den leichteren Mostessig, niemals aber künstlichen Essig, die sogenannten Essigessenzen. Man spare mit der Verwendung von Essig, da bei zu großer Verwendung das Blut säuerlich wird. Schwindsüchtige und Bleichsüchtige sollen jeden Essig meiden!

11. Weinstein: Offizinell (Tartarus depuratus) setzt sich in alten Weinfässern ab, die gute Weine enthielten. Aus ihm wird der Brechweinstein (Tartarus emeticus) erzeugt, der als Pulver oder als „Brechwein" (Vinum stibiatum) ein brechförderndes Mittel ist. Er wird hauptsächlich angewendet, um Gifte aus dem Magen zu entfernen.

12. Traubenzucker: In Tabletten- oder in Pulverform sowie bei Belebungspräparaten finden wir oft das Wort „Traubenzucker" erwähnt. Viele Menschen fühlen sich zu derartigen Angeboten schon deshalb hingezogen, da sie bereits einiges über den hohen Wert der Trauben gelesen oder gehört haben.
Diese Form des Traubenzuckers stammt jedoch nicht von den Weintrauben, sondern wird zumeist aus dem Mais gewonnnen. Der handelsübliche Name „Traubenzucker" muß nicht eine pflanzengebundene Benennung sein!

Weinrebe kontra Alkohol

Wir haben in den vorangehenden Kapiteln über die Weinrebe so viel Positives und Heilkräftiges gehört, daß wir sie mit Recht zu den heilsamen Pflanzen zählen dürfen. Daß der Schwerpunkt der Heilkräfte in der frischen Traube und im frischen, ungegorenen Traubensaft liegt, zeigen die diesbezüglichen Ausführungen. Wir mußten aber auch feststellen, daß dem gegorenen Traubensaft, dem Wein, Weingeist, dem Weinessig, ja sogar dem Schaumwein gewisse heilende und belebende Werte unter bestimmten Voraussetzungen nicht abgesprochen werden können.
Wir sind aber genötigt, auch mit allem Nachdruck darauf hinzuweisen, daß in den vergorenen Trauben-(und auch Obst-)säften als *Alkohol* eine ungeheure Gefahrenquelle ersteht, vor allem, wenn die Menschheit den alkoholischen Getränken in einem Maß frönt, wie dies derzeit vielfach geschieht. Viel Elend, Kummer, Krankheit und Not auf der Welt sind zu einem beachtlichen Teil diesem Alkoholmißbrauch zuzuschreiben. Genug Bücher, ja ganze Bibliotheken wurden darüber schon geschrieben, welch eine Unsumme von Schäden, ja sogar Katastrophen auf das Konto dieses Volksfeindes gehen. Wir wollen uns allein auf die *gesundheitlichen Schäden* und hier nur auf die wichtigsten beschränken, die der Alkohol anzurichten imstande ist.
So sei darauf hingewiesen, daß der ständige Genuß von Alkohol, auch in kleinsten Mengen, die Ursache von Schrumpfmagen und Entartung der Leber zur Folge hat, daß er als lähmendes Nervengift unsere Nerven und das Gehirn schwächt und in weiterer Folge zerstört. Wir müssen ferner aufzählen, daß der Alkohol die Ursache so vieler Hals-, Magen- und Darmkrankheiten ist, auch der Erreger so mancher Krebserkrankung dieser Organe! Daß Trinker einem frühzeitigen Herztod erliegen, braucht nicht besonders erwähnt werden. Wie weit die völlige Untergrabung des Gesundheitszustandes führt, wie unaufhaltsam die Zerstörung der körperlichen, geistigen und seelischen Kräfte des Menschen durch

dieses Suchtgift Alkohol um sich greift, zeigen die vielen Berichte und Statistiken der Presse und einschlägigen Literatur, das ständige Anwachsen der Kranken-, Siechen-, Irren- und Zuchthäuser, deren Insassen bis zu 40 % Alkoholiker sind und nicht zuletzt das viele oft unbeschreibliche soziale und seelische Elend, das trotz aller Wohlstandsentwicklung erschreckend um sich greift.
Vereine, Gesellschaften, Institutionen und Ausschüsse in den Parlamenten der ganzen Welt befassen sich bisher vergebens mit diesem Problem, das ein namhafter Staatsmann das „Weltproblem Nr. 1" nannte.
Daß wir mit Verordnungen und Prohibitionsgesetzen für einen ganzen Staat nicht zum Ziele kommen, wenn nicht aus dem Volke heraus der Wille zum weitgehendsten Entsagen vom Alkoholgenuß kommt, zeigte das amerikanische Beispiel der Vergangenheit und zeigt das schwedische Beispiel der Gegenwart nur zu deutlich. Ebensowenig wie es keiner Religionsgemeinschaft gelang, die Sünde, das Gemeine und Verbrechen von dieser Welt zu bannen, ebensowenig würde trotz aller Aufklärung die Menschheit dem Alkohol nie zur Gänze abschwören. Wir müssen uns bemühen, eine praktische und zu verwirklichende Mindestforderung zu erreichen, die dem ständigen Genuß und vor allem dem Mißbrauch des Alkohols Einhalt bietet, wodurch ja allein schon unnennbares körperliches und seelisches Leid und millionenfacher materieller Schaden ausbleiben würde. Hier kann aber nur der Einzelmensch entscheidend mithelfen. Die sittliche Kraft und der sittliche Wille des Einzelnen vermag viel!
Allein im nachahmenswerten Beispiel, im Vorleben des Guten und Edlen, werden die positiven Werte hundertfach weitergegeben: die Eltern den Kindern, die Erwachsenenen ihren Mitmenschen; jedermann in seinem Wirkungskreis könnte der ersten praktischen Parole

„Schach dem Alkoholmißbrauch!"

zum Durchbruch verhelfen. Dies scheint uns fürs erste der erfolgversprechendere Weg. Neben dem Vorbild einer natürlichen und sittlich gefestigten Lebensweise und der erhöhten Aufklärung unserer Kinder über die Folgen des Alkoholmißbrauches, in Elternhaus und Schule, müßte aber auch mit vereinten Kräften die gesteigerte Erzeugung von alkoholfreien, biologisch wertvollen Trauben- und sonstigen Obstsäften vorangetrieben werden!

Wenn wir berichten können, daß allein in den letzten zehn Jahren der Konsum dieser alkoholfreien Getränke um etwa das fünfzehnfache gestiegen ist, wenn bereits in deutschen Landen annähernd 2500 Obst- und etwa 500 größere Trauben-Süßmostereien zählen, so ist dies jedenfalls eine berechtigte Hoffnung, daß sich die Entwicklung in der von uns ersehnten Richtung anbahnt.
Wie weit sich unsere Forderung „Kampf dem Alkoholmißbrauch!" im praktischen Leben realisieren läßt, zeigte das Beispiel von dem großen Stahlwerk, den Böhler-Werken in der Steiermark, wo die Werksleitung in Zusammenarbeit mit

dem Betriebsrat ein totales Alkoholverbot während der Arbeitszeit beschloß und statt des Alkohols für die schwer arbeitenden Menschen in diesen Betrieben, für alkoholfreie Getränke sorgte. In diesem Stahl-Großbetrieb wurden im Jahresdurchschnitt allein rund 1 Million Flaschen Bier während der Arbeitszeit konsumiert, womit absolut nicht gesagt sein will, daß die Arbeiter dieses Werkes als Trinker bezeichnet werden müssen. Die schwere Arbeit am Hochofen und am Hammer, wobei die Arbeiter großer Hitze und Staubentwicklung ausgesetzt sind, löst auch entsprechenden Durst aus, der bisher durch Alkohol gelöscht wurde. Mit der Einführung des selbstgewählten Alkoholverbotes (über 90 % der Arbeiter waren bei der diesbezüglichen Betriebsabstimmung dafür) sorgte die Werksleitung für die teils kostenlose, teils stark verbilligte Abgabe von alkoholfreien Getränken. Derzeit werden täglich an die 1500 Flaschen Milch, sowie Tee, Kaffee und Mineralwasser verteilt.
Schon im ersten Jahre nach dieser selbstgewählten Durstlöschung gab es in den Böhler-Werken, bei gleichbleibender Arbeiteranzahl, um 658 Arbeitsunfälle weniger, wodurch allein 60 562 Produktivstunden nicht ausfielen! Außerdem gab es bedeutend weniger allgemeine Krankmeldungen, da der Gesundheitszustand der Arbeiter beachtlich stieg.
Möge aber auch die Getränkeindustrie wirklich biologisch wertvolle alkoholfreie Getränke und nicht so viele künstliche synthetische Fruchtsäfte herstellen! Der arbeitende Mensch, vor allem der Schwerarbeiter, möchte ja nicht allein seinen Durst löschen, er möchte durch seinen Trank auch angeregt und gestärkt werden. Diese stärkenden und gesundheitsfördernden Anregungen geben uns aber nur die biologisch wertvollen Fruchtsäfte der Pflanzen und deren Früchte, sie sind allen künstlichen Getränken weit überlegen!
So finden wir wieder zur Pflanze zurück, als dem Urquell des Lebens, dem Born unserer Gesundheit. Die Pflanzen geben das höchste Gut für uns Lebende: *die Gesundheit!*

Und so wollen wir uns erinnern eines der weisesten Worte unseres Dichterfürsten Schiller:

> „Suchst du das Größte? — Die Pflanze kann es dich lehren.
> Was sie willenlos, sei du es wollend — das ist's!"

2 Weißdorn Crataegus L. Synonym: Mespilus oxyacantha Crantz.

a) Zweikern-Weißdorn Crataegus oxyacantha L.

b) Einkern-Weißdorn Crataegus monogyna Jacq.

Volksnamen: Bei den Volksnamen werden die beiden Weißdorn-Arten nicht unterschieden und gelten für Strauch und Früchte nachstehende Namen: Haakäsen — Hagäpfli — Hagedorn — Hägele — Hagewiepkes — Heckendorn — Mehlbeeren — (der Volksname Schlehdorn für den Weißdorn führt zur Verwechslung mit den echten Schlehdorn, Nr. 112) — Wibelken — Wubbelken — Zaundorn.

Botanik: Der meist mittelgroße Strauch gedeiht auf günstigen Standorten zu einem bis 5 Meter hohen, astreichen und knorrig aussehenden Baum. Das Holz ist hart und zäh, die Rinde glatt und aschgrau. Die Zweige weisen 1/2—1 1/2 cm lange Dornen auf. Die Blätter sind unterseits hellbläulich grün, oberseits satt dunkelgrün, glänzend und erinnern an Eichenblätter. In der Form sind sie rautenförmig, rundlich oder verkehrt-eiförmig, in der vorderen Hälfte zumeist dreilappig, wobei die einzelnen Lappen am Rande ungleichmäßig gesägte Formen haben. Die Blüten sind weiß, in Doldentrauben, an der Spitze der Zweige, reichblütig. Die 20—25 Staubgefäße haben rotleuchtende Staubbeutel. Der Fruchtknoten hat entweder einen oder zwei Griffel, die Früchte mit gelblichem Fleisch, außen scharlachrot gefärbt, haben entweder einen Kern (C. monogyna) oder zwei (selten drei) Kerne (C. oxyacantha). Diese botanische Eigenart hat dem Weißdorn zwar 2 wissenschaftliche Namen eingetragen, für die Drogenkunde wie auch für die Volksheilkunde ist diese Unterscheidung jedoch ohne Belang.

Geruch und Geschmack: Der bittermandelähnliche intensive Geruch des Strauches (oder Baumes) verrät diesen, noch ehe der Kräutersammler ihn erblickt. Der Geschmack der Früchte ist mehlig.

Blütezeit: Mai/Juni. — *Fruchtreife:* September bis Oktober.

Standort: Der Weißdorn ist in lichten Au-, Laub- oder Nadelwäldern, vielfach am Rande derselben anzutreffen; sehr gerne in lichtem weiträumigem Gebüsch, an Zäunen und Hecken. Der Dornen wegen eignet er sich sehr gut zur Umfriedung von Weiden, Grasland und Gärten. Viele Singvögel nisten in seinen Zweigen und er gestaltet das Landschaftsbild viel freundlicher, als die so nüchtern wirkenden Drahtzäune. Der Weißdorn bevorzugt Lehmböden und will auf Kalkböden so gar nicht recht gedeihen.
Der Weißdorn wird immer wieder mit dem Schlehdorn (= Schwarzdorn, Nr. 112) verwechselt. Zur besseren Unterscheidung diene die Gegenüberstellung in Tabellenform.

Gegenüberstellung

	Weißdorn, Nr. 132	**Schlehdorn,** Nr. 112
Blüten:	rein weiß 20—25 Staubgefäße mit rot leuchtenden Staubbeuteln. Blüten in ziemlich reichblütigen, aufrechten Doldenrispen. Blütenstiele kahl Blütezeit: Mai, (Juni) Blüten erst nach Erscheinen der Blätter!	rein weiß 18—20 Staubgefäße mit gelben oder roten Staubbeuteln. Blüten einzeln, an dicht gehäuften Kurztrieben. Blütenstiele kahl Blütezeit: (März) April (Mai) Blüten noch vor Erscheinen der Blätter;
Geruch:	eigenartig, bittermandelartig.	eigenartig, bittermandelartig.
Blätter:	auf 8—15 mm langen, spärlich behaarten oder kahlen, rinnigen Stielen. Unterseite hellbläulichgrün, oberseits satt dunkelgrün, glänzend. Rautenförmig, rundlich oder verkehrt eiförmig, dreilappig, die einzelnen Lappen ungleich gesägt, an Eichenblätter erinnernd.	auf 2—10 mm langen, meist behaarten Stielen. Elliptisch, selten lanzettl. verkehrt eiförmig, keine Lappen, die ganze Blattbreite einfach oder doppelt gekerbt. Nicht an Eichenblätter erinnernd.
Rinde:	aschgrau	schwarzbraun
Dornen:	0,5—1,5 cm lang	Äste und Seitenzweige in verdornende Spitzen auslaufend.
Früchte:	dunkel scharlachrot bis blutrot	dunkelblau, stark bereift
Geschmack:	mehlig	sauer, herb, zusammenziehend
Standort:	meidet Kalkböden, bevorzugt Lehmböden.	meidet Lehmböden, bevorzugt Kalkböden.
Pflanzenfamilie:	Rosengewächse — Rosaceae	Rosengewächse — Rosaceae

Heilkräftige Pflanzenteile: Wir sammeln sowohl die Blüten (Flores Oxyacanthae oder Flores Crataegi, manchmal noch Flores Spinae albae bezeichnet), als auch die Früchte (Fructus Crataegi, usw. genannt).
Die Blüten werden vom Mai bis gegen Mitte Juni gesammelt und im Schatten sehr luftig getrocknet.
Die Früchte werden ohne Stiele in der 2. Septemberhälfte und im Oktober gesammelt und man läßt sie etwa eine Woche hindurch, nebeneinander — nicht aufeinander liegend, in einem warmen Raume vortrocknen. Erst dann darf man sie in mäßiger künstlicher Wärme (Backrohr) sehr vorsichtig nachtrocknen.
In der Volksheilkunde werden die Blätter verwendet, von Mai bis Mitte Juli gesammelt und im Schatten getrocknet.

Heil- und Wirkstoffe: Die frischen Blüten und Blätter enthalten neben etwas ätherischem Öl, Trimethylamin und auch das Glukosid Oxyacanthin. Die beiden zuletzt genannten Heil- und Wirkstoffe leiden unter dem Trocknungsvorgang.
Die Früchte enthalten ätherisches Öl, Gerbstoff, Saponin, nicht näher benannte Glykoside, Fructose und Crataegussäure. Beachtlich ist der Gehalt an Aluminium, Kalium, Natrium, Calcium und an phosphorsauren Salzen.

Heilwirkung: Im Altertum dürfte der Weißdorn als Heilpflanze noch unbekannt gewesen sein. Einer Legende nach, ist er aus dem Wanderstab des heiligen Joseph entstanden. Die ersten Berichte über die Blüten des Weißdorns stammen von Petrus de Cvescentis, um 1305, der sie gegen die Gicht empfahl und vom Leibarzt Heinrich IV. von Frankreich, Quercetanus, der für seinen König den Weißdornfrüchtesirup („Syrupus Senelorum") herstellte.

Auch Matthiolus (1563) berichtet wenig vom Weißdorn:

„die wurtzel zeucht auss dem leib die spreissen dorn / pfeyl / vnd dergleichen."

In der Volksheilkunde hören wir erstmalig von seiner Anwendung als Mittel gegen Herzbeschwerden, die aber erst im 19. Jahrhundert von französischen und englischen Ärzten näher untersucht und bestätigt wurden. Die Homöopathie leistete wertvolle Vorarbeit, doch erst 1924 wurde die Tinktur aus frischen Weißdornfrüchten in das homöopathische Arzneibuch von W. Schwabe aufgenommen. Nun setzte eine Reihe systematischer Forschungen ein mit dem Ergebnis, daß wir tatsächlich im Weißdorn eine der wertvollsten Herz-Heilpflanzen besitzen.

Der Weißdorn bewirkt, daß die Herztätigkeit verstärkt und reguliert wird. Besonders die Tatsache muß festgehalten werden, daß der Weißdorn ein hervorragender Blutdruckregler ist, der nicht nur den erhöhten Blutdruck zu senken, sondern auch zu niedrigen Blutdruck bei muskelschwachem Herzen zu steigern vermag (Mattausch, Seel u. a.).

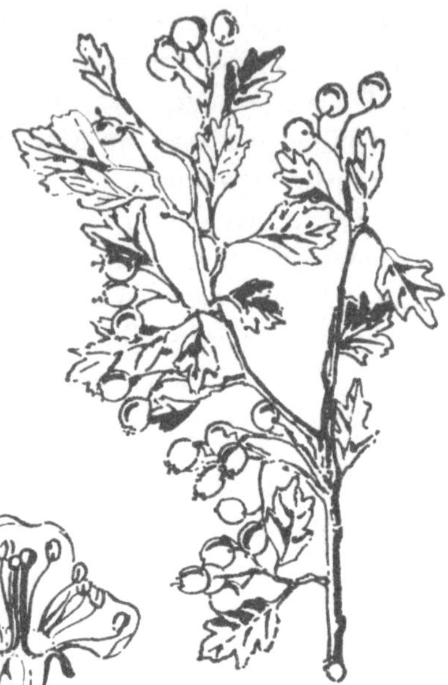

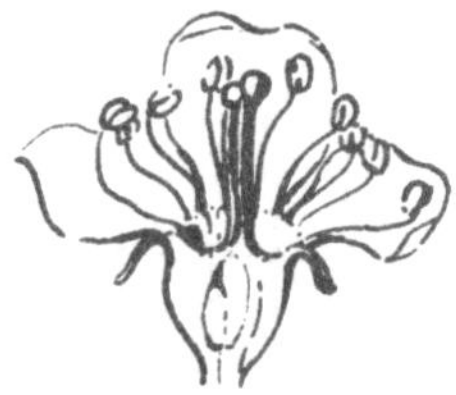

Bei Herzmuskelschädigung im Alter, bei Herzmuskelentzündung (Myocarditis), bei Arterienverkalkung (Arteriosklerose), nervösen Herzstörungen (Angina pectoris vasomotorica bzw. Pseudoangina pectoris), leistet der Weißdorn die besten Dienste.

Da die Pflanze absolut ungiftig ist, löst der Weißdorn bei selbst langandauernder und ärztlich kontrollierter Dosierung keinerlei nachteilige Nebenwirkungen aus.

Der Weißdorn kann bei rechtzeitiger Anwendung und Aufgabe der falschen Lebensweise (unbiologische Ernährung, Überarbeitung, Hetze, Ängste, Alkoholmißbrauch und Rauchen) die so viel zitierte „Managerkrankheit" mit allen ihren Herzfunktionsstörungen heilen. Gerade bei diesen Herzfunktionsstörungen wird der Weißdorn bessere Dienste leisten als der Fingerhut (Nr. 145).
Darüber hinaus hat der Weißdorn noch weitere Heilanzeigen, die allgemein nervenberuhigender Art sind. Die Anwendung des Weißdorns wird besonders geeignet sein, wenn neben allgemeiner Körperschwäche die gleichzeitig auftretenden nervösen Erscheinungen, das Nachlassen der geistigen Spannkraft, erhöhte Reizbarkeit und Schlaflosigkeit einhergehen.
Anwendung: Zur Teebereitung kann man sowohl die Blüten und Blätter, einzeln oder zu gleichen Teilen gemischt, oder die Früchte verwenden. Der Blüten- oder Blättertee wird als Aufguß bereitet, 1 Teelöffel der Einzelgabe oder der Mischung für 1 Tasse, 2—3 Tassen am Tage, mit Honig gesüßt und schluckweise getrunken. Aus den zerstoßenen Früchten kann man auch einen Tee bereiten, 1 Teelöffel für 1 Tasse, 7—8 Stunden kalt ansetzen, einmal ganz kurz aufgekocht und anschließend abgeseiht, 2—3 Tassen am Tage mit Honigbeigabe, schluckweise trinken. Alle die so bereiteten Tees können monatelang ganz nach dem Grade der Erkrankung getrunken werden.
Sehr beliebt ist die Anwendung der aus den Blüten und Früchten hergestellten Crataegus-Tinktur, die aber ärztlich verordnet wird und deren Auswirkung ebenfalls der ärztlichen Beobachtung bedarf. Gerade diese Tinktur, richtig dosiert, hat eine ausgezeichnete Heilwirkung bei Herzschwäche nach Infektionskrankheiten, Herzwassersucht, Herzkranz-Arterienverkalkung, Herzklappenfehler, Fettherz und Herzerweiterung.

Mischtee gegen die genannten Herzbeschwerden und gegen Kreislaufstörungen:

200 g Weißdorn
100 g Herzgespann (Nr. 48) und
100 g Melisse (Nr. 88)

1 Teelöfferl der Mischung für eine Tasse Wasser abbrühen, heiß, nicht kochend, 3 Minuten ziehen lassen, auskühlen bis zur Trinkreife, nur mit Honig süßen. Drei Tassen unter Tags verteilt, schluckweise trinken.

Homöopathische Anwendung: Aus den reifen, frischen Früchten stellt die Homöopathie ihre Essenzen her, die ebenfalls in erster Linie Herzmittel sind. Sie dienen zur Anwendung bei Fettherz, Herzklappenfehler, Herzerweiterung, Herzschwäche, Herzmuskelschwäche nach Infektionskrankheiten und bei Arterienverkalkung.
Mit besten Erfolgen werden auch die Nebenerscheinungen der genannten Herzerkrankungen wie Ohrensausen, Schwindel und Schlaflosigkeit homöopathisch behandelt.

Anwendung in der Volksheilkunde: Hier gilt der Weißdorn als ein altbewährtes Altersmittel und als ein Mittel um Störungen im Klimakterum zu beseitigen. Bei akuten Fieberkrankheiten (Lungenentzündung, Grippe, Bronchitis) wie auch als hustenlinderndes Mittel wird der Blütentee empfohlen. Warmfeuchte Umschläge auf die erkrankten Harnorgane wirken schmerzstillend. Die beruhigende Wirkung des Tees wirkt sich bei epileptischen Anfällen wohltuend aus.

3 Weizen Triticum vulgare L. Tafel 9, Figur 4

Volksnamen: Amelkorn — kurz „Korn" genannt — Weiten — Weten — Weize — Woaz. — Zahlreiche Kulturformen, wie Englischer, Igel-, Glas-, Sammet-, Kolben-, Perl-, Melkerweizen u. a.

Botanik: Die für die Menschheit vielleicht wichtigste Pflanze ist allgemein bekannt. Aus den vom Landmann gesäten Weizenkörnern entwickeln sich die 1 bis 1,5 m hohen Halme, die zur Reifezeit goldgelb verfärben und im geernteten Zustand als Stroh bezeichnet werden. Die Ähre, deren Spindel nicht leicht zerbrechlich ist (zum Unterschied vom Dinkel oder Spelz), ist vom Rücken her etwas zusammengedrückt. Die Hüllspelzen tragen einen kurzen Zahn. Die Ährchen enthalten 2 bis 4 Blüten. Die Deckspelzen sind begrannt (Bartweizen) oder unbegrannt (Kolbenweizen). Die reifen Körner fallen aus den Spelzen heraus.

Blütezeit: Juni, Juli. — *Fruchtreife:* August.

Standort: Die Urheimat des Weizens dürfte Westasien gewesen sein. Bei uns wird der Weizen fast überall gebaut, als Sommerweizen (Triticum aestivum L.)

im Frühjahr oder als Winterweizen (Triticum hibernum L.) im vorangegangenen Herbst. In den Alpen kommt er an geschützten Lagen bis 1500 m Seehöhe vor, im Norden Europas reicht er bis etwa zum 64. Breitengrad. Weizen bevorzugt einen humusreichen, wasserhaltenden, schweren Lehm- und Tonboden.

Heilkräftige Pflanzenteile: Für Heilzwecke finden die Weizenkörner und die Mahlprodukte Verwendung. Das im August reife Getreide wird abgeerntet und die Weizenkörner werden durch Ausdreschen gewonnen. Sie sind geruchlos und haben einen mehligen Geschmack.

Heil- und Wirkstoffe sowie **Heilwirkung:** Die vielseitigen Heilwirkungen wollen wir nach den Arten der Verwendungsmöglichkeit aufzählen.

1. Weizenstärke: Die in den Getreidearten und hier wieder in der biologisch wertvollsten Form in den Weizenkörnern abgelagerte Stärke ist in kaltem Wasser unlöslich, quillt im warmen bis heißen Wasser auf und bildet einen kleisterartigen Brei.
Die mehlartig feine Weizenstärke, offizinell Amylum Tritici, ist ein reizmilderndes Streumittel für nässende Flechten, entzündliche Hautstellen und Ausschläge. Stärkemehl in Kleisterform ist die beste Nahrung, wenn Kinder Durchfall haben. In Schleimform wird Weizenstärke bei Durchfall und Ruhr zu warmen Umschlägen und zum Klistier gebraucht.
Zu beachten ist, daß Weizenstärke oft durch Beimischung von Kartoffel-, Mais- oder Reisstärke gefälscht wird. Für die obgenannten Heilzwecke ist jedoch nur reine Weizenstärke zu verwenden. Dies ist beim Einkauf — am besten nur in der Apotheke oder Drogerie — zu beachten!

2. Weizenkeimlinge und Weizenkeimöl: Untersuchen wir einmal ein Weizenkorn genau, so können wir feststellen, daß das vollkommen ausgereifte Weizenkorn aus dem stärkehältigen Mehlkern, fünf darüberlagernden Schichten, und zwar aus der dreischichtigen unverdaulichen Holzfaserhülle (Hülsenkleie), der Samenhaut, der eiweißhältigen Alleuronzellenschicht (Fruchtzellenkleie) besteht. Am abgeflachten Ende des Weizenkorns befindet sich der wertvollste Bestandteil, der Weizenkeimling.
Der naturbelassene Weizenkeimling besteht aus einer Reihe von wertvollsten biologischen Stoffen, die in solcher Vielfältigkeit und Harmonie nirgendwo anders in der Natur festgestellt werden konnten. So finden wir in ihm Zucker und Stärke (Kohlehydrate), aromatische Öle, hochwertiges Eiweiß, fettähnliche Körper (Lipoiden), Mineralstoffe, Spurenelemente, Hormone, Wirkstoffe (Fermente) und eine Reihe von Vitaminen. Hier sei aufgezählt das Wachstumsvitamin A, das kreislauffördernde und gesundheitserhaltende Vitamin B_1, das für den Stoffwechsel so wichtige Vitamin B_2, die für die Nerventätigkeit unumgänglich nötigen Vitamine B_3 bis B_6, das blutbildende Antiskorbut-Vitamin C, das

antirachitische Vitamin D, das für die Geschlechtsorgane so wichtige Fruchtbarkeitsvitamin E und noch andere Vitamine, deren Erforschung noch nicht ganz abgeschlossen ist. Bei einer solchen Vielfalt von hochkonzentriertesten Aufbau- und heilwirksamen Inhaltsstoffen können wir es nicht anders erwarten, daß die Weizenkeimlinge eine einmalige Heilkraft besitzen, so daß die Pflanze wahrlich verdient, unter die ersten Heilpflanzen gereiht zu werden. Patienten, die an verschiedenen Funktionsstörungen litten, oder bei welchen sich sonstige krankhafte Erscheinungen körperlicher oder auch seelischer Natur zeigten, hatten nach regelmäßigem und eine Zeitlang währendem Genuß von getrockneten Weizenkeimlingen alle diese Krankheitserscheinungen verloren, seien es Indispositionen der verschiedensten Art, Wachstumsstörungen, sexuelle Störungen, Nervenschwäche (Neurasthenie), Funktionsstörungen von Magen und Herz, Hautunreinigkeiten, Ausschläge, Flechten sowie alle anderen Äußerungen unreinen Blutes und nicht zuletzt die vielen Alterserscheinungen, angefangen von vorzeitiger Übermüdung bis zu den regelmäßig auftretenden Kreislaufstörungen. Weizenkeimlinge sind nicht nur bei den genannten Krankheitserscheinungen von heilender Kraft, sie wirken auch sehr vorbeugend, da sie dem heute vielfach überbeanspruchten Organismus alle nötigen Lebensstoffe zuführen und damit dem Körper auch die Kraft verleihen, gewisse Krankheiten im Anfangsstadium abzuwehren. Weizenkeimlinge können zusätzlich zur etwas einzuschränkenden Normalkost (1 bis 2 Eßlöffel) oder als ausschließliche Nahrung für kürzeren oder längeren Kurgebrauch (3 bis 4 Eßlöffel für jede Mahlzeit) verwendet werden. Moderne Diätbücher zeigen in einer reichen Auswahl von Rezepten, wie Weizenkeime küchentechnisch verwertet werden können. Diese seien unseren Hausfrauen, den Hüterinnen der Gesundheit der ganzen Familie, besonders empfohlen. Für Kranke oder sehr geschwächte Personen wird die Vornahme einer reinen Weizenkeimlingskur natürlich nur unter ärztlicher Kontrolle empfohlen.

Bei Ankauf von Weizenkeim-Präparaten muß sehr darauf geachtet werden, daß man nur ganz frische Präparate erhält, da die Wirksamkeit der Keimlinge infolge der entfernten Schutzhüllen rascher abnimmt. In der streng geführten Reform-Lebensmittelhandlung haben wir die Gewähr, stets nur Präparate neueren Datums zu erhalten.

Neben den Weizenkeimlingen hat das **Weizenkeimöl** eine ganz hervorragende Heilwirkung und wird wegen der flüssigen Form von Patienten vielfach bevorzugt.

Es ist für alle Leiden und Beschwerden anzuwenden, wie sie bei der Beschreibung der Heilwirkung der Weizenkeimlinge aufgezählt wurden.

Weizenkeimöl ist ebenfalls in der Apotheke, Drogerie oder im Reformhaus erhältlich und eine Reihe hochqualifizierter Herstellungsfirmen ist bemüht, alle biologischen Erkenntnisse restlos auszuwerten, so daß wir tatsächlich ganz hervorragende Präparate im Fachhandel erhalten.

Die vielfach dem Autor vorgebrachten Bedenken, daß in den Weizenkeimlingen bzw. im Weizenkeimöl Rückstände von chemischen Schädlingsbekämpfungsmitteln enthalten sein könnten, müssen dahin beantwortet werden, daß derlei Bedenken absolut unbegründet sind. Schon beim Einkauf des Weizens wird vorerst durch strenge Kontrollen gesorgt, daß die Getreidepflanzen nur auf biologisch wertvollen und gesunden Ackerböden gedeihen und daß keinerlei chemische Spritzungen vorgenommen werden. Eigene Institute für biologische Forschung führen laufend in sogenannten Biotest-Verfahren Untersuchungen und Kontrollen durch, so daß wir tatsächlich nur biologisch einwandfreie Weizenkeimlinge bzw. Weizenkeimöle erhalten.
Sowohl Weizenkeimlinge als auch Weizenkeimöl können als Mischgetränke mit Buttermilch, Joghurt oder mit Fruchtsäften eingenommen werden. Abwechslung ist auch hier angezeigt und empfehlen wir neben Buttermilch oder Joghurt, Mischungen mit Apfelsaft, Schwarzem Johannisbeerensaft oder mit Kirschensaft u. a. herzustellen.

3. Weizenkörner und Weizenbreitherapie: Es ist ein Verdienst des griechischen Naturarztes Dr. Argyrios Kouzas, in der sogenannten „Weizenbrei-Therapie" eine biologisch wertvolle Heilmethode entwickelt zu haben, die für die Erkrankungen der Verdauungsorgane von größter Wichtigkeit geworden ist. Ausgehend von der Erkenntnis, daß an den Wänden des Magen-Darmkanals sich ständig schädliche Giftstoffe ablagern, die eine Reihe von leichten bis schwersten Magen- und Darmerkrankungen auslösen, muß durch eine gründliche Magen- und Darmreinigung gesorgt werden, daß diese Giftstoffe zur Ausscheidung kommen. Magen und Darm müssen durch eine natürliche Diätkost gesunden und auch rasten und doch gleichzeitig dem Körper die nötigen Aufbaustoffe zuführen, um ein Absinken der Körperkräfte zu verhindern. All dies auf einen Nenner zu bringen, bewirkt die Weizenbrei-Therapie, die außerdem noch die Vorteile birgt, daß sie fast kostenlos durchgeführt werden kann, bei Kranken rasch zum Ziele führt und bei Gesunden ohne Arbeitsunterbrechung durchzuführen ist.
Die Diät dauert je nach Wohlbefinden oder Schwere der Krankheit 5 bis 20 Tage. Die Betreffenden erhalten als Ernährung in dieser Zeit ausschließlich Weizenbrei, der für kräftige Personen aus 1/2 kg, für schwächere Personen aus 3/4 bis 1 kg Weizenkörnern täglich hergestellt wird. Die rohen Weizenkörner werden 3 bis 3 1/2 Stunden in Wasser gekocht und, sobald sie eine dickflüssige Masse geworden sind, durch ein Sieb passiert, um die Schalen abzusondern. Während des Kochens muß ständig umgerührt und auch das verkochte Wasser eventuell ersetzt werden. Es wird nur der passierte Weizenschleim eingenommen: 4 Teller während des Tages, mit etwas Zucker bestreut. Andere Speisen sind während der Kur verboten und würden den Heilerfolg zunichte machen. Nur weiches, saftiges Obst in Form von Kompotten ist gestattet. Die Diät verursacht keine Schwächung des

Körpers, da genügend Kalorien zugeführt werden. Man hat auch während der Kur keine Flüssigkeiten aufzunehmen. Der Urinabgang ist aber dennoch reichlich. Der Magen-Darmkanal wird von allen Schlacken befreit, die Entzündung der Darmwände nimmt rasch ab, es bildet sich eine neue Schleimhaut; der ganze Organismus wird entgiftet. Das Eiweiß des Weizens, bis zu 13 % im Weizenkorn enthalten, wird durch das Kochen zu einer leimähnlichen Lösung, die verdaulicher ist, als alle anderen Eiweißkörper. Die Stärkekörner, bis zu 60 % im Weizenkorn enthalten, saugen sich voll Wasser und erzeugen mit dem Stärkeleim die ideale auflösende Masse, welche die an der Innenseite der Darm- und Magenwände anhaftenden Schlacken und Giftstoffe gründlich, jedoch schmerzlos auflöst. Diese Schlacken und angesammelten Giftstoffe sind es, die für den ganzen Körper so ungemein schädlich sind, sie sind die Ursache der Gewebsvergiftungen und der verschiedenen Magen- und Darmkrankheiten, wie Verdauungsstörung, Appetitlosigkeit, Blähungen, Magenverstimmung, vermehrte Salzsäurebildung, Aufstoßen, Sodbrennen, Dickdarmentzündung, Magen- und Darmkrämpfe, übermäßige Dickleibigkeit und auch Magen- und Zwölffingerdarmgeschwüre.

Die schlechte oder krankhafte Funktion des Magens und Darmes führt in weiterer Folge zu Erkrankungen von Leber, Galle, Milz und Niere, zu Gelbsucht, Gelenkentzündung (Arthritis), Gicht, Furunkulose, Harngrieß und Arterienverkalkung (Arteriosklerose) u. a.

Durch diese gründliche Entgiftung des Körpers — eine alte Volksweisheit besagt, daß der Tod im Darm sitze — wird eine umfassende Gesamtheilung aller Organe angebahnt und die Kräfte des Gesamtorganismus werden wieder gestärkt. Durch die Weizenbrei-Therapie wurden Heilungen von Krankheiten erzielt, die als schwer oder gar als unheilbar galten.

4. *Weizenmehl:* Der Sauerteig von ungebleichtem Weizenmehl zieht aus, erweicht und zeitigt Geschwüre und Hühneraugen.

Ungebleichtes Weizenmehl in Milch oder Wasser gekocht und etwas Butter darunter gerührt, lindert, wenn es warm eingenommen wird, den rauhen Hals und den Husten.

Ungebleichtes Weizenmehl, mit Wasser und Honig gekocht und warm aufgelegt, mildert und zeitigt alle beginnenden hitzigen Geschwüre.

Warmer Kleister aus ungebleichtem Weizenmehl und Wasser, löffelweise eingenommen, ist ein vortreffliches Hausmittel gegen das Blutspeien.

Die Aufzählung der Heilwirkungen des Weizenmehles kann nicht abgeschlossen werden ohne eine Feststellung des berühmten Naturforschers und Chemikers Justus von Liebig. Schon im vorigen Jahrhundert bestätigte er, daß kein Nahrungsmittel derart entwertet wird wie das Mehl durch das moderne Mahlverfahren. Der Urzweck der Müllerei, das Zerkleinern der Getreidekörner, wurde vollkommen aufgegeben, das „Mahlen" des Getreides wurde dank der fortschrei-

tenden Technik immer feiner, wodurch wir uns aber anderseits immer mehr vom natürlichen Mahlvorgang entfernten und heute ein zwar kleiefreies, aber gesundheitsschädliches Mehl herstellen. Da sowohl der so hochwertige Keimling (über dessen Wirk- und Heilstoffe berichteten wir im Kapitel 2 „Weizenkeimlinge" dieser Ausführungen) wie auch die äußeren Schichten des Getreidekornes als verachtete Kleie ausgeschieden werden, können wir uns vorstellen, welch minderwertiges Produkt wir heute als „Mehl" vorgesetzt erhalten. Wenn auch die äußeren Schichten des Getreidekornes fast keinen Nährwert haben, so sind sie nicht minder wertvoll wie der Keimling, da sie im Darm eine sehr wichtige und unumgänglich notwendige mechanische Tätigkeit ausüben. Ihre Grobfaserigkeit übt auf die Darmwände einen natürlichen mechanischen Reiz aus und außerdem schieben sie sich während des Verdauungsaktes zwischen die Nahrungsteilchen, zerteilen diese und fördern so ungemein das bessere Eindringen der Verdauungssäfte.
Unser heutiges Mehl, chemisch schneeweiß gebleicht, vitamin- und mineralstoffberaubt sowie aller verdauungsfördernder Beimengungen entzogen, ist nicht ein Produkt, auf das wir stolz sein können, es ist nicht Zeichen eines Kulturfortschrittes, sondern die sehr bedenkliche Augenscheinlichkeit einer Entartung. Berühmte Naturärzte und Ernährungsforscher sehen bereits deutlich die Folgen dieser so naturwidrigen „Kulturtat" und erheben warnend ihre Stimme.

„Das aus stark ausgemahlenem Weizenmehl hergestellte Weißbrot ist für die Gesundheit wertlos. Es ist für den gesund lebenden Menschen ein unbedingtes Erfordernis, daß er vorwiegend Vollkornbrot genieße, in dem nicht nur das Innere des Kornes, sondern auch dessen Hülle, die Kleie, enthalten ist. Das Vollkornbrot ist die Grundbedingung für eine normale Darmfunktion."
(Univ.-Prof. Dr. med. Alfred Brauchle)

Die Natur zeigt uns auch hier, wohin es führt, wenn Menschen in ihrer Verblendung glauben, die Natur vergewaltigen zu können. Daß die heutige Generation fast zu 80 % keine gesunden Zähne mehr hat und fast zu 65 bis 70 % mit Magenübersäuerung, Magengeschwüren, Darmverschluß und vor allem Stoffwechselerkrankungen schwerster Art belastet ist, zeigt nur zu deutlich, wohin es führt, wenn die Menschheit glaubt, die Grundgesetze der Natur ungestraft mißachten zu können!

Die Bereitung eines gesunden Brotes im Sinne dieser Ausführungen siehe Anhang C!

5. *Weizenkleie:* Wir haben bereits im vorhergehenden Abschnitt auf die verdauungsfördernde Wirkung der Kleie hingewiesen. Außer dieser besitzt die Weizenkleie jedoch noch eine Reihe anderer heilender und lindernder Eigenschaften. So ist u. a. die

Weizenkleie mit Honig und Wasser vermischt und gesotten, ein wirksames Gurgelmittel gegen Halsweh.
Gegen schmerzende Hämorrhoiden siede man Weizenkleie in Wasser mit den Blüten der Königskerze (Nr. 46) und lege den dicken Brei warm über.

Ein gutes Hausmittel gegen Bauchgrimmen, Reißen und Stechen im Bauch ist Weizenkleie, in einer Pfanne gut durchwärmt, mit ein wenig Weinessig besprengt, in ein vorgewärmtes Tuch gegeben und so auf die schmerzende Stelle aufgelegt. Der Vorgang kann nach jedesmaligem Aufwärmen der Kleie öfter wiederholt werden.
Weizenkleie in scharfem Weinessig (Nr. 93) gesotten und übergelegt, bringt die Räude und alle Unsauberkeit der Haut zum Schwinden, doch ist diese Behandlung oft zu wiederholen.
Weizenkleie in Weißwein oder Wasser zu einem dicken Brei kochen, in den noch warmen Brei Schweineschmalz einrühren, sehr gut vermengen und warm auf schmerzhafte Beulen oder Geschwülste auflegen, so diese von einem Fall, Schlag oder Stoß herrühren.
Auch in der Kosmetik wird Weizenkleie vorteilhaft verwendet. Die lästigen sogenannten Mitesser entfernt man rasch und gründlich, wenn man Weizenkleie mit dünnflüssigem Honig zu einem Brei vermischt und diesen am Abend auf die Haut aufträgt. Am Morgen darauf wird das Gesicht mit lauwarmem Wasser abgewaschen und die Mitesser werden ganz leicht ausgedrückt.

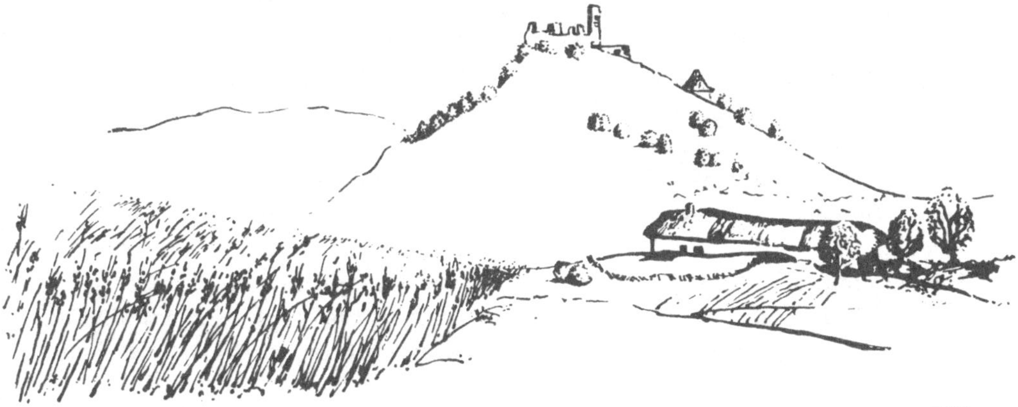

134 Wermut Artemisia absinthium L. Tafel 9, Figur 5

Synonyme: A. vulgare Lam. — Absinthium officinale Richt.

Volksnamen: Absinth — Aetsch — Alsem — Bermet — Bitterals — Else — Elsenkraut — Eltz — Gottvergeß — Grabekraut — Hilligbitter — Magenkraut — Mottenstock — Ölde — Wärmede — Wermat — Wermot — Wörmken — Würmut — Wiegenkraut — Wolfszausert — Würmlekraut

Botanik: Ein ausdauernder, grauschimmernder Busch von 60 bis 100 cm Höhe. Die jungen Triebe sind fein seidenhaarig und auch die Blätter sind graufilzig und seidenhaarig. Die Form der unteren Blätter ist dreifach fiederspaltig mit länglichen lanzettlichen Lappen. Weiter hinaufzu werden die Blätter immer kleiner und einfacher. Der Blütenstand ist eine Rispe, reichblütig und mit grau behaarten Hüllblättchen versehen. Die hellgelben Blüten sind röhrig, die äußeren besitzen nur einen Stempel, sind somit weibliche Blüten, die inneren sind zwittrig.

Geruch und Geschmack: Der Geruch der Pflanze ist eigenartig gewürzhaft und stark; der Geschmack ist sehr bitter, herb und würzig.

Blütezeit: Juli bis September.

Standort: Der Wermut ist fast überall anzutreffen, zieht jedoch felsige Standorte, Weinberge, Flußkies, entlang von Zäunen, hauptsächlich trockene Standorte vor. Im Garten bedarf die Pflanze fast keiner Pflege. Die Vermehrung kann durch Samen oder durch Teilung der alten Stöcke erfolgen.

Heilkräftige Pflanzenteile: Gesammelt werden entweder die Blätter (Folia Absinthii) allein oder das blühende Kraut (Herba Absinthii) von Juli bis September.

Heil- und Wirkstoffe: Das offizinelle Wermutkraut enthält eine Reihe von Heilstoffen, vor allem das ätherische Wermutöl (Absinthol), zusammengesetzt aus einer Reihe von komplizierten organischen Verbindungen. Daneben finden sich das bittere Glykosid Absinthin, und die Bitterstoffe Artemisin, Absinthiin und Anabsinthiin. An organischen Säuren sind Apfelsäure, Gerbsäure und Bernsteinsäure vorhanden. Auch wurde ein paraffinartiger Körper festgestellt, dessen Zusammensetzung noch nicht genau feststeht.
In den Blättern führt die Pflanze außerdem das grünblaue ätherische Öl Thujon, ferner Terpene, darunter Azulen, Tanazeton, schließlich Kalisalze und Mangan.

Heilwirkung: Die Wermutpflanze ist eine jener Heilpflanzen, die von den Mönchen aus dem Süden in unsere Gegenden gebracht und ganz heimisch wurden. Wir finden den Wermut zum ersten Male beschrieben im „Hortulus" des Main-

auer Mönches Walafridus Strabo im 9. Jahrhundert und später in den berühmten Schriften „Physika“ der Äbtissin Hildegard im 12. Jahrhundert. Die kräuterkundige Heilige schrieb wörtlich:
„Mache vom Safft deß wermuda ein genügend grossen auffguß mit wein / und feuchte das ganz Haupt ein biß zu den Augen / den Ohren und nacken / und tue das zur nachtzeyt / wenn du schlaffen gehest. Stecke den Kopff ganz in ein wollne mütze / biß zum Morgen / und das Kopfweh und Kopfschmerz wird slafend vergehen / auch dämpffet der Trank die melancholey / klärt die Augen / stercket das Herz / Lunge / Magen / reiniget die eingeweyde / und bewirket gute verdäwung.“ (= Verdauung)
Tabernaemontanus, der bekannte Naturarzt, um 1520 geboren, schrieb über den Wermut: „wermut wird er von etlich geheissen / darum das er den Nießenden (= den davon Genießenden) allen muth durch seine bitterkeit hinwegnehme / vnd den lust vnd die begierde zu den ehelichen wercken vertreibe / andere halten davor / er habe den namen von seiner wermenden krafft empffangen / dannen her jn auch die Sachsen Wermpten nennen. etliche nennen jn Weronmut (wehrt Unmut) / umb seyner treffentlich vnd vilfältigen tugendt wegen — darmit er all unmuth vertreibet. Ist in summe eine gar vortreffentlich heylpfflanz.“
Der Wermut gehört vieleicht zu den meist beschriebenen Heilpflanzen und ist sicherlich das meist verwendete Heilkraut zur Verdauungsförderung und zur Appetitanregung. Wermut ist ein stärkendes (tonisches) Mittel, regt die Gallen- und Lebersekretion an und beseitigt sehr rasch alle Verdauungsstörungen und Blähungen. Wermuttee kann Patienten mit operativ entfernter Gallenblase nicht genug anempfohlen werden.
Der Wermuttee ist ein vorzügliches Mittel gegen alle krampfartigen Zustände des Magen-Darmkanals, gegen Magenkatarrh, chronische Verstopfung, Durchfälle, Übersäuerung des Magens, Völle, Druck und Schmerzgefühl in der Magengrube, Gelbsucht, Sodbrennen, gelb belegte Zunge und üblen Mundgeruch. Da die Nierenabsonderungen durch das ätherische Öl des Wermuts sehr angeregt werden, kann der Tee in kleinen Dosen bedenkenlos zur Abheilung von Blasenkatarrhen, Nierenbeckenkatarrh, bei Wassersucht und selbst bei entzündlichen Nierenreizungen genommen werden. Nur größere Dosen sind bei den letztgenannten Krankheitsbildern nicht angezeigt, da eine zu heftige Reizung der Niere die Urinabgabe sogar einstellt und Nierenentzündungen zunehmen. Als ausgesprochene Bitterpflanze wirkt der Wermut blutbildend, blutverbessernd und kreislaufverbessernd.
Wermut kann den Frauen bestens empfohlen werden. Nach dem Einnehmen von Wermuttee wird eine Steigerung der Monatsregel festzustellen sein. Die bessere Durchblutung hat auch eine beachtliche erleichternde Beeinflussung bei der Geburt, besonders dort, wo die spröden Gewebe der Beckenorgane eine größere Elastizität brauchen. Wermut hat eine erwiesene wehentreibende Wirkung und kann den Müttern nicht genug für diese Stunden empfohlen werden.

Diese vielen Heilwirkungen des Wermuts lösen eine Umstimmung des Patienten aus; die großen anregenden Wirkungen beeinflussen so günstig den Gesamtorganismus, daß eine Reihe von Beschwerden geheilt werden, die nicht direkt in den Heilbereich des Wermuts fallen. Schwere Stoffwechselstörungen, Fettsucht, Zuckerkrankheit und seelische Störungen klingen ab, die ja alle mehr oder minder in dem Nichtfunktionieren des Verdauungsapparates, der Funktionsstörungen von Leber, Galle, Milz, und den Unterleibsorganen der Frauen ihre tiefere Ursache haben.
Neben dem Tee (1 Teelöffel für 1 Tasse im Aufguß, 1 bis 2 Tassen am Tage schluckweise) wird auch der weingeistige Auszug (Tinctura Absinthii) angewendet. Man nimmt davon 8 bis 10 Tropfen auf ein Stück Zucker, 1 bis 3mal am Tage.
Wermut wird vielfach in Weißwein angesetzt und nehme man zur Bereitung dieses Weines 20 g Wermutkraut für 1 Liter Wein. Man läßt bis zur gewünschten Stärke ziehen, seiht ab und der Wermutwein ist fertig. Dieser selbst bereitete Wermutwein ist den gekauften offenen Wermutweinen immer vorzuziehen. Der sogenannte „offene Wermutwein" besteht meist aus einem minderwertigen, sauren oder verschnittenen Wein, dessen Nachteile nun durch einen starken Ansatz von Wermut überdeckt werden sollen. Statt heilend und wohltuend zu wirken, erzeugt ein solcher Wermutwein Kopfschmerzen und einen öden Magen. Kauft man dagegen einen echten, guten Naturwein, dessen Güte man zuerst erprobt, so hat man durch persönliches Ansetzen die Gewähr, ein wirklich gesundheitsförderndes Heilgetränk zu haben. Ausgenommen sind natürlich anerkannte Markenweine in Originalflaschen, wie z. B. der „Cinzano", oder Original Medizinal-Wermutwein aus der Apotheke.

Berüchtigt ist der sogenannte „Absinthlikör", ein ganz minderwertiger Schnaps oder Fusel, der mit Wermut, Anis, Süß- und Farbstoffen bereitet wurde. Dieser grüne Likör, der in Frankreich besonders gerne getrunken wird, wirkt bei größerem Konsum einschläfernd und bei gewohnheitsmäßigem Genuß treten sogar Gehirnstörungen und so manche andere arge Nachteile auf. Vor dem Genuß derartiger obskurer Weine oder Liköre kann nicht nachdrücklich genug und oft gewarnt werden!
Auch den „Wermutgeist" kann man sehr leicht selbst herstellen, indem man echten Weingeist aus der Apotheke oder Drogerie nach Belieben mit abgekochtem Wasser verdünnt und mit 20 bis 25 g Wermutkraut bis zur gewünschten Stärke ziehen läßt.
Kneipp rühmt den Wermut als Tee oder den selbstbereiteten Wein als Heilmittel besonders gegen Leberleiden und gegen Gelbsucht. Der Tee oder der Wein regen an, reinigen und stärken zugleich.

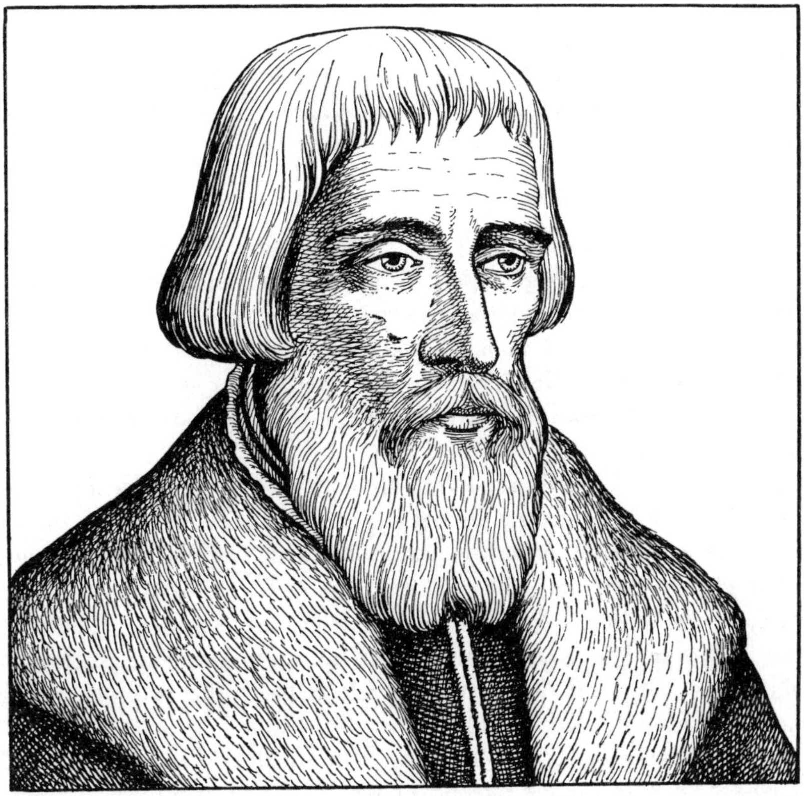

„ . . . den Menschen umstehen tausendt und aber tausendt Gefehrlichkeit / kein Augenblick ist er seiner Gesundtheit oder Lebens gantz sicher.
Dargegen hat der Schöpffer der Natur / der uns in solche Gefahr gesetzt hat / uns wieder mit einem andern gnediglich versehen / das ist / mit einem so köstlich Schatz und Ueberfluß der Kreutter / den er krafft und macht geben hat / die Naturen zu erstatten und zu dempffen.
Sintemal der Mensch auff Erden nach der Erkenntnuß Gottes keinen größern und edlern Schatz haben mag / dann seines Leibs gesundtheit / zu deren Erhaltung der Himmlische Vatter so mancherley gewechse geschaffen und verordnet hat / ist die Erkundung solcher Gewechs und Kreutter / als eine notwendige / ja Göttliche Kunst bey den Verstendigen in höchster Acht und Wirdigkeit allgegen gehalten worden."

Doctor Petrus Andreas Matthiolus

Berühmter Arzt und Botaniker, Leibarzt Kaiser Ferdinands I., geboren 1500 zu Siena, gestorben 1577 an der Pest zu Trient

Anwendung in der Homöopathie: Die homöopathische Essenz aus den frischen jungen Blättern und Blüten "Absinthum dil D 2–4", 3mal täglich je 10 Tropfen, ist zwar wenig gebräuchlich, doch ein erprobtes Mittel gegen Blutarmut, Verdauungsstörungen, Durchfall und gegen Würmer. Sehr gute Erfolge werden auch bei Krämpfen im Kindesalter, Pubertätsstörungen, Veitstanz und bei Epilepsie gemeldet.

Anwendung in der Volksheilkunde: Als Augenwasser ist Wermuttee sehr gut anwendbar. Wermut frisch gestoßen, den ausgepreßten Saft mit etwas Honig vermengt und über die Augen gestrichen, bessert die Sicht.
Dämpfe von Wermutabsud in das Ohr eindringen lassen, tut dem eiternden schmerzhaften Ohr gut. Stillt ebenso das Zahnweh.
Wermut in Essig gesotten und getrunken ist sofort als erste Hilfe sehr gut anwendbar bei Pilzvergiftung.
Bei Vergiftung durch Bilsenkraut (Nr. 141) oder durch die Schierlinge (Nr. 164) ist sofort reichlich Wermut mit Kümmel (Nr. 73) in Wein oder, wenn dieser nicht zur Hand, mit Wasser aufzukochen und zu trinken. Dieser Trank ist auch sehr heilsam bei Fleischvergiftung.
Bei langwierigem Fiebern möge man fleißig Wermuttee trinken. Reichlich Wermut über Nacht in Kornbranntwein gelegt, morgens ein Tuch darin getränkt und dem Kinde warm auf den Unterleib gelegt, treibt die Würmer aus. Dieser Vorgang ist jedoch oft zu wiederholen.
Bruchleidenden legt man fürs erste Wermut in einem Säcklein trocken und sehr warm oder sehr dick in Wein eingekocht ebenfalls sehr warm über.
Wermut in Kornbranntwein angesetzt ergibt eine wohltuende Einreibung bei Magenweh, Magenkrämpfen und bei schmerzhaftem Aufstoßen, wenn man damit den Magen einreibt und ein warmes Tuch darauf legt.
Wermut in Weinessig sieden, darin ein Tuch tränken, leicht auswinden und möglichst warm auf den Magen legen, vertreibt Magenweh, Magendrücken und Magenkrämpfe.
Mit diesem Umschlag vertreibt man auch das von einer Erkältung stammende Kopfweh.

Wermut-Spezialtinktur als Magenmittel: 10 g Wermutkraut, 4 g Kalmuswurzel fein zerkleinert (Nr. 59), 4 g Enzianwurzel fein zerkleinert (Nr. 26) und 4 g Orangenschalen fein zerkleinert in 200 g Weingeist durch 8 Tage ansetzen und dann abseihen. Bei allen aufkommenden Magenbeschwerden nehme man 15 bis 20 Tropfen mit ebenso vielen Tropfen Wasser, 2 bis 4mal am Tage ein.
Man tauche ein Tuch in eine Wermutabkochung, winde es leicht aus und lege es als Umschlag über. Dies leistet sehr gute Dienste bei offenen Wunden, Verstauchungen und Quetschungen.

Empfehlenswerte Teegemische: Wermut kann sehr gut mit nachstehenden Heilpflanzen einzeln zu gleichen Teilen vermischt werden: Enzian (Nr. 26), Kamille (Nr. 60), Kalmus (Nr. 59), Fenchel (Nr. 32), Anis (Nr. 4), Pfefferminze (Nr. 95) und Salbei (Nr. 108).

Über Wermut-Mißbrauch: Das in der Wermutpflanze enthaltene ätherische Öl wie auch die Bitterstoffe Artemisin, Absenthiin und Anabsinthiin wirken in zu großer Dosis im Tee und noch mehr bei Mißbrauch im Wermutweingenuß als schädliche Gifte. Schwindelgefühle, rauschartige Delirien, ja sogar Geistesgestörtheit können sich als Folge bedenkenlos gesteigerter Dosen bzw. Mißbrauch des Wermutweines einstellen.
Bereits der übermäßige Genuß des Tees begünstigt Magenverhärtung, Stuhlverstopfung und Magensäureüberschuß.
Vor den „offenen Wermutweinen" unbekannter Herkunft, vor allem aber vor den „Absinthlikören" muß nochmals nachdrücklichst gewarnt werden!
Dies um so mehr, als man in breitesten Volkskreisen vielfach der Meinung ist, „Wermut sei nur gesund und könne nie schaden". Besonders Frauen ergeben sich leicht dem Wermut-Mißbrauch.
Bei vielen sogenannten Magenbitter-Präparaten ist Wermut unrichtig dosiert oder von minderwertigen Pflanzen stammend, beigegeben, wodurch mehr Schaden als Heilung ausgelöst werden kann. Magenbitteransätze von einwandfreier Fabrikation sind daher immer billigen Erzeugnissen unbekannter Herkunft vorzuziehen. Im „Amarin" haben wir einen höchstqualifizierten und bestens bewährten Magenbitter. (Siehe Seite 674).

Anwendungen in der Tiermedizin: Der Wermut hat auch bei den Haustieren viele Anwendungsmöglichkeiten, so vor allem wirkt er gegen die Freßunlust der Tiere infolge Verdauungsstörungen und Überfütterungskoliken, ferner gegen Gelbsucht, Leberschwellung, Leberwürmer, Harthäutigkeit infolge eines Leberleidens u. a.
Äußerliche Anwendung als Umschlag gegen Krätze, Beulen, Geschwüre und als Umschlag auf Verletzungen.

Pflanzenschädlinge auf der Wermutpflanze: Im Herbst pflegt der Rostpilz (Puccinia absinthii) sowohl die wildwachsenden als auch die in Gärten kultivierten Pflanzen zu befallen. Dieser Pilz hinterläßt kaum sichtbare Schäden auf der Pflanze — zumeist ist ja die Pflanze um diese Zeit schon abgeerntet.

Anmerkung:

1. Pontischer Wermut Artemisia pontica L.

Volksnamen: Albrauten — Böhmischer Wermut — Edler Wermut — Frauen-Wermut — Römischer Wermut — Schafwermut — Welscher Wermut — Wilder Wermut — Weißes Eberreis

Standort: Frei in der Natur in Südeuropa bis Südtirol, vereinzelt bis Niederösterreich vordringend. Vielfach in Bauerngärten und in Weingärten.

Heilwirkung: Hieronymus Bock schrieb treffend: „die blum deß Pontisch Wermuts seind bewert in der Wassersucht / und ist vilen darmit geholffen worden / daran andere verzweiffelt haben."
In der Volksheilkunde genauso wie der Wermut angewendet.

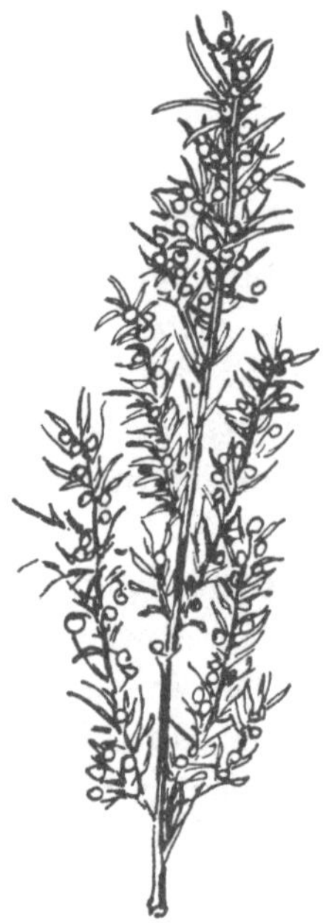

2. Eberraute Artemisa abrotanum I.

Volksnamen: Abruden — Eberreis — Gartenhahn — Garthold — Heil aus dem Grund — Herrgottshölzl — Herrgottskräutel — Herr im Garten — Hexenkraut — Kindelkraut — Stabwurz — Stallwurz

Standort: Auf nährstoffreichen Sand-, Kies-, Lehmböden, auf Jaucheplätzen. Ursprünglich im Mittelmeergebiet heimisch. Vielfach in Bauerngärten.

Heilwirkung: In der Volksheilkunde gegen chronischen Bronchialkatarrh, Verschleimung, Husten, im übrigen wie Wermut angewendet.

3. Edelrauten

Sammelname für eine Reihe von alpinen Rautenarten, wie
Echte Edelraute = Silberraute, Artemisia laxa Lam.,
Glänzende Edelraute, Artemisia nitida Bertol.,
Gletscherraute, Artemisia glacialis L.,
Kahle Gletscherraute, Artemisia nivalis Braun-B. und die
Schwarze Gletscherraute, Artemisia spicata Wulf

Sie alle sind in der Volksheilkunde der Alpenländer sehr geschätzte Heilpflanzen für Mensch und Tier und werden wie der Wermut verwendet. Früher wurden auf den Berghöfen aus diesen Heilpflanzen die besten magenstärkenden Kräuterschnäpse hergestellt.

5 Wintergrün Pirola umbellata L.

Synonyme: Chimaphila umbellata (L.) Barton. — Ch. corymbosa Purh.

Volksnamen: Gichtkraut — Harnkraut — Nabelkraut — Pyrolenkraut — Steinpflanzenkraut — Waldmanngold — Winterlieb

Botanik: Der 20—25 cm hohe Halbstrauch mit weißem, kriechendem Wurzelstock hat einen aufrechten, holzigen und kantigen Stengel. Die Blätter sind immergrün, ledrig, oberseits dunkelgrün, unterseits blaßgrün, von linearer bis eiförmiger Form und von der Mitte zur Spitze hin scharf gesägt. Sie überdauern bis zu fünf Winter. Die Blütenschäfte bis 10 cm lang werdend, tragen die Doldentrauben mit den nickenden, flach-glockenförmigen und blaßrosa gefärbten Blüten.

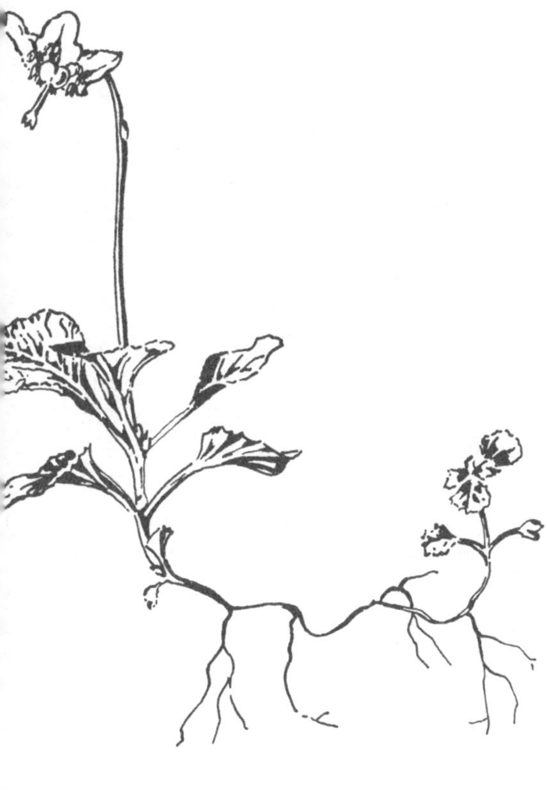

Geruch und Geschmack: Die frische Pflanze hat einen feinen, lieblichen Geruch, getrocknet ist sie geruchlos. Der Geschmack ist zuerst etwas süßlich, dann jedoch bitter und stark zusammenziehend.

Blütezeit: Juni—August.

Standort: Das Wintergrün ist in Europa fast überall anzutreffen, vor allem gesellig auf trockenen, sandigen Kieferwaldböden, von der Ebene bis zu 3000 m im Gebirge ansteigend. Nur in Misch- oder reinen Laubwäldern ist sie sehr selten anzutreffen. Über Europa hinaus ist das Wintergrün auch in Nordamerika und in Nordasien heimisch.

Heilkräftige Pflanzenteile: Man sammelt das blühende Kraut ohne Wurzel (Herba Pirolae oder Herba Chimophilae) bzw. die Blätter in der Blütezeit (Folia Pirola oder Folia Chimophilae). In der gekauften Droge findet man selten Blüten, dafür die holzigen Stengelteilchen. Man trocknet die Pflanze am besten auf zugigen, aber rußfreien Dachböden oder an schattigen Orten.

Heil- und Wirkstoffe: An Heilstoffen wurden festgestellt die Glykoside Ericolin und Arbutin, die Bitterstoffe Chimaphilin und Urson, ferner Tannin, vermutlich Gallussäure, Harze, Stärke, Fett, Gummi, Zucker und Gerbstoffe.

Heilwirkung: Das Wintergrün ist nicht eine von der amerikanischen Medizin entdeckte Heilpflanze, wie dies manchmal zu lesen ist, die Pflanze wird bereits wiederholt in den klassischen Kräuterbüchern des Mittelalters beschrieben, wie zwei Textauszüge dies beweisen. Das Verdienst amerikanischer Ärzte ist es, die ganz in Vergessenheit geratene Heilpflanze neu erforscht zu haben, wobei die alten Heilanzeigen bestätigt und neue Heilwirkungen festgestellt wurden. Aus der Fülle der mittelalterlichen Literatur seien zwei kleine Textproben wiedergegeben. So schreibt Paracelsus (1530) über das „Waltmangold", wie damals das Wintergrün benannt wurde, daß

> „bei Wunden, alten fließenden Schäden / zum Stopfen von Bauchflüssen / und zu frischen wunden ist kaum ein kraut das größer ruhm hat zu heylen."

Matthiolus (1570) berichtet:

> „diß kraut ist truckener vunnd zusammenziehender Natur / hat großes Lob frische Wunden zu heylen / welches die erfahrung bezeuget. Darumb haltens die wundtärtzte vnnd balbierer in hohem werth. Gemeldte Chirurgi machen heylsame wundtränk mit diesem Kraut / in weissem wein gesotten" . . . usw.

Der Blättertee, 2 Tassen täglich im Aufguß, 1 Teelöffel für 1 Tasse, zuckerlos und schluckweise getrunken, bewirkt eine Beschleunigung der Harnabsonderung und bei längerer Anwendung eine Auflösung der Harnsteine. Der Tee wird auch bei Skrofulose und Rheuma empfohlen.. Amerikanische Naturärzte halten das Wintergrün für das beste pflanzliche Heilmittel gegen die Skrofulose. Soules wieder wandte Wintergrün mit gutem Erfolg als Tee bei Zuckerkrankheit (Diabetes mellitus) an und berichtet, daß nach einer einmonatigen Teekur der Zucker im Harn (Glykosurie) verschwand.

Als weitere Heilanzeigen sind zu nennen, sehr gute Erfolge bei Wassersucht (Hydrops), krankhaften Harnabsonderungen, bei Eiweiß im Harn (Albuminurie), Blut im Harn (Hämaturie), chronischen Nierenkrankheiten und bei Gonorrhoe. Genaue ärztliche Untersuchung und laufende Kontrolle durch den Arzt ist bei allen diesen Erkrankungen unbedingt erforderlich. Die äußerliche Anwendung durch ständige Bäder und Umschläge bringt Heilerfolge bei bösen Geschwülsten (Tumoren) und Geschwüren (Ulcera). Schließlich seien noch Erkrankungen der Vorsteherdrüse (Prostatitis, Prostatorrhoe u. a.) genannt, die durch die Heilpflanze Wintergrün geheilt werden können.

Anwendung in der Volksheilkunde: Der Tee von Wintergrün wird als abführendes Mittel gerne angewendet, 1—2 Tassen nach Bedarf.
Bei epileptischen Anfällen bringt ebenfalls der Tee Beruhigung, wie auch der Weingeistextrakt (Extractum Pirolae umbellatae fluidum).
Der Tee wird seit jeher in der Volksheilkunde zur Wundenreinigung und zur Wundenheilung in Form von Teeumschlägen verwendet.
Bei Schlafstörungen durch öfteren Harndrang bei Nacht empfiehlt die Volksheilkunde das Trinken des Tees als Schlaftrunk. Bei den schwersten Blasenleiden besteht nach Ansicht der Volksheilkunde Aussicht auf Heilung bei wiederholten Teekuren. Besonders wird die Teemischung zu gleichen Teilen Wintergrün und Zinnkraut (Nr. 138), zuckerlos und schluckweise, warm getrunken, empfohlen.
Diese gleiche Teemischung wird auch als ständiges Badewasser zur Behandlung von krebsartigen Hautgeschwüren angeraten.

Anwendung in der Homöopathie: Das homöopathische Präparat Chimaphila dil D_2, 3mal täglich je 10 Tropfen, wirkt heilend bei Blasenleiden, Wassersucht, Ödemen und Prostataerkrankungen u. a.

36 Ysop Hyssopus officinalis L. Tafel 9, Figur 6

Volksnamen: Eisenkraut — Hizopf — Ibsche — Isopenkraut — Isump — Ispenkraut — Josefskraut — Kirchenhysop — Klosterhysop — Meßkräudel — Weinespenkraut

Botanik: Der bis etwa 60 bis 70 cm hoch werdende Halbstrauch hat einige aufsteigende bis aufrechte Ästchen. Die Blätter sind fast kahl, lanzettlich, ganzrandig, vorne abgerundet oder auch kurz zugespitzt. Sie sind an der Spitze meist etwas eingerollt, auf beiden Blattseiten befinden sich zahlreiche Öldrüsen. Die Blüten sind zu dichten langen Scheinähren vereinigt, lebhaft blau, oft rosa oder rein weiß.

Geruch und Geschmack: Die Pflanze hat, besonders wenn sie mit der Hand zerrieben wird, einen angenehmen, balsamischen, etwas terpentinartigen Duft. Der Geschmack ist würzig, im nachhinein etwas bitter.

Blütezeit: Juli, August.

Standort: Die Heimat des Ysop sind die felsigen Heiden der Mittelmeergebiete, die Länder um das Kaspische und das Schwarze Meer, Balkan, Italien, Südfrankreich und Spanien.
Im Capitulare Karl des Großen zum Anbau empfohlen und seither in Kloster- und Bauerngärten vielfach angepflanzt, ist er auch heute noch vielfach dort und

in Privatgärten und Gärtnereien (beachtlich im Juragebiet) zu finden. Die Vermehrung kann durch Saat oder durch Teilung alter Wurzelstöcke erfolgen. Ysop bevorzugt warmen trockenen Boden und kann in unseren Gärten ganz leicht gezogen werden. Er ist nur gegen Unkraut sehr empfindlich, daher muß die Umgebung der Pflanze immer frei von Unkraut gehalten werden. Da er den Boden sehr verbraucht, soll man ihn nur 2 Jahre an gleicher Stelle wachsen lassen und im dritten Jahr an einem neuen Platz pflanzen. Der alte Standort ist gründlich mit Kompost zu düngen.

Heilkräftige Pflanzenteile: Man sammle die Blätter und Blüten im Juli und August. (Folia et Flores Hyssopi oder Herba Hyssopi). Blätter als auch Blüten sind sehr vorsichtig im Schatten zu trocknen und sollen möglichst wenig mit der Hand berührt werden.

Heil- und Wirkstoffe: Der Ysop birgt eine Reihe von heilenden Stoffen, so u. a. ätherisches Öl, Hesperidin, Apfelsäure, Gummi, Harz, Zucker, etwas Gerbstoff und noch weitere, noch nicht näher bestimmte Inhaltsstoffe.

Heilwirkung: Das blühende Kraut zählte schon seit den biblischen Tagen zu den wertvollsten Heilpflanzen. Nicht nur daß der Heilwert der Pflanze erkannt wurde, sie bekam sogar eine religiös-symbolische Bedeutung:
„Entsündige mich durch Ysop, daß ich rein sei!" betete David im Alten Testament (51. Psalm, 9. Vers), womit er symbolisch sagen will, daß die reinigende Wirkung des Ysops sich auch auf die Seele erstrecken möge. In Europa wird Ysop als Heilpflanze erstmalig in dem berühmten Werke der heiligen Hildegard von Bingen am Rhein genannt (um 1150).
Der angenehm schmeckende Tee wirkt entschleimend, blutreinigend, eröffnend, anregend und stärkend.
Die vielen und überaus kompliziert zusammengesetzten Heilstoffe machen den Ysop für viele Heilwirkungen geeignet, so vor allem bei Brust- und Lungenleiden wie chronischem Bronchialkatarrh, bei Nachtschweiß der Lungentuberkulosen, Brustkrämpfen, bei Darmverschleimung, Schwäche der Verdauungsorgane, Skrofulose, Wassersucht, Gelbsucht u. a.
Zur Teebereitung nehmen wir 1 Teelöffel des getrockneten Krautes für 1 Tasse im Aufguß, wobei wir je nach dem Leiden 1 bis 3 Tassen am Tage schluckweise trinken können. Bei Einnehmen des Tees zur Heilung von Brust- und Lungenerkrankung können wir den Tee mit 1 Teelöffel Honig pro Tasse süßen.

Aus alten Kräuterbüchern und Volksheilkunde: Ysop mit Honig als Tee getrunken, räumt die Brust vom Schleim, befördert den Auswurf, stillt den Husten und beseitigt das Keuchen.

Ysopblüten und -blätter gepflückt und an der Sonne in Olivenöl destilliert, geben ein bewährtes Einreibungsmittel für lahme Glieder nach Schlaganfällen.
Dieses Ysopöl wird auch gegen die nächtlichen Schweißausbrüche bei Lungenschwäche angewendet. Man nimmt davon 3mal täglich 15—20 Tropfen mit etwas Wasser ein, oder noch besser mit Anistee (Nr. 4).
Ysoptee ist ein gutes Klistiermittel bei Darmkolik.
Abgeseihten Ysoptee mit Salbei (Nr. 108) nochmals leicht aufgekocht ist als Trank zu empfehlen, wenn man sich überhoben hat.
Ysop mit Fenchel (Nr. 32) vermischt und davon einen Tee bereitet, wird bei Darmschmerzen, Magenschmerzen, Gelbsucht, Wassersucht und den Frauen bei Menstruationsbeschwerden empfohlen.
Ysop mit Essig gekocht und mit der Brühe den Mund oft gespült nimmt die Zahnschmerzen.
Ysop auf eine heiße Herdplatte gestreut und den Rauch mittels Trichters in die Ohren geleitet, nimmt die Ohrenschmerzen, das Klingen und Ohrensausen.
Ysop in Öl gekocht und damit den Körper eingerieben, vertreibt jedes Ungeziefer.
Mit einem leichten Ysopaufguß lauwarm die Augen gebadet, stärkt die Sehkraft.
Ysopblüten und -blätter in Weingeist angesetzt, wirken in kleinsten Mengen (10—15 Tropfen mit etwas Wasser verdünnt) 1/2 Stunde vor Tisch eingenommen, appetitanregend.

7 Ziestkraut Betonica officinalis L. Tafel 9, Figur 7

Synonyme: B. decumbens Moench. — Stachys rectus L. — Stachys officinalis (l.) Trv. — St. silvestris Forsk. — St. bizfonia Thuil. — Sideritis hirsuta Guan.

Volksnamen: Antoniuskraut — Batenge — Batunge — Betonie — braune Betonie — Betonik — roter Ehrenpreis — Feuerkraut — Flohblume — Heilziest — Pandonie — Pathenie — Zehrkraut

Botanik: Der ausdauernde Wurzelstock bringt einen 30 bis 60 cm hohen, vierkantigen rauhhaarigen und unverzweigten Stengel empor. Die gegenständigen gestielten Blätter sind eiförmig bis lanzettlich und am Grunde herzförmig eingebuchtet. Der Blattrand ist gekerbt. Die purpurroten Blüten bilden an der Spitze des Stengels eine Ähre, die sich aus Scheinquirlen zusammensetzt.

Geruch und Geschmack: Die ganze Pflanze riecht schwach, etwas widerlich, der Geschmack ist bitter und kratzend.

Blütezeit: Juni bis August.

Standort in fast ganz Europa auf feuchten Magerwiesen, in feuchten, lichten Gehölzen, doch auch auf trockenen Waldwiesen, sonnigen Abhängen und Bergwiesen vorkommend.

Heilkräftige Pflanzenteile: Man sammelt die Blätter (Folia Betonica) im Juni, das blühende Kraut (Herba Betonica) im Juli und August. Die Trocknung erfolgt im Schatten, am besten auf rußfreien Dachböden.

Heil- und Wirkstoffe: Das Ziestkraut oder Betonie genannt birgt eine Reihe wirksamer heilender Stoffe, wie ätherisches Öl, Gerbstoff, Bitterstoff, Stachydrin, Cholin, die heterozyklinischen Alkaloide Betonicin, Betain und Turicin sowie noch eine Reihe nicht näher benannter Verbindungen sehr komplizierter Art. Die Alkaloide sind so gering wirksam, daß die Pflanze ruhig zu den ungiftigen Heilpflanzen zu zählen ist.

Heilwirkung: Das Ziestkraut galt als eine der berühmtesten Heilpflanzen im klassischen Altertum und wollte man jemand ein besonderes Kompliment machen, so sagte man: „Du bist mit mehr Tugenden begabt, als die Betonie!"
Sie war auch unter dem Namen Herba Betonica lange Zeit offizinell, wird aber heute kaum noch in den Apotheken geführt. Wie so viele andere Heilpflanzen wurde auch sie durch die vielen chemischen Präparate verdrängt und es wäre nur zu wünschen, daß diese so einmalige Heilpflanze wieder mehr in Gebrauch käme.

Anwendungen in der Volksheilkunde gehen zum Teil auf uralte Erfahrungen zurück und würden heute noch unsere vollste Beachtung verdienen.
Der Teeaufguß der Blätter allein oder des blühenden Krautes wird sowohl innerlich als auch äußerlich angewendet.
Der alte Volksname Zehrkraut will besagen, daß diese Heilpflanze eine hervorragende Heilwirkung auslöst bei kleinen oder auch größeren Kindern, wenn diese ohne erkennbare Ursachen abmagern, in der Volkssprache „auszehren" bezeichnet. Hier hilft nicht nur der Tee — täglich 1 bis 2 Tassen schluckweise genossen — sondern auch ein kräftiger Absud in das Badewasser gegossen.
Die Abkochung in Wein dient zur Wundenbehandlung. Hier werden durch Bäder bzw. Umschläge sehr gute Erfolge bei jenen Wunden erzielt, die durch infektiöse Prozesse schlecht oder gar nicht heilen wollen.
Frauen, die an eiternden Krampfadergeschwüren leiden, sollten viel mehr von diesem Heilkraut Gebrauch machen. Diese sich oft so lange hinziehenden Leiden und Beschwerden würden viel rascher behoben sein als durch das ständige Einnehmen chemischer Medikamente. Desgleichen wäre auch das Ziestkraut den Frauen bei Menstruationsstörungen, Gebärmutterblutungen und allen geschlechtsbedingten Leiden und Beschwerden zu empfehlen.

Der Tee als Aufguß, 1 Teelöffel für 1 Tasse, 2 bis 3 Tassen am Tage schluckweise getrunken, wirkt ferner heilend bei Asthmaanfällen, bedingt durch Verschleimung, bei Magenkatarrh, Gelbsucht, Blasen- und Nierenerkrankungen sowie Wassersucht. In früheren Zeiten wurde das Ziestkraut auch sehr viel bei beginnender Hysterie, beginnenden Geisteskrankheiten und Epilepsie angewendet, da man diese Krankheiten vielfach auf eine „schlechte Säftemischung des Blutes" zurückführte. In diese oft belächelte Anschauung ist jedoch auch schon manche Wandlung eingetreten, so daß eine gründliche Erforschung dieser Heilpflanze auch auf diesem Gebiete notwendig wäre.
Sehr bewährt hat sich die Anwendung des in Wein abgebrühten Ziestkrautes, abgeseiht und schluckweise getrunken bei Bluthusten.

Anwendung in der Homöopathie: Das homöopathische Präparat „Stachys dil D_2" erzielt sehr gute Erfolge bei unvollständigen Lähmungserscheinungen (Paresen), Nervenerkrankungen, seelischen Störungen leichterer Art, bei Schwindel und periodischen Kopfschmerzen.
Auch bei leichterem Schlaganfall und schlechter Blutzirkulation bringt die homöopathische Behandlung gute Erfolge.

Anwendung in der Tiermedizin: In der bäuerlichen Tierheilkunde gilt der Ansatz der blühenden Pflanze in Weingeist oder Kornschnaps als wundenreinigendes Mittel und zur Abheilung von Geschwüren und Flechten.

8 Acker-Zinnkraut Equisetum arvense L. Tafel 9, Figur 8

Volksnamen: Ackerschachtelhalm — Ackerschaftheu — Bandwisch — Fegekraut — Kandelwisch — Kannenkraut — Katzenschwanz — Katzenstiel — Katzenwedel — Katzenzagel — Kuhtod — Pferdeschwanz — Schabrausch — Schachtelhalm — Schaftheu — Schafheu — Schafstroh — Scheuergras — Zinngras — Zinnheu

Botanik: Dieses lästige und schwer ausrottbare Unkraut ist eine blütenlose Pflanze und hat einen ausdauernden, schwarzen, schnurartigen Wurzelstock, der sich breit und tief ausbreitet. Im Frühjahr erscheinen zuerst die sogenannten Frühjahrswedel, einfach gegliederte, bleiche, später braun werdende Fruchtstengel. Am oberen Ende steht ein zapfenartiger Fruchtstand, der die Sporen enthält. Zu Beginn des Sommers erscheinen dann die sogenannten Sommerwedel. Sie sind gerippt, grün, haben quirlförmig gestellte Äste, die gegen die Spitze zu kleiner werden.

Geruch und Geschmack: Das Kraut hat keinen besonderen Geruch. Der Geschmack ist schwach, ein wenig bitter, salzig und das Kraut knirscht zwischen den Zähnen bei allfälliger Kostprobe.

Standort: Das Zinnkraut ist fast über die ganze nördliche Halbkugel auf Äckern und Feldern, auf Böschungen und Bahndämmen verbreitet. Sehr gut gedeiht die Pflanze auf nicht zu nassen, doch frischen Lehmböden und dieser Standort ist für den Kieselsäuregehalt der Pflanze von ausschlaggebender Bedeutung. Auf reinen Lehmböden enthält das frische Zinnkraut zwischen 3 und 16 % Kieselsäure.

Heilkräftige Pflanzenteile: sind nur die sogenannten „Sommerwedel" (Herba Equiseti), *nie* die sogenannten „Frühjahrswedel".

Heil- und Wirkstoffe: An Heil- und Wirkstoffen wurde beim Zinnkraut in erster Linie Kieselsäure festgestellt und diese Heilpflanze ist die kieselsäurereichste Pflanze. Der Gesamtkieselsäuregehalt steigt zwar mit dem Alter der Pflanze, doch werden wir beim Ernten junge Pflanzen vorziehen, da diese zwar einen geringeren Gehalt an Gesamtkieselsäure, dafür aber einen höheren Gehalt an löslicher Kieselsäure besitzen. Gerade diese lösliche Kieselsäure übt die besonders günstige Heilwirkung aus!

Ferner enthält das Zinnkraut das Saponin Equisetonin, eine Reihe organischer Säuren wie Apfel-, Aconit-, Oxal- und Peptinsäure, Kalk-, Kalium- und Natriumsalze, Eisen, Mangan und Magnesium, des weiteren Magnesium-, Aluminium- und Kaliumchlorid. Schließlich wurde das Alkaloid Equisetin nachgewiesen, das durch einen auf der Pflanze schmarotzenden Pilz (Ustilago equiseti) ausgelöst wird. Dieses Alkaloid macht der Autor verantwortlich für die fallweise zu hörende Unverträglichkeit der Pflanze, bzw. für die auch manchmal zu hörende Warnung, man dürfe Zinnkrauttee nie längere Zeit hindurch anwenden. Da dieser Pilz erst im Spätsommer die Pflanzen befällt, haben wir einen weiteren Grund, nur junge Pflanzen zu ernten. Wir sammeln daher die sogenannten Sommerwedeln von etwa Anfangs Juni an bis gegen Ende Juli, ausnahmsweise spät entwickelte junge Pflanzen, die vom Pilz noch nicht befallen wurden, bis gegen Mitte September. Vom Pilz befallene Pflanzen erkennen wir an den braunen Flecken am Stengel und an den Ästchen.

Die Pflanzen werden über dem Boden abgeschnitten und in kleinen Büscheln auf rußfreien Dachböden zum Trocknen aufgehängt, bzw. lose im Schatten auf sauberer Unterlage getrocknet. Die Pflanzen müssen beim Trocknen die grüne Farbe behalten! Mißfarbig gewordene Pflanzen, zumeist von zu feuchten Standorten, dürfen nicht verwendet werden und sind auszuschneiden.

Heilwirkung: Die Heilwirkungen dieser blütenlosen, so seltsamen Pflanze waren schon im Altertum bekannt. Sie war der blutstillende, harntreibende und hustenstillende „Pferdeschwanz" des Dioskurides. Der manchmal etwas übertreibende

Plinius Secundus behauptete, es genüge das Equisetum nur in die Hand zu nehmen, um bei einer Wunde am Körper das Blut zum stillen zu bringen. In allen Kräuterbüchern wurde das Zinnkraut gelobt und mit Beginn der Neuzeit wurde es immer stiller um diese wertvolle Heilpflanze. Erst durch Kräuterpfarrer Kneipp wurde das Zinnkraut der fast völligen Vergessenheit entrissen. Kneipp lobte die zahlreichen Heilwirkungen dieser Pflanze im höchsten Maße.
Der Ackerschachtelhalm, wie das Zinnkraut auch gerne genannt wird, ist tatsächlich eine ganz einmalige Heilpflanze und sollte nicht immer nur als lästiges Unkraut hingestellt werden.

Das Zinnkraut hat 6 wichtige Heilwirkungen:

1. Das Zinnkraut ist eines der besten Lungenmittel, sowohl bei chronischer Bronchitis als auch bei Lungenblutungen oder gar Lungentuberkulose (Tbc). Durch die neuesten Forschungsergebnisse werden schwerste Lungenblutungen durch den regelmäßigen Teegenuß gestillt. (Univ. Prof. Dr. F. Eckstein, bzw. Dr. med. S. Flamm).
Durch die sogenannte „Kieselsäuretherapie" erreichen wir durch monatelange, ja sogar durch Jahre hindurch andauernde Kieselsäurezufuhren (Flamm, Kroeber, Seel) aus der Pflanze eine Ausheilung der tuberkulösen Prozesse in der Lunge. Die schwer erkrankten, bereits widerstandslos gewordenen Lungengewebe werden durch diese Kieselsäureeinlagerungen nicht nur gefestigt, es kommt (nach Kühn) zu einer narbigen Umgrenzung der Lungenpartien, sog. Kavernen. In Bälde treten nebenbei auch weitere Heilfaktoren auf: der meist appetitlose, mehr oder minder geschwächte Patient mit ständig sinkendem und steigendem Fieber bekommt wieder Appetit, seine Körperkraft und sein Körpergewicht nehmen wieder zu und die charakteristischen nächtlichen Schweißausbrüche und das schleichende Fieber klingen ab. Kontrollen des Auswurfes zeigen deutlich eine Abnahme der Tbc-Bazillen. Eine langsame, aber doch fühlbare Genesung von diesem einst so gefürchteten Siechtum tritt ein. Und gerade dieser fühlbare Umschwung löst beim Patienten auch eine seelische Umstellung ein. Die seelische Niedergeschlagenheit und Hoffnungslosigkeit weicht einer Zuversicht auf Heilung und dies bedeutet wiederum einen weiteren, sich günstig auswirkenden Heilfaktor.
Aber nicht nur tuberkulöse Erkrankungen der Lunge oder die auf einer Allgemeinschwäche beruhende Lungenerkrankung wird durch das Zinnkraut geheilt, auch bei tuberkulösen Fisteln, Drüsenschwellungen, bei sogenannten kalten Abszessen wird eine fühlbare Heilung eintreten. Kneipp gelang es durch längere Zinnkraut-Teekuren, in Verbindung mit Zinnkraut-Bädern, auch Hauttuberkulose (Lupus) zu heilen. Die Anwendung von Zinnkraut gehört zu den besten therapeutischen Maßnahmen selbst bei Knochenfraß (Univ. Prof. F. Eckstein, Freiburg, bzw. Dr. med. S. Flamm, Bad Wörishofen).

2. Neben diesen genannten Heilerfolgen tritt auch eine Änderung im Blutbild auf. Durch die blutkörperbildende Wirkung des frischen Zinnkrautsaftes werden meist sehr gute Erfolge bei allen jenen Erscheinungen von Blutarmut gemeldet, die durch innere Blutungen bei Magenkrebs oder Magengeschwüren ausgelöst wurden. Interessant ist hier die Tatsache, daß bei direkter Blutarmut, z. B. bei Bleichsucht, nicht diese so augenscheinlichen Erfolge erzielt werden.

3. Der hohe Gehalt an löslicher Kieselsäure des Zinnkrautes hat auch zur Folge, daß durch den Gebrauch des Tees, Magengeschwüre, Mastdarmfisteln, krebsartige Geschwüre und Unterschenkelgeschwüre zum Abheilen kommen. (Eckstein, Flamm, Seel, Unna)
Neuere Forschungsergebnisse berechtigen zur Annahme, daß durch den längeren Gebrauch des Zinnkrauttees bösartige Geschwülste (Tumore) in ihrem Wachstum gehemmt und schließlich zum Absterben gebracht werden.

4. Ein weiteres großes Anwendungsgebiet des Zinnkrautes ist die Behandlung von Erkrankungen der Harnorgane, sei es in Form von Teekuren oder in Form von Sitzbädern mit Zinnkrautabsud mit nachfolgenden warmen Umschlägen. Sehr gute Erfolge werden damit bei Blasenkrampf, Blasenschwäche, schmerzhaftem Urinieren, krankhaftem Urinverhalten, Harngrieß, Steinbildung, Bettnässen, Nierenentzündung mit Eiweiß im Harn, Nierenentzündung nach Scharlach, Nierenbeckenentzündung, Nierenblutungen, chronischer Blasenreizung mit Harndrang bei Frauen und bei beginnender Nierentuberkulose bzw. Blasentuberkulose erzielt.
Sehr gute Heilerfolge werden bestätigt bei Wassersucht, ob diese entweder infolge mangelhafter Nierentätigkeit oder infolge von Herzschwäche ausgelöst wurde. In diesem Zusammenhang seien auch Heilerfolge genannt bei Erkrankungen, die mit erhöhter Wasseransammlung verbunden sind, wie Herzbeutelwassersucht oder wässriger Rippenfellentzündung.
Schließlich müssen dem Zinnkraut noch alle jene Heilerfolge zugeschrieben werden, wo Stoffwechselstörungen durch eine mangelhafte Nierenausscheidung ausgelöst werden oder wo es durch Kreislauf- oder Herzbeschwerden zu Wasserrückstauungen im Organismus gekommen ist.

5. Sehr bewährt hat sich die Anwendung vom Zinnkraut bei speziellen Blutungen wie Magenblutungen, Blutbrechen, oder bei Harnblutungen, durch Grieß- bzw. Steinbildungen verursacht.
Den Frauen sei der Zinnkrauttee, als Tee genossen oder zu Spülungen bei zu heftigen Monatsblutungen wie auch bei Weißfluß, bestens empfohlen.
Bei Entzündungen der Mundschleimhaut (Stomatitis), bei Zahnfleischblutungen oder Zahnfleischentzündungen, bei Lidrandentzündungen und Gerstenkornbildung (Hordeolum), bei Entzündungen um Wunden, bei Geschwüren, Ekzemen

und Nagelbettentzündung, haben sich Spülungen, bzw. Teilbäder oder Auflagen sehr gut bewährt.
Daß wir auch bei direkter Behandlung von Wunden durch äußere Anwendung des Schachtelhalms in Form von Auflagen oder Teilbädern sehr gute Heilerfolge erreichen, rundet dieses Teilgebiet der so vielseitigen Anwendungsmöglichkeiten dieser Heilpflanze günstig ab.

6. Schließlich kann nicht unerwähnt bleiben, daß dem Zinnkrauttee eine sehr wirkungsvolle Blutreinigung, „Blutentmischung" zugeschrieben werden muß, so daß wir durch kürzere oder wenn nötig, durch längere Teeanwendungen eine Reihe von Krankheitsformen heilen, wie Milchschorf, Geschwüre, Ekzeme, Flechten, Hautunreinigkeiten, u. a.
Jedenfalls steht fest, daß durch die Anwendung von Zinnkrautteekuren — auch in Verbindung mit anderen einschlägigen Heilpflanzen — gerade auf diesem Gebiete durchschlagendere und raschere Erfolge erzielt werden, als durch kostspieligere Salben und angepriesene Kosmetika.
Damit haben wir die wichtigsten und vielseitigen Anwendungsgebiete für den Schachtelhalm aufgezählt und wir haben nun die Anwendung selbst zu beschreiben.

ALLGEMEINE TEEBEREITUNG: Diese wäre 1 gehäufter Teelöffel der frischen oder getrockneten Droge für 1 Tasse Tee, kalt angesetzt und 1 Minute aufkochen lassen, 1 Minute ziehen und abseihen. Der Tee wird in der Regel ungesüßt, 2—3 Tassen am Tage, schluckweise getrunken. Als Blutreinigungstee und im Sinne einer Blutvermehrung bei Blutverlusten, kann der Tee mit 1 Teelöffel Honig pro Tasse gesüßt werden.

SPEZIELLE TEEBEREITUNG: Bei Anwendung der Teekuren für Lungenleiden, vor allem für die Behandlung der Lungentuberkulose, muß die Drogenmenge erhöht werden. Statt wie bei der normalen Teebereitung 1 Teelöffel der Droge, sind bei diesen Fällen 3 Teelöffel pro Tasse zu nehmen, da ein Teil der Kieselsäure durch den Urin abgeht und nur der restliche Teil zum Umgrenzen der Cavernen Verwendung findet. Nach Abschluß dieser Teekur kann man noch durch 3—4 Wochen die allgemeine Teeregel mit Honigzusatz anwenden.
Eine Teemischung bei Lungenleiden hat sich sehr gut bewährt, wenn wir das Zinnkraut zu gleichen Teilen mit Hohlzahn (Nr. 51) und Quecke (Nr. 97) vermischen, 1 gehäuften Teelöffel der Mischung für 1 Tasse als Absud anwenden. Dieser Mischtee kann ungesüßt oder mit 1 Teelöffel Honig pro Tasse gesüßt getrunken werden, 2—3 Tassen am Tage schluckweise.
Bei Magenblutungen oder sonstigen inneren Blutungen ist es angezeigt, eine Tagesgabe von 4 Tassen, jedoch nur eßlöffelweise einzunehmen. Alle 4 Tassen werden am Morgen auf einmal bereitet und der Tee eßlöffelweise, oder aus-

gekühlt, lau, unter Tags eingenommen. Bei Lungenblutungen oder auch bei Magenblutungen den Zinnkrauttee eisgekühlt zu trinken — man liest diese Anschauung leider manchmal — muß mit Nachdruck abgelehnt werden!
Der frische Preßsaft ist sehr wirksam und wird teelöffelweise, mit etwas Wasser verdünnt, getrunken.
Unter der Voraussetzung der richtigen Ernte — der in der Apotheke, Drogerie oder im Reformhaus gekaufte Zinnkrauttee ist immer einwandfrei und richtig geerntet — löst auch bei längerem Gebrauch sowohl der Tee als auch der Frischsaft keine nachteiligen Folgen aus.
Für Voll- oder Teilbäder bereitet man einen Absud von entsprechenden Mengen Ackerschachtelhalm, läßt längere Zeit ziehen und vermischt den abgeseihten Absud mit dem Badewasser. Für Umschläge taucht man in den abgeseihten Teeabsud ein Tuch, drückt dieses nur leicht aus, legt es auf die zu behandelnde Körperstelle und wechselt den Umschlag öfters am Tage.
Schließlich bereitet man einen Teeabsud als Gurgelmittel und gurgelt lauwarm bei Mund- und Zahnfäule, Zahnfleischentzündung, Zahnfleischlockerung und Mundgeschwüren.

Anwendung in der Homöopathie: Die homöopathische Essenz mit ihren Verdünnungen ist ein hervorragendes Mittel gegen Blasenreizung mit anschließendem Bettnässen, gegen Blasenentzündung, krankhaften Harndrang und Harnzwang, schleimigen Harn, Grieß und Sand führenden Harn, Blasenschmerzen und gegen Lungentuberkulose.

Anwendungen in der Volksheilkunde: Neben den bereits genannten vielen Anwendungen, die größtenteils aus der Volksheilkunde entstammen, seien noch erwähnt:
Die zusammenziehende Wirkung des Zinnkrautes und dessen trocknende Eigenschaft macht es vorzüglich geeignet zur Heilung frischer Wunden. Zu diesem Zwecke wird das Zinnkraut frisch gesammelt, etwas zerstoßen und auf die Wunden aufgelegt oder das getrocknete Zinnkraut zu Pulver zerstoßen und dieses auf die Wunden gestreut. Es stillt das Bluten ehest, zieht die Wunden zusammen und wirkt heilend. Die Hitze und Entzündung der Wunde verschwinden rasch.
Die feuchten Umschläge sind in der Volksheilkunde sehr beliebt.
Als Klistier bei wundem Mastdarm wird ein stärkerer Absud genommen. Bei Mastdarmvorfall ist ein warmes Bad von Zinnkrautabsud sehr zu empfehlen.
Das Pulver der getrockneten Pflanze aufgeschnupft stillt das Nasenbluten.
Zinnkrauttee wird nach Anschauung der Volksheilkunde sehr gute Erfolge bei Typhus auslösen.
Schlecht heilende Wunden, Geschwüre, Ekzeme, Hautflechten, Erkrankungen des Haarbodens sowie langwierige Bartflechte finden eine rasche Abheilung durch Teilbäder, Auflagen oder Umschläge mit Zinnkrautabsud.

Die Volksmedizin empfiehlt ferner den Zinnkrauttee als Mischtee zu gleichen Teilen mit Birkenblättern (Nr. 13) den Rheumatikern und den gichtisch veranlagten älteren Menschen. Dieser Tee soll durch längere Zeit getrunken werden.
Und zum Abschluß ein guter Rat der Volksheilkunde für die vielen Fußmüden: Wenn sich nach längerer Fußwanderung oder nach des Tages Mühe und Last Fußschmerzen einstellen oder die Füße gar wundgelaufen sind, nehme man ein warmes Fußbad mit einem Zinnkrautabsud. Man rechnet 4 gehäufte Eßlöffel voll Zinnkraut auf 1 Liter Wasser. Man lasse das Zinnkraut 1—2mal aufkochen, 1/4 Stunde zugedeckt ziehen, um es dann mittels eines feinen Siebes in das vorbereitete Fußbad zu gießen. Fußbadsalze und sonstige Beimengungen unterlasse man. Das Fußbad soll etwa 20 Minuten dauern, dann tauche man zur weiteren Erfrischung die Füße in ein daneben stehendes Schaff kalten Wassers und frottiere sie trocken. Die kräftigende und heilende Wirkung wird erhöht, wenn man nun anschließend die Füße mit Arnikatinktur (Nr. 6) massiert, mit Hirschtalg (Drogerie!) einfettet und sie zum Abschluß hochlagert. Wenn man 2—3 mal wöchentlich seine Füße so behandelt, wird man bald feststellen, daß die Schwere und Müdigkeit der Füße abklingt und man nicht mehr fußwund wird.

Anwendung in der Tiermedizin: Alle genannten Krankheiten, soweit sie bei den Haustieren auftreten, werden ebenso erfolgreich mit Zinnkraut behandelt, wobei man die Gaben entsprechend vergrößert. Frisches Zinnkraut sollen allerdings Kühe nicht im Futter haben, während es den Pferden sehr bekömmlich ist. Zinnkraut sei „der Pferde Brot — der Kühe Tod" sagen die Bauern, wobei die bei allen Tieren auftretenden Vergiftungserscheinungen jedoch meist vom Sumpfzinnkraut (Sumpfschachtelhalm, Equisetum palustre L.) herrühren, wenn dieses unter dem Futter ist oder auf der Weide angenommen wird.

Anmerkung: Die auf sumpfigen Moorwiesen oder an Teichrändern vorkommenden Arten, das

Sumpfzinnkraut (Sumpfschachtelhalm, E. palustre L.) und das

Teichzinnkraut (Teichschachtelhalm, E. limosum L.)

sind keine Heilpflanzen und wirken durch den Befall eines Pilzes — er dürfte an der Erzeugung des giftigen Alkaloids Equistin beteiligt sein — brecherregend und lähmend. Größere Mengen können bei Mensch und Tier tödlich wirken!

Heilen heißt Reinigen!

O. Greiter, Münchner Arzt und Forscher

139 Zwetschkenbaum Prunus domestica L. und zahlreiche Kultursorten

Tafel 9, Figur 9

Volksnamen: Braume — Fludern — Pflaumenbaum — Pfram — Plummen — Prammenbaum — Quetschkenbaum — Spenling — Zwespenbam

Botanik: Der 3 bis 10 m hohe Baum, dessen Äste und Zweige manchmal Dornen tragen, entfaltet die Blätter und Blüten gleichzeitig. Die Blätter sind elliptisch, runzelig und am Rande gesägt. Manche Sorten haben Blätter, die auf der Unterseite weich behaart sind. Die kurz gestielten Blüten treten meist zu zweien aus den Seitenknospen der vorjährigen Sprosse hervor und sind weiß. Die Früchte sind länglich, von verschiedener blauer bis rötlicher Farbe, je nach Sorte, und haben einen rauhen, unten und oben zugespitzten Steinkern.

Geruch und Geschmack: Die Früchte haben einen feinen, süßlichen Geruch und schmecken im gereiftem Zustande süß, wohlschmeckend und sehr saftig.

Blütezeit: Mai.

Fruchtreife: September bis Oktober.

Standort: Die Zwetschkenbäume in unseren Hausgärten stammen von einer Wildpflanze ab, die in Persien, im Kaukasus und in Armenien heimisch ist. Im 3. Jahrhundert vor Christi dürften sie wie so viele asiatische Pflanzen durch den Kriegszug Alexanders des Großen nach Griechenland gekommen sein. Die Römer wieder, die ja neben der Kultur von den Griechen viel übernommen haben, hatten bereits regelrechte Zwetschenkulturen in Süditalien und pflanzten sie bei ihren Kriegszügen auch nördlich der Alpen. Karl der Große sorgte in seinem berühmten Erlaß für die Verbreitung und den Anbau von über 600 Pflanzen auch für die Verbreitung des Zwetschkenbaumes, der als „prunari diversi generis" angegeben war. Heute gibt es über 100 Sorten.

Heilkräftige Pflanzenteile: Gesammelt wird das Laub von Mai bis August, das aus der Rinde ausfließende „Harz" von Mai bis Juli und schließlich die Früchte zur Erntezeit.

Heil- und Wirkstoffe: Neben Eiweiß, Kohlehydraten, Fett, Stärke, Rohrzucker, beachtliche Mengen von Mineralstoffen sind eine Reihe von Fruchtsäuren in den Früchten enthalten.

Heilwirkung: Nur in Portugal und Holland scheint man bisher den Heilwert der gedörrten Zwetschken richtig zu würdigen, denn nur in diesen beiden Ländern Europas sind die Zwetschken in getrockneter Form als Dörrzwetschken offizinell.

Zwetschken sind eine sehr wertvolle Diätspeise bei Nierenerkrankungen, bei Gicht, Rheumatismus, Leberleiden, und bringen, ob nun roh oder gekocht genossen, die erwünschte Abwechslung in die sonst monotone Kost dieser Patienten.

Zwetschken sind ein mildes Abführmittel, wirken verdauungsfördernd und regen den Appetit an. Besonders letztere Eigenschaft muß unterstrichen werden, da sogar bei ausgesprochenem Widerwillen zum Essen dieser durch den Genuß von gekochten Zwetschken ehest behoben wird. Die sehr quellfähigen pektinartigen Stoffe verleihen dem Stuhl eine weiche Beschaffenheit und erleichtern in hohem Maße die Darmentleerung. Diese Heilwirkung wurde schon im alten Rom erkannt und kein Geringerer, als der Dichter Martial setzte in klassischem Latein den Vers: Pflaumen nimm für des Alters morsche Last,
denn sie pflegen zu lösen den hart gespannten Bauch.

Ein Rat, der in den verschiedensten Varianten von allen großen Naturärzten immer wieder wiederholt wurde. Statt sich aber bei hartem Stuhlgang am Abend 5 bis 10 gedörrte Zwetschken in Wasser einzuweichen und am Morgen nüchtern samt dem Wasser einzunehmen, greift der moderne Mensch zu den chemischen Abführmitteln und wundert sich, daß er immer mehr dieser verschiedenfarbigen Tabletten nehmen muß, um den Stuhlgang zu ermöglichen.

Bei sehr unregelmäßigem oder sehr hartem Stuhlgang kann man die abführende Wirkung der Zwetschken dadurch erhöhen, daß man ein dickes Zwetschkenmus herstellt und davon täglich am Morgen nüchtern 1 bis 2 Eßlöffel einnimmt. Vorerst verrührt man in die Masse von 1 bis 2 Eßlöffeln Mus 1 Messerspitze gepulverte Faulbaumrinde (Nr. 31) oder 1 Messerspitze gepulverte Engelsüßwurzel (Nr. 25).

Die hie und da zu hörende Anschauung, daß rohe Zwetschken ungesund seien, trifft nur dann zu, wenn sie in übergroßer Menge gegessen werden. Die so im Darm lagernden unverdauten Zwetschken werden durch Bakterien vergoren, wobei es unter enormer Gasbildung zur Bildung von schädlichen Fettsäuren kommt. Diese lösen Magen- und Darmkrämpfe und schließlich einen choleraartigen Durchfall aus.

Große Mengen von Zwetschken werden alljährlich, mit den Steinkernen zermalmt, eingemaischt und nach vollständiger Gärung gebrannt oder destilliert. Der so bereitete Branntwein hat die von Polen herrührende Bezeichnung „Slibowitz", im Volksmunde auch „Schligowitz" oder „gebranntes Zwetschkenwasser" genannt. Dieser Branntwein wirkt, in kleinen Mengen genossen, erwärmend und regt die Verdauung an. Er wird auch zur Wundenreinigung verwendet. Eine Tasse heißer Kräutertee mit 1 bis 2 Stamperl Slibowitz, ziemlich heiß genossen, hat schon immer als ein vorbeugendes Mittel in Zeiten von Grippeepidemien gegolten und kann eine aufkommende Erkältung (Schnupfen, etwas Fieber, Frösteln, Halsweh, Kopfschmerzen) raschest vertreiben.

Anwendungen in der Volksheilkunde: Außer den bereits genannten Anwendungen, die ja alle aus der Praxis der Volksheilkunde entstammen, sei noch erwähnt, daß die Blätter des Zwetschkenbaumes in der Volksheilkunde als sehr heilsam angesehen werden. Die frisch gepflückten Blätter in Wein gesotten, ergeben einen Trank gegen Halsschmerzen oder geschwollene Mandeln. Den Mund mit dieser Abkochung oft gespült und sie auch längere Zeit im Munde belassen, stärkt das Zahnfleisch. Schließlich wird diese Weinabkochung auch zur Wundenreinigung empfohlen. Umschläge damit wiederholt aufgelegt bringen selbst alte, schwer heilende Wunden wieder zur Abheilung.
Das aus der Rinde des Zwetschkenbaumes ausfließende Harz, in Wein zerlassen und getrunken, ist ein Mittel wider den Stein.
Das Zwetschkenharz und frische Laub in Weinessig gesotten, gibt ein Badewasser zur Abheilung von Grind. Die Bäder sind jedoch immer wieder zu wiederholen, auch dann noch durch längere Zeit, wenn der Grind schon völlig verschwunden ist.
Ein altes bewährtes Rezept zur Erleichterung der Darmentleerung ist nach folgendem Rezept herzustellen:
In 6 Liter Wasser läßt man 70 g Engelsüßwurzel (Nr. 25) und die gleiche Menge Süßholzwurzel (in der Apotheke erhältlich) solange kochen, bis etwa 1 Drittel der Flüssigkeit verdampft ist. Nach Abseihen werden darin 2 kg Zwetschken und 1 kg Zucker gekocht, bis ein dickflüssiger Brei entsteht. Davon nehme man täglich 2 bis 3 Eßlöffel ein.

140 Zwiebel Allium cepa L. und viele Kultursorten

Volksnamen: Bolle — Fölle — Gartenzwiebel — Zibel — Zippel — Zwaibel — Zwiefel — Zwiewel

Botanik: Als Küchengewächs allgemein bekannt, hat die Zwiebel auch beachtliche Heilkräfte in sich, die sie mit Recht unter die Heilpflanzen reiht. Der Name bezieht sich vor allem auf den unterirdischen, knollenartigen Stengel, der aus übereinanderliegenden Häuten besteht. Aus deren Mitte treibt ein oberirdischer, hohler, blaugrüner Stengel. Die scheidenförmigen Blätter sind ebenfalls von gleicher Farbe und hohl. Die grünlichweißen, langgestielten Blüten sind zu einer kugeligen Scheindolde vereinigt, die auch sogenannte Brutzwiebel hervorbringt.

Geruch und Geschmack: Die Zwiebeln haben einen stechenden, scharfen, zu Tränen reizenden Geruch. Der Geschmack ist süß, aromatisch und scharf. Durch Kochen verliert die Zwiebel den Geruch und die Schärfe des Geschmackes, er wird angenehm und mild.

Blütezeit: Juni bis August. — *Erntezeit:* ab August bis Oktober.

Standort: Die Zwiebel dürfte aus Indien stammen, war erst im Mittelalter in Europa bekannt und kam über Italien nach Mitteleuropa. Heute wird sie in fast jedem Gemüsegärtchen gebaut. Es gibt eine ganze Reihe von Sorten. Ein kalkhältiger Boden, mehr trocken als feucht, bringt die besten und haltbarsten Zwiebel hervor. Frischer Stallmist und Jauchedüngung sind schädlich. Es gibt plattrunde, birnenförmige, kugelige, weiße, gelbe und rote Zwiebeln. Die Heilkräfte werden durch Form und Farbe nicht beeinflußt.

Heilkräftiger Pflanzenteil ist die unterirdische Zwiebelknolle, die im Herbst je nach Sorte früher oder später geerntet wird.

Heil- und Wirkstoffe: Wenn wir die Heilstoffe der Zwiebel aufzählen wollen, müssen wir mit dem senfölähnlichen Glykosid beginnen. Dann folgt ein scharfes ätherisches Öl, eine Rhodanwasserstoffsäure, ein dem Insulin ähnliches pflanzliches Hormon, eine Reihe von Vitaminen, wie A, B_1, B_2, E, H, K und P, und schließlich zahlreiche Mineralsalze und Spurenelemente.

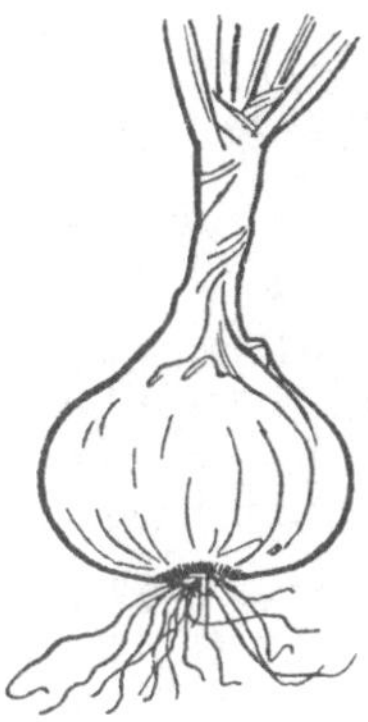

Heilwirkung: Die Zwiebel zählt zu den ältesten Heilpflanzen des südlichen Altertums. Dies ersehen wir aus einer jahrtausendealten Steininschrift in Keilschrift, die uns berichtet: „Verzehre ich zur Jahreszeit des Windes (= Herbst) die Zwiebeln, so leide ich zur Jahreszeit des Regens (= Winter) keine Leibschmerzen."

In welch hohem Ansehen die Zwiebel zur Zeit der ältesten ägyptischen Dynastien war, zeigt die kulturhistorisch einmalig in der ganzen Weltgeschichte vorkommende Tatsache, daß ein Schwur vor einer Zwiebel, als die höchste Eidesform galt.

Alle nachstehenden Heilwirkungen aus der Volksheilkunde sind Jahrtausende alt, wir finden sie in den ältesten Aufzeichnungen der Menschheit, seien sie in Stein gehauen oder in Papyrusrollen niedergeschrieben. Wie ein roter Faden zieht sich dieses hohe Lied über die Heilkraft der Zwiebel durch alle Werke, da man seit eh und je erkannte, daß sie hervorragendsten Anteil hat an der Erhaltung des größten Schatzes der Menschen: der Gesundheit.

Die Heilwirkung ergibt sich aus diesen vielen Inhaltsstoffen. Die Zwiebel wirkt ähnlich wie der Knoblauch hautreizend, die Durchblutung der Schleimhäute und die Ausscheidung der Schleimhautdrüsen anregend. Alle Fäulnis- und Gärungsprozesse werden raschest beendet. Wenn wir den Saft der Zwiebel als blutreinigend, appetitanregend, harntreibend, nervenstärkend, verdauungsfördernd, windetreibend, schleimlösend, entgiftend, wurmtreibend und krampflösend bezeichnen, haben wir noch nicht alle Heilkräfte aufgezählt.

Zwei Heilwirkungen seien noch genannt, die in der Volksheilkunde schon lange erkannt wurden und nun erst durch klinische Untersuchungen wissenschaftlich bestätigt wurden. Es ist dies die herzstärkende Wirkung des Zwiebelsaftes bei Herzschwäche und die Wirkung, die sexuelle Leistungsfähigkeit wieder zu erlangen, wenn diese durch Krankheit (physische Schwäche) oder übermäßigen Kummer und Sorge (nervenmäßig bedingt) vorzeitig geschwunden war.
Trotz der besten Erfahrung und der Empfehlung durch die Kräuterväter des Mittelalters bis zur Gegenwart einschließlich Pfarrer Kneipp wurde die Zwiebel nicht zu einer offizinellen Heilpflanze erklärt! Nur die Homöopathie gab ihr den ihr gebührenden Rang.

Anwendungen in der Homöopathie: Die homöopathische Zwiebelessenz ist von hellgelber bis etwas rötlicher Farbe, lauchartigem Geruch und scharfem Geschmack. Sie heilt Magen- und Darmkatarrh, Leibschmerzen und Blähungen, Nervenschmerzen, besonders bei amputierten Stümpfen, Bronchitis, Husten, Grippe, Schnupfen und Halsschmerzen.

Anwendung in der Volksheilkunde: Der mäßige, doch regelmäßige Genuß der Zwiebel fördert die Verdauungsvorgänge.
Fein zerschnittene Zwiebeln in Milch gekocht, gegessen und getrunken, sind ein ganz vorzügliches Mittel bei Bauchgrimmen und Unterleibsschmerzen. Auch hören Magenblutungen auf.
Eine halbe Zwiebel fein geschnitten und mit Brot gegessen, nimmt die Blähsucht und beendet rasch das Sodbrennen.
Verdünnter Zwiebelsaft teelöffelweise (2 bis 3 am Tage) eingenommen, beseitigt die Anschwellungen der Füße und Beine, die wassersüchtigen Anschwellungen des Bauches und des Brustraumes sowie die Anschwellungen der Hände.
Zwiebelsaft mit Honig vermischt, ist eines der besten Nervenmittel. Man nehme 3 bis 5 Teelöffel am Tage.
Zwiebelsaft mit Honig vermischt, nimmt die Heiserkeit und vertreibt die Halsentzündung. Ist ein bewährtes Hustenmittel, besonders bei trockenem Katarrh der Atmungswege.
Zwiebeln in Fett ausprasseln und die ganze Masse so warm als möglich direkt auf die Brust als Auflage gegeben und zusätzlich damit fest die Brust eingerieben, löst den hart und fast unlöslich gewordenen Schleim. Dies verhindert oft das Entstehen einer Lungenentzündung; ist sie bereits vorhanden, kann sie mit dieser „Zwiebelschmier“ weitgehendst zum Abheilen gebracht werden. Die Zwiebelauflage ist stündlich zu erneuern, desgleichen die Einreibungen, die sich bei Lungenentzündung oder bei Brustfellentzündung auch über die Rückenpartien zu erstrecken haben. Zusätzlich ist dazu ein Lungentee einzunehmen.
3 bis 5 Zwiebelscheiben binde man bei Grippe um Hals und Nacken wie einen Umschlag und erneuere diesen halbstündlich.

Rohe Zwiebel esse man bei hysterischen Krämpfen, Skorbut und Eingeweidewürmern.
Bei Ruhr oder Darmentzündungen vermische man einen rohen Eidotter, frische Butter, zerstoßenen Kümmelsamen (Nr. 73) und viel Zwiebelsaft und esse diese Mischung eßlöffelweise.
Bei schmerzhaftem Harnverhalten fülle man ein Leinensäckchen mit frisch geschnittenen und mäßig erhitzten Zwiebeln und lege dieses warm auf; gegebenenfalls öfter wiederholen.
Gut angewärmte Zwiebel lege man zerstückt als Auflage auf Geschwüre; besonders wirksam auf Nagelbettgeschwüren bzw. Nagelbetteiterung.
Roher Zwiebelsaft ist ein Einreibungsmittel gegen Flechten, Schuppen und bei Haarausfall.
Bei Hühneraugen bereite man Auflagen mit in Essig gekochten Zwiebeln und wiederhole diese Auflagen.
Eitrige Schwielen behandle man ebenfalls mit warmen Auflagen aus einer breiigen Mischung von gekochter Milch, einer gekochten und fein zerriebenen Kartoffel, 1 bis 2 Zwiebeln und etwas Kamillen (Nr. 60).
Bei gichtischen oder rheumatischen Schmerzen in den Füßen reibe man diese mit rohem Zwiebelsaft ein.

Eine vorzügliche Salbe für alle Arten von Wunden, auch für offene Geschwüre zu verwenden: man vermische eine feingeschnittene und zerdrückte Zwiebel mit Honig und Essig und lege die breiartige Masse auf.
Frischer Zwiebelsaft mit dünnflüssigem Honig vermischt und diese Flüssigkeit ins Auge geträufelt, beseitigt den beginnenden Star.
Bei Epidemien, besonders bei Grippeepidemie, ist eines der besten Vorbeugungsmittel: 1 bis 2 Zwiebeln fein zerschneiden und in Weingeist oder Kornbranntwein ansetzen. Davon täglich beim Verlassen des Hauses 1 Stamperl voll trinken.
Zwiebelsaft, verdünnt eingenommen und äußerlich als Umschlag verwendet, wird bei Basedow sehr empfohlen.
Nasenbluten wird gestillt, wenn man eine Zwiebel halbiert, die eine Hälfte auf den Nacken legt und die andere unter die Nase hält und fest aufzieht.
Frischer Zwiebelsaft auf Bienen- oder Wespenstich geträufelt, hilft augenblicklich.
Brüchige Finger- oder Fußnägel soll man oft mit frischem Zwiebelsaft einreiben.
Sehr erfolgreich wirkt der frische Zwiebelsaft bei Scheidekatarrh, Gebärmutterentzündung und Eierstockentzündungen. Eine Zwiebel wird fein zerrieben, der Brei in Gaze eingeschlagen und als Tampon in die Scheide gebracht. Bereits nach 2- bis 3 maliger täglicher Behandlung bei 5stündiger Einwirkung wird eine wesentliche Besserung festzustellen sein.

Anwendung in der Tiermedizin: Der frische Zwiebelsaft spielt in der Tiermedizin eine wichtige Rolle bei allen Katarrhen und Husten der Haustiere u. a.

Brüchige Nägel und Hufspröde werden mit Zwiebelsaft erfolgreich behandelt.
Bei der Bekämpfung der Maul- und Klauenseuche hat sich die Zwiebel sehr gut bewährt. Geriebene Zwiebel reibe man zwischen den Klauen 3- bis 4mal am Tage ein, dies wirkt sehr desinfizierend; desgleichen das Maul und die Zähne einreiben.

Anwendung in der Küche: Die Zwiebeln dürfen niemals vorzeitig geschält oder gar weiter zerkleinert und dann der Luft ausgesetzt werden. Gehackte oder geriebene Zwiebeln sollen auch für einen Gesunden *unverzüglich* verwendet werden, sei es, daß sie mit Fett oder Öl in die Pfanne kommen oder sei es, daß sie mit einer ölhaltigen Salatsoße vermischt werden. So werden die zerkleinerten Zwiebeln vom Sauerstoff der Luft abgeschlossen und der rasch einsetzende Zersetzungsprozeß verlangsamt.
Zwiebel sind auch bereits im Anfang des einsetzenden Zersetzungsprozesses – er beginnt bereits eine halbe Stunde nach dem Zerkleinern – eine Gefahr für Magen- und Darmempfindliche, geschweige denn für Magen- und Darmkranke. Blähungen, Aufstoßen und sogar mehr oder minder heftige Leibschmerzen sind die Folge.
Die Zwiebel wird leider heute kaum als Gemüse verwendet, sondern meist nur in der schwer verdaulichen gerösteten Form als Würzmittel zu Soßen und Fleischspeisen.

Als Beigabe zu Salat ist die Zwiebel sehr zu empfehlen, doch vermische man die rohen Zwiebelscheiben mit etwas Zitronensaft, wodurch sie ganz mild werden.
Zwiebel soll niemals gleichzeitig neben Knoblauch oder Rhabarber in einer Speise vorkommen. Dies würde zu schmerzhaften Gärungen im Darm führen.
Gegen den scharfen Geruch und Geschmack mancher Zwiebelsorten kaue man hinterher etwas Petersilie (Nr. 94) oder einen Apfel (Nr. 5).
Die Zwiebeln sollen immer mit einem sehr scharfen Messer ganz fein geschnitten werden, nur dann schmecken sie nicht bitter. Das tränenauslösende Schneiden der Zwiebeln ist zwar mühsam, es bleibt aber doch die bessere Methode, da das Zerkleinern durch Geräte, die Zwiebel eher stampft und quetscht, wodurch sich unerwünschte Bitterstoffe entwickeln.
Die Unbekömmlichkeit von Zwiebeln ist meist auf die zu grobe Zerkleinerung zurückzuführen.
Vor allem muß das Rösten der Zwiebel abgelehnt werden. Bei Temperaturen von 100 bis 140 Grad C werden die hitzeempfindlichen Vitamine (besonders Vitamin C) und damit die heilkräftigen Wirkungen weitgehend zerstört.
Der mangelnde Heilerfolg ist insbesondere bei der Zwiebel immer auf die unrichtige Anwendung zurückzuführen.

ANHANG A

Die heilsamen Heublumen und deren richtige Anwendung

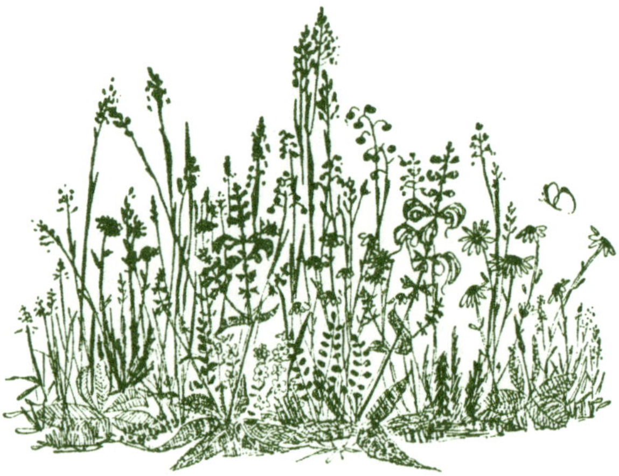

Unter Heublumen versteht man ein Gemisch von getrockneten Blüten, Blütenstaub, Samen und kleinen Blatteilchen von den auf den Wiesen und Rainen vorkommenden Pflanzen, die vom Landwirt als Heu eingebracht werden.
Dieses Gemisch wird je nach der Pflanzenzusammensetzung der Wiese oder des Raines die Pflanzenteilchen der zahlreichen Gras-Arten enthalten, ferner in ganz beachtlicher Anzahl die Pflanzenteilchen nachstehender Heilpflanzen: Baldrian, Beinwurz, Bockshornklee, Ehrenpreis-Arten, Fenchel, Gänseblümchen, Gundelrebe, Klee-Arten, Lavendel, Löwenzahn, Wiesensalbei, Schafgarbe, Wegerich-Arten, Tausendguldenkraut, Wegwarte u. a. m. Mäht der Landwirt die Wegränder, Raine und Anger mit ab, werden wir unter den Heublumen auch Teilchen von Brennesseln, Leinkraut, Odermennig und verschiedene andere Heilpflanzen entdecken.
Heublumen bekommt man auf jedem Bauernhofe. Mit dem geernteten Heu bzw. Grummet gelangen die Pflanzenteilchen auf den Heuboden. Mit der Zeit rieseln sie durch die gelagerten Heuvorräte und bilden eine oft einige Zentimeter dicke Schichte am Heuboden. Vor deren Verwendung siebe man die Heublumen durch ein Sieb, um größere Pflanzenteile auszuscheiden.
Wie alle getrockneten Pflanzen oder Pflanzenteile verlieren auch die Heublumen nach etwa einem Jahr ihre Heilkräfte. Es ist also sinnlos, sich mit übermäßigen Mengen von Heublumen zu bevorraten, da das Heu des kommenden Jahres wieder genügend und vollwertige Heublumen liefert. Zu beachten ist, daß man nur gut getrocknete Heublumen verwendet. Heublumen mit schimmeligem und muffigem Geruch sind wertlos und nicht zu verwenden.

Anwendung: Die Verwendung der Heublumen geschieht zumeist in Form von Wickeln, Umschlägen (Auflagen), Bädern oder Dampfbädern. In der Volksheilkunde wird auch der Heublumentee angewendet.

Der Heublumenwickel: Man übergießt etwa 1 kg Heublumen mit 3 bis 5 Liter kaltem Wasser, stellt den Topf ans Feuer, läßt ganz kurz aufkochen, zieht den Topf vom Feuer weg und läßt zugedeckt noch eine Viertelstunde ziehen.
Heublumen dürfen *nie* lange kochen, nur 1- bis 2mal kurz aufwallen lassen, da sich in diesen kleinsten Pflanzenteilchen die Zerstörung der heilwirkenden Inhaltsstoffe durch langes Kochen noch rascher vollzieht als in größeren Pflanzenteilen. Leider liest man immer wieder die unrichtige Auffassung, daß die Heublumen „mindest 1 Viertelstunde" oder gar „ordentlich" ausgekocht werden müssen.
Eine weitere, nicht ganz richtige Methode ist, die Heublumen in ein Leinensäckchen zu geben, dieses zuzubinden, in einen Topf Wasser zu tauchen und nun auszukochen. Die im Säckchen zusammengeballten Heublumen werden entweder

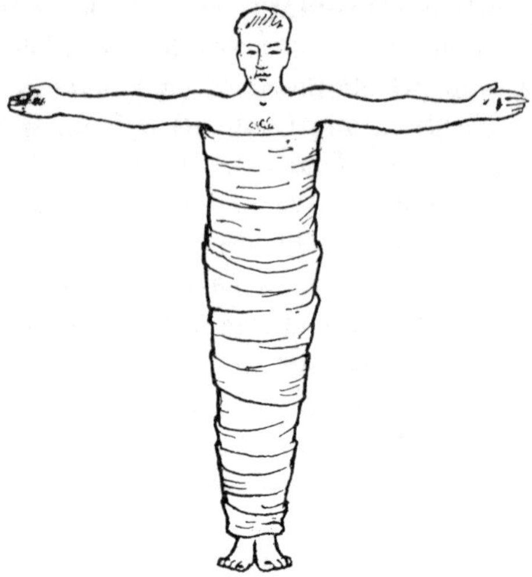

nie restlos ausgelaugt oder durch längeres Kochen zwar intensiver ausgelaugt, aber dadurch wieder der heilwirkenden Inhaltsstoffe beraubt. Nachdem die Heublumen eine Viertelstunde gezogen haben, seiht man sie durch ein Tüchlein durch. In diese abgeseihte Heublumenlauge – das oft zu lesende Wort „Heublumenabsud" wollen wir im Sinne der vorangegangenen Erläuterungen absichtlich nicht gebrauchen – taucht man nun ein gut vorgewärmtes Leintuch durch mindestens 10 Minuten ein, wobei der Topf zur Vermeidung der Auskühlung am Herdrande verbleibt. Das nach 10 Minuten entnommene Leintuch wird rasch und gut ausgewunden und der Kranke möglichst warm vom Fuß bis unter die Arme in Achselhöhe umwickelt. Darüber wickle man den Kranken in ein gut durchwärmtes, trockenes Leintuch und abschließend in ein ebenfalls vorgewärmtes Wolltuch oder eine Wolldecke. Der Kranke wird im Bette gut zugedeckt und man lasse den Wickel etwa 2 Stunden wirken. Schläft der Kranke ein, so störe man den meist auf den Wickel hin folgenden Schlaf nicht, sondern belasse ruhig den Wickel am Körper des Kranken bis zu dessen Erwachen.

Die Wirkung des Wickels wird erhöht, wenn man den Heublumen 1 bis 2 Handvoll Kamillen beifügt. Will man auch Fichten- oder Wacholderzweiglein beifügen, so werden diese vorerst gesondert 1 bis 2 Minuten gekocht und dieser abgeseihte Absud mit der abgeseihten Heublumenlauge vermengt.

Der Heublumenwickel wird auch manchmal in der Form angewendet, daß man statt des Leintuches ein langes Nachthemd benützt, dieses nach dem Auswinden dem Kranken rasch anzieht und darauf noch ein warmes Wolltuch oder eine Wolldecke herumwickelt.

DIE HEUBLUMENUMSCHLÄGE (AUFLAGEN): Diese werden genauso gemacht wie die Wickel, doch werden hier nur bestimmte Körperstellen umwickelt, bzw. wird mit einem ausgewundenen und zusammengelegten Tuch eine bestimmte Körperstelle bedeckt (Auflage).

Um die Wirkung eines Heublumenumschlages zu erhöhen, breitet man das ausgewundene Tuch aus, gibt die durchgeseihten Heublumen darauf und schlägt das Tuch zusammen. Das mit den Heublumen gefüllte Tuch wird auf die erkrankte Körperstelle aufgelegt und alle 1 bis 2 Stunden, je nach dem Leiden und Bedürfnis, erneuert. Die im Tuch enthaltenen Heublumen dürfen aber ein zweites Mal nicht mehr verwendet werden, sondern es muß rechtzeitig eine neue Heublumenlauge bereitet werden.

DIE HEUBLUMENBÄDER: Diese werden je nach dem Leiden als Vollbäder oder als Sitz-, Fuß- oder sonstige Teilbäder, z. B. als Handbad, bereitet, in dem man je nach dem Umfang des Bades 1/4 bis 2 kg Heublumen kalt zugestellt, ganz kurz aufwallen und 15 Minuten zugedeckt ziehen läßt, dann abseiht und darin badet. Das Badegefäß soll vorerst angewärmt werden, da sonst zuviel Wärme abgezogen wird. Auch das Badewasser darf nur einmal verwendet werden. Nach einem Voll-, Sitz- oder Fußbad ist eine mehrstündige Bettruhe — im Winter in einem vorgewärmten Bett — sehr angezeigt. Auch soll man in der kalt-feuchten Jahreszeit nach einem Bad nicht unmittelbar ins Freie gehen. Dies gilt noch mehr für das nachfolgend beschriebene Dampfbad.

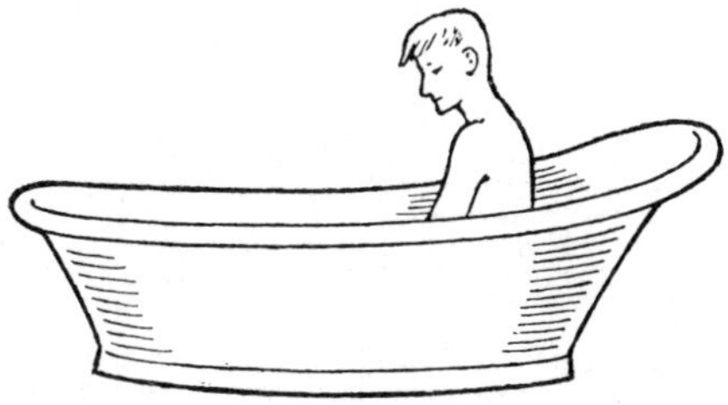

DIE HEUBLUMEN-DAMPFBÄDER: Bei einer Reihe von Erkrankungen sind wieder die Heublumen-Dampfbäder zu empfehlen. Wir bereiten, je nach dem Sitz der Krankheit, Kopf-, Brust- oder Fußdampfbäder.
Bei Kopf- und Brustdampfbädern schütte man die heiße Heublumenlauge, die nicht abgeseiht zu werden braucht, in ein Gefäß und beuge den entblößten Oberkörper über dieses tiefer stehende Gefäß, das noch zugedeckt ist. Dann läßt man sich mit einer dicken Decke zudecken, so daß ein guter Abschluß um den Körper entsteht. Die Decke soll aber nicht, wie es zumeist geschieht, direkt auf den Kopf zu liegen kommen. Dies verhindert man praktisch, wenn man in die eine Hand einen Besen oder eine Stange nimmt und die Decke darüberstülpt. Dadurch kommt die Decke nicht direkt auf den Körper zu liegen; es entsteht ein Hohlraum, in dem Oberkörper und Kopf von allen Seiten von den aufsteigenden Dämpfen eingehüllt werden. Ist man nun gut zugedeckt, schiebt man mit der freien Hand den Deckel des Gefäßes zur Seite und lasse die aufsteigenden Dämpfe auf den Körper einwirken. Dies etwa 10 bis 15 Minuten. Wenn erforderlich, lasse man sich eine neue Heublumenlauge heiß nachgießen. Nach dem Dampfbad wird der Oberkörper mit warmem Wasser abgewaschen und

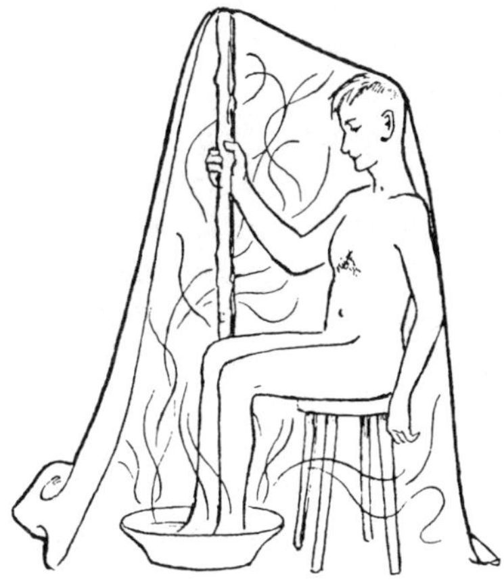

gut abgetrocknet, der Kopf hingegen nur leicht abgetrocknet und in ein Wolltuch eingehüllt. Sofortige Bettruhe im vorgewärmten Bett ist erforderlich. Die Wirkung kann noch erhöht werden, wenn der Kranke gleichzeitig mit dem geschilderten Dampfbad auch ein gut warmes Heublumen-Fußbad nimmt.
Die Heublumen-Fußbäder werden in der Weise bereitet, daß man die heiße Heublumenlauge in ein nicht zu großes Gefäß schüttet, 2 bis 3 Holzleisten darüberlegt, sich davor etwas erhöht hinsetzt und die Füße auf die Holzleisten stellt. Über die Knie breitet man eine Decke, mit welcher man sowohl das Gefäß als auch die Beine von rückwärts umschließt, so daß die aus dem Gefäß aufsteigenden Dämpfe bis zum Knie herauf einwirken können. Nach dem 15 Minuten währenden Dampfbad werden die Füße und die Beine bis zu den Knien gut abgetrocknet, dann ist auf 2 bis 3 Stunden das vorgewärmte Bett aufzusuchen.

Der Heublumentee: Für eine Reihe von Krankheiten wird in der Volksmedizin auch der Heublumentee angewendet. Dessen heilender Einfluß liegt aber nicht sosehr in der bestimmten Behandlung und Beeinflussung einer Krankheit oder eines Leidens im Körper, als vielmehr in einer auf den allgemeinen Gesundheitszustand des erkrankten Körpers gerichteten Einwirkung im Sinne einer Umstimmung der Gesamtanlage des Patienten. Diese wird dadurch ausgelöst, daß der Heublumentee eine harntreibende, schleimlösende und schweißtreibende Wirkung erzielt, wodurch Krankheitserreger aus dem Körper ausgeleitet werden. Außerdem wirkt der Heublumentee krampflösend und schmerzstillend. Nur in diesem Sinne ist die Wirkung des Heublumentees richtig zu verstehen.

Heublumen-Anwendung in der Volksheilkunde:

Bei *Blasenstein und Blasensand* u. a. warme Heublumen-Sitzbäder von einer viertel bis einer halben Stunde.

Bei *Blinddarmschmerzen* bereite man, bis der Arzt kommt, warme Heublumenauflagen.
Bei Anzeichen einer *Blutvergiftung,* bei *Verletzung oder Insektenbiß* versäume man keine Zeit, den Arzt zu rufen. Als Sofortmaßnahme lege man auf die Wunde oder den Körperteil, der sich bereits blau oder rot verfärbt, anschwillt und sehr schmerzt, einen Heublumenumschlag (Auflage) nach Absatz 2 bei „Heublumenumschläge". Die Umschläge sollen möglichst warm sein, doch nicht so heiß, daß etwa eine Blasenbildung entsteht. Durch 1 bis 2 Stunden ständig wechseln.

Bei *Blähungen, Darm- oder Bauchkoliken* heiße Heublumenauflagen verwenden. Gleichzeitig trinke man Kamillentee (Nr. 60).

Bei *eiternden Wunden, Fingergeschwüren:* Heublumenbäder.

Bei *Frauenleiden* wird vielfach durch Heublumen ein wohltuender Ausgleich geschaffen. Sind die monatlichen Regeln ausgeblieben oder zu schwach, wird ein warmes Heublumen-Sitzbad empfohlen, treten Krämpfe oder Schmerzen auf, so werden Heublumenwickel, sehr heiß und wiederholt genommen, bald Linderung bringen.

Bei *Gelenksrheumatismus* wie auch bei allen *gichtischen Beschwerden* sind Heublumen-Vollbäder, Heublumen-Dampfbäder oder Heublumenwickel besonders wirkungsvoll. Die Heilwirkung wird aber ausbleiben, wenn nicht gleichzeitig eine durchgreifende Änderung in der Lebensweise erfolgt.

Grieß- und Steinleiden werden neben strenger Diät und sogenannten Ölkuren auch mit sehr warmen Heublumen-Sitzbädern, 2- bis 3mal in der Woche, behandelt.

Grippe und sonstige *Erkältungserscheinungen* werden durch Heublumen-Dampfbäder, Heublumen-Sitzbäder und Heublumenwickel erfolgreich bekämpft. Anschließend ist unbedingte Bettruhe in einem vorgewärmten Bett erforderlich.

Harnbeschwerden, Harnverhaltungen können durch gut warme Heublumen-Sitzbäder ehest behoben werden.

Bei *Hautausschlägen* mache man neben einer gründlichen Blutreinigungskur täglich öftere Waschungen mit Heublumenbädern.

Hexenschuß nimmt durch heiße Heublumenwickel oder heiße Heublumenauflagen ehest ab. Sie sind entsprechend zu wiederholen.

Bei *Knochenkrankheiten, Kniegeschwulst* können Heublumen-Dampfbäder, Heublumenauflagen, alle möglichst warm und wiederholt am Tage durchgeführt, gar bald einen Erfolg zeitigen.

Koliken und Krämpfe des Magens oder Darmes klingen durch heiße Heublumenauflagen bald ab.

Krätzen sind wie Hautausschläge zu behandeln.

Magenblähungen werden wie Koliken heilend beeinflußt.

In der Volksheilkunde werden selbst die *Masern* durch Heublumenwickel behandelt. Da der Ausschlag aber nicht zurückgetrieben werden soll, sondern herauskommen und abheilen muß, wird dies durch einige Wickel gefördert.

Nervenschmerzen, Nervenentzündungen sowie *Neuralgien* finden wiederum eine wesentliche Linderung durch regelmäßige Heublumen-Vollbäder mit anschließender Bettruhe.

Nesselausschläge werden durch Heublumenwickel und Blutreinigungstee ehest behoben.

Bei *Nierenentzündung* wirken Heublumen-Sitzbäder mit nachfolgender Bettruhe geradezu Wunder, besonders wenn die Anregung zum Schwitzen noch durch Einnahme von Lindenblütentee (Nr. 82) erhöht wird.

Rückenschmerzen klingen durch warme Heublumenauflagen bald ab. Bei neuerlichem Auftreten nehme man mehrmals wöchentlich warme Heublumen-Sitzbäder.

Schüttelfrost wird durch heiße Heublumen-Vollbäder bzw. durch Heublumenwickel raschest behoben.

Unterleibschmerzen vergehen rasch durch möglichst warme Heublumenauflagen.

Winde werden wie Blähungen behandelt.

Aus dieser kleinen Sammlung von Anwendungen der Heublumen in der Volksheilkunde ist zu ersehen, wie nützlich es ist, dieselben stets zu Hause zu haben. Wenn die Heublumenanwendungen auch selbst bei größeren Leiden Linderung und Heilung bringen, so wird es aber nicht immer deren ausschließliches Verdienst sein, sondern erst im Zusammenwirken mit anderen Heilmitteln zeigt sich oft der rasche Genesungsfortschritt.
Diese zu bestimmen ist dann Sache des Arztes, der immer beizuziehen ist!

Anwendung in der Tierheilkunde: Die Anwendung der Heublumen spielte früher in der bäuerlichen Tierheilkunde eine große Rolle.
Bei Verletzungen, Insektenstichen, Blähungen, Koliken, Ausschlägen, Knochenkrankheiten, Kniegeschwulst etc. wurden Heublumenauflagen gemacht und die Leiden erfolgreich behandelt. Die chemischen Tabletten und Injektionen beherrschen aber auch heute die Tiermedizin.

ANHANG B

Der naturechte Honig als Kraftspender und vielseitiges Heilmittel

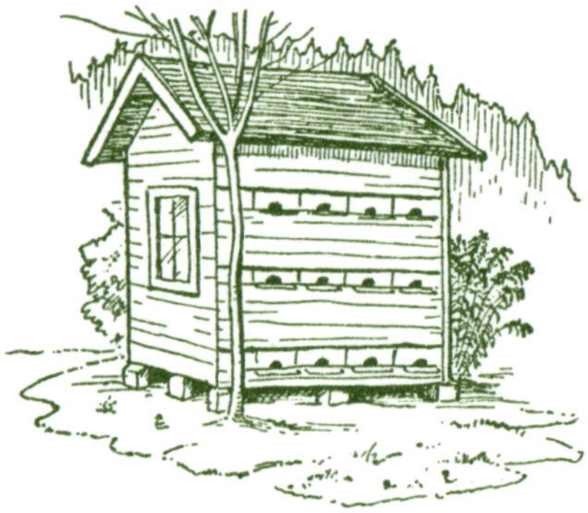

Je weniger Bienenstöcke –
desto ärmer das Land!

Bienenvater Blei

Die Beschreibung und Aufzählung der so vielseitigen Anwendungsmöglichkeiten der Heilpflanzen kann nicht abgeschlossen werden, ohne eines pflanzlichen Urproduktes von höchster Heilwirkung zu gedenken, an dessen Herstellung nicht nur die Heilpflanzen, sondern auch praktisch fast alle Pflanzen schlechthin beteiligt sind, des *Honigs.*

Er ist der von den Bienen (auch Wespen, Hummeln, Hornissen) aus den Honigdrüsen (Nektarien) der mannigfachsten Blüten gesammelte, in ihren Körpern verarbeitete, fermentierte und verdichtete und in den Zellen des Bienenstockes abgelagerte süße Saft, ein Gemenge von Frucht- und Traubenzucker, Duft- und Schleimstoffen, Ameisensäure, ätherischen Ölen und Wasser.

Von wirtschaftlicher Bedeutung ist nur der Bienenhonig. Wie mühevoll die honigerzeugende Tätigkeit der Bienen ist, ahnen die wenigsten Menschen: rund 2000 Bienen benötigen den Bienenfleiß eines ganzen Sommers, um etwa 1/2 kg Honig zu erzeugen!

Man unterscheidet den sogenannten Kräuter- oder Wiesenhonig, der von den verschiedensten Wiesenblumen stammt, den Waldhonig, der hauptsächlich von den Blüten der Nadelhölzer (Fichte, Tanne, Kiefer, Lärche) herrührt, den Heidehonig, bei dem das Heidekraut die Bienen beliefert. Etwas seltener ist der sogenannte Akazienhonig, bei dem die Akazienblüten die Hauptlieferanten waren. *In Aroma und Geschmack sind die aufgezählten wichtigsten Honigarten schon etwas abweichend, in ihrer Heilwirkung sind sie aber völlig gleichwertig, ob nun die eine oder andere Honigart flüssig oder kristallisiert (= gekandelt) ist.* Kristallisierten Honig kann man jederzeit rasch flüssig machen, indem man das Gefäß in ein warmes (nicht über 45 Grad Celsius!) Wasserbad stellt. Der Gewinnung nach unterscheidet man einige Honigarten. Die zwei wichtigsten Arten der Gewinnung sind die auf kaltem oder warmem Wege. Der beste und heilkräftigste und damit natürlichste Honig ist der auf kaltem Wege gewonnene Schleuderhonig.

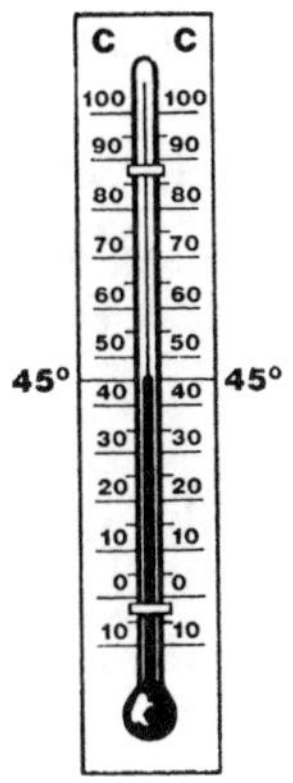

Durch Aufkochen oder Erhitzen verliert der Honig seine Heilkraft völlig, die Vitamine und Fermente werden zerstört, es verflüchtigen sich auch die ätherischen Öle, die Ameisensäure und teilweise auch die Duftstoffe! Über 45 Grad Celsius erwärmter Honig ist nur ein Genußmittel, aber kein Heilmittel!

Der Honig wird bezüglich seiner Heilkraft heute vielfach nicht mehr für so wertvoll angesehen als in früheren Zeiten. Es wurden sogar Stimmen laut, die behaupteten, Honig erzeuge Magenweh, Sodbrennen oder sonstige Magenbeschwerden. Wenn Honig die genannten Beschwerden auslöst, so hat dies verschiedene Ursachen; entweder wurde der Honig nicht richtig, also unnatürlich gewonnen oder es liegt eine Honigverfälschung vor. Bezüglich der unrichtigen Honiggewinnung wurde bereits erwähnt, daß der auf warmem Wege gewonnene

Honig nicht vollwertig ist. Eine Voraussetzung aber vor jeder Honiggewinnung ist, daß der Honig auch reif ist. Hier wird vielfach gesündigt und der Honig vor seinem Reifungsprozeß gewonnen. Dies geschieht aus Gewinnsucht, da der noch nicht ausgereifte Honig mehr Wasser enthält und somit schwerer ist. Der von den Bienen in den Zellen abgelagerte Honig ist nicht sogleich „reif" und eignet sich keineswegs für die Gewinnung oder gar Aufbewahrung. Zu früh entnommener Honig verliert nicht nur frühzeitig seinen feinen Duft, er beginnt auch zu gären, wird sauer und verdirbt schließlich. Ein so wertlos gewordener Honig wird womöglich mit gutem Honig vermengt und ein derart verfälschter Honig erzeugt sehr leicht Sodbrennen oder Magenweh.

Der vollkommen ausgereifte Honig enthält Ameisensäure, die ihm nicht nur die Haltbarkeit gewährleistet, sondern ihm auch die hohe bakterientötende und fäulniswidrige Eigenschaft, selbst noch nach längerer Lagerung, verleiht. Nur die biologisch hergestellte Ameisensäure besitzt diese Kräfte, nicht die rein chemisch hergestellte. Es ist daher mit Recht anzunehmen, daß die Ameisensäure des Honigs noch andere, bisher noch nicht festgestellte Inhaltsstoffe birgt. Es gibt noch eine ganze Reihe von Honigfälschungen, von denen hier nur die wichtigsten aufgezählt seien. Um den Honig schwerer zu machen, wird er mit Wasser, Mohrrübensaft, Roggen-, Hirse-, Erbsen- oder auch Kastanienmehl, mit Rübenzuckerlösung, Stärkesirup, ja sogar mit feinst geriebenem Sand versetzt.

Die Wasserbeimischung erkennt man, wenn man einen Tropfen Honig auf eine Glasplatte tropfen läßt. Fließt der Honigtropfen sehr rasch auseinander, so liegt eine Wasserbeimengung vor. Naturreiner, reifer Honig verbleibt in diesem Falle eine etwas plattgedrückte Kugel.

Gibt man dem Honig einige Tropfen Jod hinzu, so kann man Mehlzusatz erkennen. Wird der Honig fleischfarbig oder grau, wurde Hülsenfruchtmehl, wird er rötlichblau, wurde Kartoffelmehl beigemengt.

Die Prüfung, ob dem Honig Sirup zugesetzt wurde, geschieht ganz einfach: man löst in einem Gefäß 1 g Honig in 2 g Wasser auf und fügt dann 15 ccm Brennspiritus hinzu. Entsteht eine milchige Trübung, so liegt hier ein Zusatz von Stärkezucker oder Stärkesirup vor. Es war lange Zeit nicht möglich, den Honig vollständig nachzuahmen, da man das feine Honigaroma künstlich nicht herstellen konnte. Der modernen Chemie gelang es nun bereits, aus den Wabentrestern mittels flüchtiger Lösungsmittel auch das Aroma täuschend ähnlich nachzuahmen. Diese Fälschungen führen zumeist den Namen „Feinster Kristallhonig", „Feinster Raffinadenhonig", „Heidezuckerhonig", „Traubenzuckerhonig", „Feinster Tafelhonig", „Prinzeßhonig", „Germaniahonig", „Verschnitthonig" u. a. m.

Vor diesen zahlreichen Honigfälschungen schützt man sich am besten dadurch, daß man seinen Honigbedarf nur bei einem persönlich bekannten Imker oder bei den Landesverkaufsstellen der Imkervereine eindeckt. Die Mitglieder der Imkervereine stehen unter einer strengen Verbandskontrolle und stoßen zur Wahrung ihrer Berufsehre jeden Fälscher sofort aus ihren Reihen.

Die Eigenschaften echten naturreinen Honigs: Naturechter unverfälschter Honig muß, wenn er kalt und dickflüssig ist, bandartig abfließen, sich auch bandartig, aber immer schmäler legen und schließlich sich in lange, dünne Fäden ziehen, ohne daß diese sogleich abbrechen. Er muß wohlriechend, süß, nicht aufdringlich, klebrig, goldgelb sein. Kandiert bildet er eine mehr oder minder feste Masse, in der der kristallinisch sich ausscheidende Traubenzucker den mehr flüssig bleibenden Fruchtzucker mehr oder minder vollkommen umschließt.

Über die Heilwirkung des Honigs: Neben dem süßen Wohlgeschmack hat der Honig eine bedeutende Heilwirkung, denn er wirkt lösend, reinigend, wundenheilend und sehr stärkend. Unser Blut enthält 0,1 % Traubenzucker. Beim Honiggenuß wird der Traubenzucker des Honigs direkt vom Blut aufgenommen. Die Wirkung des Honigs auf den menschlichen (und auch tierischen) Organismus ist eine zweifache.

Wir können eine direkte und indirekte Wirkung feststellen. Die direkte Wirkung des Honigs tritt überall dort ein, wo der Honig mit dem erkrankten Körperteil in unmittelbare Berührung kommt, z. B. durch direkte Auflage auf eine Wunde oder Geschwür bzw. durch Einnehmen in den Magen. Diese Wirkung ist eine bakterientötende und somit reinigende, da durch die im Honig enthaltene Ameisensäure die vorhandenen schädlichen Pilze vernichtet werden. Die indirekte Wirkung des Honigs besteht wiederum darin, daß er neben der direkten Einwirkung auf den Krankheitserreger diesen noch zusätzlich indirekt bekämpft. Dies geschieht dadurch, daß der Honig den erkrankten menschlichen (oder tierischen) Körper stärkt und ihn dadurch widerstandsfähiger macht. Honig ist nicht nur sehr nahrhaft, sondern auch leicht verdaulich; er wirkt blutbildend und fördert den normalen Stuhlgang.

Die Sprichwörter, daß ein Bienenstock zehn Ärzte vertreibt oder daß eine Bienenhütte zwei Dutzend Ärzte brotlos macht, kennzeichnen mehr die Heilwirkung des Honigs als weitere langatmige Abhandlungen über dieses Thema.

Die Honigkur: In dem nachfolgenden Kapitel „Honigrezepte aus der Volksheilkunde" ist für einige Krankheitsfälle die Behandlung mittels „Honigkur" angegeben. Diese Honigkur ist ein ganz hervorragendes Mittel und hat schon in vielen Fällen geholfen, wo jedes andere Mittel versagte. Es ist die nachstehende Honigkur nur genauest zu befolgen.

Dreimal täglich durch 10 Wochen, jedesmal 1 Stunde *vor* dem Frühstück, *vor* dem Mittagessen und 1 Stunde *nach* dem Nachtmahl, trinke man schluckweise eine halbe Tasse Kräutertee (1/2 Teelöffel voll der Mischung gleicher Teile Kamillen und Schafgarben im Aufguß) mit jedesmal folgender Honigbeigabe:

1. Woche	dreimal täglich je	1/2 Teelöffel Honig
2. Woche	dreimal täglich je	1 Teelöffel Honig

3. Woche	dreimal täglich je $1^1/_2$ Teelöffel Honig
4. bis 7. Woche	dreimal täglich je 2 Teelöffel Honig
8. Woche	dreimal täglich wie in der 3. Woche
9. Woche	dreimal täglich wie in der 2. Woche und
10. Woche	dreimal täglich wie in der 1. Woche

Die Honigbeigabe erfolgt erst, wenn der Kräutertee trinkreif, somit nicht mehr zu heiß ist! Man bereitet am besten am Morgen bereits die ganze Tagesportion mit den entprechenden Honigbeigaben, trinke die Morgengabe und hebe die restlichen 2 Portionen für Mittag und Abend in einem Thermophor auf. Die Kur kann bei Bedarf nach einer Pause von 2 bis 3 Wochen wiederholt werden, bis eine wesentliche Besserung des Gesamtbefindens von nachhaltiger Wirkung eingetreten ist. Dies wird nach dem Grad des Leidens und der körperlichen Konstitution ganz verschieden sein. Während der Kur sind jeder Alkohol und russischer Tee zu meiden, desgleichen alle Getränke, die Kohlensäure enthalten, wie Bier, Sodawasser, Soda mit Himbeer, Kracherl, Coca-Cola, junger Wein oder junger Most. Das Rauchen soll während dieser Kur gänzlich eingestellt werden! Eine gewisse Diät ist ebenfalls einzuhalten: nur leicht verdauliche Speisen, wenig Fleisch, jedenfalls weder Schweinefleisch noch Schweinefett, viel Frischgemüse, viel Sauerkraut möglichst roh, Topfenspeisen, keine Essigessenzen, sondern nur milden Mostessig verwenden, keine scharfen Gewürze, wenig salzen, wenn möglich nur mit Meersalz.

Honigrezepte aus der Volksheilkunde: In der Volksheilkunde ist der echte Bienenhonig eines der geschätztesten Naturheilmittel. Von den vielen Anwendungsmöglichkeiten seien nachstehend die wichtigsten festgehalten.

Abführmittel: Kamillenblüten (Nr. 60) mit heißem Wasser abbrühen, 5 Minuten ziehen lassen, abseihen, je 1 Teelöffel Honig und Leinöl (Nr. 35) einrühren und lauwarm schluckweise trinken. Je nach dem Grad der Stuhlverhärtung täglich 2 bis 3 Tassen.
Oder: In abgekochte und lauwarm gewordene Ziegenmilch 1 bis 2 Teelöffel Honig einrühren und warm trinken. Täglich 2 bis 3 Tassen. Kindern gibt man Fencheltee (Nr. 32) mit Honig ein, und wenn noch wirkungsvollerer Erfolg erwünscht, Rhabarbersaft (Nr. 100) mit 1 bis 2 Teelöffel Honig. Bei Erwachsenen kann man auch einen Tee von Faulbaumrinde (Nr. 31) bereiten, dem lauwarmen Tee Honig beifügen und zum schluckweisen Trinken reichen. Zusätzlich kann man ein Klistier von Kamillentee mit Honigzusatz verabfolgen.

Abgespanntheit, geistige: In frisch gepreßten Apfelsaft (Nr. 5) verrühre man pro Tasse 1 bis 2 Teelöffel Honig und trinke 1 bis 2 Tassen schluckweise. Auch die Honigkur ist sehr zu empfehlen.

Lindenblütentee (Nr. 82) oder Kamillentee (Nr. 60) oder ein Mischtee von gleichen Teilen Kamillen (Nr. 60), Johanniskraut (Nr. 58) und Schafgarbe (Nr. 110), jedesmal mit Honigzusatz von 2 Teelöffel pro Tasse, 1 bis 2 Tassen am Tage schluckweise trinken.
Man koche Hafer mit Wasser, seihe die Brühe ab und füge dieser Brühe reichlich Honig zu. Von diesem Trank nehme man stündlich 2 bis 3 Eßlöffel.

Abszesse: Reine Honigauflagen, mehrmals am Tage wechseln. Oder man zerquetsche frische Klettenwurzeln (Nr. 68), vermenge sie mit Honig und lege diesen Brei auf. Außerdem ist die Honigkur zur Blutreinigung vorzunehmen.
Sehr geeignet auch bei Furunkeln, Brandwunden, Ekzemen, Geschwüren, Flechten, Krätze, Milchschorf und Hautunreinigkeiten.

Altersekzeme: Wie Abszesse zu behandeln.

Asthma: Geriebener Kren (Nr. 72) ist mit Honig gut zu vermischen und nehme man abends 1 Teelöffel voll ein. Ein wahres Labsal für Asthmatiker. Auch die Honigkur bringt Erleichterungen.

Augenentzündung, Augenschwäche: Frischen Wermutsaft (Nr. 143) mit Honig vermischen und diese Masse auf das entzündete oder geschwächte Auge streichen. Einige Tropfen Honigwasser (Honig mit abgekochtem, jedoch lauwarmem Wasser verdünnt) 4- bis 5mal am Tage in die Augen träufeln. — Honigkur. Honigwasserumschläge bei Neugeborenen.

Augengeschwüre: Die frischen Blätter der Käspappel (Nr. 63) zerstoßen, mit Honig vermengen und die Mischung auf die Augengeschwüre gestrichen.

Augen, müde: Wiederholte Umschläge aus einer Mischung Fencheltee (Nr. 32) mit Honig.

Augenstärkend: Umschläge wie bei müden Augen oder Umschläge aus Rosmarintee (Nr. 103) oder Wermut- (Nr. 134) oder Ysoptee (Nr. 136) mit Honigzusatz.

Augen, tränende, triefende: Entweder die vorhergehenden Rezepte anwenden oder 3mal täglich Honig, mit lauwarmem, vorher abgekühltem Wasser verdünnt, tropfenweise in die Augen träufeln und 10 Minuten einwirken lassen. Dann mit lauwarmem, jedoch vorher abgekochtem Wasser die Augen reinigen.

Bartflechte: Bäder bzw. Umschläge mit Zinnkrautabsud (Nr. 138) und anschließend Honigauflagen.

Belebende Mittel bei Schwäche: Lauwarmes Honigwasser schluckweise trinken. Schafgarbentee (Nr. 110) oder Kamillentee (Nr. 60) mit reichlich Honigzusatz, 2 bis 3 Tassen während des Tages trinken.

Beruhigungsmittel: Lauwarmes Honigwasser schluckweise trinken.
Baldriantee (Nr. 8) oder Lavendeltee (Nr. 78) oder Thymiantee (Nr. 124) mit reichlich Honigzusatz trinken. Pro Tasse 2 Teelöffel Honig, 2 bis 3 Tassen während des Tages schluckweise.

Bienenstich: Honigauflage.

Blasenleiden: Hagebuttenkerne (Nr. 102/b) fein zerstoßen, mit Honig vermengen und während des Tages 5 bis 6 Teelöffel voll einnehmen.
Frische Heidelbeeren (Nr. 47) zerstoßen, mit Honig vermengen und während des Tages 5 bis 6 Teelöffel voll einnehmen.

Bleichsucht: Je nach dem Grad des Leidens die Honigkur öfter, mit einwöchiger Unterbrechung, wiederholen.

Blutarmut: Je nach dem Grad des Leidens die Honigkur öfter, mit einwöchiger Unterbrechung, wiederholen.
Brennesseltee (Nr. 16), Johanniskrauttee (Nr. 58), Kalmustee (Nr. 59), Wermuttee (Nr. 134); einen dieser Tees mit reichlich Honigzusatz (2 Teelöffel pro Tasse), je nach dem Grad des Leidens durch einige Wochen, täglich 2 Tassen trinken. Man kann auch jede Woche einen anderen Tee wählen.

Blutbildend: Honigkur.

Blutdruck zu niedrig: Honigkur.

Bluthusten: Honigkur, oder
man bereite einen Mischtee von gleichen Teilen Brennesseln (Nr. 16), Königskerze (Nr. 69), Lungenkraut (Nr. 84) und Schafgarbe (Nr. 110). Von dieser Mischung nehme man 3 Teelöffel, überbrühe sie mit 3 Tassen eben gekochten Wassers, lasse 10 Minuten ziehen, seihe ab, und wenn der Tee trinkwarm ist, füge man 6 Teelöffel Honig bei. Diese Menge trinke man tagsüber schluckweise.

Blutkörperchen, Verbesserung: Honigkur.

Blutreinigung: Diese ist mindest einmal im Jahr, am wirkungsvollsten im Frühjahr, vorzunehmen. Man unterziehe sich der Honigkur oder trinke durch 8 bis 14 Tage einen Blutreinigungstee wie u. a. Bockshornklee (Nr. 67a), Brombeerstrauchtee (Nr. 17), Gänseblümchentee (Nr. 37), Holunderblättertee (Nr. 52), Kamillentee (Nr. 60), Löwenzahntee (Nr. 83), Hagebuttentee (Nr. 102/b), Rosmarintee (Nr. 103), Schafgarbentee (Nr. 110), Schlüsselblumentee (Nr. 113), Wacholdertee (Nr. 127), Wermuttee (Nr. 134), Ysoptee (Nr. 136), Zinnkrauttee (Nr. 138) mit Honigzusatz. Man trinke 3 Tassen untertags schluckweise, für 1 Tasse 1 Teelöffel der obgenannten Kräuter, oder Kräutermischung von 3 bis 4 Kräutern, bereite den Tee nur als Aufguß und füge, sobald der Tee gut trinkbar ist, pro Tasse 2 Teelöffel Honig hinzu.

Blutverlust, starker: Honigkur oder Zinnkrauttee (Nr. 138) mit reichlich Honigzusatz, 2 bis 3 Tassen untertags schluckweise, pro Tasse 2 Teelöffel Honig.

Blutvermehrend: Siehe „Blutarmut".

Blutspeien: Roßfencheltee (Nr. 104) mit Honigbeigabe, täglich 2 bis 3 Tassen untertags schluckweise trinken, oder die Honigkur anwenden.

Brandwunden: Reinen Honig auflegen. Wenn so rasch als möglich der Honigumschlag gemacht wird, wird die Blasenbildung verhindert und erfolgt ein narbenloses Abheilen. Auch Verbrühungen werden so behandelt.
Ein beliebtes Mittel der Volksheilkunde ist bei Verbrennungen oder Verbrühungen der Quittenschleim (Nr. 99), der, mit Honig vermengt, wiederholt auf die Brandwunden aufgelegt wird.
Auch kann man Bienenwachs mit Leinöl (Nr. 35) vermischen und auflegen, oder Butter, Leinöl, Wachs und Honig zu gleichen Teilen vermengen und auflegen.

Bronchitis, Bronchialkatarrh: „Tannenwipferltee" (Nr. 33) mit Honigzusatz, Holundertee (Nr. 52a), Huflattichtee (Nr. 54), Käspappeltee (Nr. 63), Lungenkrauttee (Nr. 84), Roßfencheltee (Nr. 104), Schafgarbentee (Nr. 110), Spitzwegerichtee (Nr. 119) u. a. mit viel Honigzusatz, 2 bis 3 Tassen untertags warm und schluckweise trinken. — Honigkur.

Brustbeklemmung: Zerriebener Kren (Nr. 72) wird mit gleichen Teilen Honig gut vermengt und nehme man abends zum Schlafengehen 1 Eßlöffel voll von dieser Mischung ein.

Brustwassersucht: Täglich 4- bis 5 mal je 1/2 Teelöffel voll pulverisierten Karottensamen (Nr. 61) mit der gleichen Menge Honig vermengt einnehmen. Zwiebel (Nr. 140) fein zerschneiden, wiegeln, mit Honig vermischen, 1 Stunde ziehen lassen und untertags 2 bis 3 Teelöffel voll einnehmen.

Diphtherie: Honigumschlag um den ganzen Hals, 2mal am Tage wechseln. Teelöffelweise leicht angewärmten Honig langsam schlucken.
Oder: Frisch gepreßten Zitronensaft mit Honig vermengen und teelöffelweise einnehmen.

Drüsenschwellungen: Salbeiblättertee (Nr. 108) abkühlen, bis er lauwarm geworden, dann erst 1 bis 2 Teelöffel Honigzusatz und damit fleißig gurgeln.
Getrocknetes Zinnkraut (Nr. 138) pulverisieren, mit Honig vermengen und als Umschlag auflegen.

Durchfall: Reife Heidelbeeren (Nr. 47) in Honig einlegen und mindest 4 bis 5 Wochen ziehen lassen. Dies ist ein vorzügliches Hausmittel von unbegrenzter

Haltbarkeit und sollte in jeder Familie, wo Kinder heranwachsen, vorsorglich bereitet werden. Im Bedarfsfalle gibt man teelöffelweise ein. Für Erwachsene eignet sich besser der Enziantee (Nr. 26) mit Honig gesüßt.

Durstgefühl bei Kranken: Man siede Gerste (Nr. 39) in reichlich Wasser, seihe sofort ab und lasse die Brühe auskühlen, bis sie lauwarm geworden. Dann erst füge man reichlich Honig hinzu. Dieser Heiltrank nimmt nicht nur den Durst, sondern wirkt auch stärkend.

Eiternde Wunden: Fein zerstoßenen Bockshornkleesamen (Nr. 67a) mit Honig vermengen und diese breiartige Masse auf die eiternden Wunden auflegen. Alle Stunden mit verdünntem Alkohol (Weingeist) die Auflage abwaschen, die Wunde reinigen und einen neuen Breiumschlag auflegen.
Dieses Rezept kann auch bei allen Geschwülsten und Hautentzündungen sowie eiternden Geschwüren angewendet werden.

Ekzeme: Siehe unter Abszesse.

Engbrüstigkeit: Rosmarintee (Nr. 103) bereiten und wenn lauwarm 1 bis 2 Teelöffel Honig einrühren, 3 bis 4 Tassen untertags schluckweise trinken. Auch die öftere Anwendung der Honigkur behebt das Leiden.

Entzündungen aller Art: Reine Honigauflage oder das Rezept gegen „Eiternde Wunden" anwenden.

Epileptische Anfälle leichterer Art: Sehr beruhigend wirkt der Kamillentee (Nr. 60) mit 2 bis 3 Safrannarben (Nr. 107) pro Tasse und reichlich Honigzusatz.

Erbgrind: Wie „Eiternde Wunden" behandeln.

Erkältungskrankheiten: Wie „Bronchitis" behandeln.

Erregungen, Erschöpfungen: Lauwarmes Honigwasser trinken, oder Kamillentee (Nr. 60) mit reichlich Honigzusatz, 1 bis 2 Tassen schluckweise trinken. Die Honigkur hat eine nervenstärkende Wirkung; diese ist am Platze, wenn sich die Erregungen wiederholen.

Fieber: $^1/_2$ Liter lauwarmes Wasser, 100 g Weinessig und 100 g Honig gut vermengen und als Klistier anwenden.
Diese Mischung ist auch für die Bereitung eines Wickels sehr geeignet.

Fingernagelbetteiterung, -entzündung: Reine Honigauflagen oder Zwiebelsaft (Nr. 140) mit Honig vermengen und wiederholt auflegen.

Finnen (Akne): Wie „Hautunreinigkeiten" behandeln.

Frauenkosmetik: Honigwaschungen des Gesichtes bzw. Honigauflagen reinigen und verjüngen die Gesichtshaut. Siehe auch unter „Hautleiden".

Frostbeulen: Honig, Terpentinöl (Nr. 33) und Lorbeeröl (aus der Apotheke) zu gleichen Teilen gut vermengen und als Einreibung anwenden, ist ein beliebtes Volksheilmittel gegen Frostbeulen. Auch reine Honigauflagen wirken sehr heilend und schmerzlindernd.

Frühlingskur: Der Teeaufguß von den jungen Trieben des Holunderstrauches (Nr. 52a) mit reichlich Honigzusatz ist ein vorzügliches und vollkommen unschädliches Heilmittel für die Frühjahrskur, die als Blutreinigungskur und zur Behebung der sogenannten Frühjahrsmüdigkeit dient. Auch die Honigkur kann mit bestem Erfolg angewendet werden.

Furunkel: Wie „Abszesse“ behandeln.

Füße, aufgesprungene oder offene: Honigauflagen, oder Beinwurzsalbe (Nr. 11) mit Honig vermischen und auflegen.

Fußgeschwüre: Das Rezept unter „Eiternde Wunden“ oder unter „Abszesse“ anwenden. Zusätzlich die Honigkur!

Gedächtnisstärkend: Die Honigkur anwenden oder täglich 1 bis 2 Tassen Rosmarintee (Nr. 103) mit reichlich Honigzusatz schluckweise trinken.

Gelbsucht: Den Inhalt von einem rohen Ei mit etwa doppelter Menge Honig gut verrühren und essen.
Roßfencheltee (Nr. 104), Tausendguldenkrauttee (Nr. 123), Wermuttee (Nr. 134), Wacholderbeerentee (Nr. 127), Wegwartentee (Nr. 129), Ysoptee (Nr. 136) oder Ziestkrauttee (Nr. 137) sind in der Volksheilkunde sehr beliebte Teesorten gegen die Gelbsucht und werden diese Tees mit Honig gut gesüßt.

Gemütserregungen: Lauwarmes Honigwasser trinken oder Kamillentee (Nr. 60) mit reichlich Honigzusatz schluckweise einnehmen.

Gerstenkorn im Augenlid: Semmelkrumen in Wasser etwas aufweichen, mit Honig vermischen, auf ein Leinentüchlein streichen und über Nacht auflegen. Nach Bedarf öfter zu wiederholen. Gleichzeitig ist eine Honigkur zur Blutreinigung angezeigt.

Geschwülste: Wie „Eiternde Wunden“ behandeln.

Geschwüre: Wie „Eiternde Wunden“ oder „Abszesse“ behandeln.
Schwarzer Rettich (Nr. 46, Anm.) wird fein geschnitten und zu einem Brei zerstoßen, mit Honig vermengt und etwas angewärmt aufgelegt.
Ein Eidotter, etwas Roggenmehl, einige Safrannarben (Nr. 107) und entsprechend Honig werden zu einem Brei verrührt, etwas angewärmt und aufgelegt.
Bei allen Rezepten ist immer zusätzlich die Honigkur anzuwenden!

Gesichtsrunzeln: Etwas Bienenwachs nur soweit erwärmen, daß es zerfließt, den Saft weißer Lilienblüten und den Saft einer Zwiebel (Nr. 140) sowie reichlich Honig beimengen, gut verrühren und diese Salbe am Abend wie eine Gesichtscreme einmassieren.

Gicht: Je 20 g Bienenwachs und Kiefernharz (Nr. 63) soweit erwärmen, daß es gut zusammenfließt, vermengen, noch warm aber nicht heiß 30 Tropfen Krotonöl (in der Apotheke erhältlich) hinzufügen, zum Schlusse Honig einrühren und alles gut vermengen. Warm auf ein Stück Leinwand streichen und auf die schmerzende Stelle auflegen. Zusätzlich die Honigkur anwenden!

Glieder, erfrorene: Hafermehl (Nr. 42) mit warmem Wasser zu einem Brei verrühren, Honig beifügen und diesen Heilbrei wie einen Umschlag auf die erfrorenen Glieder auflegen und wechseln.

Grind: Wie „Eiternde Wunden" behandeln, oder man koche Gerstenkörner (Nr. 39) zu einem Brei, vermenge diesen mit Bienenwachs und Honig zu einer Salbe und bestreiche mit dieser wiederholt die grindigen Hautstellen. Die Honigkur ist nebenbei angezeigt!

Grippe: Bei Anzug von Erkältung, Influenza, Grippe, Bronchitis oder gar Lungenentzündung befolge man nachstehendes Rezept: Man nehme ein kurzes aber warmes Vollbad mit Badezusatz von Holunderblüten (Nr. 52a) und Lindenblüten (Nr. 82), bis Schweißausbruch erfolgt. Dann sofort in das gut angewärmte Bett und nachstehenden Trank möglichst warm und schluckweise einnehmen. Man wärme 3 Zitronen im Backrohr gut an, bis sie sich weich fühlen, preßt den Saft aller 3 Zitronen gründlichst aus, verrührt darin 2 Eßlöffel Honig und 1 Eßlöffel Kognak, füllt das Ganze mit 1/4 Liter heißem Wasser auf und trinke dies warm und schluckweise. Man wiederhole dies je nach dem Grad der Erkrankung an 3 bis 6 Abenden.

Gurgelwasser: Lindenblütentee (Nr. 82) mit Honig vermischt, ergibt ein wirkungsvolles Gurgelwasser. Oder: 20 Tropfen Myrrhentinktur (aus der Apotheke), 1 Eßlöffel Honig, 1/2 Liter Salbeitee (Nr. 108), alles gut vermengen und damit gurgeln.

Haarausfall: Man bereite einen starken Absud von grünen Nußschalen und Blättern (Nr. 90) und füge, sobald der Absud lauwarm abgeseiht, 1 bis 2 Eßlöffel Honig bei. Damit wasche man oft und gründlich den Kopf, wobei man das Badewasser in die Kopfhaut einmassiere.

Halsentzündung, Halsgeschwüre: Gepulverten Anis (Nr. 4) in Weinessig (Nr. 131) ganz kurz aufkochen, 5 Minuten ziehen lassen, abseihen, auskühlen; wenn lauwarm Honig dazu geben und damit fleißig gurgeln.
Gepulverten Leinsamen (Nr. 35) mit Honig gut vermengen und wie einen Umschlag um den Hals auflegen.

Grüne Walnußschalen (Nr. 90) über Nacht in lauwarmes Wasser legen, den Saft dann auspressen, dem Wasser, worin die Walnüsse gelegen, beimengen und schließlich entsprechend viel Honig hinzufügen. Lauwarm schluckweise trinken.

Hals, rauher; Halsschmerzen: Mit lauwarmem Honigwasser oder mit Gerstenwasser (Nr. 39) mit Honigzusatz gurgeln.

Hände, aufgesprungene: Leinsamen (Nr. 35) dick einkochen, zu einem Brei zerdrücken, reichlich Honigbeigabe und damit wiederholte Umschläge bereiten.

Harnstrenge, krankhafte Harnverhaltung: Warmes Honigwasser oder Brennnesseltee (Nr. 16) bzw. Salbeitee (Nr. 108) (beide Teearten mit viel Honigzusatz) trinken.

Harnwegeentzündung: Wie „Harnstrenge" behandeln.

Hast, nervöse, unruhige: Honigwasser oder Kamillentee (Nr. 60) mit Honigzusatz trinken. Wiederholte Honigkur ist angezeigt.

Hautleiden: Aufgesprungene Haut, rissige Haut, Hautausschläge, Hautblutungen, Hautentzündungen, Hautjucken, Hautschrunden, Hautunreinigkeiten u. a. sind mit gutem Erfolg mit Honigauflagen zu behandeln. Hautleiden sind meist Äußerungen von unreinem Blut. Es ist daher immer auch die Ursache des Hautleidens zu ergründen und diese in erster Linie zu behandeln. Bei unreinem Blute ist neben der Honigauflage eine Blutreinigungskur (siehe „Blutreinigung") durchzuführen.

Heiserkeit: Lindenblütentee (Nr. 82) mit reichlich Honig trinken.
Senfmehl (Nr. 116) mit Honig vermengen und stündlich 1 Messerspitze voll davon einnehmen.

Herzleiden: Die Zusammensetzung des Honigs zeigt so richtig, daß dieser der vollkommenste und vor allem natürlichste Herzbetriebsstoff ist. Bei Herzschwäche gibt es kaum ein besseres Heilmittel als Honig, doch darf dieser nur verdünnt eingenommen werden! Man verdünnt Honig entweder mit abgekochtem, lauwarmem Wasser und erhält so das sogenannte Honigwasser, oder man bereitet Kamillentee (Nr. 60) oder Schafgarbentee (Nr. 110) und rührt pro Tasse Tee 1 bis 2 Teelöffel Honig ein. So werden nervöse Herzbeschwerden (Herzneurose), nervöses Herzklopfen, Herzklopfen mit Angstgefühlen (Veilchentee — Nr. 125 — mit Honigzusatz!), Herzmuskelentzündung oder Herzmuskelschwäche (Schlüsselblumentee — Nr. 113), altersbedingte Herzschäden, unregelmäßige Herztätigkeit (Waldmeistertee — Nr. 128), sehr günstig beeinflußt. Bei allen genannten Teearten füge man pro Tasse 1 bis 2 Teelöffel Honig bei, jedoch nur immer in den lauwarmen Tee! Bei Herzmuskelentartung und Herzbräune (Angina pectoris) werden die auftretenden Schmerzen und Beschwerden durch die Honigkur wesentlich gemildert. **Honig ist das beste Herzdiätmittel, das uns die Natur schenkt!**

Hodenerkrankungen: Bei Hodengeschwulst, -schmerzen, -verhärtung werden lauwarme Honigauflagen empfohlen.

Hornhautgeschwüre: Honigauflagen und die Honigkur anwenden.

Hühneraugen: Reines Bienenwachs auflegen!

Husten: Feingestoßene Haselnüsse mit verdünntem Honig zu einem Brei vermengen und jede 1/2 Stunde 1 Eßlöffel voll lauwarm einnehmen.
Oder: Veilchentee (Nr. 125) mit Honigzusatz trinken.
Oder: 500 g geschälte und feingeschnittene Zwiebeln (Nr. 140) mit 200 g Kandiszucker in 1 Liter Wasser aufkochen, die Zwiebeln zerstampfen, ziehen lassen bis lauwarm und dann 100 bis 150 g Honig beimengen. Davon jede 1/2 Stunde 1 Teelöffel voll einnehmen.
Ferner gibt es noch eine Reihe von hustenstillenden Heilkräutern wie Lungenkraut (Nr. 84), Eibisch (Nr. 23), Fenchel (Nr. 32), Huflattich (Nr. 54), Käspappel (Nr. 63), Königskerze (Nr. 69), Spitzwegerich (Nr. 119), Ysop (Nr. 136) und Zwiebel (Nr. 140) u. a., deren Heilwirkung durch Beifügen von 1 bis 2 Teelöffel Honig pro Tasse wesentlich erhöht wird.

Impfschäden: Honigauflagen.

Influenza: Siehe unter „Grippe".

Karbunkel: Wie „Furunkel" zu behandeln.

Katarrhe: Wie „Husten" zu behandeln.

Kehlkopfkatarrh: Salbeitee (Nr. 108) mit Honigzusatz als Gurgelmittel anwenden.

Keuchhusten: In der Volksheilkunde wurde früher bei Keuchhusten der Honig als ein Hauptheilmittel angesehen. Dieses gute unnachahmliche Naturmittel gilt als „überholt", man gibt den Kindern anorganische Arzneien ein und heilt sie durch Höhenflüge. Durch den einen oder anderen Kräutertee, wie Eibisch- (Nr. 23), Fenchel- (Nr. 32), Holunderblätter- (Nr. 52/a), Schwarze Johannisbeerblätter- (Nr. 57/b), Königskerzen- (Nr. 69), Schlüsselblumen- (Nr. 113), Spitzwegerichblätter- (Nr. 119), Thymian- (Nr. 124) oder Veilchentee (Nr. 125), diese mit Honig gut gesüßt und zur Nachbehandlung die Honigkur, erzielt man viel nachhaltigere Heilerfolge.
Zu Keuchhusten neigenden Kindern gebe man vorbeugend in der „Keuchhustenzeit" früh genug den einen oder anderen Kräutertee mit Honig zu trinken.

Kleinkinder-Nervosität bzw. Reizbarkeit: Kamillentee (Nr. 60) mit reichlich Honigzusatz, 1 bis 2 Tassen untertags teelöffelweise eingeben. Auch frischer Karottensaft (Nr. 61) mit Honig gesüßt, täglich 1/2 Tasse teelöffelweise eingegeben, beruhigt und stärkt sehr.

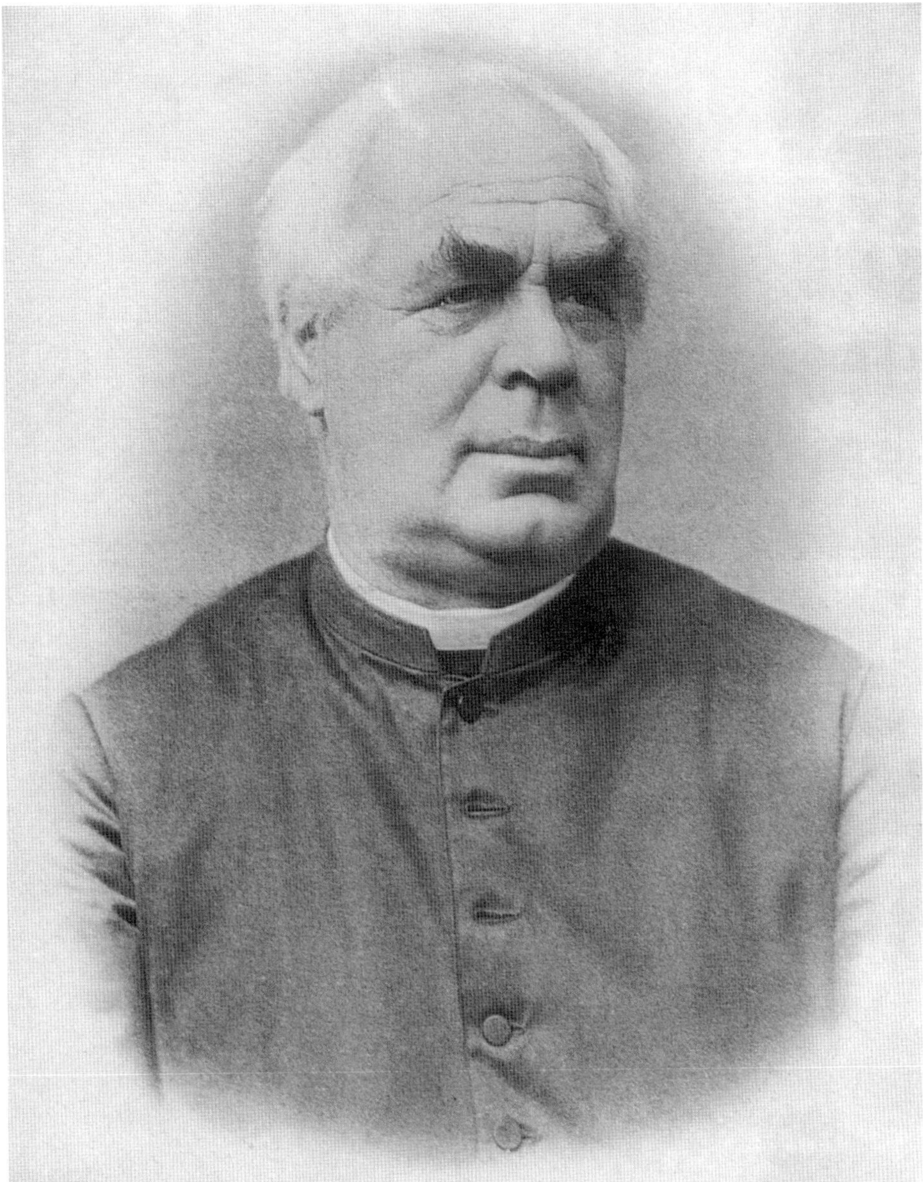

„Wie gut Gott ist!... So drängt sich's mir aus dem Herzen. Nicht bloß was zur Erhaltung des Lebens, zu des Leibes täglichem Brot notwendig ist, läßt ER uns wachsen; ER, der in unendlicher Weisheit alles nach Maß, Zahl und Gewicht geschaffen, läßt in väterlicher Liebe zahllos auch diejenigen Kräutchen aus der Erde hervorschießen, welche dem Menschen in kranken Tagen Trost und seinem Schmerz Linderung und Heilung verschaffen!"

Sebastian Kneipp

1821—1897

Klistiermittel: 3 Eßlöffel Leinöl (Nr. 35), 1 Teelöffel Salz, 1/2 Liter Kamillentee (Nr. 60), 10 g Seife und Eßlöffel Honig, alles lauwarm gut vermengen und als Klistier anwenden. Bei Verstopfung ist Kuhmilch, mit Honig lauwarm vermengt, ein vorzügliches Klistiermittel für Kinder und Erwachsene.

Knochenverletzungen: Die grünen Blätter von der Raute werden zerdrückt, mit Schweineschmalz 1mal leicht aufgekocht, auskühlen lassen und dann soviel Honig beigefügt, bis das Ganze salbenartig wird. Die Salbe wird auf ein Tüchlein gestrichen und aufgelegt.
Den gleich guten Dienst leistet die Beinwurzsalbe (Nr. 11), welche man mit Honig vermengt und auflegt.

Körperschwäche: Je nach Leiden wiederholte Honigkur!

Krampfadergeschwüre: Honigauflagen, oder Beinwurzsalbe (Nr. 11) mit Honigzusatz, in beiden Fällen die Umschläge oft erneuern und jedesmal mit Alkohol die Wunde reinigen. Außerdem die Honigkur!

Krämpfe im Kindesalter: Beruhigend wirkt Kamillentee (Nr. 60) oder Wermuttee (Nr. 134) mit entsprechendem Honigzusatz.

Krätze: Wie „Abszesse" behandeln und unbedingt ebenfalls die Honigkur anwenden.
Auflagen von Wacholdermus (Nr. 127) mit Honig vermengt oder Ringelblumensalbe (Nr. 101) mit Honig vermengt, leisten die gleich guten Dienste.

Krebsartige Geschwüre: Gepulverten Bockshornkleesamen (Nr. 67/a) mit Honig vermengen und wie eine Salbe sehr oft auflegen. Bei jeder Erneuerung der Salbe die erkrankte Stelle vorerst mit reinem Alkohol reinigen. Zusätzlich unbedingt die Honigkur anwenden!

Krebsneigung infolge schlechter Blutbeschaffenheit: Blutreinigungstees mit entsprechenden Honigzusätzen, kurz aussetzen, Honigkur durchführen, 1 bis 2 Wochen wieder aussetzen und schließlich wieder einen anderen Blutreinigungstee mit Honigzusatz.

Kreislaufstörungen, Kreislaufschwäche: Schafgarbentee (Nr. 110) mit Honigzusatz, oder Honigkur.

Lungenentzündung: Wie „Grippe" behandeln.

Lungenleiden: Man zerschneide sehr viele Spitzwegerichblätter (Nr. 119) und presse den Saft aus. Man mische die gleiche Menge Preiselbeersaft (Nr. 96) oder Schwarzen Johannisbeersaft (Nr. 57/b) hinzu und erwärme dies auf etwa 40 Grad Celsius. Dann mische man reichlich Honig hinzu. 3- bis 5mal am Tage je 1 Eßlöffel voll einnehmen. Auch die Honigkur ist sehr angezeigt. Man kann die nachstehend genannten Heilpflanzen einzeln oder in Form von Kräutermischungen (2 bis 3 Pflanzen) zu Teekuren verwenden, wobei man reichlich Honig hinzufügt und 2 bis 3 Tassen tagsüber schluckweise trinkt. Bockshornklee (Nr. 67a), Brennessel (Nr. 16), Gundelrebe (Nr. 40), Huflattich (Nr. 54), Johanniskraut (Nr. 58), Lungenkraut (Nr. 84), Spitzwegerich (Nr. 119) oder Ysop (Nr. 136) u. a.

Magenleiden: Bei Magenschleimhautentzündung und bei Magenverschleimung trinke man Brennesseltee (Nr. 16) mit etwas Honigzusatz, pro Tasse 1/2 Teelöffel.

Magerkeit übermäßige: Honigkur.

Mandelentzündung: Anistee (Nr. 4) als Gurgelwasser mit Honigzusatz.

Mangelkrankheiten: Honigkur!

Milchschorf: Starker Absud von Nußbaumblättern (Nr. 90), wenn lauwarm geworden abseihen, reichlich Honig beifügen und damit die befallenen Hautstellen oft baden, bzw. Umschläge bereiten.

Milzleiden: Den Saft von ausgepreßtem Rettich (Nr. 46/Anm.) mit Honig vermengen und 3- bis 4mal täglich 1 Eßlöffel voll einnehmen.

Mundfäule (alter Ausdruck für eitriges, faules Zahnfleisch): Zerriebenen Kren (Nr. 72) mit Honig vermischen und möglichst lange im Munde behalten, so daß der Krensaft und der Honig auf das Zahnfleisch einwirken können. Der Kren wird nach einer Weile ausgespuckt. Dies öfters am Tage wiederholen.

Mütter, werdende: Diesen kann die Honigkur nur bestens empfohlen werden!

Narbenschmerzen: Honigauflagen.

Nervenberuhigung, Nervenstärkung: Honig ist nicht nur das beste Herzmittel, es leistet auch bei allen Nervenleiden die besten Dienste, so bei Nervenschwäche, Nervenleiden der Kinder, Nervenreizung, nervöser Erschöpfung, nervöser Unrast u. a. Bei richtiger Diät und Lebensweise kann man bei diesen Leiden mit 1 bis 3 Honigkuren die allerbesten Erfolge erzielen.

Oberschenkelgeschwüre: Wie „Geschwüre" zu behandeln.

Ohrenschmerzen: Einige Safrannarben (Nr. 107) in Milch aufkochen lassen; wenn lauwarm geworden abseihen, etwas Honig beimischen und von dieser Mischung einige Tropfen, nicht zu heiß, ins Ohr träufeln.
Den Saft der Hauswurz (Nr. 45) lauwarm mit Honig vermischen und tropfenweise ins Ohr träufeln.

Den gleichen Heilerfolg erzielt man mit lauwarmem Zwiebelsaft (Nr. 140), den man mit Honig vermischt.

Pusteln, Pickeln: Wie „Hautleiden" behandeln.

Rippenfellentzündung: Huflattichtee (Nr. 54) mit Honigzusatz, schluckweise 2 bis 3 Tassen untertags trinken.

Rotlauf: Hauswurzsalbe (Nr. 45) mit Honig vermengen, oder reinen Honig auflegen.

Schlaflosigkeit: Vor allem die Honigkur. Oder: Teemischungen von 2 bis 3 der nachstehenden Heilpflanzen bereiten und diese mit reichlich Honig versetzen, 1 Stunde vor dem Schlafengehen 1 Tasse schluckweise langsam trinken. Kein Alkohol, nichts rauchen, keine Aufregungen, vor allem abends keine schwerverdaulichen Speisen essen, sind Grundvoraussetzungen für das Gelingen der Heilkur. Holunder (Nr. 52a), Johanniskraut (Nr. 58), Kamillen (Nr. 60), Schlüsselblumen (Nr. 113), Veilchen (Nr. 125) u. a. m.

Schleimhautkatarrh: Huflattichtee (Nr. 54) oder Ysoptee (Nr. 136) mit reichlich Honigzusatz, 2 bis 3 Tassen am Tage schluckweise.

Schleimlösende Wirkung: Honig ist eines der besten schleimlösenden Mittel. Man kann die Wirkung der schleimlösenden Heilpflanzen erhöhen, wenn man den Teebereitungen noch Honig beifügt.

Schreikrämpfe der Kinder: Warmes Honigwasser oder warmen Kamillentee (Nr. 60) mit Honig vermengt den Kindern einflößen.

Schuppenflechte: Honigauflage und gleichzeitig die Honigkur.

Schweißtreibendes Mittel: 1 bis 2 Handvoll Haferkörner (Nr. 42) in Wasser aufkochen, abseihen, Honig zugeben und warm trinken. Auch wird die Wirkung von schweißtreibenden Heilpflanzentees, wie Holunderblütentee (Nr. 52a), Salbeitee (Nr. 108) oder Lindenblütentee (Nr. 82) u. a. durch Beigabe von Honig erhöht.

Schwindel: Man nehme $^1/_2$ Liter Spitzwegerichsaft (Nr. 119) mit Honigzusatz untertags eßlöffelweise ein. Zusätzlich die Honigkur.

Skorbut, Skrofulose: Honigkur.

Sodbrennen: Man bereite einen Brennesseltee (Nr. 16), Tausendguldenkrauttee (Nr. 123), Wermuttee (Nr. 134) oder Wacholderbeertee (Nr. 127) und füge etwas echten Honig bei.

Sommersprossen: Saft der Brunnenkresse (Nr. 18) mit etwas Honig vermengen und das Gesicht damit bestreichen, eintrocknen lassen, erst nach 1 bis 2 Stunden abwaschen und den Umschlag erneuern.

Sonnenbrand: Sofort Honigauflagen bereiten.

Stärkung des Gesamtorganismus: Honigkur.

Stimmritzenkrampf: Warmes Honigwasser schluckweise langsam trinken.

Stuhlgangförderung bei Kleinkindern und Kindern: Das Schlehenmus (Nr. 112) mit Honigbeigabe ist ein harmloses und leicht wirkendes stuhlgangförderndes Heilmittel für Kleinkinder und Kinder.

Tuberkulose: Wiederholte Honigkuren bzw. Teekuren mit Brennessel (Nr. 16), Bockshornklee (Nr. 67a), Ehrenpreis (Nr. 22), „Tannenwipferl" (Nr. 33), Gundelrebe (Nr. 40), Huflattich (Nr. 54), Lungenkraut (Nr. 84), Rosmarin (Nr. 103), Roßfenchel (Nr. 104), Wacholder (Nr. 127) oder Zinnkraut (Nr. 138) u. a. oder Teemischungen von 3 bis 4 der aufgezählten Heilpflanzen, in jedem Falle aber immer mit reichlich Honigzusatz (2 Teelöffel pro Tasse), bringen eine fühlbare Erleichterung, bei leichteren Fällen oder im Anfangsstadium dieser Krankheit auch völlige Genesung.

Unlust, krankhafte; Unruhe, innerliche: Eine Umstimmung wird vielfach bereits während der 1. Honigkur ausgelöst.

Unterschenkelgeschwüre: Wie „Geschwüre" behandeln.

Venenentzündung: Beinwurzsalbe (Nr. 11) oder Ringelblumensalbe (Nr. 101) mit Honig vermischen und wiederholte Auflagen am Tage machen. Durch eine oder mehrere Honigkuren ist für eine gründliche Blutreinigung zu sorgen!

Verbrennnungen, Verbrühungen: Siehe „Brandwunden".

Verletzungen, Verwundungen aller Art: Bei Verletzungen, Verwundungen, Wunden aller Art, Wundenentzündung, fördern am besten die Honigauflagen die Wundheilung. Auch die Beinwurzsalbe (Nr. 11) mit Honig vermischt fördert die Wundheilung sehr und verhindert weitgehendst die Eiterbildung, das Brandigwerden der Wunden oder das Eintreten einer Blutvergiftung.

Zuckerkrankheit und Honiggenuß: Bei beginnender oder leichter Zuckerkrankheit — etwa bei 1 bis 2% Zuckergehalt — darf Honig in Tee verdünnt eingenommen werden. Es wurde hiebei auch wiederholt eine Besserung des Leidens festgestellt. Es sind regelmäßige Urinuntersuchungen vornehmen zu lassen. Wenn die Werte nicht steigen, kann der Honig in der Teeverdünnung ruhig weiter eingenommen werden, steigt jedoch der Zuckergehalt über 2%, ist der Honig nicht mehr anzuwenden.

Honiganwendung in der Tiermedizin: Auch in der Tiermedizin wird der Honig als ein vorzügliches Heilmittel vielfach angewendet. Innerlich aufgelöst in Heilpflanzentränken, äußerlich als Beimengung bei Salben, Auflagen, Umschlägen. Honig wird angewendet bei krankhaftem Abmagern, bei Abszessen, Ausschlägen, Beulen, Ekzemen, Euterverhärtungen, Furunkeln, Geschwülsten, Geschwüren, Grind, Hautausschlägen, Husten, Katarrhen, Keuchen, Knochenfraß, Knotenauftreibungen, Krätzen, Lungenentzündung, Lungensucht, Räude, sowie zur Behandlung von Verletzungen und Wunden.
Zum äußerlichen Gebrauch werden die Beinwurzsalbe (Nr. 11) und die Ringelblumensalbe (Nr. 101) mit Honig vermischt, sowie die Mischung von gestoßenem Bockshornkleesamen (Nr. 67a) mit Honig angewendet.

Aufbewahrung von Honig: Honig ist fast unbegrenzt haltbar. Voraussetzung ist jedoch, daß die Aufbewahrung in gut verschlossenen Gläsern erfolgt, kühl, dunkel und trocken. Die Aufbewahrung in Blechbüchsen ist nicht ratsam. Glasgefäße sind die besten Aufbewahrungsbehälter für Honig.
Mit der Zeit kristallisiert der Honig aus und wird fest. Dieser kristallisierte Honig ist genauso wertvoll wie der flüssige, wenn er echt und unverfälscht ist!
Schädlich für den Honig ist vor allem Wärme und Feuchtigkeit. Küchendunst ist sehr schädlich, da der Honig leicht zu gären beginnt.

Honig und Giftpflanzen: Hie und da hört man die Befürchtung, daß die Bienen auch Giftpflanzen besuchen könnten und damit Giftstoffe auch im Honig enthalten wären. Hiezu sei gesagt, daß es in außereuropäischen Ländern wohl Giftpflanzen gibt, die so kräftige Gifte enthalten, daß der Honig auch gewisse Giftstoffe enthält. Diese außereuropäischen Honige stammen aus einer einseitigen Tracht, sind den Imkern bekannt, so daß praktisch dieser Honig nicht importiert wird.

Unsere einheimischen Giftpflanzen kommen jedoch niemals in solchen Massen vor, daß deren Gift auch einen nachteiligen Einfluß auf unseren Honig haben könnte. Der Nektar ist in unseren einheimischen Giftpflanzen sehr gering und dieser wird ja von den Bienen gesammelt. Außerdem steht dieser Nektar in einem kaum nennenswerten Verhältnis zum Nektar der ungiftigen Pflanzen, so daß niemals schädliche Auswirkungen auftreten können.
Diesbezügliche wissenschaftliche Untersuchungen und einwandfreieste Reihen-Experimente verliefen vollkommen negativ! Außerdem neigen viele Honig-

forscher auf Grund langjähriger Beobachtungen zu der Ansicht, daß unsere Bienen bei unseren einheimischen Giftpflanzen gar nicht Nektar saugen, da sie vermutlich durch den Duft dieser Pflanzen hievon abgehalten werden. Man kann daher ruhig behaupten, daß es in unserer engeren Heimat und darüber hinaus in ganz Mitteleuropa bestimmt keinen Gift-Honig gibt.

Zusammenfassung:

Honig ist ein Naturheilmittel, das man aber nicht erst in kranken Tagen anwenden soll!

Honig fördert, regelmäßig genommen, die Blutbildung.
Honig stärkt, regelmäßig genommen, den Gesamtorganismus,
daher
verleiht Honig, regelmäßig genommen, eine größere Widerstandsfähigkeit gegen Krankheiten!

Honig ist Lebenselixier für die Kinder,
für die Erwachsenen und
für die alternden Menschen!

Gott hat nie eine Krankheit kommen lassen, daß er nicht ihr Arznei in der Natur geschaffen hätte.

Paracelsus

ANHANG C

Das Originalrezept zur Bereitung eines Kleienbrotes von Sebastian Kneipp

Wie wir bei den Ausführungen über den Weizen feststellten, wird das Mehl durch das moderne Mahlverfahren der meisten Vitamine, Mineralsalze und aller verdauungsfördernden Beimengungen beraubt. Aus diesem zwar feinen und kleiefreien, jedoch auf die Dauer gesundheitsschädlichen Mehl wird unser heutiges Brot hergestellt. Dieses Erzeugnis verdient wahrlich nicht mehr den ehrwürdigen Namen Brot, um das wir täglich den Schöpfer der Natur bitten.

In der modernen Ernährungskunde wird von den bedeutendsten Forschern immer wieder auf diesen Übelstand unseres Brotes hingewiesen, und der Widerhall ist nicht ganz ausgeblieben. Weizenschrotmehl ist wieder zu haben. Zwar führen es noch nicht alle Lebensmittelhändler, doch ergibt eine kurze Umfrage bald, wo Weizenschrotmehl zu haben ist.

Als einer der ersten Vorkämpfer für das natürliche und gesunderhaltende Kleienbrot ist der in diesem Werke oft genannte große Naturheilarzt Sebastian *Kneipp* zu nennen, der schon vor über 100 Jahren darüber wörtlich schrieb:

„Viele glauben, in dem feinen, blendend weißen Kunstmehl müssen viele Nährstoffe sein. Ich glaube das nicht. Ich sehe in ihm nur mehr einen Mehlstaub und lege ihm keine Bedeutung bei. Früher, als man noch keine Kunstmühlen kannte, konnte man doch noch ordentliches Mehl bekommen, es war nicht so ausgelaugt, wenn es auch nicht so schneeweiß war.
Ich empfehle immer das Kleienbrot, selbst auf den Vorwurf hin, daß das sogenannte Kraftbrot den Darm reize. Bei zu grob gemahlenen Hülsen gebe ich zu, daß eine Reizung des Darmes entsteht. Anders aber ist es bei richtig gemahlenem Kraftbrotmehl.
Selbst bei den reizbarsten Gedärmen habe ich niemals Durchfall bemerkt: ich habe im Gegenteil bei Verstopfung hartnäckiger Natur durch den Genuß von Kraftbrot einen täglichen gleichmäßigen Stuhl zuwegegebracht. Ich behaupte sogar, daß die Kraftbrotesser von Verstopfung und Hämorrhoiden verschont bleiben.
Gutes Kraftbrot, aus Weizen hergestellt, hat keine Säure und ist deshalb für die Dauer zuträglicher als das säuerliche Roggenkleienbrot."

Kneipp, der große Praktiker, ermittelte auch die geeignetste Herstellung eines aus vorgenanntem Mehl bereiteten Brotes und beschreibt in seinem berühmten Rezept

„Zur Bereitung eines Kleienbrotes" klar und deutlich, wie diese zu geschehen hat. Dieses Originalrezept hat heute noch vollste Gültigkeit und sollte zum Gemeingut der Menschheit werden.

„Von dem Kleienmehl (feiner Weizenschrot) nimmt man 1, 2, 3 bis 4 kg, je nachdem man für wenige oder mehrere Personen zu backen hat, in eine Schüs-

sel und macht mit heißem Wasser einen Teig an, der über Nacht an einem warmen Ort stehen bleibt. Weder Sauerteig, noch Salz, noch anderes Gewürz darf an den Teig kommen. Am anderen Tage formt man aus dem Teig kleinere, länglich runde Laibchen oder Wecken, bringt sie in den wie zum Backen gewöhnlichen Brotes geheizten Backofen (im kleinen Haushalt benützt man das Backrohr des Küchenofens) und läßt sie 1¼ bis 1½ Stunden in der Hitze.
Sogleich beim Herausnehmen steckt man das gebackene Brot auf 3 bis 4 Sekunden in siedend heißes Wasser, dann kommt es gleich wieder zur Trocknung kurze Zeit in den Ofen.
Das gebackene Brot wird an einem kühlen Orte aufbewahrt und sollte die Kruste zu hart sein, mit einem feuchten Tuch umwunden. Ich kenne viele Männer, die mit Vorliebe solches Brot gegessen haben, jetzt noch essen und sagen, daß es bei Magen- und Verdauungs-, insbesondere bei Hämorrhoidalbeschwerden vorzügliche, einzige Dienste leiste.
Andere habe ich gekannt, die das geschmack- und gewürzlose Brot beim ersten Verkosten sonderbar fanden, die aber später, ich kann sagen, mit fast leidenschaftlicher Vorliebe darnach gegriffen haben."

Zum Abschluß noch ein weiteres Rezept aus der Praxis:
„Man menge 2½ kg Weizenschrot mit zirka 1½ Liter kaltem Wasser, knete den Teig 1 Viertelstunde gut durch und lasse das Ganze zirka 2 Stunden zugedeckt ruhen.
Hierauf formt man 3 bis 4 Striezel daraus, die man kurz mit Wasser abwäscht und jeden auf einen gut gereinigten, mit Weizenschrot bestreuten Dachziegel legt. Die so vorbereiteten Striezel setzt man nun in die heiße Bratröhre (oder am Lande in den vorgeheizten Backofen) und bäckt zirka 1½ bis 2 Stunden bei stets gutem Feuer. Währenddessen werden die Striezel nach je einer halben Stunde Zeit herausgenommen, rasch kalt abgewaschen und mit veränderter Lage wieder der Hitze ausgesetzt.
Will man die Rinde etwas mürber haben, kann diesem Wasser abgeschöpfte Milch zugesetzt werden, oder auch nur pure Milch zum Abwaschen verwendet werden.
Als untrügliches Zeichen der Beendigung des ganzen Backprozesses gilt: die Brote müssen, wenn man mit dem Finger an ihrer Mitte klopft, hohl klingen."
Durch die Erkenntnisse vom Weizenschrotbrot und dessen Bereitung hat uns Kneipp das Wissen um die gesundheitlichen Vorteile eines naturbelassenen Brotes, wie es unsere Ahnen schon aßen, wiedererweckt, und es liegt an jedem einzelnen von uns, sich dieser gesundheitsfördernden und -erhaltenden Nahrung zu bedienen.

ANHANG D

Heilsame pflanzliche Öle für die Küche

Unsere Ernährung ist ohne entsprechende Fettstoffe nicht möglich. Würde sie keinerlei Fett enthalten, könnte keine Erneuerung der Muskel- und Organgewebe stattfinden; Muskelschwund und Muskelerschlaffung wären die Folge, die Knochenneubildung würde unterbleiben, Knochenerweichung in jungen Jahren, Brüchigwerden der Knochen im Alter wären eine weitere Folge.
Bei Fettmangel kann sich außerdem die Gehirn- und Nervenmasse nicht mehr ergänzen, Nachlassen der Denkfähigkeit, Gedächtnisschwund wären u. a. die sichtbaren Zeichen dieses Ernährungsfehlers.
Wir beziehen in unserer angestammten Ernährung diesen Fettbedarf in der Hauptsache aus tierischen Fetten, sei es in Form von Schweinefett oder Butter. Wie leider in der breiten Masse der Bevölkerung viel zu wenig bekannt ist, sind die vom Tier stammenden Fette, vor allem Schweinefett, bei ständigem Konsum oft die Ursache von vielen Organerkrankungen, die je nach dem bescheideneren oder übermäßigen Genuß, je nach Anlage, Konstitution und körperlicher Tätigkeit, leichtes oder schweres Siechtum auslösen können.
So haben eine ganze Reihe von Wissenschaftlern nach langjährigen Beobachtungen und Forschungen nachgewiesen, daß die tierischen Fette, sich aus gesättigten Fettsäuren zusammensetzend, die Koronarsklerose, also die Verkalkung der Herzarterien fördern, während durch eine Ernährung mit pflanzlichen Fetten, die reich an ungesättigten Fettsäuren sind, der Arterienverkalkung weitgehend vorgebeugt werden kann.
Es würde im Rahmen dieser Ausführungen zu weit führen, alle die vielen Zusammenhänge zwischen der unrichtigen Ernährung und den vielen Organerkrankungen zu schildern.
Es wäre in den Gesundheitsbestrebungen der Menschheit schon ein großer Fortschritt, wenn der Fleisch- und Tierfettgenuß eine Einschränkung erfahren und dafür die Pflanze mit ihren so vielseitigen und so überaus bekömmlichen Nahrungsmitteln, die sie bietet, mehr in den Vordergrund unserer Ernährung gestellt würde. Vor allem müßte der Fettbedarf für unsere Lebensfunktion vorwiegend durch pflanzliche Öle aufgebracht werden!

In den pflanzlichen Nahrungsmitteln sind Öl und Fettstoffe enthalten, wo wir sie kaum vermuten. Wenn wir zum Beispiel eine Karotte auf einer Glasreibe fein verreiben und etwas Wasser daraufgießen, beobachten wir, daß sich auf der Oberfläche eine dünne Fettschichte bildet. Eine Reihe von Chlorophyllkörperchen und auch Vitamine sind an pflanzliche Fettstoffe gebunden, in jedem Blatt oder Grashalm sind pflanzliche Fette enthalten.
Die reichste Ansammlung von Fetten und Ölen finden wir in den Samen und Früchten der Pflanzen. Bestimmte Früchte und Samen von Pflanzen liefern so reichlich Öle, daß wir sie alsölliefernde Pflanzenprodukte anbauen, kultivieren und ernten. Sie sind für die menschliche Ernährung und Gesunderhaltung von größter Bedeutung.

Von den vielen in Kultur genommenen Ölpflanzen wollen wir die vier wichtigsten kennenlernen, die nicht nur reine Fettlieferanten sind, sondern auch das Prädikat „Heilpflanze" verdienen:

a) Ölbaum Olea europea L.

Botanik: In wildem Zustand, als Oleaster, ist der Ölbaum mehr strauchartig mit dornigen Zweigspitzen. Die etwa 40 Kulturvarietäten sind 6—8 Meter hohe Bäume mit dornenlosen Ästen. Der Ölbaum ist über und über mit lieblich duftenden, kleinen gelblich-weißen Blüten bedeckt. Das immergrüne Laub ist lederartig und unterseits dicht mit schuppenförmigen Haaren bedeckt.

Blütezeit: Mai, Juni. *Standort:* die Küstengegenden der Mittelmeerländer.

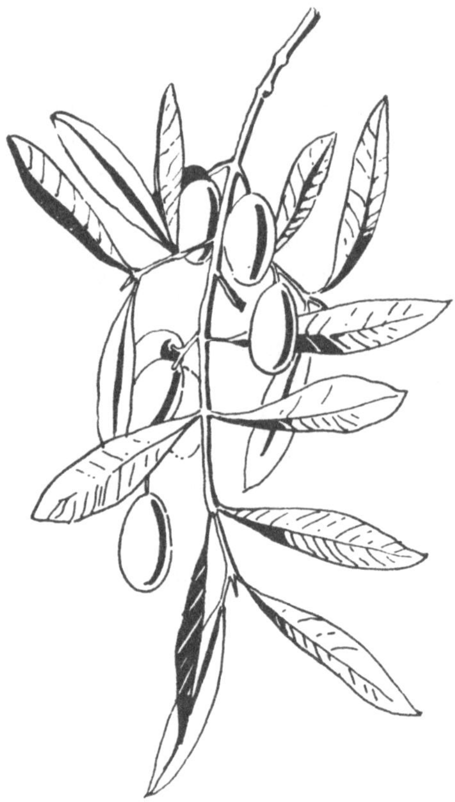

Heil- und Wirkstoffe: Diese finden wir in den Früchten, etwa 4 cm lange, dunkelviolette bis schwarze sogenannte Steinbeeren, die von November bis gegen Ende Jänner geerntet werden. Als Inhaltsstoffe wurden 70 % Glyceride der Ölsäure, etwa 25% Glyceride der Palmitin-, Stearin- und Arachinsäure festgestellt, ferner etwas freie Ölsäure und Cholesterin.

Gewinnung des Olivenöls: Zur Gewinnung des feinen Olivenöls müssen die Früchte gepflückt und sofort gepreßt werden. Man unterscheidet 3 Olivenölsorten:

Das *„Jungfernöl"* ist von bester Qualität und wird durch erste leichte Pressung der Früchte gewonnen, wobei die Kerne der Früchte nicht zerdrückt werden dürfen. Bei diesem Preßvorgang darf keine Wärmeanwendung erfolgen, es ist nur die sogenannte „kalte Pressung" gestattet; auch dürfen diesem Jungfernöl keine Beimengungen zugefügt werden.

Das „Provenceöl" ist von zweiter Qualität. Hier darf die Pressung bis zum Zermalmen der Kerne gesteigert werden, doch darf auch hier noch keine Wärmeeinwirkung erfolgen.

Das sogenannte „*Baumöl*" gewinnt man durch nochmalige Pressung der Rückstände aus der Provenceölgewinnung unter Wärmeeinwirkung. Dieses gewonnene Öl wird ausschließlich für die Seifenerzeugung und für technische Öle verwendet.
Geruch und Geschmack des Provenceöls ist angenehm.
Das Olivenöl (Oleum olivarum) als Jungfernöl ist sehr wertvoll und birgt auch Heilwerte.

Heilwirkung: Das Jungfernöl wird heilmäßig als ein sehr gutes Mittel zur Förderung der Gallenabsonderung (Cholagogum), als Gallenstein-Gleitmittel für die sogenannte „Ölkur" und zu Klistieren verwendet.
Das Olivenöl gilt als ein auflösendes Mittel bei verhärteten Geschwüren, äußerlich durch leicht angewärmte Auflagen, angewendet. Es gilt ferner innerlich angewendet als ein einhüllendes Mittel bei Darm- und Magenentzündungen, sowie bei Vergiftungen durch ätzende Flüssigkeiten oder Salzlösungen. Olivenöl ist ein schwaches und reizloses Abführmittel und wird auch vielfach zur Abheilung blutender Hämorrhoiden angewendet. Das Olivenöl ist ein wichtiger Arzneiträger für Einreibungen, Salben und ist unerläßlich bei der Herstellung von kosmetischen Präparaten. Bei Brust- und Lungenleiden verwendet die

Volksheilkunde das sogenannte „Lilienöl", ein weißes Olivenöl, das durch Bleichung mit Tierkohle oder durch Sonnenlichtbleichung hergestellt wird. Nach Meinung der Volksheilkunde ist auch das Olivenöl, auf die Augenlider gestrichen, verbessernd für die Sehkraft. Olivenöl ist ein leichtes, schmerzloses Abführmittel für Kinder oder schwächliche Personen.
Das Olivenöl ist nicht nur in der Diätküche bei Magen- und Gallenkranken sehr nützlich, es sollte der gesunde Mensch seinen Fettbedarf auch aus diesem pflanzlichen Öl decken und das Olivenöl nicht nur zum Salatanmachen verwenden!

b) Sojabohne Soja hispida Maxim.

Synonyme: Glycine max (L.) Merill — Glycine Soja (L.) Sieb. et Zucc. — Glycine hispida (Moench.) Maxim — Soja max Piper u. a.

Volksnamen: Fettbohne — Ölbohne — Japanische Bohnen

Botanik: Die Pflanze, zu den Schmetterlingsblütlern gehörig, ist ursprünglich wildwachsend in Japan und in der Mandschurei beheimatet gewesen, ist von niedrigem Wuchs mit kleinen Samen. Die Botaniker haben eine ganze Reihe von Arten und Zwischenformen festgestellt, die durch die Kultur in noch zahlreichere Varietäten praktisch über die ganze Erde ausgebreitet sind. Der wertvolle Pflanzenteil, die Samen, sind je nach Varietäten von flach-länglicher

bis nierenförmiger Form, bei manchen Züchtungsformen oval, kreisrund, 5–12 mm groß, gelblich, braun bis schwarz. In der Mandschurei unterscheidet man allein drei Stammgruppen mit gelben, schwarzen und grünen Bohnen.
Standort: Neben den Ursprungsländern wird die Sojabohne heute in weiten Gebieten von Westindien, Afrika, Südamerika gebaut. In neuerer Zeit wurden auch in mitteleuropäischen Ländern, so in Rumänien, Bulgarien, ja sogar in Deutschland, große Kulturflächen mit Erfolg begründet. Die

heilkräftigen und zur Ölgewinnung wichtigen Pflanzenteile sind die Samen (Semen Dolichos Soja), von eigentümlichem, bohnenartigem Geruch und öligem Geschmack. An

Heil- und Wirkstoffen enthält die Sojabohne etwa 37 % Eiweißstoffe und rund 20 % fettes Öl. Aus dem Sojabohnenöl wiederum wurden nachstehende Substanzen isoliert: Linolsäure, Linolensäure, Arachinsäure, Erucasäure, Campesterin, Ergosterin, Sitosterolin, Stigmasterin u. a. An Vitaminen wurden die Vitamine B_6 und K_1 hauptsächlich nachgewiesen. Ausführliche Analysen ergaben noch eine Reihe wertvoller Inhaltsstoffe, u. a. Lezithin.

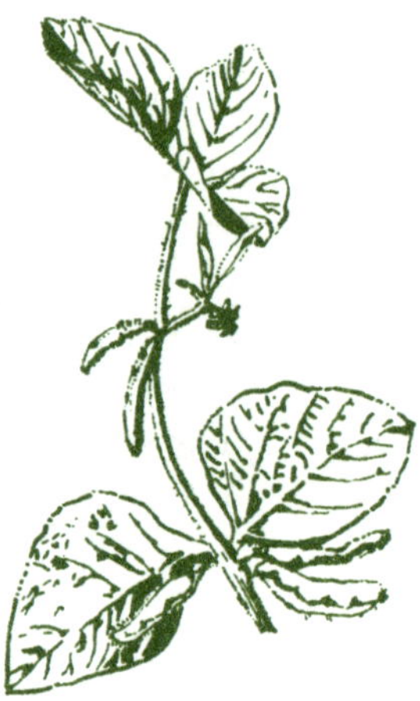

Verwendung und Heilwirkung: Diese ist ungemein reichhaltig. Schon die grüne Pflanze wird als Weide, Grünfutter, als Gemüse, Honigpflanze, Tabakersatz u. a. verwendet. Aus den reifen Bohnen, die entweder geröstet, gebacken, gekocht oder gegoren werden, gewinnt man Sojamilch bzw. das Sojamehl, woraus wieder eine Reihe von Lebensmittel, wie Sojakäse, Sojamehlarten, Sojasoßen hergestellt werden. Das Sojaöl dient in erster Linie als Kochöl, als wichtiger Bestandteil in der Magarineherstellung, als Salatöl und wird ferner technisch in der Seifenfabrikation und für die Herstellung von Firnissen und Lacken verwendet. Als Nebenprodukte aus Preßrückständen gewinnt man u. a. auch Lezithin.

Die Sojaprodukte sind wichtige Nahrungsmittel für Zuckerkranke. Als „Aguamehl" kommt ein aufgeschlossenes, das heißt vom Öle befreites Sojabohnenmehl in den Handel, das, wie Kartoffelstärke zur Bereitung von Diätsuppen, zum Binden von Gemüsen in der Diätküche immer größere Verwendung findet.
Das Sojabohnenöl sollte als Speiseöl viel mehr als vollwertiger und gesünderer Ersatz des tierischen Fettes in der Küche allgemein verwendet werden.
Die sogenannte Sojamilch — der Kuhmilch sehr ähnlich — kommt kondensiert oder als Milchpulver in den Handel und ist wichtig für Magenkranke, die Kuh-

milch nicht vertragen. Aus der Sojamilch wird auch Quark hergestellt (japanisch „Tofu"), eine überaus gesunde Speise, die durch Gärung den sogenannten Sojakäse ergibt, bekannt unter dem Namen Buddhistenkäse.
Soja dient auch bereits vielfach als sehr bekömmlicher Fleischersatz und werden diesbezügliche Präparate hergestellt, die von den aus Rindfleisch oder Schweinefleisch hergestellten Fleischwaren kaum zu unterscheiden sind.
Das Lezithin wird in der Pharmazie und Kosmetik bereits reichlich verwendet.

c) Sonnenblume Helianthus annuus L.

Volksnamen: Gottesauge — Goldblume — Sonnenkrone — Sunnstern

Botanik: Die Sonnenblume, Symbol des Sommers, ist so allgemein bekannt, daß wir uns die nähere Beschreibung dieser Pflanze ersparen können. Sie kommt in zahlreichen Unterarten und Rassen vor, die sich in Höhe der Pflanze, in Größe der Blütenköpfe, Größe und Farbe der Früchte und im Ölgehalt unterscheiden.

Blütezeit: Juni bis August. *Fruchtreife:* je nach Standort den ganzen Sommer hindurch bis in den Herbst hinein.

Standort: Vermutlich aus Mexiko stammend, heute nicht nur als eine beliebte Gartenpflanze, kommt die Sonnenblume verwildert auf Bahndämmen, an Wegen, am Rande von Obst- und Weingärten, auf Kartoffelfeldern vor, wird in letzter Zeit großflächig angebaut als Öl-, Futter- und Honigpflanze.

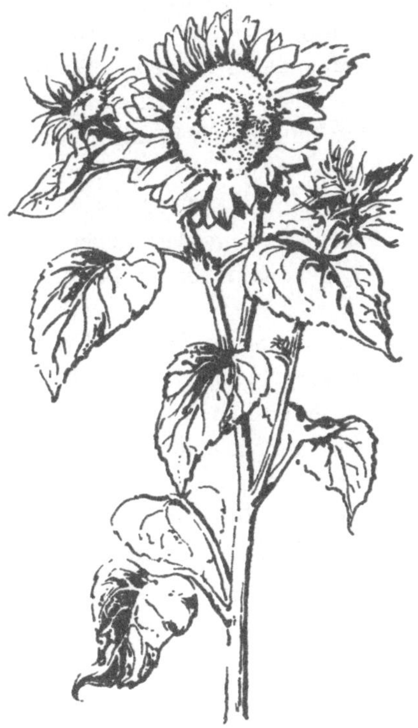

Heilkräftige Pflanzenteile: die Blüten (Flores Helianthi) und die Samen, bzw. Früchte (Fructus Helianthi). Zu großer Bedeutung gelangte das aus den Früchten gewonnene Öl (Oleum Helianthi). Der Geruch der Früchte ist schwach, der Geschmack ölig.

Heil- und Wirkstoffe: In den Blüten wurde Quercimeritrin, ein Monoglykosid des Quercetins nachgewiesen, ferner Bartain, Cholin, Solathsäure, Xanthophyll u. a. Hauptbestandteil der Früchte ist das fette Öl, das bis zu 40 % enthalten ist. In diesem fetten Öl wurde auch ein hoher Vitamin-E-Gehalt gefunden sowie Phytohormone, Lezithin und Mineralstoffe.

Das Sonnenblumenöl gewinnt immer mehr Bedeutung und steht in guten Sorten dem Olivenöl kaum nach. Das hellgelbe, klare und dünnflüssige Sonnenblumenöl zeichnet sich durch lange Haltbarkeit aus, darf nur als kalt gepreßtes Öl verwendet werden und ist für den gesunden und kranken Menschen eine pflanzliche Fettquelle von nicht absehbarem Vorteil. Das warm gepreßte Öl dient nur für technische Zwecke.

Heilwirkung: Aus den frischen Blüten und den frischen zerschnittenen oberen Stengelpartien wird ein alkoholischer Auszug hergestellt, der bei fieberhaften Erkrankungen sehr heilsam wirkt. Bei Malaria ist dieser alkoholische Auszug besonders empfehlenswert, da er Heilwirkungen auslöst, wo selbst hohe Dosen Chinin völlig versagt haben. Die Dosis bestimmt ausschließlich der Arzt! Auch bei Influenza und bei Lungenerkrankungen mit ständig leichtem Fieber, bei Bronchialkatarrh, Lungenentzündung, nicht minder bei Lungengangrän hat sich dieser Alkoholauszug als sehr wirkungsvoll erwiesen. Dies wird der Fluoreszenz der Sonnenblumentinktur zugeschrieben.
Das Sonnenblumenöl ist für jene Kranke besonders zu empfehlen, denen der Genuß von tierischem Fett verboten ist, wie bei Gallen- und Lebererkrankungen, bei Magengeschwüren u. a.
Neben dem Olivenöl eignet sich das Sonnenblumenöl infolge seiner Zusammensetzung sehr gut als Grundsubstanz für Massageöl. Die uralte Weisheit der Antike, daß die regelmäßige und richtige Ölung und Massage des ganzen Körpers wesentlich zur Beseitigung von Krankheitsursachen verschiedenster Art und zur Erhaltung der Leistungsfähigkeit des Organismus bis ins hohe Alter beitragen kann, konnte die moderne Naturheilkunde bestätigen. Wenn die genannten naturreinen Öle, ergänzt durch pflanzliche ätherische Öle, zu Hautfunktionsölen angereichert werden, haben wir in diesen für Ölung und Massage und besondere Heilbehandlungen ein Naturheilmittel ersten Ranges.

Anwendung in der Landwirtschaft: Die getrockneten Blätter und Stengel sind ein sehr beliebtes und überaus gesundes Futter. Das Laub und die Stengelpartien enthalten mehr Eiweiß, als das beste Klee- oder Wiesenheu. Eine Zulage von Sonnenblumenfutter bewirkt bei den Kühen eine Steigerung des Milchertrages. Die geschälten Kerne sind nicht nur ein beliebtes Futter für die Stubenvögel, sie sind auch ein wertvolles Mastfutter für das Geflügel. Sonnenblumenkerne fördern das Eierlegen, jedoch ausschließliche Verfütterung verursacht bei den Hühnern eine Entartung der Eierstöcke. Sonnenblumen sind eine ausgezeichnete Bienenweide.

d) Erdnuß Arachis hypogaea L.

Volksnamen: Aschantinuß — Erdeichel — Erdmandeln — Spanische Nüsse — Konstantinopler Nuß

Botanik: Die einjährige Pflanze wird etwa 30—70 cm hoch, zählt zu den Hülsenfrüchtlern und hat dadurch eine leichte Ähnlichkeit mit der Erbse oder Linse. Interessant ist, daß nach der Befruchtung der Blütenstiel sich auffallend nach der Erde zu verlängert, sich in die Erde etwa 5 cm hineinbohrt und so die Früchte entwickelt. Mit Recht erhielten diese daher den Namen Erdnüsse.

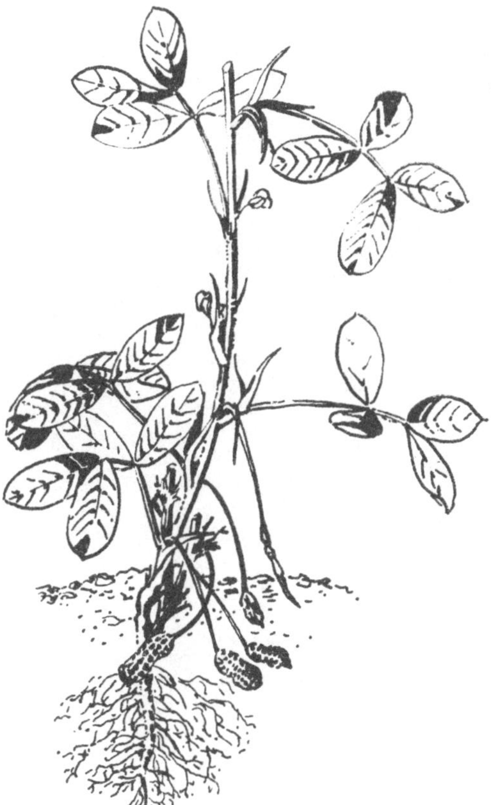

Standort: Ursprünglich in Südamerika vorkommend, kommt die Pflanze fast nur noch kultiviert in Indien, China, in Westafrika und in Amerika vor. Der steigernde Fettbedarf löste auch Anbauversuche in Europa aus und haben sich Kulturen in Spanien, Südfrankreich, Italien und nicht zuletzt sogar in Deutschland sehr gut bewährt. Die Erdnuß kommt heute bereits wieder in vielen Variationen und Sorten vor.

Wirkstoffe: Die Samen enthalten 40—50 % fettes Öl, 20—30 % Stickstoff, ferner Stärke, Zellulose u. a. Im fetten Öl wurden vor allem Linolsäure, Cerotinsäure, Behensäure, Laurin-, Myristin- und Arachinsäure sowie reichlich Vitamin E und zahlreiche nichtalkaloide Inhaltsstoffe festgestellt.

Anwendung: Das Erdnußöl ist ein hervorragendes, an Milde, Güte und Geschmack dem Olivenöl sehr ähnliches Speiseöl, das als ganz hochwertiges Speiseöl im Haushalt viel mehr angewendet werden sollte. Beachtenswert ist der hohe Gehalt an Linolsäure, bekanntlich eine der wichtigsten essentiellen Fettsäuren.

Mit Olivenöl verschnitten, kommt das Erdnußöl in letzter Zeit vielfach unter dem Namen „Tafelöl" in den Lebensmittelhandel. Das Erdnußöl wird zur Magarineherstellung verwendet, dient vielfach als Öl bei Fischkonserven, bei der Schokoladenerzeugung wie auch in der Keks- und Feingebäckherstellung findet das Erdnußöl immer mehr Anklang. Erdnüsse in gerösteter Form bilden einen Kaffee-Ersatz.

Kapitel II

Die wichtigsten giftigen Heilpflanzen

In diesem Abschnitt werden die wichtigsten bei uns vorkommenden *giftigen* Heilpflanzen beschrieben, so daß sie neben der bildlichen Darstellung auch möglichst gut charakterisiert sind.

Die Anführung der Sammelzeit und des heilkräftigen Pflanzenteiles geschah deshalb, um allfälligen Interessenten die Möglichkeit zu bieten, diese Pflanzen für Apotheken oder pharmazeutische Werke zu sammeln.

Da die hier angeführten giftigen Heilpflanzen zu Heilzwecken *nur vom Arzte* angewendet bzw. verordnet werden dürfen, wurde die nähere Beschreibung der Anwendung fallen gelassen. Es werden daher nur jene Erkrankungen namentlich kurz genannt, bei deren Behandlung durch den Arzt die betreffenden Heilpflanzen eine Anwendung finden können.

Auch die homöopathische Anwendung ist nur vom Arzt zu verordnen.

Vergiftungen kommen durch Unkenntnis der Gefahr nicht nur bei Kindern, sondern auch bei Erwachsenen immer wieder vor. Wo es erforderlich schien, wurden unter „Gegenmittel" jene Mittel angeführt, die noch vor Eintreffen des Arztes bei Vergiftung durch die eine oder andere Giftpflanze als Sofortmittel angewendet werden sollen.

1 Bilsenkraut Hyoscyamus niger L. Tafel 10, Figur 1

Volksnamen: Apollonienkraut — Becherkraut — Bilsamkraut — Binselkraut — Dulldill — Kesselkraut — Rasewurzel — Rindswurz — Roßzähne — Schlafkraut — Schüsserlkraut — Teufelsauge — Verrenkkraut — Zahnwehkraut

Botanik: Das Kraut ist zweijährig mit einer schwach rübenförmigen, hellbraunen Wurzel. Aus dieser kommen im 1. Jahr zumeist nur Blätter hervor. Die Blätter haben ein graugrünes Aussehen, sind klebrig, ziemlich groß und buchtig gezähnt. Der 30 bis 50 cm hohe, schmutziggrüne, mit klebrigen Haaren bedeckte Stengel erscheint im 2. Jahr. Die Stengelblätter sind grob ausgebuchtet, die unteren gestielt, die oberen sitzend und den Stengel zur Hälfte umfassend. Die Blüten stehen am Gipfel, zu einer Ähre zusammengedrängt. Sie sind schmutziggelb, mit dunkelvioletten Adern durchzogen. Nach dem Verblühen vergrößert sich der fünfzipfelige Kelch zu einer Samenkapsel. Das Bilsenkraut ist verwandt zum Nachtschatten (Nr. 158), Stechapfel (Nr. 168) und zur Tollkirsche (Nr. 169).

Blütezeit: Juni bis August.

Standort: Das Bilsenkraut wächst gerne auf Schuttplätzen, an Wegen und an mehr steinigen, lichten Waldrändern. Die Pflanze verlangt viel Stickstoff im Boden.

Heilkräftige Pflanzenteile: Gesammelt werden die Blätter und blühenden Zweigspitzen im Juni und Juli und müssen diese möglichst rasch an der Luft getrocknet werden. Die ganze Pflanze ist betäubend giftig. Der Geruch und Geschmack ist narkotisch und widerlich.

Heil- und Wirkstoffe: Die sehr giftigen Alkaloide Hyoscamin und Scopolamin, ferner Cholin, ätherisches Öl, Kaliumhydrat u. a.

Heilwirkung: Offizinell ist das Kraut (Herba Hyoscyani) und findet Anwendung für schmerzstillende Einreibungen.

Anwendung in der Homöopathie: Die verdünnte Essenz bei krampfhaften Augenleiden, Gehirnentzündung, Krampfanfällen, Zahnweh mit Hitze, Krampf- und Kitzelhusten, Blasenkrampf und Blasenlähmung, Geistesstörung mit großer Erregung, Exzessen der Schnapstrinker, nächtlichem Reizhusten, Regelstörungen, seien diese zu früh oder zu stark.

Vergiftungserscheinungen: Diese sind sehr verschieden, zumeist Muskelerschlaffung oder Zuckungen, Erinnerungsstörungen, Störung des Sprechvermögens, tiefer und betäubender Schlaf, Herzzusammenbruch, Tod.

Der Grad der Giftigkeit dieser Pflanze ist sehr vom Standort abhängig. Es gibt Standorte, wo das Bilsenkraut so giftig ist, daß das Einatmen der Ausdünstung der Pflanze bereits eine Benommenheit auslöst.

Gegenmittel: Bis zum Erscheinen des Arztes sofort Wermut (Nr. 134) und Kümmel (Nr. 73) in Wein gesotten, reichlich trinken. Kann man dieses Gegenmittel nicht sogleich bereiten, so reiche man Brech- und Abführmittel. Nach Wirkung dieser Mittel viel schwarzen Bohnenkaffee (Mokka) trinken.

142 Eibe Taxus baccata L. — Tafel 10, Figur 2

Volksnamen: Bogenbaum — Eibenbaum — Ibenbaum — Ifenbaum — Iwenbaum — Roteibe — Taxe — Taxbaum — Taxen

Botanik: Dieser sehr langsamwüchsige Nadelholzbaum erreicht trotz seines hohen Alters — er kann über 1000 Jahre alt werden — nur eine Höhe von 5 bis 10 Metern. Äste und Nadeln sind der Tanne sehr ähnlich. Letztere sind oben dunkelgrün, unterseitig hellgrün, wie bei der Tanne in zwei Reihen kammartig angeordnet, jedoch nicht wie bei der Tanne am Ende ausgerandet, sondern zugespitzt. Auf dem männlichen Baume stehen die Staubblätter in kugeligen Kätzchen. Der weibliche Baum trägt nackte Samenknospen, die sich zu erbsengroßen roten Beeren entwickeln. Die Tanne dagegen hat Zapfen, etwa 10 cm groß, aufwärtsgerichtet. Der braune Same lugt bei der Eibe am oberen Ende aus den roten Beeren hervor.

Blütezeit: April, Mai. *Beerenreife:* ab August.

Standort: Wegen des kostbaren Holzes ist die Eibe selbst in den Hochlagen der Alpen schon recht selten geworden.

Heilkräftige Pflanzenteile: Die Nadeln, Zweigspitzen und Beeren. Alle sind sehr giftig; der Giftgehalt ist im Winter am größten. Von den Tieren sind Pferde, Kühe, Schafe und Ziegen durch das Abfressen von Zweigspitzen am meisten gefährdet. Schon aus diesem Grunde wurde die Eibe auf den Almen fast ausgerottet. Die Nadeln sind geruchlos, schmecken widerlich, bitter und etwas zusammenziehend. Die Beeren schmecken schleimig und säuerlich.

Heil- und Wirkstoffe: die Eibennadeln enthalten das Alkaloid Taxin — ein tödlich wirkendes Herzgift — und das Alkaloid Milosin. Ferner wurde nachgewiesen das Glykosid Taxicatin, dann Kalziummalat, Saccharose, Raffinose, Gallussäure und Ephedrin.

Heilwirkung: Vereinzelt als Abführmittel, für Blasenleiden und gegen Husten und Lungenkatarrh. Da es gegen die obgenannten Leiden weit wirkungsvollere und völlig unschädliche Heilpflanzen gibt, sollte die Verwendung der Eibe in der Volksmedizin der Bauern in den Alpenländern gänzlich abkommen.

Anwendung in der Homöopathie: In der älteren Homöopathie wurde eine Essenz erzeugt, die gegen Rheuma, Gicht, Herz- und Leberleiden sowie gegen Hautausschläge angewendet wurde.

Vergiftungserscheinungen: Die wichtigsten Merkmale bei Vergiftung sind: Pupillenerweiterung, Gesichtsblässe, Schwindelanfälle, heftige Kopfschmerzen, unregelmäßige Herztätigkeit, purpurne Flecken am Körper und Erstickungsanfälle. Bei nicht rechtzeitiger Hilfe tritt sogar der Tod ein.

Gegenmittel: Diese sind wie beim Bilsenkraut (Nr. 141) anzuwenden.
Bei Kindern wirkt die kleinste Menge der Beeren bereits tödlich!

3 Einbeere Paris quadrifolium L.

Volksnamen: Augenkraut — Blatternblatt — Fuchsauge — Fuchstrauben — Krähenauge — Kreuzkraut — Moosbeere — Sauauge — Schlangenbeere — Schwarzblattlkraut — Sternkraut — Teufelsauge — Teufelsbeere — Wolfsbeere

Botanik: Der Wurzelstock ist ausdauernd, rund und waagrecht. Auf dem etwa 25 bis 35 cm hohen, runden einfachen Stengel sitzen am Gipfel 4 quirlförmig angeordnete, breit-elliptische Blätter und darüber eine einzige, sternförmige, gelbgrüne Blüte. Die Frucht ist eine schwarzblaue Beere.

Blütezeit: Mai, Juni. *Fruchtreife:* Juli, August.

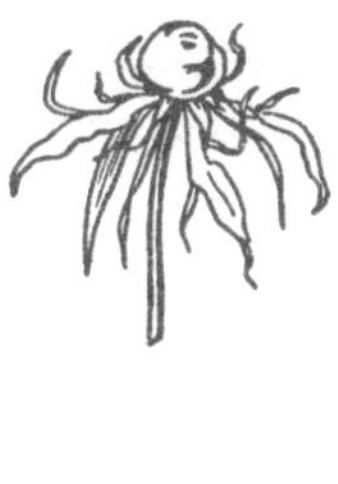

Standort: Die Einbeere kommt überall in schattigen Wäldern und im Gebüsch vor.

Heilkräftige Pflanzenteile: Vereinzelt die Blätter. Die Blätter riechen unangenehm, die Blüten sind geruchlos, die Beeren schmecken im gereiften Zustand süßlich fad.

Heil- und Wirkstoffe: Die Einbeere enthält das Glykosid Paridin, das in der Wirkung den Saponinen gleicht. Ferner das Glykosid Paristyphnin, einen stark narkotisch wirkenden Giftstoff und Asparagin, Zitronen- und Apfelsäure und schließlich Pektin.

Heilwirkung: Anwendung in der Volksmedizin gegen Krämpfe, Geschwüre, entzündete Augen und schlecht heilende Wunden.

Anwendung in der Homöopathie: Die Essenz und ihre Verdünnungen gegen Rheuma und Neuralgien, Kopfschmerzen, Migräne im Zusammenhang mit Rükkenmarksleiden, nervöse Erregungen mit krankhafter Klatschsucht, Augenschmerzen, als würden diese in den Kopf hineingezogen, Kehlkopfentzündung, Schlafsucht, Gehörstörungen.
Die homöopathische Tinktur (Tinctura Paridis) wird für die äußerliche Anwendung bei Gangrän ärztlich verordnet.

Vergiftungserscheinungen: Magenschmerzen, Erbrechen, Durchfall, heftige Kopfschmerzen, Schwindel, Herzschwäche und Eintritt des Todes. 2 bis 3 Beeren töten bereits ein ausgewachsenes Huhn. Die Beere ist narkotisch giftig, weniger die Blätter. Der Beeren wegen wären die Kinder in der Schule entsprechend aufzuklären.

Gegenmittel: Enzian (Nr. 26), Wermut (Nr. 134). Der Arzt ist sofort zu rufen!

144 Blauer Eisenhut Acconitum napellus L. Tafel 10, Figur 3

Volksnamen: Apollonienkraut — Blaukappen — blaue Elster — blaue Fuchswurz — Helmblume — Hundstod — Kutsche und Pferd — Mönchskappen — Pfaffenmütze — Schuhblume — blauer Sturmhut — Taubenwagen — Taubenkutschen — Täublein im Nest — Teufelswurz — Ziegentod

Botanik: Die Pflanze wird bis 1,50 m hoch. Der Wurzelstock bildet eine Nebenknolle für die nächstjährige Pflanze. Der Stengel ist aufrecht, kahl oder schwach langhaarig. Die Blätter sind gestielt, obenseitig dunkel-, unterseitig hellgrün, 5- bis 7teilig, handförmig, mit schmalen linearen Abschnitten. Der Blütenstand ist eine lange, reichblütige Traube. Die Blütenfarbe ist zumeist dunkelblau, manchmal mehr violett, selten weiß oder rötlich. Die Blüten selbst sind helmartig und unregelmäßig ausgebildet.

Blütezeit: Juni bis August, je nach Standort.

Standort: Der Eisenhut ist in den Alpen auf den Almen sehr verbreitet. Er bevorzugt humose Weiden, gut gedüngte Almwiesen und gilt als ein lästiges Unkraut besonders in der Nähe der Almhütten. Auf sonnigen Standorten steigt er bis 3000 m Seehöhe empor. Die kultivierte Pflanze in den Gärten ist bedeutend wirkungsloser; die Pflanze eignet sich nicht für den Anbau als Heilpflanze in Gartenkulturen.

Heilkräftiger Pflanzenteil ist in erster Linie die Wurzelknolle, die in der Blütezeit gegraben wird. Das Kraut hat zerrieben einen widerlichen Geruch und einen bitteren, brennend scharf werdenden Geschmack. Die Wurzelknollen haben den gleichen Geruch und Geschmack. Die ganze Pflanze ist sehr giftig, doch wechselt der Grad der Giftigkeit je nach Standort und Zeit der Ernte. Zeitlich am Morgen hat die Pflanze den höchsten Giftgehalt und wirkt ein leichter Blattaufguß schon tödlich. 3 Milligramm der Knolle, am Morgen geerntet, können ein Pferd töten!

Heil- und Wirkstoffe: Die Eisenhut-Arten haben alle mehr oder weniger die giftigen Alkaloide Akonitin und Napellin.
Außerdem wurden in der Knolle noch weitere chemisch sehr komplizierte Verbindungen von noch nicht näher benannten Giftstoffen festgestellt.
Interessant ist die Tatsache, daß bei Gedeihen der buntfarbigen Schwertlilie (Iris versicolor L., Nr. 114) als Nachbarpflanze des Eisenhuts der Aconitingehalt in demselben gewaltig steigt.

Heilwirkung: Offizinell sind die Wurzelknollen (Tubera Aconiti oder Radix Aconiti). Man erzielt sehr gute Wirkungen bei Neuralgien, Ischias, bei Gelenksentzündungen mit Veränderungen der Gelenksformen, bei Gicht, Rheumatismus, Nervenschmerzen, Nervenfieber, Masern, Diphterie u. a.
Bei den neuen verschiedenen Aconit-Präparaten, die ausschließlich in den Apotheken erhältlich sind, ist zwar deren Alkaloidgehalt genauest bestimmt und angegeben, doch sind sie nur durch den Arzt zu verordnen, da dieser auch die Verträglichkeit beim Patienten ständig zu kontrollieren hat.
Sehr gute Erfolge wurden erzielt gegen Trigeminus-Neuralgie, bestimmte Lähmungserscheinungen, Zahnschmerzen ohne Befund, Gelenksschmerzen u. a. Auch bei Herzbeutelentzündung ohne Flüssigkeitsansammlung (Pericarditis sicca) sind gute Heilerfolge unter genau ärztlich bestimmten Voraussetzungen möglich.
Zur äußerlichen Anwendung, als Massagemittel gegen aktute oder chronische rheumatische Beschwerden, zur Schmerzbekämpfung bei chronischer Gelenksentzündung (Arthritis deformans), Neuralgien u. a., gibt es sehr gut wirkende Salben gegen ärztliche Verordnung.

Anwendung in der Homöopathie: Nervöse Herzstörungen, Angina pectoris, Migräne mit Gallenbrechen, Frost und Schüttelfrost, bei allen Folgen von Erkältungen, ernstem Stadium von Gelenksrheumatismus, Folgen von Schreck oder Ärger oder sonstigen heftigen Gemütserregungen, Entzündungen an allen Organen, heftigen Kopfschmerzen, Schlaflosigkeit, Augen-, Ohren-, Nasenkatarrhen, Nieren- und Blasenentzündungen, Entzündung der Verdauungsorgane, Krupp im ersten Stadium, bei Ausbleiben der Regel infolge von Erkältung oder starken Gemütserregungen, bei sogenanntem Milchfieber u. a. m.
Der Eisenhut gilt als eine der giftigsten, jedoch bewährtesten Heilpflanzen. Alle Dosierungen sind streng rezeptpflichtig!

Vergiftungserscheinungen: Heftigste Darmschmerzen, kalter Schweiß, stärkerer Speichelfluß, Muskelschwäche, Delirien, Herzzusammenbruch, Lähmung, Tod.

Gegenmittel: Vor Eintreffen des Arztes soviel als möglich heiße Milch trinken, in deren Ermangelung warmes Wasser trinken. Starke Abführmittel einnehmen.

Anmerkung: Der **Fahle Eisenhut** (Aconitum anthora L.) ist ebenso sehr giftig!

145 Roter Fingerhut Digitalis purpurea L. Tafel 10, Figur 4

Volksnamen: Fingerhütlein — Fingerpiepen — Klapprause — Platzblume — Waldglöcklein — Waldschelle

Botanik: Der zweijährige Wurzelstock bringt einen bis 2 m hoch werdenden Stengel hervor. Die Blätter an der Wurzel sind groß, filzig, gekerbt, eiförmig. Die oberen Blätter sitzen ohne Blattstiel am Stengel. Der Blütenstand ist eine sehr lange (30 bis 80 cm), reichblühende, einseitige Traube. Die einzelnen Blumenglocken sind groß, purpurrot, innen behaart und mit hell umrandeten Punkten gespritzt. Ausnahmsweise sind die Blüten auch weiß. Die etwa durch 6 Tage in Vollblüte stehenden Pflanzen werden fast nur von Hummeln besucht. Die Frucht ist eine vielsamige Kapsel.

Blütezeit: Juni bis September.

Standort: Der Rote Fingerhut gedeiht am besten in lichten, reinen Fichtenwäldern, auf Schlägen oder Lichtungen, wo er oft ganze Bestände bildet. Er gilt als Kalkflüchter. Der große Bedarf an Fingerhut als Arzneipflanze machte seinen Anbau auf großen Flächen notwendig. Der höchste Gehalt an seinen zahlreichen Heilstoffen wird immer dann erreicht, wenn sein gärtnerischer Standort möglichst dem Naturstandort angeglichen wird.

Heilkräftige Pflanzenteile: Offizinell sind die Blätter (Folia Digitalis). Zerrieben haben sie einen unangenehmen Geruch und fast ekeligen Geschmack. Die Blätter der 2jährigen Pflanze werden am besten in der Blütezeit gesammelt. Als die beste Zeit für das Pflücken der Blätter gilt der Spätnachmittag sonniger, trockener Tage.
Die Hände müssen beim Ernten der Blätter unbedingt durch Handschuhe geschützt werden, da das Berühren mit der bloßen Hand einen Hautausschlag bzw. Kopfschmerzen und Übelkeiten auslösen kann. An

Heil- und Wirkstoffen hat der Fingerhut eine Reihe von Glykosiden, so das Gitalin als das wichtigste Glykosid, ferner Gitoxin und Digitoxin. Neben diesen drei genannten Glykosiden enthalten die Blätter noch eine Reihe von Substanzen, die unter dem Namen „Ballaststoffe" zusammengefaßt sind. Es sind dies zwei Saponine, das Digitonin und Gitonin, eine Reihe von Farbstoffen, fetthaltige Stoffe und eine Reihe von Säuren, wie Isovaleriansäure, Essig- und Buttersäure, Propion- und Ameisensäure. Auch Bernsteinsäure ist vorhanden. Schließlich wurden an Fermenten Invertin, Diastase, Oxydase und das Ferment Digipurpidase nachgewiesen. Die Asche von Fingerhutpflanzen ist grün und enthält Mangan.

Heilwirkung: Der Rote Fingerhut weist eine ganze Reihe von Heilwirkungen auf. Vor allem gilt er als ein hervorragendes Herzmittel, bei Herzerkrankungen ohne Wassersucht, krampfhafter Herzvergrößerung, bei ungenügender Funktion der Herzklappen, bei Herzasthma oder bei zu hohem Blutdruck. Außerdem wird Digitalis erfolgreich bei Infektionskrankheiten, besonders bei Lungenentzündung, grippöser Auswirkung, bei Keuchhusten, Rachenentzündung, Bindehautentzündungen und bei Schwächezuständen bei Kindern angewendet.
Der Rote Fingerhut ist eine ausgesprochene Giftpflanze; alle Dosierungen und Präparate sind daher rezeptpflichtig und stehen unter ständiger ärztlicher Kontrolle!

In der **Volksheilkunde** gilt der Rote Fingerhut als eine sehr geschätzte Heilpflanze gegen eine Reihe von Krankheiten, doch kann vor dessen Anwendung ohne ärztliche Untersuchung und ohne genaue ärztliche Dosierung nur nachdrücklichst gewarnt werden!

Anwendungen in der Homöopathie: Digitalis ruft eine Verlangsamung der Herztätigkeit mit Verstärkung des Pulses hervor. Die Wirkung auf den seelischen Zustand des Erkrankten steht im Vordergrund, besonders bei Unruhe und Schlaflosigkeit, großer Mattigkeit und Erschöpfung, Erstickungsgefühle beim Einschlafen mit plötzlichem Erwachen und Angstgefühlen, Schlafsucht aus Erschöpfung und Gedächtnisschwäche. Digitalis gibt große seelische Beruhigung. Außerdem ist Digitalis gut wirksam bei Herzschwäche nach Überanstrengungen oder nach Lungenentzündung, bei Herzenge, beginnender Angina pectoris und bei ungenügender Funktion der Herzklappen. Weitere Anwendungsgebiete: bei Störungen des Magen- und Darmkanals mit Gelbsucht, wenn die Leber groß und schmerzhaft ist. Innerliche und äußerliche Anwendung zur Kropfbehandlung, bei Drüsenschwellungen, bei zu früher oder zu starker Regel, bei Katarrhen mit der Gefahr einer Lungenentzündung, Wassersucht, Erbrechen und Brechdurchfall oder bei Brechwürgen bei reiner Zunge und bei Vergrößerung der Vorsteherdrüse.

Vergiftungen aus Unkenntnis der Pflanze sind kaum möglich, da der Rote Fingerhut für den unmittelbaren Genuß ganz ungeeignet ist und mit keiner ungiftigen Pflanze auch nur annähernd verwechselt werden könnte.

Nicht selten kommt es jedoch zu Digitalis-Vergiftungen durch Nichtbeachtung der ärztlichen Dosierung oder gar durch eigenmächtiges Einnehmen von Tee bzw. selbst hergestellter „Herztropfen" durch alkoholischen Ansatz von Blättern. Digitalis-Vergiftungserscheinungen sind: unregelmäßiger Puls, Durchfall und Erbrechen, mehr oder minder heftige Leibschmerzen, Blaufärbung der Lippen, Atemnot und Herzstillstand.

Gegenmittel: Als *Erste Hilfe* vor Eintreffen des Arztes nehme man starken Bohnenkaffee ein und versuche mit einem Brechmittel den Mageninhalt zu erbrechen. Sofortige Bettruhe, schwitzen bzw. reichlich Wermuttee (Nr. 134) fürs erste trinken.

146 Weißer Germer Veratrum album L. Tafel 10, Figur 5

Synonyme: Helleborus albus Güldenst. — Melanthium album Thumb.

Volksnamen: Champagnerwurzel — Brechwurz — Fieberstellwurzel — Germander — Gerber — Gerbel — Germel — Hammerwurz — Läusekraut — Lauswurz — Krätzwurz — Lüppwurz — weiße Nieswurz

Botanik: Die Blätter sind elliptisch, unterseits weichhaarig, stehen abwechselnd und umfassen den Stengel. Auch haben sie deutliche Längsrippen. Die Blätter werden vom Laien oft für die Blätter des Gelben Enzian (Nr. 26) angesprochen. Diese Gefahr wäre zur Blütezeit nicht gegeben, da die Blüten so deutliche Unterschiede haben, daß eine Verwechslung kaum möglich ist. Die *Blüten des Germers* sind weiß oder mehr grünlich, die besonders bei Sonnenschein einen betäubenden, etwas zu aufdringlichen Duft ausströmen. Der Blütenstand besteht aus einer endständigen, bis 50 cm langen Rispe.

Die *Blüten des Gelben Enzians* jedoch sind schön gelb, ausgebreitet, fast duftlos, der Blütenstand sind Scheinquirlen gegen den Gipfel in den Blattachseln.

Die *Blätter des Germer* haben auf der Unterseite einen feinen Haarfilz. Die *Blätter des Gelben Enzians* sind beiderseitig unbehaart. Die Anzahl der Längsrippen oder ihr Nichtvorhandensein ist jedoch *kein* verläßliches Unterscheidungsmerkmal!
Sowohl die Wurzeln des Germer als auch des Gelben Enzians werden entweder zeitlich im Frühjahr vor der Blüte oder im Herbst nach der Blüte ausgegraben, wo also die deutlichen Blütenunterschiede noch nicht bzw. nicht mehr vorhanden sind. Verläßlich ist auf jeden Fall der Wurzelunterschied.

Die *Enzianwurzel* ist lang, außen braun bis dunkelgrau, abgebrochen *innen gelb*,
die *Germerwurzel* ist kurz, außen graubraun, jedoch abgebrochen *innen weiß!*

Blütezeit: Juli, August.

Standort: Die Wiesen und Weiden der Alpen und des Alpenvorlandes. Der Germer ist eine harnliebende Pflanze und ist dem Bergbauern ein verhaßtes Unkraut, da der Boden durch ihn sehr ausgesaugt wird.

Heilkräftiger Pflanzenteil ist die Wurzel, die im Frühjahr vor der Blüte oder im Herbst nach der Blüte ausgegraben wird. Der Geruch der Wurzel ist etwas knoblauchartig und scharf, getrocknet milder. Der Geschmack ist widerlich und lange anhaltend brennend. Eine der schwersten narkotischen Giftpflanzen! Die Pflanzen duften bei Sonnenschein so stark narkotisch, daß man durch Einatmen aus unmittelbarer Nähe bereits benommen wird!

Heil- und Wirkstoffe: Die Hauptbestandteile in der Wurzel sind zwei Alkaloide, das äußerst giftige kristallisierbare Protoveratrin und das Jervin. Die moderne Forschung hat noch eine ganze Reihe weiterer Alkaloide, Alkamine, drei Glykoside u. a. festgestellt. Ferner wurden Jervasäure, Bitterstoff und harzige Bestandteile nachgewiesen. Es ist im Rahmen dieser Ausführungen ganz unmöglich, eine Aufstellung über alle Inhaltsstoffe zu bringen und wird auf die sehr ausführlichen Darstellungen und tabellarischen Zusammenstellungen in Band V von Dr. Bergers Drogenkunde verwiesen.

Heilwirkung: Offizinell ist die Germerwurzel (Rhizoma veratri). Aus der vorsichtig getrockneten Wurzel wird eine Tinktur bereitet, die gegen Flechten und Ausschläge äußerlich verwendet wird. Eine Wurzelabkochung, äußerlich angewendet, wirkt gegen Hautunreinigkeiten, juckende Ausschläge, Flechten, Krätze u.a. Germerwurzeln, fein geschnitten, sind dem „Schneeberger Schnupftabak" beigemengt; dieser ist bei der älteren ländlichen Bevölkerung in den Alpenländern sehr beliebt, da er die Nase von allem Schleim reinigt. Zu große Beimengungen rufen jedoch Nasenbluten hervor. Der innerliche Gebrauch ist sehr gefährlich und wäre nur in homöopathischer Form möglich.
Doch auch die homöopathische Dosis bestimmt ausschließlich der Arzt!
In Apotheken, hauptsächlich in den Alpenländern, ist auch für die äußerliche Anwendung eine Salbe erhältlich zur Abheilung von Geschwüren aller Art, Krätze und schlecht heilenden Wunden.

Anwendung in der Homöopathie: Gegen Gehirnerregungen bis zu Zornesausbrüchen oder Depression mit Schwermut, Schwäche und Hinfälligkeit mit Neigung zu Nerven- und Herzzusammenbruch, Kopfschmerzen, nervöse Erregtheit,

Delirien, Geistesstörungen, Mannstollheit, Regelbeschwerden, blutig-wässrige Absonderungen aus der Gebärmutter nach Entbindungen, Geistesstörungen während des Wochenbettfiebers, Brechdurchfall, Herzenge, Magenkatarrh, Darmentzündung, Krämpfe aller Art, Krampfhusten, Keuchhusten, Wadenkrämpfe und Tetanus. Sehr gute Erfolge ergaben sich bei homöopathischer Behandlung von heftigen Schwächeanfällen nach Fleisch- oder Fischvergiftungen, Rückenmarksleiden und bei spinaler Kinderlähmung.

Anwendung in der Tiermedizin: Der Weiße Germer ist besonders bei Bergbauern ein beliebtes Hausmittel gegen alle Hautparasiten der Haustiere, besonders beim Großvieh auf den Almen.
Auch wird er innerlich eingegeben als Brechmittel bei Schweinen oder als Kolikmittel bei Pferden und Rindern.
In der wissenschaftlichen Medizin hat der Weiße Germer wegen seiner großen Giftigkeit und der noch mangelnden Kenntnis über die Wirkung der einzelnen Giftstoffe noch nicht die nötige Würdigung gefunden. Die zahlreichen, gerade bei den Giftpflanzen noch unerforschten Bestandteile und deren Heilwirkung lösen die berechtigte Frage aus, welche Schätze noch in den oft vermeintlich „unnützen" oder gar „Unkräutern" ruhen!

Vergiftungserscheinungen: Die wichtigsten Vergiftungserscheinungen sind: Pulsverlangsamung, Muskelzuckungen, Erbrechen, Schwächegefühle, Lähmung des Hirnnervs, Schweißausbruch, Bewußtseinsstörungen, Sehstörungen, Kältegefühle an Füßen und Händen, Herzzusammenbruch und Tod.
Eine Vergiftung durch den Weißen Germer ist selten, da schon bei der kleinsten Kostprobe der Pflanze oder Wurzel der widerlich brennende Geschmack auffällt.

Gegenmittel: Als Erste Hilfe sind drastisch wirkende Brechmittel einzunehmen, sofortige Bettruhe und schwitzen und viel Wermuttee (Nr. 134) trinken.

Die große Krankheitsursache liegt darin, daß der Mensch das natürliche Gefühl für seine Gesunderhaltung verloren hat.

Pfarrer Johann Künzle

7 Giftlattich Lactuca virosa L. Tafel 10, Figur 6

Volksnamen: Giftsalat — Leberdistel — Sausalat — Stinksalat

Botanik: Die ein- oder zweijährige Pflanze wird bis zu 2 m hoch. Die Blätter sind eilänglich, der Stengel ist rund und trägt die gelben Korbblüten in einer pyramidenförmigen Rispe. Die ganze Pflanze ist von einem Milchsaft erfüllt.

Blütezeit: Juli, August.

Standort: Der Giftlattich gedeiht an Schuttplätzen, an Wegen und Zäunen.

Heilkräftiger Pflanzenteil ist der Milchsaft (Lactucarium), der aus den abgeschnittenen Pflanzen von Mai bis August gesammelt wird. Der Saft riecht süßlich, mohnartig, schmeckt aber bitter. Die Blätter sind fast geruchlos und schmekken scharf.

Wirk- und Heilstoffe: Der Milchsaft ist ein Zellsaft der Pflanze und enthält Harze, Fette, Pflanzenschleim, wachsähnliche Stoffe und einen kristallisierbaren Bitterstoff, das Lactucin. Es sind aber sicherlich im Milchsaft noch weitere bisher nicht restlos erforschte Wirkstoffe enthalten. Der Milchsaft des Giftlattichs ist giftig!

Heilwirkung: Die völlig in Vergessenheit geratene Heilpflanze wurde erst wieder durch den Wiener Arzt J. Collin, 1771, bekannt, der sie als Opiumersatz schätzte, da deren Wirkung viel milder ist und keine süchtige Gewöhnung entsteht. Der Milchsaft ist ein Narkotikum, schwächer als Opium, und wird als ein schmerzstillendes und schlafförderndes Mittel verwendet. Neuerdings wird der aus dem Milchsaft hergestellte Extrakt wieder mehr gegen Keuchhusten verwendet sowie auch gegen Schleimhautkatarrhe, Bronchialkatarrh und Reizhusten.

Anwendungen in der Homöopathie: Das Extractum Lactae virosum dient zur Bekämpfung von Schlaflosigkeit, sexueller Überreizung, Wassersucht, nervösen Aufregungszuständen von Kindern, Hustenanfällen, Skrofulose und der Bulbärparalyse, einer Erkrankung des verlängerten Markes mit Lähmungserscheinungen. Auch zur Regelförderung wird der Extrakt fallweise angewendet.

Anwendung in der Volksheilkunde: Der Saft des Giftlattich mit Honigessig getrunken, treibt das Wasser bei Wassersucht. Der Honigessig mildert sehr die Wirkung des Milchsaftes. Der frische Saft aus der Pflanze gepreßt, heilt Brandwunden.

Vergiftungserscheinungen: Die Urteile über den Grad der Giftigkeit der Pflanze sind sehr verschieden. Nach neuesten Forschungsergebnissen dürfte der Gehalt an Giftstoffen vom Standort und noch mehr von der Ernte und Lagerung der Pflanze abhängig sein. Jedenfalls ist Vorsicht am Platze! Vergiftungen können bei Kindern eintreten, die den Milchsaft aus der frischgepflückten Pflanze aussaugen. Benommenheit, Kopfschmerzen und Schwindelanfälle sind die Folge.

Gegenmittel: Brechmittel sind sofort anzuwenden und anschließend heißen Mokka teelöffelweise einflößen.

148 Gnadenkraut Gratiola officinalis L. Tafel 10, Figur 7

Volksnamen: Allerheiligenkraut — Wildaurdin — Erdgalle — Gallenkraut — Gottesgnadenkraut — Gottshilf — Grazede — Laxierkraut — Magenkraut — Niesekraut — Purgierkraut — Speikräutel

Botanik: Der ausdauernde Wurzelstock ist dünn und kriecht fast waagrecht dahin. Der Stengel wird 30 bis 40 cm hoch, ist vierkantig und steigt vom Boden knieend auf. Die Blätter sind gegenständig, sitzend, lanzettlich, meist dreinervig, kleingesägt und unterwärts ganzrandig. Die großen Blüten stehen langgestielt, einzeln in den Blattachseln, haben eine röhrenförmige Gestalt, sind rötlich mit gelben Längsstreifen, innen mehr hell bis weiß. Die Frucht ist eine kleine zweifächrige Kapsel.

Blütezeit: Von Anfang Juni bis in den August hinein.

Standort: Das Gnadenkraut bevorzugt sumpfige oder mehr feuchte Wiesen oder ist an Ufern von Bächen und Wassergräben anzutreffen.

Heilkräftiger Pflanzenteil ist die Pflanze ohne Wurzel. Die Pflanze ist fast geruchlos, der Geschmack ist widerlich und bitter.

Heil- und Wirkstoffe: Das Gnadenkraut enthält zwei bitter schmeckende Glykoside, das Gratiolin und das Gratiosolin, ferner Gerbstoff, fettes Öl, Gratiolinsäure und den noch nicht näher erforschten Stoff Gratiolon.

Heilwirkung: Die einzige Anwendungsmöglichkeit ist die homöopathische Verdünnung. Auch vor der rein äußerlichen Anwendung in Form von Umschlägen bei Oberschenkelgeschwüren, Gicht oder Gichtknoten wird gewarnt, es gibt für die Behandlung dieser Leiden weit bessere Heilpflanzen! Auch wird vielfach die Tinktur zum tropfenweisen Einnehmen für verschiedene Leiden und Beschwerden angepriesen. Auch davor sei gewarnt, da bei 10 Tropfen der unverdünnten Tinktur bereits Grünblindheit bzw. starke Kurz- oder Weitsichtigkeit eintreten können.

Homöopathische Anwendung: Die Verwendung der homöopathischen Essenz, die aus dem blühenden Kraut hergestellt wird, ist zur Behandlung von chronischen Magen- und Darmkatarrhen, Koliken und schmerzhaften Durchfällen geeignet. Vereinzelt werden auch mit dieser Essenz überreizte Zustände der Sexualorgane bei Mann oder Frau oder Mannstollheit der Frauen zum Abklingen gebracht sowie Blasen- und Nierenbeschwerden behandelt.

Vergiftungserscheinungen: Die ganze Pflanze wirkt stark drastisch, entzündungserregend auf die Magen- und Darmschleimhaut und ruft Erbrechen, starken Durchfall, Koliken, blutigen Stuhl, Zuckungen, Ohnmacht, ja selbst Herzzusammenbruch hervor. Die blühende Pflanze getrocknet, wird in Unkenntnis der Giftigkeit manchmal von der ländlichen Bevölkerung als Hausmittel in Form von Tee genommen, doch muß nachdrücklich davor gewarnt werden.

Gegenmittel: Brech- und Abführmittel einnehmen. Nachher warmen Kamillentee (Nr. 60) in größeren Mengen (4 bis 5 Tassen) schluckweise trinken.

49 Hahnenfuß-Arten

a) Giftiger Hahnenfuß Ranunculus sceleratus L. Tafel 10, Figur 8

Volksnamen: Brennkraut — Froschkraut — Gichtkraut — Moosflachs — Wasserhahnenfuß

Botanik: Die ein- oder zweijährige Pflanze hat faserige Wurzeln, aus denen der stark verästelte, 20 bis 80 cm hoch werdende hohle und unbehaarte Stengel emporwächst. Die Blätter sind etwas dicklich, glänzend, hellgrün, handförmig gelappt. Die Blüten sind zahlreich, einzelstehend, kleiner als bei der nächstfolgenden Art, heller und blaßgelb. Die Früchtchen sind länglich und runzelig.

Blütezeit: Juni bis Ende August.

Standort: Gedeiht an sumpfigen und schlammigen Orten, nassen Wiesen, sowohl in der Ebene als auch in den Bergen.

Heilkräftige Pflanzenteile: Gesammelt werden die Wurzeln im Herbst. Die ganze Pflanze ist sehr giftig! Das Vieh bekommt vom Genuß der frischen Pflanzen schwere Vergiftungserscheinungen, meidet aber in der Regel ohnehin diese Pflanze. Als Heu ist die Pflanze völlig unschädlich. Der Geschmack der Pflanze oder des Saftes ist sehr scharf oder brennend.

Heil- und Wirkstoffe: Die Hahnenfuß-Arten enthalten u. a. pflanzliche fette Öle und ein Gemisch von noch nicht näher erforschten Glykosiden, Eiweißstoffen und Bitterstoffen. Durch rasche Oxydationsvorgänge beim Trocknen werden die ansonst giftigen Verbindungen unschädlich, damit aber auch wirkungslos.

Heilwirkung: Der Giftige Hahnenfuß wurde früher wie der nächstbeschriebene Knollige Hahnenfuß als Ableitungsmittel, auf die Haut aufgelegt, angewendet. Diese Heilmethode ist aber ganz selten geworden und es wird diese Heilpflanze fast nur noch homöopathisch verwendet.

Homöopathische Anwendung: Aus dem frischen Kraut, das man im September sammeln soll, wird eine homöopathische Essenz hergestellt, die in verschiedenen Verdünnungen als hautreizend und fäulniswidrig gilt. Außer den genannten Erkrankungen, die bei der homöopathischen Anwendung der nächstfolgenden Hahnenfußart aufscheinen, wird die Essenz dieser Heilpflanze noch bei Mundfäule, Zungenentzündung, Räude, Fließschnupfen, Leber-, Nieren- und Blasenerkrankungen, Wassersucht, Ischias, Scheitelkopfschmerzen und Genickkrampf angewendet.
Die Anwendung der homöopathischen Essenz ist vom Arzt zu dosieren und sorgfältigst zu beobachten.

b) Knolliger Hahnenfuß Ranunculus bulbosus L.

Volksnamen: Bollenblume — Drüswurz — Galizenpfandl — Krähenpfote — gelbe Maien — St. Antonierüblein — Spinnenwurz — Teufelaugen — Zängerkraut

Botanik: Die Pflanze ist ausdauernd, am Grunde knollig verdickt, mit einem kurzen, wie abgebissenen Wurzelstock. Der bis 40 cm hohe Stengel hat dreizählige Blätter mit dreispaltigen bis dreiteiligen Blättchen. Blüten groß und goldgelb. Nach der Samenreife verdorren der Stengel und die Blätter schnell.

Blütezeit: Mai bis Juni.

Standort: Der Knollige Hahnenfuß gedeiht fast nur auf sonnigen, trockenen Wiesen und Angern. Er bevorzugt Lehmböden.

Heilkräftige Pflanzenteile: wie bei voriger Hahnenfußart.

Heilwirkung: In der Volksmedizin wird der Saft zum Ätzen von Warzen verwendet.

Homöopathische Anwendung: Die Essenz und ihre Verdünnungen werden zur Bekämpfung von Gehirnhautentzündung, Gehirnreizung mit Krämpfen, Irresein mit Erregung und Sinnestäuschung bei Alkoholikern, Neuralgien, besonders

Muskel- und Gelenksrheumatismus, Hexenschuß und Seitenstechen verwendet; ferner gegen Brustfellentzündung, Grippeschnupfen, Heuschnupfen, Gürtelausschlag, Hautgeschwüre und Hautjucken.
Auch die homöopathische Essenz dieser Hahnenfußart ist vom Arzt zu dosieren und sorgfältigst zu beobachten. Die Auswirkungen selbst der homöopathischen Verdünnungen sind sehr individuell.

Vergiftungserscheinungen: Bei unsachgemäßer äußerlicher Anwendung entsteht ein Jucken, Röten und eine Blasenbildung, die bei empfindlichen Personen sehr schmerzhafte Furunkel auslösen kann. Die Haut bekommt ein Aussehen wie bei einer Verbrennung 2. Grades. Bei Überdosierung der homöopathischen Arznei tritt Schwindel, Ohnmacht und langandauernde Betäubung auf.

Gegenmittel: Bei Überdosierung Eichenrindentee (Nr. 24) eingeben, bis dieser zum Erbrechen führt, dann heißen und reichlich Wermuttee (Nr. 134) trinken. Die Kinder sind beim Blumenpflücken über die Hahnenfußarten aufzuklären!

Anmerkung: Die übrigen Hahnenfußarten sind ebenso giftig und haben keinerlei homöopathische Heilwirkung.

50 Haselwurz Asarum europaeum L. Tafel 10, Figur 9

Volksnamen: Brechwurz — Hasenöhrlein — Haselblatt — Scheibelkraut oder Schwarzkraut

Botanik: Der Wurzelstock ist waagrecht kriechend und vieljährig. Die Pflanze wird 5 bis 10 cm hoch und kommen aus dem liegenden Stengel bei jeder Knospe immer 2 Blätter hervor, die aufrecht und langgestielt sind. Die Blätter sind dunkelgrün, glänzend und etwas steif. Die Blüten sind unscheinbar, außen grünbraun, innen rötlich-schwarz und haben das Aussehen einer kleinen Haselnuß.

Blütezeit: März bis Mai.

Standort: In Laubwäldern vereinzelt vorkommend. Die Pflanze kommt zumeist als Begleiter des Haselstrauches vor. Kalkböden bevorzugend.

Heilkräftiger Pflanzenteil: Gesammelt wird der Wurzelstock von Mitte August bis Mitte September. Wurzeln, die vor mehr als einem Monat gesammelt wurden, sind wertlos. Der Geruch der Pflanze im frischgepflückten Zustand ist kampferartig, die Wurzel riecht pfefferähnlich. Der Geschmack ist gewürzhaft, doch bitter.

Heil- und Wirkstoffe: Im Wurzelstock wurden einige Wirkstoffe nachgewiesen, wie ein etwas flüchtiges Öl, ein scharfer, kampferartiger Stoff, das Asaron, ferner ein eisengrünender Gerbstoff, Zucker, Harz und Stärke.

Heilwirkung: Die Wurzel (Rhizoma Asari) ist in erster Linie ein Brechmittel, die Anwendung ist nur in der Homöopathie und in der Volksmedizin üblich. Der Grad der Giftigkeit ist standortsbedingt.

Anwendung in der Homöopathie: Aus dem Saft der Wurzel wird eine Essenz in Verdünnungen hergestellt und dient zur Heilung nervöser Überempfindlichkeit, Hysterie, Lichtscheue und Nervenfrost. Ärztliche Dosierung und Beobachtung erforderlich.

Anwendung in der Volksheilkunde: Die gepulverte frische Wurzel wird in der Volksmedizin beim Landvolk noch hie und da als Niespulver bei Stockschnupfen verwendet. Früher war die Wurzel ein angesehenes Mittel, um Alkoholikern das Trinken abzugewöhnen. Man gab die frische gepulverte Wurzel dem Trinker heimlich in den Wein oder Schnaps, wodurch ein Brechreiz ausgelöst wurde.

Vergiftungserscheinungen: Der in der Wurzel enthaltene Haselwurzkampfer kann bei Verwendung der frischen Wurzel bei empfindlichen Personen starkes Erbrechen und eine Magen- und Darmentzündung auslösen. Vor allem schwangere Frauen dürfen diese Pflanze nicht verwenden.

Gegenmittel: Nach Erbrechen trinke man heißen Mokka und lege heiße Kamillenbauschen (Nr. 60) auf den Unterleib.

151 Herbstzeitlose Colchicum autumnale L. Tafel 11, Figur 1

Volksnamen: Aegidibleamerl — Anbaubleaml — Butterwecken — Giftblume — Gramatbleaml — Hennengift — Hennenverrecka — Herbstblume — Heugucken — Herbstkunkel — Hundshoden — Hundszwiebel — nackte Jungfer — Kaiblbuschen — nackte Kathl — Kathrinenblume — Kuckucksbrot — Kuheuter — Lausblume — Laustaschen — Leichenblume — Lichtblume — Michaeliblume — Mönchskappen — Pumperhosen — Wiesen-Safran — Schulblume — Spinnblume — Teufelsbrot — Teufelstabakbeutel — Zosen — Wilde Zwiebel

Botanik: Aus der ausdauernden Zwiebel, die von einer dunkelbraunen Haut umhüllt ist, entwickelt sich im Herbst die langgestielte Blüte, die auf der Röhre 6 lilafarbige Blumenzipfel bildet. Der dreifächrige Fruchtknoten ist am Grunde in einer seitlichen Rinne des Wurzelstockes verborgen, wo er während des Winters durch die Erde und den Schnee vor dem Erfrieren geschützt bleibt. Erst im nächsten Frühjahr wächst er mit den elliptischen Blättern über die Erde empor und reift im Laufe des Frühsommers zu einer dreifächrigen Kapsel mit vielen Samen aus.

Blütezeit: Von Ende August bis gegen Ende Oktober.

Standort: Überall auf Wiesen und Weiden.

Heilkräftige Pflanzenteile: Gesammelt werden die Samen vor der ersten Heumahd. Vereinzelt werden auch die Knollen im Herbst gegraben. Die Samen sind geruchlos, deren Geschmack sehr bitter und widerlich. Die Knollen riechen rettichartig und schmecken zuerst süßlich, dann bitter und im Halse kratzend.

Heil- und Wirkstoffe: Der Hauptbestandteil der Knollen, der sogenannten Zwiebeln ist das Colchizin, ein sehr giftiges Alkaloid. Es ist eine gelblichweiße, gummiartige Masse, durch Reiben sich zusammenballend und an der Luft stark oxydierend. Die Knolle ist unmittelbar nach deren Ernte der Verwertung zuzuführen. Vereinzelt wird aus den Samen eine mit Weingeist bereitete Tinktur (Tinctura Colchici) hergestellt, die ebenso sehr giftig und daher rezeptpflichtig ist.

Heilwirkung: Sowohl der Samen (Semen Colchici) als auch die Zwiebeln (Bulbus Colchici) enthalten das bittere und kristallisierbare Gift, das Colchicin. Die ganze Pflanze ist sehr giftig! Die Anwendung erfolgt fast ausschließlich auf homöopathischem Wege.

Homöopathische Anwendung: Die homöopathische Essenz und ihre Verdünnungen verabreicht man bei Überempfindlichkeit der Sinne, vor allem bei Überempfindlichkeit gegen das geringste Geräusch oder gegen Speisengeruch sowie bei oft sich wiederholenden Übelkeiten, die bis zur Ohnmacht führen sowie zu Erbrechen und Würgen. Des weiteren gegen Fieber mit trockener Hitze, verbunden mit heftigem Durst und Frösteln, erschöpfenden Durchfällen, Bauchaufblähung durch Gase, Neigung zu Herzschwäche bis zum Herzzusammenbruch mit kaltem Schweiß, übermäßigem Stuhldrang, Magenkatarrh, Darmentzündung und Ruhr. Außerdem gegen rheumatische oder gichtische Beschwerden, die in der Folge auch Herzbeschwerden auslösen, Herzbeutelentzündung, Nierenentzündung nach Rheuma oder nach Scharlach und auch bei Neigung zur Wassersucht. Die großen Erfolge in neuerer Zeit mit den homöopathischen Präparaten berechtigen absolut nicht, die Giftigkeit der Herbstzeitlose zu bagatellisieren. Die Griechen im klassischen Altertum nannten sie sehr treffend „Ephemoren", das heißt, „die in einem Tag Tötende".
Alle homöopathischen Essenzen und deren Verdünnungen sind ärztlich zu verordnen und die Auswirkungen genau zu beobachten.

Vergiftungserscheinungen: Das Gift der Herbstzeitlose wirkt in erster Linie lähmend auf die feinsten Blutgefäße. In der weiteren Folge tritt eine zu starke Durchblutung und Blutfülle auf, schließlich heftige Blutungen. Anschließend Würgen, übermäßiger Durst, Koliken, blutiger Durchfall, Erbrechen, Angstgefühle, Schwindel, Delirien und Herzzusammenbruch. Auch Krämpfe mit heftigen Zuckungen wurden beobachtet.

Gegenmittel: Vor Eintreffen des Arztes gebe man reichlich Eichenrindentee (Nr. 24) ein, bis er zum Erbrechen führt. Nach dem Erbrechen reiche man echten Weinessig (verdünnt!), der schluckweise reichlich genossen werden soll.
Besonders die Kinder sind vor den Herbstzeitlosen zu warnen!

152 Kuh- oder Küchenschelle Anemonae

Tafel 11, Figur 2

Wiesen-Küchenschelle, Anemone pratensis L.

Synonyme: A. sordida San. — A. intermedia Schultes. — Pulsatilla pratensis Mill. — P. Reflexa Gilibert, u. a.

Volksnamen: Beißwurz — Bißwurz — Grantiger Jaga — Güggelblume — Gungerrose — Hackelkraut — Haferblume — Heuschlafen — Kronblume — Küchenblümlein — Osterblume — Rauchfangkehrerbleaml — Schlafblume — Schlafsack — Schlotterblume — Siebenschläfer — Tagschläfer — Wildmannskraut — Wolfspfote

Botanik: Der Wurzelstock ist mehrjährig und bringt 1 bis 3 seidenhaarige Blütenstiele hervor. Auch die glockenartige Blüte ist außen dicht behaart, violett, mit zahlreichen goldgelben Staubblättern. Die Blätter kommen erst nach der Blüte und sind grundständig, dreifach fiederspaltig. Die Frucht ist ein Nüßchen mit einem seidenhaarigen Schweif.

Blütezeit: Ende März bis April.

Standort: Die Küchenschelle gedeiht auf sonnigen, trockenen Kalkböden.

Heilkräftiger Pflanzenteil ist das Kraut in der Blütezeit. Es ist fast geruchlos und von scharfem, bitterem Geschmack.

Heilwirkung: Die Küchenschellen wurden schon von den alten Kelten medizinisch angewendet, doch ging später die Bedeutung als Heilpflanze fast gänzlich verloren. 1771 rühmte sie der Naturarzt von Störck, der Leibarzt der Kaiserin Maria Theresia, erneut als Heilmittel gegen den grauen und schwarzen Star, sowie gegen Melancholie. Hufeland empfahl sie bei Schwachsichtigkeit und beginnender Erblindung. Die Anwendung geschieht fast nur noch in homöopathischer Form.

Heil- und Wirkstoffe: In erster Linie haben die Küchenschellen-Arten mehr oder minder Anemonal, genannt der Anemonen- oder Pulsatillenkampfer, als Heil- und Wirkstoff, ferner durchschnittliche Mengen, je nach Standort, von ausfällbarem Eiweiß, mittlerer Giftigkeit. Die stark fäulniswidrige und keimtötende Kraft der Küchenschellen lassen noch weitere, noch nicht erforschte Inhaltsstoffe mit Recht vermuten. Des weiteren wird ein sehr flüchtiges Öl vermutet.

Anwendung in der Homöopathie: Unter dem Namen Pulsatilla gibt es verdünnte Essenzen, hergestellt aus dem frischen blühenden Kraut. Diese dienen in erster Linie als unterstützendes Mittel bei verschiedensten Krankheiten. So gilt Pulsatilla als ein hervorragendes Zusatzmittel bei blutarmen Frauen und Kindern, bei Neigung zu Drüsenschwellungen, Krampfadern, Unterschenkelgeschwüren und Venenentzündung. Den Frauen sei Pulsatilla empfohlen bei Neigung zu Blutungen, besonders nach Ausbleiben der Regel; des weiteren bei Erkältungen, katarrhalischem Fieber, rheumatischen Schmerzen als Folge von Durchnässungen, bei Frostbeulen, Nesselausschlag, Blasenkatarrh, Bettnässen, Vorsteherdrüsenentzündung, bei allen Folgen von Masern oder Grippe.
Gute Erfolge wurden auch erzielt bei Schlaflosigkeit am Abend und dafür Schlafsüchtigkeit am Morgen oder am Tage. Bei Magenkatarrh, Magenbeschwerden, saurem Aufstoßen nach zu fettem oder zu reichlichem Essen.
Bei den verschiedensten Augenerkrankungen, wie schmerzhafte Überempfindlichkeit der Augen, Lichtscheue, Trübsichtigkeit, Tränenfluß, Schwarzwerden vor den **Augen, Lidrandentzündungen, Gerstenkorn, Bindehautentzündung, Schwachsichtigkeit und schließlich beginnender Erblindung, wurden gute Erfolge erzielt. Gemütsstörungen melancholischer oder trübsinniger Art können wohltuend beeinflußt werden. Schwangere Frauen sollen jedoch selbst die homöopathischen Verdünnungen bis nach der Entwöhnung des Kindes meiden!**

Vergiftungserscheinungen: Personen mit empfindlicher Haut können bereits beim Pflücken von Küchenschellen einen Hautausschlag bekommen. Wird der sogenannte Pulsatillenkampfer innerlich überdosiert eingenommen, kann dies Darm-, Nieren- und auch Gehirnreizungen auslösen. Die vom Arzt vorgeschriebene Dosis ist genauest einzuhalten!
Kinder sind in der Schule aufzuklären, keine Küchenschellen zu pflücken, da dies zumeist Hautausschläge an den Händen auslöst.

Gegenmittel: Bei Vergiftung durch Überdosierung sind Brechmittel einzunehmen und dann leicht gekochter Eibischtee (Nr. 23) in größeren Mengen zu trinken.

Bei äußerlichen Vergiftungen, wie Hautausschlägen, lege man auf die entzündeten Stellen die Schwarzwurzsalbe (Nr. 11) auf.

Anmerkung:

1. Die **Gemeine Küchenschelle,** Anemone pulsatilla L.
wird nur vereinzelt in der Volksmedizin verwendet. Das Pulver der getrockneten blühenden Pflanze wird in Wunden gestreut. Es verzehrt das wilde Fleisch und fördert die Heilung. Die frisch gepflückten und zerquetschten Blätter des blühenden Krautes werden bei Kopfschmerzen auf das Hinterhaupt gelegt.

2. Die **Berg-Kuhschelle,** Anemone montana L.
ist so selten geworden, daß sie unter Naturschutz steht!

153 Lebensbaum Thuja

Tafel 11, Figur 3

Amerikanischer Lebensbaum, Thuja occidentalis L.

Volksnamen: Für den bei uns schon einheimisch gewordenen Baum gibt es jedoch noch keine Volksnamen.

Botanik: Dieser immergrüne Baum erreicht eine Höhe von 10 bis 15 m. Die Äste stehen fast rechtwinkelig vom Stamme ab und tragen schuppenähnliche, höckrige Blätter (Nadeln), die in regelmäßigen Reihen angeordnet, fest an die Zweige angedrückt sind. Die Blätter besitzen Öldrüsen. Der Lebensbaum ist einhäusig. Die Früchte sind kleine schmale Zäpfchen mit holzigen Schuppen.

Blütezeit: April bis Mai.

Standort: Der Baum stammt aus Nordamerika und ist bei uns heimisch geworden. Er wird vielfach in Friedhöfen, Parkanlagen und Gärten gepflanzt.

Heilkräftige Pflanzenteile sind die frischen jungen Triebe, zur Bereitung einer Essenz. Der Geruch der Triebe ist angenehm, der Geschmack würzig und später bitter.

Heil- und Wirkstoffe: das zitronengelbe und giftige Thujin und Thujugin, ferner ätherisches Öl und Gerbsäure.

Heilwirkung: Der Lebensbaum wird nur in der Volksheilkunde der nordamerikanischen Indianer angewendet. Diese bereiten aus den zerquetschten jungen Triebspitzen, mit Fett ausgeprasselt, eine Salbe gegen Rheuma und Gichtschmerzen. Hauptanwendung bei uns in der Homöopathie.

Anwendung in der Homöopathie: Die Essenz und ihre Verdünnungen gelten als ein Hauptmittel gegen Rheumatismus, Folgen von Erkältungen durch ständiges Naßwerden oder Wohnen in kalten feuchten Räumen, Folgen von Impfvergiftung, Grippe. Hartnäckige Neuralgien am ganzen Körper, Blutungen, Polypen, sehr schwer zu behandelnde Hautausschläge, Geschwüre, Eiterungen. Auch die Folgen von verschiedenen Geschlechtskrankheiten werden mit Thuja geheilt. Schließlich hilft die homöopathische Anwendung auch gegen seelische Störungen, fixe Ideen, Melancholie, Rückenmarksleiden und verschiedene Frauenleiden.

Anwendung in der Tiermedizin: Mit Thuja werden sehr gute Erfolge bei Rotz und Mauke erzielt.

Vergiftungserscheinungen: Durch Überdosierung der homöopathischen Essenz oder durch Trinken eines Teeabsudes von den frischen Blättern als fruchtabtreibendes Mittel kommt es zu Krämpfen, schweren Stoffwechselstörungen, Leberentzündung, blutigem Durchfall und schwerstem Erbrechen. Todesfälle wurden mehrfach gemeldet.

Gegenmittel: Eichenrindenabsud (Nr. 24) trinken bzw. starke Brechmittel einnehmen. Im übrigen die Gegenmittel wie beim Sevenbaum (Nr. 167) anwenden.

Anmerkung: Eine Abart ist der

Japanische Lebensbaum, Thuja orientalis L.
mit aufwärtsgerichteten Ästen. Diese Blätter haben keine Öldrüsen. Das bloße In-den-Mund-nehmen der Blätter löst bereits Vergiftungen aus. Die vorgenannten Gegenmittel sind auch hier anzuwenden.

54 Lolch Lolium temulentum L. Tafel 11, Figur 4

Synonyme: L. annuum Gilib. — Bromus temulentus Bernh. — Craepalia temulenta Schrank

Volksnamen: Dippelhaber — Dümmel — Lulch — Schlafkorn — Rauschgras — Schwindelhabern — Taumellolch — Tobgerste — Tollgras — Tollkorn — Unsinn — Unsinnerle.

Botanik: Eine Grasart von 80 bis 100 cm Höhe und von einjähriger Lebensdauer. Der Halm ist steif aufrecht, stielrund und auf der Basis ohne Blätterbüschel. Die jungen Blätter sind zusammengerollt. Die Ährchen werden der Länge nach von der Hüllspelze gefaßt und haben starke Grannen. Die Samen sind eirund, klein, etwas zusammengedrückt und sehr giftig.

Blütezeit: Juni, Juli. — *Samenreife:* August.

Standort: Der Lolch ist ein ausgesprochenes Getreideunkraut und dadurch von den anderen Grasarten leicht zu unterscheiden. Er gilt als das giftigste Unkraut im Getreideacker und ist frühzeitig durch Ausstechen zu entfernen, damit der Samen nicht unter das Getreide kommt. In nassen Jahren tritt der Lolch besonders stark auf.

Heilkräftiger Pflanzenteil ist der Samen. Er ist geruch- und geschmacklos.

Heil- und Wirkstoffe: Die große Giftigkeit der Samen des Lolchs wird vorwiegend durch ein Alkaloid, das Temulin ausgelöst. Außerdem lebt auf dem Samen ein kaum sichtbares Pilzgeflecht eines noch wenig erforschten Pilzes (Endoconidium temulentum Prill.), der ebenfalls sehr giftig ist. Da der Lolch inmitten des Getreides wächst, kommen die Sporen des Pilzes auch auf die Getreidekörner. Die befallenen Roggenkörner haben dann die ganz ähnlichen giftigen Auswirkungen wie der Lolch. Ferner enthält der Samen des Lolchs ein Calciummalat, Fett, Gerbstoff, ein bitteres Glykosid und wachsartige Stoffe.

Heilwirkung: Der Samen wird in der Volksheilkunde vielfach, in völliger Verkennung der Gefahr, gegen Flechten, Grind und Geschwüre zur Anwendung gebracht. In diesem Sinne ist die Verwendung des Lolchs als Heilpflanze zu verwerfen, da es zur Abheilung von Flechten, Grind und Geschwüren wirkungsvollere und völlig unschädliche Heilpflanzen gibt. (Flechten: Bärlapp, Brombeere, Ringelblume — Grind: Gundelrebe, Wacholder — Geschwüre: Honig, bei Anhang B; Brennesseln, Käspappeln, Senf, Ehrenpreis, u. a.) — Die Anwendung von Lolch ist nur in homöopathischer Form möglich und da nur unter ärztlicher Dosierung und ständiger Kontrolle.

Anwendung in der Homöopathie: Lolium wird empfohlen bei Blutandrang, Blutüberfüllung, bei Reizung des Zentralnervensystems, Erregungen, Irresein, Sinnestäuschungen, Säuferwahnsinn, Lähmungen, Zittern, Schlaflosigkeit, Nervenschmerzen, übermäßigem Stuhldrang, Krämpfen, Flechten und Hautjucken, doch sind die bisherigen Beobachtungen in der Behandlung dieser Leiden noch nicht gänzlich abgeschlossen.

Vergiftungserscheinungen: Die Giftstoffe des Lolchs, unrichtig und unkontrolliert eingenommen, greifen die Herznerven an und das Zentralnervensystem. Das Alkaloid Temulin verursacht Kopfschmerzen in der Stirngegend, Erbrechen, Taumeln, Übelkeit, verminderte Speichelausscheidung, starken Durchfall, daraufhin auffallende Verstopfung, schließlich tiefe Bewußtlosigkeit. Charakteristisch ist die Senkung der Körpertemperatur und der Herztätigkeit. Auch Taubheit und Erblindung sind möglich.

Gegenmittel: Als wirkungsvollstes Gegenmittel gilt der reichliche Genuß von rohem Sauerkraut. Auch starke Aufgüsse von Kamille und vom Wermut werden empfohlen. Diese Gegenmittel können auch bei Vergiftungserscheinungen für das Vieh angewendet werden. Besonders empfindlich sind Kühe, Pferde und Hunde sowie Gänse und Enten. Dagegen sollen Schweine, wenn man ganz kleine Mengen unter das Futter streut, fetter werden.
Ob sich dies auf das Fett oder Fleisch nachteilig auswirkt, ist umstritten.

55 Maiglöckchen Convallaria majalis L. Tafel 11, Figur 5

Synonyme: C. Linnaei Gärtn. — Polygonatum majele All.

Volksnamen: Augenkraut — Chaldron — Faldron — Glasblümli — Galleieli — Herrenblümli — Maiblume — Maischellen — Maienriesli — Maienlilie — Maienzacken — Marienglöckchen — Schillerlilien — Schneetropfen — Springauf — Zaucken — Zaupen

Botanik: Der ausdauernde waagrechte Wurzelstock entwickelt zwei elliptische parallelrippige Blätter und einen blattlosen Stengel, der in einer einseitigen 5- bis 8 blütigen Traube endet. Die Blüten sind schneeweiß, sechsteilig, glockenförmig und von einem Deckblättchen geschützt. Die Frucht ist eine fast erbsengroße, dreifächrige, scharlachrote Beere.

Blütezeit: Mai. — *Standort:* Lichte Laubwälder und Auen.

Heilkräftige Pflanzenteile: Gesammelt werden zumeist nur die Blüten, vereinzelt auch die Blätter. Der Duft der Blüten ist sehr fein. Die Pflanze hat jedoch einen scharfen, bitteren, widerlichen Geschmack. Die ganze Pflanze ist giftig!

Heil- und Wirkstoffe: Das Maiglöckchen hat vor allem drei giftige Glykoside, Convallamarin, das Convallatoxin und das Convallarin, über die eine erschöpfende Literatur besteht. Außerdem enthält die ganze Pflanze Asparagin, Chelidonsäure, Apfel- und Zitronensäure, Rohrzucker, verschiedene Mineralbestandteile, ätherisches Öl u. a. In der Wirkung gleicht das Maiglöckchen etwas dem Samen der aus Südafrika stammenden Strophantus-Pflanze, einem lianenartigen Gewächs, doch ist das Maiglöckchen gerade bei Herzleiden dieser ausländischen Droge vorzuziehen. Auch ist bei vielen Herzkrankheiten die Heilwirkung des Maiglöckchens der ähnlichen Heilwirkung des Fingerhutes (Digitalis, Nr. 145) vorzuziehen, da das Maiglöckchen weniger schädlich wirken kann.

Heilwirkung: Das Maiglöckchen gehört zu den ältesten Volksheilpflanzen, geriet jedoch eine Zeitlang gänzlich in Vergessenheit. In der Volksheilkunde werden Blütenansätze gegen Nervenschwäche, Epilepsie, Schlaganfall und Wasser-

sucht angewendet. Der Saft aus den Blüten gilt noch heute vielfach als augenstärkend. Maiglöckchenblüten und -blätter bilden einen Bestandteil des bekannten „Schneeberger Schnupftabaks".
Ein kalter Ansatz der ganz frischen Blüten mit echtem Weinessig, äußerlich als leichte Einreibung angewendet, ist ein bewährtes Volksheilmittel bei Kopfschmerzen, besonders jenen wetterbedingten Kopfschmerzen bei Föhn oder vor Gewittern. Ein weiteres gutes Einreibungsmittel bei rheumatischen oder gichtischen Schmerzen ist ein alkoholischer Auszug der Maiglöckchenblüten.
Bei nervösen Herzstörungen, dies bestimmt jedoch der Arzt, lasse man sich ein altes bewährtes Naturheilmittel verordnen und in der Apotheke bereiten:
10 g Baldriantinktur (Tinctura Valeriani) und 5 g Maiglöckchentinktur (Tinctura Convallarii), gut vermischt. Man nehme davon dreimal täglich je 10–15 Tropfen.

Anwendung in der Homöopathie: Das Maiglöckchen hat sich als ein ausgezeichnetes Herzmittel erwiesen und wird sehr wirkungsvoll bei Herzinnenwandentzündung, Herzerweiterung nach Überanstrengungen, bei Jod- und Nikotinvergiftungen u. a. angewendet. Auch bei gewissen Unterleibsschmerzen der Frauen werden gute Heilerfolge erzielt. Die homöopathischen Essenzen und deren Verdünnungen sowie die vielen anderen Maiglöckchen-Präparate dürfen jedoch nur über ärztliche Verordnung eingenommen werden.

Vergiftungserscheinungen: Vereinzelt wurden Vergiftungserscheinungen bei Kindern beobachtet, die die frisch gepflückten Stengel aussogen, bzw. das Wasser der Blumenvasen, in denen sich Maiglöckchen befunden hatten, tranken. Ein Schwächeanfall, in der Folge ein Durchfall und heftiges Erbrechen waren die noch harmloseren Vergiftungserscheinungen. Die meisten Vergiftungen durch die Giftstoffe des Maiglöckchens treten bei Erwachsenen durch grobe Nichtbeachtung der vorgeschriebenen Dosis auf. Hier sind dann auch die Folgen ärger. Unregelmäßige Herztätigkeit, hoher Blutdruck, beschleunigter bzw. unregelmäßiger Puls, Schwächeanfälle und schließlich Herzstillstand sind die wichtigsten Vergiftungserscheinungen.
Kinder sind im Elternhaus und in der Schule aufzuklären, beim Maiglöckchenpflücken die Pflanzen nie in den Mund zu nehmen und an den Stengeln zu saugen. Manche Kinder trinken auch das „Maiglöckchenwasser" aus der Blumenvase. Es ist begreiflich, da dieses Blumenwasser einen süßlichen Geschmack hat. Es ist jedoch giftig! Die Kinder können nicht nachdrücklichst genug aufgeklärt werden, daß gerade die so lieblichen Maiglöckchen Giftpflanzen sind!

Gegenmittel: Vor Eintreffen des Arztes koche man eine Handvoll Eichenrinden (Nr. 24) in 1 Liter Milch und gebe diese abgeseiht und sehr warm zum schluckweisen Trunke ein, bis Erbrechen eintritt.

56 Echter Mohn Papaver somniferum L. Tafel 11, Figur 6

Volksnamen: Gartenmohn — Lichtschnuppen — Magen — Magsaat — Ölmagen — Schlafmohn

Botanik: Der bei uns nur angebaut vorkommende Mohn ist eine einjährige Pflanze. Der verästelte Stengel wird 60 bis 120 cm hoch, ist glatt und hat graugrüne, buchtig gezähnte und stengelumfassende Blätter. Die gipfelständigen Blüten sind zumeist blaßrot, oft weiß, lila bis violett. Die Fruchtkapseln sind kugelig bis eirund, mit Scheidewänden und zahlreichen Samen.
Es gibt schwarzen und weißen Mohnsamen. Die ganze Pflanze, besonders jedoch die unreifen Kapseln, enthalten einen sehr giftigen Milchsaft, aus dem das *Opium* bzw. das *Morphium* u. a. gewonnen werden.

Blütezeit: Juli, August.

Standort: Der Mohn stammt aus dem Orient und wird bei uns vielfach gebaut. Er verlangt einen guten, jedoch nicht frisch gedüngten Boden. Frostempfindlich.

Heilkräftige Pflanzenteile: Gesammelt werden die unreifen Kapseln nach der Blütezeit. Sie riechen im frischen Zustand narkotisch, sind getrocknet jedoch fast geruchlos. Ihr Geschmack ist widerlich scharf. Der Geruch des eingetrockneten Saftes ist stark betäubend, der Geschmack eher widerlich und bitter.

Heil- und Wirkstoffe: Die durchwegs sehr giftigen Alkaloide Morphin, Codein, Thebain, Papaverin, Narkotin, Narcotolin, Laudanosin, Laudanin, Laudanidin, Xanthalin, Codamin, Oxynarcotin, Arcein, Protopin, Crytopin, Neopin, Porphyroxin und weitere fünf Alkaloide mit noch unbekannter Konstitution.

Heilwirkung: Offizinell sind die unreifen Mohnköpfe (Fructus Papaveris), der Mohnsamen (Semen Papaveris) und der Mohnsaft (Syrupus Papaveris). Aus dem eingetrockneten Saft der unreifen Mohnkapseln wird in erster Linie das Opium bzw. das Morphium gewonnen. Außerdem wird noch eine ganze Reihe weiterer giftiger Inhaltsstoffe entnommen. Opium und Morphium sind in der Hand des Arztes die vielleicht wohltätigsten, schmerzstillendsten Mittel, in der Hand des Laien werden sie jedoch zu den gefährlichsten und verheerendsten Rauschgiften. Beide kommen in vielen Präparaten, Medikamenten, Injektionen vor und wirken vor allem schmerzstillend und krampflösend. Opium ist enthalten in bestimmten Augentropfen, Einreibungen, Klistieren, Salben etc. Der sogenannte „Mohnsirup" als hustenlinderndes Mittel sollte als Präparat verboten werden. Bereits ein Milligramm Morphin kann ein Kleinkind töten! In den Früchten enthaltenes Morphin geht in den „Mohnsirup" voll wirksam über. Ein bekanntes Präparat u. a. ist das Kodein, ein hustenstillendes Mittel. Opium bzw. Morphium sowie die einschlägigen Präparate sind streng rezeptpflichtig!

Anwendung in der Homöopathie: Die Anwendung des Opiums in der Homöopathie ist ebenfalls eine sehr vielseitige und wird die Opiumtinktur und deren Verdünnungen bei allen Arten Koliken, Krämpfen, gegen Bluthusten, Schlafsucht, Folgen von Schrecken, Verstopfung, Harnverhaltung der Kinder nach Schreck, Durchfällen nach Schreck oder Erkältung, bei Stuhlverstopfung mit starken Blähungen verbunden, bei Kitzelhusten, bei typhösem Verlauf schwerer Krankheiten mit zeitweiser Bewußtlosigkeit, bei Schlaganfall, Epilepsie, ferner sehr erfolgreich bei Lungenentzündung oder Darmlähmung nach Operationen, Menstruationsfehlern u. a. m. verwendet.
Alle homöopathischen Präparate sind vom Arzt zu verordnen und die Auswirkung der Anwendung zu beobachten.

Anwendung in der Volksheilkunde: Die Anwendung des Mohnsaftes als Volksheilmittel ist völlig abzulehnen. Geradezu verbrecherischer Leichtsinn ist es aber, wenn (meist bäuerliche) Eltern den Absud unreifer Mohnkapseln in die Kindermilch geben, damit sie für einige Stunden von den kleinen Quälgeistern in Ruhe gelassen werden. Die verheerenden Folgen zeigen sich bereits, wenn so ein „stilles und braves" Kind dann in die Schule kommt!

Anmerkung: Ungefährlich dagegen ist der

Wilde Mohn, Papaver rhoeas L.

Volksnamen: Blutblume — Feldmohn — Feuerblume — Klatschmohn — Klatschrose — Mohnblumen — Schnalle — Ackerschnalle — Rote Kornblumen

Dieses allseits bekannte, hauptsächlich in Getreidefeldern wuchernde Unkraut blüht im Juni und Juli. In dieser Zeit werden die Blumenblätter gesammelt und rasch getrocknet.

Anwendung in der Volksheilkunde: Aus den Blüten des wilden Mohns werden in der Volksheilkunde Tees und Sirupe bereitet, die vor allem schmerzstillend und beruhigend wirken.
Die Blüten gelten als ein Mittel gegen Brustleiden, Heiserkeit, Katarrhe, Lungenleiden und Verschleimung. Aus den Blüten wird ein Sirup hergestellt, der bei Krampfhusten der Kinder bei der ländlichen Bevölkerung angewendet wird. Für Kinder sind jedoch auch diese Mittel ungeeignet und gibt es doch im Eibischsirup (Nr. 23) oder im Honig (Anh. B) viel wirksamere Heilmittel.

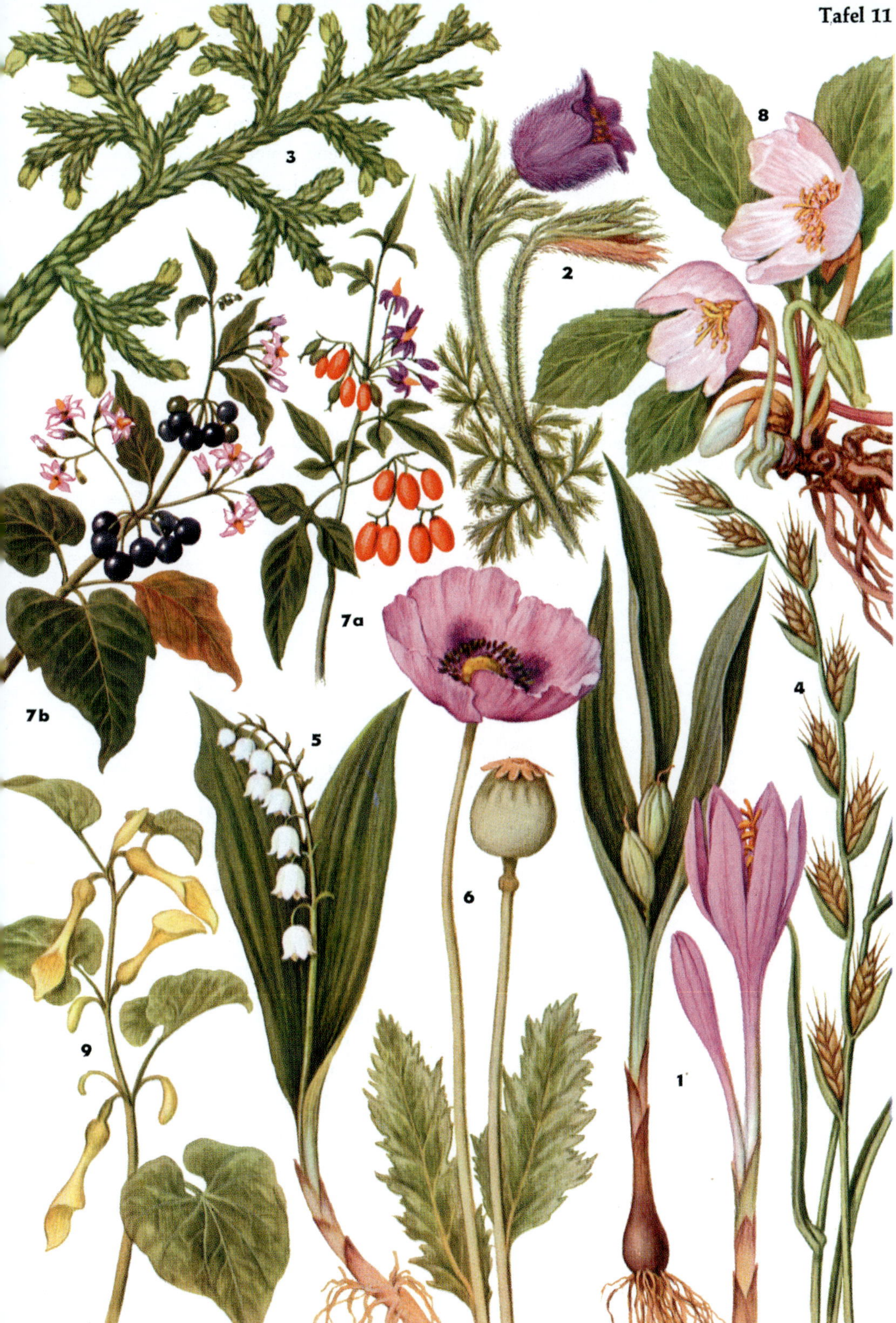

Giftpflanzen! 1. Herbstzeitlose, 2. Kuh- oder Küchenschelle, 3. Lebensbaum, 4. Lolch, 5. Maiglöckchen, 6. Echter Mohn, 7 a Bittersüßnachtschatten, 7 b Schwarzer Nachtschatten, 8. Schwarze Nieswurz (Schneerose), 9. Osterluzei

7 Mutterkorn Claviceps purpurea Tul. Synonym: Secale cornutum L.

Volksnamen: Afterkorn — Hahnensporn — Hungerkorn — Kindsmord — Kornmutter — Kornstaupe — Kriebelkorn — Roggenmutter — Schwarzkorn — Stiefmutterkorn — Vaterkorn — Vogelsporn — Wolfszahn — Zapfenkorn

Botanik: Das Mutterkorn kommt auf den Roggenähren, vereinzelt auch auf anderen Getreidearten und auf Gräsern vor und ist nichts anderes als das zweite Entwicklungsstadium des Pilzes Claviceps purpurea. Die Pilzsporen hatten die Roggenblüten befallen und den Fruchtknoten überwuchert und eingeschnürt. Dadurch wird das Ausfließen des sogenannten Roggenhonigtaus ausgelöst, und dieser ausströmende süße Saft lockt viele Insekten an, die wieder in der Folge andere Getreide- oder Grasblüten infizieren. Zur Fruchtreife geht der Pilz durch festes Aneinanderlegen seiner Pilzfäden in den Dauerzustand über, jener schwarzen Masse, die zwischen den reifen Roggenkörnern an der Ähre sitzt. Zur Getreideernte fällt das Mutterkorn zu Boden, überwintert in der Ackerkrume und keimt im nächsten Frühjahr. Die hervorwachsenden Pilzfäden entwickeln sich zu langstieligen, blaßroten Köpfen, aus denen nach der Befruchtung die Sporen durch Wind und Insekten wieder auf die Getreideblüten vertragen werden.

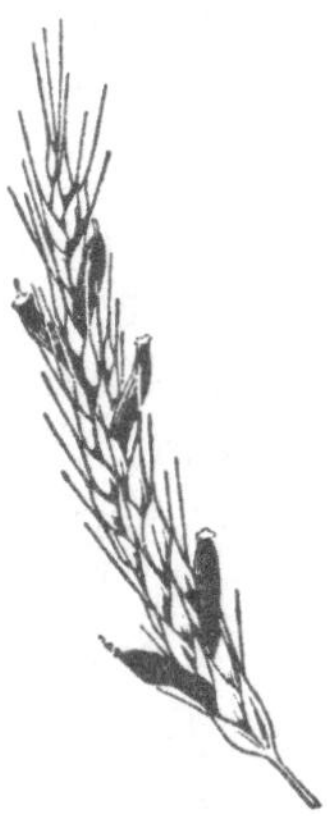

Heilkräftiger Pflanzenteil: Gesammelt wird das Mutterkorn knapp vor der Getreideernte. Der Geruch des frischen Mutterkorns ist nicht unangenehm, pilzartig. Altes Mutterkorn dagegen riecht widerlich. Der Geschmack ist ölig bis süßlich, nach kurzer Zeit bereits ranzig. Das Mutterkorn ist sehr giftig!

Heil- und Wirkstoffe: Neben zirka 30 % fettem Öl, Zucker, Sklerotinsäure, Skleromucin und Ergotin soll nach neueren Forschungsergebnissen die Hauptwirkung auf dem Gehalt an Ergotamin bzw. den beiden Bestandteilen Klavin und Ergotoxin beruhen. Die restlose Erforschung des Mutterkorns ist noch nicht abgeschlossen. Das Ergotamin bzw. das Ergotoxin löst bei größeren Mengen eine Blutdrucksenkung, bei kleinen Mengen eine Blutdrucksteigerung aus. Der Blutzuckergehalt bei Gesunden bleibt unbeeinflußt, bei Diabetikern dagegen tritt eine leichte Blutzuckersenkung ein.

Heilwirkung: Trotz aller Warnungen wird das Mutterkorn in der Volksheilkunde immer wieder ohne ärztlicher Kontrolle verwendet. Es war bereits im Chinesischen Reich, einige Jahrtausende vor Christi, als geburtsförderndes Mittel bekannt und im Gebrauch. Auch wird es u. a. noch immer als blutstillendes und schrundenheilendes Mittel verwendet. Die Gefährlichkeit des Mutterkorns ersehen wir daraus, daß bei größerem Vorkommen sogar das Mehl vergiftet wird.

Anwendung in der Homöopathie: Eine segensreiche Heilwirkung hat das Mutterkorn, wenn es unter ärztlicher Kontrolle in homöopathischer Form eingenommen wird. Hauptsächlich auf dem Gebiet der Frauenheilkunde wird es sehr gelobt, so bei Gebärmutterblutungen, Eierstockerkrankungen und bei Störungen in den Wechseljahren. Mutterkorn gilt ferner als das wichtigste pflanzliche Kopfschmerzmittel, besonders zur Bekämpfung der Migräne.

Mutterkorn wird nicht minder erfolgreich zur Bekämpfung von gewissen Nervenstörungen, bei Rückenmarkschwund, Lähmungen der Beine, Neuralgien mit Taubheitsgefühlen, bei Psychosen, Hysterie, bei schwächenden Durchfällen, choleraartigen Erkrankungen und bei Kreislaufstörungen angewendet.
Die alte chinesische Anwendung zur Geburtserleichterung bei Wehenmangel oder bei Auftreten heftigster Krampfwehen konnte die moderne Medizin nur bestätigen.

Vergiftungserscheinungen: Eine akute Vergiftung durch Mutterkorngenuß äußert sich durch heftiges Erbrechen, schneidende Leibschmerzen, starken Durst, Diarrhoe, Gliederschmerzen, Angstgefühle, heftigste Kopfschmerzen, Schwellung der Glieder, Minderung der Sehkraft u. a.

Eine chronische Vergiftung durch stark mutterkorndurchsetztes Mehl löst die sogenannte Kribbelkrankheit aus, einem anfänglich kribbeligen, dann einem Taubheitsgefühl an den Fingern, Händen und schließlich auf dem ganzen Körper. Dabei heftigste Magen- und Darmstörungen, Blutungen, Magengeschwüre, Verfärben der Haut, Abhebung der Hautepidermis, Brand der Zehen und Finger, Ohren und Nase, bei den Frauen Früh- bzw. Fehlgeburten, Herzlähmung.
Massenvergiftungen durch Mutterkorn lassen sich in der Geschichte weit zurückverfolgen. Bei solchen Massenvergiftungen gab es in Frankreich und Rußland tausende Todesopfer und selbst in der jüngsten Zeit kamen Vergiftungen durch vergiftetes Mehl vor.

Bei uns hat sich das Mutterkorn im Roggen noch nie in größerem Umfang ausgebreitet und würden bei Massenauftreten von den landwirtschaftlichen Behörden sofort Gegenmaßnahmen ergriffen werden.

Gegenmittel: Zuerst sofort ein Brechmittel einnehmen, wie Brechweinstein (Nr. 131), Stiefmütterchen (Nr. 120) oder Veilchen (Nr. 125). Nach dem Erbrechen starken Mokka schluckweise trinken. Sofort den Arzt verständigen! Bei diesem Anlasse muß die vielfache Unsitte, unreife Getreidekörner aufzubeißen und den milchigen Saft auszusaugen, schärfstens getadelt werden! Gerade dadurch können neben anderen schwersten Erkankungen Mutterkornvergiftungen vorkommen, da hier die feinen, für das freie Auge fast nicht sichtbaren Sporen ihre Tätigkeit bereits begonnen haben können. Die Kinder sind besonders aufzuklären!

58 Nachtschatten Solanum Mit zwei Arten:

a) Bittersüßnachtschatten S. dulcamara L. Tafel 11, Figur 7 a

Synonym: Dulcamara flexuosa Moench.

Volksnamen: Alpranken — Alpschloß — Eierschalenbeere — Günzkraut — Rote Hundsbeere — Mäuseholz — Pißranken — Seidelbeere — Süßbitterholz — Teufelsklatten

Botanik: Ein Halbstrauch mit kletternden oder niederliegenden Stengeln bis zu 2 m Länge. Dieser verholzt und wird daumendick, im oberen Teile krautig, etwas kantig, meist kahl. Die Blätter sind in der Form sehr verschieden, meist lanzettlich-eiförmig, am Grunde auch herzförmig. Die Blüten sitzen an den oberen Stengelteilen, immer einem Blatt gegenüber, in rispenartigen, langgestielten, überhängenden Wickeln. Die Blütenkrone ist violett, mit zurückgeschlagenen Zipfeln und 2 weißgesäumten grünen Flecken. Der Staubbeutel ist goldgelb und zu einer Röhre verwachsen. Die Früchte sind eiförmige, glänzend scharlachrote, hängende Beeren.

Blütezeit: Juni bis August.

Standort: In ganz Europa und Asien heimisch, bevorzugt der Bittersüßnachtschatten feuchte Gebüsche, Hecken, Auwälder, Waldschläge, doch kommt er auch auf Dünen und Geröllhalden vor.

Heilkräftige Pflanzenteile: Gesammelt werden die zumeist zweijährigen Stengel im Frühjahr oder Herbst. Die Blätter riechen zerrieben mäuseartig. Die Stengel schmecken bitter, später mehr süß. Alle Teile der Pflanze sind sehr giftig!

Heil- und Wirkstoffe: Alle Teile der Pflanze enthalten das kristallisierende Glyko-alkaloid Solanin und das amorphe Solanin, das Solanein und das Solanidin, ferner das Saponin Dulcamarin sowie 10 % Gerbstoff.

Heilwirkung: In der Volksheilkunde wird diese Giftpflanze schon seit dem Mittelalter innerlich gegen Gicht, Flechten und gegen Furunkeln angewendet. Vor der Verwendung dieser Giftpflanze ohne ärztliche Kontrolle muß jedoch nachdrücklichst gewarnt werden!

Anwendung in der Homöopathie: Die homöopathische Essenz und deren Verdünnungen haben sehr gute Heilwirkungen bei Blasenkrampf, ständigem Harndrang bei trübem Urin, bei Durchfällen mit kolikartigen Schmerzen, besonders bei plötzlichem Wettersturz, wenn auf sehr heiße Sommertage plötzlich kühles

Regenwetter eintritt. Desgleichen sehr gute Erfolge bei den Herbstdurchfällen, hervorgerufen durch den Genuß des frischen, oft noch nicht vollreifen Obstes und bei allen rheumatischen, durch naßkalte Einflüsse hervorgerufenen Erscheinungen, wie überhaupt diese Essenz bei Neigung zu Erkältungen zu empfehlen ist. Bei Schleimhauterkrankungen, Schnupfen, Mittelohrentzündung (durch Zug entstanden) sowie bei Hauterkrankungen, die mit Jucken, Bläschenbildung und Hitzegefühlen auf der Haut verbunden sind, ist die homöopathische Essenz zu empfehlen. Schließlich sei erwähnt, daß Regelstörungen bei Frauen, durch Kälteeinwirkung ausgelöst, bei Einnehmen der homöopathischen Form abklingen.

Vergiftungserscheinungen: Besonders die Kinder sind vor den scharlachroten Beeren zu warnen! Werden diese genossen, so tritt zumeist heftiges Erbrechen ein. Bleibt das Erbrechen aus, so sind heftige Durchfälle, Darmentzündungen, Nierenentzündung, Krämpfe und Lähmungen die Folge. Der Tod tritt durch Atemlähmung ein.

Gegenmittel: Bei Kindern treten Vergiftungen meist durch den Genuß der Beeren ein. Erwachsene trinken bedenkenlos den Tee der Sproßspitzen gegen irgendein Leiden. Es treten dann die oben aufgezählten Vergiftungserscheinungen auf. Bis zum Eintreffen des Arztes gebe man Abführmittel, Brechmittel bzw. Einläufe. Sehr bewährt hat sich Tierkohle, Pflanzenschleime, Belebungsmittel für Kreislauf und Atmung. Unbedingt sofortige Bettruhe und Wärme!

b) Schwarzer Nachtschatten S. nigrum L. Tafel 11, Figur 7 b

Volksnamen: St. Barbarakraut — Hundebein — Hundsbeere — Hundskraut — Mondscheinkraut — Nachtschaden — Saukraut — Sautod — Teufelskirsch

Botanik: Die Pflanze wird nur etwa 75 cm hoch. Der Stengel ist nur krautig, nie verholzt, scharfkantig, verästelnd, mit einwärts gekrümmten Haaren besetzt. Die Blätter sind dunkelgrün, eiförmig, etwas buchtig gezähnt, in den Stiel keilartig verschmälert. Die Blüte, schräg oder nach unten hängend, hat eine weiße, fünfzipfelige, radförmige Krone. Die Blüten sind nektarlos, von den Insekten ganz selten besucht! Daher Selbstbefruchtung. Die Frucht ist eine erbsengroße Beere, die anfangs grün ist und später tiefschwarz ausreift. Sehr giftig!

Blütezeit: Von Anfang Juli bis September.

Standort: Der Schwarze Nachtschatten ist ein lästiges Gartenunkraut, meist auf Schuttplätzen, auf Wegrändern und auf Schlägen vorkommend.

Heilkräftiger Pflanzenteil ist in erster Linie der Saft der frischen Pflanze, da die getrocknete Pflanze viel von der Heilkraft eingebüßt hat. Vereinzelt werden auch die Beeren in der Volksheilkunde angewendet. Die Pflanze hat einen eigentümlichen, schwachen, an Bisam erinnernden Geruch. Die zerdrückten Beeren riechen eher unangenehm. Ihr Geschmack ist vor allem schleimig, säuerlich bis scharf.

Heil- und Wirkstoffe: Das Solanin und das Tropëin, sowohl in den Blättern als auch in den Beeren vorkommend, sind die beiden wichtigsten Giftstoffe dieser Pflanze. Besonders das saponinähnlich wirkende Solanin ist ein sehr starkes Protoplasmagift.

Heilwirkung: In der Volksheilkunde wurde die Pflanze früher viel angewendet, da sie bei Fieber, innerlich genommen, kühlend wirkt. Auch galt sie als schmerzstillend und äußerlich aufgelegt als erweichend und zerteilend. Hie und da fanden die Beeren Verwendung zur Behandlung von Rheuma und Gicht sowie zur Behandlung gewisser Augenkrankheiten. Vor diesen unkontrollierten Anwendungen kann nur sehr gewarnt werden!

Anwendung in der Homöopathie: Die homöopathische Tinktur dagegen kann unter ärztlicher Kontrolle, genau dosiert, eingenommen werden bei nervösen Reizzuständen, Epilepsie, Kopfschmerzen mit Benommenheit, Hirnhautreizungen nach Infektionskrankheiten, schreckhaften Träumen, Gicht, Wassersucht, Psoriasis (Schuppenflechte), bei nässenden nächtlichen Asthmaanfällen, Kribbelkrankheit, selten bei Rheuma, Bartflechte, sehr selten bei gewissen Ohren- und Augenkrankheiten.

Vergiftungserscheinungen: Der Grad der Vergiftung ist sehr verschieden, da der Giftgehalt nicht nur vom Standort der Pflanze, sondern auch von der Zeit der Gewinnung sehr abhängig ist. Es kann vorkommen, daß in manchen Gegenden das Kraut als Gemüse bedenkenlos genossen werden kann, während unweit davon wegen der hohen narkotischen Eigenschaften der Genuß des Krautes oder der Beeren tödlich wirkt. Nach dem Genuß der Beeren bei Kindern tritt zumeist kalter Schweiß auf, Gliederzittern folgt, schwere Delirien zeigen den nahen Tod an. Der Genuß von 2 bis 3 Beeren kann bei Kindern tödliche Wirkung haben. In der Ukraine wieder essen die Kinder die Beeren bedenkenlos.

Gegenmittel: Die bewährtesten Gegenmittel sind rasch eingenommene Brechmittel. Nach dem Brechen nimmt man Eichenrindentee (Nr. 24) oder stark eingekochten Wermuttee (Nr. 134). Auch Tierkohle wirkt sehr entgiftend.

159 Nieswurz Helleborus L.

Die 3 wichtigsten Arten sind:

a) Grüne Nieswurz H. viridis L.

Volksnamen: Bärenfuß — Feuerkraut — Feuerwurz — Läusekraut — Schelmwurz — Teufelskraut — Wolfszahn — Wrangblume

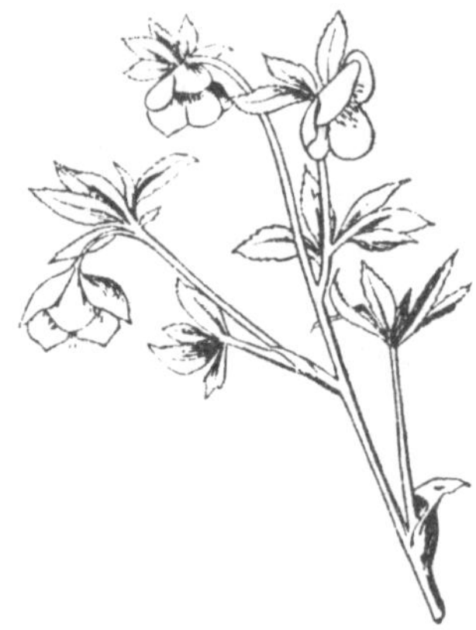

Botanik: Der Wurzelstock ist ausdauernd und ohne Blattstielreste. Der Stengel wird etwa 15 bis 25 cm hoch und ist verzweigt. Jeder Zweig trägt eine Blüte und darunter ein sitzendes, gefiedertes Blatt. Die wurzelständigen Blätter sind langgestielt und gefingert. Die Blüten haben hellgrüne Kelchblätter, die Blumenblätter sind viel kürzer. Nach der Blüte stehen 3 bis 5 Samenkapseln aufrecht.

Blütezeit: März—April, je nach Lage.

Standort: Die Grüne Nieswurz gedeiht in den Bergwäldern der südlichen und westlichen Alpenländer, kommt aber auch vereinzelt in den Ostalpen vor. Sie bevorzugt mehr geschützte Lagen.

Heilkräftiger Pflanzenteil: Gesammelt wird die Wurzel im Februar, knapp vor der Blüte. Der Geruch der Wurzel ist ähnlich wie bei der Schwarzen Nieswurz, widerlich, ranzig, scharf, zum Niesen reizend. Der Geschmack der Wurzel ist anfangs süßlich, dann bitter, beißend und reizend. Die Blüten und Blätter sind fast geruchlos. Die ganze Pflanze ist sehr giftig!

Heil- und Wirkstoffe bei allen drei Arten: Der Hauptinhalt bei allen drei Arten ist das bekannte Helleborin und das Helleboreïn. Weitere Wirkstoffe sind noch wenig erforscht. Das Helleborin wirkt zuerst reizend, dann schwer lähmend. Der Wurzel der grünen Nieswurz wird die größere Giftigkeit zugeschrieben.

Heilwirkung: Die Grüne Nieswurz wird in der Volksheilkunde leider immer noch bedenkenlos verwendet. Die Heilwirkung ist wie bei der Schwarzen Nieswurz, jedoch ist die Anwendung noch gefährlicher. Die Anwendung ohne ärztliche Kontrolle muß unbedingt verneint werden!

Anwendung in der Tiermedizin: Vereinzelt wird die Grüne Nieswurz äußerlich gegen Läuse und anderes Ungeziefer angewendet.

Vergiftungserscheinungen: Die meisten Vergiftungen entstehen durch unrichtige Verwendung besonders der Wurzeln. Heftiges Erbrechen, Darmentzündung, Magenvergiftung mit tödlichem Ausgang sind die Folge.

Gegenmittel: Wie bei der Schwarzen Nieswurz.

b) Schwarze Nieswurz H. niger L. Tafel 11, Figur 8

Synonym: H. grandiflorus Salisb.

Volksnamen: Alröschen — Christblume — Eisblume — Güllwurz — Hainwurz — Krätzenbleaml — Märzenkaibeln — Schelmrosen — Schneeblumen — Schneerosen — Schneekaderln — Weihnachtsrose — Winterrosen — Wrangenkraut

Botanik: Der ausdauernde Wurzelstock ist schwarzbraun, die Pflanze wird bis 30 cm hoch. Die Blätter sind wurzelständig, ledrig, gestielt, dunkelgrün, überwinternd, 7- bis 9teilig. Die großen, weißen, hie und da etwas rötlichen Blüten stehen auf einfachem Schaft, welcher mit wenigen verkümmerten Blättchen besetzt ist. Die Schwarze Nieswurz ist ein typischer Kalkanzeiger. Die Pflanze wird vom Weidevieh gemieden.

Blütezeit: von Anfang Dezember bis gegen Ende Februar.

Standort: eine typische Pflanze der nördlichen Kalkalpen und des Alpenvorlandes. Wird auch in Gärten vielfach gepflanzt.

Heilkräftiger Pflanzenteil: der frische Wurzelstock, im Dezember oder Jänner gegraben. Die Wurzeln haben frisch gegraben einen widerlichen, ranzigen, scharfen Geruch, der zum Niesen reizt. Der Geschmack der Schwarzen Nieswurz ist anfangs süßlich, dann bitter, beißend und reizend. Die Blüten und Blätter sind fast geruchlos. Die ganze Pflanze ist sehr giftig!

Heilwirkung: Schon im Altertum wurde der Wurzelabsud in Wein gegen Geisteskrankheiten angewendet. Sprach man im alten Rom von einem Menschen, der geistig nicht ganz normal war, so sagte man „Helleboro opus habet!" („Er hat Nieswurz nötig.") Auch hatte man frühzeitig festgestellt, daß, wenn Nieswurz in der unmittelbaren Nähe eines Weinstockes gepflanzt wurde, der Wein aus diesen Trauben stark abführend wirkt, die Trauben frisch genossen jedoch Brechreiz auslösen. Hieraus kann man die hohe Giftigkeit der Pflanze erkennen! Das unkontrollierte Einnehmen der Wurzel oder des Saftes ist sehr gefährlich und löst schwerste Vergiftungserscheinungen aus.

Anwendung in der Homöopathie: Die Homöopathie verwendet die Tinktur und ihre Verdünnungen gegen Gehirnentzündung, Schlummersucht, Wassersucht, Nierenentzündung, Typhus, Psychosen, schwerste Nierenentzündung nach Scharlach, Harn-Blutvergiftung und bei Unvermögen zu Urinieren.

Vergiftungserscheinungen: Schwindel, Ohrensausen, Herzklopfen, verlangsamter Puls, Schlingbeschwerden, Durchfall, Delirien, Herzzusammenbruch, Tod. Bei Tieren tritt zu diesen Vergiftungserscheinungen noch die charakteristische Lähmung der hinteren Extremitäten hinzu.

Gegenmittel: Mensch und Tier im Vergiftungsfall Brechmittel eingeben, nach dem Erbrechen einen starken Absud von Wermut (Nr. 134) trinken. Auch Tierkohle wirkt sehr entgiftend. Sofort den Arzt verständigen!

c) Stinkende Nieswurz H. foetidus L.

Volksnamen: Bärenfuß — Läusekraut — Teufelskraut.

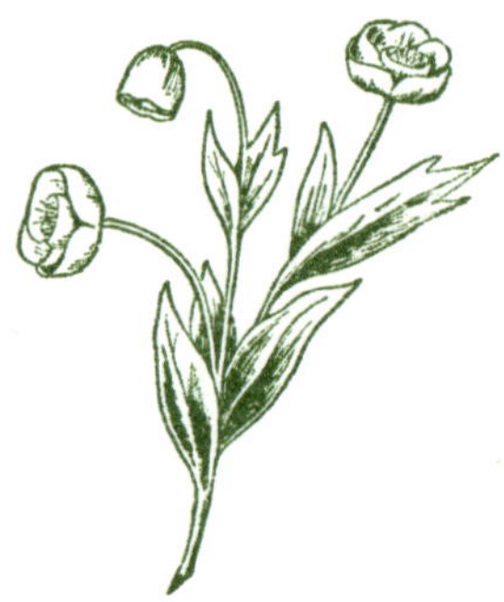

Botanik: Der ebenfalls ausdauernde Wurzelstock bringt ein Büschel von grundständigen Blättern hervor sowie einen verzweigten Stengel mit zahlreichen glockigen, grünlichen Blüten. Die unteren Blätter sind lederartig. Die oberen Bläter sitzen auf bleichgrünen Scheiden und haben weniger Einzelblättchen.

Blütezeit: März bis Mai.

Standort: Auch diese Art ist kalkliebend und gedeiht auf trockenen, steinigen Hängen der südlichen Kalkalpen. Vereinzelt im nördlichen Kalkalpenvorland vorkommend.
Die ganze Pflanze hat einen widerlichen Geruch und ebensolchen Geschmack.

Heilwirkung: Die Stinkende Nieswurz hat keinerlei Heilwirkung. Sie wird vielfach mit der Grünen Nieswurz verwechselt, unterscheidet sich jedoch sehr leicht von dieser an dem widerlichen Geruch der ganzen Pflanze. Auch diese Nieswurzart ist sehr giftig!

Vergiftungserscheinungen und Gegenmittel: Wie bei der Grünen bzw. Schwarzen Nieswurz!

60 Osterluzei *Aristolochia clematitis L.* Tafel 11, Figur 9

Synonym: A. sarracenia Dod.

Volksnamen: Bruchwurz — Donnerwurzel — Fieberwurzel — Fobwurz — Hünschkraut — Löffelkraut — Osterlug — Sarazenenkraut — Wolfsapfel — Wolfskraut — Wolfszausat

Botanik: Der Wurzelstock ist lang, dünn und ausdauernd. Der Stengel wird bis zu 1 m hoch und ist hin- und hergebogen, krautig, gelbgrünlich. Die Laubblätter sind von rundlich-eiförmiger Form mit tief ausgebuchtetem Grunde. Die Blüten sind schwefelgelb, in Form von Wickeln. Die Blüte lockt mit ihrem an faules Fleisch erinnernden Geruch die Fliegen an. Kriecht die Fliege in die kelchartige Blüte hinein, schließt sich dieselbe und das Insekt wird erst wieder losgelassen, wenn es mit dem mitgebrachten Blütenstaub die Fremdbestäubung vollzogen hat.

Blütezeit: Mai, Juni.

Standort: Auf sonnigen Hängen, Steingeröllen, in der Nähe der menschlichen Siedlungen. Mit Vorliebe in Weingärten (ein typisches Unkraut in diesen) und zeigt dadurch auch ehemalige Weingärten an (Standortsanzeiger).

Heilkräftiger Pflanzenteil: Gesammelt wird hauptsächlich die Wurzel im März oder September-Oktober. Die Wurzel hat einen starken narkotischen, unangenehmen Geruch und einen bitteren Geschmack. Die Pflanze stand früher in hohem Ansehen und wird noch in der Volksheilkunde angewendet.

Heil- und Wirkstoffe: Die Wurzel (Radix oder Tubera Aristolochiae) enthält die stickstoffhältige kristallisierte Aristolochiasäure (ein Gift!), ätherisches Öl, Bitterstoff, Apfel- und Gerbsäure. Auch harzartige Stoffe wurden nachgewiesen. Das vorkommende Eiweiß ist von hoher Giftigkeit.

Heilwirkung: In der Volksheilkunde findet die Wurzel, äußerlich angewendet, verschiedene Anwendung, vor allem um größere Wunden zu einer raschen Heilung zu bringen. Vor dem innerlichen Gebrauch als Blutreinigungsmittel und als regelförderndes Mittel muß jedoch gewarnt werden.
Nach Univ.-Prof. Möse, Graz, steigert die Aristolochiasäure, durch Erhöhung der Keimvernichtung der weißen Blutkörperchen, die Infektionsabwehr im erkrankten Organismus.

Anwendung in der Homöopathie: Die verdünnte Tinktur dient zur Wundreinigung, zu Umschlägen bei Eiterungen, Unterschenkelgeschwüren, Ekzemen, Nagelbettgeschwüren und bei Hautjucken. Zur Blutreinigung wird die verdünnte Tinktur tropfenweise unter ärztlicher Kontrolle eingenommen.

Vergiftungserscheinungen: Leichte Entzündung der Schleimhaut, Brechreiz, Schwindel; bei stärkeren Vergiftungen Darmentzündung, Krämpfe mit Zuckungen, Atem- bzw. Herzlähmung.

Gegenmittel: Ehest drastische Brechmittel, nachher heißen Mokka einnehmen und feuchtwarme Umschläge auf Magen und Unterleib auflegen, Bettruhe. Sofort ärztliche Hilfe!

161 Wilde Petersilie Aethusa cynapium L. Tafel 12, Figur 1

Synonyme: Coriandrum cynapium Crantz. — Cynapium vulgare Bubani — Cycuta cynapium Gilib u. a.

Volksnamen: Glanzpeterle — Gleiße — faule Grete — Hundspetersilie — Katzenpeterle — wilder Kerbel — Krotenpeterle — Tollkraut — Kleiner oder Gartenschierling

Botanik: Die Wilde Petersilie ist in allen Teilen sehr giftig und wird immer wieder mit dem Anis (Nr. 4), Dill (Nr. 19), Fenchel (Nr. 32), Kümmel (Nr. 73), Petersilie (Nr. 94), Roßfenchel (Nr. 104), bzw. mit dem Gefleckten Schierling (Nr. 164/a) und dem Wasserschierling (Nr. 164/b) verwechselt. Beim Roßfenchel (Nr. 104) sind die botanischen Merkmale in der vergleichenden Zusammenstellung eingehend beschrieben und können dort nachgelesen werden.

Standort: Die Wilde Petersilie bevorzugt Ton- und Kalkböden, gedeiht gerne auf Schlägen oder als Unkraut in Gärten, Krautäckern, im Getreide und auf Schuttplätzen.

Heilkräftige Pflanzenteile sind die Blätter (Herba Cynapii). Vereinzelt auch die Samen. Die zerriebenen Blätter riechen widerlich, der Geschmack ist der Petersilie ähnlich! Die ganze Pflanze ist sehr giftig und es kann vor deren Anwendung ohne ärztliche Verordnung nicht genug gewarnt werden! Außerdem muß immer wieder mit der Verwechslungsmöglichkeit mit den bereits aufgezählten ähnlichen Pflanzen hingewiesen werden!

Heil- und Wirkstoffe: ein coniin-ähnliches Alkaloid, Harzstoffe, Bitter- und Gerbstoffe u. a. Noch eine Reihe nicht erforschter Wirkstoffe in der Pflanze.

Heilwirkung: Die Anwendung in der Volksheilkunde ist sehr selten geworden, dagegen wird der Kleine Schierling, wie die Wilde Petersilie auch genannt wird, in der Homöopathie immer mehr mit Erfolg verwendet.

Anwendung in der Homöopathie: Bei Brechdurchfall der Säuglinge, bei Brechdurchfall auch der Erwachsenen infolge verdorbener Milch, Brechdurchfall der Kinder und Erwachsenen nach falscher Ernährung, verdorbenen Speisen oder Getränken im Sommer, bei Sommerdiarrhöen, Darmkatarrh, Kinderkrämpfen, Epilepsie von Halbwüchsigen, bei Gefäßneurose, ständiger Schläfrigkeit, Wassersucht, Harnbeschwerden, Gehirnlähmung u. a.
In ihren Kräften kommt die Pflanze dem Gefleckten Schierling (Nr. 164/a) sehr nahe, nur etwas schwächer in der Wirkung.

Vergiftungserscheinungen: Vergiftungen kommen immer wieder vor, da die Pflanze vielen Verwechslungsmöglichkeiten ausgesetzt ist. Siehe daher genau die vergleichende Zusammenstellung beim Roßfenchel (Nr. 104)! Die wichtigsten Vergiftungserscheinungen sind: beginnende Schwäche, von den Füßen nach aufwärts ziehend, heftige Magenkrämpfe, Krämpfe mit Zuckungen (Convulsionen), Auftreibung des Leibes mit schwarzblauer Verfärbung, Zusammenziehung des Schlundes, Starrheit des ganzen Körpers; der Tod tritt etwa nach 8 Stunden durch Herzlähmung ein.

Gegenmittel: Bei Vergiftungserscheinungen soll man raschest reichlich Wermut (Nr. 134) mit Kümmel (Nr. 73) in Wein gesotten einnehmen. Sind diese Mittel nicht sogleich zur Stelle, dann radikale Brech- und Abführmittel eingeben. Schließlich ist starker Mokka zu trinken. Der Arzt ist unbedingt sofort zu verständigen.

62 Pfingstrose Paeonia officinalis L.

Synonyme: P. femina Gars. — P. peregrina Gremli. — P. festiva Tausch.

Volksnamen: Benediktenrose — Blutrose — Brandrose — Bubenrose — Gichtrose — Pumpelrose — Königsblume — Schreckrose

Botanik: Sie ist eigentlich keine Rose, sondern gehört zur botanischen Familie der Hahnenfußgewächse. Der Wurzelstock ist ausdauernd und besteht aus einigen rübenartigen Knollen. Die saftigen runden Stengel haben gefingerte und teils gefiederte Blätter. Die großen Blumen sind purpurrot, haben eine gewisse Ähnlichkeit mit Rosenblüten und sind einfach oder gefüllt. Es gibt Abarten, die weiß oder rosafärbig blühen. Die Frucht besteht aus 2 bis 3 beisammenstehenden Kapseln, die mit einem braunen, samthaari-

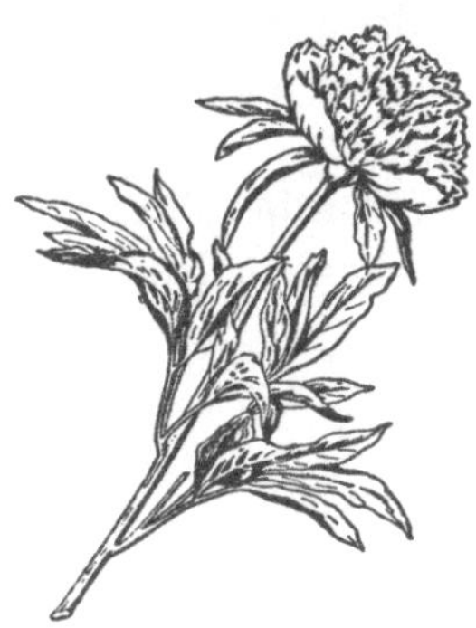

gen Überzug bedeckt sind. Die Samen sind zuerst rot und werden, wenn ausgereift, schwarz.

Standort: zwischen Mai und Juni, zumeist um Pfingsten.

Blütezeit: Frei in der Natur in Südtirol, Krain, Südeuropa, bei uns sehr häufig in Gärten gezogen.

Heilkräftiger Pflanzenteil ist die im Frühjahr oder Herbst frisch gegrabene Wurzel. Sie riecht und schmeckt etwas widerlich, im getrockneten Zustand ist sie fast geruch- und geschmacklos. Die ganze Pflanze ist giftig, besonders aber die Blüten.

Heil- und Wirkstoffe: das aromatische Lakton Päonol, ferner Glykose, Saccharose, organische Säuren, Gerbstoffe, Fett, Harz und Metarabinsäure.

Heilwirkung: In der Volksheilkunde ist die Wurzel der Pfingstrose schon seit den Tagen des Altertums ein beliebtes Heilmittel gegen Gelbsucht, Nieren- und Blasenleiden. Die Wurzel wird zumeist in Wein gesotten, doch ist diese Heilmethode ohne genauer, vom Arzt vorgeschriebener Dosis gefährlich.

Anwendung in der Homöopathie: Gute Erfolge werden von der homöopathischen Anwendung bei Epilepsie berichtet, da die Wirkung der Pfingstrosenwurzel in erster Linie krampflösend ist. Ferner wird die homöopathische Anwendung bei Hämorrhoiden, Krampfadern, Gicht, Aftervorfall und Flechten empfohlen.

Vergiftungserscheinungen: Trotz aller Warnungen wird aus den Blüten der Pfingstrose ein Teeaufguß bereitet, nach dessen Genuß sich Schlingbeschwerden, Nierenkoliken, heftige Reizungen des Darmkanals, Koliken und Kältegefühle an den Gliedmaßen einstellen. Bei Kindern, denen der Tee von den Blüten als krampfstillendes Mittel gegeben wird, kann dies den Tod zur Folge haben! Auch bei der Pfingstrose ist der Grad der Giftigkeit vom Standort der Pflanze sehr abhängig. Außer der homöopathischen Heilbehandlung unter ärztlicher Aufsicht meide man jede andere noch so empfohlene Heilbehandlung mit Wurzeln oder Blüten von der Pfingstrose.

Gegenmittel: Brechmittel einnehmen, anschließend Tierkohle. Unbedingt den Arzt herbeiholen!

3 Röhrige Rebendolde Oenanthe fistulosa L. Tafel 12, Figur 2

Volksnamen: Filipendel — Wasserfilipendel

Botanik: Die Wurzel ist ausdauernd, büschelig mit rübenförmig verdickten Fasern. Der Stengel wird bis zu 80 cm hoch, ist weich und gestreift, an den Gelenken etwas eingezogen. Die Blätter haben lange schmale und hohle Stiele, sind doppelt gefiedert, unten mit keilförmig flachen Blättchen. Die Blütendolden sind weiß, außen rötlich, und sitzen auf flachen Stielen. Sie haben ein oder kein Hüllblättchen. Die Frucht liegt in dem fünfzähnigen Kelch. Die Spitzen sind hakenförmig gebogen.

Blütezeit: Juni, Juli.

Standort: An den Rändern von Wassergräben, Teichen oder Sümpfen. Im Bergland und Gebirge nicht vorkommend.

Heilkräftiger Pflanzenteil: Die sehr giftige Wurzel, die im Frühjahr gegraben wird. Manchmal auch der im Herbst geerntete Samen. Beim Graben der Wurzel sei große Vorsicht am Platze, da die Berührung mit der frisch gegrabenen Wurzel an den Händen einen juckenden Ausschlag erzeugen kann! Geruch und Geschmack der Samen sind beinahe gewürzhaft, die frisch gegrabene Wurzel riecht und schmeckt scharf und eklig. Das Weidevieh meidet die Pflanze!

Heil- und Wirkstoffe: Die Pflanze hat in der Wurzel hauptsächlich das sogenannte Oenanthetoxin, ferner geringe Mengen von ausfällbarem Eiweiß von großer Giftigkeit, ätherisches Öl und Mannit.

Heilwirkung: Die Rebendolde wird heute kaum noch angewendet. Interessanterweise herrscht im Volke eine gewisse Scheu vor dieser Giftpflanze.

Anwendung in der Homöopathie: In zunehmendem Maße jedoch werden die homöopathischen Verdünnungen angewendet, hauptsächlich gegen Gehirnhautentzündung, Schlaganfall, Epilepsie mit Zuckungen und Krämpfen und gegen gewisse Hauterkrankungen. Sehr gute Erfolge wurden bei Epilepsie im Anfangsstadium und bei dem sogenannten „Petit mal", jenen charakteristischen, schwach ausgeprägten epileptischen Anfällen erzielt. Bei Schlaganfällen mit nachheriger Lähmung oder Behinderung des Sprechvermögens werden diese Beschwerden durch eine richtig dosierte homöopathische Kur — was natürlich nur der Arzt verordnen kann — ehest behoben, zumindest rasch wesentlich gebessert. Nicht zuletzt sei erwähnt, daß auch bei Harn-Blutvergiftung gute Erfolge erzielt wurden.

Vergiftungserscheinungen: Krämpfe im Magen, Ohnmacht, tiefe Bewußtlosigkeit, Herzanfälle mit meist tödlichem Ausgang. Da der Geruch und Geschmack der Samen eher gewürzhaft ist, kommen Vergiftungen am meisten durch den Genuß der Samen vor. Besonders Kinder nagen wegen des gewürzhaften Geschmackes an den Samen und ziehen sich die schwersten Vergiftungen zu. Eine weitgehende Belehrung unserer Kinder schon in den unteren Klassen der Volksschule könnte manches Unglück in den Ferientagen verhindern!

Gegenmittel: Stark brechende Brechmittel und nach dem daraufhin erfolgten Erbrechen Mokka. Der Arzt ist sofort zu verständigen!

Anmerkung: Eine verwandte Art, die

1. **Giftige Rebendolde** (Oenanthe crocata L.)

kam durch die Mönche aus dem Süden nach Europa, wo sie in den Klostergärten gezüchtet wurde. Sie gilt als bedeutend giftiger, kommt aber bei uns ganz selten frei in der Natur vor.

2. Als **Wasser-Rebendolde,** bezeichnet man auch den
Roßfenchel, Phellandrium aquaticum L.
der unter Nr. 104 als Heilpflanze beschrieben und *keine* Giftpflanze ist!

164 Schierling-Arten

Beide Schierling-Arten wurden bereits botanisch in der vergleichenden Gegenüberstellung von Wurzel, Stengel, Blättern, Blüten und Früchten beim Roßfenchel (Nr. 104) so ausführlich beschrieben, daß hier die botanische Beschreibung entfallen kann. Der Leser wolle diese dort nachlesen.

a) Gefleckter Schierling Conium maculatum L. Tafel 12, Figur 3

Synonyme: Conium nodosum Fischer — Selinum conium E.H.L. — Sium conium Vest. — Cicuta officinalis Crantz. — Coriandrum maculatum Roth. u. a.

Volksnamen: Bangerle — Berstkraut — Dunk — Mitscherlich — Blut-, Katzen-, Mäuse- oder Teufelspeterlein — Rattentod — Erd-, Flecken- oder Stinkender Schierling — Scharlach — Stinkkraut — Tollkerbel — Tollkörfel — Vogeltod — Würgling — Wutscherlich — Wutschlich — Ziegendill — Ziegenkraut

Standort: Gerne auf Schutt und Abfallstätten, an Wegrändern, entlang von Hecken und Zäunen.

Heilkräftige Pflanzenteile: Gesammelt werden die blühenden Pflanzen, wobei die dicken Stengel und Verzweigungen ausgeschieden werden. Die frischen Pflanzen müssen für die Bereitung der homöopathischen Essenzen sofort der Verarbeitung zugeführt werden. Die ganze Pflanze ist sehr giftig. Die alten Griechen haben ihre politischen „Verbrecher" durch den Schierlingtrank getötet. Der Saft des Schierlings war das Hinrichtungsgift für den Philosophen Sokrates. Der Leibarzt der Kaiserin Maria Theresia, Dr. v. Störck, entdeckte in den Giftstoffen des Schierlings ein Heilmittel gegen den Krebs.

Heil- und Wirkstoffe: Das Alkaloid Coniin ist der wirksamste Stoff beim gefleckten Schierling. Er ist in den einzelnen Pflanzenteilen verschieden enthalten: in der Wurzel bis zu 0,5 %, in den Blättern und Blüten 0,4—0,5 % und in den reifen Samen sogar bis 1,0 % und standörtlich bedingt auch darüber. An weiteren Wirkstoffen wurde festgestellt: das Conhydrin und das Pseudoconhydrin mit einer jodähnlichen Wirkungsweise, ein ätherisches Öl, das beim Zerreiben der Blätter das bekannte widerliche Aroma auslöst, ferner Kaffeesäure und Apfelsäure. Das Alkaloid Conin löst ganz bestimmte Vergiftungserscheinungen aus. Die erste historische Beschreibung einer Conin-Vergiftung verfaßte der Philosoph Plato in „Phädon", wo er die letzten Stunden von Sokrates beschreibt.

Heilwirkung: In der Volksheilkunde wird seit den Tagen des Altertums der Gefleckte Schierling zur Behandlung der verschiedensten Krankheiten und Gebrechen angewendet. Dadurch wurde schon viel Unheil angerichtet.

Anwendung in der Homöopathie: Die homöopathischen Essenzen und ihre Verdünnungen dagegen wirken, genau dosiert, sehr segensreich bei den verschiedensten Leiden und Gebrechen. So bei Neigung zu langsam fortschreitenden Degenerationsprozessen, besonders an Schleimhäuten und Drüsen, bei Kräfteverfall, Vergrößerung der Vorsteherdrüse, Harnblasenkatarrh, Ernährungsstörungen der Haut, hartnäckigen Geschwüren, bei fortschreitenden Gemütsleiden bei Rückenmarkstörungen, Hornhautentzündungen, grauem Star, Kehlkopfentzündung, Schwindsucht, bei hartnäckigen Magengeschwüren, Magenkrebs, Krebsgeschwülsten an den Brüsten, fortschreitenden Lähmungen, schweren Tumoren, Gedächtnisschwäche, heftiger Lichtscheue, Weißfluß u. a. m.

Vergiftungserscheinungen: Anfangs erhöhte Erregbarkeit, dann von unten nach oben aufsteigende Kälte und Lähmung, Rückenmarkslähmung; Tod durch Atemlähmung.

Gegenmittel: Entleerung des Magen- und Darmkanals durch heftig wirkende Brechmittel bei gleichzeitiger künstlicher Atmung bis das Gift ausgeschieden ist und die natürliche Atmung normal vor sich geht. Sofort den Arzt verständigen!

b) Wasser-Schierling Cicuta virosa L. Tafel 12, Figur 4

Synonyme: Cicuta cellulosa Gilib. — Selinum virosum E.H.L. Krause — Cicutaria aquatica Lam. — Sium cicutata Weber. — Coriandrum cicuta Roth. u. a.

Volksnamen: Borstenkraut — Giftkraut — Giftstauden — Parzenkraut — Tollkraut — Tollrübe — Giftiger Wassermerk — Wüterich — auch werden vielfach für den Wasser-Schierling die Volksnamen für den Gefleckten Schierling angewendet.

Standort: An Sümpfen, Teichen, am Rande langsam fließender Gewässer auf nassem, schlammigem Grund, in Mooren und Torfgruben.

Heilkräftige Pflanzenteile: Gesammelt werden die blühenden Pflanzen, wobei auch hier die dicken Stengel und Verzweigungen ausgeschieden werden. Die frischen Pflanzen müssen für die Bereitung der homöopathischen Essenzen sofort der Verarbeitung zugeführt werden. Das ganze Kraut ist sehr giftig! Der Wasser-Schierling wird meistens mit dem Gefleckten Schierling verwechselt.

Heil- und Wirkstoffe: Jener Pflanzenstoff der beim Wasser-Schierling die Vergiftung auslöst ist noch nicht restlos bekannt. Es dürfte das bei 20 Grad Celsius schmelzende, harzige, bittere und stickstofffreie Cicutoxin sein. Dieses Gift gehört in die Gruppe der krampferzeugenden Gifte, wie etwa das Strychnin. Die Giftwirkung ist sehr hoch: ein halbes Kilogramm getrocknetes Kraut in das Futter vermengt, würde ein starkes Pferd töten. Den höchsten Giftgehalt hat der Wurzelstock unmittelbar vor dem Aufblühen der Pflanze.

Heilwirkung: Da die botanische Trennung dieser beiden Schierlingsarten erst durch den Naturforscher Linné durchgeführt wurde, machte man in der volksheilkundlichen Behandlung keinen Unterschied und hielt den giftig stärker, jedoch langsam wirkenden Wasser-Schierling als eine Standortsvariante des Gefleckten Schierlings.

Alle Heilanzeigen aus der Volksheilkunde sind abzulehnen. Wie beim gefleckten Schierling wurde auch mit dem Wasser-Schierling schon sehr viel Unheil angerichtet. Der gefleckte Schierling ist eine ausgezeichnete Heilpflanze, selbst die homöopathischen Präparate gehören jedoch ausschließlich vom Arzt genauest dosiert und die Heilbehandlung überwacht.

Der Wasser-Schierling stand früher in der Heilbehandlung in hohem Ansehen; Hufeland behandelte erfolgreich mit Wasser-Schierling.

Anwendung in der Homöopathie: Der Wasser-Schierling wird in der Homöopathie sehr geschätzt bei Schlingmuskelkrämpfen und bei jenen Anfällen und Krämpfen epileptischer Art, bei denen der Patient bei der leisesten Berührung einen Schrei ausstößt. Besonders erfolgreich ist die homöopathische Behandlung bei beginnender Epilepsie in den Pubertätsjahren, bei Gehirnerschütterung, star-

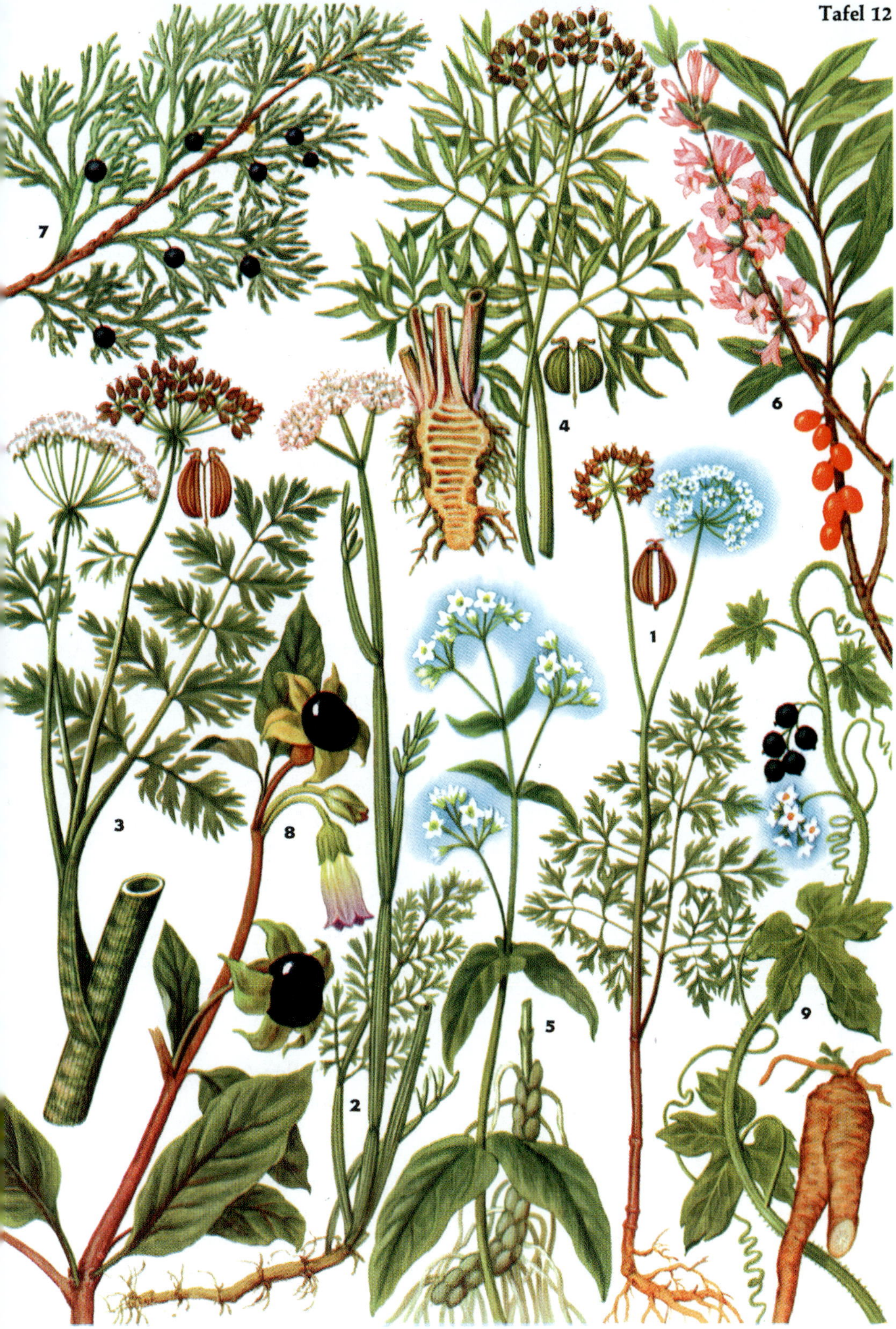

Giftpflanzen! 1. Wilde Petersilie, 2. Röhrige Rebendolde, 3. Gefleckter Schierling, 4. Wasser-Schierling, 5. Schwalbenwurz, 6. Seidelbast, 7. Sevenbaum, 8. Tollkirsche, 9. Zaunrübe

kem Kopfschmerz mit starrem Blick und auffallend kleinen Pupillen, bei Kopf- und Bartflechten, Pustelausschlägen am Kopf und im Gesicht sowie bei Ausschlägen um den Mund.
Weitere Heilerfolge erzielt man mit homöopathischer Anwendung bei Veitstanz (Chorea) auf skrofulöser Grundlage, bei Migräne und zwar bei der sogenannten Föhn-Migräne, bei Blasenlähmung und auch bei Keuchhusten.

Anwendung in der Tiermedizin: Bei Hundestaupe, gewissen Katzenkrankheiten und bei Ekzemen der Haustiere wird der Tierarzt erfolgreiche Behandlungen vornehmen.

Vergiftungserscheinungen: Der Wasser-Schierling gilt vielfach als der giftigste von den Schierling-Arten, doch sind noch nicht alle Giftstoffe restlos erforscht. Vergiftungen kommen dadurch häufiger vor, da die Wurzeln dieser Giftpflanze mit Petersilie-, Sellerie-, Karotten- oder Pastinakwurzeln verwechselt werden. Dies kann aber nur völligen Laien zustoßen, da allein der Geruch dieser Gemüsepflanzen sich wesentlich und charakteristisch vom Geruch des Wasser-Schierlings unterscheidet. Der Geruch des Wasser-Schierlings, sowohl der Wurzel als auch der oberirdischen Pflanzenteile, ist abweisend, stinkend und betäubend.
Die wichtigsten Vergiftungserscheinungen: da die Giftstoffe dieser Pflanze in erster Linie auf das Gehirn und das Rückenmark einwirken, treten schwere Lähmungen ein, ferner Taumeln, Bewußtlosigkeit, Krämpfe epileptischer Art mit Zähneknirschen und Schaumabsonderung aus dem Munde, Atemlähmung und Tod.

Gegenmittel: Wenn Hilfe noch möglich ist, sind jene Gegenmittel, wie beim Gefleckten Schierling angegeben, anzuwenden.

65 Schwalbenwurz Cynanchum vincetoxicum (L.) Pers. Tafel 12, Figur 5

Synonyme: Vincetoxicum offic. Moench. — Asclepias vincetoxicum L.

Volksnamen: Giftwende — Giftwurzel — Judenwurz — St. Lorenz-Kraut — Schwalbenschwanz

Botanik: Der einfache Stengel der ausdauernden Pflanze wird bis zu 1,50 m hoch, ist stielrund, hohl und flaumig behaart. Die Blätter sind gegenständig, unten am Stengel gestielt und rundlich, oben am Stengel gestielt jedoch lanzettlich. Die hellgelben bis weißlichen Blüten sind zu blattachselständigen Blütenknäueln vereinigt. Die Pflanze ist je nach Standort sehr veränderungsfähig.

Blütezeit: Von Juni bis August.

Standort: Bevorzugt sonnige, trockene Schutthalden. Ist ausgesprochen kalkliebend.

Heilkräftiger Pflanzenteil: Gesammelt wird zumeist das blühende Kraut von Juni bis August. Früher einmal war nur die Wurzel offizinell unter dem Namen Radix Vincetoxici seu Hirundinaiae. Die Pflanze hat einen süßbitterlichen Geruch. Die frischen Wurzeln riechen stark widerlich und haben einen fast scharfen, bitterlich-süßen Geschmack. Die ganze Pflanze ist sehr giftig!

Heil- und Inhaltsstoffe: Die Schwalbenwurz hat ihren höchsten Heilstoffgehalt im Wurzelstock. Bisher wurden die beiden Glykoside Asclepiadin und Vincetoxin sowie die saponinähnliche Asclepiinsäure nachgewiesen. Weitere Inhaltsstoffe sind noch ganz sicher in der Wurzel enthalten.

Heilwirkung: In alten Zeiten galt die Schwalbenwurz als eine hervorragende Heilpflanze in der Volksheilkunde und wurde nicht umsonst „Vincetoxicum" benannt, das ist eine Siegerin über das Gift. Ohne Zuziehung des Arztes darf aber die Pflanze für keine Heilbehandlung verwendet werden! Sie gilt als ein schweißtreibendes, harntreibendes, abführförderndes und menstruationsförderndes Mittel.

Anwendung in der Homöopathie: Das homöopathische Präparat Vincetoxicum wird für die Heilbehandlung der Zuckerkrankheit verwendet.
Ferner erzielt man gute Heilerfolge bei Blutreinigung, wenn alte eitrige Geschwüre nicht heilen wollen. Richtig dosiert ein sehr gutes Abführmittel und ein harntreibendes Mittel bei Nierenleiden.

Vergiftungserscheinungen: Die kleinsten überdosierten Gaben erregen Erbrechen; Herzlähmung ist meist die weitere Folge. Erste Hilfe wie bei Schierling.

166 Roter Seidelbast Daphne mezereum L. Tafel 12, Figur 6

Synonyme: Thymelaea mezereum Scop. — Chamelae germanica Dod.

Volksnamen: Brennwurz — Buschweide — Elendsblum — Giftbäumlein — Giftbeere — Wilder Holler — Holzmännchen — Hundszigel — Insigel — Kälberhals — Kellerhals — Kellerkraut — Menschendieb — Wilder spanischer Pfeffer — Rechbeere — Seidelbaum — Süßbast — Waldlorbeer — Waldveigl — Warzenkraut — Warzenbast — Wolfsbast — Zahnwehholz — Zilander — Zillingsbeer

Botanik: Der kleine Strauch wird 1/2 bis 1 m hoch und hat eine graubraune Rinde. Zur Blütezeit sind die Blätter noch nicht entfaltet. Die Blüten sind ungestielt, leuchtend rot oder rosa, zu dritt in den Achselstellen der vorjährig abgefallenen Blätter. Nach der Blüte erscheinen die Blätter von ganzrandiger und lanzettlicher Form. Die Frucht ist eine eiförmige, rote Beere.

Blütezeit: Februar bis März.

Standort: Der Seidelbast ist in Europa und Sibirien beheimatet. Er kommt in den Alpen an Südhängen bis in 2000 m Höhe vor. Er bevorzugt schattige, fruchtbare, feuchte Böden mit Kalkunterlage. Vielfach wird er als „Frühblütler" in Gärten gepflanzt.

Heilkräftiger Pflanzenteil ist die im Frühjahr vor der Blüte abgeschälte Rinde. Sie muß sofort sehr fein zerkleinert und zur Tinkturbereitung verwendet werden. Rinde, die einen Tag lang gelagert hat, ist wertlos. Sie hat einen widerlichen Geruch, der Geschmack ist anfangs fad, später sehr scharf und ätzend. Nur die Blüten haben einen feinen, doch kräftigen Duft. Seidelbastblüten im Zimmer verursachen bei empfindlichen Personen Kopfschmerzen. Die ganze Pflanze ist sehr giftig! 6 Beeren töten einen Wolf, 3 bis 4 Beeren wirken beim Menschen tödlich. Die Milch von Kühen oder Geißen, die Seidelbastblätter gefressen haben, ist geschmacklich eigenartig und kann Magenbeschwerden auslösen! Nur die Vögel sind gegen das Gift unempfindlich; besonders die Drosseln fressen die Beeren sehr gerne.

Heil- und Wirkstoffe: Der Seidelbast hat hauptsächlich in der Rinde die Mezereinsäure, ein scharfes Harz, Bitterstoff, einige noch nicht näher erforschte Glykoside und ein fettes Öl.

Heilwirkung: Die Seidelbastrinde (Cortex mezerei) gilt als ein äußerlich anzuwendendes, blasenziehendes Mittel.

Anwendung in der Homöopathie: Nicht viele Heilpflanzen haben eine so vielseitige Anwendung in der Homöopathie wie der Seidelbast. Seine Heilwirkung wird vor allem gelobt bei nächtlichen neuralgischen Schmerzen, besonders bei solchen, die durch Nässe und Kälte verursacht wurden, bei rheumatischen und cariösen Zahnschmerzen, Beinhautentzündung, Speichelfluß und Schlingbeschwerden. Ferner bei allen Hauterkrankungen, wie Eiterbläschen, Bläschenausschlag, Altershautjucken, Ekzemen, juckenden Hautausschlägen, die durch Kratzen nur schlechter und schmerzender werden, nässenden Flechten, eiternden Pusteln und ähnlichen Beschwerden, die hauptsächlich auf eine schlechte Mischung der Körpersäfte zurückzuführen sind. Des weiteren bei Afterschließmuskelkrampf nach dem Stuhlgang, Knochenschmerzen des Nachts am Kopf oder am Schienbein, Knochenhautentzündung mit Empfindlichkeit bei der leisesten Berührung, Bindehautentzündung, verschwollenen Augen, Krämpfen der Brustmuskeln, Schmerzen der Brustwand und Weißfluß bei den Frauen. In der modernen Homöopathie wird der Seidelbast auch gegen Magengeschwüre und Magenkrebs sowie gegen gewisse Geschlechtskrankheiten und Folgen von Quecksilberkuren angewendet. Bei allen diesen Heilanzeigen hat der Arzt die Dosierung vorzunehmen und den Krankheitsverlauf genauest zu überwachen!

Vergiftungserscheinungen: Der Genuß der sehr giftigen Beeren löst Lähmungserscheinungen, besonders Zungenlähmung aus, ferner sehr starke Kopfschmerzen, Blutandrang zum Kopfe, heftige Magenkrämpfe, schließlich Herzlähmung.

Gegenmittel: Raschest Brechmittel eingeben und nach dem Brechen viel Tafelöl verabreichen. Auch stark eingekochter Wermuttee (Nr. 134) ist eine Erste Hilfe. Den Arzt raschest herbeiholen! Kinder sind über die Giftigkeit der Beeren eingehendst zu belehren!

Anmerkung: Die gleichen giftigen Eigenschaften hat der

Lorbeer-Seidelbast, Daphne laureola L.
ein immergrüner Strauch mit gelblich-grünen Blüten und anfangs grünen, dann schwarzen Beeren. Er gilt vielfach als noch giftiger! Seine Anwendung ist völlig abzulehnen.

167 Sevenbaum Juniperus sabina L. Tafel 12, Figur 7

Synonym: Sabina officinalis Garke.

Volksnamen: Glückskraut — Jungfernpalme — Jungfernrosmarin — Kindermord — Lebensbaum — Mägdebaum — Sadebaum — Sagebaum — Segenbaum — Siebenbaum — Stinkbaum — Stinkholz

Botanik: Der immergrüne 1 bis 1,50 m hoch werdende Strauch oder Baum ist botanisch mit dem Wacholder (Nr. 127) verwandt, erinnert aber in seinem Aussehen mehr an den Lebensbaum (Nr. 153). Man kann zwei Arten von Blättern unterscheiden. Die jüngeren sind anliegend, klein, dachziegelartig aufeinandergelegt. Die älteren Blätter dagegen sind abstehend, länger, an der Basis verwachsen und spitzig. Der Sevenbaum ist zweihäusig. Aus den weiblichen Blüten entwickeln sich kugelige, schwarze, blau bereifte Scheinbeeren mit zurückgebogenen Stielen. Die Beerenreife erfolgt im zweiten Jahr.

Blütezeit: April, Mai.

Standort: Beheimatet in den Alpen, im Kaukasus und in Sibirien. Vielfach in Gärten und Parkanlagen gepflanzt, jetzt verboten.

Heilkräftiger Pflanzenteil: Man sammelt die Zweigspitzen zur Blütezeit. Der Geruch des Baumes ist etwas unangenehm, narkotisch, etwas terpentinartig. Der Geschmack ist harzig, bitter und brennend. Die Blätter und Beeren sind sehr giftig!

Heil- und Wirkstoffe: In den Zweigspitzen zur Blütezeit findet man das sehr giftige Sabinol, ferner Ameisensäure, Essigsäure, ätherisches Öl, Harze, organische Säuren und einen Bitterstoff.

Heilwirkung: Der Sevenbaum war früher ein berüchtigtes Volksmittel, um Fehlgeburten auszulösen. Vereinzelt wird er noch äußerlich für Salben und Einreibungen bei Lähmungen und Neuralgien sowie als Haarwuchsmittel angewendet. Der innerliche Gebrauch erfolgt heute nur noch in homöopathischer Form.

Anwendung in der Homöopathie: Die Essenzen und die entsprechenden Verdünnungen werden angewendet bei drohender Fehlgeburt oder wenn dieselbe bereits im Gange ist. Bei Regelstörungen, wenn dieselben entweder zu früh oder sehr stark mit wehenartigen Krämpfen erfolgen. Bei Weißfluß, Entzündung der Harnwege, bei eitrigem, blutigem oder nur tropfenweisem Urin, bei Harnblasenentzündung, Nierenentzündung, Gichtanfällen und Rheuma sowie bei gewissen Geschlechtskrankheiten. Die homöopathische Anwendung muß vom Arzt genau dosiert und überwacht werden!

Anwendung in der Tiermedizin: In der Tiermedizin wird eine bestimmte homöopathische Verdünnung, die nur der Tierarzt bestimmen darf, gegen das Verkalben mit gutem Erfolg verordnet. Der Absud der Blätter wird gegen Würmer bei Pferden verwendet. Die Blätter, mit Butter oder Rahm abgerührt, geben eine Grindsalbe, die gegen Läuse und Krätze bei den Haustieren angewendet wird.

Vergiftungserscheinungen: Diese entstehen meist dann, wenn in unverantwortlicher Weise das Pulver der Zweigspitzen oder sonstige unkontrollierbare Erzeugnisse vom Sevenbaum als Abtreibungsmittel verwendet werden. Wie ungemein gefährlich diese Methoden sind, zeigt die Tatsache, daß jede zweite auf diese Art entstandene Vergiftung tödlich verläuft, auch wenn bei den ersten Vergiftungserscheinungen sofort ärztliche Hilfe zur Stelle ist. Erbrechen, blutige Durchfälle, Gebärmutter-, Nieren- und Blasenentzündung sowie Blutungen, Krämpfe, schnarchender Atem, Bewußtlosigkeit, Empfindungslosigkeit und Gehirnschlag sind die Vergiftungserscheinungen. Der Tod tritt nicht sofort, oft erst nach 10 bis 12 Stunden oder gar erst nach Tagen ein.

Gegenmittel: Zuerst heftige Brechmittel eingeben. Nach dem Erbrechen sind Abführmittel zu verabfolgen und Spülungen durchzuführen. Es ist gleichzeitig für eine Förderung der Schweißabsonderung zu sorgen. Schließlich sind reichlich schleimhaltige Mittel einzugeben. Fett und Alkohol sind unbedingt zu meiden! Bei Auftreten von Nierenschädigungen reichliche Spülungen durch erhöhte Flüssigkeitszufuhren.

Anmerkung: Es ist kultur- und sittengeschichtlich bemerkenswert, daß im Münchener, Züricher und so manchem anderen botanischen Garten der Sevenbaum mit einem hohen Gitter eingefriedet werden mußte, da er wegen seiner geburtsabtreibenden Wirkung vor den Nachstellungen von Frauen und Mädchen geschützt werden mußte! Neuanpflanzungen in öffentlichen Gärten sind nun verboten.

168 Stechapfel Datura stramonium L. Synonym: Stramonium spinosum Lam.

Volksnamen: Asthmakraut — Donnerkugel — Dornäpfel — Dornkraut — Hexenkraut — Igelkolben — Kreuzkümmel — Maulwurfskraut — Rauchapfelkraut — Saunuß — Schlafkraut — Schrockdistel — Schweinekraut — Teufelsapfel — Tobkraut — Tollkraut — Tollkörner — Zigeunerapfel — Zigeunerkraut — Zigeunerschlafkraut

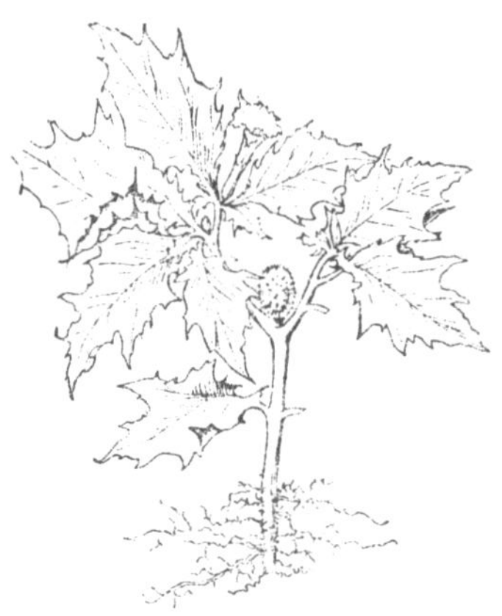

Botanik: Die einjährige Pflanze wird 1 bis 1,30 m hoch. Die Wurzel ist weiß und spindelförmig, zumeist verästelt. Der Stengel ist stielrund, glatt, kahl, gabelspaltig. Die Blattstiele sind flaumig. Die Blätter eiförmig, ungleich buchtig und gezähnt. Die Blüten sind kurz gestielt, einzelstehend, endständig, der Kelch fünfkantig und fünfzähnig, die Krone weiß, selten violett, trichterförmig mit einem gezähnten Saum. Die Kapsel trägt spitze Dornen und enthält zahlreiche linsenförmige, schwarzbraune Samen.

Blütezeit: Juli bis September.

Standort: Die Pflanze soll aus Indien stammen und möglicherweise durch die Zigeuner nach Europa eingeschleppt worden sein. Sie wächst einzeln auf Schutthaufen, Ablagerungsstätten, Ödland, vereinzelt auch in Gärten. Der Stechapfel bevorzugt stickstoffreiche Böden.

Heilkräftige Pflanzenteile: Gesammelt werden die Blätter im Juni vor der Blüte und müssen sehr vorsichtig getrocknet werden. Im zweiten Jahre sind sie vollkommen wirkungslos. Die Blüte ist wohlriechend, die Blätter geruchlos, ihr Geschmack dagegen ist widerlich, bitter, salzig. Das ganze Kraut, besonders die Früchte und Blätter sind sehr giftig!

Heil- und Wirkstoffe: Sowohl die Blätter als auch die reifen Samen enthalten die drei sehr giftigen Alkaloide Hyoscyamin, Atropin und Scopolamin. Interessant ist, daß der Gehalt dieser Alkaloide unter bestimmten Standortsverhältnissen steigt oder fällt. Der Alkaloidgehalt erhöht sich merklich, wenn die Pflanze mit menschlichen Fäkalien gedüngt wird, sinkt dagegen, wenn mit Rinder- oder Pferdedünger der Boden durchsetzt wird.
Auch die Nachbarpflanzen haben einen Einfluß: Lupine als Nachbarpflanze löst ein Steigen, dagegen Pfefferminze ein Sinken des Alkaloidgehaltes aus.
Die öligen Samen enthalten außerdem noch Daturin, Stramonin, Öl, Eiweiß, Gummi, Pflanzenschleim und Salze u. a.

Heilwirkung: Die Stechapfelblätter sind offizinell (Folia Stramonii). Sie haben narkotische Eigenschaften, der Tollkirsche (Nr. 169) ähnlich. Die gepulverten Blätter wirken krampfstillend bei Asthma u. a. Wegen der hohen Giftigkeit sind alle Arten von Bereitungen streng rezeptpflichtig!

Anwendung in der Homöopathie: Bei Erregungszuständen höchsten Grades, bei akustischen oder optischen Sinnestäuschungen (Halluzinationen), Blasenkrampf, Geistes- und Gemütskrankheiten, bei Geistesstörungen während des Wochenbettes, Geistes- und Sinnesstörungen besonders bei Alkoholikern, Epilepsie, nervösem Asthma, Stottern, Gehirnhautreizung, bei Störungen nach schweren Infektionskrankheiten, sexuellen Erregungszuständen, Tobsucht mit Visionen, Migräne, nächtlichen Angstgefühlen, Paralyse u. a. sind homöopathische Kuren unter ärztlicher Kontrolle von Erfolg.

Vergiftungserscheinungen: Die ganze Pflanze ist für Mensch und Tier sehr giftig, ausgenommen für das Kaninchen. Die stark narkotischen Eigenschaften der Pflanze wurden früher vielfach zu verbrecherischen Zwecken mißbraucht. Besonders Zigeunern sagt man dies nach. Die Blätter werden manchmal auch mißbräuchlich dazu verwendet, um in das Bier gegeben, einen heftigen Rausch auszulösen. Auch wurden schon Frauen damit betäubt, um dann mißbraucht zu werden. Die wichtigsten Vergiftungserscheinungen sind Übelkeit, kaum zu bändigende Schlafsucht, Sinnesverwirrung, Erbrechen, dann starker „Katzenjammer", Zittern in den Gliedern, Schwäche, schwere asthmatische Anfälle und schließlich Herzstillstand.

Gegenmittel: Starken schwarzen Kaffee (Mokka), starken Absud von Eichenrinde (Nr. 24) oder Essig bzw. viel Zitronensaft, möglichst unverdünnt einnehmen. Der Arzt ist sofort zu verständigen!

Der kräuterkundige Johann Joachim Becher schrieb 1662 in seinem „Medizinalischen Parnass" poetisch:

„Stechöpffel seynd sehr kalt
Man nimmt sie nicht in Leib
Wer nicht gerne sterbe will
von diesen Öpffeln bleib."

169 Tollkirsche Atropa belladonna L. Tafel 12, Figur 8

Synonyme: Belladonna trichodoma — B. baccifera Lam.

Volksnamen: Bennedonne — Boll- oder Bullwurz — Giftkriesi — Irrbeere — Judenkerschen — Falsche Kersch — Krotenbeere — Krötenstrauch — Rasewurz — Rattenbeere — Römerin — Säukraut — Sautod — Schlafkirschen — Schlafkraut — Schlangenbeere — Schlangenkraut — Schwindelbeere — Taumelstrauch — Teufelsbeere — Teufelskirschen — Tintenbeeren — Tollbeere, -kraut, -wurz — Walkerbaum — Windbeere — Wolfsaugen, -beeren, -kirschen

Botanik: Der Wurzelstock ist ausdauernd, weißlich und rübenförmig. Aus ihm entwickelt sich ein kräftiges, bis zu 1,50 m hohes Kraut mit einem Stengel, der sich in meist 3 abstehende Äste gabelt. Die eiförmigen Blätter sind drüsig und stehen immer paarweise. Von je einem Paar Blätter ist immer ein Blatt halb so groß, als das andere Blatt. Die Blüten stehen einzeln in den Blattachseln, sind glockig, von schmutzig-brauner Farbe und sind fünfzähnig. Die Frucht ist eine glänzend-schwarze Beere von der Größe einer Kirsche, welche aber immer in einem grünen ausgebreiteten Kelche sitzt.

Blütezeit: Juni bis August. *Beerenreife:* Von Ende Juli an und bleiben diese bis Oktober, bis zu den ersten Nachtfrösten, an der Pflanze.

Standort: Die Tollkirsche bevorzugt lichte Waldstellen und Schlagränder in bergigen Gegenden.

Unterschied zwischen Kirsche und Tollkirsche: Jedes Jahr bringen die Zeitungen Berichte von Tollkirschenvergiftungen. Besonders die Kinder sind eingehendst aufzuklären, diese so verlockenden „Kirschen" unberührt zu lassen.

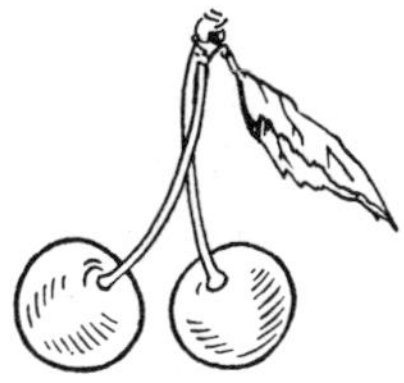

Kirsche

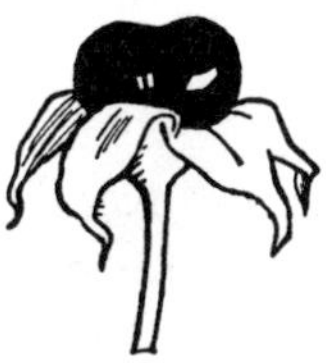

Tollkirsche

Die Aufklärung hat sich auf 3 Merkmale zu beschränken, die sich die Kinder leicht merken:

1. Kirschen kommen *nie* auf Sträuchern vor, sondern nur auf Bäumen. Die Tollkirschen sind *nur* auf einem Strauch!
2. Die Kirsche hängt immer frei an einem langen Stiel. Die Tollkirsche dagegen ist immer von kleinen grünen Kelchblättern am Grunde umgeben!
3. Die Tollkirschen beginnen erst frühestens Ende Juli zu reifen und verbleiben am Strauche bis gegen Oktober. Dagegen ist Ende Juli die Kirschenreife schon zu Ende!

Diese 3 Grundregeln sind den Kindern alljährlich einzuprägen. Wenn schon die Eltern die Kinder nicht aufklären, da sie selbst diese 3 so augenscheinlichen Unterschiede nicht kennen, sollte doch in der Schule die Aufklärung beginnen!

Heilkräftige Pflanzenteile: Gesammelt werden die Blätter und Wipfelteile vom blühenden Kraut sowie die Beeren, wenn sie völlig ausgereift sind.
Beeren und Blätter sind fast geruchlos; die Beeren schmecken verlockend süßlich, die Blätter dagegen bitterlich und in der Folge widerlich.
Die ganze Pflanze, besonders aber die Blätter ab Blütezeit und die unreifen sowie die reifen Beeren sind sehr giftig.

Heil- und Wirkstoffe: Die wichtigsten Heil- und Wirkstoffe in der ganzen Pflanze sind die sehr giftigen Alkaloide, das Hyoscyamin und das Atropin. Neben den weiteren giftigen Alkaloiden Methylpyrolin, Methylpyrolidin, Pyridin und Diamin enthält die Pflanze noch Leucatropasäure, Chrysatropasäure, Cholin, Phytosterin, Asparagin und Labenzym. Der Alkaloidgehalt der Wurzel ist nachts geringer als am Tage. Das bekannte Atropin wird aus den Blättern und Beeren gewonnen. Es ist eines der gefährlichsten Pflanzengifte, doch neben der Giftwirkung birgt das Atropin, richtig eingenommen, eine unglaublich vielseitige Heilwirkung. Nur die Vögel sind unempfindlich für dieses Gift.

Heilwirkung: Als Volksheilmittel wurde die Tollkirsche bisher wenig verwendet, es sei denn als Rauchpulver gegen Asthma.
Der lateinische Name Belladonna (= schöne Frau) zeigt an, daß der Saft der „Kirsche" seit altersher als Kosmetikum benutzt wurde, um durch den Atropingehalt eine Pupillenerweiterung zu erzielen. Das Frauenauge soll dadurch auf Männer besonders anziehend wirken. Die vielen medizinischen Präparate werden in der Apotheke nur gegen ärztliches Rezept verabreicht.

Anwendung in der Homöopathie: Die Essenz und ihre Verdünnungen werden empfohlen bei Folgen von Erkältungen, Folgen von Schreck und Ärger, bei Infektionsfieber, besonders bei Angina oder Scharlach, bei Epilepsie, bei bestimmten Geisteskrankheiten, Geistesstörungen, Erregungszuständen, bei Krämpfen, Lähmungen, Nervenschmerzen und Keuchhusten. Ferner bei Gallenstein- und Nierenkoliken, heftigsten Kopfschmerzen, Regelbeschwerden, bei Magenkrämpfen blutarmer Mädchen, Steifhals, Bettnässen, Zellgewebsentzündungen, akuten Entzündungen an Augen, Ohren und Luftwegen, sind homöopathische Kuren erfolgversprechend.

Anwendung in der Tiermedizin: Bei bestimmten Erkrankungen der Schweine wird Belladonna vom Tierarzt mit Erfolg verordnet.

Vergiftungserscheinungen: Quälender Durst, Heiserkeit, Schlingbeschwerden, Pulsverlangsamung, dann Beschleunigung, Herzklopfen, Kopfweh, Schwindel, Zittern, schwankender Gang, Delirien, Sinnestäuschungen, Krämpfe, plötzlich ausbrechender Wahnsinn, Lähmung, Aufhören der Atmung, Blaufärbung des Gesichtes, Herzzusammenbruch, Tod.

Gegenmittel: Durch Brechweinstein (Nr. 131/11) Erbrechen hervorrufen, Schlund mit Feder kitzeln, damit Erbrechen beschleunigt wird, ein Gemisch bereiten von Eibischtee (Nr. 23), Essig (Nr. 131/10) und Honig (Anh. B) und dieses nicht nur reichlich trinken lassen, sondern auch als Klistier einführen, um eine rasche Entleerung der genossenen Beeren zu erreichen.

Anmerkung: Die Gefahr der Vergiftung mit dem landwirtschaftlichen Schädlingsbekämpfundgsmittel „E 605" durch unsachgemäße Handhabung des Präparates besteht trotz aller Aufklärung und Warnungen noch immer. Nun wurde im Atropin der Tollkirsche ein sehr wirkungsvolles Gegenmittel gefunden. Wird nämlich durch den Arzt dem „E-605"-Vergifteten Atropin eingegeben, lassen die typischen Krämpfe, die zur Atemlähmung und zum Tode geführt hätten, wieder nach. Hier haben wir ein Beispiel, wie pflanzliche Gifte als Gegengifte heilend wirken können!

Gesundheit ist zwar nicht alles, aber ohne Gesundheit ist alles nichts!

Arthur Schopenhauer

70 Zaunrübe Bryonia alba L. Tafel 12, Figur 9

Volksnamen: Weißer Enzian — Faulrübe — Feuerwurzel — Gichtrübe — Gichtwurz — Heckenrübe — Hundskürbis — Hundsrebe — Hundsrübe — Heilige Rübe — Spanische Rübe — Schmerwurz — Stickwurz — Teufelsrübe — Tollrübe — Zaunranke — Zaunrebe

Botanik: Die ausdauernde Wurzel ist groß, lang und rübenförmig. Sie ist von schmutzigweißer Farbe und enthält einen weißen, sehr giftigen Milchsaft. Die bis zu 3 m Höhe wachsenden Stengel halten sich mit ihren spiralig gewundenen langen Ranken an Bäumen, Sträuchern oder Zäunen fest. Jedem Blatt steht eine Ranke gegenüber. Die Blätter sind denen des Hopfens und der Rebe ähnlich, nur kleiner, fünflappig, rauh und herzförmig. Die Blüten sind weiß und grün geadert. Sie finden sich in Doldentrauben vereint in den Blattachseln. Die Beere ist erbsengroß und tiefschwarz.

Es gibt auch eine zweite Art **Bryonia dioica Jac** von gleicher Gift- und Heilwirkung, mit roten Beeren.

Blütezeit: Juni bis gegen Ende August.

Standort: Die Zaunrübe gedeiht im Ufergebüsch und an Zäunen. Sie wird oft in Weingärten zu einem sehr lästigen Unkraut.

Heilkräftiger Pflanzenteil: Gesammelt wird die Wurzel im September und Oktober. Sie wird in Scheiben von 1 cm Dicke geschnitten und getrocknet. Die frische Wurzel riecht widerlich; getrocknet ist sie jedoch geruchlos. Die frische Wurzel hat einen ekelerregenden, scharfen Geschmack, die getrocknete Wurzel verliert jedoch die Schärfe des Geschmackes. Die ganze Pflanze ist giftig, doch richtet sich der Grad der Giftigkeit nach dem Standort. Auf trockenem Grund ist sie zumeist weniger giftig.

Heil- und Wirkstoffe: Die Pflanze birgt das Glykosid Bryonin und das wirksame Harz, das sogenannte Bryoresin, ferner mehr oder minder Ameisensäure, Butter- und Essigsäure, Invertzucker, Phytosterin und Gerbstoffe. Es muß aber auch noch ein weiterer, bisher noch nicht restlos erforschter alkaloidähnlicher Stoff in der Pflanze enthalten sein, wie auch noch weitere Glykoside.

Das Glykosid Bryonin, kleinste hellgelbe, glänzend durchsichtige Blättchen, erweist sich, vom Arzte genau dosiert, als wirksames Abführmittel. Die Tinktur daraus ist sehr giftig und löst choleraartige Durchfälle und äußerst schmerzhafte Krämpfe aus.

Heilwirkung: Seit den Tagen des Altertums ist die Zaunrübe ein bekanntes Volksheilmittel. In manchen Gegenden Deutschlands wird noch heute die Wurzel von der Landbevölkerung ausgehöhlt und in diese ausgehöhlte Wurzel Bier gegossen. Nach 1 bis 2 Tagen wird das Bier gegen Stuhlverstopfung löffelweise eingenommen. In anderen Gegenden wird die Wurzel zum Auflegen auf Geschwüre verwendet. Alle diese Methoden sind aber nicht ratsam.

Anwendung in der Homöopathie: Die Zaunrübe wird in der Homöopathie als eine sehr verläßliche Heilpflanze geschätzt und hat vielseitige Verwendungen. So bei Lungenentzündung mit reichlicher Ausscheidung von Exsudat in die Lungenbläschen, bei Entzündungen der Brustdrüsen, bei Grippe, Brustfellentzündung, bei Lungen- und Rippenfellentzündung zugleich, bei Hexenschuß, Asthma und bei allen gichtischen Leiden auf rheumatischer Grundlage, bei Glieder-, Nacken-, Brust- und Muskelschmerzen, Gelenksergüssen, bei fieberhaften Erkrankungen auf infektiöser Grundlage, ferner bei Typhus, Scharlach, bei Magen- und Darmkatarrhen, Ruhr, Sommerdurchfällen, Leberentzündungen, Gelbsucht, bei Regelunterdrückung und unregelmäßigen Blutungen, Milchfieber und oftmaligem Erwachen mit Schreck u. a. m. wurden wiederholt Erfolge festgestellt.

Anwendung in der Tiermedizin: Der Wurzelabsud gilt als ein gutes Abführmittel bei Rindern, Ziegen und Schafen. Die Wurzel wird in Olivenöl gelegt und einige Tage ziehen lassen. Dieses Öl äußerlich aufgelegt, zeitigt Geschwüre und Geschwülste.

Vergiftungserscheinungen: Entzündungen, vermehrte Durchblutung und Blutfülle, Blutaustritt in den Schleimhäuten, nervöse Störungen, oft schwere tetanusartige Krämpfe, übermäßige Herztätigkeit und Tod. Leichtere Vergiftungserscheinungen treten oft auf, wo die homöopathischen Dosierungen überschritten wurden. Die schweren Vergiftungserscheinungen rühren vom Genuß der sehr giftigen Beeren her, gleichgültig ob von Kindern oder Erwachsenen gegessen.
Die Beeren beider Arten sind sehr giftig!

Gegenmittel: Ehest Brechmittel eingeben, wie Stiefmütterchen (Nr. 120), Veilchen (Nr. 125) oder Brechweinstein (Nr. 131/11).
Nach dem Erbrechen soll ein stark eingekochter Wermuttee (Nr. 134) getrunken werden. Der Arzt muß auf jeden Fall sofort herbeigerufen werden!

Kapitel III

Das richtige Ernten und Konservieren der Heilpflanzen

Der Sammelkalender

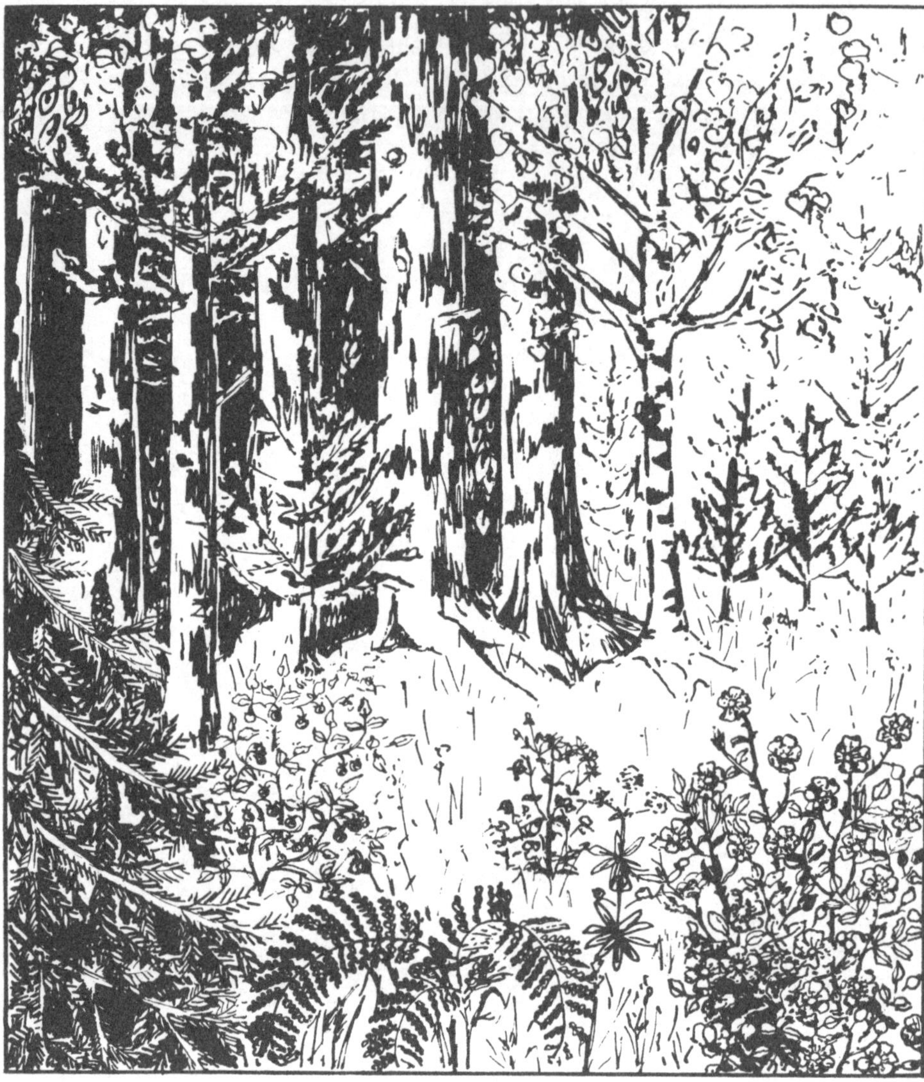

Der Wald – die heilende Schatzkammer unserer Heimat

Im Sammelkalender sind die Sammelzeiten aller Heilpflanzen und deren Teile in übersichtlicher Form dargestellt. Die Sammelzeiten, die in den Tabellen angegeben, sind aber keine starren Termine. Nach einem langen strengen Winter wird das Erwachen der Natur später erfolgen, so daß manche Heilpflanze zum Beispiel nicht in den ersten Apriltagen blühen wird, sondern erst gegen Mitte April, oder gar noch später. Auch müssen wir stets bedenken, daß der Standort einer Pflanze für deren Entwicklung von größter Bedeutung ist. Im Hochgebirge blühen oft Pflanzen an Südhängen, während an den Nordhängen noch Schnee liegt und die Vegetation noch nicht erwacht ist. Ein spätes Frühjahr oder ein kühler, nasser Sommer wiederum verzögert die Samenreife.
Alle Zeitangaben in diesem Sammelkalender sind daher nur Durchschnittsangaben. Ein wenig Naturbeobachtung hilft aber jedem Sammler, den richtigen Zeitpunkt für das Sammeln der Heilpflanzen zu wählen.
Zu beachten ist, daß W u r z e l n fast ausschließlich nur v o r oder n a c h der Blüte zu sammeln sind.

Grundsätzlich sammle man nur ganz gesunde und kräftige Pflanzen! Die B l ü t e n sammle man nur in der Vollblüte, niemals in halbverblühtem Zustande. Verblühte Pflanzenteile abschneiden und den Rest zu sammeln ist ebenso falsch! Von einer Krankheit befallene Pflanzen (z. B. Pilzbefall) oder durch Tierfraß (Schnecken, Raupen, Käfer, Weidevieh, Wild) beschädigte Pflanzen dürfen auf keinen Fall gesammelt werden!
Ferner ist zu beachten, daß die Heilpflanzen nur bei trockenem Wetter gesammelt werden dürfen. Grundfalsch ist es, am Morgen die taufrischen Heilpflanzen zu sammeln! Nach einer Regenperiode warte man einige schöne Tage ab und gehe erst dann wieder an das Sammeln. Auch in den Abendstunden ist das Sammeln der Heilpflanzen nicht günstig. Die Pflanzen sind so wie der Mensch am Abend müde und verbraucht und solche gesammelten Pflanzen haben einen geringen Heilwert.

Die gesammelten Pflanzen sollen möglichst rasch getrocknet werden. Man darf die Heilpflanzen n i e dicht übereinander stundenlang liegen lassen. Am besten, man breitet die Pflanzen möglichst bald auf einer windgeschützten und vor allem staubfreien Stelle im Freien auf einer sauberen Unterlage (weißes Packpapier) einzeln auf. Wer diese Gelegenheit nicht hat, breitet die Pflanzen auf einer sauberen Unterlage in einem luftigen Raum auf. In der prallen Sonne darf mit ganz wenigen Ausnahmen n i c h t getrocknet werden! Die Heilpflanzen sind während des Trockenprozesses öfter umzulegen, bzw. sind die feuchten Unterlagen auszuwechseln. Im Backrohr oder im bäuerlichen Brotbackofen ist nur ausnahmsweise zu trocknen, dies nur dann, wenn sich an das Sammeln der Pflanzen eine längere Regenperiode unmittelbar anschließt. Die Wärme im Backrohr oder im Backofen darf aber niemals 36 Grad Celsius überschreiten!

Die Wurzelteile werden vor dem Trocknen rasch mit Wasser von der anhaftenden Erde befreit. Die Wurzeln dürfen aber niemals im Wasser liegen bleiben; jede einzelne Wurzel ist in Wasser einzutauchen, mit einer reinen Bürste von der Erde zu befreien, rasch abzuspülen und sogleich zum Trocknen wegzulegen. Dicke fleischige Wurzeln werden ein- bis zweimal der Länge nach durchgeschnitten. Man kann auch Wurzelteile auf einem Zwirnfaden auffädeln, den man waagrecht zwischen das Fenster hängt.

Beeren und Früchte kann man ganz vorsichtig im Backrohr oder Backofen trocknen, doch ist auch bei diesen die Maximaltemperatur von 36 Grad Celsius nicht zu überschreiten. Bei langstieligen Pflanzen, wo das ganze „blühende Kraut" gesammelt wurde, werden diese lose gebündelt und sehr luftig aufgehängt. Beim Sammeln von Holz- oder Rindenteilen soll man niemals den Strauch oder Baum am Stamme oder Hauptaste verletzen. Rinden- oder Holzteile kann man stets von kleinen Zweigen sammeln, die aber mit einem glatten Schnitt vom größeren Zweig oder Ast abzutrennen sind.

Sobald die Heilpflanzen bzw. deren Teile gut durchgetrocknet sind, wird die ganze Pflanzenmasse vor dem Zerkleinern nochmals gründlich angesehen und nicht ganz einwandfreie Teile sofort entfernt. Nach dem Zerkleinern und allfälligen Mischen wird der nun so gewonnene Kräutertee in gut verschließbaren Holzbehältern aufbewahrt. Diese Holzbehälter (Holzschachteln) dürfen aber innen nicht mit Öl- oder sonstiger Farbe bestrichen, auch nicht mit einer Beize eingelassen sein, da die Pflanzenteile sehr leicht den Farb- oder Beizgeruch annehmen. Blechdosen, verzinkt oder unverzinkt, sind wegen der Oxydationsvorgänge unbedingt zu meiden! Wenn keine andere Aufbewahrungsmöglichkeit vorhanden, dann müssen die Blechdosen unbedingt mit ungefärbtem starkem reinem Packpapier innen austapeziert werden. Während der Lagerung sind die Heilpflanzen vor der geringsten Feuchtigkeit zu schützen! Die beste und hygienischste Aufbewahrung ist und bleibt in Glasgefäßen. Hiezu eignen sich vortrefflich die Weck- oder Rexgläser, wie sie die Hausfrau zum Konservieren von Marmelade, Kompotten etc. verwendet. Die Gläser werden sauber gewaschen, gut getrocknet und dann wird der gut getrocknete Tee eingefüllt. Durch den Gummiring, Glasdeckel und die Spange ist ein guter, staubfreier Verschluß gesichert, durch den auch die feuchte Luft der nebeligen Wintertage nicht durchdringt.

Und noch ein wichtiger Hinweis: Sowohl beim Sammeln der Heilpflanzen als auch bei der Konservierung erledige man diese Arbeiten nur mit reinen und trockenen Händen!

Soviel über das Sammeln und Konservieren der Heilpflanzen. Bevor Du aber, lieber Heilpflanzensammler, hinaus gehst in die herrliche Natur, präge Dir die nachstehenden „Sechs goldenen Regeln für den Heilpflanzensammler" gut ein.

Die sechs goldenen Regeln für den Heilpflanzensammler

I. Nur die frei in der Natur wachsenden Heilpflanzen sammeln!

Jede Heilpflanze hat ihren eigenen artbedingten Standort und gedeiht dort am besten: die eine in höheren Gebirgslagen, die andere in der Ebene, viele im Walde oder auf der Heide, auf Wiesen und Rainen, am Bachesrand oder in den Auen, an sonnigen Hängen oder im Schatten unter Gebüsch. Nur Heilpflanzen von ihren natürlichen Standorten sind am gesündesten, kräftigsten und damit am heilsamsten.
Es ist möglich, manche Heilpflanze daheim im Garten, in einer Kräuterecke oder in Freilandkulturen zu kultivieren, doch erfordert dies viel Sorgfalt, Geduld und Erfahrung. Der natürliche, artbedingte Standort ist unbedingt zu berücksichtigen!

II. Schone die Natur!

Vermeide jeden Flurschaden! Du darfst Grundstücke, auch wenn sie nicht eingefriedet sind, nur mit Erlaubnis des Besitzers betreten. Vermeide das planlose und gierige Abreißen oder gar Ausreißen der Heilpflanzen. Alle unter Naturschutz stehenden Pflanzen müssen unbedingt geschont werden. Es gibt genug andere Heilpflanzen mit der gleichen Heilwirkung! Auch bei nicht geschützten Pflanzen suche nur solche Standorte auf, wo die Pflanzen in größeren Mengen zu finden sind. Lasse immer einige davon stehen, damit ihre natürliche Weiterverbreitung möglich ist. Denke daran, daß du nicht der Einzige bist, der den heilbringenden Segen benötigt, sondern daß nach dir auch noch andere Mitmenschen kommen, die solcher Naturschätze bedürfen.

III. Lerne die Pflanzen genau kennen!

Es gibt viele Verwechslungsmöglichkeiten beim Heilpflanzensammeln. Nur ein Beispiel: die berühmte Heilpflanze Arnika kann mit mindestens 6 ähnlichen Pflanzen verwechselt werden, die ... keine Heilpflanzen sind! Schäme dich nicht, bei einem alten Kräuterweiblein in die Lehre zu gehen, diese kennen nicht nur die besten „Heilpflanzenplatzerln“, sondern wissen gar gut Bescheid, ob diese oder jene Heilpflanze giftig oder ungiftig ist, auch kennen sie sehr gut die feinsten Unterschiede bei ähnlich aussehenden Arten.

IV. Heilpflanzenbedarf nur für ein Jahr!

Man sammle nicht gleich für einige Jahre seinen Heilpflanzenbedarf, denn selbst die sorgfältigst gesammelten und bestaufbewahrten Pflanzen verlieren mit der Zeit ihre Heilkraft. Die Natur beschenkt uns jedes Jahr erneut mit ihrem Heilpflanzensegen, wozu also Vorräte aufstapeln?

V. Vorsicht bei den Giftpflanzen!

Die Sammelzeiten der giftigen Heilpflanzen oder deren Pflanzenteile wurden deshalb angeführt, damit sie bei größerem Auftreten zeitgerecht gesammelt und an Apotheken oder pharmazeutische Werke abgeliefert werden können.
Man unterlasse jedes eigenmächtige Zubereiten von Tees, Tinkturen, Essenzen oder Salben aus giftigen Heilpflanzen!
Nach dem Einsammeln von giftigen Heilpflanzen reinige man stets gründlichst die Hände!
Die giftigen Heilpflanzen enthalten Alkaloide, Glukoside und eine ganze Reihe von komplizierten organischen Verbindungen, die sich rasch nachteilig verändern. Gesammelte giftige Heilpflanzen müssen daher auf raschestem Wege dem Fachmanne zur Verwertung zugeführt werden. Gerade bei Giftpflanzen ist es daher nötig, sich vorher mit der Apotheke oder einem pharmazeutischem Werk in Verbindung zu setzen, damit diese von der bevorstehenden Anlieferung der giftigen Heilpflanzen in Kenntnis sind.

VI. Nur keine Halbheiten!

Wer keine Ausdauer beim Sammeln hat, die Pflanzen nicht genau kennt, oder Sorgfalt und Geduld beim Konservieren und Aufbewahren nicht aufbringt, der lasse lieber davon ab und kaufe die Heilpflanzen in einem Fachgeschäft oder in der Apotheke.
Man hat von solchen gekauften Heilpflanzen die Gewähr, daß die gewünschten Kräuter oder Teemischungen bestens getrocknet und aufbewahrt wurden und nicht veraltet und somit wertlos sind.

Zeichenerklärung zum Sammelkalender

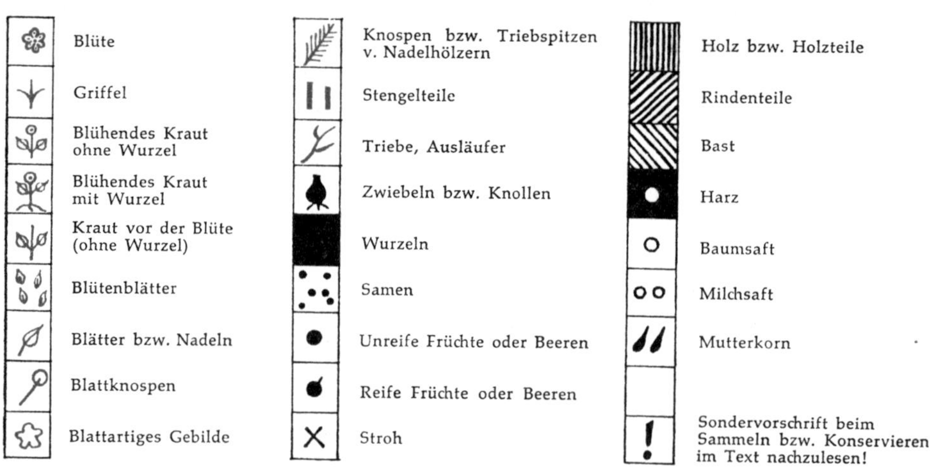

Name der Heilpflanze:	Sonder-vorschrift	Man sammelt im Monat											
		1.	2.	3.	4.	5.	6.	7.	8.	9.	10.	11.	12.
1. Alant												■	
2. Andorn							✿	✿	✿				
3. Angelika						ø	ø						
a) Zahme Angelika												■	
												∴	
b) Wilde Angelika				■									
4. Anis	!								∴	∴			
5. Apfelbaum					ø	ø	ø	ø	ø				
									●	●	●		
6. Arnika	!						❀	❀					
	!						✿	✿					
					■	■				■	■		
7. Augentrost								✿	✿	✿			
8. Baldrian	!						ø	ø		■	■		
9. Bärlapp	!								∴	∴			
						✿	✿	✿	✿	✿			
10. Basilienkraut								✿		✿			
11. Beinwurz	!			■	■						■	■	
						✿	✿	✿					
12. Berberitze									●	●			
				■								■	
13. Birken				♀		ø	ø						
						○							
						▨							
14. Bohnenkraut	!						✿						
	!							✿	✿				

Name der Heilpflanze:	Sonder-vorschrift	Man sammelt im Monat 1.	2.	3.	4.	5.	6.	7.	8.	9.	10.	11.	12.
15. Boretsch													
16. Brennessel													
17. Brombeerstrauch	!												
18. Brunnenkresse	!												
19. Dill													
20. a) Benediktendistel													
b) Eselsdistel													
c) Mariendistel	!												
d) Silberdistel													
21. Eberesche													
22. Ehrenpreis													
23. Eibisch	!												
24. Eichen													
25. Engelsüß													

Name der Heilpflanze:	Sonder-vorschrift	1.	2.	3.	4.	5.	6.	7.	8.	9.	10.	11.	12.
		Man sammelt im Monat											
26. Enzian-Arten					■						■		
Anmerkung: **Bitterklee**						Ø	Ø						
27. Erdbeere					■								
						Ø	Ø	Ø					
							●	●	●				
28. Esche						Ø	Ø	Ø					
						▨	▨	▨					
										⁘	⁘		
29. Estragon						✿	✿	✿					
30. Farnkraut	!										■	■	
31. Faulbaum	!					▨	▨	▨					
32. Fenchel					■								
							✿	✿	⁘	⁘			
33. Fichte – Tanne	!				✳	✳	●	●	●				
							Ø	Ø	Ø				
						‖	‖						
34. a) Tormentillwurz	!			■								■	
34. b) Gänsefingerkraut						✿	✿	✿					
						Ø	Ø	Ø					
				■	■						■		
35. Flachs (Lein)	!								⁘				
36. Frauenmantel						✿	✿	✿	✿				
						Ø	Ø	Ø	Ø				
37. Gänseblümchen					❀	❀	❀	❀	❀				
					Ø	Ø	Ø	Ø	Ø				

Name der Heilpflanze:	Sonder-vorschrift	Man sammelt im Monat											
		1.	2.	3.	4.	5.	6.	7.	8.	9.	10.	11.	12.
38. Geißbart-Arten							✿	✿	✿				
							✿ Ø	✿ Ø	✿				
				■							■		
39. Gerste								⁙	⁙				
40. Gundelrebe	!				✿	✿							
	!				Ø	Ø							
41. Gurke								●	●	●			
42. Hafer									⁙				
									×				
43. Harnkraut	!							⚘	⚘	⚘			
44. Hauhechel	!				■						■	■	
45. Hauswurz				Ø	Ø	Ø	Ø	Ø	Ø	Ø	Ø		
46. Hederichkraut						⚘	⚘	⚘	⚘				
Anmerkung 1. Hederich							⚘	⚘					
									⁙	⁙	⁙		
Anmerkung 2. Rettich							■	■	■	■			
47. Heidelbeere	!				■	■							
	!					Ø	Ø						
								●	●	●			
48. Herzgespann							⚘	⚘	⚘				
49. Himbeerstrauch						✿	✿						
						Ø	Ø						
								●	●				
50. Hirtentäschel					⚘	⚘	⚘	⚘	⚘	⚘			
51. Hohlzahn								⚘	⚘	⚘			

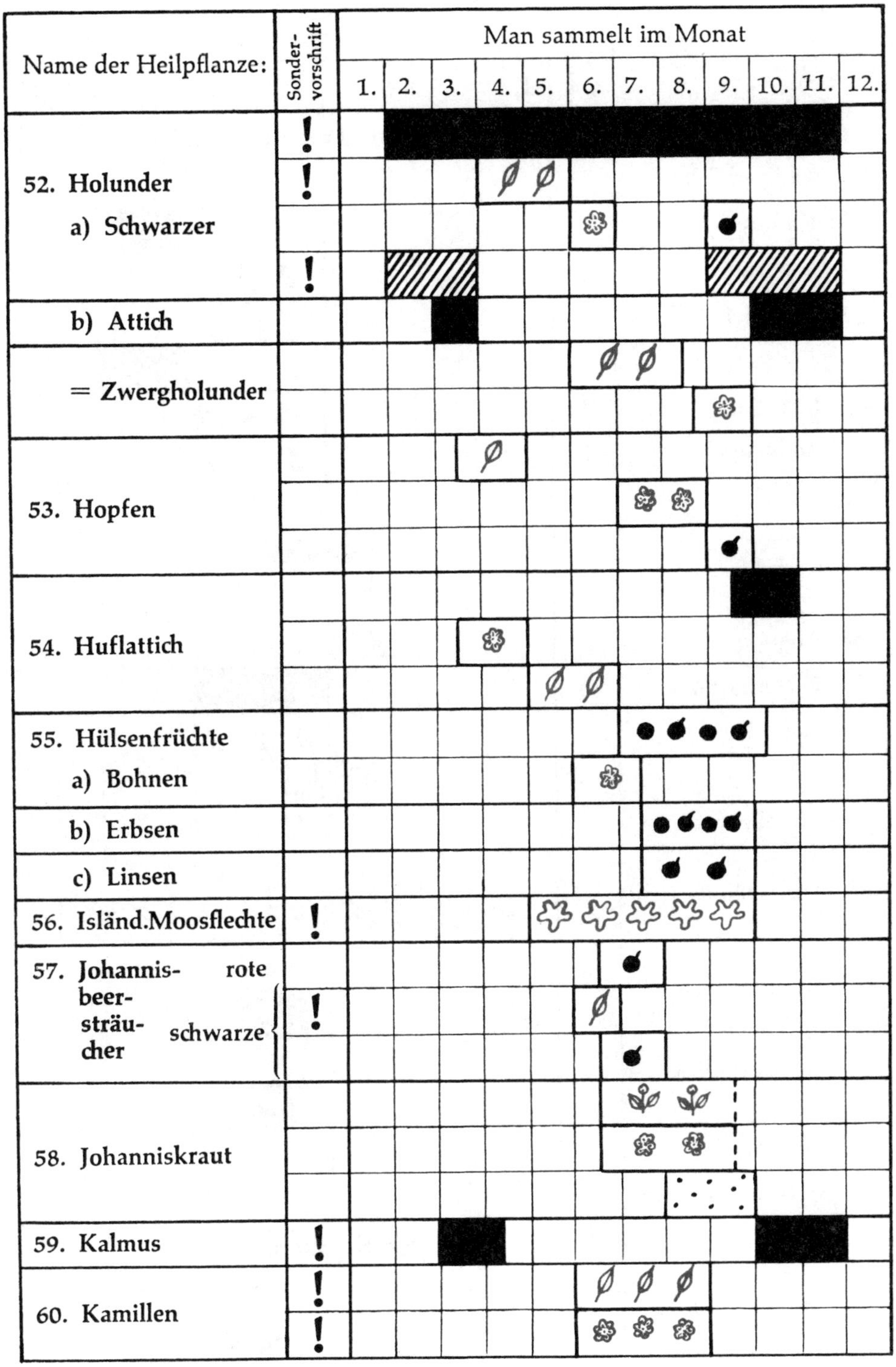
Name der Heilpflanze:
Sonder-vorschrift
Man sammelt im Monat
1. 2. 3. 4. 5. 6. 7. 8. 9. 10. 11. 12.
52. Holunder
a) Schwarzer
b) Attich
= Zwergholunder
53. Hopfen
54. Huflattich
55. Hülsenfrüchte
a) Bohnen
b) Erbsen
c) Linsen
56. Isländ.Moosflechte
57. Johannis-beer-sträu-cher
rote
schwarze
58. Johanniskraut
59. Kalmus
60. Kamillen
!

Name der Heilpflanze:	Sonder-vorschrift	Man sammelt im Monat											
		1.	2.	3.	4.	5.	6.	7.	8.	9.	10.	11.	12.
61. wildwachsende **Karotte** angebaute		**Wurzel nicht verwendbar!**											
62. **Kartoffel**													
63. **Käs- und Roßpappel**	! !												
64. **Kerbel**													
65. Alle **Kiefernarten** außerdem bei **Zirbelkiefer**													
66. **Kirschbäume** a) b) c) — a) Trauben-K. b) Vogel-K. c) Weichsel-K.													
67. **Kleearten:** a) **Bockshornklee**													
b) **Sauerklee**	!												
c) **Gelber Steinklee**									oder				

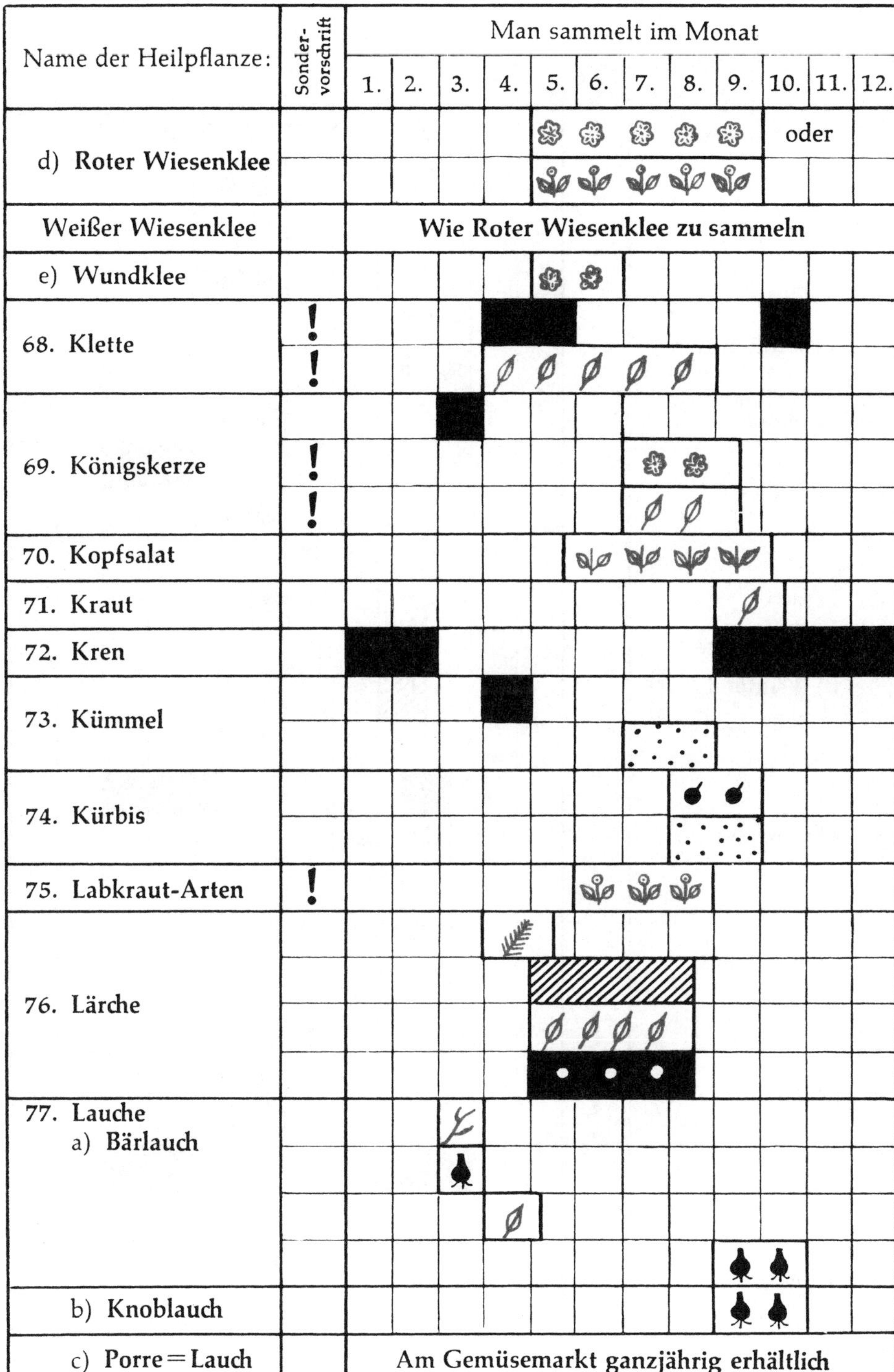
Name der Heilpflanze:
Sondervorschrift
Man sammelt im Monat
1. 2. 3. 4. 5. 6. 7. 8. 9. 10. 11. 12.
d) Roter Wiesenklee
oder
Weißer Wiesenklee
Wie Roter Wiesenklee zu sammeln
e) Wundklee
68. Klette
69. Königskerze
70. Kopfsalat
71. Kraut
72. Kren
73. Kümmel
74. Kürbis
75. Labkraut-Arten
76. Lärche
77. Lauche
a) Bärlauch
b) Knoblauch
c) Porre = Lauch
Am Gemüsemarkt ganzjährig erhältlich

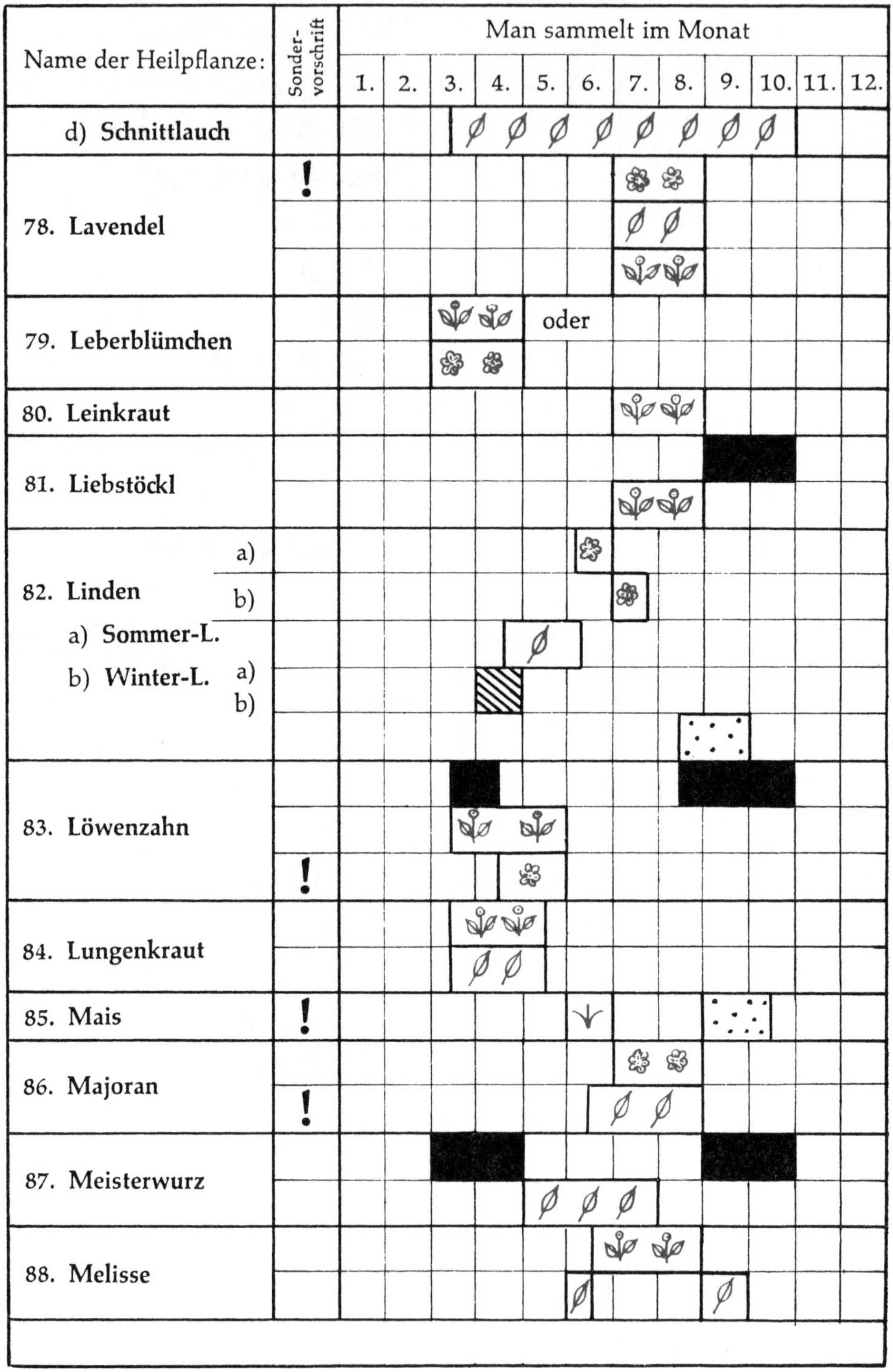
Name der Heilpflanze:
Sonder-vorschrift
Man sammelt im Monat
1. 2. 3. 4. 5. 6. 7. 8. 9. 10. 11. 12.
d) Schnittlauch
!
78. Lavendel
79. Leberblümchen
oder
80. Leinkraut
81. Liebstöckl
82. Linden
a) Sommer-L.
b) Winter-L.
a)
b)
a)
b)
83. Löwenzahn
!
84. Lungenkraut
85. Mais
!
86. Majoran
!
87. Meisterwurz
88. Melisse

Name der Heilpflanze:	Sonder-vorschrift	Man sammelt im Monat											
		1.	2.	3.	4.	5.	6.	7.	8.	9.	10.	11.	12.
89. **Mistel**													
90. **Nußbaum**	!												
91. **Odermenning**													
92. **Paprika**											oder		
93. **Paradeis**													
94. **Petersilie**	!												
95. **Pfefferminze**	!												
96. **Preißelbeere**	!												
97. **Quecke**	!												
98. **Quendel**													
99. **Quittenbaum**	!												
100. **Pontischer Rhabarber**	!												
101. **Ringelblume**													
102. **Rosen-Arten** a) **Garten-R.**	!												
b) **Hecken-R.**													
	!												
c) **Alpen-R.**	!	**Kurz vor der Blüte**											

Name der Heilpflanze:	Sonder-vorschrift	Man sammelt im Monat 1.	2.	3.	4.	5.	6.	7.	8.	9.	10.	11.	12.
103. Rosmarin													
104. Roßfenchel													
	!												
105. Roßkastanie	!												
	!												
106. Rote Rübe													
107. Safran	!		**Nur die Blütennarben!**										
108. Echter Salbei	!												
Anmerkung:													
1. Wiesen-S.	!												
2. Salbeigamander = **Waldsalbei**													
109. Sanddorn													
110. Schafgarbe													
111. Schellkraut	!												
	!												
112. Schlehdorn													
	!												
	!												
113. Schlüsselblume	!												
	!												
114. Schwertlilien													
115. Sellerie													
116. Senfarten	!												

Name der Heilpflanze:	Sonder-vorschrift	Man sammelt im Monat											
		1.	2.	3.	4.	5.	6.	7.	8.	9.	10.	11.	12.
117. Sonnentau													
118. Spargel													
119. Spitzwegerich	!												
	!												
Anmerkung: **Breit-W.**													
120. Stiefmütterchen	!												
	!												
121. Süßholz													
122. Taubnesseln a) **Weiße T.**							oder						
b) **Rote T.**													
c) **Gefleckte T.**													
123. Tausendguldenkraut	!												
124. Thymian													
125. Veilchen													
126. Vogelknöterich	!												
127. Wacholderbaum													
	!												
128. Waldmeister													
Anmerkung: **Ruchgras**													
129. Wegwarte	!												
	!												
	!												

Name der Heilpflanze:	Sondervorschrift	Man sammelt im Monat											
		1.	2.	3.	4.	5.	6.	7.	8.	9.	10.	11.	12.
130. Weiden-Arten a – d					////	////							
131. Weinrebe						Ø	Ø	Ø	Ø				
									[●]	●	●		
132. Weißdorn						✿							
			Reife Früchte ohne Stiele								●		
133. Weizen									∴				
134. Wermut								⚘	⚘	⚘			
								Ø	Ø	Ø			
Anmerkung:								⚘	⚘	⚘			
1. **Pontische Wermut**								Ø	Ø	Ø			
2. **Eberraute**								⚘	⚘	⚘			
3. **Edelrauten**								⚘	⚘	⚘			
135. Wintergrün							⚘	⚘					
136. Ysop	!							Ø	Ø				
	!							✿	✿				
137. Ziestkraut							Ø	⚘	⚘				
138. Zinnkraut								⚘	⚘	⚘	⚘		
139. Zwetschkenbaum						Ø	Ø	Ø	Ø				
										●	●		
						▪●	▪●	▪●					
140. Zwiebel									♣	♣	♣		

Name der Heilpflanze:	Sonder-vorschrift	Man sammelt im Monat											
		1.	2.	3.	4.	5.	6.	7.	8.	9.	10.	11.	12.
		Giftige Heilpflanzen											
141. Bilsenkraut	!						✿	✿					
142. Eibe							⸙	⸙	●	●			
143. Einbeere						Ø	Ø						
144. Eisenhut	!						♠	♠	♠				
145. Fingerhut	!						Ø	Ø	Ø	Ø			
146. Germer	!				■					■	■		
147. Giftlattich						oo	oo	oo	oo				
148. Gnadenkraut							✿	✿	✿				
149. Hahnenfuß										■	■		
150. Haselwurz	!								■				
151. Herbstzeitlose							∴			♠	♠		
152. Kuhschellen				✿	✿								
153. Lebensbaum				⸙	⸙								
154. Lolch									■				
155. Maiglöckchen						❀							
156. Mohn echter	!							●	●				
156. Mohn wilder								❀	❀				
157. Mutterkorn								ll					
158. Nachtschatten					ǁ					ǁ	ǁ		
159. Nieswurz-Arten grüne			■										
159. Nieswurz-Arten schwarze		■											■
160. Osterluzei				■						■	■		
161. Wilde Petersilie							✿	✿					
162. Pfingstrose	!				■						■		
163. Rebendolde					■				∴	∴			

Name der Heilpflanze:	Sonder-vorschrift	Man sammelt im Monat											
		1.	2.	3.	4.	5.	6.	7.	8.	9.	10.	11.	12.
164. Schierling	**!**												
165. Schwalbenwurz													
166. Seidelbast	**!**												
167. Sevenbaum													
168. Stechapfel	**!**												
169. Tollkirsche													
170. Zaunrübe													

Jedes Gläschen

Amarin
Kräuterbitter

ist der naturreine Auszug von 56 Kräutern.

Viele dieser Kräuter wurden schon im alten Kräuterbuch des „Hochberühmten Pedanij Dioscondts Anazarbei", „Zum senfftigen der schmertzen widder den krampff", wie es dann in einer mittelalterlichen Übersetzung hieß, und zur Erhaltung des Wohlbefindens angepriesen.

Die Auswahl der Kräuter, die der Erzeuger des

Amarin
Kräuterbitter

getroffen hat, wurde mit großer Bedachtsamkeit vorgenommen. Die Herstellung geschieht mit viel Liebe und größter Sorgfalt, nach rein biologischen Erkenntnissen. Die monatelange Lagerung vollzieht sich in Fässern aus besonderen Holzarten.

Amarin
Kräuterbitter

ist ein hervorragendes naturbelassenes Hausmittel, das man nicht erst nimmt, wenn sich Beschwerden bemerkbar machen, sondern das man auch trinken soll, wenn man sich wohl fühlt.

Amarin
Kräuterbitter

wird laufend den amtlichen Stellen zur Untersuchung und Begutachtung vorgelegt und wurde mit dem österr. Qualitätszeichen Nr. 33042 sowie der Goldmedaille beim Welt-Wettbewerb 1969 in London und 1975 in Amsterdam ausgezeichnet.

Erzeuger: R. Domandl, Drogist, A-5280 Braunau, OÖ.; D-8346 Simbach, Bayern.

Kapitel IV

Übersicht über die wichtigsten Heilwirkungen der **ungiftigen** Heilpflanzen

In diesem Kapitel sind die wichtigsten, bei den einzelnen ungiftigen Heilpflanzen genannten Krankheiten, Beschwerden und Gebrechen in alphabetischer Reihung aufgezählt und darunter die geeignetsten Heilpflanzen angegeben.

Die Texte sind bei den betreffenden Heilpflanzen unter „Heilwirkung" genau durchzulesen.

Spitzwegerich
Thymian
Wacholder
Ysop
Zinnkraut
Zwiebel
Honig

Bronchialerweiterung (Bronchiektasie):
Roßfenchel

Bronchitis mit zähem Schleim (Auswurf):
Knoblauch
Roßfenchel
Spitzwegerich
Ysop
Zwiebel
Honig

Bruchleiden:
Beinwurz
Eiche
Königskerze
Wermut

Brustleiden im Sinne von Lungenerkrankungen:
s. u. Lungenerkrankungen

Brustdrüsenentzündung (Mastitis):
Roßfenchel
Schellkraut
Steinklee, Gelber

Brustdrüsenverhärtung:
Beinwurz
Roßkastanie
Steinklee, Gelber

Brustfellentzündung:
s. u. Rippenfellentzündung

Brustgeschwüre, krebsartige:
Ringelblume

Brüste, schwärende:
Fenchel

Brustknoten, skrofulöse:
Bockshornklee
Labkraut
Majoran

Brustkrampf:
Safran
Sellerie
Ysop

Brustkrebs:
s. u. Lungenverschleimung

Brustwarzen, aufgesprungene:
Quittenbaum
Schafgarbe

Brustwassersucht:
Löwenzahn
Zwiebel
Honig

Caries:
s. u. Zahnfäule

Cholera:
s. u. Brechruhr

Colibazillen, tötend:
Kren

Colitis:
s. u. Dickdarmentzündung

Darmblutung:
Hirtentäschel
Vogelknöterich
Weizen
Zwiebel

Darmdrüsentätigkeit, Steigerung:
Schafgarbe
Tausendguldenkraut
Weizen

Darmentgiftung:
Apfelbaum
Eiche
Faulbaum
Knoblauch
Kraut (Weißkohl)
Tausendguldenkraut
Weizen
Zwiebel

Darmentzündung (Enteritis):
Alant
Angelika
Brombeerstrauch
Eiche
Holunder
Johanniskraut
Kamille
Käspappel
Kraut (Weißkohl)
Quittenbaum
Rhabarber
Roßkastanie
Salbei
B. Schwertlilie
Tausendguldenkraut
Zwiebel
Weizen

Darmerkrankung, infektiöse:
Apfelbaum
Eiche
Knoblauch
Kraut (Weißkohl)
Linde
Odermennig
Roßkastanie
Weizen
Zwiebel

Darmgase und -gifte, Abgangförderung:
Faulbaum

Darmgeschwüre:
Breitwegerich
Brennessel
Eiche
Kamille
Quittenbaum
Tausendguldenkraut
Weizen

Darmkatarrh:
Apfelbaum
Mispelbaum
Eiche
Enzian
Erdbeere
Fingerkraut
Gundelrebe
Kalmus
Kamille
Labkraut
Linde
Mistel
Quecke
Rhabarber
Tausendguldenkraut
Wacholder
Weizen
Zwiebel

Darmkolik (Darmkrämpfe):
Dill
Enzian
Flachs (Lein)
Hafer
Johanniskraut
Kamille
Käspappel
Pfefferminze
Roßfenchel
Safran
Schafgarbe
Schlehdorn
Spitzwegerich

Tausendguldenkraut
Thymian
Weide
Wacholder
Waldmeister
Weizen
Zwiebel
Heublumen

Darmkolik der Kinder:
Fingerkraut
Majoran
Weizen

Darmkrämpfe, nervöse:
Baldrian
Bohnenkraut
Kamille
Pfefferminze
Tausendguldenkraut
Weizen

. **Darm-Magenbeschwerden, Hebung der Widerstandskraft:**
Heidelbeere
Tausendguldenkraut
Wacholder
Weizen

Darmschleimhaut, Ausscheidung:
Fenchel
Lärche
Quittenbaum
Tausendguldenkraut
Weizen

Darmträgheit:
Hauhechel
Holunder
Hopfen
R. Johannisbeerstrauch
Löwenzahn
Rhabarber
Tausendguldenkraut
Thymian
Weinrebe
Weizen

Darmverschluß mit Kotbrechen:
Holunder
Tausendguldenkraut
Weizen

Darmverstopfung, chronische:
Hafer
Hauhechel
Holunder
Tausendguldenkraut
Thymian
Wacholder
Weizen

Decubitus:
s. u. Aufliegen

Denkvermögen, Behinderung infolge mangelnder Darmgiftabgabe:
Faulbaum

Desinfizierende Heilkraft:
Knoblauch
Weinrebe

Diarrhöe:
s. u. Durchfall

Dickdarmbewegung, mangelnde:
Faulbaum
Tausendguldenkraut
Weizen

Dickdarmentzündung (Colitis):
Angelika
Brombeerstrauch
Eibisch
Fingerkraut
Hafer
Heidelbeere
Holunder
Kamille
Knoblauch
Ringelblume
Schafgarbe
Tausendguldenkraut
Weizen

Dickdarmerschlaffung:
Faulbaum
Tausendguldenkraut
Weizen

Dickdarmkatarrh:
Knoblauch
Tausendguldenkraut
Weizen

Diphterie:
Honig

Drüsen, anregend:
Brunnenkresse
Nußbaum

Drüsenkrankheiten:
Dill
Nußbaum
Quecke
Ringelblume
Spitzwegerich

Drüsenschwellung:
Bockshornklee
Eiche
Farnkraut
Labkraut
Nußbaum
Quecke
Fl. Schwertlilie
Zinnkraut
Honig

Drüsenverhärtung:
Majoran
Ringelblume
Wiesenklee

Dünndarmkatarrh:
Knoblauch

Durchblutungsstörungen, allgemeine:
Paradeis
Rosmarin

Durchblutungsstörungen an Füßen und Händen:
s. u. Füße, chronisch kalte

Durchfall (Diarrhöe):
Alant
Apfelbaum
Bohnenkraut
Brennessel
Brombeerstrauch
Eibisch
Eiche
Enzian
Erdbeere
Flachs (Lein)
Gerste
Hafer
Hauswurz
Heidelbeere
Schw. Johannisbeerstrauch
Johanniskraut
Kamille
Weichselkirsche
Knoblauch
Königskerze
Lärche
Leinkraut
Linde
Preiselbeere
Quittenbaum
Rhabarber

Fingernagelbetteiterung, Fingernagelbettentzündung:
Arnika
Kamille
Käspappel
Roßpappel
Labkraut
Kraut (Weißkohl)
Nußbaum
Zwiebel
Heublumen
Honig

Fingernägel, brüchige:
Hirse

Finnen (Akne):
Kren
Nußbaum
Stiefmütterchen
Honig

Fistelbildung, Fisteln:
Bockshornklee
Gundelrebe
Leinkraut

Flechten:
Brennessel
Brombeerstrauch
Gerste
Hafer
Hauswurz
Kiefern-Arten
Klette
Königskerze
Labkraut
Lärche
Löwenzahn
Ringelblume
Senf
Wacholder
Weinrebe
Weizen
Zinnkraut
Zwiebel
Honig

Fleischvergiftung:
Wermut

Fleisch, wildes, faules:
Bockshornklee
Eiche
Heidelbeere

Fraisen (Gichtern):
Anis
Stiefmütterchen

Frauenleiden:
s. u. Blasenreizung bei Frauen, Blutungen, innere; Blutwallungen, Brustentzündung und weitere Brustleiden, Eierstockentzündung, Fehlgeburt, Fettsucht, Funktionsstörung, Gebärmutterleiden, Geburtshelfende Mittel, Geschlechtsorgane - Erkrankungen, Krämpfe von Schwangeren, Milchknoten, -stauungen, Monatsregel mit allen Beschwerden, Nachwehen, Scheideerkrankungen, Schwangerschaftsohnmacht, sex. Störungen, Unterleibsbeschwerden, Venenentzündung, Wechseljahrestörungen, Wehenkrampf, Weißfluß, Wochenbett u. a.

Frauenteerezept:
Schafgarbe

Frauenzeiten:
s. u. Monatsregel

Frieselausschlag:
Kraut (Weißkohl)

Frostbeulen:
Benediktendistel
Eiche
Hafer
Kalmus
Kartoffel
Käspappel
Roßpappel
Mistel
Nußbaum
Roßkastanie
Weinrebe
Honig

Frühjahrskuren, Frühjahrssalate:
Bachbunge
Brennessel
Gundelrebe
Holunder
Huflattich
Löwenzahn
Quecke
Heckenrose
Sauerklee
Schlüsselblume
Honig

Frühjahrsmüdigkeit:
Brennessel
Fichte (Tanne)
Heidelbeere
Holunder
Kraut (Weißkohl)
Lauch
Löwenzahn
Heckenrose
Sellerie
Honig

Funktionsstörungen:
Weizen

Furunkel:
Arnika
Bärlapp
Bockshornklee
Brennessel
Eibisch
Kamille
Klette
Königskerze
Kraut (Weißkohl)
Ringelblume
Weizen
Honig

Füße, aufgesprungene durch Kälteeinwirkung:
Weinrebe
Honig

Füße, stark belastet:
Huflattich

Füße, geschwollene:
Eiche
Hafer
Huflattich

Füße, Hände, chronisch kalte:
Hafer
Kalmus
Käspappel
Roßpappel
Mistel
Senf
Wacholder
Heublumen

Füße, offene:
Bockshornklee
Käspappel
Roßpappel
Ringelblume
Honig

Majoran
Schafgarbe
Taubnessel, Weiße

Gebärmutter, reinigend:
Ehrenpreis
Kamille
Lavendel
Schafgarbe

Gebärmutterschmerzen:
Dill
Hopfen
Johanniskraut
Kamille
Mistel
Heckenrose
Gartenrose
Schellkraut

Gebärmuttervorfall:
Quittenbaum

Geburtserleichternd:
Brombeerstrauch
Kümmel
Lavendel
Pfefferminze
Safran
Wermut

Gerburtsorgane stärkend:
Frauenmantel
Wegwarte

Gedächtnis stärkend:
Ehrenpreis
Kalmus
Kamille
Lavendel
Melisse
Rosmarin
Honig

Gefäßerweiterung, -krämpfe:
Arnika
Kamille
Kopfsalat
Vogelkirsche
Rosmarin

Gefäßverengend, gefäßverdichtend:
Hirtentäschel

Gehirnblutung:
Arnika

Gehirnerschütterung:
Arnika

Gehirnfunktion, gesunkene Energie der:
Boretsch
Sanddorn
Weinrebe
Weizen

Gehörschwäche:
s. u. Schwerhörigkeit

Geisteskrankheiten, beginnende:
Engelsüß
Lavendel
Ziestkraut

Geistige Überarbeitung:
s. u. Abgespanntheit, geistige und Gehirnfunktion, gesunkene

Gelbsucht:
Alant
Benediktendistel
Berberitze
Ehrenpreis
Eiche
Engelsüß
Gundelrebe
Hafer
Hauhechel
Hederich
Hopfen
Johanniskraut
Knoblauch
Labkraut
Lavendel
Leinkraut
Majoran
Mistel
Nußbaum
Odermennig
Quecke
Gartenrose
Roßfenchel
Safran
Sauerklee
Schellkraut
Schlehdorn
Spargel
Stiefmütterchen
Tausendguldenkraut
Wacholder
Waldmeister
Wegwarte
Weizen
Wermut
Ysop
Ziestkraut
Honig

Gelenke, steife, nach Krankheit oder Fußmärschen:
Majoran

Gelenksentzündung:
Bärlapp
Fichte (Tanne)
Quecke
Stiefmütterchen
Weizen

Gelenksschwamm:
Farnkraut

Gemütserregungen:
Kamille
Lavendel
Honig

Gemütsleiden bei Kindern:
Weinrebe

Genitalblutungen:
Berberitze

Gerstenkorn:
Zinnkraut
Honig

Geruch der Kranken:
Bockshornklee

Gerüche, üble, von eitrigen oder krebsartigen Geschwüren:
Kamille
Linde

Geruchssinn, Verlust infolge Nasenschleim und Husten:
Schellkraut

Geschlechtliche Erregungen:
s. u. Erregungen, geschlechtliche

Geschlechtsorgane, Erkrankung:
Bärlapp
Eibisch

Geschwächte Körperkräfte:
s. u. Körperschwäche, allgemeine

Geschwülste (hitzige):
Apfelbaum
Beinwurz
Bockshornklee
Dill
Flachs (Lein)
Gänseblümchen
Gerste

Giftpflanzenvergiftung:
s. u. Vergiftung d. Giftpfl.

Giftwidrig (giftausführend):
Boretsch
Ehrenpreis
Klette
Knoblauch
Leinkraut
Löwenzahn
Safran
Thymian
Wacholder
Weinrebe
Weizen

Gleichgewichtsstörungen:
Johanniskraut

Glieder, erfrorene:
Hafer
Kartoffel
Weinrebe
Honig

Glieder, lahme:
Lavendel
Paprika
Ysop

Gliederreißen, -schmerzen:
Gerste
Odermennig

Gliederschwund:
Wegwarte

Gliederstärkung:
Quendel
Vogelkirsche
Lavendel

Glieder, verkrampfte:
Linde

Glieder, verrenkte:
Majoran
Odermennig

Gliederzittern:
Johanniskraut
Lavendel

Granulationsgewebe, fördernd:
s. u. Wundgewebe förd.

Grieß- und Sandbildung:
Bärlapp
Brennessel
Erdbeere
Hafer
Hauhechel
Schw. Johannisbeerstr.
Heckenrose

Grind, Kopfgrind (-Schorf):
Faulbaum
Gerste
Gundelrebe
Hafer
Lärche
Nußbaum
Pfefferminze
Weinrebe
Zwetschkenbaum
Honig
s. a. Milchschorf

Grippe:
Arnika
Beinwurz
Bockshornklee
Enzian
Fichte (Tanne)
Hohlzahn
Holunder
Karotte
Lungenkraut
Quitte
Schafgarbe
Schellkraut
Wacholder
Zwetschkenbaum
Zwiebel
Heublumen
Honig

Grippe, Nachbehandlung:
Hafer

Grippeepidemien, vorbeugend:
Schellkraut
Zwetschken
Zwiebel

Gurgelmittel:
Bockshornklee
Eibisch
Heidelbeere
Himbeerstrauch
R. Johannisbeerstr.
Käspappel
Linde
Odermennig
Schlehdorn
Senf
Weide
Honig

Haarausfall:
Birke
Bockshornklee
Brennessel
Kalmus
Klette
Majoran
Nußbaum
Petersilie
Wegwarte
Zinnkraut
Zwiebel
Honig

Haarausfall nach schwerer Krankheit:
Bärlapp

Haarboden-Erkrankung:
Zinnkraut

Haarboden, kräftigend:
Kalmus
Wegwarte

Haare, brüchige:
Hirse

Haarschuppen:
s. u. Kopfschuppen

Hackenwurm:
s. u. Wurmtreibende Mittel

Halsentzündung:
Bärlapp
Fenchel
Hederichkraut
Heidelbeere
Himbeerstrauch
Karotte
Käspappel
Knoblauch
Königskerze
Lungenkraut
Nußbaum
Quittenbaum
Zwiebel
Honig

Halsgeschwüre:
Käspappel
Nußbaum
Quittenbaum
Honig

Halskranken-Diätmittel:
Gerste
Hafer

Hals, rauher:
Weizen
Honig

Halsschmerzen:
Fenchel
Gerste
Heidelbeere
Hederichkraut
Lungenkraut
Nußbaum
Pfefferminze
Quittenbaum
Weizen
Zwetschkenbaum
Zwiebel
Honig

Hämorrhoiden:
Apfelbaum
Bärlapp
Berberitze
Bockshornklee
Eiche
Erdbeere
Flachs (Lein)
Heidelbeere
Kamille
Königskerze
Leinkraut
Paradeis
Quecke
Heckenrose
Roßkastanie
Safran
Schafgarbe
Schellkraut
Schlehdorn
Spitzwegerich
Weizen

Hämorrhoidalblutungen:
Heidelbeere
Holunder
Kamille
Kraut (Weißkohl)
Roßkastanie
Schafgarbe

Hände, aufgesprungene:
Flachs (Lein)
Gerste
Schafgarbe
Weinrebe
Honig

Händeanschwellung (Wassersüchtige):
Zwiebel

Hände, kalte:
s. u. Füße, Hände, chron. kalte

Handschweiß:
s. u. Schweißfüße

Harnblase:
s. u. Blase . . .

Harndrang, krankhafter:
Leinkraut
Petersilie
Quecke
Schafgarbe
Zinnkraut
Heublumen

Harn, dunkler, brennend, scharf:
Brennessel
Eibisch
Kren
Schafgarbe

Harnentleerung, schmerzhafte:
Bärlapp
Basilienkraut
Brennessel
Eberesche
Eibisch
Fenchel
Schw. Johannisbeere
Kamille
Käspappel
Roßpappel
Knoblauch
Labkraut
Preiselbeere
Quecke
Heckenrose
Salbei
Schafgarbe
Stiefmütterchen
Vogelknöterich
Zinnkraut
Heublumen

Harngärung, ammoniakalisch:
Preiselbeere

Harngrießbildung:
Brennessel
Eibisch
Fenchel
Hauhechel
Vogelkirsche
Labkraut
Heckenrose
Stiefmütterchen
Vogelknöterich
Waldmeister
Weizen
Zinnkraut
Heublumen

Harnleiterkrämpfe, Harnleiterschmerzen:
Bärlapp
Eibisch
Preiselbeere
Heublumen

Harnorgane, Erkrankung:
Bärlapp
Basilienkraut
Brennessel
Eibisch
Labkraut
Leinkraut
Schafgarbe
Stiefmütterchen
Zinnkraut
Heublumen

Harnsäureausscheidung, Förderung:
Attich
Bärlapp
Birke
Bohne
Brennessel
Erdbeere
Hauhechel
Holunder
Heckenrose
Odermennig
Schafgarbe
Wacholder
Zinnkraut

Harnsteine:
Bachbunge
Ehrenpreis
Eibisch
Fenchel
Gundelrebe
Hafer
Harnkraut
Hauhechel
Heidelbeere
Hopfen
Johanniskraut
Traubenkirsche
Vogelkirsche
Weichselkirsche
Knoblauch
Kren

Niespulver:
Majoran

Nikotin-Entwöhnung:
Apfelbaum
Hafer
Heidelbeere
Kalmus
Spitzwegerich

Nikotin-Mundgeruch, übler:
Heidelbeere

Nikotinschaden an Zunge:
s. u. Zungenbläschen

Nikotinvergiftung:
Eiche

Oberschenkelgeschwüre:
Beinwurz
Bockshornklee
Ringelblume
Honig

Obst, unreifes, Sommerdiarrhöe auslösend:
Rhabarber

Oedeme:
s. u. Schwellungen

Ohnmacht:
Arnika
Enzian
Kamille
Lavendel
Leinkraut
Gartenrose
Roßkastanie
Weinrebe

Ohr, eiterndes, schmerzhaftes:
Wermut

Ohrenentzündung:
Kamille
Käspappel
Roßpappel

Ohrenfluß mit Schwerhörigkeit:
Bärlapp
Hauswurz

Ohrenklingen:
Ysop

Ohrensausen, chronisches:
Bärlapp
Mistel
Senf
Ysop

Ohrenschmerzen:
Anis
Hauswurz
Holunder
Huflattich
Steinklee, Gelber
Knoblauch
Lärche
Pfefferminze
Gartenrose
Schafgarbe
Spitzwegerich
Veilchen
Ysop
Honig

Ohrenschmerzen, neuralgische:
Spitzwegerich

Operationswundenschmerzen:
s. u. Narbenschmerzen

Opiumsucht-Entwöhnung:
Hafer
Paprika

Oslo-Frühstück:
Karotten

Pankreas:
s. u. Bauchspeicheldrüse

Paralysis agitans:
s. u. Schüttellähmung

Paratyphus:
Apfelbaum
Fingerkraut
Knoblauch

Paresen:
s. u. Lähmungserscheinungen, unvollständige

Phosphormangel:
Hafer

Pilzvergiftung:
s. u. Schwämmevergiftung

Pollutionen:
s. u. Samenentleerung, unfreiwillige

Prostata Hypertropie:
s. u. Vorsteherdrüse, Vergrößerung

Pruritus:
s. u. Juckreiz

Psoriasis:
s. u. Schuppenflechte

Pubertätsstörungen:
Wermut

Puls, beschleunigter, nervöser:
Hopfen
Rosmarin

Pusteln, Pickeln:
s. u. Hautunreinigkeiten

Quetschungen (Kontusionen):
Arnika
Beinwurz
Enzian
Gänseblümchen
Johanniskraut
Melisse
Nußbaum
Ringelblume
Thymian
Wermut

Rachenbläschen:
Klette

Rachenentzündung:
Bärlapp
Bockshornklee
Kamille
Odermennig
Quittenbaum
Salbei

Rachenkatarrh
Gundelrebe
Heidelbeere
Huflattich
Kamille
Pfefferminze
Quittenbaum

Rachitis:
Bärlapp
Bockshornklee
Eiche
Kalmus
Nußbaum
Quecke
Tausendguldenkraut
Thymian
Zinnkraut

Radioaktive Strahlenschäden:
Brennessel
Löwenzahn
Rote Rübe

Raucherentwöhnung oder Raucherschäden:
s. u. Nikotin

Räude:
Brunnenkresse
Hafer
Vogelkirsche
Paradeis
Senf
Stiefmütterchen
Wegwarte
Weizen

Rauschernüchterung:
s. u. Alkoholrausch

Regel der Frauen:
s. u. Monatsregel

Reizmildernd:
Isl. Moosflechte
Quittenbaum

Rekonvaleszenten-Stärkung:
Erdbeeren
Gerste
Rhabarber
Spargel
Weinrebe

Rheumatismus:
Angelika
Apfelbaum
Arnika
Bärlapp
Birke
Bohne
Brennessel
Ehrenpreis
Esche
Farnkraut
Fenchel
Fichte (Tanne)
Fingerkraut
Flachs (Lein)
Gänseblümchen
Gerste
Hafer
Hauhechel
Himbeerstrauch
Holunder
Hopfen
Schw. Johannisbeerstrauch
Johanniskraut
Kamille
Karotte
Kiefern-Arten
Königskerze
Kren
Linde
Löwenzahn
Majoran
Melisse
Odermennig
Preiselbeere
Quecke
Quendel
Heckenrose
Rosmarin
Roßkastanie
Salbei
Schafgarbe
Schellkraut
Schlehdorn
Schlüsselblume
Sellerie
Senf
Spargel
Stiefmütterchen
Thymian
Veilchen
Vogelknöterich
Wacholder
Weide
Weinrebe
Wiesenklee
Zwiebel
Heublumen

Rheumatismus-Diätmittel:
Paradeis
Spargel
Zwetschkenbaum

Rheumatische Veranlagung alter Leute:
Zinnkraut

Rippenfellentzündung (= Brustfellentzündung):
Beinwurz
Huflattich
Senf
Zinnkraut
Zwiebel
Honig

Rippenfellreizung:
Beinwurz
Eberesche

Rißwunden:
Beinwurz

Rotlauf:
Hauswurz
Huflattich
Kraut (Weißkohl)
Wegwarte
Honig

Rückenmarkerschütterung:
Arnika
Johanniskraut

Rückenmarkfunktion, gesunkene:
Weinrebe

Rückenmark, Kräftigung:
Weinrebe

Rückenmarkschmerzen:
Johanniskraut
Heublumen

Ruhr:
Apfelbaum
Arnika
Beinwurz
Brombeerstrauch
Eibisch
Eiche
Fingerkraut
Hauswurz
Kalmus
Käspappel
Roßpappel
Weichselkirsche
Knoblauch
Linde
Preiselbeere
Taubnessel, Weiße-
Vogelknöterich
Weinrebe
Weizen
Zwiebel

Samenentleerung, unfreiwillig:
Hafer

Scharbock:
s. u. Skorbut

Scharlach:
Bärlapp
Holunder

Scharlachfieber:
Lärche

Scheideentzündung:
Kamille

Scheidekatarrh:
Zwiebel

Schierling-Vergiftung, ERSTE HILFE:
Wermut

Schilddrüsenerkrankung (Kropf):
Beinwurz

Quecke
Rhabarber
Ringelblume
Schellkraut
Schlehdorn
B. Schwertlilie
Fl. Schwertlilie
Sellerie
Weißer Senf
Spargel
Wacholder
Weinrebe
Wermut
Wintergrün
Ysop
Ziestkraut
Zwiebel

Wassersucht der Säufer:
Eiche

Wechselfieber:
Engelsüß
Roßfenchel

Wechseljahren, Störungen bzw. Beschwerden in den:
Baldrian
Safran

Wehenkrämpfe:
Kamille
Kümmel

Wehen, schmerzlosere:
Kümmel

Wehen, treibend:
Wermut

Weißfluß:
Bärlapp
Basilienkraut
Brombeerstrauch
Eibisch
Eiche
Frauenmantel
Hirtentäschel
Mistel
Nußbaum
Roßkastanie
Salbei
Schafgarbe
Taubnessel, Weiße
Vogelknöterich
Wiesenklee, Weißer
Zinnkraut

Weizenbrei-Therapie:
Weizen

Werdende Mütter, Tee für:
Kümmel
Wermut

Wespenstich:
Zwiebel

Widerstandskräfte steigernd:
s. u. Abwehrkräfte, steig.

Winde, zerteilend:
Attich
Dill
Knoblauch
Kümmel
Safran
Zwiebel
Heublumen
s. a. Blähungen

Wochenbettmittel:
Arnika

Wundenentzündungen:
Enzian
Hauswurz
Kamille
Königskerze
Lärche
Paradeis
Quittenbaum
Ringelblume
Roßfenchel
Safran
Zinnkraut
Zwiebel
Honig

Wundfieber:
Beinwurz
Enzian
Paradeis
Zinnkraut

Wundheilende Mittel:
Arnika
Bärlauch
Beinwurz
Breitwegerich
Ehrenpreis
Eiche
Enzian
Erdbeere
Fichte (Tanne)
Frauenmantel
Gänseblümchen
Gundelrebe
Hafer
Hauswurz
Heidelbeere
Hirtentäschel
Isl. Moosflechte
Johanniskraut
Kamille
Karotte
Knoblauch
Kraut (Weißkohl)
Lärche
Leinkraut
Nußbaum
Odermennig
Paradeis
Quittenbaum
Ringelblume
Schafgarbe
Silberdistel
Spitzwegerich
Stiefmütterchen
Thymian
Vogelknöterich
Weide
Weinrebe
Wermut
Wundklee
Ziestkraut
Zinnkraut
Heublumen
Honig

Wunden, innere:
Beinwurz
Gänseblümchen
Königskerze
Schafgarbe

Wundreinigende Mittel:
Arnika
Beinwurz
Benediktendistel
Bockshornklee
Brennessel
Ehrenpreis
Eiche
Engelsüß
Enzian
Fichte (Tanne)
Gänseblümchen
Gundelrebe
Johanniskraut
Klette
Knoblauch
Lärche
Leinkraut
Linde
Meisterwurz
Nußbaum
Odermennig

Zellgewebsentzündungen:
Arnika
Beinwurz
Kamille
Kraut (Weißkohl)
Honig

Zentralnervensystem, Erregung des:
Mistel
Honig

Zerteilende Mittel:
Gänseblümchen
Kamille
Kerbel
Labkraut
Lärche
Honig

Zinnvergiftung, ERSTE HILFE:
Eiche

Zirkulationsförderung:
s. u. Blutumlaufverbess.

Zittern der Glieder:
Esche
Salbei

Zuckerkrankheit:
Alant
Beinwurz
Birke
Bockshornklee
Bohne
Eiche
Erdbeere
Fingerkraut
Goldenes Fingerkraut
Hafer
Heidelbeere
Himbeerstrauch
Holunder
Hülsenfrüchte
R. Johannisbeerstrauch
Karotte
Kartoffel
Klette
Kraut (Weißkohl)
Kren
Löwenzahn
Mistel
Nußbaum
Heckenrose
Safran
Schafgarbe
Spargel
Tausendguldenkraut
Wacholder
Wegwarte
Wermut
Wintergrün

Zungenbelag:
Wermut

Zungenbläschen (Leukoplakie):
Heidelbeere

Zungenentzündung:
Labkraut

Zungengeschwulst:
R. Johannisbeerstrauch

Zungenkrebs:
Labkraut

Zungenlähmung:
Brunnenkresse
Flachs (Lein)
Meisterwurz

Zunge, wunde:
Pfefferminze

Zusammenziehende Mittel:
Hauswurz
Quittenbaum
Ringelblume
Sauerklee
Weide
Weinrebe

Zwölffingerdarmgeschwüre:
Angelika
Hafer
Kraut (Weißkohl)
Süßholz
Weizen

Zwölffingerdarmkatarrh der Säuglinge:
Schafgarbe
Spitzwegerich
Thymian
Veilchen
Vogelknöterich
Waldmeister
Weinrebe
Wermut
Zwiebel

Kapitel V

Register

a) Deutsche Pflanzennamen
b) Lateinische Pflanzennamen
c) Personen-Register
d) Literaturnachweis

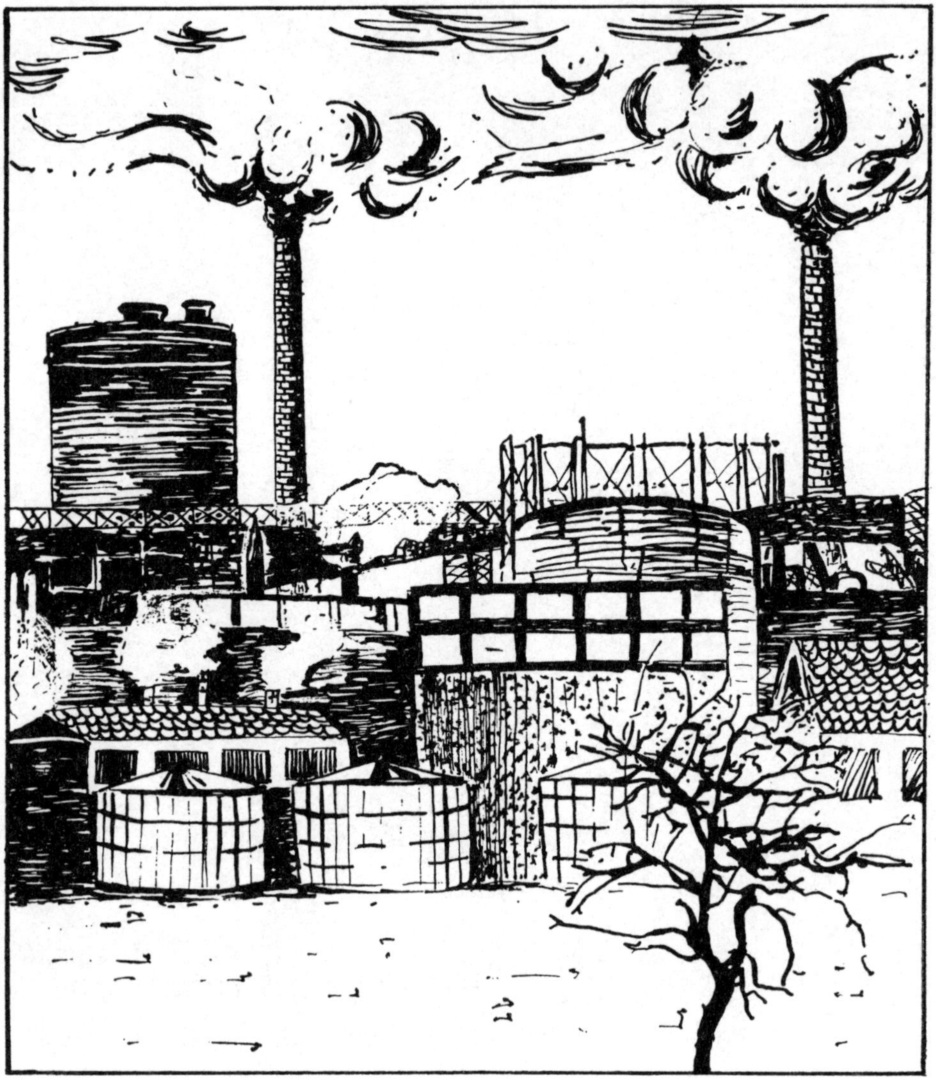

Fernab von Wald, Wiese und Rain . . .

a) Deutsche Pflanzennamen

Die angegebene Zahl ist die Nummer der Pflanze im Kapitel I und II

b) Lateinische Pflanzennamen

Die angegebene Zahl ist die Nummer der Pflanze im Kapitel I und II

c) Personen-Register

Die angegebenen Zahlen beziehen sich auf die entsprechenden Seiten

d) Literaturnachweis

Abderhalden E., Prof. Dr.: Die Grundlagen unserer Ernährung. Berlin, 1939. — Biologisches Handlexikon, 1918

Abtei Fulda: Unsere Beerensträucher auf biologischer Grundlage. Selbstverlag, 1959

Abtei Fulda: Heil- und Würzkräuter im naturgemäßen Anbau. Selbstverlag, 1959

Anselmino und Gilg: Kommentar zum deutschen Arzneibuch. Berlin, 1928
— Ergänzungsbuch zum deutschen Arzneibuch. Berlin, 1941.

Artus W.: Handatlas sämtlicher medizinisch-pharmazeutischen Gewächse, 2 Bände. Jena, 1894

Aschenbrenner: Die neuen Arzneimittel und Arzneimittelformen. Erlangen, 1951

Berger, Prof. Dr. Franz: Handbuch der Drogenkunde, I.—VI., Wien, 1949—1964

Berndl Raimund: Das Pflanzenleben des Hochgebirges. 1921

Bertsch K. u. F.: Geschichte unserer Kulturpflanzen. Stuttgart, 1947

Bock, genannt Tragus, Hieronymus: Kreutterbuch. Straßburg, 1577

Bodamar, Dr. Joachim: Der Mensch ohne Ich, Freiburg, 1958

Brauchle, Prof. Alfred: Das große Buch der Naturheilkunde, Gütersloh, 1957

Brucker, Dr. M. O.: Der Zucker als pathogenetischer Faktor, Bad Homburg, 1962

Brunfels, Otto: Contrafayt Kreuterbuch. Basel 1532

Burang, Theodor: Tibetanische Heilkunde, Zürich 1957

Buschan Georg: Über Medizinzauber und Heilkunst, Berlin 1941

Carson, Rachel L.: Der stumme Frühling, München, 1963

Draggendorff: Die Heilpflanzen der verschiedenen Völker und Zeiten. Berlin, 1898

Driesch, Dr. Hans: Biologische Probleme höherer Ordnung, Leipzig, 1941

Droz, Camille: Von der wunderbaren Heilwirkung des Kohlblattes, Selbstverlag, Geneveys sur Coffrance, NE, Schweiz

Dschang Hui-djiän: Li Schi-dschen, Peking, 1959

Dupont, Heinrich: Heilsäfte aus deinem Garten. Lüneburg, 1952

Ebers Georg: Papyrus Ebers. Das Buch über die Arzneimittel der alten Ägypter. Leipzig, 1875

Eckstein, Prof. Dr. F. u. Flamm, Dr. S.: Heilkräuter für Dich! Stuttgart, 1952

Entres, Dr. Karl: Allgemeine Anleitung zur Kultur von Heil- und Gewürzpflanzen, Selbstverlag, Wien, 1951

Fachzeitschriften: Deutsche Apotheker-Zeitung. — Deutsche medizinische Wochenschrift. — Die Pharmazie. — Mitteilungen aus der Anstalt für Vitaminforschung. — Österr. Drogisten-Zeitung. — Pharmazeutische Monatshefte. — Pharmazeutische Zentralhalle. — Schweizer Apotheker-Zeitung. — Veröffentlichung der Reichsarbeitsgemeinschaft für Heilpflanzenkunde und Heilpflanzenbeschaffung. — Wiener Medizinische Wochenschrift u. a. m.

Fauser, C.: Gemüse, Obst- und Kräutersäfte, Zürich

Filzer, P.: Pflanzengemeinschaft und Umwelt. Ergebnisse und Probleme der botanischen Standortsforschung, 1956

Fischer-Benzon: Altdeutsche Gartenflora. 1894

Fischer Hanns: Aberglaube oder Volksweisheit. Breslau, 1936

Fischer, H.: Mittelalterliche Pflanzenkunde. München, 1929
Flamm - Kroeber und Seel: Pharmakodynamik deutscher Heilpflanzen. Stuttgart, 1940
Flechtner, Dr. Hans-Joachim: Chemie des Lebens — von den chemischen Vorgängen in Pflanze, Tier und Mensch. Berlin, 1952
Fleischmann W.: Capitulare de villis. Herausgegeben und übersetzt. Berlin, 1919
Francé, R. H.: Die Welt der Pflanze, München, 1912 und 1962
Francé R.: Vom deutschen Walde. Berlin 1927
Frank v. Frankenau, G.: Kräuter Lexikon, worinnen der vornehmsten Kräuter, Bäume, Kräffte, Nutzen beschrieben werden. Leipzig, 1716
Freudenberg und Caesar: Arzneipflanzen. 1954
Frey - Wyssling, A.: Der Stoffwechsel der Pflanzen. Zürich, 1949
Fuchs Leonhard: New Kreuterbuch. Basel, 1543

Gessner Conrad: Die Gift- und Heilpflanzen Mitteleuropas Heidelberg, 1931
Gilg, E. und Schürhoff, P. N.: Grundzüge der Botanik. 7. umgearb. Aufl. der „Grundzüge der Botanik für Pharmazeuten". 1931
Goebel, K.: Pflanzenbiologische Schilderungen. Marburg, 1893. — Einleitung in die experimentelle Morphologie der Pflanzen. Leipzig, 1908.
— Die Entfaltungsbewegungen der Pflanzen. Jena, 1924
Graupner Heinz: Wer heilt hat recht — Alte Weisheit und neues Wissen. München, 1958
Greiter, Dr. med. Otto: Heilen heißt reinigen. München, 1960
Guttenberg, H. von: Lehrbuch der allgemeinen Botanik, 1952

Hahn, Prof. Dr. Amandus: Biochemie, Stuttgart, 1939
Hagen-Hein: Die Pharmazie. 1947
Hager: Handbuch der pharmazeutischen Praxis. Berlin, 1938
Halden, Dr. Wilhelm: Die Natur spricht zu Euch. München, 1956
Heeger - Brückner: Heil- und Gewürzpflanzen. Arten- und Sortenkunde. Berlin, 1950
Hegi, Prof. Dr. Gustav: Illustrierte Flora von Mitteleuropa. 14 Bände, München, 1931 — Alpenflora. München, 1952
Heupke Prof. Dr. med. W.: Obstkuren bei Gesunden und Kranken. Frankfurt, 1950 — Diätetik. Dresden, 1950
Hildegard, Heilige, Äbtissin zu Bingen am Rhein: Causae et curae. Ausgabe 1170. Deutsche Übersetzung v. H. Schulz. München, 1933.
Hildegard, Heilige: Scivias — Wisse die Wege, Original Lateinische Ausgabe 1168, Übersetzung von Maura Böckeler, Salzburg, 1946
Höfler M.: Volksmedizinische Botanik der Germanen. Wien, 1908
Hohenheim, Theophrast von, genannt Paracelsus: Sämtliche Werke. Straßburg, 1616. Neuausgabe von K. Sudhoff. 14 Bände, München, 1933
Hube, Dr. med. Fritz: Die Blutreinigungs- und Entschlackungskur. Berlin 1958
Moderne Reform- und Heildiät. Berlin, 1959
Hufeland Christian W.: Die Kunst, das menschliche Leben zu verlängern. Jena, 1799

Jessen, K. F. W.: Botanik der Gegenwart und Vorzeit in kulturhistorischer Entwicklung. Leipzig, 1894

Kass, Dr. med. Karl: Die parenterale Misteltherapie. Ulm, 1961

Kneipp Sebastian: Mein Testament. — So sollt ihr leben. — Codizill zu meinem Testament. Kempten, 1928

Kobert: Lehrbuch der Pharmakotherapie. Berlin, 1949

Kofler, Dr. Bruno: Ist Krankheit Schicksal? München, 1957

Kötschau, Prof. Dr. med.: Gesundheitsprobleme unserer Zeit. München, 1955

Künzle, Johann: Das Große Kräuter-Heilbuch. Olten, 1961

Linné Karl von: Materia medica. 1777

Lonitzer (Lonicerus) A.: Kreuterbuch. Frankfurt a. M. 1564

Loos, W.: Arzneimittelforschung, Berlin, 1952

Marilaun Anton Karl von: Pflanzenleben, Band II, Geschichte der Pflanzen. Wien, 1891

Matthiolus, Dr. Petrus Andre: New Kreutterbuch. Prager Ausgabe, 1570. Deutsche Übersetzung aus dem lateinischen Originale von Georgius Hansch von Limus

Megenberg, Konrad von: Das Buch der Natur. Die erste Naturgeschichte in deutscher Sprache. 1450. Herausgegeben von Dr. Franz Pfeiffer. Stuttgart, 1881

Merlet, Dr. med. Grete: Entschlackung — die Voraussetzung für die Gesundheit. Verjüngung und Schönheit durch richtige Ernährung und Verdauung. Zürich, 1962

Merk: Wissenschaftliche Abhandlungen aus dem Gebiete der Pharmakotherapie. Darmstadt 1929

Morton, Prof. Dr. Friedrich von: Die Blütenpflanzen, mit besonderer Berücksichtigung von deren Aufbau und Leben. Wiesbaden, 1921. —
Ferner: Aus den Werkstätten des Lebens. Pflanzenphysiologische Plaudereien. Wiesbaden, 1921

Nitsche A.: Giftpflanzenbuch, enthält die Beschreibung der in Österreich und Deutschland wild wachsenden schädlichen Gewächse. Text und Atlas in 2 Bänden. Wien, 1860

Osiander, Prof. Dr. J. F.: Volksarzneimittel. Leipzig, 1939

Petzinger, Dr. med. Karl: Warum Homöopathie? Ulm, 1958

Planer, Dr. med. Reinhard: Lehrbuch der Homöopathischen Therapie, 2 Bände, Leipzig, 1931

Plinius Secundus C.: Naturgeschichte, 20 v. Chr. Deutsche Übersetzung. Bremen, 1854

Ratzeburg, J. T. C.: Die Standortsgewächse und Unkräuter Deutschlands und der Schweiz. Berlin, 1859

Reinhardt, L.: Kulturgeschichte der Nutzpflanzen. München, 1911

Roques, Dr. med. K. R. v.: Alte Heilweisen — neu entdeckt. Hannover 1962

Rusch, Hans Peter: Naturwissenschaften von morgen. Zürich, 1955

Rütz, L. F.: Hippokrates. 1937

Ryff (Rivius) W. H.: Die reformiert Deutsche Apoteck. Straßburg, 1563

Sandhack, H. A.: Die Kultur der Heilpflanzen. Radebeul 1953

Säurich Paul: Biologie der Pflanzen im Walde. Leipzig, 1922

Schmeil, Prof. Dr. Otto: Die Pflanzen der Heimat. Leipzig, 1930
Lehrbuch der Botanik, Leipzig, 1938

Schoenichen, Dr. W.: Biologie der Blütenpflanzen. Berlin, 1936
Schürhoff, Prof. Dr. P. N.: Grundzüge der Botanik für Pharmazeuten. 1931
Schwabe, W.: Homöopathisches Arzneibuch. Leipzig, 1924
Seifert Prof. Alwin: Der Kompost. München, 1957
Sloman, Richard: Der Selbstmord der weißen Völker. München, 1958
Sommer, Walter: Das Urgesetz der natürlichen Ernährung. 1958
Simonis, W. Chr.: Die unbekannte Heilpflanze. 1955
Spindler Conrad: Die Flora alter Bauerngärten und Friedhöfe. Nürnberg, 1922
Stauffer, Dr. K.: Homöopathisches Taschenbuch. Dresden, 1939
Steinmetz, E. F.: Codex Vegetabilis. Amsterdam, 1957
Stepp W., Kühnan F. und Schröder H.: Die Vitamine und ihre klinische Anwendung. Stuttgart, 1939
Sterne Carus und A. v. Enders: Frühlings-, Sommer-, Herbst- und Winterblumen. 3 Bände, Prag, 1886
Strausz, M. von: Die Blumen in Sage und Geschichte. Berlin, 1875

Tabernaemontanus Jakob Theodor: New Kreuterbuch, 1588. — Neuw vollkommentlich Kreuterbuch. Gemehret durch C. Bauhinum. Frankfurter Ausgabe 1613. Basler Ausgabe, 1731
Trier, G.: Chemie der Pflanzenstoffe. Berlin, 1924
Troll, W.: Morphologie der höheren Pflanzen. Band 1. 1937—43. — Allgemeine Botanik. Ein Lehrbuch auf vergleichend-biologischer Grundlage. 1948. — Praktische Einführung in die Pflanzenmorphologie. 2 Teile. Jena, 1954—1957

Venzmer, Dr. med. et phil. Gerhard: Lebensstoffe unserer Nahrung. Stuttgart, 1935

Wasiky, R.: Lehrbuch der Pharmakognosie. Wien, 1929
Wedekind, Prof. Dr. E.: Einführung in das Stadium der organischen Chemie. Stuttgart, 1936
Wehmer, Prof. Dr. C.: Die Pflanzenstoffe. Jena, 1939
Wettstein, Prof. Dr. R. von: Handbuch der systematischen Botanik. Wien, 1938
Wildenow Prof. Dr. C. L.: Grundrisse der Kräuterkunde. Berlin, 1821
Willkomm, M.: Forstliche Flora von Deutschland und Österreich, nebst einer Übersicht der Unkräuter. Leipzig, 1897
Winkelmann, W.: Die Wirkstoffe unserer Heilpflanzen. Stuttgart, 1951

Zander, R.: Handwörterbuch der Pflanzennamen und ihre Erklärungen. Stuttgart, 1955

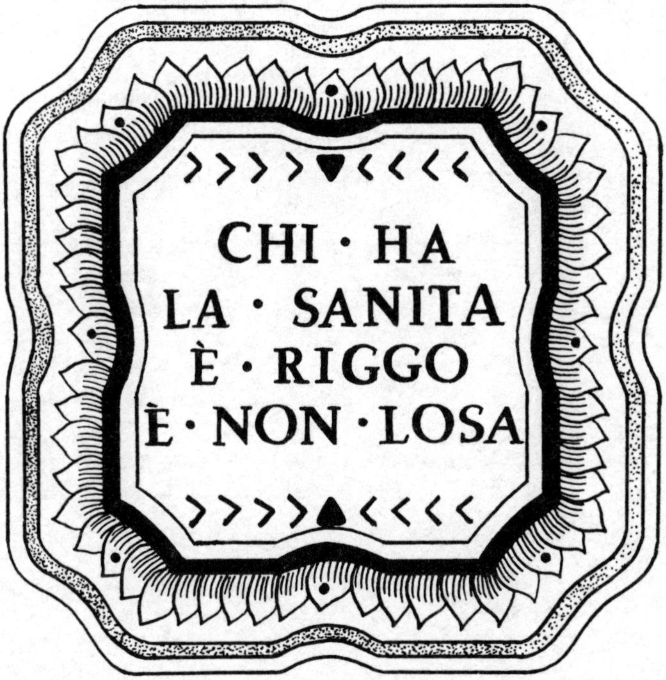

„Wer gesund ist reich —
nur weiß er es nicht"

Majolikaschüssel aus dem 17. Jahrhundert, Florenz